Dictionary of Psychology and Psychiatry
Wörterbuch der Psychologie und Psychiatrie

Dictionary of Psychology and Psychiatry
Volume 2   German–English
2nd, completely revised and expanded edition

Wörterbuch der Psychologie und Psychiatrie
Band 2   Deutsch–Englisch
2., vollständig überarbeitete und erweiterte Auflage

Roland Haas, Dipl. Psych.

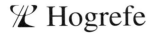

Library of Congress Cataloging-in-Publication Data

is now available via the Library of Congress Marc Database under the

LC Control Number: 2002112060

National Library of Canada Cataloguing in Publication

Haas, Roland
Dictionary of psychology and psychiatry: English–German = Wörterbuch der Psychologie und Psychiatrie : Englisch–Deutsch / Roland Haas. — 2nd completely rev. and expanded ed.

Includes bibliographical references.
Contents: v. 1. English-German / Englisch-Deutsch. — v. 2. German-English / Deutsch-Englisch.
ISBN 0-88937-302-7 (set).— ISBN 0-88937-300-0 (v. 1).—
ISBN 0-88937-301-9 (v. 2)

1. Psychology—Dictionaries. 2. Psychology—Dictionaries—German.
3. Psychiatry—Dictionaries. 4. Psychiatry—Dictionaries—German.
5. English language—Dictionaries—German. 6. German language—Dictionaries—English.
I. Title. II. Title: Wörterbuch der Psychologie und Psychiatrie.

BF31.H22 2003   150'.3'31   C2003-903285-X

Copyright © 2003 by Hogrefe & Huber Publishers

PUBLISHING OFFICES
USA: Hogrefe & Huber Publishers, 875 Massachusetts Avenue, 7th Floor, Cambridge, MA 02139
Phone (866) 823-4726, Fax (617) 354-6875, E-mail info@hhpub.com
Europe: Hogrefe & Huber Publishers, Rohnsweg 25, D-37085 Göttingen, Germany
Phone +49 551 49609-0, Fax +49 551 49609-88, E-mail hh@hhpub.com

SALES & DISTRIBUTION
USA: Hogrefe & Huber Publishers, Customer Services Department,
30 Amberwood Parkway, Ashland, OH 44805
Phone (800) 228-3749, Fax (419) 281-6883, E-mail custserv@hhpub.com
Europe: Hogrefe & Huber Publishers, Rohnsweg 25, D-37085 Göttingen, Germany
Phone +49 551 49609-0, Fax +49 551 49609-88, E-mail hh@hhpub.com

OTHER OFFICES
Canada: Hogrefe & Huber Publishers, 12 Bruce Park Avenue, Toronto, Ontario M4P 2S3
Switzerland: Hogrefe & Huber Publishers, Länggass-Strasse 76, CH-3000 Bern 9

Hogrefe & Huber Publishers
Incorporated and registered in the State of Washington, USA, and in Göttingen, Lower Saxony, Germany

No part of this book may be reproduced, stored in a retrieval system or transmitted, in any form or any means, electronic, mechanical, photocopying, microfilming, recording or otherwise, without written permission from the publisher.

Printed and bound in Germany
ISBN 0-88937-301-9

Contents

Preface vi

Explanatory Notes viii

Bibliography x

German-English Dictionary 1

List of Abbreviations 527

Inhalt

Vorwort vii

Benutzerhinweise ix

Bibliographie x

Deutsch-Englisches Wörterverzeichnis 1

Abkürzungsverzeichnis 527

Preface

In this new edition, the *Dictionary of Psychology and Psychiatry* has been fully revised and updated, and substantially expanded by the addition of new entries. For instance, all the terms and vocabulary from the field of psychiatry have been carefully reviewed and brought up to date by inclusion of the terminology used in DSM–IV and ICD–10, as well as numerous other entries from this evolving subject area. The increasing standardization of scientific terminology in the field of psychiatry has thus been taken account of in the new edition.

Overall, around 4,000 terms from the fields of psychology and psychiatry have been added. In addition to numerous words and terms from psychology and psychiatry in general that have been added, particular importance was also placed on including new terminology from the areas of cognitive neuroscience, biological psychology, personality psychology, methodology, and computer–based assessment, as well, of course, as relevant terms from fields such as computing and the Internet. At the same time, corrections and changes of usage since the previous edition have been included, and some terms that have in the meanwhile become obsolete have been removed. The new German spelling and orthography is used throughout.

The author and publisher trust that, like the first edition, this new revised edition of the Dictionary will meet the expectations and needs of its users and readers from both science and practice.

Finally, I would like to extend my thanks to the numerous helpful readers who have provided valuable ideas and suggestions for the new edition. Particular thanks go to Lisa Bennett, Karen Fries, Kathrin Rothauge, Nadine Schuchart, and Robert Dimbleby of the Hogrefe publishing group, who have supported the work on this 2nd edition of the Dictionary, and whose helpful suggestions and constructive criticism contributed to the successful completion of this work.

Neuhäusel, October 2003 **Roland Haas**

Vorwort

Mit der vorliegenden Neuauflage wurde das Wörterbuch vollständig überarbeitet und durch viele Neueinträge stark erweitert. So wurde vor allem der gesamte Wortschatz der Psychiatrie überarbeitet und durch die Einbeziehung der Nomenklaturen aus ICD–10 und DSM–IV auf den neuesten Stand gebracht. Der fortschreitenden Vereinheitlichung der wissenschaftlichen Terminologie in der Psychiatrie wird damit Rechnung getragen. Darüber hinaus wurde eine Vielzahl neuer Begriffe aus diesem Wissenschaftsgebiet berücksichtigt.

Insgesamt etwa 4.000 Begriffe aus Psychologie und Psychiatrie wurden in die 2. Auflage des Wörterbuches neu aufgenommen. Neben vielen Allgemeinbegriffen der Psychologie wurde dabei insbesondere die neuere Terminologie aus den Bereichen kognitive Neurowissenschaften, biologische Psychologie, Persönlichkeitspsychologie, psychologische Methodenlehre und computerunterstützte Diagnostik sowie die für Psychologen und Psychiater relevanten Begriffe aus dem Internet berücksichtigt. Dagegen wurden einige Korrekturen vorgenommen und obsolet gewordene Begriffe aus dem Wörterbuch entfernt. Auch die neue deutsche Rechtschreibung wurde eingearbeitet.

Damit wird hoffentlich auch die 2. Auflage des Wörterbuches den Anforderungen von Wissenschaft und Praxis in vollem Umfang gerecht werden.

Für wertvolle Anregungen und Beiträge zu dieser Neuauflage möchte sich der Autor bei den vielen fachkundigen Benutzern herzlich bedanken. Ein besonderer Dank geht an Frau Lisa Bennett, Frau Karen Fries, Frau Kathrin Rothauge, Frau Nadine Schuchart und Herrn Robert Dimbleby vom Verlag Hogrefe, die mit unermüdlichem Einsatz die 2. Auflage dieses Wörterbuches kritisch begleitet und durch viele Anregungen zum Gelingen des Werkes beigetragen haben.

Neuhäusel, im Oktober 2003 **Roland Haas**

Explanatory Notes

1. All items are arranged alphabetically. Current abbreviations are recorded in a separate list in the appendix of this dictionary. Compound entries can be found under the first noun of the term.

e.g.	**Abhängigkeit des Ichs**
see	**Abhängigkeit**
but	**psychologisches Profil**
see	**Profil, psychologisches**

2. Besides British, also the American spellings have been recorded in most cases, e.g.

   behaviour, behavior
   colour, color
   centre, center
   etc.

   However, the following word endings have not been recorded separately: **–ise, –ize** and **–isation, –ization**.

3. The following abbreviations and signs are used in this dictionary:

m	= male
f	= female
n	= neutral
pl	= plural
~	= repetition of main entry
–	= hyphen
-	= word break
'	= apostrophe
/	= new entry
( )	= parentheses
|	= marks part of entry repeated

4. Some words appearing in this dictionary are simultaneously proprietary names or registered trademarks. The lack of designation of this fact does not, however, indicate that a term is not a proprietary name or registered trademark.

Benutzerhinweise

1. Alle Begriffe sind in alphabetischer Reihenfolge geordnet. Gebräuchliche Abkürzungen sind in einem separaten Abkürzungsverzeichnis als Anhang diesem Wörterbuch beigefügt. Zussamengesetzte Begriffe sind grundsätzlich unter dem ersten Substantiv des Begriffes zu suchen, also

       z.B. **Abhängigkeit des Ichs**
       siehe unter **Abhängigkeit**
       aber **psychologisches Profil**
       siehe unter **Profil, psychologisches**

2. Es werden neben den britischen meistens auch amerikanische Varianten der Schreibweise aufgeführt, also z. B.

       behaviour, behavior
       colour, color
       centre, center
       etc.

   Nicht separat aufgeführt wurden Varianten in der Schreibweise von Wortendungen, wie –ise, –ize and –isation, –ization.

3. Folgende Abkürzungen und Zeichen werden benutzt:

       m = männlich
       f = weiblich
       n = sächlich
       pl = Plural
       ~ = Wiederholung des Hauptbegriffs
       – = Bindestrich
       - = Worttrennung
       ' = Apostroph
       / = neuer Begriff
       ( ) = Klammern
       | = bezeichnet den zu wiederholenden Teil des Begriffes

4. Einige der in diesem Wörterbuch aufgenommen Begriffe sind zugleich eingetragene Warenzeichen. Das Fehlen eines entsprechenden Hinweises bedeutet jedoch nicht, dass es sich im Einzelfall um einen freien Warennamen handelt.

Bibliography / Bibliographie

American Psychiatric Association. (2000). *Diagnostic and Statistical Manual of Mental Disorders* (4th ed., Text Revision). Washington, DC: Author.

Batinic, B. (Ed.). (1999). *Internet für Psychologen* (2. Aufl.). Göttingen: Hogrefe.

Beigel, H. G. (1971). *Dictionary of psychology and related fields. German–English*. New York: Ungar.

Berger, A. H. (1977). *Dictionary of psychology. English–German*. New York: Ungar.

Birnbaumer, N., & Schmidt, R. F. (1999). *Biologische Psychologie* (4th ed.). Berlin: Springer–Verlag.

Boer–Hoff, L. E. (1977). *Engels–Nederlands psychologisch woordenboek*. Deventer: Van Loghum Slaterus.

Bunjes, W. E. (1974). *Medical and pharmaceutical dictionary. English–German* (3rd ed.). Stuttgart: Thieme.

Burkhardt, D. (1971). *Wörterbuch der Neurophysiologie* (2. Aufl.). Jena: Fischer.

Castonguay, J. (1973). *Dictionary of psychology and related sciences: English–French. Dictionnaire de la psychologie et des sciences connexes: Français–Anglais*. Quebec: Edisem.

Dilling, H., Mombour, W., & Schmidt, M. H. (Ed.). (1999). *Internationale Klassifikation psychischer Störungen*. Bern: Huber.

Drever, J., & Fröhlich, W. D. (1975). *Wörterbuch zur Psychologie* (9. Aufl.). München: Deutscher Taschenbuch Verlag.

Duijker, H. C. J., & Van Rijswijk, M. J. (1975). *Trilingual psychological dictionary*. Bern: Huber.

Edgerton, J. E., & Campbell III, R. J. (Ed.). 1994. *American psychiatric glossary* (7th ed.). Washington DC: American Psychiatric Press.

English, H. B., & English, A. C. (1974). *A comprehensive dictionary of psychological and psychoanalytical terms* (2nd ed.). London: Longmans.

Frances, A., First, M. B., & Pincus, H. A. (1995). *DSM–IV Guidebook*. Washington DC: American Psychiatric Press.

Gove, P. B. (Ed.). 1971. *Webster's third new international dictionary*. Chicago: Merriam.

Höcker, H., Stapf, K. H., & Kurt, H. (Eds.). (1998). *Dorsch Psychologisches Wörterbuch* (13. überarb. und erw. Aufl). Bern: Verlag Hans Huber.

Kendall, M. G., & Buckland, W. R. (1971). *A dictionary of statistical terms* (3. Aufl.). London: Longman Group.

Laplanche, J., & Pontalis, J. B. (1973). *Das Vokabular der Psychoanalyse*. Frankfurt a. M.: Suhrkamp.

Lejeune, F., & Bunjes, W. E. (1968). *Wörterbuch für Ärzte. Deutsch–Englisch*. Stuttgart: Thieme.

Linnert, P., Müller–Seydlitz, U., & Neske, F. (1972). *Lexikon angloamerikanischer und deutscher Managementbegriffe*. Gernsbach: Deutscher Betriebswirte–Verlag.

Moor, L. (1969). *Lexique Français–Anglais–Allemand des termes usuels en psychiatrie, neuropsychiatrie infantile et psychologie pathologique* (2nd ed.). Paris: Expansion.

Oppermann, A. (1969). *Wörterbuch Kybernetik. Deutsch–Englisch / Englisch–Deutsch*. München–Pullach: Verlag für Dokumentation.

Paetzel, H. W. (1972). *Praktisches Wörterbuch für Presse und Werbung. Deutsch–Englisch–Französisch*. Essen: Stamm–Verlag.

Peters, U. H. (1999). *Wörterbuch der Psychiatrie, Psychotherapie und medizinischen Psychologie* (5. Aufl.). München–Wien: Urban & Schwarzenberg.

Reuter, P., & Reuter, C. (1995). *Thieme Leximed — Medical Dictionary. English–German*. Stuttgart: Thieme.

Reuter, P., & Reuter, C. (1999). *Thieme Leximed — Medizinisches Wörterbuch. Deutsch–Englisch*. Stuttgart: Thieme.

Roche Lexikon Medizin (4. Aufl.). (1998). München: Urban & Schwarzenberg.

Sass, H., Wittchen, H–U., Zaudig, M., & Houben, I. (Ed.). (1998). *Diagnostische Kriterien DSM–IV*. Göttingen: Hogrefe.

Terrell, P., Schnorr, V., Morris, W. V. A., & Breitsprecher, R. (1999). *Pons Collins Großwörterbuch für Experten und Universität. Deutsch–Englisch / Englisch–Deutsch* (4. Aufl.). Stuttgart: Ernst Klett Verlag.

Theodorson, G. A., & Theodorson, A. G. (1969). *A modern dictionary of sociology*. New York: Crowell.

World Health Organization. (1992). *The ICD–10 classification of mental and behavioural disorders*. Geneva: WHO.

Wildhagen, K., & Heraucourt, W. (1973). *Englisch–Deutsches / Deutsch–Englisches Wörterbuch* (12. Aufl.). Wiesbaden: Brandstetter.

Wolman, B. B. (1988). *Dictionary of behavioral science* (2nd ed.). San Diego: Academic Press.

Zeier, H. (1976). *Wörterbuch der Lerntheorien und der Verhaltenstherapie*. München: Kindler.

Zentralstelle für psychologische Information und Dokumentation. (Ed.). (1997). *PSYNDEX Terms* (5th ed.). Trier: ZPID.

Zetkin, M., & Schaldach, H. (Ed.). (1974). *Wörterbuch der Medizin* (5. Aufl.) Stuttgart: Thieme.

A

abändern modify, change, vary, alter

Abänderung *f* modification, change, alteration

Abarbeitungsmechanismen *mpl* working–off mechanisms

Abart *f* variety

abartig abnormal

Abartigkeit *f* abnormality, abnormity, anomaly / **sexuelle** ~ sexual abnormality, sexual abnormity, sexual anomaly

Abasie *f* abasia, inability to walk

abaxial abaxial

Abbau *m* deterioration, devolution, catabolism, dissimilation / ~ **der Lernsicherung** vanishing, weaning / ~ **im Stoffwechsel** catabolism / ~**index** *m* deterioration index / ~**mechanismus** *m* catabolism / ~**quotient** *m* deterioration quotient / **altersbedingter kognitiver** ~ age–related cognitive decline / **geistiger** ~ mental deterioration / **oxidativer** ~ oxidative degradation / **psychischer** ~ psychic disintegration

abbauend catabolic

Abbild *n* image, copy / ~**system** *n* representation system

Abbildung *f* figure, projection / **deckungsgleiche** ~**en** *fpl* congruent figures

Abblendeffekt *m* dimming effect

Abbrechen *n* discontinuance, interruption, cessation

Abbrecher *m* dropout / **potenzieller** ~ potential dropout

Abdomen *n* abdomen

abdominal abdominal

Abdominal|reflex *m* abdominal reflex / ~**typus** *m* abdominal type

Abdrängung *f* displacement

Abduktion *f* abduction

Abduzens *m* abducens nerve, abducent nerve

Abel–Komplex *m* Abel complex

Aberglaube *m* superstition

abergläubisch superstitious

Aberration *f* aberration / **chromatische** ~ chromatic aberration / **sphärische** ~ dioptric aberration, spherical aberration

aberrationsfrei apochromatic

Aberrationswinkel *m* angle of aberration

Abfallszeitkonstante *f* decay constant

Abflachung *f* flattening

Abfuhr *f* discharge, removal / ~ **der Affekte** discharge of affect

Abgang *m* **von Stuhl, unfreiwilliger** incontinence of the faeces, faecal incontinence

Abgangsgespräch *n* exit interview, discharge interview

abgeflacht platykurtic, flattened

abgehackt staccato, abrupt

abgelehnt rejected, refused

abgeleitet derived, derivative

abgeneigt aversive, disinclined

Abgeneigtheit *f* disinclination, aversion, dislike, disaffection, indisposition, aversiveness

abgerundet rounded

abgeschlossen (in sich) self–contained, secluded, isolated

abgesondert seclusive / ~ **leben** to live secludely, to live separately

abgespalten split–off, dissociated, disassociated

abgestuft gradated, gradual

abgestumpft dull, hebetated, hebetudinous, lethargic, numb, truncated

abgewöhnen cure s.o. of doing s.th., break s.o. of the habit of doing s.th., wean s.o. from s.th.

Abgrenzung *f*, **interpersonelle** interpersonal boundary

Abhandlung *f* paper, treatise / **wissenschaftliche** ~ dissertation, essay

abhängig dependent, addicted / ~ **von** contingent on, addicted to / **übermäßig** ~ overdependent / **voneinander** ~ correlative, mutually dependent, interdependent

Abhängige *m,f* dependant, dependent, addict

Abhängigkeit *f* dependence, dependency, subjection, addiction, habituation / ~ **des Ichs** ego dependency / **emotionale** ~ emotional dependence, anaclisis / **gegenseitige** ~ interdependence, interdependency / **körperliche** ~ physical dependence, physical addiction, physiological dependence / **lineare** ~ linear dependency / **orale** ~ oral dependence / **psychische** ~ psychological dependence, psychological addiction / **sklavische** ~ servitude, slavery / **soziale** ~ dependency, social dependency / **stochastische** ~ stochastic dependence / ~ **von psychotropen Substanzen** substance dependence, psychoactive substance dependence, substance addiction

Abhängigkeits|bedürfnis *n* dependency need / ~**beziehung** *f* relation of dependence / ~**diagramm** *n* dependency diagram / ~**syndrom** *n* dependence syndrome

Abhärtung *f* hardening, induration, inurement

abheben (sich) stand out

Abhebung *f* salience, saliency, prominence, differentiation

abhelfen remedy, relieve

abhetzen (sich) exhaust o.s.

Abhilfe *f* remedy, relief

Abiogenese *f* abiogenesis, spontaneous generation

Abiotrophie *f* abiotrophy, abiotrophia

Abirrung *f* aberration, deviation / **sexuelle** ~ sexual deviation, paraphilia

Abiturient(in) *m,f* high–school graduate

Abkapselung *f* isolation / **autistische** ~ autistic withdrawal

Abklingen *n* damping, fading / ~ **der Symptome** symptom remission

abklingen abate, diminish, fade

abklingend abating, diminishing, fading

Abkömmling *m* descendant, offspring, derivate, derivative / ~ **des Unbewussten** derivative of the unconsciousness

abkühlen calm down, cool down

Ablation *f* ablation

Ablations|experiment *n* ablation experiments / ~**hypnose** *f* ablation hypnosis

Ablauf *m* course, expiration / ~ **der Behandlung** course of the treatment / ~ **eines Experiments** progress of an experiment, experimental procedure / ~ **im autonomen Nervensystem** autonomic process / **verlangsamte psychische** ~ bradypsychia

Ableben *n* decease, demise, death

ablehnen reject, decline, refuse, dislike

Ablehnung *f* rejection, declination, refusal, repudiation / ~ **aufgrund eines Vorurteils** opinionated rejection / ~ **des eigenen Ichs** self–rejection / ~ **durch die Eltern** parental rejection / ~ **durch die Mutter** maternal rejection / ~ **durch den Vater** paternal rejection / ~ **von individuellen Gefühlsäußerungen und Nachgiebigkeit** anti–intraception

Ablehnungs|bedürfnis *n* rejection need / ~**bereich** *m* latitude of rejection

Ableit|bedingung *f* recording condition / ~**elektrode** *f* recording electrode

ableiten infer, derive, deduce, record

ableitend derivant

Ableitung *f* recording, derivation, deduction / **bipolare** ~ bipolar recording / **extrazelluläre** ~ extracellular recording / **intrazelluläre** ~ intracellular recording / **monopolare** ~ monopolar recording

ablenkbar distractable

Ablenkbarkeit *f* distractibility

ablenken distract

Ablenkung *f* distraction, deflection, deflexion, diversion

Ablenkungsstrategie *f* strategy of distraction

Ablesemethode *f* scopic method

Ablesen *n* **von den Lippen** labiomancy, lip reading

ableugnen deny, disclaim

ablösen detach, disengage, displace

Ablösung *f* detachment, disengagement, displacement

Ablutomanie *f* ablutomania

abmagern lose weight, grow thin

Abnahme *f* decline, decrease, shrinkage, negative gain, decrement, attenuation / ~ **der Geburtenzahlen** denatality

abnehmen decline, decrease, lose weight

abnehmend decreasing

Abneigung *f* aversion, antipathy, dislike, repulsion, repugnance, disaffection, indisposition / ~ **gegen Änderungen** misoneism / ~ **gegen die Ehe** misogamy / ~ **gegen Farben** aversion to colours / ~ **gegen Frauen** misogyny / ~ **gegen junge Mädchen** parthenophobia / ~ **gegen psychologische Betrachtungen** psychophobia / ~ **gegen Reden,** misologia, misology / **krankhafte** ~ **gegen bestimmte Gerüche** osmophobia / **krankhafte** ~ **gegen Kinder** misopaedia, misopedia / **krankhafte** ~ **gegen Neuerungen** neophobia, cainophobia / **starke** ~ **gegen Kinder** pediophobia

Abneigungskonditionieren *n* aversive conditioning

abnorm anomalous, abnormal, deviant, pathological

Abnormität *f* anomaly, abnormality / **sexuelle** ~ sexual deviation, pervertedness

Abnormalität *f* anomaly, abnormality, anomalousness

Abnützungs|erscheinung *f* sign of wear / ~**syndrom** *n* wear and tear syndrome

Abort *m* abortion, miscarriage / ~**psychose** *f* abortion psychosis / **krimineller** ~ criminal abortion / **künstlicher** ~ induced abortion / **medizinischer** ~ therapeutic abortion / **vorsätzlicher** ~ criminal abortion

Abplattung *f* **an den Polen** oblateness, oblativity

abraten discourage, dissuade

Abreagieren *n* catharsis, abreaction, acting out / ~ **nach innen** acting inwardly / **emotionales** ~ emotional re–enactment / **psychisches** ~ **unter Narkose** narcocatharsis

abreagieren abreact, act out

Abreaktion *f* abreaction, catharsis, working–off

Abreaktionsbehandlung *f* treatment of abreaction

abrichten drill

Abruf *m* recall / ~ **aus dem Gedächtnis** memory retrieval / ~**reiz** *m* prompt, cue / **freier** ~ free recall / **spezifisch signalisierter** ~ cued retrieval / **unspezifisch signalisierter** ~ non–cued retrieval

Abrufen *n* **aus dem Gedächtnis** retrieving

Abrundung *f* rounding

Absatz *m* sales / ~**bemühungen** *fpl* marketing / ~**forschung** *f* marketing research / ~**lehre** *f* marketing / ~**management** *n* marketing management

abschalten disconnect, cut off, turn off, switch off

abschätzbar appreciable, ratable, appraisable, estimative, assessable

abschätzen appraise, estimate, rate, value, assess

Abscheu *m* distaste, aversion, horror, detestation, fastidium / **~ beim Anblick von Speisen** asitia / **krankhafte ~ vor Kindern** paedophobia, pedophobia

abscheulich detestable, odious, hateful, horrible

Abschirmung *f* screen, shield, protection, encystment / **psychische ~** encystment of the self / **psychologische ~** psychological shield / **überstarke ~** overprotection

abschließen seclude, shut off, isolate, lock, finish

Abschluss|prüfung *f* comprehensive examination, final examination / **~test** *m* final test

abschneiden cut (off), shorten

Abschnitt *m* sector, segment, section, phase, period, paragraph

abschrecken deter, discourage

abschreckend deterrent

Abschreckung *f* deterrence, discouragement

Abschreckungsmittel *n* deterrent

Abschüttelreflex *m* riddance reflex

abschwächen weaken, diminish, reduce, lessen, level off

Abschwächung *f* diminution, decrease, reduction, fading, diminishing

Abschweifung *f* digression / **gedankliche ~** rambling

Abschwellen *n* detumescence

Absence *f* absence, petit mal epilepsy, absence seizure, petit mal attack

Absicht *f* intention, intent, purpose, aim, goal, objective / **böswillige ~** malicious intention / **verbrecherische ~** criminal intent

absichtlich intentional, willful, deliberate

Absinthismus *m* absinthism

Absinthvergiftung *f* absinthism, poisoning by absinthe

absolut absolute

Absolut|eindruck *m* absolute impression / **~schwelle** *f* absolute threshold / **obere ~schwelle** *f* terminal limen / **~skala** *f* absolute scale

Absolutismus *m* absolutism

absonderlich peculiar, strange

Absonderlichkeit *f* singularity, pecularity, quaintness, queerness

absondern encapsulate, isolate, secrete / **sich ~** seclude, shut away

Absonderung *f* isolation, separation, segregation, seclusion, seclusiveness, encapsulation, secretion, elimination

absorbieren absorb

absorbiert absorbed

Absorption *f* absorption / **~ des Schalls** sound absorption, sound dampening

Absorptions|kurve *f* absorption line / **~spektrum** *n* absorption spectrum

Abspaltung *f* dissociative reaction, splitting–off, dissociation, disassociation / **~ von Ideen** dissociation of ideas

Abspannung *f* languor, languidness, lassitude, fatigue, tiredness

Abstammung *f* descent, origin, birth, parentage, derivation, filiation

Abstammungs|lehre *f* Darwinian theory, theory of evolution / **~wahn** *m* descent delusion

Abstand *m* spatial interval / **in gleichem ~** equidistant, equal steps / **gleicher ~** equidistance / **sozialer ~** social distance / **zeitlicher ~** time lag

absteigend descendant, descending

Abstiegsneurose *f* demotion reaction, status–reduction reaction

Abstillen *n* weaning

Abstimmkurve *f* tuning curve

abstinent abstinent, teetotal

Abstinenz *f* abstinence, teetotalism, temperance / **~delirium** *n* withdrawal delirium / **~erscheinung** *f* withdrawal phenomenon / **~ler** *m* teetotaller, abstainer / **~regel** *f*

rule of abstinence / **~symptom** *n* abstinence symptom, withdrawal symptom / **völlige ~** teetotalism
abstoßen repel
abstoßend repulsive, repellent
Abstoßungsreaktion *f* rejection, rejection reaction, rejection response
abstrakt abstract
Abstraktion *f* abstraction
Abstraktions|fähigkeit *f* abstractive capacity, capability for abstract thinking / **~faktor** *m* abstraction factor / **~leistung** *f* higher mental function / **~vermögen** *n* abstractive capacity / **~versuch** *m* test of abstract thinking
abstufen gradate, scale
Abstufung *f* gradation
abstumpfen dull, deaden, blunt, stupefy, hebetate
Abstumpfung *f* blunting, stupefaction, hebetude, dulling, callosity, callousness, lethargy
absurd absurd, grotesque, ridiculous
Absurdität *f* absurdity
Absurditätentest *m* absurdity test
Abszess *m* abscess
Abszisse *f* abscissa, X axis, X coordinate
Abtasten *n* scanning, sampling
abtasten palp, palpate, scan, sample
Abtastgeschwindigkeit *f* rate of scanning, sampling rate
Abteilung *f* department, division, section / **~ für Arbeitsvorbereitung** planning department of psychology / **~ für Psychologie** department of psychology / **in ~en aufgeteilt** departmentalized / **psychiatrische ~** psychiatric unit / **psychologische ~** department of psychology
abteilungsgegliedert departmentalized
Abtragung *f* ablation / **experimentelle ~ der Gehirnsubstanz** cortical ablation / **~ einer Hirnhälfte** hemidecortication
Abtreibung *f* abortion, induced abortion / **freiwillige ~** elective abortion

Abtreibungsgesetz *n* abortion law
Abtrennen *n* **des Kopfes** decapitation
Abtrennung *f* detachment
abtrünnig schismatic, disloyal, rebellious
Abulie *f* abulia, aboulia, deficiency of will power, loss of will power
Abusus *m* abuse
abwägbar ponderable, considerable
abwägen consider, weigh, balance
abwägsam considerate, careful, reflecting
abwandeln modify, change, alter
Abwanderung *f* exodus, emigration
Abwandlung *f* modification, alteration
Abwärtsschielen *n* downward squint, vertical strabism, vertical strabismus
abwechselnd alternate, alternating, alternative
Abwechslung *f* alternation, diversification / **sprachliche ~** verbal diversification
abwechslungsreich varied, diversified
Abwehr *f* defence, defense / **~bewegung** *f* defensive movement / **automatische ~bewegung** *f* defence reflex / **~druck** *m* defensive pressure / **~funktion** *f* defence function / **~haltung** *f* defensiveness / **~handlung** *f* defensive act, defensive reaction / **~hysterie** *f* defence hysteria / **~mechanismus** *m* defence mechanism, escape mechanism, defence activity / **~mechanismus** *m* **des Ichs** ego defence mechanism / **~methode** *f* method of defence / **~mittel** *n* means of defence / **~neurose** *f* defence neurosis / **~psychoneurose** *f* defence neuropsychosis / **~psychose** *f* defence psychosis / **~reaktion** *f* defence reaction / **~reaktion** *f* **des Ichs** ego defence reaction / **~reflex** *m* defence reflex, reflex of self–defence, defensive reflex, protective reflex / **~spannung** *f* guarding / **~stoff** *m* antibody, antitoxin / **~symptom** *n* defence symptom / **~system** *n* defence, defence system / **~tätigkeit** *f* defence activity / **~zauber** *m* defence magic / **humorale ~** humoral defence (system) / **manische ~**

manic defence / **psychische** ~ psychical defence / **psychosoziale** ~ psychosocial defence / **unspezifische** ~ unspecific defence (system), nonspecific defensive system

abweichen deviate, vary

abweichend anomalous, aberrant, deviant, dissident, divergent, heterologous

Abweichung *f* aberration, deviation, deflection, deflexion, deviance, deviancy, divergence, divergency, variation / ~ **der Augachsen** deviation of the visual axes / ~ **der Sehachse** phoria / ~ **vom Modalwert** abmodality / ~ **vom Normalbereich** digression / ~ **vom Normalen** anomaly, deviation from normal / ~ **vom Zentralwert** variation / ~ **von der Norm** abnormality, abnormity, ectypia irregularity / **absolute** ~ absolute error / **durchschnittliche** ~ average deviation, mean deviation / **genetische** ~ genetic deviance, genetic deviancy / **krankhafte geschlechtliche** ~ sexual perversion / **mittlere** ~ average deviation, average variation, mean deviation, mean variation / **mittlere quadratische** ~ root mean square deviation / **offenkundige** ~ manifest deviation / **quadratische** ~ square deviation / **sexuelle** ~ sex anomaly, sexual deviation / **wahrscheinliche** ~ probable deviation / **widernatürliche** ~ perversion

Abweichungstyp *m* ectype, deviant prototype

abweisen reject

Abweisung *f* rejection

Abwertungshinweis *m* discounting cue

Abwesenheit *f* absence / ~ **der Mutter** maternal absence / ~ **des Vaters** paternal absence

Abwesenheitsquote *f* rate of absenteeism

Abzehrung *f* emaciation

abziehend subtractive

Abzug *m* subtraction

Abzweigung *f* branch

Achilles Achilles / ~**sehnenreflex** *m* Achilles jerk, Achilles tendon reflex, ankle reflex

Achloropsie *f* achloropsia, achloroblepsia, green blindness, deuteranopia

Achondroplasie *f* achondroplasia, achondroplasty

Achromasie *f* achromatism

achromatisch achromatic

Achromatismus *m* achromatism

Achromatopsie *f* achromatopsia, total colour blindness, rod monochromasy

Achse *f* axis / ~**–I–Störung** *f* axis I disorder / **mathematische** ~ mathematical axis / **nicht in der** ~ **liegend** abaxial / **orthogonale** ~**n** *fpl* orthogonal axes / **rechtwinklige** ~**n** *fpl* orthogonal axes / **schiefwinklige** ~**n** *fpl* oblique axes / **zerebospinale** ~ neuraxis

Achsen|drehung *f* factor rotation, rotation / ~**faser** *f* axial fiber / ~**fortsatz** *m* axon / ~**gradient** *m* axial gradient / ~**symptom** *n* axial symptom / **primitives** ~**skelett** *n* chorda dorsalis, notochord / **rechtwinkliges** ~**system** *n* rectangular coordinate / **schiefes** ~**system** *n* oblique coordinates / ~**zylinder** *m* axis cylinder, axon, axone, neurit, neurite, neuraxon, Remak's band, axodendrite / ~**zylinderfortsatz** *m* neuraxon / ~**zylinder** *m* **mit Dendrit** axodendrite

achsenförmig axial, axile

Achtbarkeit *f* respectability

achten esteem, regard, respect

ächten ban / **gesellschaftlich** ~ ostracize

achtgeben pay attention to, look out for, be careful

achtsam attentive, careful

Achtsamkeit *f* attentiveness, carefulness, heedfulness

Achtung *f* esteem, respect

Ächtung *f* outlawry, proscription / **gesellschaftliche** ~ ostracism

Acoasma *n* acoasma, acousma, akoasm

Acyanopie, Acyanopsie f acyanopsia, acyanoblepsia, blue–blindness, tritanopia

Adamsapfel m Adam's apple, laryngeal prominence

Adaptation, Adaption f adaptation, adaption / ~ **an die Dunkelheit** adaptation to darkness / ~ **an Helligkeit** adaptation to light / ~ **des Auges** retinal adaptation, visual adaptation / **chromatische** ~ chromatic adaptation / **gegenseitige** ~ coadaptation / **lokale** ~ local adaptation / **negative** ~ negative adaptation / **photopische** ~ photopic adaptation / **physikalische** ~ physical adaptation / **sensorische** ~ sensory adaptation / **soziale** ~ social adjustment

Adaptations|breite f range of adaptation / ~**brett** n adaptation board / **mangelnde** ~**fähigkeit** f dysadaption / ~**krankheit** f adaptation disease / ~**niveau** n adaptation level, level of adaptation / ~**syndrom** n adaptation syndrome / **allgemeines** ~**syndrom** n general adaptation syndrome / ~**verhalten** n adaptive behaviour / ~**zeit** f adaptation time

adaptieren adapt

adaptiv adaptational, adaptive

Adaptometer n adaptometer

Adaptometrie f adaptometry

adäquat adequate

addieren add, sum, total

Addiermethode f adding test

Addiktion f addiction

Addison–Krankheit f Addison's disease, addisonism

Addition f addition

Additions|satz m addition theorem / ~**theorem** n addition theorem

additiv additive

Additivität f additivity

Adduktion f adduction

Adenin n adenine

Adenohypophyse f adenohypophysis

Adenom n adenoma

Adenosin n adenosine / ~**diphosphat** n adenosine diphosphate / **zyklisches** ~**monophosphat** n cyclic adenosine monophosphate / ~**triphosphat** n adenosine triphosphate

Adenylatcyclase f adenylate cyclase

Ader f artery, vein, blood vessel / ~**haut** f choroid coat, choroid layer, choroid membrane / ~**haut** f **des Auges** chorioidea, choroid / ~**verkalkung** f arteriosclerosis

Adhäsion f adhesion / **genetische** ~ genetic adhesion

Adhäsionsprinzip n adhesion principle

Adhäsivität f adhesiveness

Adiadochokinese f adiadochokinesis, adiadochokinesia

Adiaphora f adiaphoron

Adie–Syndrom n Adie's pupil syndrome, pupillotonia

adipös adipose, fat, obese

Adipositas f adipositas, adiposity, adiposis, corpulence / ~ **dolorosa** f adipositas dolorosa

adiposogenital adiposogenital

Adipsie f adipsia

Adiuretin n vasopressin, antidiuretic hormone

Adlersche Psychologie f Adler's theory, Adlerian psychology

Adoleszenten|hypochondrie f hypochondria of adolescents / ~**kyphose** f juvenile kyphosis, Scheuermann's disease / ~**krise** f adolescent crisis

Adoleszenz f adolescence

adoptieren adopt

Adoption f adoption / **interkulturelle** ~ interracial adoption

Adoptiv|eltern pl adoptive parents / ~**kind** n adopted child

Adrenalin n adrenalin, adrenaline, adrenin, suprarenin, suprarenalin, inhibitory sympathin, epinephrine

Andrenalinämie f adrenalinaemia

Adrenergika *npl* adrenergics, adrenergic drugs

adrenergisch adrenergic

Adrenochrom *n* adrenochrome

adrenokortikotrop adrenocorticotropic

Adultomorphismus *m* adultomorphism

Adversionsreflex *m* adverse reflex

Adversiv|epilepsie *f* adversive epilepsy / **~krämpfe** *mpl* adversive epilepsy, frontal adversive area epilepsy

Adynamie *f* adynamia, adynamy

Aerasthenie *f* aerasthenia

Aero|phagie *f* aerophagia / **~phobie** *f* aerophobia / **~taxis** *f* aerotaxis / **~therapie** *f* aerotherapy

Affe *m* monkey

Affekt *m* affect, emotion, mood, emotionality / **~abstumpfung** *f* hebetude / **~aphasie** *f* emotional aphasia, alexithymia / **~ausbruch** *m* affective crisis, affect explosion, affective outburst / **~ausdruck** *m* expression of affect / **~auslösung** *f* emotional release / **~austausch** *m* echothymia, emotional response / **~beherrschung** *f* emotional control, nervous control / **~besetzung** *f* affective cathexis / **~betonung** *f* emphatic stress / **~betrag** *m* intensity of affect, affective charge / **~bindung** *f* affective tie, fixation of affect, affective fixation, emotional attachment / **~dämmerzustand** *m* affective twilight state / **~delikt** *n* crime of passion / **~dissoziation** *f* affective dissociation / **~entladung** *f* discharge of affect / **~entwicklung** *f* development of affect / **~entzug** *m* withdrawal of affect, deprivation of affection / **~entzugssyndrom** *n* anaclitic depression / **~epilepsie** *f* affective epilepsy, psychic epilepsy / **~erythem** *n* emotional blush / **~fixierung** *f* emotional fixation / **~gewinnung** *f* winning of affective advantages / **~handlung** *f* impulsive act, emotional act, affective reaction, **kriminelle ~handlung** *f* crime of passion / **~hunger** *m* affect hunger / **~illusion** *f* affective illusion / **~inkontinenz** *f* affective incontinence / **~inversion** *f* inversion of affect, emotional inversion / **~irradiation** *f* affect irradiation / **~isolierung** *f* isolation of affect, emotional insulation / **~krampf** *m* emotional spasm, affective spasm, affect–produced spasm / **~krise** *f* discharge of affect / **~labilität** *f* affective instability, emotional instability, lability of affect, labile affectivity / **~lahmheit** *f* affective flattening, affective rigidity / **~leben** *n* affective life, emotional life / **~leere** *f* emotional stupor / **~losigkeit** *f* apathy / **~mattigkeit** *f* affective deficiency / **~menschen** *mpl* affective persons / **~projektion** *f* projection of one's own impulses, projection of affect, affective projection / **~prüfungsmethode** *f* test of emotionality / **~psychose** *f* affective psychosis, emotional insanity, affective monomania, emotional psychosis, affective disorder / **~reaktion** *f* affective reaction, emotional reaction / **~reflex** *m* affective reflex / **~rötung** *f* emotional coloration, emotional colouring / **~schock** *m* emotional shock, emotional trauma / **~signal** *n* signal of affect, sign of affect / **~spaltung** *f* emotional dissociation / **~sperre** *f* affect block, emotional blockage, blocking of affect, inhibition of affects / **~stauung** *f* blocking of emotions / **~steifigkeit** *f* affective rigidity / **~störung** *f* emotional disturbance, emotional disorder, affective disorder, affective disturbance / **~stupor** *m* emotional stupor / **~syndrom** *n* affective syndrome / **~umkehr** *f* conversion of affect, inversion of affect / **~ungleichgewicht** *n* affective disharmony / **~verarmung** *f* affective flattening / **~verdrängung** *f* repression of affects, affective repression / **~verflachung** *f* affective flattening, flattening of affect / **~verkehrung** *f* reversal of affect / **~verschiebung** *f* affect displacement / **~zustand** *m* affective state / **abgespaltener ~** dissociated affect, split–off affect / **eingeklemmter ~** shut–in affect, strangulated affect / **erregender ~** sthenic affect / **flacher ~** flat affect / **freiflottierender** ~ floating affect, floating feeling / **inadäquater** ~ affect of dissociation / **labiler** ~ labile affect / **niederdrückender** ~ asthenic affect / **organisch bedingter** ~ internally aroused affect / **stumpfer** ~ blunted affect / **von außen hervorgerufener** ~ externally aroused affect

affekt|bedingt affectional / **~behaftet** affective / **~bereit** emotionally ready / **~besetzt** affectively cathected / **~betont** affective, affectively accentuated / **~geladen** impassioned, emotionally charged / **~haft** affectional / **~los** apathetic, dispassionate / **~primitiv** affectively primitive

affektiert affected, artificial

Affektiertheit *f* affectation, affectedness

Affektion *f* affection

affektiv emotional, affective, affectional / ~ **antriebhaft** orectic

Affektivität *f* affectivity, emotionality / **gebremste** ~ restrained affectivity / **gesteigerte** ~ hyperthymia / **tierische** ~ animal emotionality

Affektivlogik *f* affective reasoning

affenartig apelike, pithecoid

Affen|furche *f* simian crease / **~köpfigkeit** *f* cebocephalia / **~liebe** *f* excessive parental love

afferent afferent, centripetal

Afferenz *f* afferent, afference, centripetality / **~synthese** *f* afference synthesis / **viszerale** ~ visceral afferent

Affiliation *f* affiliation

Affiliationsbedürfnis *n* affiliation need

Affinität *f* affinity

affizieren affect

After *m* anus / **~schließmuskel** *m* anal sphincter / **~schmerz** *m* proctalgia, proctagra / **~sexualität** *f* anal eroticism / **~zone** *f* anal zone / **~zwang** *m* tenesmus

Agamie *f* agamy, agamogenesis, parthogenesis

agamisch asexual, sexless

Agape *f* agape / **~theorie** *f* agapism

Agenesie *f* agenesia, agenesis

agenetisch agenetic

Agenitalismus *m* agenitalism

Agens *n* agent

Ageusie *f* ageusia, ageustia

Agglutination *f* agglutination

agglutinieren agglutinate

Agglutinin *n* agglutinin, immune agglutinin

Agglutinogen *n* agglutinogen, agglutogen

Aggravation *f* aggravation / ~ **eines Symptoms** aggravation of a symptom

aggravieren aggravate

Aggregat *n* aggregate / **soziales** ~ social aggregate, undifferentiated group structure, aggregation

Aggregation *f* aggregation, loose association

Aggregationstheorie *f* aggregation theory

Aggression *f* aggression / **direkte** ~ direct aggression / **gegen sich selbst gerichtete** ~ self–destructive tendency, autoaggression / **gegen sich selbst gerichtete sexuelle** ~ sexual masochism / **normale sexuelle** ~ normal sexual aggression / **verdrängte** ~ repressed aggression / **verschobene** ~ displaced aggression, displaced hostility

Aggressions–Frustrations–Hypothese *f* aggression–frustration hypothesis / **~hemmung** *f* inhibition of aggressive impulses / **~motiv** *n* aggression motive / **~neigung** *f* inclination toward aggressiveness / **~tendenz** *f* tendency toward aggressiveness / **~trieb** *m* aggression need, aggressive instinct / **~verhalten** *n* aggressive behaviour / **~verhalten** *n* **bei Tieren** aggressive behaviour of animals / **~verzicht** *m* relinquishment of aggressivity

aggressiv aggressive

Aggressivität *f* aggressivity, aggressiveness / **wettbewerbsbedingte** ~ competitive aggressiveness

Agieren *n* acting–out

agieren act out
Agilität *f* agility
Agitation *f* agitation
Agitator *m* agitator, rabble–rouser
agitiert agitated
Agitiertheit *f* agitation
Agito|graphie *f* agitographia / **~lalie** *f* agitolalia, agitophasia / **~phasie** *f* agitophasia, agitolalia
Aglossie *f* aglossia, organic mutism
Agnosie *f* agnosia / **~ des Körperschemas** agnosia of the body image / **~ verbunden mit Apraxie** apractognosia, apraxia with agnosia / **akustische ~** auditory agnosia, auditory amnesia, word–deafness, mind–deafness / **literale ~** word blindness / **optische ~** optic agnosia, visual agnosia, visual amnesia, psychic blindness, imperception, mind–blindness, object blindness / **physiognomische ~** prosopagnosia / **pragmatische ~** ideational agnosia / **räumliche ~** space blindness, visual–spatial agnosia / **taktile ~** tactile agnosia, astereognosy, astereognosis / **visuelle ~** visual agnosia, optic agnosia
Agnostizismus *m* agnosticism
Agogik *f* agogics
Agonie *f* agony, agonia
Agonist *m* agonist
Agoraphobie *f* agoraphobia, fear of open spaces, fear of open places / **~ ohne Panikattacken** agoraphobia without panic attacks / **~ ohne Panikstörung in der Vorgeschichte** agoraphobia without history of panic disorder
Agrammatismus *m* agrammatism, agrammaphasia, acataphasia, akataphasia, syntactical aphasia
Agranulozytose *f* agranulocytosis, Schultz's disease
Agraphie *f* agraphia, logographic alalia, manual aphasia, inability to write, logagraphia / **akustische ~** acoustic agraphia / **angeborene ~** congenital agraphia / **aphasische ~** aphasic agraphia / **apraktische ~** apraxic agraphia / **ataktische ~** atactic agraphia, absolute agraphia / **literale ~** literal agraphia / **motorische ~** motor agraphia, anorthography / **optische ~** optic agraphia / **totale ~** absolute agraphia / **verbale ~** verbal agraphia / **völlige ~** atactic agraphia, literal agraphia, absolute agraphia / **zerebrale ~** mental agraphia, cerebral agraphia
agraphisch agraphic
Agriothymie *f* agriothymia
Agrypnie *f* agrypnia, insomnia
Agyiophobie *f* agyiophobia, street phobia
Agyrie *f* agyria, lissencephaly, lissencephalia
Aha–Erlebnis *n* a–ha experience, insightful experience
Ahlfeld'sche Atembewegungen *fpl* **des Fötus** Ahlfeld breathing movements of the fetus
Ahlfeld's Schwangerschaftszeichen *n* Ahlfeld's sign
Ahn(e) *m* ancestor
ähneln resemble
Ahnen|erbe *n* inherited qualities / **~kult** *m* ancestor worship, ancestor cult / **~maske** *f* ancestral mask / **~verehrung** *f* ancestor worship
ähnlich similar / **~ sein** resemble
Ähnliche *n* analog, analogue
Ähnlichkeit *f* similarity, resemblance, likeness / **~ der Einstellung** attitude similarity / **~ zwischen Eheleuten** marital resemblance / **familiäre ~** family resemblance
Ähnlichkeits|assoziation *f* association by similarity / **~diagnose** *f* diagnosis by similarities / **~erleben** *n* experience of similarity / **~gesetz** *n* law of similarity, law of similitude / **~hemmung** *f* Ranschburg inhibition / **~index** *m* similarity index / **~matrix** *f* similarity matrix / **~skalierung** *f* multidimensional scaling / **~verhältnis** *n* ratio of similitude

Ahnung *f* premonition, foreboding, prevision

Ahornsirup–Krankheit *f,* **Ahornzucker–Krankheit** *f* maple syrup urine disease, maple sugar disease

Ahypnie *f* ahypnia

Aichmophobie *f* aichmophobia

Aidoiomanie *f* aidoiomania

Ailurophobie *f* ailurophobia

AIDS–|Demenz *f* AIDS dementia complex / ~ **Virus** human immunodeficiency virus, HIV

akademisch academic

Akalkulie *f* acalculia, number blindness, inability to perform simple calculations

Akarophobie *f* acarophobia

Akata|graphie *f* agraphia / ~**lepsie** *f* acatalepsia, acatalepsy / ~**mathesie** *f* acatamathesie / ~**phasie** *f* acataphasia, akataphasia

Akathisie *f* acathisia, akathisia / **neuroleptikainduzierte akute** ~ neuroleptic–induced acute akathisia

Akinästhesie *f* akinaesthesia, akinesthesia

Akinese *f* acinesia, akinesis

Akinesie *f* acinesia, akinesia, akinesis

akinetisch acinetic, akinetic, akinesic

Akklimatisation *f* acclimatization, acclimation

akklimatisieren acclimatize, acclimate

Akkommodation *f* accommodation / **beidäugige** ~ binocular accommodation / **getrennte** ~ absolute accommodation / **informationelle** ~ informational accommodation / **okulare** ~ ocular accommodation / **übereinstimmende** ~ **beider Augen** consensual accommodation

Akkommodations|breite *f* range of accommodation / ~**fähigkeit** *f* accommodative capacity / ~**fehler** *m* error of accommodation / ~**konstante** *f* accommodation constant / ~**lähmung** *f* cyclophlegia / ~**mechanismus** *m* accommodation mechanism / ~**muskel** *m* ciliary muscle, focussing muscle / ~**störung** *f* accommodation difficulty, disturbance of accommodation / ~**verlust** *m* loss of accommodation / ~**zeit** *f* accommodation time / ~**zentrum** *n* center of accommodation

Akkord *m* piecework, job–rate, chord / ~**arbeit** *f* piecework / ~**brecher** *m* rate buster / ~**lohn** *m* ; piece rate wages / ~**system** *n* piecework system / ~**überprüfung** *f* rate revision

Akkulturation *f* acculturation, enculturation

Akkumulation *f* accumulation

Akme *f* acme, climax, peak

Akoasma *n* acoasma, acousma, akoasm, auditory hallucination

akoluth acoluthic

Akorie *f* acoria, akoria

Akquieszenz *f* acquiescence

Akranie *f* acrania

Akrasie *f* acrasia, acrasy

Akratie *f* acratia

Akro|agnosie *f* acroagnosis / ~**anästhesie** *f* acroanaesthesia, acroanesthesia / ~**dynie** *f* acrodynia, Feer's disease / ~**dystonie** *f* Acrodystonia / ~**gnosie** *f* acrognosis, acmaesthesia, acmesthesia / ~**kinesie** *f* acrokinesia / ~**manie** *f* acromania / ~**megalie** *f* acromegalia, acromegaly, Marie's disease / ~**mikrie** *f* acromicria / ~**neurose** *f* acroneurosis / ~**parästhesie** *f* acroparaesthesia, acroparesthesia / ~**phobie** *f* acrophobia / ~**zephalie** *f* acrocephalia, acrocephaly, tower head, turricephaly

Akt *m* act / ~**psychologie** *f* act psychology / ~**verbindung** *f* association of acts

Akte *f* document, file

Aktin *n* actin / ~**filament** *n* actin filament

Aktion *f* action / **gezielte** ~ aimed action / **spezifische** ~ specific action

Aktionismus *m* actionism

Aktions|forschung *f* action research / ~**gruppe** *f* action group / ~**intensität** *f* intensity of action / ~**katalog** *m* catalog of activities / ~**phase** *f* active phase / ~**planung** *f* action planning / ~**potential** *n* action potential, specific action potential, nerve impulse / **biphasisches ~potential** *n* biphasic action potential / **~programm** *n* action programme / **~quotient** *m* action quotient / **~stadium** *n* phase of action / **~strom** *m* action current / **~substanz** *f* active substance / **~system** *n* reaction system / **~verhalten** *n* operant behaviour / **~wert** *m* operant score / **~zeit** *f* reaction time

aktiv active

Aktivation *f* activation, arousal, energy mobilisation

Aktivations|niveau *n* arousal level / **~syndrom** *n* activation syndrome / **~theorie** *f* activation theory

Aktivator *m* activator

Aktiv|gruppe *f* activity group / **~hypnose** *f* active hypnosis / **gestufte ~hypnose** *f* graduated active hypnosis

Aktivierung *f* activation / **assoziative ~** priming / **physiologische ~** physiological arousal / **sexuelle ~** sexual arousal / **soziale ~** social facilitaiton / **vorbereitende ~** preparatory arousal

Aktivierungs|mittel *n* activator / **aufsteigendes retikuläres ~system** *n* ascending reticular activating system / **retikuläres ~system** *n* reticular activating system / **~theorie** *f* activation theory / **~zustand** *m* state of activation

Aktivismus *m* activism

Aktivistenbewegung *f* activist movement

Aktivität *f* activity / **~ in einem sozialen Feld** social activity / **elektrische ~** electrical activity / **extracurriculare ~** extracurricular activity / **geistige ~** mental activity / **immanente ~** immanent activity / **kortikale ~** cortical activity / **krankhafte ~** hyperbulia / **mangelnde ~** hypopraxia / **motorische ~** motor activity / **sensumotorische ~** sensorimotor activity / **sexuelle ~** sexual activity / **sportliche ~** athletic participation / **übermäßige ~** over–activity / **übermäßige sexuelle ~** hypersexuality / **zielgerichtete ~** purposal activity / **zweckgerichtete ~** goal–oriented activity

Aktivitäts|abfall *m* activity decrease / **~drang** *m* urge to be active / **~faktor** *m* activity factor / **~messung** *f* activity measurement / **~niveau** *n* activity level / **~periodik** *f* activity cycle / **~theorie** *f* activity concept / **~therapie** *f* activity therapy / **einfache ~ und Aufmerksamkeitsstörung** disturbance of activity and attention / **~verlust** *m* deactivation

Aktographie *f* actography

Akton *n* actone

Aktual|angst *f* state anxiety / **~genese** *f* actual genesis / **~neurose** *f* actual neurosis / **~niveau** *n* ego level

Aktualisieren *n* actualization, update

aktualisieren actualize, realize, update

Aktualität *f* actuality, reality / **~ der Gefühle** actuality of remembered emotions

Aktualitäts|psychologie *f* empirical psychology / **~theorie** *f* dynamism, actuality theory

aktuarisch actuarial

aktuell current, present, actual

Akuität *f* acuteness

Akumeter *n* acumeter, acoumeter, acouometer, acoutometer

Akumetrie *f* acoumetry

Akupunktur *f* acupuncture / **~ Fachmann** *m* acupuncturist

Akusma *n* acoasma

Akusmatognosie *f* acousmatognosia

Akustik *f* acoustics, phonics / **~–Fachmann** *m* acoustician

Akustiker *m* auditory type, acoustic memory type

Akustikophobie *f* acousticophobia

Akustikus *m* acoustic nerve, auditory nerve, nervus acusticus

akustisch acoustic, auditory, phonic / **~ vorstellen** auralize

Akustomotoriker *m* acoustic–motor type

akut acute

Akzeleration *f* acceleration / **intraverbale** ~ intraverbal acceleration / **körperliche** ~ bodily acceleration

Akzent *m* accent, ictus / **den** ~ **legen auf** stress, place the emphasis on / **~verschiebung** *f* shift of emphasis, shift in stress

Akzentuierung *f* accentuation, stress, emphasis, ictus / **starke** ~ sharpening

Akzentuierungsprinzip *n* emphasis principle

Akzeptanz *f* acceptance / **~bereich** *m* latitude of acceptance / **~grenze** *f* boundary acceptance / **soziale** ~ social acceptance

akzeptieren accept

Akzeptierung *f* acceptance

akzessorisch accessory

Alalie *f* alalia, mutism / **idiopathische** ~ idiopathic alalia / **mentale** ~ mental alalia, relative alalia / **relative** ~ relative alalia

Alanin *n* alanine

Alarm *m* alarm, alert / **~funktion** *f* alarm function / **~reaktion** *f* alarm reaction, alarm response, alerting reaction, stress reaction, flight reaction / **~ruf** *m* alarm call / **~schrei** *m* alarm call

alarmierend alarming, startling

Albedo *f* albedo / **~wahrnehmung** *f* albedo perception

albern inane, stupid, silly, foolish, absurd

Albernheit *f* inanity, silliness, absurdity, foolishness

Albinismus *m* albinism, albinoism, leukodermia

albinoartig albinic, albinotic

Albinoratte *f* white rat

albinotisch albinotic, albinic

Albumin *n* albumin

Aldehyddehydrogenase *f* aldehyde dehydrogenase

Aldo|lase *f* aldolase / **~steron** *n* aldosterone

Alexandrismus *m* Alexanderism, agriothymia ambitiosa

Alexie *f* alexia, visual aphasia, text–blindness, word–blindness / ~ **bei Zahlen** acalculia / **kombinierte** ~ **und Apraxie** parieto–occipital aphasia / **motorische** ~ motor alexia / **musikalische** ~ musical alexia, note blindness, music blindness / **sensorische** ~ sensory alexia

Alexithymie *f* alexithymia

Algebra *f*, **Boole'sche** boolean algebra

algebraisch algebraic

Algesie *f* algesia, algesis

Algesimeter *n* algesimeter, algesiometer, algochronometer, algometer

Algesimetrie *f* algesimetry, algesiometry

Algesiologie *f* algesiology

alghedonisch algedonic

Algo|chronometer *n* algochronometer / **~lagnie** *f* algolagnia, algophilia / **~manie** *f* algomania / **~meter** *n* algometer / **~pareunie** *f* algopareunia, dyspareunia / **~philie** *f* algophilia, algophily / **~phobie** *f* algophobia, irrational fear of pain / **~rithmus** *m* algorithm

algo|lagnisch algolagnic / **~phil** algophilic / **~rithmisch** algorithm

Alibibemerkung *f* alibi remark

Alice–im–Wunderland–Syndrom *n* Alice–in–Wonderland syndrome, depersonalization syndrome

Alienation *f* alienation

Alienationskoeffizient *m* alienation coefficient, coefficient of alienation

alkalisch alkaline

Alkaloid *n* alkaloid / **~sucht** *f* alkaloidism

Alkohol *m* alcohol / **~abhängige** *m,f* alcohol addict / **~abhängigkeit** *f* alcohol dependence, alcohol addiction, alcoholism / **~abstinenz** *f* abstinence, teetotalism, sobriety / **~abusus** *m* alcohol abuse / **~ataxie** *f* alcoholic ataxy, alcoholic ataxia / **~dehydrogenase** *f* alcohol dehydrogenase / **~delikt** *n* crime committed under the influence of alcohol / **~delir** *n* alcoholic delirium, delirium tremens, tromomania / **~demenz** *f* alcoholic dementia / **~depravation** *f* alcoholic depravation / **~embryopathie** *f* fetal alcohol syndrome / **~entziehungskur** *f* alcohol deconditioning, alcohol detoxication treatment / **~entzug** *m* alcohol withdrawal, drying–out / **~entzugsdelir** *n* alcohol withdrawal delirium / **~epilepsie** *f* epilepsy produced by alcohol / **~genuss** *m* consumption of alcohol, drinking / **übermäßiger ~genuss** *m* excessive drinking / **~halluzinose** *f* acute hallucinosis, alcoholic hallucinosis

alkohol|haltig spirituous, alcoholic / **~induziert** alcohol–induced

Alkoholiker *m* alcoholic, alcohol addict, dipsomaniac / **Anonyme ~** Alcoholics Anonymous

Alkohol| im Blut alcoholaemia, alcoholemia / **~intoleranz** *f* alcohol intolerance / **~intoxikation** *f* alcohol intoxication / **~intoxikationsdelir** *n* alcohol intoxication delirium / **idiosynkratische ~intoxikation** *f* idiosyncratic alcohol intoxication

Alkoholisierung *f* alcohol intoxication

Alkoholismus *m* alcoholism, alcohol addiction / **chronischer ~** chronic alcoholism, pathological alcoholism / **periodischer ~** dipsomania, binge drinking

alkoholisch alcoholic, spirituous

Alkohol|krankheit *f* alcohol dependence, alcoholism / **~missbrauch** *m* alcohol abuse / **~paranoia** *f* alcoholic psychosis of paranoid type, alcoholic paranoia / **~parese** *f* alcoholic paresis, alcoholic paralysis / **~polyneuritis** *f* alcoholic polyneuritis / **~psychose** *f* alcoholic psychosis, alcoholic insanity / **~rausch** *m* alcoholic intoxication / **akuter ~rausch** *m* acute alcoholic intoxication / **~sucht** *f* alcohol addiction, alcohol dependence / **~süchtige** *m,f* alcohol addict / **~toleranz** *f* alcoholic tolerance / **~tremor** *m* alcoholic tremor / **~vergiftung** *f* alcoholic poisoning / **akute ~vergiftung** *f* acute alcoholic poisoning / **~verträglichkeit** *f* alcohol tolerance / **~wahn** *m* alcohol paranoia / **denaturierter ~** denaturated alcohol, methylated spirit / **vergällter ~** denaturated alcohol, methylated spirit

Allachästhesie *f* allachaesthesia, allaesthesia, allesthesia, allochaesthesia

Allegon *n* allele, allel / **~e** *npl* allelomorphic genes

Allegorisation *f* allegorization

allein single, solitary / **~ lebend** solitary / **~ stehend** single

Allein|erziehende *m,f* single parent / **~leben** *n* living alone / **~sein** *n* loneliness, solitude / **~stehende** *m,f* single person

Allel *n* allele, allel / **~ bei Diploidie** allelomorph / **~e** *npl* allele genes

allelomimetisch allelomimetic

Allelomorph *n* allelomorph

allelomorph allelomorphic

Allelomorphie *f* allelomorphism

Allergen *n* allergen

Allergie *f* allergy, allergic disorder

Allergose *f* allergosis, allergic disease

alles oder nichts all–or–none, all–or–nothing

Alles–oder–Nichts|–Erregung *f* all–or–none excitation / **~–Gesetz** *n* all–or–none law, all–or–nothing principle, all–or–nothing relation / **~–Hypothese** *f* all–or–none hypothesis / **~–Reaktion** *f* all–or–none reaction, all–or–none response

Allgegenwart *f* ubiquity

allgegenwärtig ubiquitous

allgemein general, common, universal, generic

Allgemein|befinden *n* general condition / **~begabung** *f* general ability, general aptitude / **~begriff** *m* general concept / **~bild** *n* general appearance / **~bildung** *f* general education / **~empfindung** *f* general sensation / **~erscheinung** *f* general appearance, general build / **~gefühl** *n* general sensation, general sense of condition / ~**gültigkeit** *f* universality, general validity / ~**heit** *f* generality, general public / ~**narkose** *f* general anesthesia, general anesthesis / ~**vorstellung** *f* generalized idea / ~**wissen** *n* common knowledge / ~**zustand** *m* general condition, overall state

Allianz *f*, **therapeutische** therapeutic alliance

Allmacht *f* omnipotence / ~ **der Gedanken** omnipotence of thought / ~ **des Es** omnipotence of the id

allmächtig omnipotent

Allmachts|gefühl *n* feeling of omnipotence / ~**wahn** *m* delusion of omnipotence

Allo|cheirie *f* allocheiria / ~**dynie** *f* allodynia / ~**erotik** *f* heteroerotism, heteroeroticism / ~**erotismus** *m* allo–erotism, alloeroticism, heteroerotism, heteroeroticism / ~**gamie** *f* allogamy / ~**kinese** *f* allokinesis, allocinesia, heterokinesia / ~**lalie** *f* allolalia / ~**mnesie** *f* allomnesia / ~**morph** *n* allomorph / ~**path** *m* allopath / ~**phasie** *f* allophasia, allophasis / ~**phon** *n* allophone / ~**plastie** *f* alloplasty / ~**psychose** *f* allopsychosis / ~**triogeusie** *f* allotriogeusia, allotriogeustia / ~**triophagie** *f* allotriophagia, allotriophagy / ~**triosmie** *f* allotriosmia / ~**zentrismus** *m* allocentrism

allo|chthon allochthonous / ~**erotisch** alloerotic, heteroerotic / ~**gamisch** allogamic, allogamous / ~**kinetisch** heterokinetic / ~**plastisch** alloplastic / ~**psychisch** allopsychic / ~**zentrisch** allocentric

Allokation *f* allocation

Alloxan *n* alloxan

Alltagsfertigkeiten *fpl* activities of daily living

Alogie *f* alogia, aphasia

Alopezie *f* alopecia

Alp|druck *m* nightmare, night terror / ~**drücken** *n* passive oneirodynia, incubus

Alphabet *n* alphabet / ~**tafel** *f* **für spiritistische Sitzungen** ouija board / **phonetisches** ~ phonetic alphabet

Alphabetisierungs|niveau *n* literacy / ~**programm** *n* literacy programme

Alpha|–Adrenorezeptorenblocker *m* alpha–adrenergic blocking agent, alpha–adrenergic receptor blocking drug, alpha–blocker / ~**–Bewegung** *f* alpha motion, alpha movement / ~**–Blocker** *m* alpha–blocker, alpha blocking agent / ~**–Blockierung** *f* alpha blockade / ~**–Fehler** *m* error of first kind, type I error / ~**–Follikelhormon** *n* folliculin / ~**–Hypothese** *f* alpha hypothesis / ~**–Koeffizient** *m* alpha coefficient, coefficient of reliability, Cronbach's alpha coefficient / ~**methyldopa** *n* alphamethyldopa / ~**–Methylparatyrosin** *n* alpha methylparatyrosine / ~**–Reaktion** *f* alpha response / ~**–Rhythmus** *m* alpha rhythm / ~**–Test** *m* alpha test, alpha examination / ~**training** *n* alpha wave training, alpha feedback / ~**–Variante** *f* alpha variant rhythm / ~**–Welle** *f* alpha wave / ~**Wellen** *fpl* Berger rhythm

Alprazolam *n* alprazolam

Alptraum *m* nightmare, oneirodynia

alt aged, old, elderly

Alten|pflege *f* care of the elderly / ~**pflegeheim** *n* nursing home / ~**wohnsitze** *mpl* retirement community, retirement homes

Alter *n* age, old–age / ~ **ausgedrückt in Mondmonaten** lunar age / ~ **entsprechend der Tabelle des Durchschnittsgewichts** age according to average weight / **anales** ~ anal age / **anatomisches** ~ anatomical age / **chronologisches** ~ chronological age / **emotionales** ~ emotional age / **gebärfähiges** ~ reproductive age, child–bearing age / **geistiges** ~ mental age / **höheres** ~ seniority / **hohes** ~ old age / **im mittleren** ~ middle aged / **normales** ~ normal age / **orgasmisches** ~ orgasmic age / **physiologisches** ~ physiological age / **pränatales** ~ prenatal age / **schulpflichtiges** ~ school age / **tat-**

sächliches ~ calendar age, true age / undankbares ~ ungrateful age / wirkliches ~ true age

Alteration *f* change, alteration

Alter ego *n* alter ego, other self

Ältere *m,f* elderly person, older man, older woman, aged

Altern *n* aging, ageing, senescence / **natürliches** ~ physiological aging / **physiologisches** ~ physiological aging / **vorzeitiges** ~ senilism, premature senility, senium praecox

altern age / **~d** ageing, aging, senescent

Alternation *f* alternation / **spontane** ~ spontaneous alternation

alternativ alternative

Alternativ|antworten–Test *m* multiple–choice test / **mit vorgegebenen ~antworten** fixed–alternative / **~antworttest** *m* alternate–response test / **~–Hypothese** *f* alternative hypothesis / **~medizin** *f* alternative medicine / **~merkmal** *n* alternate criterion / **~methode** *f* method of using alternatives / **~plan** *m* alternative schedule / **~test** *m* true–false test, yes–no test / **~variable** *f* binary variable

Alternative *f* alternative

alternd senescent, aging

Alternieren *n* alternation / **verzögertes** ~ delayed alternation

alternierend alternating

Alters|abbau *m* physiological decline of physical and mental capacity, senile degeneration / **~äquivalent** *n* age equivalent, age score / **~atrophie** *f* senile atrophy / **~barriere** *f* age limit / **~beschwerden** *fpl* geriatric complaints / **~blödsinn** *m* senile dementia / **~degeneration** *f* senile degeneration, senile decay / **~demenz** *f* senile dementia, presbyophrenia / **~diskriminierung** *f* age discrimination / **~erscheinung** *f* senile phenomenon / **~fehleinschätzung** *f* **aufgrund der Größe** size–age confusion / **biologische ~forschung** *f* biogerontology / **psychologische ~forschung** *f* psychogerontology / **soziologische ~forschung** *f* sociogerontology / **~gliederung** *f* age distribution / **~grenze** *f* age limit / **~gruppe** *f* age group / **~heim** *n* old–age home, old people's home, eventide home / **~hochdruck** *m* senile hypertension / **~involution** *f* senile involution / **~klasse** *f* age group / **~kunde** *f* gerontology / **~kyphose** *f* senile kyphosis / **~melancholie** *f* involutional melancholia / **~norm** *f* age norm, developmental norm / **~normung** *f* age standardization / **~patient** *m* geriatric patient / **~perioden** *fpl* age periods / **~phasen** *fpl* age phases, life phases / **~psychiatrie** *f* geropsychiatry / **~psychologie** *f* psychology of aging / **~psychose** *f* senile psychosis, geriopsychosis, senile insanity / **~quotient** *m* age ratio / **~reflex** *m* senile reflex / **hypnotische ~regression** *f* hypnotic age regression / **~rückbildung** *f* senile involution / **~rundrücken** *m* senile kyphosis / **~schicht** *f* age group / **~schwäche** *f* senile marasmus, senility / **geistige ~schwäche** *f* dotage / **~schwachsinn** *m* senile dementia, dotage / **~schwatzhaftigkeit** *f* lerema, leresis, senile loquacity / **~schwerhörigkeit** *f* presbyacusia, presbyacusis / **~schwund** *m* senile atrophy / **~sichtigkeit** *f* presbyopia, oldsightedness / **~skala** *f* age scale / **~staffel** *f* order of age / **~stufe** *f* age level, stage of life / **~unterschied** *m* age difference / **~verfall** *m* senile marasmus / **~versorgung** *f* **von Arbeitnehmern** employee pension plan, social security / **~wert** *m* age score / **~wissenschaft** *f* gerontology

alters|schwach anile, senile / **~sichtig** old–sighted, presbyopic / **~spezifisch** age–dependant, age–specific

Alterung *f* senescence, aging / **vorzeitige** ~ presenility

Alterungsprozess *m* insenescence, aging process, ageing process

Alt|gedächtnis *n* memory for past events, remote memory / **~hirn** *n* old brain, palaeoencephalon, paleencephalon / **~werden** *n* insenescence, senescence

Altruismus *m* altruism

altruistisch altruistic, heterocentric

Alveolarluft *f* alveolar air, alveolar gas

Alveole *f* alveolus

Alzheimer|–Demenz *f* Alzheimer's disease, presenile dementia / ~ **Krankheit** *f* Alzheimer's disease, presenile dementia

Amakrine *f* amacrine

Amalgamation *f* amalgamation

Amalgamierung *f* amalgamation, fusion / ~ **von Worten** neologism

Amantadin *n* amantadine

Amateur–Psychoanalyse *f* amateur psychoanalysis

Amaurose *f* amaurosis, blindness

amaurotisch amaurotic, blind

Amaxophobie *f* amaxophobia

Amber–Moschusgeruch *m* ambrosiac odour

ambi|äqual ambiequal / ~**dexter** ambidextrous, ambidextral / ~**lateral** ambilateral / ~**sexuell** ambisexual, bisexual / ~**sinister** ambilevous, ambisinster, ambisinistrous / ~**tendent** ambitendent

Ambi|dexter *m* ambidexter / ~**dextrie** *f* ambidexterity, ambidextrousness / ~**guität** *f* ambiguity / ~**guitätstoleranz** *f* tolerance for ambiguity / ~**sexualität** *f* ambisexuality, bisexuality / ~**tendenz** *f* ambitendency

Ambition *f* ambition

ambitiös ambitious

ambi|valent ambivalent, ambitendent / **nicht** ~**valent** unambivalent / ~**vertiert** ambiversive

Ambi|valenz *f* ambivalence, ambivalency, ambitendency / **affektive** ~**valenz** *f* ambivalence feelings / ~**valenzkonflikt** *m* conflict of ambivalence / ~**version** *f* ambiversion / ~**vertierte** *m,f* ambivert

amblyop amblyopic

Amblyopie *f* amblyopia / **hysterische** ~ hysterical amblyopia

Amblyoskop *n* amblyoscope, amblyscope

Amboss *m* anvil, incus

Ambozeptor *m* amboceptor, copula

ambrosisch ambrosiac, ambrosial

ambulant ambulatory

Ambulanz *f* out–patient department

Ameisenlaufen *n* formication, myrmeciasis, pins and needles

Amelarthrie *f* amelia, amelarthria

Ameleia *f* ameleia, indifference, morbid apathy

Amelie *f* amelia, defective speech

Amelophasie *f* amelophasia, amelia

Amenomanie *f* amenomania, amoenomania

Amenorrhoe *f* amenorrhoea, amenorrhea

Amentia *f* amentia, acute hallucinatory confusion, mental deficiency / ~ **agitata** agitated amentia / ~ **paranoides** paranoid amentia / **erworbene** ~ acquired amentia

amentiell amental

Amenz *f* amentia

Ames|–Demonstration *f* Ames demonstration / ~'**scher Raum** *m* Ames room / ~'**sches Zimmer** *n* Ames room / ~–**Vorführung** *f* Ames demonstration

ametrop ametropic

Ametropie *f* ametropia

Amimie *f* amimia

Amin *n* amine / ~**verbindung** *f* amine / **biogenes** ~ biogenic amine, bioamine / **sympathomimetisches** ~ sympathomimetic amine

Amino|buttersäure *f* amino–butyric acid / ~**essigsäure** *f* glycine / ~**oxidase** *f* amine oxidase / ~**oxidase–Hemmer** *m* amine oxidase inhibitor / ~**säure** *f* amino acid / ~**transferase** *f* aminotransferase

Amitose *f* amitosis

amitotisch amitotic

Amitriptylin *n* amitriptyline, elavil

Ammensprache *f* baby talk

Ammoniumbase, quartäre quaternary ammonium base

Ammoniumbromid *n* ammonium bromide

Ammonshorn *n* Ammon's horn, hippocampus, horn of Ammon

Amnesie *f* amnesia, amnesic state, memory loss / **akustische** ~ auditory amnesia / **anterograde** ~ anterograde amnesia, organic regression / **auditorische** ~ auditory amnesia, word deafness / **autohypnotische** ~ autohypnotic amnesia / **dauernde** ~ continuous amnesia / **dissoziative** ~ dissociative amnesia / **dynamische** ~ dynamic amnesia / **epileptische** ~ epileptic fugue / **episodische** ~ episodic amnesia / **epochale** ~ epochal amnesia / **globale** ~ global amnesia, generalised amnesia / **hypnotische** ~ hypnotic amnesia / **infantile** ~ infantile amnesia / **katathyme** ~ catathymic amnesia / **kindliche** ~ infantile amnesia / **lakunäre** ~ lacunar amnesia, circumscribed amnesia, localized amnesia / **organische** ~ organic amnesia / **posthypnotische** ~ posthypnotic amnesia / **posttraumatische** ~ post–traumatic amnesia / **psychogene** ~ psychogenic amnesia, hysteric amnesia / **retroaktive** ~ retroactive amnesia / **retrograde** ~ retroactive amnesia, retrograde amnesia / **totale** ~ global amnesia / **transitorische globale** ~ transient global amnesia / **verbale** ~ verbal amnesia / **vorübergehende** ~ temporary amnesia, transitory amnesia

amnesisch amnesic, amnestic

amnestisch amnestic, amnesic

Amniozentese *f* amniocentesis

Amobarbital *n* amobarbital, amylobarbitone, amytal / **~natrium** *n* amobarbital sodium, sodium amytal

Amöbe *f* ameba, amoeba

amodal amodal

Amok *m* amok, amuck, berserk / **~laufen** *n* run amuck, run amok / **~läufer** *m* person running amuck

Amönomanie *f* amoenomania, amenomania

amoralisch amoral, nonmoral, unmoral

Amoralität *f* amoralism

amorph amorphous, structureless

Amorphismus *m* amorphia, amorphism

Amphetamin *n* amphetamine, benzedrine / **~abhängigkeit** *f* amphetamine dependence / **~abkömmling** *m* amphetamine derivative / **~entzug** *m* amphetamine withdrawal / **~intoxikation** *f* amphetamine intoxication / **~intoxikationsdelir** *n* amphetamine intoxication delirium / **~missbrauch** *f* amphetamine abuse / **~sulfat** *n* amphetaminesulphate / **~vergiftung** *f* amphetamine intoxication

amphetamininduziert amphetamine-induced

Amphi|erotik *f* amphierotism / **~gonie** *f* amphigony / **~mixis** *f* amphimixis / **~oxus** *m* amphioxus

amphi|erotisch amphierotic / **~gen** amphigenic, amphigenous, amphigenetic, amhogenic

Amplifikation *f* amplification / **~ des Trauminhaltes** elaboration of the dream content

Amplitude *f* amplitude / **~ einer Lichtwelle** amplitude of a light wave / **durchschnittliche** ~ effective amplitude / **maximale** ~ maximum amplitude

Amputation *f* amputation, ablation

Amputations|stumpf *m* stump / **~täuschung** *f* stump hallucination, phantom sensation

Amputierte *m,f* amputee

Amtsbetreuung *f* public guardianship

Amulett *n* amulet, charm, talisman

Amusie *f* amusia, note blindness, tone deafness / **instrumentelle** ~ instumental amusia / **motorische** ~ motor amusia / **sensorische** ~ sensory amusia / **vokale** ~ vocal motor amusia

amusisch amusical

Amychophobie *f* amychophobia, irrational fear of being scratched

Amygdala *f* amygdala

Amylase *f* amylase

Amyloid *n* amyloid

amyostatisch amyostatic

Anabasis *f* anabasis
anabolisch anabolic
Anabolismus *m* anabolism
Anachorese *f* anachoresis
Anaglyphe *f* anaglyph
Anaglyphenbild *n* anaglyphic picture
Anaglyptoskop *n* anaglyphoscope, anaglyptoscope
anagog anagogic
anagogisch anagogic
Anagramm *n* anagramme / ~–**Methode** *f* anagramme test
Anaklisis *f* anaclisis
anaklitisch anaclitic
anakoluth anacoluthic
Anakoluthie *f* anacoluthia, tendency to skip words
Anakusis *f* anacousia, anacusia, anacusis
anal anal / ~–**erotisch** anal–erotic / ~–**expulsiv** anal–expulsive / ~–**retentiv** anal–retentive / ~–**sadistisch** anal–sadistic
Anal|bereich *m* anal region, anal zone / ~**charakter** *m* anal character
Analeptika *npl* analeptic drugs, analeptic agents, restoratives
analeptisch analeptic
Anal|erotik *f* anal erotism / ~**gegend** *f* anal region
Analge|sie *f* analgesia / ~**simeter** *n* analgesimeter / ~**tikasucht** *f* analgesic addition / ~**tikum** *n* analgesic, analgetic, analgesic drug, painkiller
Analität *f* anality
analgetisch analgetic, analgesic
Analgie *f* analgia, analgesia
analog analog, analogous
Analog–Digital–Wandler analog–digital converter
Analogie *f* analogy / ~**bildung** *f* formation of analogies / ~**gesetz** *n* law of analogy / ~**methode** *f* analogies test / ~**prinzip** *n* principle of analogy / ~**schluss** *m* conclusion by analogy / ~**test** *m* analogies test / ~**verfahren** *n* analog process, analogue process / ~**zauber** *m* imitative magic
Analogon *n* analog, analogue
Analogrechner *m* analog computer
Analphabet *m* illiterate, nonreader
Analphabetentum *n* illiteracy
Analphabetismus *m* illiteracy
Anal|reflex *m* rectal reflex / ~**region** *f* anal zone / ~**sadismus** *m* anal sadism / ~**verkehr** *m* anal intercourse / **homosexueller** ~**verkehr** *m* sodomy / ~**zone** *f* anal zone
Analysand *m* analysand
Analysator *m* analyzer, analyser / ~ **von Sinnesreizen** neural analyser
Analyse *f* analysis, psychoanalysis, reductive analysis / ~ **der Berufsarbeit** job analysis / ~ **der Schulmotivation** school motivation analysis / ~ **der unmittelbaren Konstituenten** immediate constituent analysis / ~**diagramm** *n* **einer Masse** class analysis chart / ~**gerät** *n* scanning machine / ~**gruppe** *f* analytic group / ~ **latenter Strukturen** latent structure analysis / ~ **von Wohnbezirken nach soziologischen Merkmalen** social area analysis / **aktive** ~ active analysis / **beaufsichtigte** ~ controlled analysis / **direkte** ~ direct analysis / **figurale** ~ figural analysis / **Fouriersche** ~ harmonic analysis, Fourier analysis / **gezielte** ~ focussed analysis / **kontrollierte** ~ controlled analysis, supervised analysis / **molare** ~ molar analysis / **multivariate** ~ multivariate analysis / **orthodoxe** ~ orthodox analysis / **passive** ~ passive analysis / **phonetische** ~ phonetic analysis / **qualitative** ~ qualitative analysis / **quantitative** ~ quantitative analysis / **sequentielle** ~ sequential analysis / **sprachwissenschaftliche** ~ linguistic analysis / **statistische** ~ statistical analysis / **vektorielle** ~ vector analysis / **vergleichende** ~ comparative analysis
Analysenzwang *m* compulsion to analyze everything

Analysierbarkeit *f* analyzability
analysieren analyse, psychoanalyse
Analytik *f* analytics
Analytiker *m* analyst, psychoanalyst
analytisch analytic, analytical
Anämie *f* anaemia, anemia / **toxische** ~ toxanaemia, toxanemia
Anamnese *f* anamnesis, exploration, history, case history / ~ **nach Angaben des Patienten** auto–anamnesis, automnesia / **biographische** ~ biographical anamnesis
anamnestisch anamnestic, historical
Ananda *f* ananda
Anandrie *f* anandria
Anankasmus *m* anancasm, anancastia, anankastia
anankastisch anancastic
anankotrop anancotropic, prone to compulsive–obsessive neurosis
Anaphrodisiakum *n* anaphrodisiac
Anaphrodisie *f* anaphrodisia, absence of sexual feelings
Anarchie *f* anarchy / **politische** ~ political anarchy
Anarthrie *f* anarthria
anarthrisch anarthric
Anästhesie *f* anaesthesia, anesthesia, anesthesis, anaesthetisation / ~ **mit Narkose** narcoanaesthesia, narcoanesthesia / **allgemeine** ~ total anaesthesia / **hypnotische** ~ hypnotic anaesthesia / **sexuelle** ~ sexual anaesthesia, frigidity, frigidness / **spirituelle** ~ spiritual anaesthesia / **taktile** ~ tactile anaesthesia
anästhesieren anaesthetise, anesthetize
Anästhesierung *f* anesthetization
Anästhesiologie *f* anaesthesiology, anesthesiology
Anästhesist *m* anaesthetist, anesthetist, anesthesiologist
Anästhetiker *m* anaesthetic type
Anästhetikum *n* anesthetic, anaesthetic
anästhetisch anaesthetic, anesthetic

anastigmatisch anastigmatic
Anatomie *f* anatomy / ~**antwort** *f* anatomy response / ~ **des Nervensystems** neuroanatomy / ~**deutung** *f* anatomy response / **topographische** ~ topographic anatomy
anatomisch anatomic
An–Aus|–Reaktion *f* on–off effect / ~–**Rezeptor** *m* on–off receptor
Anblick *m* sight, aspect, view
andauernd continuous, permanent, constant, sustained, enduring
Andere(r) *f,m* other / **bedeutsame** ~ significant other / **das** ~ the other / **der** ~ the other
ändern change, alter, vary, modify / **sich** ~ change, vary
Anders|denkende *m,f* dissident
anders|geschlechtlich heterosexual, heterogenital / ~**gläubig** heterodox
Änderung *f* alteration, change, modification, variation / ~ **der Arbeitsnormen** workrate revision / ~ **der Organisationsform** organizational change / **experimentelle** ~ **der Versuchsbedingungen** experimental treatment / ~ **des schulischen Verhaltens** classroom behaviour modification / **gleichzeitige** ~ concomitant variation / **graduelle** ~ gradual variation / **kognitive** ~ cognitive change / **wesentliche** ~ substantial change
Andragogik *f* andragogics, adult education
andragogisch andragogic
Andro|gen *n* androgen / ~**gynie** *f* androgyny, hermaphroditism, androgynism, androgyneity / ~**manie** *f* andromania, nymphomania / ~**pause** *f* andropause, cessation of male sexual activity / ~**phobie** *f* androphobia / ~**phonomanie** *f* androphonomania / ~**steron** *n* androsterone
androgen androgenic, androgenous
aneignen assimilate, acquire, learn
Aneignung *f* acquisition, apperception, learning, assimilation

Aneignungs|prozess *m* assimilation process / **~technik** *f* learning technique / **~trieb** *m* acquisitiveness, acquisitive instinct

anekdotisch anecdotal

Anelektrotonus *m* anelectrotonus

Anemo|phobie *f* anemophobia / **~taxis** *f* anemotropism, anemotaxis

Anernotropismus *m* anemotropism, anemotaxis

Anenergie *f* anergia, anergy

anenzephal anencephalic

Anenzephalie *f* anencephalia, anencephaly

Anergasie *f* anergasia

anergastisch anergastic

anergetisch anergic

Anergie *f* anergia, anergy, asthenia

anergisch anergic

anerkannt recognized, accepted, acknowledged

Anerkennung *f* recognition, appreciation, acknowledgment, compliment, approval

Anerkennungs|bedürfnis *n* need for esteem, recognition need / **~hunger** *m* hunger for recognition / **~motivation** *f* need for approval

Anerosie *f* lack of sexual drive

Anerotismus *m* anerotism, hyposexuality

Anerythropsie *f* anerythroblepsia, anerythropsia, protanopia, red blindness

Aneurin *n* aneurin, aneurine, thiamine, thiamin

Aneurysma *n* aneurysm

Anfall *m* attack, fit, seizure, bout, onset, paroxysm / **~ bei Jackson–Epilepsie** Jacksonian fit / **~ von Bewegungslosigkeit** akinetic attack / **~ von Wut** fit of rage, tantrum / **akinetischer ~** akinetic attack / **akuter ~** acute attack / **apoplektiformer ~** apoplectiform attack / **apoplektischer ~** apoplexy, apoplexia / **astatischer ~** akinetic seizure, astatic seizure / **audiogener ~** audiogenic seizure, epileptic fit / **epilepsieähnlicher ~** epileptiform seizure / **epileptiformer ~** epileptiform seizure, pyknolepsy, pycnolepsy / **epileptischer ~** epileptic attack, epileptic seizure, epileptic fit / **fokaler ~** Jacksonian fit / **generalisierter ~** generalized fit / **großer epileptischer ~** grand mal seizure, haut mal seizure / **großer hysterischer ~** choreomania / **hysterieähnlicher ~** hysteriform seizure / **hysterischer ~** hysterical attack, hysterics, conniption fit, hysterical fit / **kleiner epileptischer ~** petit mal seizure / **krampfartiger ~** paroxysm / **leichter epileptischer ~** lapse, petit mal seizure / **psychogener ~** psychogenetic attack, hysterical attack / **psycholeptischer ~** psycholeptic attack / **psychomotorischer ~** psychomotor seizure, temporal lobe seizure / **psychosensorischer ~** psychosensory attack / **synkopaler ~** syncope, faint, fainting / **vasovagaler ~** vasovagal syncope, vasovagal syndrome, vasovagal attack / **zerebraler ~** cerebral seizure

Anfälligkeit *f* susceptibility

Anfalls|äquivalent *n* epileptic equivalent / **~auslösung** *f* provocation of attack / **~bereitschaft** *f* tendency to attacks / **~entladung** *f* seizure discharge / **~form** *f* type of an attack, type of colvulsion / **~häufigkeit** *f* frequency of attacks

Anfänger *m* beginner, initiate, novice

anfänglich initial, incipient

Anfangs|fähigkeit *f* initial ability / **~fertigkeit** *f* initial attainment / **~rate** *f* initial rate / **~schlaffheit** *f* initial torpor / **~verzögerung** *f* initial delay

Anforderung *f* requirement, demand / **~ an eine Standardisierung** standardization requirement

Anforderungsprofil *n* job profile, job psychograph

anführen lead

Angaben *fpl*, **biographische** biographical data

angeben boast

Angeber *m* braggart, bragger, boaster

Angeberei *f* boast, boasting, self–display, self–exhibition

angeberisch apopathetic, boastful

angeboren innate, inborn, natural, inherited, congenital, connate, connatal, native, genuine, unlearned

Angehörige *m,f* next of kin, relative

Angehörigenhilfe *f* respite care

Angeklagte *m,f* defendant

angelegt preformed, congenital

Angelpunkt *m* pivot

Angemessenheit *f* convenience, pertinence, pertinency, propriety / ~ **der Reaktion** response adequacy

angenehm pleasant / **~–unangenehm** pleasant–unpleasant

angenommen adoptive, assumed

angepasst well–adjusted / **ans Dunkel ~** adapted to the dark / **nicht ~** maladjusted

Angepasstheit *f* adjustment, adaptedness / **mangelnde ~** maladjustment

Angeregtheit *f* excitation, animation

angeschwollen tumescent, tumid, swollen, swelled

Angestellte *m,f* employee, white–collar worker, *pl* staff / **~ in der Industrie** industrial personnel / **leitender ~** executive, senior executive, manager

Angestelltenschicht *f* white–collar class

angewandt applied, practical

angewöhnen accustom, get used to, get into the habit of doing sth.

Angewohnheit *f* habit / **gekünstelte ~** mannerism / **schlechte ~** bad habit

Angiasthenie *f* angiasthenia

Anginophobie *f* anginophobia

Angio|graphie *f* angiography / **~neurose** *f* angioneurosis / **~neurose** *f* **an den Enden der Körperglieder** acroneurosis / **~spasmus** *m* angiospasm / **~stenose** *f* angiostenosis / **~tensin** *n* angiotensin / **~tensinase** *f* angiotensinase, angiotonase / **~tensinogen** *n* Angiotensinogen *n*

angleichen assimilate, adapt, adjust

Angleichung *f* assimilation, adaptation / **~ an eine fremde Kultur** acculturation

Angophrasie *f* angophrasia, fitful speech, embolophrasia

Angriff *m* aggression, attack, assault, offense, offence

Angriffs|lust *f* aggressiveness, aggressivity, militancy / **~reaktion** *f* assaultive reaction / **~verhalten** *n* attack behaviour

angriffslustig aggressive

Angst *f* anxiety, fear, phobia, anxiousness, disquiet, angst / **~abfuhr** *f* discharge of anxiety / **~abwehr** *f* defence against anxiety / **~affekt** *m* anxiety affect, feeling of anxiety / **~anfall** *m* anxiety attack, panic attack / **~äquivalent** *n* anxiety equivalent / **~bedingung** *f* determinant of anxiety, precondition of anxiety / **~bereitschaft** *f* anxiety preparedness, anxiety readiness, anxiousness, apprehensiveness / **~bewältigung** *f* mastery of anxiety, coping with anxiety / **~bewältigungstraining** *n* anxiety management training / **~depression** *f* anxious depression / **~effekt** *m* anxiety effect / **~ eingeschlossen zu werden** clitrophobia / **~empfindung** *f* feeling of anxiety / **~entbindung** *f* liberation from anxiety / **~entwicklung** *f* generating of anxiety / **~erhaltung** *f* anxiety conservation / **~erzeugung** *f* generation of anxiety / **~fixierung** *f* anxiety fixation / **~fragebogen** *m* anxiety questionnaire / **~gefühl** *n* feeling of anxiety / **~generalisierung** *f* generalisation of fear / **~ hervorrufen** cause anxiety / **~hierarchie** *f* anxiety hierarchy / **~hysterie** *f* anxiety hysteria / **~indikator** *m* anxiety indicator / **~ in geschlossenen Räumen** claustrophobia / **~inhalt** *m* content of anxiety / **~komponente** *f* anxiety component / **~lähmung** *f* incapacitation through anxiety, paralysis due to fear / **~liebe** *f* erotized anxiety / **~lust** *f* anxiety pleasure, pleasure within anxiety / **~neurose** *f* anxiety neurosis, phobic neurosis / **~niveau** *n* level of anxiety / **~objekt** *n* anxiety object / **~psychose** *f* anxious mania / ~**reaktion** *f* anxiety reaction, anxiety response, phobic reaction / ~**regression** *f* anxiety regression / ~**schwelle** *f* anxiety tolerance / ~**signal** *n* signal of anxiety / ~**situation** *f* anxiety situation / ~**stärke** *f* level of anxiety / ~**störung** *f* anxiety disorder / ~**störung** *f* **aufgrund eines medizinischen Krankheitsfaktors** anxiety disorder due to a medical condition / **alkoholinduzierte** ~**störung** *f* alcohol–induced anxiety disorder / **amphetamininduzierte** ~**störung** *f* amphetamine–induced anxiety disorder / **gemischte** ~**störung** *f* mixed anxiety disorder / **generalisierte** ~**störung** *f* generalized anxiety disorder / **halluzinogeninduzierte** ~**störung** *f* hallucinogen–induced anxiety disorder / **organische** ~**störung** *f* organic anxiety disorder / **substanzinduzierte** ~**störung** *f* substance–induced anxiety disorder / ~**symptom** *n* anxiety symptom / ~**syndrom** *n* anxiety disorder / ~**syndrom** *n* **mit Trennungsangst** separation anxiety disorder / ~**syndrom** *n* **mit Überängstlichkeit** overanxious disorder / ~**syndrom** *n* **mit Vermeidungsverhalten** anxiety disorder with avoidant behaviour / **atypisches** ~**syndrom** *n* atypical anxiety disorder / **generalisiertes** ~**syndrom** *n* generalized anxiety disorder / **organisch bedingtes** ~**syndrom** *n* organic anxiety syndrome / ~**test** *m* anxiety scale, anxiety battery / ~**toleranz** *f* anxiety tolerance / ~**traum** *m* anxiety dream / ~ **und depressive Störung, gemischt** mixed anxiety and depressive disorder / ~**unterbrechungsreaktion** *f* anxiety relief response / ~**verarbeitung** *f* anxiety management / ~ **vor Abgründen** gephyrophobia / ~ **vor allem Neuen** neophobia / ~ **vor Angina pectoris** anginophobia / ~ **vor Angstzuständen** phobophobia / ~ **vor Armut** peniaphobia / ~ **vor Bazillen** microphobia / ~ **vor bestimmten Gerüchen** osphresiophobia / ~ **vor Bienen** fear of bees, apiphobia / ~ **vor Blitzen** fear of lightning / ~ **vor Blumen** anthophobia / ~ **vor Blut** haemophobia, hemophobia, hematophobia, haematophobia / ~ **vor Brücken** gephyrophobia / ~ **vor dem Alleinsein** fear of solitude, monophobia / ~ **vor dem Alter** gerontophobia / ~ **vor dem Altern** gerontophobia / ~ **vor dem Berührtwerden** haphephobia, haptephobia / ~ **vor dem Betrachten sexuell stimulierender Darstellungen** skopophobia / ~ **vor dem Einschlafen** hypnophobla / ~ **vor dem Geschlechtsverkehr** venereophobia / ~ **vor dem Koitus** fear of sexual intercourse / ~ **vor dem Meer** fear of the sea / ~ **vor dem Nackten** nudophobia / ~ **vor dem Nichts** fear of void / ~ **vor dem Sprechen** phonophobia / ~ **vor dem Teufel** fear of the devil / ~ **vor dem Urinieren** urophobia / ~ **vor der Berührung von Metallen** metallophobia / ~ **vor der Ehe** fear of marriage / ~ **vor der Geburt** maieusiophobia / ~ **vor der Zahl dreizehn** fear of the number thirteen / ~ **vor Dieben** kleptophobia / ~ **vor Dunkelheit** scotophobia, skotophobia / ~ **vor einem Angina pectoris Anfall** anginophobia / ~ **vor einer Missgeburt** fear of bearing a monster / ~ **vor erotischen Dingen** erotophobia / ~ **vor Farben** chromatophobia, chromophobia / ~ **vor Fehlhandlungen** hamartophobia / ~ **vor Feuchtigkeit** hygrophobia / ~ **vor Feuer** pyrophobia / ~ **vor Fischen** ichthyophobia / ~ **vor Frauen** fear of women / ~ **vor Geräuschen** fear of sounds, phonophobia / ~ **vor Geschlechtskrankheiten** cypridophobia, fear of venereal diseases, venereophobia / ~ **vor geschlossenen Räumen** claustrophobia, fear of enclosed places / ~ **vor Haaren** trichophobia / ~ **vor Haarkrankheiten** trichopathophobia / ~ **vor Hautkrankheiten** dermatophobia, dermatopathophobia / ~ **vor hohen Gebäuden** cenophobia / ~ **vor Hunden** cynophobia / ~ **vor Impfungen** vaccinophobia / ~ **vor Katzen** galeophobia, gatophobia / ~ **vor länglichen Gegenständen** rhabdophobia / ~ **vor leeren Räumen** kenophobia / ~ **vor Liebesverlust** fear of losing love / ~ **vor Luft** aerophobia / ~ **vor Missbildungen** hamartopho-

Angst

bia / ~ **vor missgestalteten Menschen** dismorphophobia / ~ **vor Schmerzen** odynophobia, algophobia / ~ **vor Schnee** chiomophobia / ~ **vor Schwindel** ainophobia / ~ **vor seitlichem Liegen** laterophobia / ~ **vor Sonnenlicht** heliophobia / ~ **vor Spinnen** fear of spiders, arachnophobia / ~ **vor Stöcken** rhabdophobia / ~ **vor Syphiliserkrankung** syphilophobia, syphilomania / ~ **vor Teufeln und Geistern** demonophobia / ~ **vor Wasser** aquaphobia / ~ **vor weiblichen Geschlechtsorganen** eurotophobia / ~ **vor Wind** amenophobia / ~ **zu gehen und zu stehen** stasibasiphobia / ~ **zu stehen** stasiphobia / **~zustand** *m* state of anxiety, anxiety state, anxiety condition / **~zustand** *m* **bei Delirium tremens** the horrors / **anfallsweiser ~zustand** *m* anxiety fit / **automatische ~** automatic anxiety / **durchdringende ~** pervasive anxiety / **episodisch paroxysmale ~** episodic paroxysmal anxiety / **erotisierte ~** erotized anxiety / **existentielle ~** existential angst / **freiflottierende ~** free-floating anxiety, unattached anxiety / **grundsätzliche ~** basal anxiety / **hohe ungebundene ~** high unbound anxiety, high freefloating anxiety / **instinktive ~** instinctual anxiety / **krankhafte ~** phobia / **krankhafte ~ beim Sehen der Farbe rot** erythrophobia / **krankhafte ~ verrückt zu werden** maniaphobia / **krankhafte ~ vor alkoholischen Getränken** dipsophobia / **krankhafte ~ vor allem Geschlechtlichen** genophobia / **krankhafte ~ vor Bandwürmern** teniophobia, taeniophobia / **krankhafte ~ vor behaarten Dingen** trichophobia / **krankhafte ~ vor Beschmutzung** mysophobia / **krankhafte ~ vor bestimmten Orten** topophobia / **krankhafte ~ vor Bienen und Wespen** melissophobia / **krankhafte ~ vor dem Beischlaf** coitophobia / **krankhafte ~ vor dem Essen** cibophobia, sitophobia / **krankhafte ~ vor dem Frohsein** chaerophobia / **krankhafte ~ vor dem Meer** thalassophobia / **krankhafte ~ vor dem Teufel** satanophobia / **krankhafte ~ vor dem Tod** thanatophobia / **krankhafte ~ vor der Geburt** tocophobia / **krankhafte ~ vor der Zahl dreizehn** triskaidekaphobia / **krankhafte ~ vor der Zeit** chronophobia / **krankhafte ~ vor Dieben** cleptophobia / **krankhafte ~ vor Drogeneinnahme** pharmacophobia / **krankhafte ~ vor Fröschen** batrachophobia / **krankhafte ~ vor einem Kometen** cometophobia / **krankhafte ~ vor einer Missgeburt** teratophobia / **krankhafte ~ vor Erbrechen** emetophobia / **krankhafte ~ vor Flüssen** potamophobia / **krankhafte ~ vor Frauen** gynaecophobia, gynecophobia, gynephobia, gynaephobia / **krankhafte ~ vor Fremden** xenophobia, zenophobia / **krankhafte ~ vor Fremdsprachen** xenoglossophobia / **krankhafte ~ vor geschlossenen Räumen** claustrophobia / **krankhafte ~ vor Gewittern** brontophobia, tonitrophobia / **krankhafte ~ vor Gräbern** taphophobia, taphephobia / **krankhafte ~ vor Hitze** thermophobia / **krankhafte ~ vor Hunden** kynophobia / **krankhafte ~ vor Insekten** entomophobia / **krankhafte ~ vor Läusen** phthiriophobia / **krankhafte ~ vor Leichen** necrophobia / **krankhafte ~ vor Musik** musophobia / **krankhafte ~ vor nackten Körpern** gymnophobia / **krankhafte ~ vor Nadeln** belonephobia / **krankhafte ~ vor Neuem** kainophobia, kainotophobia / **krankhafte ~ vor Parasiten** parasitophobia / **krankhafte ~ vor Pelzen und Tieren** doraphobia / **krankhafte ~ vor Schmerz** ponophobia / **krankhafte ~ vor Tieren** zoophobia / **krankhafte ~ vor Tollwut** hydrophobophobia, lyssophobia / **krankhafte ~ vor Tönen** acousticophobia / **krankhafte ~ vor Tuberkulose** tuberculophobia / **krankhafte ~ vor Ungeziefer** verminophobia, vermiphobia / **krankhafte ~ vor Verletzungen** traumatophobia / **krankhafte ~ vor Wundstarrkrampf** tetanophobia / **krankhafte ~ vor Würmern** verminophobia, vermiphobia / **~zustände** *mpl* anxiety states, anxiety neuroses / **latente ~** latent anxiety / **manifeste ~** manifest anxiety / **multiple**

~ polyphobia / **neurotische** ~ neurotic anxiety / **neurotische** ~ **vor Krankheiten** nosophobia / **objektive** ~ real anxiety, objective anxiety / **orale** ~ oral anxiety / **organisch bedingte** ~ organic anxiety / **psychogene** ~ psychogenic fear / **qualvolle** ~ anxious suffering / **soziale** ~ social anxiety

angst|bedingt phobic / **~bereit** anxious, apprehensive / **~besetzt** anxiety–cathected, fear–laden / **~lösend** anxiolytic

ängstlich anxious, timid, apprehensive

Ängstlichkeit *f* fearfulness, timidity, anxiousness, apprehensiveness / ~ **in Gesellschaft** shyness, social shyness / **übertriebene** ~ overanxiety

Ångströmeinheit *f* angstrom unit

Anhalten *n* stoppage, arrest

anhaltend persistent, durating, lasting, sustained, massive, chronic, continued, continuous

Anhaltspunkt *m* clue, check point, cue, landmark, reference

Anhang *m* appendix, supplement, addendum

Anhänger *m* follower, disciple / ~ **der Darwinschen Lehre** darwinist / ~ **der Faktorentheorie der Intelligenz** factorist / ~ **der Gall'schen Schädellehre** phrenologist / ~ **der Instinkttheorie** instinctivist / ~ **der Lehre von der Willensfreiheit** libertarianism / ~ **der Mesmerschen Lehre** mesmerist / ~ **der neoanalytischen Schule** neoanalyst / ~ **der Polygamie** polygamist / ~ **der Psychophysik** psychophysicist / ~ **der Transformationstheorie** transformist / ~ **des Naturalismus** naturalist / ~ **des Sensualismus** sensualist / ~ **des Strukturalismus** structuralist / **leidenschaftlicher** ~ fan

Anhängerschaft *f* followers, supporters, adherents

Anhäufung *f* accumulation, aggregate, cluster, ensemble, cumulation, congeries

Anhedonie *f* anhedonia, lack of sexual pleasure

Anhidrosis *f* anhidrosis, anidrosis

Anhormie *f* anhormia, anergia, lack of energy

Anhydrase *f* anhydrase

Anilingus *m* anilingus, anilinction, anilinctus

Anima *f* anima

animalisch animal, carnal

Animalismus *m* animalism

Animismus *m* animism, animatism

animistisch animistic

Animosität *f* animosity

Animus *m* animus

Anion *n* anion

Aniseikonie *f* aniseikonia, aniseiconia

Aniso|gamie *f* anisogamy / **~metrope** *m,f* anisometrope / **~metropie** *f* anisometropia, unequal sight / **~phorie** *f* anisophoria / **~pie** *f* anisopia / **dreidimensionale ~trophie** *f* three–dimensional anisotropism / **~tropie** *f* anisotropy

aniso|metrop anisometropic / **~trop** anisotropic, anisotropous

Ankerreiz *m* reference stimulus, primary stimulus

Ankleide–Apraxie *f* dressing apraxia

Anknüpfungstatsachen *fpl* facts of reference

Ankyloglossie *f* ankyloglossia, tongue–tied

Anlage *f* disposition, predisposition, tendency / **~n** *fpl* assets / **~–Umwelt–Verhältnis** *n* nature–nurture ratio / ~ **von Stichprobenerhebungen** sampling design / **eidetische** ~ eidetic disposition, eidetic capacity / **genetische** ~ genetic predisposition / **rezessive** ~ recessive trait

anlagebedingt constitutional, genetically determined

Anlasserreiz *m* starter stimulus, eliciting stimulus

Anlauf *m* head start, warming–up, warm–up / **~zeit** *f* lead time, warming–up period

Anlehnung *f* anaclisis, emotional dependence upon another, leaning upon

Anlehnungs|bedürfnis *n* need of leaning–upon / **~depression** *f* anaclitic depression / **~typus** *m* anaclitic type / **~typ** *m* **der Objektwahl** anaclitic type of object choice

Anlern|ausbildung *f* on–the–job training, paraprofessional education / **~verfahren** *n* semi–skilled training method

anmaßend arrogant, insolent, overbearing, presumptuous

Anmaßung *f* arrogance, presumption, pretense, pretence, insolence

annähernd approximate, approximative

Annäherung *f* approach, approximation, adience, convergence

Anäherungs|gradient *m* approach gradient / **~konditionierung** *f* shaping / **~methode** *f* minimal changes method / **~reaktion** *f* approach response / **~verhalten** *n* adient behaviour / **~system** *n* behavioural activation system, behavioural approach system / **~–Vermeidungs–Gradient** *m* approach–avoidance gradient

Annahme *f* hypothesis, postulate, assumption, presumption, supposition, acceptance / **~ an Kindes statt** adoption / **~ über die Seiten einer Verteilung** tail assumption

Annehmbarkeit *f* acceptability

annehmen hypothesize, postulate, accept

Annehmlichkeitstraum *m* accommodation dream

Anoden|öffnungserregung *f* anode break excitation / **~strom** *m* anodal current

Anoese *f* anoesis

anoetisch anoetic

Anoia *f* anoia, anoesia, profound mental retardation

anomal anomalous, abnormal, unnatural

Anomalie *f* anomaly, abnormality, abnormity / **~ der Geschlechtsorgane** anomaly of the sexual organs / **dichromatische ~** anomalous dichromasia / **sexuelle ~** paraphilia, parasexuality

Anomaloskop *n* anomaloscope

Anomie *f* anomia, anomie, anomy

anonym anonymous

Anonymität *f* anonymity

anoogen anoegenetic

Anopsie *f* anopsia, anoopsia, anopia

Anordnung *f* arrangement, order, set–up, setting, structure, pattern, gestalt / **~ in Musterform** patternedness / **~ in Reihen** seriation

Anorektikum *n* anorexiant

Anorexia *f* anorexia / **~ mentalis** anorexia nervosa / **~ nervosa** anorexia nervosa, nervous anorexia / **atypische ~ nervosa** atypical anorexia nervosa / **~ sympathica** sympathic anorexia

Anorexie *f* anorexia, lack of appetite, loss of appetite, inappetence / **nervöse ~** anorexia nervosa

Anorgasmie *f* anorgasmy, absence of orgasm

anormal anomalous, abnormal, defective

Anorthographie *f* anorthography

Anosmie *f* anosmia, loss of the sense of smell, smell blindness / **patielle ~** partial anosmia

anosmisch anosmic, anosmatic

Anosognosie *f* anosognosia

Anöstrus *m* anoestrus, anoestrum

Anoxie *f* anoxia, anoxaemia, anoxemia

anpassen adapt, adjust, assimilate / **sich ~** conform

Anpassung *f* adaptation, adjustment, accommodation, acclimation, acclimatisation, good adjustment, fit / **~ an den Ehepartner** marital adjustment / **~ an die Dämmerung** adaptation to the dark / **~ an die Schule** adjustment to school / **mangelnde ~ an die Schule** poor adjustment to school / **vollkommene** ~ **an die Umgebung** epharmony / ~ **an die Umwelt** environmental adaptation / ~ **an die Wirklichkeit** adaptation to reality / ~ **ans Tageslicht** adaptation to daylight / ~ **der Persönlichkeit** personality adjustment / ~ **durch Veränderung der Umwelt** alloplastic adaptation / ~ **durch Veränderung des Selbst** autoplastic adaptation / **berufliche** ~ occupational adjustment, vocational adjustment / **beste** ~ best fit / **emotionale** ~ emotional adjustment / **fehlende** ~ poor adjustment / **gegenseitige** ~ coadaptation / **interpersonale** ~ interpersonal adjustment / **mangelhafte** ~ maladaptation / **mangelnde** ~ inadaptation, nonconformity, maladjustment / **mangelnde berufliche** ~ vocational maladjustment / **mangelnde soziale** ~ social maladjustment / **persönliche** ~ personal adjustment / **schlechte** ~ maladjustment / **schulische** ~ school adjustment / **soziale** ~ social adaptation, social adjustment, interpersonal adjustment, social assimilation, social accommodation / **übermäßige** ~ overadjustment, overaccommodation / **unbewusste gedankliche** ~ psychotaxis / **ungenügende** ~ maladjustment / **visuell–motorische** ~ visuo–motor adjustment

Anpassungs|art *f* mode of adjustment / **~bereitschaft** *f* willingness to conform / **~fähigkeit** *f* adaptability, adjustability, flexibility, ability to adapt, adaptive flexibility, mental flexibility, suppleness, malleability, pliability, pliancy / **~generalisierung** *f* cross–adaptation / **~güte** *f* goodness of fit / **~handlung** *f* adaptive act / **~mechanismus** *m* adjustment mechanism / **~mensch** *m* opportunist / **~modifikation** *f* adaptive modification / **~niveau** *n* adaptation level, adjustment level, level of adaptation / **~politik** *f* opportunism / **~problem** *n* problem of adaptation / **kulturelles ~problem** *n* acculturation problem / **~reaktion** *f* reaction of adaptation, adjustive reaction, adaptive response / **~schwierigkeit** *f* adjustment problem, adaptive difficulty / **~skala** *f* adjustment scale / **~störung** *f* adjustment disorder, adjustment defect / **~störung** *f* **mit depressiver Stimmung** adjustment disorder with depressed mood / **~störung** *f* **mit Angst und depressiver Stimmung** adjustment disorder with mixed anxiety and depressed mood / **~störung** *f* **mit emotionalen Störungen und Störungen des Sozialverhaltens, gemischt** adjustment disorder with mixed disturbance of emotions and conduct / **~syndrom** *n* adaptation syndrome / **~verhalten** *n* adjustive behaviour, equilibratory behaviour / **~vermögen** *n* adaptability / **soziales ~vermögen** *n* social adaptability / **~vorgang** *m* process of adaptation / **~zeit** *f* adaptation time

anpassungsfähig adaptable, adaptive, flexible, supple, malleable, pliable

An–Reaktion *f* on effect, on–response

anregen stimulate, animate, incite, motivate, innervate, instigate, suggest

anregend stimulating, stimulant / **den Tränenfluss** ~ dacryogenic / **zu Verbrechen** ~ inciting to commit a crime

Anreger *m* initiator, stimulator

Anregung *f* stimulation, animation, incitement, activation, motivation, extrinsic motivation, extrinsic motive, initiative, instigation / ~ **durch die Umwelt** environmental stimulation / **soziale** ~ social stimulation

Anregungs|mittel *n* stimulant, analeptic / **~muster** *n* cue pattern

Anreicherung *f* enrichment

Anreiz *m* stimulus, incentive, inducement, incitement, instigation / **~charakter** *m* valence / **~hervorhebung** *f* stimulus salience, incentive salience / **~komponente** *f* incentive reinforcement / **~mittel** *n* incentive / **~–Motivationstheorie** *f* incentive motivation theory / **~system** *n* **zur Produktivitätssteigerung** productivity incentive system / **~verstärkung** *f* incentive reinforcement / **~wert** *m* incentive value / **~ zum Kauf** sales appeal / **finanzieller ~** monetary incentive / **innerer ~** motivation, impulse / **negativer ~** negative incentive / **sekundärer ~** secondary incentive

anreizen stimulate, incite, motivate, instigate

An–Rezeptor *n* on receptor

Ansammlung *f* accumulation, aggregation, aggregate, congeries, crowd, congregation

Ansatz *m* approach / **biopsychosozialer ~** biopsychosocial approach / **psychoedukativer ~** psychoeducational approach

anschaulich visual, plastic, graphic, ostensive

Anschauung *f* intuition, point of view, opinion, outlook

Anschauungs|begriff *m* intuitive notion / **~bild** *n* mental image / **eidetisches ~bild** *n* eidetic image, eidetic imagery / **~form** *f* form of intuition / **~kraft** *f* intuition, intuitive faculty / **~material** *n* visual aids / **~typ** *m* perceptual type / **~unterricht** *m* visual instruction, visual education / **~vermögen** *n* intuitive faculty, power of intuition

Anschein *m* appearance / **dem ersten ~ nach** prima facie, at first view / **den ~ wahren** keep up appearances

anschließen (sich) follow to, attach oneself

Anschlussmotiv *n* need for affiliation, affiliation motive, affiliation motivation

Anschwärzung *f* denigration

anschwellbar erectile

Anschwellen *n* erect, intumescence

anschwellend erectile, tumescent, tumid

Anschwellung *f* swelling, tumefaction, intumescence

Ansehen *n* reputation, standing

ansehen regard, look at

Anspannung *f* exertion, strain, stretch / **nervöse ~** neural vigilance, tension

Anspielung *f* allusion, hint, suggestiveness

Ansporn *m* incentive, incitement, stimulation

ansprechbar accessible, approachable

Ansprechbarkeit *f* accessibility, responsiveness, susceptibility / **emotionelle ~** emotional susceptibility / **mangelnde affektive ~** hypothymia

Anspruch *m* aspiration, claim, pretence, pretense / **beruflicher ~** vocational aspiration / **in ~ genommen** occupied, engaged, preoccupied / **neurotischer ~** neurotic claim

anspruchs|los unpretentious, unostentatious / **~voll** pretentious, presumptuous, assuming, demanding

Anspruchs|losigkeit *f* unpretentiousness, unassumingness / **~niveau** *n* aspiration level, level of aspiration

Anstalt *f* establishment, hospital, home, asylum, institution / **geschlossene ~** closed institution, lunatic asylum, mental home / **private ~** private establishment

Anstalts|behandlung *f* institutional treatment / **~entlassung** *f* release from institutional care / **~fall** *m* custodial case / **~kind** *n* institutionalized child / **~patient** *m* institutionalized patient / **~psychiatrie** *f* institutional psychiatry / **~schule** *f* institutional school / **~unterbringung** *f* institutionalization

anstaltsreif commitable

Anstand *m* decency, propriety, modesty

Anständigkeit *f* respectability

Ansteckung *f* contagion / **emotionale ~** emotional contagion / **psychische ~** mental contagion, psychic contagion

ansteigend ascendant, ascendent, ascending

Anstellung *f* employment / **feste ~** permanent position / **feste berufliche ~** occupational tenure

Anstoß *m* initiative, impulse / **~ erregen** give offence / **~ nehmen** take offence

anstrengend fatiguing

Anstrengung *f* effort, exertion, nisus, strain, endeavour / **kurzzeitige hohe ~** spurt

Anstrengungs|bereitschaft *f* willingness to make an effort / **~gefühl** *n* individual effort, feeling of exertion, feeling of strain / **~syndrom** *n* effort syndrome

Antabus antabus / **~–Kur** *f* Antabuse cure

Antagonismus *m* antagonism, antergia, antergy

Antagonist *m* opponent, antagonist, antagonistic muscle

antagonistisch antagonistic, antergic

Anteil *m* part, quota, rate, share / **~e** *mpl* **an den drei Grundfarben** trichromatic value

anterograd anterograde

Anthropo|biologie *f* anthropobiology / **~genese** *f* anthropogenesis, anthropogeny / **~genie** *f* anthropogenesis, anthropogeny / **~gnomik** *f* anthropognomics / **~loge** *m* anthropologist / **~logie** *f* anthropology / **angewandte ~logie** *f* applied anthropology / **~metric** *f* anthropometry / **~morphismus** *m* anthropomorphism, anthropopathy, pathetic fallacy / **~nomie** *f* anthroponomy / **~phagie** *f* anthropophagy, cannibalism / **~phobie** *f* anthropophobia / **~poid** *m* anthropoid / **~poide** *mpl* anthropoidea / **~sophie** *f* anthroposophy / **~technik** *f* human engineering / **~zentrismus** *m* anthropocentrism

anthropo|genetisch anthropogenetic / **~gon** anthropogenetic / **~logisch** anthropological / **~id** anthropoid / **~metrisch** anthropometric / **~morph** anthropomorphic, anthropomorphous / **~pathisch** anthropopathic / **~zentrisch** anthropocentric

Anti|–Alkoholbewegung *f* antialcohol movement / **~alkoholiker** *m* teetotaller / **~androgen** *n* antiandrogen / **~aphrodisiakum** *n* anaphrodisiac, antieroticum / **~biotikum** *n* antibiotic / **~cholinergikum** *n* cholinergic blocking drug, anticholinergic drug, cholinergic drug / **~cholinesterase** *f* anticholinesterase / **~depressivum** *n* antidepressant drug, antidepressant, antidepressive drug / **trizyklisches ~depressivum** *n* tricyclic antidepressant / **~diabetikum** *n* antidiabetic drug / **~diurese** *f* antidiuresis / **~diuretikum** *n* antidiuretic hormone / **~dot** *n* antidote / **~emetikum** *n* antinauseant drug, antiemetic, antiemetic drug / **~epileptikum** *n* antiepileptic drug / **~fetischismus** *m* antifetishism

Antigen *n* antigen / **~–Antikörperkomplex** *m* antigen–antibody complex, immune complex / **~–Antikörperreaktion** *f* antigen–antibody–reaction

Anti|histamin *n* antihistamine / **~histaminikum** *n* antihistaminic drug / **~hormon** *n* antihormone / **~hypertonikum** *n* antihypertensive drug / **~–Intellektualismus** *m* anti–intellectualism / **~kinese** *f* antikinesis / **~koagulantium** *n* anticoagulant / **~konformität** *f* counterformity, counterconformity / **~konvulsivum** *n* anticonvulsive / **~konzeption** *f* contraception / **~körper** *m* antibody / **~narkotikum** *n* antinarcotic / **~nomie** *f* antinomy / **~–Ödipuskomplex** *m* anti–Oedipus complex / **~östrogen** *n* antiestrogen / **~parkinsonmittel** *n* antiparkinsonian drug / **~pathie** *f* antipathy, repugnance / **~pathie hervorrufend** antipathetic, antipathetical / **~psychiatrie** *f* antipsychiatry / **~psychologismus** *m* antipsychologism, opposition to psychologism / **~semitismus** *m* anti–semitism / **~semitismus–Skala** *f* A–S scale / **~testbewegung** *f* antitesting movement / **~these** *f* antithesis / **neurotische ~these** *f* neurotic antithesis / **~toxin** *n* antitoxin / **~tremormedikament** *n* antitremor drug

anti|biotisch antibiotic / **~cholinergisch** anticholinergic / **~demokratisch** antidemocratic / **~depressiv** antidepressant, antidepressive / **~drom** antidromic / **~histaminisch** antihistaminic / **~konvulsiv** anticonvulsive / **~neurotisch** antineurotic / **~normativ** anti–normative / **~pathisch** antipathetic, antipathetical / **~psychotisch** antipsychotic / **~sozial** antisocial, hostile to society / **~thetisch** antithetical

Antizipation *f* anticipation, expectation / **~ der Belohnung** reward expectancy / **serielle ~** serial anticipation

Antizipations|methode *f* anticipatory method, prompting method / **~therapie** *f* anticipation therapy / **~zeit** *f* anticipation time

antizipatorisch anticipatory, anticipative, antedating / **~ wahrnehmend** preperceptual

antizipieren anticipate

Anton–Zeichen *n* Anton's sign, Anton's syndrome

Anto|nym *n* antonym / **~nymentest** *m* antonym test / **~nymie** *f* antonymy

Antrieb *m* drive, impulse, impulsion, initiative, urge, force, motivation, stimulation, incentive, momentum, propulsion, propensity, propension, conation / **aus innerem ~** spontaneous / **ohne ~** apathetic / **sekundärer ~** acquired secondary drive

Antriebs|armut *f* lack of drive, lack of motivation / **~erleben** *n* experienced motivation / **~erregung** *f* drive arousal / **~hemmung** *f* block of impulse / **~kraft** *f* driving force, impulsion, propulsion / **~losigkeit** *f* athymia, lack of initiative, anergia, anhormic state / **~mangel** *m* anhormia, lack of drive / **~minderung** *f* drive reduction / **~psychologie** *f* hormic psychology, hormism / **~schwäche** *f* lack of drive / **~steigerung** *f* augmentation of impulse, increase in drive / **~störung** *f* anhormia, anergia / **~überschuss** *m* hyper–hormia, reserve energies / **~ursprung** *m* source of drive / **~verarmung** *f* impulse debilitation

antriebsgesteuert conative

Antwort *f* answer, response, reply / **~bereitschaft** *f* responsiveness / **~hierarchie** *f* response hierarchy / **~schlüssel** *m* answer key / **~stärke** *f* response strength / **~tendenz** *f* response set / **systematische ~tendenz** *f* bias in responding / **~typ** *m* type of response / **~versuch** *m* trial response / **ausdrückliche ~** overt response / **gedankliche ~** covert response / **menschliche ~** human response / **mit offener ~** free–answer, free–response / **selbstproduzierte ~** constructed response / **vorwegnehmende ~** prolepsis

antworten answer, respond, reply

antwortend respondent

Antwortenzahl *f*, **geringe** low response rate

Anurie *f* anuria, anuresis

Anus *m* anus

Anwachsen *n* **der Empfindungsstärke** sensation increment

Anwärm|–Effekt *m* warming–up effect / **~–Verlust** *m* warming–up decrement

anweisen instruct, allocate, assign

Anweisung *f* instruction, allocation, assignment

anwendbar applicable

Anwendbarkeit *f* applicability

anwenden apply, utilize, employ

Anwendung *f* application, use / **~ sequentieller Tests** sequential testing / **gleichzeitige ~ verschiedener Analysenmethoden** eclectic method

Anwendungs|experiment *n* field experiment / **~weise** *f* method of administration

anwerben recruit

Anwerbung *f* recruitment

Anwesenheit *f* presence

Anxio|lyse *f* anxiolysis / **~lytikum** *n* anxiolytic, anxiolytic drug, anxiety–reducing drug

Anzahl *f* number / **~ der Antworten** total responses

Anzeichen *n* sign, cue, signal, symptom, indicant, prognostic / **elektrisches ~ der Erregungen** electrical signal of excitation

Anzeige *f* ad, advertisement, denunciation, display

Anzeigenwerbung *f* advertising

anziehend attractive

Anziehung *f* attraction, anachoresis / ~– **Abneigung** *f* attraction–aversion, like–dislike / **gegengeschlechtliche** ~ heterophilia / **interpersonale** ~ interpersonal attraction

Anziehungs|kraft *f* appeal, attractiveness, attractive power, force of attraction, pull / **~kraft** *f* **einer Farbe** attractiveness of a colour / **~kraft** *f* **der Zelle** cytotropism / **körperliche ~kraft** *f* physical attractiveness / **sexuelle ~kraft** *f* sex appeal / **~punkt** *m* centre of attraction

Apandrie *f* apandria

Apathie *f* apathy, listlessness, torpidity, torpidness, acedia / **~–Syndrom** *n* apathy syndrome / **schwere ~** cafard

apathisch apathetic, listless, torpid

Aphagia algera *f* algesic aphagia

Aphagie *f* aphagia

Aphagopraxie *f* aphagopraxia

Aphakie *f* aphakia, aphacia

aphakisch aphacic, aphakic, aphakial

Aphanisis *f* aphanisis, irrational fear of loosing sexual power

Aphasie *f* aphasia / **~areal** *n* aphasia area, aphasia zone / **~kranke** *m,f* aphasiac, aphasic, aphemic / **~prüfung** *f* test for aphasia / **~zone** *f* aphasia area, aphasia zone / **amnestische ~** amnestic aphasia, amnesic aphasia, verbal amnesia, logamnesia / **anomische ~** anomic aphasia / **erworbene ~ mit Epilepsie (Landau–Kleffner Syndrom)** acquired aphasia with epilepsy (Landau–Kleffner syndrome) / **kortikale ~** cortical aphasia, global aphasia, temporoparietal aphasia / **kortikale sensorische ~** cortical sensory aphasia, Wernicke's aphasia / **motorische ~** motor aphasia, Broca's aphasia, logaphasia, aphemia, alogia, ataxic aphasia, expressive aphasia / **musikalische ~** musical aphasia, paramusia, tonaphasia / **optische ~** optic aphasia / **semantische ~** semantic aphasia, jargon aphasia / **sensorische ~** sensory aphasia, language deafness, receptive aphasia, acatamathesia, logamnesia, logagnosia, logagnosis / **subkortikale ~** subcortical aphasia / **syntaktische ~** syntactical aphasia / **totale ~** total aphasia / **transkortikale ~** transcortical aphasia / **verbale ~** verbal aphasia, aphasia universalis / **visuelle ~** alexia, typholexia / **vollständige ~** complete aphasia

aphasisch aphasic, aphemic

aphatisch aphasic, aphemic

Aphemästhesie *f* aphemaesthesia

Aphemie *f* aphemia, motor aphasia / **~ aufgrund von Angst** aphemia pathematica / **hysterische ~** aphemia hysterica

Aphonie *f* aphonia, aphony, obmutescence, tonelessness, loss of voice / **funktionelle ~** functional aphonia

aphonisch aphonic, aphonous

Aphrasie *f* aphrasia / **amnestische ~** amnesic aphrasia

Aphrenie *f* aphrenia

Aphrodisiakum *n* aphrodisiac, philtre, philter

Aphrodisie *f* aphrodisia

Aphrodisiomanie *f* aphrodisiomania

aphroditisch aphrodisiac

Aphronesie *f* aphronesia

Aphthenexie *f* aphthenexia

Apht(h)ongie *f* aphtongia

Apiphobie *f* apiphobia, abnormal fear of bees

Aplasie *f* aplasia, agenesia, agenesis

aplastisch agenetic, aplastic

Apnoe *f* apnoea, apnea

apo|chromatisch apochromatic / **~diktisch** apodictic, apodeictic

Apo|enzym *n* apoenzyme / **~ferment** *n* apoenzyme / **~morphin** *n* apomorphine / **~morphinhydrochlorid** *n* apomorphine hydrochloride / **~plektiker** *m* apoplectic type

apollinisch appolonian

apo|pathetisch apopathetic / **~plektisch** apoplectic

Apoplexie *f* apoplexy, apoplectic stroke, apoplectic seizure, apoplexia, cerebral haemorrhage, cerebral hemorrhage, stroke / **durch Hirnhautblutung verursachte ~** meningeal apoplexy / **funktionelle ~** functional apoplexy, nervous apoplexy / **hysterische ~** nervous apoplexy, functional apoplexy, apoplexia hysterica / **plötzliche, blitzartige ~** fulminating apoplexy

Apoptose *f* apoptosis

Apostilb *n* apostilb

Apparat *m* apparatus, device / **~ zur künstlichen Sprachproduktion** speech synthesizer / **~ zur Messung des Schielwinkels** heteroscope / **~ zur Messung von Zitterbewegungen der Finger** dactylotremometer / **~ zur Registrierung der Muskeltätigkeit** myograph / **psychischer ~** apparatus of the mind, mental apparatus, psychic apparatus / **seelischer ~** apparatus of the mind

apparativ relating to an apparatus

Appeal *m* appeal / **kurzdauernder ~** short–term appeal / **langdauernder ~** long–term appeal

Appellationsmotiv *n* appeal erg

Appendix *m* appendix

Appersonation *f* appersonation, appersonification

Appersonierung *f* appersonation, appersonification

Apperzeption *f* apperception / **aktive ~** active apperception / **autistische ~** autistic apperception / **passive ~** passive apperception / **tendenziöse ~** tendentious apperception

Apperzeptions|fähigkeit *f* apperceptual ability / **~funktion** *f* apperceptive function / **~geschwindigkeit** *f* speed of apperception / **~kategorie** *f* apperception category, category of apperception, stage of developing apperception / **~masse** *f* apperception mass, association mass / **~psychologie** *f* apperceptionism, psychology of apperception / **~stadium** *n* apperception category, apperception phase, developmental phase of apperception, stage of developing apperception / **~test** *m* apperception test, misperception test / **thematischer ~test** *m* Thematic Apperception Test

apperzeptiv apperceptive

apperzipieren apperceive

appetent appetent

Appetenz *f* appetence, appetency, desire / **~–Appetenz–Konflikt** *m* approach–approach conflict / **~–Aversions–Konflikt** *m* approach–avoidance conflict / **~gradient** *m* approach gradient / **~trieb** *m* appetitive drive / **~verhalten** *n* appetitive behaviour / **sexuelle ~** sexual desire

Appetit *m* appetite / **~hemmer** *m* anorectic, anorexigenic drug, anorexiant, appetite depressing drug / **~losigkeit** *f* anorexia, failing appetite, asitia, inappetence, failure of appetite, lack of appetite, loss of appetite / **psychogene ~losigkeit** *f* anorexia nervosa / **~mangel** *m* absence of appetite / **~zügler** *m* anorexiant, appetite depressing drug / **absonderlicher ~** pica / **fehlender ~** failing appetite / **gestörter ~** impaired appetite, dysorexia / **krankhafter ~** gluttony / **schlechter ~** impaired appetite / **unersättlicher ~** bulimia

appetitlos anoretic

Applikation *f* application, administration

Applikator *m* applicator

applizieren apply

Apport *m* apport

Apprehension *f* apprehension

Approximation *f* approximation / **lineare ~** linear approximation

Approximationsverfahren *n* method of successive approximation

approximativ approximative, approximate

Apragmatismus *m* apragmatism

Apraktagnosie *f* apractognosia

Apraxie *f* apraxia / **amnestische** ~ amnestic apraxia / **einseitige** ~ unilateral apraxia / **gliedkinetische** ~ limb–kinetic apraxia / **ideatorische** ~ ideational apraxia / **ideokinetische** ~ ideokinetic apraxia / **ideomotorische** ~ ideomotor apraxia / **konstruktive** ~ constructive apraxia, constructional apraxia / **kortikale** ~ cortical apraxia, limb–kinetic apraxia / **leichte** ~ dyspraxia / **motorische** ~ motor apraxia / **okulomotorische** ~ oculomotor apraxia / **optische** ~ optic apraxia

apraxisch apraxic, apractic

apriorisch aprioristic

Apro|sexie, Apro|sexia *f* aprosexia, attention deficit / ~**nasalis** *f* nasal aprosexia / ~**sopie** *f* aprosopia

Apsithyrie *f* apsithyria

Aquaeductus *m* aqueduct / ~ **cerebri** aqueduct of midbrain, cerebral aqueduct, aqueduct of Sylvius / ~ **mesencephali** aqueduct of midbrain / ~ **Sylvii** aqueduct of Sylvius

Aquaphobie *f* aquaphobia, fear of drowning

Äquilibrationsprozess *m* process of equilibration

Äquilibrismus *m* equilibrism

Äquipotentialität *f* equipotentiality

äqui|potentiell equipotential, of equal power / ~**valent** equivalent

Äquivalent *n* equivalent / **affektives** ~ affect equivalent / **epileptisches** ~ epileptic equivalent / **psychisches** ~ psychic equivalent

Äquivalenz *f* equivalence / ~**annahme** *f* equivalence belief / ~**form** *f* equivalent form, matched form / ~**glaube** *m* equivalence belief / ~**koeffizient** *m* coefficient of equivalence, equivalence coefficient / ~**prinzip** *n* principle of equivalence / ~**prüfung** *f* equivalence test / ~**punkt** *m* point of symmetry, point of subjective equality / ~**relation** *f* equivalence relation / ~**theorie** *f* theory of equivalence / **motorische** ~ motor equivalence / **neurale** ~ neural equivalence

Äquivokation *f* equivocation

arachnoid arachnoid, arachnoidal

Arach|noidea *f* arachnoid / ~**noiditis** *f* arachnoiditis, arachnitis / ~**nophobie** *f* arachnephobia, arachnophobia, irrational fear of spiders

Arbeit *f* work, labour, labor, job / ~**geber** *m* employer / ~**geberverhalten** *n* employer attitude / ~ **im Zeitlohn** hourly work / ~ **in Gruppen** group work / ~–**Ruhe–Rhythmus** *m* work–rest cycle / **bei der** ~ on duty, at work / **dynamische** ~ dynamic work / **geistige** ~ mental work, brainwork / **körperliche** ~ physical work, manual labour / **manuelle** ~ handiwork, manual work / **schriftliche wissenschaftliche** ~ thesis / **statische** ~ static work

arbeiten work, operate

Arbeiter *m* worker, blue–collar worker, labourer, *mpl* work force / ~–**Anforderungsprofil** *n* worker characteristic / ~**klasse** *f* working class

Arbeitgeber|–Arbeitnehmer–Beziehung *f* labour management relations / ~**einstellungen** *fpl* employer attitudes

Arbeitnehmer *m* employee / ~**einstellungen** *fpl* employee attitudes / ~**fachkenntnisse** *fpl* employee skills / ~**merkmale** *npl* employee characteristics / ~**motivation** *f* employee motivation / ~**produktivität** *f* employee productivity / **ausländischer** ~ foreign worker / **gewerblicher** ~ blue collar worker

Arbeits|ablaufanalyse *f* link analysis, ergonometric analysis / ~**ablaufstudie** *f* ergonometric study / ~ **amt** *n* placement office, employment office / ~**analyse** *f* job analysis, task analysis / ~**angst** *f* fear of work, ergophobia, ergasiophobia / ~**anweisung** *f* briefing, instruction / ~**atmosphäre** *f* work climate / **spezifizierter** ~**auftrag** *m* briefing / ~**bedingungen** *fpl* working conditions / ~**bedingungen** *fpl* in einer Fabrik working conditions in a factory, factory environment / ~**belastung** *f* work load / ~**belastungsprobe** *f* effort tolerance test / ~**bereich** *m* operating range, working range / ~**bereitschaft** *f* willingness to work / ~**besessenheit** *f* ergasiomania, workaholism / ~**bewertung** *f* job evaluation, job rating / ~**bewertungssystem** *n* labour grading system / ~**bündnis** *n* working alliance / **übermäßiger** ~**drang** *m* hyperergasia / ~**einsatz** *m* job involvement, job placement / ~**einstellung** *f* job attitude, work attitude / ~**einteilung** *f* work scheduling / ~**erleichterung** *f* work simplification, facilitation of work / ~**fähigkeit** *f* fitness for work / ~**freude** *f* gratification from work / ~**gedächtnis** *n* working memory / ~**gemeinschaft** *f* task group, working group, study group, task force / ~**gesetz** *n* labour act / ~**gestaltung** *f* job design / ~**gruppe** *f* task force, task group, team / ~**hemmung** *f* work inhibition / ~**hygiene** *f* industrial hygiene / ~**hypothese** *f* working hypothesis / ~**integrationstraining** *n* work adjustment training / ~**kampf** *m* labour dispute / ~**konflikt** *m* industrial dispute / ~**kräfte** *fpl* manpower, work force / ~**kräftemobilitit** *f* labour mobility / ~**kreis** *m* study group, task group / ~**kurve** *f* work curve, performance curve, working curve / ~**leistung** *f* job performance, labour output / **bestimmte** ~**leistung** *f* rate of work, performance, achievement / ~**lose** *m,f* unemployed / ~**losigkeit** *f* unemployment / ~**losigkeitsneurose** *f* unemployment neurosis / ~**markt** *m* labour market / ~**methode** *f* operating technique, work method / ~**moral** *f* work attitude, work morale / ~**motivation** *f* employee motivation / ~**myokard** *n* working myocardium / ~**neurose** *f* occupational neurosis, professional neurosis, vocational neurosis / ~**pause** *f* break, pause in work / **effektive** ~**zeit** *f* time on task

arbeitsam diligent, industrious, hard-working

arbeits|los unemployed, unoccupied / ~**unfähig** unable to work, disabled

Arbeitsplatz *m* job, place of work / ~**analyse** *f* occupational analysis, job analysis, task analysis / ~**anforderung** *f* job requirement / ~**bereicherung** *f* job enrichment / ~**beschreibung** *f* job description / ~**bewertung** *f* job evaluation / ~**gestaltung** *f* job design / ~**merkmale** *npl* job characteristics / ~**qualität** *f* quality of work life / ~**risiko** *n* job security / ~**teilung** *f* job sharing / ~**umgebung** *f* working space, job environment / ~**wahl** *f* job selection

Arbeits|probe *f* work sample, work test / ~**produktivität** *f* employee productivity / ~**psychiatrie** *f* work psychiatry / ~**psychologe** *m* industrial psychologist, occupational psychologist / ~**psychologie** *f* industrial psychology, occupational psychology / ~**rationalisierung** *f* rationalisation of work / ~**raum** *m* working space / ~**rechtsgesetzgebung** *f* labour legislation / ~**rhythmus** *m* working rhythm / ~**–Ruhe–Rhythmus** *m* work–rest cycle / ~**scheu** *f* aversion to work, workshyness, ergophobia / ~**schnelligkeit** *f* speed in working, performance rate / ~**schulung** *f* vocational training / ~**sicherheit** *f* industrial safety / ~**speicher** *m* working memory / ~**studie** *f* work study / ~**studieningenieur** *m* industrial engineer, management engineer / ~**stunden** *fpl* work hours / ~**suchende** *m,f* job applicant / ~**sucht** *f* ergasiomania, workaholism / ~**süchtige** *m,f* workaholic / ~**tauglichkeit** *f* employability / ~**teilung** *f* division of labour / ~**tempo** *n* work tempo, rate of work / ~**therapie** *f* occupational therapy, vocational therapy, work therapy / ~**tisch** *m* work table / ~**überlastung** *f* overwork / ~**umfeld** *n* working space / ~**unfähigkeit** *f* disability, disablement, inability to work, incapacitation / ~**unfall** *m* industrial accident, occupational accident, on-duty accident / ~**unlust** *f* dislike of working, inertia, aversion to work / ~**unterweisung** *f* job instruction, training /

~vereinfachung *f* work simplification / ~verfahren *n* work method / ~versäumnis *n* absenteeism, employee absenteeism / ~versuch *m* work test / ~vertrag *m* contract of employment / ~vorbereitung *f* work scheduling / ~wissenschaft *f* ergonomy, ergonomics, ergology, industrial engineering / **krankhafte ~wut** *f* ergomania, ergasiomania, workaholism / ~zeit *f* work hours / **außerhalb der ~zeit** off duty / ~zufriedenheit *f* employee satisfaction, job satisfaction

Arbor vitae *m* arbor vitae

Arborisation *f* arborisation

Arc de cercle *m* arc de cercle

archaisch archaic

Archaismus *m* archaism

Archencephalon *n* archencephalon

Arche|typ *m* archetype, primordial image / ~typus *m* archetype

archetypisch archetypical

Archi|cortex *m* archicortex / ~pallium *n* archipallium

architektonisch architectural

Architekturpsychologie *f* architectural psychology

Archivar *m* registrar

Area *f* area / ~ **striata** *f* area striata, striate cortex

Arecolin *n* arecoline / ~ **hydrobromide** *n* arecoline hydrobromid

Areflexie *f* areflexia

Ärger *m* anger, resentment / ~kontrolle *f* anger control / ~nis *n* nuisance

ärgerlich annoying, aggravating

Arg|list *f* malice / ~wohn *m* suspicion

arg|los simple–hearted, simple–minded, unsuspecting / ~wöhnisch suspicious

Argument *n* argument / **starkes ~** strong argument

Argyll–Robertson'sches Phänomen *n* Argyll–Robertson pupil

aristotelisch Aristotelian

Aristotelischer Versuch *m* Aristotle's experiment, Aristotle's illusion

Aristotelische Täuschung *f* Aristotle's illusion

arithmetisch arithmetic

Arithmomanie *f* arithmomania

Arme *m,f* underprivileged, disadvantaged, the poor (*pl*)

Armenviertel *n* poverty area, slums, disadvantaged area, underprivileged area

Armkrampf *m* brachial cramp, cramp in the arm

Armut *f* poverty / **schreckliche ~** dire poverty

aromatisch aromatic

Aromatisierung *f* aromatisation

Arrangement *n* arrangement, setting / ~ **der Neurose** arrangement of the neurosis / **neurotisches ~** neurotic arrangement

Arrector pili *m* pilomotor nerve

Arrest *m* detention, arrest

Arrhythmie *f* arrhythmia / ~ **hoher EEG–Wellen** hypsarrhythmia, arrhythmia of beta activity

arrhythmisch arrhythmic, arrhythmous

arrogant arrogant, overbearing

Arsonvalisation *f* arsonvalisation

Arsphenamin *n* arsphenamine

Art *f* species, genus, breed, manner, way / ~ **der Neurose** nature of neurosis / ~ **des Krampfanfalls** type of convulsion / ~ **erhaltung** *f* preservation of the species, propagation of the species / ~**erhaltungstrieb** *m* preservation of species instinct / ~**erkennung** *f* species recognition / ~**merkmal** *n* characteristic of a species / ~**reflex** *m* species reflex / ~**seele** *f* soul of the species / ~**spezifizität** *f* species specificity / ~ **und Weise** *f* modality, mode, modus / ~ **und Weise** *f* **des Verhaltens** behaviour pattern

Artefakt *n* artefact, artifact

artefaktisch artifactual, artefactitious, artifactitious

arteigen specific, characteristic
Artenmerkmal *n* species difference
Arterie *f* artery / **kleinste** ~ arteriole
Arterien|darstellung *f* arteriography / **~erweiterung** *f* aneurism, aneurysm / **~puls** *m* arterial pulse / **~verkalkung** *f* arterial calcification, arteriosclerosis
Arterio|graphie *f* arteriography / **~le** *f* arteriole / **~sklerose** *f* arteriosclerosis, arterial sclerosis / **zerebrale ~sklerose** *f* cerebral arteriosclerosis, hypertensive encephalopathy
arteriosklerotisch arteriosclerotic
artfremd alien
Arthritis *f* arthritis / **rheumatoide** ~ rheumatoid arthritis
Artifizialismus *m* artificialism
artifiziell artificial
artikulär articular
Artikulation *f* articulation / **deutliche** ~ intelligible articulation / **fehlende** ~ **der g–Laute** gammacism
Artikulations|– articulatory / **~störung** *f* articulation disorder, specific speech articulation disorder, dyslalia, logaphasia / **entwicklungsbedingte ~störung** *f* developmental articulation disorder / **~störung** *f* **aufgrund von Taubheit** dyseneia / **~unvermögen** *n* anaudia
artikulationsgestört dysarthric
Artikulieren *n* articulation / **deutliches** ~ intelligible articulation
artikulieren articulate
artikuliert articulate
artspezifisch species–specific
Artung *f* characteristics *(pl)*
Arzneimittel *n* drug, medicament, remedy, pharmaceutical / **~abhängig** drug–dependent / **~abhängigkeit** *f* drug dependence / **~allergie** *f* drug allergy / **~aufklärung** *f* drug education / **~diskrimination** *f* drug discrimination / **~empfindlichkeit** *f* drug sensitivity / **~forschung** *f* drug research / **~gesetz** *n* drug law / **~gewöhnung** *f* tolerance to a drug / **~kunde** *f* pharmacology / **~missbrauch** *m* drug abuse / **~potenzierung** *f* drug potentiation / **~sensibilisierung** *f* drug sensitivity / **~sucht** *f* pharmacomania, drug addiction / **leichte ~sucht** *f* pharmacophilia / **~süchtig** drug–addicted / **~süchtige** *m,f* drug addict / **~toleranz** *f* drug tolerance / **~verabreichung** *f* drug administration / **~vergiftung** drug intoxication / **~wechselwirkung** *f* drug interaction / **opiumhaltiges** ~ opium–containing drug, opiate
Arzt *m* physician, doctor, medic
ärztlich medical, iatric
Aseität *f* aseity, aseitas
Asemie *f* asemia, asemasia, asymbolia
Asexualität *f* asexuality
asexuell asexual, nonsexual, sexless
Asitie *f* asitia, loathing for food
A–Skala *f* A–scale
Askese *f* asceticism
Asket *m* ascetic
asketisch ascetic
Askorbinsäure *f* ascorbic acid, vitamin C
asomatisch asomatic, asomatous
Asomnie *f* asomnia, insomnia, sleeplessness, agrypnia
asozial asocial, unsocial, nonsocial, antisocial, unsocialized
Asozialität *f* asociality, antisocialness
Asparaginsäure *f* aspartic acid
Aspartat *n* aspartate
Aspekt *m* aspect / **~analyse** *f* aspective analysis / **anthropologischer** ~ anthropological aspect / **objektiver** ~ objective aspect / **psychische** ~ **e** *mpl* **der Sexualität** psychic aspect of sexuality / **sozialpsychologischer** ~ social–psychological aspect / **topographischer** ~ topographic aspect
Asperger–Störung *f* Asperger's disorder / **~–Syndrom** *n* Asperger's syndrome
Aspermie *f* aspermia
asphyktisch asphyxial

Asphyxie *f* asphyxia, asphyxiation, suffocation

Aspiration *f* aspiration

Aspirationsniveau *n* level of aspiration

Aspontaneität *f* lack of spontaneity

Assekurose *f* compensation neurosis, indemnity neurosis

Assimilation *f* assimilation, integrating / **~–Kontrast–Theorie** *f* assimilation–contrast theory / **kognitive ~** cognitive assimilation / **kulturelle ~** cultural assimilation / **soziale ~** social assimilation

Assimilations|gesetz *n* law of assimilation / **~illusion** *f* assimilative illusion / **~störung** *f* malassimilation / **~täuschung** *f* assimilative illusion

assimilatorisch assimilative, assimilatory

assimilierbar assimilable

Assimilierbarkeit *f* assimilability

assimilieren assimilate

assimilierend assimilative

Assimilierung *f* assimilation

Assistent *m* assistant / **~in** *f* assistant / **psychologische ~in** *f* psychological assistant / **psychologischer ~** psychological assistant

Assistenten|jahr *n* internship / **klinisch–psychologisches ~jahr** *n* clinical psychology internship / **~zeit** *f* internship period

Assonanz *f* assonance

assonierend assonant

Assoziation *f* association, linking / **~ durch Kontrast** association by contrast / **bedeutsame ~** evidential association / **direkte ~** direct association / **falsche ~** parassociation / **festgelegte ~** constrained association / **freie ~** free association / **gebundene ~** controlled association / **gefühlsmäßige ~** affective association / **gerichtete ~** induced association, controlled association, direct association / **heterosensorielle ~** association by contrast / **homosensorielle ~** association by similarity / **komplexe ~en** *fpl* complex associations / **kontextgebundene ~** contextual association / **kontrollierte ~** controlled association / **mittelbare ~** mediate association, remote association / **negative ~** negative association / **paarweise ~en** *fpl* paired associations / **partialisierende ~** association of a part to a whole / **positive ~** positive association / **retroaktive ~** retroactive association / **retrograde ~** backward association / **rückwärtsgerichtete ~** backward association / **rückwirkende ~** retroactive association / **seltene ~** remote association / **totalisierende ~** association of a generic concept / **überspringende ~** remote association, mediate association / **unmittelbare ~** immediate association / **vorwärtsgerichtete ~** forward association

Assoziationismus *m* associationism, mental automatism

Assoziations|anamnese *f* associative anamnesis / **~areal** *n* association area / **~bahnen** *fpl* association fibres, lines of connection, association pathways, tracts of association / **~bewegung** *f* synkinesia, synkinesis / **~–Empfindungs–Quotient** *m* association–sensation ratio, A/S ratio / **~experiment** *n* association experiment / **~fasern** *fpl* association fibres, association nerve fibres / **~feld** *n* association field, association area / **frontales ~feld** *n* frontal association area / **~flüssigkeit** *f* associational fluency / **~formen** *fpl* forms of association / **semantisches ~gedächtnis** *n* associative memory / **~gesetz** *n* law of association / **~hypothese** *f* bond hypothesis / **~illusion** *f* associative illusion / **~kern** *m* association nucleus / **~kette** *f* chain of associations / **~konzept** *n* associative concept / **~lehre** *f* associationism / **~lernen** *n* associative learning / **~methode** *f* association method / **~neuron** *n* associational neuron / **~phase** *f* associative phase / **~psychologie** *f* association psychology, associative psychology, associationism / **~quotient** *m* association coefficient, coefficient

assoziativ

of association / **~reaktion** *f* associative reaction / **~stärke** *f* associative strength / **~störung** *f* association disorder, disturbance of association / **~täuschung** *f* false association, parassociation / **~test** *m* association test / **~theorie** *f* theory of association / **~verlust** *m* diaschisis / **~versuch** *m* association test, association experiment, word association test / **sekundärer ~versuch** *m* remote associates test / **~vorgang** *m* process of association, association process / **~wechsel** *m* associative shifting / **~weg** *m* associational tract / **~wort** *n* association word / **~zentrum** *n* association area, association centre, association cortex, association region, centre of association, associative centre / **~zerfall** *m* dissociation

assoziativ associative

Assoziativität *f* associativity

Assoziieren *n* association / **paarweises ~** paired associate learning

assoziieren associate

Astasie *f* astasia / **~-Abasie-Syndrom** *n* astasia–abasia

Astereognosie *f* astereognosy, astereognosis

Asthenia | mentalis *f* mental asthenia / **~ universalis congenita** *f* congenital universal asthenia

Asthenie *f* asthenia, anergia, anergy / **neurozirkulatorische ~** neurocirculatory asthenia

Astheniker *m* asthenic type, asthenic personality

asthenisch asthenic

Asthenophobie *f* asthenophobia, fear of weakness

Asthenopie *f* asthenopia, weak sight, low vision / **akkommodative ~** accommodative asthenopia / **nervöse ~** nervous asthenopia

asthenopisch asthenopic

Asthesie *f* aesthesia, esthesia, aesthesis

Ästhesio|dermie *f* aesthesiodermia, esthesiodermia / **~logie** *f* aesthesiology, esthesiology / **~meter** *n* aesthesiometer, esthesiometer / **~neurose** *f* aesthesioneurosis, esthesioneurosis

Ästhet *m* aesthete, esthete

Ästhetik *f* aesthetics, esthetics / **psychologische ~** psychological aesthetics

Ästhetiker *m* aesthete, esthete

ästhetisch aesthetic, esthetic

Ästhetizismus *m* aesthetism, estetism

Asthma *n* asthma / **~ bronchiale** *n* bronchial asthma / **~ nervosum** *n* nervous asthma / **~ sexuale** *n* sexual asthma / **allergisches ~** allergic asthma / **nervöses ~** nervous asthma, psychogenic asthma / **stressbedingtes ~** stress–related asthma

asthmatisch asthmatic

Astigmatiker *m* astigmatic

astigmatisch astigmatic, astigmic

Astigmatismus *m* astigmatism, astigmia / **~bestimmung** *f* astigmatometry, astigmatoscopy, astigmoscopy / **~messung** *f* astigmatometry, astigmoscopy, astigmatoscopy / **ohne ~** anastigmati

Astigmatoskop *n* astigmograph, astigmometer, astigmatometer

Astigmometer *n* astigmometer, astigmatometer, astigmograph, ophthalmometer

Astralleib *m* astral body

Astraphobie *f* astraphobia, astrophobia, astropophobia, brontophobia

Astroglia *f* astroglia, macroglia

Astrologie *f* astrology

astrologisch astrological

Astrozyt *m* astrocyte

Asyllabie *f* asyllabia

Asymbolie *f* asymbolia, asemia, asemasia

Asymmetrie *f* asymmetry, dissymmetry, skewness / **~ einer Verteilung** skewness of distribution / **anatomische ~** anatomical lateralization / **geistige ~** mental lateralization

asymmetrisch asymmetrical, skewed
asymptomatisch asymptomatic
Asymptote *f* asymptote
asymptotisch asymptotic
asynchron asynchronous
Asynchronie *f* asynchrony, asynchronism
Asyndesie *f* asyndesis, asynapsis
asyndetisch asyndetic
Asynergie *f* asynergia, asynergy
Aszendenz *f* ascendence, ascendency, ascendance, ascendancy
aszendierend ascending, ascendent, ascendant
Aszese *f* asceticism
ataktisch ataxic
Ataraktikum *n* ataractic, ataractic drug, ataractic agent, ataraxic, ataraxic drug, anti–anxiety agent
ataraktisch atarctic, ataraxic
Ataraxie *f* ataraxy, ataraxia, calmness of mind, imperturbability
Atavismus *m* atavism
atavistisch atavistic
Ataxiameter *n* ataxiameter, ataxiagraph
Ataxie *f* ataxia, ataxy, motor ataxia, motor ataxy, ataxic abasia / **~ der Finger und Zehen** acroataxia / **akute ~** acute ataxia, acute ataxy / **bulbäre ~** bulbar ataxia, bulbar ataxy / **frontale ~** frontal ataxia, frontal ataxy / **geistige ~** mental ataxia, mental ataxy / **halbseitige ~** hemiataxia / **hereditäre ~** hereditary ataxia, hereditary ataxy / **intrapsychische ~** intrapsychic ataxia, psychological ataxy / **lokomotorische ~** locomotor ataxia, locomotor ataxy, tabes dorsalis / **optische ~** optic ataxia, optic ataxy / **partielle ~** dystaxia / **psychische ~** psychological ataxia, psychological ataxy / **sensorische ~** sensory ataxia, sensory ataxy / **spinale ~** spinal ataxia, spinal ataxy / **statische ~** static ataxia, static ataxy / **vasomotorische ~** vasomotor ataxia, vasomotor ataxy, vasomotor imbalance / **vestibuläre ~** vestibular ataxia, vestibular ataxy / **zerebelläre ~** cerebellar ataxia / **zerebrale ~** cerebral ataxia, cerebral ataxy
Ataxo|phemie *f* ataxophemia, ataxiophemia / **~phobie** *f* ataxiophobia, ataxophobia, irrational fear of order
Ateleiosis *f* ateleiosis, ateliosis
Atem *m* breath / **~aufzeichnung** *f* pneumatography, pneumography / **~antrieb** *m* respiratory drive / **~beschwerden** *fpl* heavy breathing, difficulty of breathing / **~depression** *f* respiratory depression / **hohe ~frequenz** *f* tachypnoea, tachypnea / **~gas** *n* respiratory gas / **~gymnastik** *f* breathing exercise / **~kurve** *f* breathing curve / **~kurvenschreiber** *m* pneograph / **~lähmung** *f* apnea, apnoea / **~luftmesser** *m* pneumatometer / **~messung** *f* respirometry / **~not** *f* dyspnoea, dyspnea, difficult breathing, respiratory distress, oppressed breathing, shortness of breath, asthma / **krampfbedingte ~not** *f* spasmodyspnoea / **~rhythmus** *m* respiratory rhythm / **~stillstand** *m* apnoea, apnea / **~stimulanz** *f* respiration stimulating drug / **~übungen** *fpl* breathing exercises / **~wege** *mpl* respiratory tract / **~wegswiderstand** *m* airway resistance / **~zeitvolumen** *n* minute volume, minute ventilation / **~zentrum** *n* respiratory centre / **außer ~** breathless, out of breath
atemlos breathless
Äthanol *n* ethanol
Atheismus *m* atheism
Äther *m* ether, ethyl ether / **~schwingung** *f* oscillation of the ether
ätherartig ethereal, etherial
ätherisch ethereal, etherial
Ätherismus *m* etherism, etheromania
Äthero|manie *f* etheromania, etherism
Athero|mathose *f* atheromatosis, atherosis / **~sklerose** *f* atherosclerosis
atherosklerotisch atherosclerotic
athetoid athetoid
Athetose *f* athetosis

athetotisch athetotic, athetoid, athetosic

Athletiker *m* athletic type, athletosome

athletisch athletic

Äthyl|alkohol *m* ethyl alcohol, ethanol / **~äther** *m* ethyl ether / **~ismus** *m* alcohol addiction, alcohol dependence, ethylism, alcoholism

Athymhormie *f* decrease of vitality in schizophrenia

Athymie *f* athymia, melancholia

Ätiologie *f* aetiology, etiology

ätiologisch etiological

Atmen *n* breathing, respiration / **schnelles ~** polypnoea, polypnea, tachypnoea, tachypnea

atmen breathe, respire

Atmosphäre *f* atmosphere / **~ der Angst** atmosphere of anxiety / **~ der Spannung** tense atmosphere / **~ laissez–faire** atmosphere / **autoritäre ~** authoritarian atmosphere / **demokratische ~** democratic atmosphere / **seelische ~** emotional atmosphere

Atmosphäreneffekt *m* atmosphere effect

Atmung *f* breathing, respiration / **erschwerte ~** oppressed breathing / **künstliche ~** artificial respiration / **regelmäßige ~** regular breathing / **vermehrte ~** hyperpnoea, hyperpnea

Atmungs|kontrolle *f* control of respiration / **~kurve** *f* pneumatograph, pneumogram / **~kurvenaufzeichnung** *f* pneumatography / **~lehre** *f* pneumatology / **~organe** *npl* respiratory system / **~system** *n* respiratory system

Atom *n* atom

Atomismus *m* atomism, molecularism / **geistiger ~** mental atomism, composition theory

atomistisch atomistic

Atonie *f* atonia, atony, atonicity

atonisch atonic

Atopie *f* atopy

Atopognosie *f* atopognosia, atopognosis

atoxisch atoxic

Atrio|peptid *n* atriopeptide, atriopeptin / **~ventrikularknoten** *m* atrioventricular node, Aschoff–Tawara's node

Atrophie *f* atrophia, atrophy / **~ der Gewebe** atrophia of the tissues, atrophy of the tissues / **neuropathische ~** neuropathic atrophy, neural atrophy / **neurotrophe ~** neurotrophic atrophy / **normale ~ der Thymusdrüse** normal atrophy of the thymus gland / **spinale ~** spinal atrophy / **spinoneurale ~** spinoneural atrophy / **trophoneurotische ~** trophoneurotic atrophy / **zerebrale ~** cerebral atrophy

Atropin *n* atropin, atropine / **~sucht** *f* atropinism, atropism / **~ und Mandelöl** *n* homatropine

Attacke *f* fit, seizure, attack / **epileptische ~** epileptic seizure / **psychomotorische ~** psychomotor attack

Attitüde *f* attitude

Attitüdenskala *f* attitude scale

Attonität *f* catatonic immobility

Attraktion *f* attraction / **~ zwischen Personen** interpersonal attraction

attraktiv attractive

Attraktivität *f* attraction, attractiveness / **physische ~** physical attractiveness / **sexuelle ~** sexual attraction, sexiness

Attrappe *f* dummy, model

Attribuierung *f* attribution

Attribuierungsfehler *m* attribution error

Attribut *n* attribute, property, characteristic

Attribution *f* attribution

Atypie *f* atypia

atypisch atypical, paratypic, paratypical

Aubert|–Blende *f* Aubert diaphragm / **~–Förster'scher Satz** *m* Aubert–Förster phenomenon / **~–Förster'sches Phänomen** *n* Aubert–Förster phenomenon / **~'sches Phänomen** *n* Aubert phenomenon

Audimutitas *f* audimutism

audio|gen audiogenic / **~metrisch** audiometric / **~visuell** audio–visual

Audio|gramm *n* audiogram / **~logie** *f* audiology / **~meter** *n* audiometer, acoumeter, acouometer, acumeter, acoutometer / **~metrie** *f* audiometry, auditory measurement / **~oszillator** *m* audio–oscilator

Audition colorée *f* chromatic audition

auditiv auditive, auditory, audile

Auditorium *n* auditorium, audience, public

Auerbach–Plexus *m* myenteric plexus

Auersperg|–Effekt *m* Auersperg effect / **~–Phänomen** *n* Auersperg effect

Aufarbeitung *f* **psychische** psychological working through

Aufbau *m* construction, structure, tectonics / **~ eines Kodes** code structure / **~stoffwechsel** *m* anabolism, developmental metabolism / **therapeutischer ~ von Bindungen** relationship therapy / **zellartiger ~** cellularity, cell structure

aufbauen build, construct

aufbauend anabolic, constructive

Aufbrausen *n* effervescence

aufbrausend hot–tempered, choleric, short–tempered

aufdecken uncover, reveal

Aufeinanderfolge *f* **enge** contiguity, consecutiveness, succession

aufeinanderfolgend consecutive, successive, sequential

Auffächerung *f* breakdown, fanning out, division

auffallend noticeable, remarkable, marked, salient

auffällig demonstrative, conspicuous, abnormal, distinctive, peculiar, strange, striking, ostentatious

auffasern fibrillate

Auffassen *n* apperception, awareness, comprehension

auffassend perceptive

Auffassung *f* apprehension, comprehension, conception, apperception / **falsche ~** misapprehension, misconception / **kollektive ~** collective apprehension / **organismische ~** organicism / **strukturgesetzliche ~** structuronomic conception / **synthetische ~** synthetic apprehension

Auffassungs|bereich *m* apprehension span / **~fähigkeit** *f* perceptive faculty, power of apprehension / **~gabe** *f* ability to understand, perceptiveness, comprehension / **gute ~gabe** *f* good grasp of sth. / **~geschwindigkeit** *f* perceptual speed / **~sache** *f* matter of opinion / **~störung** *f* weakness of comprehension, apprehension disorder / **~stufen** *fpl* phases of comprehension / **~test** *m* apperception test / **~typus** *m* apperception type / **~umfang** *m* span of apprehension, range of perception, apprehension span / **~vermögen** *n* perceptiveness, perceptivity, understanding, apprehension

auffordern request, ask, call upon s.o.

Aufforderung *f* request, demand, calling

Aufforderungscharakter *m* appeal, valency, valence / **kurzdauernder ~** short–term appeal / **langdauernder ~** long–term appeal

Auffrischungskurs *m* refresher course

Aufgabe *f* task, assignment / **~ mit gebundener Wahlantwort** forced–choice item / **abgeschlossene ~** finished task / **äußerst wichtige ~** critical item / **manuelle ~** manual task / **schwierige ~** difficult task, problem / **technische ~** technical task / **vorbereitende ~** propaedeutic task, introductory task, sample item

Aufgaben|analyse *f* item analysis, task analysis / **~anforderung** *f* task demand / **horizontale ~ausweitung** *f* job enlargement, horizontal job loading / **mit ungebundener ~beantwortung** free–response / **~bereich** *m* job content / **~bereicherung** *f* job enlargement / **~gewichtung** *f* item weighting / **~gültigkeit** *f* item validity / **~inhalt** *m* item content / **~komplexität** *f* task complexity, task difficulty /

~**merkmal** *n* task characteristic / ~**profil** *n* trace line / ~**reihung** *f* item scaling / ~**schwierigkeit** *f* item difficulty, task difficulty / ~**typ** *m* type of item / ~**vergrößerung** *f* job enrichment / ~**zentrierung** *f* task orientation

aufgabenbezogen task–oriented

aufgeben give up, resign, discontinue, surrender, renounce, dismiss, abandon

aufgegeben surrendered, resigned, derelict, discontinued, renounced

aufgeregt agitated, flurried, overstrung, excited, nervous / ~ **sein** fluster / **zu leicht** ~ overexcitable

aufgerundet rounded off, rounded up

aufgeschlossen open–minded

Aufgeschlossenheit *f* openness, open–mindedness

aufgeschoben delayed

aufgeweckt bright, alert

Aufgliederung *f* breakdown, itemization, classification / ~ **in Funktionseinheiten** functionalisation

Aufhalten *n* interception, delay, arrest

Aufhebung *f* abolition, abolishment / ~ **der Berührungsempfindlichkeit** tactile anaesthesia / ~ **der Rassentrennung** desegregation, racial integration

Aufhellung *f* clarification, elucidation

Aufhören *n* cessation / ~ **der sexuellen Funktion beim Manne** cessation of male sexual activity

aufhören discontinue, stop

Aufkeimen *n* budding

Aufklärung *f* enlightenment, instruction / **nachexperimentelle** ~ experimental debriefing / **sexuelle** ~ sex education

Auflauf *m* mob, crowd

auflegen superimpose, apply, publish

Auflegen *n* **einer Schablone** template matching, templet matching

auflehnen (sich) rebel

Auflehnung *f* rebellion / ~ **der Jugend** adolescent rebellion

Auflistung *f* enumeration, listing

auflösen dissolve, solve, decay

Auflösen *n* **der Nissl–Schollen** chromatolysis

Auflösung *f* dissolution, resolution, disintegration, desintegration, liquidation, disorganisation, dissociation, disaggregation, decay, lysis / ~ **des Persönlichkeitsgefüges** personality disintegration / ~ **von Assoziationen** sejunction

Auflösungs|grad *m* dissolvability / ~**vermögen** *n* resolving power / **räumliches** ~**vermögen** *n* spatial resolution / ~**vorgang** *m* process of disintegration

aufmerksam attentive, vigilant, heedful

Aufmerksamkeit *f* attention, attentiveness, heed, heedfulness / ~ **ablenken** divert attention / ~ **erregen** attract attention / ~ **erzeugend** attention–getting / ~ **fesseln** arrest attention / ~ **lenken auf** call attention / **distributive** ~ distributive attention / **engzentrierte** ~ narrow attention / **fluktuierende** ~ fluctuation of attention / **gerichtete** ~ focussed attention / **gespaltene** ~ divided attention / **gespannte** ~ intentness, neural vigilance / **geteilte** ~ divided attention / **gleichschwebende** ~ evenly–hovering attention, evenly–poised attention, evenly–suspended attention / **konzentrierte** ~ concentrated attention, fixed attention / **primäre** ~ primary attention / **punktuelle** ~ punctual attention / **schwankende** ~ fluctuating attention / **sekundäre** ~ secondary attention / **selektive** ~ selective attention, selective inattention / **spontane** ~ spontaneous attention / **übertriebene** ~ exaggerated attention / **unangemessen verminderte** ~ hypoprosexia / **unwillürliche** ~ involuntary attention, forced attention, derived primary attention

Aufmerksamkeits|bereich *m* field of attention / ~**defizit–/Hyperaktivitätsstörung** *f* attention–deficit/hyperactivity disorder / ~**defizit–/Hyperaktivitätsstörung** *f*, **Mischtypus** attention–deficit/hyperactivity disorder, combined type / ~**defizit–/**

Hyperaktivitätsstörung *f*, **vorwiegend hyperaktivitäts–impulsiver Typus** attention–deficit/hyperactivity disorder, predominantly hyperactive–impulsive type / **~erreger** *m* attention getter / **~faktor** *m* attention factor / **starre ~fixierung** *f* paraprosexia / **übermäßige ~fixierung** *f* **auf ein Reizobjekt** hyperprosexia / **~fokus** *m* focus of attention / **~grad** *m* level of attention, degree of attention / **~niveau** *n* attention level / **~reflex** *m* attention reflex, psychomotor reflex, pupillary psychoreflex / **~schwankung** *f* fluctuation of attention / **~spaltung** *f* ditention / **~spanne** *f* attention span / **~störung** *f* attention disorder, attention deficit disorder / **~test** *m* attention test, impact test / **~umfang** *m* apprehension span, attention span, range of attention, span of attention / **~wanderung** *f* fluctuation of attention, wandering of attention / **~wert** *m* attention value / **~zentrierung** *f* centering / **~zentrum** *n* focus of attention / **übermäßige ~zuwendung** *f* hyperattentionality

aufmuntern encourage, cheer, animate

Aufmunterung *f* encouragement

Aufnahme *f* reception, recording, absorption, intake, ingestion / **~bereitschaft** *f* **seitens des Verbrauchers** consumer acceptance / **~fähigkeit** *f* receptiveness, receptivity, susceptibility / **~gerät** *n* recorder / **~ in die Gruppe** group acceptance, acceptance in the group / **~ in eine Institution** facility admission / **~kapazität** *f* learning capacity / **~klinik** *f* receiving hospital / **~krankenhaus** *n* receiving hospital / **~organ** *n* receptor / **~prüfung** *f* entrance examination, matriculation / **kühle ~** cold reception

aufnahmefähig receptive

aufnehmen record, absorb, assimilate / **Kontakt ~** contact

Aufplatzen *n* burst

Aufputschmittel *n* dope, energiser, amphetamine, stimulant

Aufrechterhaltung *f* maintenance / **~ des Gleichgewichts** maintaining equilibrium / **~ des Methadonspiegels** methadone maintenance

aufrechtstehend orthostatic

aufregen upset, alarm, disturb / **sich ~** fluster

aufregend exciting, upsetting, alarming, disturbing

Aufregung *f* agitation, flurry, fluster, flutter, upset, excited worry

Aufregungszustand *m* state of excitation / **angenehmer ~** exultation

aufreizen provoke, incite, rouse, stir up, excite, tease

Aufrichten *n* erecting, straightening up / **~ der Haare** piloerection

aufrichtig frank, sincere, genuine

Aufrichtigkeit *f* frankness, sincerity, sincereness, rectitude

Aufrichtungs|reaktion *f* righting reaction, righting response / **~reflex** *m* righting reflex

Aufrücken *n* social mobility, promotion, advance

Aufruhr *f* riot, revolt, rebellion, turbulence

Aufrührer *m* rebel, rioter, riotist, insurgent, rabble–rouser

aufrührerisch insurgent, rebellious

Aufrundung *f* rounding off / **~ oder Abrundung** *f* **von Daten** rounding of data

Aufrundungsfehler *m* approximation error

Aufsagen *n* self–recitation

Aufsatz *m* composition, essay / **~analyse** *f* analysis of written compositions / **~bewertungsskala** *f* composition scale

Aufsaugen *n* resorption

aufschieben postpone, delay

Aufschieben *n* procrastination, postponement

Aufschneiden *n* showing off

aufschrecken startle

Aufschrecken, nächtliches night start, pavor nocturnus

Aufschreien *n* **im Schlaf** night–cry

Aufschub *m* delay, suspense, postponement

Aufsicht *f* supervision, surveillance / **~führung** *f* invigilation

Aufspaltung *f* **in kleine Fasern** fibrillation, arborisation / **~ von Genpaaren** segregation of gene pairs

Aufstand *m* riot

Aufstehreaktion *f* orthostatic reaction

aufsteigen ascend

aufsteigend ascending, ascendant, ascendent

Aufstieg *m* climbing, ascent / **sozialer ~** social ascent, social mobility, social advancement

Aufstiegs|möglichkeit *f* opportunity for advancement / **~neurose** *f* career neurosis

Aufstoßen *n* eructation, ructation, belch / **saures ~** heartburn

Aufsuchen *n* **von Gesundheitseinrichtungen** health care seeking behaviour

Auftauen *n* unfreezing, thaw

Aufteilung *f* sectioning, breakup, departmentalisation / **räumliche ~** spatial grouping / **zufällige ~** randomization

Aufteilungsgerechtigkeit *f* justice of allocation

Auftrag *m* assignment, order / **posthypnotischer ~** hypnotic set

Auftrags|besprechung *f* **einer Werbeagentur** briefing conference / **~erledigung** *f* execution of an assignment / **~kasten** *m* problem box

Auftreten *n* appearance, emergence, manifestation, incidence / **~ der ersten Menstruation** menarche / **~ einer Reaktion** occurrence of a response, R occurrence

Auftretenshäufigkeit *f* manifestation rate, observed frequency

aufwachen awake

Aufwach|epilepsie *f* matutinal epilepsy / **~zeit** *f* hypnopompic period

Aufwand *m* expenditure, effort, expense

Aufwärmen *n* warming–up, warm–up

Aufwärts|bewegung *f* **nur eines Auges** sursumvergence / **~schielen** *n* anopsia, anoopsia, upward squint, vertical squint, vertical strabism, vertical strabismus

aufwerten revalue

Aufwertung *f* revaluation

aufwiegen compensate, outweigh, counterbalance, counterpoise

Aufwiegler *m* rabble–rouser

aufzählen enumerate, list

Aufzählung *f* enumeration, listing

Aufzählversuch *m* enumeration test

aufzeichnen record, plot, register

Aufzeichnung *f* record, recording, tracing / **~ der Atembewegungen** spirogram / **elektrische ~ der Blutvolumenschwankungen in einem Organ** electroplethysmography / **~ einer Verhaltensbeschreibung** behaviour–description record / **~ von Lochkartendaten** recording of punchcard data / **~ von Mythen** mythography / **~ von Volumenpulskurven** plethysmography / **additive ~** cumulative record / **kumulative ~** cumulative record / **unsystematische ~** anecdotal record

Aufzeichnungssystem *n* recording system

Aufziehen *n* nurture, raising, rearing

aufziehen bring up, raise, nurture, breed, rear

Aufzucht *f* breeding, rearing, stock–breeding / **~bedingungen** *fpl* **bei Tieren** animal rearing / **~verhalten** *n* **bei Tieren** animal breeding

Augapfel *m* eyeball, bulb(us) of the eye

Auge *n* eye / **~–Hand–Koordination** *f* eye–hand coordination / **~–Ohr–Reflex** *m* ear–eye reflex / **an die Dunkelheit angepasstes ~** dark–adapted eye / **mit bloßem ~** with the naked eye / **normalsichtiges ~** emmetropic eye / **reduziertes ~**

reduced eye / **schematisches** ~ schematic eye / **schwaches** ~ weak eye / **tiefliegendes** ~ enophthalmos

Augen|abstand *m* interocular distance, distance between eyes / **~achse** *f* axis of the eye, visual axis / **getrennte ~akkommodation** *f* absolute accommodation / **~arzt** *m* ophthalmologist, oculist, ocularist / **schmachtender ~ausdruck** *m* boopia

Augenbewegung *f* eye movement / ~ **beim Zeilenlesen** return sweep / **langsame** ~ nonrapid eye movement / **parallele** ~ parallel eye movement, conjugate movements / **reaktive** ~ oculomotor response / **schnelle** ~ rapid eye movement

Augen|bewegungsdesensibilisierung *f* eye movement desensitization therapy / **~bewegungsillusion** *f* oculogyral illusion movement / **~bewegungsmuskel** *m* oculomotor muscles, rectus tendon / **~blick** *m* instant, moment / **entscheidender ~blick** *m* critical moment / **lichter ~blick** *m* lucid interval / **~blinzeln** *n* eyeblink / **~diagnose** *f* iridodiagnosis / **~diagnostiker** *m* iridologist / **~dominanz** *f* eye dominance, eyeness, eyedness / **~druckmesser** *m* ophthalmotonometer / **~druckmessung** *f* ophthalmotonometry / **~entzündung** *f* ophthalmia / **~erkrankung** *f* eye disorder / **~farbe** *f* eye colour / **~flüssigkeit** *f* aqueous humour / **~grau** *n* retinal light, idioretinal light, eigengrau / **~heilkunde** *f* ophthalmology / **~hintergrund** *m* fundus, eye ground / **~hintergrundspiegelung** *f* fundoscopy / **~höhe** *f* eye-level / **~höhle** *f* eye socket, orbit / **im ~innern gelegen** entopic / **~kammer** *f* chamber of the eye / **hintere ~kammer** *f* posterior chamber of the eye / **vordere ~kammer** *f* anterior chamber of the eye / **~keil** *m* **der Facettenaugen** ommatidium / **~konvergenz** *f* eye convergence / **~koordination** *f* eye coordination / **~krampf** *m* nystagmus / **~krankheit** *f* ophthalmopathy / **ägyptische ~krankheit** *f* trachoma / **~lähmung** *f* ocular paresis / **~leiden** *n* eye disease, ophthalmopathy / **~lid** *n* eyelid / **~linse** *f* crystalline lens / **~maß** *n* visual estimate / **~migräne** *f* blinding headache, ophthalmic migraine / **~modell** *n* ophthalmotrope

augen|blicklich current, momentary, present, instantaneous / **~förmig** eye–shaped / **~scheinlich** evident, self–apparent

Augenmuskel *m* ocular muscle / **äußerer** ~ extrinsic eye muscle / **innerer** ~ intrinsic eye muscle / **~lähmung** *f* ophthalmoplegia

Augen|muskeln *mpl* eye muscles / **äußere ~muskeln** *mpl* extraocular muscles / **~nerv** *m* ophthalmic nerve / **~punkt** *m* principal point / **~rollen** *n* rolling eye movement / **~rollnerv** *m* nervus patheticus, patheticus / **~schein–Validität** *f* face validity / **~spiegel** *m* ophthalmoscope, eye speculum, funduscope, retinoscope, entoptoscope / **~spiegeln** *n* ophthalmoscopy / **normale ~stellung** *f* primary eye position / **~stillstand** *m* eye pause / **~täuschung** *f* visual illusion / **~test** *m* eye test, visual test, eyesight test / **~training** *n* orthoptics / **~untersuchung** *f* ophthalmological examination / **~wimpern** *fpl* cilia, eye lashes / **~zeuge** *m* eye witness / **~zittern** *n* nystagmus

Aura *f* aura, premonitory sensation / **akustische** ~ auditory aura / **epigastrische** ~ epigastric aura / **epileptische** ~ epileptic aura / **hysterische** ~ aura hysterica / **motorische** ~ motor aura / **olfaktorische** ~ olfactory aura / **sensible** ~ sensible aura / **visuelle** ~ visual aura / **viszerale** ~ visceral aura, epigastric aura

aural aural

Aureole *f* aureole, aureola, bloom

Ausagieren *n* acting out

ausarbeiten elaborate

Ausarbeitung *f*, **psychische** psychological working out

Ausartung *f* deterioration, degeneration

Ausatmung *f* expiration, exhalation

ausbalancieren balance, counterbalance, equilibrate

ausbeutend exploitive, exploitative

Ausbeutung *f* exploitation

ausbildbar trainable

ausbilden train, educate

Ausbilder *m* instructor, trainer

Ausbildung *f* training, instruction, education / **praktische ~ am Arbeitsplatz** training on the job, on–the–job training / **~ der Eltern** parental educational background / **~ eines Spurenreflexes** trace conditioning / **~ für gemeindenahe psychosoziale Versorgung** community mental health training / **~ im Lesen** reading education / **~ nach dem Diplom** postgraduate training / **~ nichtakademischen Fachpersonals** paraprofessional education / **akademische ~** graduate education / **betriebswirtschaftliche ~** business education / **geisteswissenschaftliche ~** training in liberal arts / **kaufmännische ~** business education / **klinische ~** clinical training / **kontrollierte ~** supervised education / **medizinische ~** medical education / **militärische ~** military training / **naturwissenschaftliche ~** training in exact sciences / **neue ~** new education / **psychoanalytische ~** psychoanalytic training / **sozialwissenschaftliche ~** social–studies education / **staatsbürgerkundliche ~** civic education / **weiterführende ~** continuing education

Ausbildungs|beihilfe *f* educational financial assistance / **~berater** *m* careers master, counsellor / **~beratung** *f* educational counselling / **~förderung** *f* student aid / **~gang** *m* educational background curriculum / **~gerät** *n* simulator, learning machine / **~stätte** *f* training centre / **~weg** *m* educational background / **~zeit** *f* apprenticeship, internship / **~zentrum** *n* training centre

Ausbleiben *n* absence, nonappearance / **~ der Regel** amenorrhoea, amenorrhea / **~ des Orgasmus** absence of orgasm / **~ des Orgasmus beim Koitus** anorgasmy

Ausblenden *n* fading out

ausbrechen (in Tränen) burst into tears

ausbreiten spread, propagate

Ausbreiten *n* **eines Verhaltensmusters** irradiation pattern

Ausbreitung *f* spread, propagation, irradiation, spreading, expansion / **~ einer Mode** social contagion / **~ in der Gruppe** group contagion / **elektrotonische ~** electrotonic spread / **passive ~** passive spread

Ausbreitungsgebiet *n* area of propagation

Ausbruch *m* outbreak, outburst

Ausdauer *f* persistance, persistency, perseverance, patience, endurance, stamina, stoutness / **~ beim Verfolgen eines Zieles** perseverance in pursuing a goal / **~leistung** *f* long–term performance / **~test** *m* endurance test / **~training** *n* endurance training / **~ und Energie** *f* psychological endurance / **physische ~** physical endurance / **psychische ~** psychological endurance

ausdauernd persistent, persevering, assiduous

ausdehnen extend

Ausdehnung *f* extension, expansion, extent, dilatation, protension, distension, distention, spread, spreading / **~ in der Breite** breadth

Aus|–dem–Felde–Gehen *n* leaving the field / **~–Effekt** *m* off effect

ausdenken conceive, design

Ausdeutung *f* interpretation / **sinnlos–phantastische ~** confabulation

Ausdruck *m* expression, face, term, utterance / **~ der eigenen Persönlichkeit** self–expression / **beschönigender ~** euphemism / **idiomatischer ~** phrase, idiomatic expression / **mündlicher ~** verbal expression / **neuer ~** neologism / **teilnahmsloser ~** listless expression / **übertragener ~** metaphor / **veralteter ~** archaism

Ausdrücken *n* **in Worten** verbalizing, verbalisation

ausdrücklich explicit, assertive

Ausdrucks|bewegung *f* gesture, expressive movement / **~deutung** *f* interpretation of physical expression / **~erscheinung** *f* manifestation of a physical expression / **vegetative ~erscheiming** *f* autonomic correlate of an emotion / **~fähigkeit** *f* expressiveness, ability to express / **~fähigkeit** *f* **in Worten** verbalisation / **fehlende mimische ~fähigkeit** *f* amimia / **herabgesetzte mimische ~fähigkeit** *f* hypomimia / **verminderte sprachliche ~fähigkeit** *f* hypophrasia / **~feld** *n* field of expression / **~flüssigkeit** *f* expressional fluency / **~form** *f* form of expression / **~forschung** *f* expression research / **~geste** *f* expressive gesture / **~hemmung** *f* inhibition of expression / **~kraft** *f* force of expression, expressive force, expressiveness / **~kraft** *f* **des Mienenspiels** expressiveness, expressivity / **~krankheit** *f* conversion disorder, hysterical neurosis / **~kunde** *f* pathognomy, physiognomy / **~losigkeit** *f* vacuity of expression / **~medium** *n* medium of expression, field of expression / **~methode** *f* method of expression / **~mittel** *n* means of expression / **~prinzip** *n* law of expression / **~psychologie** *f* psychology of expressive behaviour / **~psychotherapie** *f* expressive psychotherapy / **~senkung** *f* inhibition of expression / **~sprache** *f* communication by gestures, nonverbal communication / **~starre** *f* expressionlessness, vacant expression / **sprachliche ~störung** *f* dyslogia / **~symbol** *n* expressive symbol / **~symptom** *n* expressive symptom / **~tendenz** *f* expressive disposition / **~test** *m* expression test / **~theorie** *f* theory of expression / **~therapie** *f* expressive therapy / **~unfähigkeit** *f* amimia, loss of the ability to express oneself / **grammatikalische ~unfähigkeit** *f* agrammatism / **~verarmung** *f* expression deficiency / **~verhalten** *n* expressive behaviour / **unnatürliches ~verhalten** *n* mannerism / **~vermögen** *n* faculty of expression, ability to express oneself / **~weise** *f* mode of expression, style, diction / **fehlerhafte ~weise** *f* cacology /

persönliche ~weise *f* personal style of expression
ausdrucks|fähig capable of showing expression, expressive / **~leer** vacant, blank / **~los** expressionless, unexpressive
Auseinander|brechen *n* **der Familie** breakdown of the family, separation of the family / **~ziehen** *n* spacing, pulling apart
auseinander|halten keep apart / **~liegend** spaced / **~nehmen** dissect, dismantle, dissemble
Ausfall *m* loss
Ausfalls|erscheinung *f* deficiency symptom, functional deficit / **~methode** *f* method of elimination
Ausflucht–Mechanismus *m* escape mechanism
Ausfragen *n* questioning, interrogation
ausfragen question, interrogate
Ausführen *n* execution / **~ koordinierter Bewegungen** eupraxia
ausführend executive
Ausführung *f* execution, realization, performance, implementation
Ausgabe *f* expenditure / **~daten** *npl* output data
Ausgaben *fpl* **für Gebrauchsgüter** durable expenditure
Ausgang *m* outcome, result
Ausgangs|größe *f* output quantity / **~daten** *pl* baseline data / **psychische ~lage** *f* initial psychological condition / **~niveau** *n* baseline, base rate, operant level / **~persönlichkeit** *f* primary personality / **~punkt** *m* point of departure, point of initiation / **~variable** *f* output / **~wert** *m* baseline / **~wertgesetz** *n* law of initial values, Wilder's law
ausgebildet developed, trained
ausgedehnt extensive
ausgeflippt freaky, flipped–out, crazy
ausgeglichen balanced, well–balanced, equilibrated, even, level–headed, proportionate / **gut ~** well–balanced / **nicht ~** decompensated

Ausgeglichenheit *f* balance, evenness, levelness, syntonia, syntony / **innere ~** poise / **seelische ~** ataraxia

ausgelassen playful, rampageous

Ausgelassenheit *f* abandon, playfulness

ausgeprägt distinct, marked

Ausgeprägtheit *f* distinctiveness, distinctness, markedness

ausgerichtet directed / **akustisch ~** audile

Ausgerichtetsein *n* directedness, set / **~ auf die Realität** concretism / **~ auf einen Mittelpunkt** centrality / **~ nach innen** introspectiveness

ausgestoßen outcast, rejected

Ausgestoßene *m,f* outcast

ausgewachsen fully developed, full–grown / **nicht ~** undergrown, immature

ausgewählt selected

ausgewogen balanced

ausgezeichnet brilliant, excellent

Ausgleich *m* balance, equilibration, equalization, counterbalance, leveling, levelling, compensation, smoothing / **statistischer ~** statistical adjustment

Ausgleichen *n* counterbalancing, smoothing

ausgleichen balance, equalize, counterbalance, level, compensate, correct

ausgleichend compensating, compensational, compensatory

Ausgleichs|bewegung *f* compensatory movement / **~kurve** *f* fitted curve, corrected curve / **~methode** *f* counterbalanced procedure / **~phase** *f* phase of equalization / **~reflex** *m* compensatory reflex

Ausgliederung *f* separation, classification

Ausgrenzung *f* exclusion

Aushalten *n* endurance

Aushilfslehrer *m* resource teacher

Auskleidung *f* **der ZNS–Hohlräume** ependyma

Ausländer *m* foreigner, foreign national / **~organisation** *f* foreign organization

ausländisch foreign

Auslassen *n* skip, skipping / **~ der Sprachteile im hohen Amplitudenbereich** peak clipping / **~ der Sprachteile im mittleren Amplitudenbereich** centre clipping / **~ phonetischer Einheiten** elision / **~ von Klassen** grade skipping

auslassen skip, omit, leave out, ignore

Auslassung *f* omission

Auslegekunst *f* art of interpretation

auslegen interpret, construe, explain

auslegend interpretative

Auslegung *f* interpretation, explanation

Auslese *f* selection / **~instrument** *n* selection device / **~test** *m* selection test / **~verfahren** *n* selection method / **~verhältnis** *n* selection ratio / **biologische ~** natural selection / **genetische ~** reproductive selection / **grobe ~** screening / **künstliche ~** artificial selection / **natürliche ~** natural selection, functional selection / **schulische ~** educational selection / **soziale ~** social selection

Auslöschen *n* extinction / **differentielles ~** differential extinction / **experimentelles ~** experimental extinction / **latentes ~** latent extinction, covert extinction / **sekundäres ~** secondary extinction

auslöschen extinguish

Auslöschung *f* extinction, deletion, obliteration / **~ der bedingten Reaktion** extinction of the conditioned response / **~ des Ichs** extinction of the ego / **~ einer Generalisierung** extinction of a generalisation

Auslöse|mechanismus *m* release mechanism, releasing mechanism, releaser mechanism / **angeborener ~mechanismus** *m* innate releasing mechanism / **erworbener ~mechanismus** *m* acquired releasing mechanism / **~phänomen** *n* release phenomenon / **~reiz** *m* cue / **~vorgang** *m* trigger action

auslosen randomize, draw lots for

Auslösen *n* **der Notfallfunktion** emergency arousal

auslösen release, trigger, elicit, evoke, cause

auslösend releasing

Auslöser *m* releaser, releasing stimulus, behavioural releaser, trigger, key stimulus, elicitor / **stimmlicher** ~ vocal releaser

Auslösung *f* release / ~ **der Instinkthandlung** release of the instinctive reaction / ~ **eines Affekts** percipitation of an affect / ~ **unbewusster Eindrücke** ecphoria

Ausmaß *n* extent, dimension

Ausnahmezustand *m* derangement

Ausprägung *f,* **genetische** genetic formation

Ausprobieren *n* testing, provisional try, trial

ausreichend sufficient

Ausreißen *n* runaway behaviour

Ausreißer *m* runaway, outlier / ~**wert** *m* maverick, outlier

Ausreizen *n* **der letzten Möglichkeiten** testing the limits

Ausrichtung *f* orientation / **individuelle** ~ **auf den Gruppenmittelpunkt** individual centrality / ~ **auf den Mittelpunkt** centering / ~ **auf eine Aufgabe** task orientation / **abstrakte** ~ abstract set / **gemeinsame** ~ coorientation

Ausruf *m* interjection

Ausruhen *n* rest, repose

ausruhen relax, rest, repose

Aussage *f* statement, testimony, assertion, predication / ~**kraft** *f* force of expression / ~**psychologie** *f* psychology of witness testimony / ~**versuch** *m* Aussage experiment, Aussage test / **eidliche** ~ sworn evidence / **gerichtliche** ~ testimony, evidence

aussagen state, declare, testify, give evidence

Aussagenskalierung *f* judgment method

ausschalten eliminate

Ausschaltung *f* elimination / ~ **afferenter Nerven** deafferentation / ~ **der efferenten Innervation eines Organs** de–efferentation

Ausschälung *f* enucleation

ausscheiden eliminate, secrete

Ausscheidung *f* elimination, excretion, excision / ~**en** *fpl* secreta

Ausscheidungs|funktion *f* excretory function / ~**organ** *n* excretory organ, excretive organ

Ausschleichen *n* fading

Ausschleifungstheorie *f* theory of facilitation

ausschließen shut out, preclude / **aus der Gesellschaft** ~ ostracize

ausschließlich exclusive

Ausschließlichkeit *f* exclusiveness

Ausschließlichkeitskonstrukt *n* pre–emptive construct

Ausschluß *m* exclusion / ~**diagnose** *f* diagnosis by exclusion / ~**kriterium** *n* criterion of exclusion / **begründeter** ~ valid exclusion / **falscher** ~ false exclusion

Ausschneiden *n* excision / **völliges** ~ extirpation

Ausschneideprobe *f* cut–out test

Ausschnitt *m* section, sector, cutout, clipping / **bogenförmiger** ~ scallop

Ausschuss *m* committee, board

Ausschüttung *f* release

ausschweifend orgiastic, licentious, excessive, dissipated

Ausschweifung *f* dissipation, orgy, debauchery, licentiousness / **sexuelle** ~ sexual excess

Aussehen *n* appearance, general appearance, aspect, sight / **äußeres** ~ outward appearance / **blasses** ~ pallor / **greisenhaftes** ~ **jüngerer Leute** geromorphism

außen outside / ~–geleitet outwardly directed / ~ **reizempfänglich** exteroceptive / nach ~ **führend** efferential, efferent / nach ~ **projizieren** externalize / von ~ **wirkend** extrinsic

Außen|bedingung *f* external condition / ~**druck** *m* outer pressure / ~**fürsorge** *f* external welfare, psychiatric social work / ~**gebilde** *n* ectoplasm / ~**reiz** *m* external stimulus / ~**seiter** *m* outsider, marginal person, bounder / ~**stehende** *m,f* outsider / ~**welt** *f* external world, environment / ~**weltbewusstsein** *n* awareness of the outer world

aussenden emit, send out

außer|ehelich extramarital / ~**gewöhnlich** exceptional / ~**psychisch** exopsychic / ~**schulisch** extracurricular / ~**sinnlich** extrasensory

äußere(r,s) external, outer

Äußere *n* outward appearance

außerhalb| der Dura gelegen extradural / ~ **der Mauern gelegen** extramural / ~ **der Pyramidenbahn gelegen** extrapyramidal / ~ **der Schule oder Universität** extracurricular / ~ **des Bewusstseins liegend** extramarginal / ~ **des Gehirns** extracerebral / ~ **des Schädels** extracranial / ~ **des Spektrums** extraspectral

Äußerung *f* expression, utterance, manifestation / **allgemeine** ~ generality

Aussetzung *f* suspense, suspension

Aussicht *f* view, outlook, prospect

Aussöhnung *f* conciliation, reconciliation

Aussperrung *f* lockout

Aussprache *f* pronunciation, talking out / ~**test** *m* articulation test / **deutliche** ~ clear pronounciation / **falsche** ~ mispronunciation / **fehlerhafte** ~ defective speech / **fehlerhafte** ~ **des Buchstaben 'r'** rhotacism / **richtige** ~ orthoepy / **schlechte** ~ mispronunciation, cacology / **verständliche** ~ intelligible articulation

aussprechen pronounce, articulate

Ausspruch *m* utterance, statement

Ausstattung *f* equipment

Ausstoß *m* output

Ausstoßungsphase *f*, **anale** anal–expulsive stage

ausstrahlen radiate, irradiate

Ausstrahlung *f* radiation, emission, irradiation, irradiance, irradiancy, diffusion / ~ **eines Menschen** personality, charm / ~ **von psychischer Energie** emanation of energy

Ausstrahlungsschmerz *m* irradiating pain, referred pain

Ausströmen *n* emission, emanation

Ausstreichtest *m* cancellation test

Austausch *m* exchange / ~**theorie** *f* exchange theory / ~ **von Chromosomenstückchen** translocation

austauschen substitute

Austreibung *f* expulsion / ~ **böser Geister aus Besessenen** exorcism

Austritts|interview *n* exit interview, final interview / ~**winkel** *m* angle of emission

ausüben exercise

Ausübung *f* exertion / ~ **von Volksjustiz** lynching

Auswahl *f* selection / ~**antwort** *f* multiple–choice response, selected response / ~**antworttest** *m* selection test / ~**büro** *n* selection agency / ~ **des Wohnbereichs** habitat selection / ~**einheit** *f* sampling unit / ~**frage** *f* multiple–choice question / ~ **in entsprechendem Verhältnis** proportional selection / ~**kriterien** *npl* selection characteristics / ~**methode** *f* method of selection / ~ **und Einstellung** *f* **von Lehrern** teacher selection and recruitment / ~**verfahren** *n* selection process, selective procedure, placement test / **bewusste** ~ purposive selection / **eheliche** ~ mate selection, marital selection / **positive** ~ survival of the fittest / **proportionale** ~ proportional selection / **zufällige** ~ random sampling

Auswählen *n* selective filtering, sampling

auswählen select

auswählend selective
auswandern emigrate
Auswanderung *f* emigration, exodus
Auswärts|bewegung *f* abduction / **~drehung** *f* supination / **~schielen** *n* divergent squint, external squint, external strabismus, external strabism, divergent strabism, divergent strabismus, exotropia, walleyed / **latentes ~schielen** *n* exophoria / **~strom** *m* outward current
auswärtsschielend walleyed
Ausweg *m* way out, outlet, exit, escape / **letzter ~** last resort
Ausweichen *n* evasion, avoidance, elusion
ausweichen avoid, shun, escape
ausweinen weep
Ausweitung *f* dilation, expansion, enlargement
auswendig by heart, by rote / **~lernen** memorize
Auswendiglernen *n* blind learning, mechanical learning, rote learning
auswertend interpretative / **automatisch ~** self–scoring
Auswerteobjektivität *f* conspective, inter–scorer reliability
Auswerteschablone *f* scoring key
Auswertung *f* scoring, evaluation, analysis / **graphische ~** graphic analysis / **nochmalige ~** re–evaluation / **objektive ~** objective scoring / **subjektive ~** subjective scoring
Auswertungs|bogen *m* scoring sheet / **~formular** *n* scoring sheet / **~methode** *f* inspection technique / **graphische ~methode** *f* graphic method / **~tabelle** *f* scoring sheet / **~unterlagen** *fpl* analysis data
Auswuchs *m* excrescence, outgrowth
auszahlen count, tabulate
Auszählung *f* count, tabulation
Auszubildende *m,f* apprentice, trainee
Autacoid *n* autacoid
Autarkie *f* autarky, self–sufficiency
authentisch authentic, genuine

Authentizität *f* authenticity, genuineness
Autismus *m* autism, autistic thinking, egomorphism, dereistic thinking / **akinetischer ~** akinetic mutism / **angeborener ~** primary autism / **atypischer ~** atypical autism / **frühkindlicher ~** early infantile autism, childhood autism, Kanner's syndrome / **kindlicher ~** infantile autism, autistic disorder / **normaler ~** normal autism
Autist *m* autist, egomorph
autistisch autistic
Auto|aggression *f* auto–aggression, intragression / **~analyse** *f* auto–analysis / **~anamnese** *f* auto–anamnesis, autmnesia / **~biographie** *f* autobiography / **~echolalie** *f* auto–echolalia / **~erotik** *f* autoerotism, auto–eroticism / **~erotismus** *m* autoerotism, auto–eroticism, narcism, narcissism / **~fetischismus** *m* autofetishism / **~gnosis** *f* autognosis / **~graphismus** *m* dermographism, dermographia / **~hypnose** *f* autohypnosis, autohypnotism, self–hypnosis / **~immunerkrankung** *f* autoimmune disease / **~krankheit** *f* autoimmune disease, auto–aggressive disease / **~intoxikation** *f* auto–intoxication, endogenic toxicosis / **~kinesie** *f* autokinesis, autocinesis / **~korrelation** *f* autocorrelation, autocovariance, self–correlation / **~korrelationsfunktion** *f* autocorrelation function / **~korrelationskoeffizient** *m* autocorrelation coefficient / **~kovarianz** *f* autocovariance
autochthon autochthonous, autochthonal
autodidaktisch self–educated, self–taught
auto|erotisch auto–erotic / **~hypnotisch** autohypnotisch / **~immun** autoimmune / **~kinetisch** autokinetic / **~kratisch** autocratic
Automat *m* automat, machine, robot / **abstrakter ~** automaton / **lernender ~** learning machine
Automatentheorie *f* automata theory
Automatie *f* automatism

Automation f automation

automatisch automatic, involuntary

Automatisierung f automation, automatisation

Automatismus m automatism, automatic action, involuntary action, subconscious act / ~ **ambulatorius** m ambulatory automatism, constraint of movement / **endogener** ~ endogenous automatism / **erworbener** ~ acquired automatism / **geistiger** ~ mental automatism, passivity phenomenon / **hypobulischer** ~ hypobulic automatism / **partieller** ~ partieller Automatismus m / **psychischer** ~ psychological automatism, Clérambault–Kadinsky's complex / **sensorischer** ~ sensory automatism / **totaler** ~ total automatism

Automatograph m automatograph, autoscope

Auto|monosexualismus m automonosexualism, narcissism, autoerotism / ~**morphismus** m automorphism / ~**mysophobie** f automysophobia, fear of personal uncleanliness / ~**nomasie** f autonomasia

auto|morph automorphic / ~**nom** autonomous, autonomic

Autonomie f autonomy, self–government / ~ **des Ichs** ego autonomy / ~**streben** n autonomy drive, autonomy need / **funktionelle** ~ functional autonomy / **funktionelle** ~ **der Motive** functional autonomy of motives / **moralische** ~ moral autonomy / **organische** ~ organismic autonomy / **relative** ~ **einzelner Organe** relative autonomy of certain organs

Auto|phagie f autophagy / ~**philie** f narcissism, exaggerated self–love / ~**phobie** f autophobia / ~**phonie** f autophonia, autophony / ~**phonomanie** f autophonomania, suicidal mania / ~**plastie** f autoplasty, autoplasticity

auto|plastisch autoplastic / ~**psychisch** autopsychic / ~**psychotisch** autopsychotic

Autopsie f autopsy / **psychologische** ~ psychological autopsy

Auto|psychoanalyse f autoanalysis, autopsychoanalysis, self–analysis / ~**psychorhythmie** f autopsychorhythmia / ~**psychose** f autopsychosis / ~**radiographie** f autoradiography, radioautography / ~**regulation** f autoregulation / ~**rhythmie** f autorhythmic action

autoritär authoritarian, overbearing, self–assertive

Autoritäre m,f authoritarian

Autoritarismus m authoritarianism

autoritativ authoritarian, authoritative

Autorität f authority / **elterliche** ~ parental authority / **soziale** ~ social authority / **väterliche** ~ paternal authority

Autoritäts|komplex m authority complex / ~**konflikt** m conflict with authority / ~**person** f power figure, authority figure / ~**therapie** f medical authority therapy

Auto|sadismus m introjected sadism, auto–sadism / ~**skop** n autoscope / ~**som** n autosome / ~**somatognosie** f autosomatognosis / ~**somenstörung** f autosome disorder / ~**stereotyp** n auto–stereotype / ~**stimulation** f self–stimulation / ~**suggestion** f autosuggestion, self–suggestion, statuvolence / ~**suggestion** f **nach Coué** coueism / ~**symbolik** f autosymbolism / ~**telie** f autotelia / ~**tomie** f autotomy, self–mutilation / ~**topagnosie** f autotopagnosia / ~**topoamnesie** f autotopoamnesia / ~**unfall** m car accident

auto|som autosomal / ~**somal** autosomal / ~**suggestiv** autosuggestive / ~**symbolisch** autosymbolic / ~**telisch** autotelic

Auxomerie f avalanche conduction

AV–Block m atrioventricular block, atrioventricular heart block, a–v block

Aversion f aversion, dislike, repugnance / **sexuelle** ~ **und mangelnde sexuelle Befriedigung** f sexual aversion and lack of sexual enjoyment

Aversions|–Aversions–Konflikt *m* avoidance–avoidance conflict / **~konditionierung** *f* aversion conditioning / **~kur** *f* aversion conditioning treatment / **~therapie** *f* aversion therapy, aversive conditioning, aversive therapy / **~zentrum** *n* aversion centre

aversiv aversive

Avitaminose *f* avitaminosis / **multiple ~** pellagra

Axanthopsie *f* axanthopsia, yellow blindness

Axenabschnitt *m* intercept

axial axial, axile

Axialgradient *m* axial gradient

axillar axillary

Axiologie *f* axiology

axiologisch axiological

Axiom *n* axiom

axiomatisch axiomatic

axo|–axonal axo–axonal / **~–dendritisch** axo–dendritic / **~–somatisch** axo–somatic

Axon *n* axon, axone, neuraxon, axis cylinder, neurite, neurit, axite / **~hügel** *m* axon hillock

Axoplasma *n* axoplasm

Ayres|–Buchstabierskala *f* Ayres Spelling Scale / **~–Handschriftenskala** *f* Ayres Handwriting Scale

Azedie *f* acedia

Azetaldehyd *n* acetaldehyde

Azetazolamid *n* acetazolamide

Azetyl|cholin *n* acetylcholine / **~cholinesterase** *f* acetylcholinesterase / **~cholinesterase–Hemmer** *m* anticholinesterase drug / **~salizylsäure** *f* acetylsalicylic acid

Azidität *f* acidity

Azidose *f* acidosis, oxidosis / **metabolische ~** metabolic acidosis, nonrespiratory acidosis

Azoospermie *f* azoospermia

Azyanoblepsie *f* acyanoblepsia, acyanopsia, blue–blindness, tritanopia

Azyanopie *f* blue blindness, tritanopia

Azyanopsie *f* acyanoblepsia, acyanopsia, blue–blindness, tritanopia

B

Babbelstadium *n* babble stage, babbling stage, babblement stage

Babinski|–Reflex *m* Babinski reflex, Babinski sign, Babinski phenomenon, toe reflex / **~'sches Ohrphänomen** *n* Babinski's aural phenomenon / **~–Weil–Blindgang–Versuch** *m* Babinski–Weil test

Baby *n* baby, infant / **~schnuller** *m* pacifier, dummy / **~sitter** *m* babysitter / **~sprache** *f* baby talk, infantile speech

Badetherapie *f* balneotherapy, balneotherapeutics

Bagatellfall *m* trivial case

Bahn *f* path, tract, conduction path, pathway, tractus, track / **~ des Impulses** track of the impulse / **~kreuzung** *f* crossing, decussation / **absteigende ~** descending tract / **afferente ~** afferent path / **aufsteigende ~** ascending tract / **efferente ~** efferent path / **extrapyramidale ~** extrapyramidal tract / **kortikothalamische ~** corticothalamic pathway / **motorische ~** efferent path, descending pathway, motor pathway, motor tract / **propriospinale ~** propriospinal tract / **sensorische ~** afferent path

Bahnung *f* facilitation, neural facilitation, canalisation, neural canalisation, facilitation of conductibility, neural set / **~ der Übertragung** *f* facilitation of transmission / **assoziative ~** associative facilitation / **heterosynaptische ~** heterosynaptic facilitation / **parasympathische ~** parasympathetic facilitation / **postsynaptische ~** postsynaptic facilitation / **präsynaptische ~** presynaptic facilitation / **räumliche ~** spatial facilitation / **reproduktive ~** reproductive facilitation /

retroaktive ~ retroactive facilitation / **synaptische ~** synaptic facilitation / **zeitliche ~** temporal facilitation

Bahnungs|gesetz *n* law of facilitation / **~prinzip** *n* law of facilitation / **~theorie** *f* theory of facilitation

Bakterienangst *f* bacteriophobia

Bakteriophobie *f* bacteriophobia

Balancierung *f* balancing

Balbuties *f* balbuties, stuttering

Balint|–Gruppe *f* Balint group / **~–Syndrom** *n* Balint's syndrome

Balken *m* corpus callosum / **~diagramm** *n* bar chart, bar graph, bar diagram, column diagram, histogram / **~stamm** *m* trunk of the corpus callosum

Ballard–Williams–Phänomen *n* Ballard's phenomenon

Ballismus *m* ballism, ballismus

Ballistophobie *f* ballistophobia

ballistisch ballistic

balsamisch balsamic

Balz *f* courtship, pairing time / **tierisches ~verhalten** *n* animal courtship behaviour, animal courtship display

Bamberger'sche Krankheit *f* Bamberger's disease, dancing spasm, saltatory spasm

Band *n* band, chord, chorda, ligament, tape / **~breite** *f* bandwidth / **~ des Spektrums** spectral band / **~diagramm** *n* band chart / **~–Galvanometer** *n* string galvanometer / **~passfilter** *m* band–pass filter / **geistiges ~** bond, spiritual link

Bande *f* gang

Bandenmitgliedschaft *f* gang membership

bändigen tame

Bändigung *f* taming

bange anxious

Barany|-Drehstuhlversuch *m* Barany's chair test / ~ **kalorische Prüfung** *f* Barany's caloric test / ~ **Lärmapparat** *m* Barany noise box / ~–**Lärmtrommel** *m* Barany noise box / ~–**Stuhl** *m* Barany's chair / ~–**Symptomenkomplex** *m* Barany's syndrome / ~–**Zeigeversuch** *m* Barany's pointing test

Baragnosie *f* baragnosis

Barästhesie *f* baraesthesia, baresthesia, baresthesis

Barästhesiometer *n* baraesthesiometer, baresthesiometer

Barbaralalie *f* barbaralalia

Barbital *n* barbital, diethylbarbituric acid

Barbiturat *n* barbiturate / ~**abusus** *m* barbiturism, barbiturate abuse / ~**sucht** *f* barbituric acid addiction / ~**vergiftung** *f* barbitalism, barbiturism

Barbitur|säurepräparat *n* barbiturate / ~**säurevergiftung** *f* barbiturate poisoning / ~**vergiftung** *f* barbiturism

Barmherzigkeit *f* mercy

Baro|gnosie *f* barognosis / ~**rezeptor** *m* baroreceptor / ~**taxis** *f* barotropism / ~**tropismus** *m* barotropism

Barriere *f* barrier, constraint, boundary / ~–**Druck–Situation** *f* barrier pressure situation / **schizophrene** ~ schizophrenic barrier

barsch rude

Bary|glossie *f* baryglossia / ~**lalie** *f* barylalia

basal basal

Basal|ganglion *n* basal ganglion, basal nucleus / ~**membran** *f* base layer / ~**platte** *f* basal plate / ~**schicht** *f* basal layer / ~**text** *m* basis text / ~**zelle** *f* basal cell

Base *f* cousin

Basedow *m* Basedow's disease / ~**kranke** *m,f* basedowian / ~–**Krankheit** *f* Basedow's disease, exophthalmic goiter / ~–**Psychose** *f* Basedow's psychosis, basedowian psychosis / ~ **Trias** *f* Basedow's triad / **an** ~ **Leidende** *m,f* basedowian sufferer

basedowoid basedowoid, basedowiform

basieren base, ground

basilar basal, basilar

Basilarmembran *f* basilar membrane

Basis *f* base, basis / ~**begegnung** *f* basis encounter / ~**frequenz** *f* base frequency / ~**neuroleptika** *npl* basic neuroleptics / ~**rate** *f* base rate / ~**wert** *m* baseline value / ~**zeitraum** *m* base period, basis period / **an der** ~ **liegend** basal / **empirische** ~ empiric basis / **operationale** ~ operational basis

basisch alkaline

basophob basophobic

Basophobie *f* basophobia

Bastard *m* bastard / ~**schaft** *f* bastardy

Bastardierung *f* hybridisation

Bathophobie *f* bathophobia, bathyphobia, irrational fear of a deep place

Bathy|anästhesie *f* lack of deep sensibility, bathyanaesthesia / ~**ästhesie** *f* bathyaesthesia, bathyesthesis

Batrachophobie *f* batrachophobia, irrational fear of frogs

Battarismus *m* battarism

Batterie *f* battery

Bau *m* construction / ~**probe** *f* building test, cube test / ~**trieb** *m* construction drive / **metamerer** ~ metamerism

Bauch *m* abdomen / ~**atmung** *f* abdominal breathing, stomach breathing / ~**decke** *f* abdominal wall / ~**deckenreflex** *m* abdominal reflex / ~**fell** *n* peritoneum / ~**mark** *n* ventral cord / ~**redekunst** *f* ventriloquism / ~**reden** *n* ventriloquism / ~**redner** *m* ventriloquist / ~**speicheldrüse** *f* pancreas

Baud *n* baud

bauen build

bäuerlich rural

Baum *m* tree / **~diagramm** *n* hierarchical table / **~test** *m* tree test

Bayes'|-Gesetz *n* Bayes' principle, Bayes' theorem, Bayesian theorem / **~-Lösung** *f* Bayes' solution / **~-Postulat** *n* Bayes' postulate / **~-Risiko** *n* Bayes' risk / **~-Schätzung** *f* Bayes' estimation / **~-Statistik** *f* Bayes' statistics, Bayesian statistics, Bayes' theorem, Bayesian theorem, Bayesian analysis / **~-Strategie** *f* Bayes' strategy / **~-Theorem** *n* Bayes' theorem, Bayesian theorem, Bayes' principle, Bayes' statistics

Bayle–Krankheit *f* Bayle's disease

Bazillen|angst *f* bacillophobia / **~schicht** *f* bacillary layer

Bazillophobie *f* bacillophobia

beabsichtigen intend, mean

beabsichtigt purposeful, intended

beachten note, pay attention, regard

beachtenswert noteworthy, remarkable

Beachtung *f* attention, notice, consideration

Beachtungswahn *m* delusion of being noticed, delusion of reference, delusion of observation

Beale|–Faser *f* Beale fibre / **~ Ganglionzelle** *f* Beale's ganglion cell

Beamte *m* civil servant, officer

beanspruchen use, strain

Beanspruchung *f* strain, demand, stress

Beanstandung *f* complaint

beantworten answer, respond

Bearbeitung *f* elaboration, processing / **sekundäre ~** secondary elaboration, secondary revision / **sekundäre ~ im Traum** secondary elaboration in dream

beargwöhnen suspect, mistrust

Beatmung, künstliche *f* artificial respiration, artificial ventilation

beaufsichtigt controlled, supervised

Beaufsichtigung *f* supervision, monitoring

Beauftragte *m,f* representative

Beben *n* quivering, trembling

beben tremble, quiver

Becher|keim *m* gastrula / **~zelle** *f* chalice cell, beaker cell

Bechterew|–Mendel–Reflex *m* Bechterew–Mendel reflex / **~ Technik** *f* Bechterew technique

Becken *n* pelvis

Becking–Kurve *f* Beckings's curve

bedachtsam thoughtful, considerate

Bedarfsanalyse *f* need assessment

Bedauern *n* regret, pity

bedauern regret

bedeckend tectorial

Bedenken *n* doubt, scruple, scrupulosity, scrupulousness / **~ haben** scruple

bedeuten mean, signify

bedeutsam significant, important

Bedeutsamkeit *f* salience, saliency, significance / **~ eines Reizes** stimulus salience / **gleiche ~** equipotentiality

Bedeutung *f* meaning, sense, significance, denotation, import, relevance, relevancy, connotation, distinction, intension, purport / **assoziative ~** associative meaning / **beabsichtigte ~** intentional meaning / **darüber hinausgehende ~** surplus meaning / **denotative ~** denotative meaning / **extensive ~** extensional meaning / **gewollte ~** intentional meaning / **konnotative ~** connotative meaning / **negative ~** negative meaning / **nicht–verbale ~** nonverbal meaning / **sprachliche ~** verbal meaning / **verbale ~** verbal meaning

Bedeutungs|analyse *f* intent analysis / **~elemente** *npl* elementary cognitive characteristics / **~erlebnis** *n* delusion of interpretation / **~haltigkeit** *f* meaningfulness / **~lehre** *f* semantics, semasiology, study of meaning / **~lernen** *n* rational learning, logical learning, meaningful learning, substance learning, substance memorisation / **~losigkeit** *f* insignificance, meaninglessness, unimportance / **~profil** *n* profile of positive and negative significant factors / ~**therapie** *f* semantic therapy / ~**verlust** *m* loss of meanings of common concepts / ~**wahn** *m* delusion of reference, delusion of interpretation

bedeutungs|los meaningless / ~**voll** meaningful

bedienen operate

Bedienungsverfahren *n* operating technique

Bedingen *n* conditioning / **approximatives** ~ approximation conditioning / **instrumentelles** ~ instrumental conditioning, instrumental learning / **reaktives** ~ respondent conditioning

bedingen condition

bedingt conditioned, conditional, caused, contingent / **konstitutionell** ~ constitutionally bound / **nervlich** ~ neurogenetic, neurogenic, neurogenous

Bedingtheit *f* conditionality, contingency / **organische** ~ organicity

Bedingung *f* condition, requirement, stipulation / **atmosphärische** ~ atmospheric condition / **notwendige** ~ requisite / **optimale** ~**en** *fpl* optimal conditions

Bedrängnis *f* distress, affliction

bedrohen menace, threaten

Bedrohung *f* menace, threat / ~ **der Homeostase** homeostatic threat

bedrücken oppress / **seelisch** ~ depress

bedrückt afflicted, low–spirited, depressed

Bedrückung *f* oppression, depression

Bedürfnis *n* need, want, requirement / ~**abweichung** *f* deviation from a need / ~ **akzeptiert zu werden** acceptance need, need for acceptance / ~**analyse** *f* need analysis / ~**befriedigung** *f* need satisfaction, need fulfilment, need gratification / ~**besetzung** *f* need cathexis / ~ **Demütigungen zu vermeiden** embarrassment–avoidance need / ~ **der Gefahr zu entfliehen** harm–avoidance need / ~ **der Selbstverwirklichung** self–actualization need / ~ **der Vermeidung von Hitze** heat–avoidance need / ~ **die Aufmerksamkeit anderer auf sich zu lenken** exhibition need / ~ **geachtet und geschätzt zu werden** esteem need / ~**gefüge** *n* need pattern / ~ **geliebt zu werden** need for affiliation / ~**gesamtheit** *f* need–integration / ~**hierarchie** *f* hierarchy of needs, motivational hierarchy / ~ **Kälte zu vermeiden** cold–avoidance need / **starkes** ~ **nach affektiver Zuneigung** affect hunger / ~ **nach Anerkerkennung** recognition need, need for approval / ~ **nach Beachtung** need for attention / ~ **nach Befriedigung** need for gratification / ~ **nach freundlicher Interaktion mit anderen Menschen** need for affiliation / ~ **nach Gefühlsempfindungen** sentience need / ~ **nach Gruppenzugehörigkeit** need for affiliation / ~ **nach Privatsphäre** seclusion need / ~ **nach Selbstverwirklichung** need for self–actualization / ~ **nach Überlegenheit** need for superiority, superiority need / ~ **nach Unversehrtheit** inviolacy need / ~**reduktion** *f* need reduction / ~**reiz** *m* need stimulus / ~ **Schäden zu vermeiden** noxious–avoidance need / ~ **sich zu unterwerfen** deference need / ~**spannung** *f* need tension, need / ~**system** *n* need system, need pattern, need integration / ~**traum** *m* dream reflecting a need / ~~**–Trieb–Ziel–Gefüge** *n* need–drive–incentive pattern / ~**typ** *m* appetitional need type / ~ **wahrgenommene Dinge zu verstehen** understanding need / ~ **zur Schadenvermeidung** harm–avoidance need / ~**zustand** *m* need state / **allgemeines** ~ universal need, general need / **altruistisches** ~ altruistic want / **äußeres** ~ external need / **bewusstes** ~ conscious need, felt–need / **bewusst wahrgenommenes** ~ conscious need / **biologisches** ~ physical need, biological need / **empfundenes** ~ felt need / **erlerntes** ~ secondary need / **erworbenes** ~ acquired need, derived need, secondary need / **geistiges** ~ mental need, intellectual need, cognitive need / **geschlechtliches** ~ sexual need / **grundlegendes** ~ basic need / **ichzentriertes** ~ self–oriented need / **inneres** ~

psychological need / **künstlich geschaffenes** ~ artificially created need / **leibliches** ~ viscerogenic need, physical need / **manifestes** ~ manifest need, overt need / **materielles** ~ economic need / **natürliches** ~ natural need / **neurotisches** ~ neurotic need / **objektives** ~ objective need / **offenes** ~ manifest need / **physiologisches** ~ internal need, somatogenic need, biogenic need, somagenic need, innate need / **primäres** ~ primary need / **psychologisches** ~ psychological need / **reaktives** ~ secondary need / **sekundäres** ~ acquired need, secondary need / **sexuelles** ~ sexual need, sexual want / **sichtbares** ~ manifest need / **soziales** ~ social need, social motive / **verstecktes** ~ covert need / **zuverlässig vorhandenes** ~ dependable need

beeindruckbar impressionable

Beeindruckbarkeit *f* impressionability, susceptibility

beeindrucken impress / **leicht zu** ~ impressible, impressionable

beeinflussbar suggestible, influencible, pliable

Beeinflussbarkeit *f* suggestibility, influence–ability, persuasibility, suggestiveness, pliability, pliancy, impressionability / ~ **durch andere Personen** heterosuggestibility

beeinflussen influence, affect / **gegenseitig** ~ interact / **geschickt** ~ manipulate / **wechselseitig** ~ interact

beeinflussend, wechselseitig interactive

Beeinflussung *f* influence, persuasion / **gegenseitige** ~ mutual influence, interaction / **gegenseitige** ~ **des Verhaltens** interstimulation

Beeinflussungs|erlebnis *n* hallucination / ~**gefühl** *n* feeling of being influenced / ~**wahn** *m* delusion of being influenced, delusion of influence, influence delusion / **körperlicher** ~**wahn** *m* delusion of physical influence, somatic hallucination

beeinträchtigen interfere with, harm, impair

beeinträchtigend, stark incapacitating

beeinträchtigt, gesundheitlich health–impaired

Beeinträchtigung *f* impairment, interference, intrusion / ~ **des Persönlichkeitsgefühls** depersonalization / **kognitive** ~ cognitive impairment

Beeinträchtigungswahn *m* delusion of being harmed

Beendigung *f* termination, cessation / ~**einer Analyse** termination of analysis / ~ **eines Arbeitsverhältnisses** termination of employment

Befähigung *f* qualification

befangen self–conscious, embarrassed, shy, timid, closed–minded, prejudiced, biased

Befangenheit *f* embarrassment, self–consciousness, timidity, shyness

Befehl *m* command, order / **hypnotischer** ~ hypnotic suggestion / **posthypnotischer** ~ posthypnotic suggestion

befehlen order

Befehls|automatie *f* compulsive automatism, command automatism, automatic obedience / ~**element** *n* code element / ~**negativismus** *m* command negativism / ~**struktur** *f* code structure / ~**übertragung** *f* **durch lautlose Anordnung** telergy

Befinden *n* condition, emotional state, state of health

Befindlichkeit *f* existential orientation, the being in and the dependence on this world / **körperliche** ~ physical comfort

Befindlichkeitsstörung *f* feeling of ill–health

Beförderung *f* promotion, upgrading / ~ **zur Inkompetenz** Peter Principle / **personelle** ~ personnel promotion

befragen question, interrogate

Befragung *f* interrogation, examination, exploration, inquiry, interview, poll, survey, interrogatory, inquest / **mündliche** ~

personal interview / **psychodiagnostische** ~ mental exploration, psychological exploration, psychodiagnostic interview

Befragungs|methode *f* inquiry method, survey method, inquiry test, catechetical method / **~test** *m* survey

befreien liberate, relieve, dispense sb. from doing sth.

Befreiung *f* liberation, relief, release, emancipation / **sexuelle** ~ sexual emancipation

Befreiungsreflex *m* riddance reflex

befriedigen satisfy / **sich selbst** ~ masturbate

Befriedigung *f* satisfaction, gratification / **~ der Selbstwertgefühle** self–gratification / **~ von Trieben** satisfaction of needs / **fehlende** ~ dissatisfaction / **rücksichtslose** ~ **eigener Bedürfnisse** self–indulgence / **sexuelle** ~ sexual satisfaction

Befriedigungs|ablauf *m* process of gratification / **~aufschub** *m* delay of gratification / **~bedürfnis** *n* need for gratification / **~erlebnis** *n* experience of satisfaction / **~ersatz** *m* substitute for gratification / **~lust** *f* pleasure from gratification / **~prinzip** *n* principle of satisfaction / **~situation** *f* gratificatory situation / **~verzögerung** *f* delay of gratification

befristet limited, temporary

Befristung *f* time–limit, deadline

befruchten fecundate, fertilise

Befruchtung *f* fertilisation, fecundation, insemination, impregnation / **~ von außen** outbreeding / **künstliche** ~ artificial insemination

Befruchtungs|hormon *n* gamone / **~vorgang** *m* fertilisation process

Befühlen *n* palpation

befühlen palpate, palp

Befund *m* finding(s), diagnosis, result / **ärztliche ~karte** *f* medical record / **abnormer** ~ abnormal findings / **gelegentlicher** ~ anecdotal evidence / **objektiver** ~ objective findings / **pathologischer** ~ pathological findings / **psychischer** ~ mental state, mental status / **psychologischer** ~ psychological findings / **vorläufiger** ~ early result

Befürchtung *f* apprehension, apprehensiveness

Befürwortung *f* recommendation, advocation

begabt gifted, talented, endowed, bright / **geistig** ~ intellectually gifted, mentally gifted / **künstlerisch** ~ artistically talented / **mathematisch** ~ mathematically gifted / **mit visueller Erinnerung** ~ eye–minded, endowed with a photographic memory

Begabten|auslese *f* selection of the gifted / **~förderung** *f* furthering of the gifted / **~klasse** *f* class for the specially gifted

Begabung *f* gift, giftedness, talent, ability, intellectual ability, specific ability, aptitude, special aptitude, endowment / **geistige** ~ intelligence / **handwerkliche** ~ manual ability / **kristallisierte** ~ crystallized ability / **künstlerische** ~ artistic ability / **mathematische** ~ mathematical ability / **musikalische** ~ musical ability, musical talent / **natürliche** ~ native endowment / **rechnerische** ~ numerical aptitude / **schulische** ~ school aptitude / **technische** ~ mechanical ability, mechanical aptitude

Begabungs|diagnose *f* diagnosis of abilities / **~reserve** *f* unexploited talents / **~schwund** *m* decline in talent / **~test** *m* aptitude test, proficiency test / **differenzieller ~test** *m* differential aptitude test

begatten copulate, mate

Begattung *f* copulation, mating, coupling, pairing

Begattungs|mechanismus *m* intromission–copulation–ejaculation mechanism / **~organ** *n* organ of copulation, copulative organ / **~rhythmus** *m* mating rhythm / **~trieb** *m* mating instinct / **~zeit** *f* mating season

begegnen encounter, meet

Begegnung *f* encounter

Begehren *n* desire, wish, craving

Begehrensneurose *f* compensating neurosis

begehren desire, wish, crave

begehrend appetitive

begeistern inspire, enthuse

Begeisterung *f* enthusiasm / **fanatische** ~ ecstasy

Begierde *f* desire, appetence, appetency, lust covetousness, eagerness / **geschlechtliche** ~ lust / **heiße** ~ craving / **organische** ~ segmental craving / **sexuelle** ~ sexual lust / **sinnliche** ~ concupiscence

begierig desirous, eager, appetent

Beginn *m* beginning, start, onset / **mit** ~ **während der Intoxikation** with onset during intoxication / **mit** ~ **während des Entzugs** with onset during withdrawal / **mit postpartalem** ~ with postpartum onset / **mit verzögertem** ~ with delayed onset / **zu** ~ incipient, initial

beginnen begin, start, initiate, commence

beginnend starting, initiatory, incipient, commencing

begleitend concomitant, associate, epiphenomenal, collateral, accompanying

Begleit|erscheinung *f* concomitant phenomenon, concomitant symptom, accompanying effect / **~erscheinung** *f* **ohne kausalen Zusammenhang** epiphenomenon / **~forschung** *f* accompanying research, action research / **~gefühl** *n* concomitant sensation / **~krankheit** *f* accompanying illness / **~psychose** *f* associated psychosis / **~schielen** *n* concomitant strabismus / **~stimmen** *fpl* commenting voices / **~symptom** *n* accompanying symptom, concomitant symptom / **~umstand** *m* contributing factor

Beglückungsgefühl *n* feeling of elation

Begnadigungswahn *m*, **präseniler** delusion of pardon

Begnadung *f* charisma, endowment

Begreifen *n* comprehension, understanding, apprehension

begreifen understand, comprehend, apprehend, conceive

begreiflich understandable, comprehensible, apprehensible, conceivable

begrenzen limit, restrict, circumscribe

begrenzt limited, restricted, circumscribed

Begrenztheit *f* limitation, limitedness, restrictedness

Begrenzung *f* limitation, restriction / **zeitliche** ~ time limit

Begrenzungseffekt *m* ceiling effect, floor effect

Begriff *m* idea, concept, notion, term, construct / **~e bilden** conceptualize / **~e lernen** *n* concept learning, conceptual learning / **abstrakter** ~ abstract concept / **anschaulicher** ~ iconic concept / **bifunktioneller** ~ double function term / **dynamischer** ~ dynamic concept / **empirischer** ~ empirical concept / **falscher** ~ misconception / **hypothetischer** ~ construct, hypothetical construct / **ikonischer** ~ iconic concept / **konditionalgenetischer** ~ conditional–genetic concept / **mathematischer** ~ mathematical concept, mathematical term / **nach ~en ordnen** conceptualize / **natürlicher** ~ natural idea / **objektiver** ~ objective idea / **reiner** ~ idea / **repräsentativer** ~ representative concept / **topologischer** ~ topological concept / **trennender** ~ disjunctive concept / **verbindender** ~ conjunctive concept

begrifflich conceptual, abstract

Begriffs|bestimmung *f* definition / **semantische ~bestimmung** *f* extensionalization / **~bildung** *f* concept attainment, concept formation, conception, conceptualisation, ideation / **~entwicklung** *f* concept development / **~erklärung** *f* explanation of an idea / **~erweiterung** *f* concept extension / **~fähigkeit** *f* power of comprehension / **~gefühl** *n* abstract feeling / **nominelle ~gleichheit** *f* equivocation / ~**inhalt** *m* connotation, intension / ~**klasse** *f* category of concepts / ~**lehre** *f* ideology / ~**lernen** *n* concept learning, conceptual learning / ~**modell** *n* conceptual model / ~**quotient** *m* conceptual quotient / ~**symbol** *n* conceptual symbol / ~**unterscheidung** *f* concept differentiation / ~**vermögen** *n* apprehension, conceptual ability / ~**verwirrung** *f* confusion of ideas / ~**vorstellung** *f* concept, conceptual ability / ~**wort** *n* content word / ~**zeichen** *n* ideogram, ideograph / ~**zerfall** *m* quality complex

begriffsschwach acataleptic

begründet founded

begünstigen favour, promote, enhance

begutachten give an expert opinion on, examine, test

Begutachtung *f* assessment / **forensische** ~ forensic evaluation / **psychologische** ~ psychological assessment

behaart hairy, pilous

Behaarung *f* hairiness / ~ **am Gesicht** facial hair / ~ **am Körper** body hair / ~ **an den Geschlechtsteilen** pubic hair / **abnormal starke** ~ hirsuteness / **flaumige** ~ pubescence

Behaglichkeit *f* homeyness, comfort, coziness

Behaglichkeitstemperatur *f* comfortable temperature

Behalten *n* retention / ~ **im Gedächtnis** retention / **selektives** ~ selective retention / **unmittelbares** ~ immediate memory, immediate retention

behalten retain

behaltend retentive

Behaltens|kurve *f* retention curve / ~**störung** *f* retention defect

Behandlung *f* treatment, therapy, cure / ~ **eines Erwachsenen als Kind** treating an adult like a child / ~ **in therapeutischen Gemeinschaften** community therapy / ~ **mit Arzneimitteln** drug therapy, pharma-

cotherapy / ~ **mit biologischen Substanzen** biotherapy / ~ **mit Blutpräparaten** haemotherapeutics, haemotherapy, hemotherapeutics, hemotherapy / ~ **mit Gegenreizen** contrastimulism / ~ **mit Goldpräparaten** chrysotherapy / ~ **mit Metallen** metallotherapy / ~ **mit milden Schocks** brief–stimulus therapy / **ambulante** ~ out–patient treatment, out–patient therapy / **ärztliche** ~ medical therapy / **eklektische** ~ eclectic treatment / **falsche** ~ malpractice / **körperliche** ~ somatotherapy / **lebenserhaltende** ~ life-sustaining treatment / **medizinische** ~ medical treatment / **psychedelische** ~ psychedelic therapy / **psychotherapeutische** ~ psychotherapeutic treatment, mental treatment, mind-cure / **seelische** ~ mental treatment / **stationäre** ~ hospital treatment, clinical treatment, in–patient treatment / **symptomatische** ~ symptomatic treatment / **teilstationäre** ~ partial hospitalisation

Behandlungs|art *f* method of treatment / **gerichtliche** ~**anordnung** *f* court referral / **interdisziplinärer** ~**ansatz** *m* interdisciplinary treatment approach / **multimodaler** ~**ansatz** *m* multimodal treatment approach / ~**aussetzung** *f* treatment withholding / ~**bedürfnis** *n* desire for treatment / ~**dauer** *f* duration of treatment / ~**effizienz** *f* treatment effectiveness / ~**einrichtung** *f* treatment facility / ~**erfolg** *m* success of therapy / **unmittelbarer** ~**erfolg** *m* direct treatment effect / ~**ergebnis** *n* result of treatment / ~**gespräch** *n* treatment interview / **ganzheitliches** ~**konzept** holistic treatment concept / ~**methode** *f* therapeutic method, clinical procedure, method of treatment / **interdisziplinäre** ~**methode** *f* interdisciplinary treatment approach / **physikalische** ~**methode** *f* physical treatment method / ~**neurose** *f* treatment neurosis / ~**plan** *m* treatment programme / ~**planung** *f* treatment planning / ~**raum** *m* consulting room / **interkulturelle** ~**situation** *f* cross–cultural treatment situation/

~technik *f* treatment technique / **~verlauf** *m* course of treatment / **~verweigerung** *f* treatment refusal

Beharren *n* persistence, insistence

beharren persist

beharrlich persevering, persistent, insistent, assiduous / **~ fortfahren etwas zu tun** persist in doing sth.

Beharrlichkeit *f* perseverance, persistence, persistency, steadiness, assiduity

Beharrungs|tendenz *f* tendency to persevere / **~vermögen** *n* inertia

behaupten declare, state, assert, predicate

Behauptung *f* statement, declaration, assertion, predication, proposition

Behaviorismus *m* behaviorism, behavioristic psychology, Watsonian psychology, behavioral psychology / **deskriptiver ~** descriptive behaviorism / **zielgerichteter ~** purposive behaviorism

Behaviorist *m* behaviourist, behaviorist

behavioristisch behaviouristic, behavioristic

Beherrschbarkeit *f* controllability

beherrschen dominate, master, rule

beherrschend dominating

Beherrschung *f* domination, control, mastery, command / **~ der Blase** bladder control / **~ einer Sprache** command of a language, monolingualism / **aktive ~** active mastery

behindert handicapped, disabled / **~ aufgrund äußerer Einwirkung** adventitiously handicapped, disabled / **geistig ~** mentally handicapped, mentally retarded / **körperlich ~** physically handicapped

Behinderte *m,f* handicapped, disabled person / **~ mit angeborener Behinderung** congenitally disabled / **~ mit erworbener Behinderung** adventitiously disabled / **geistig ~** mentally retarded / **geistig schwer ~** profoundly mentally retarded / **geistig stark ~** severely mentally retarded / **sensorisch ~** sensorially disabled

Behinderten|diskriminierung *f* disability discrimination / / **~selbsthilfeprogramm** *n* independent living programme

Behinderung *f* handicap, disability, retardation / **~ einer Sinnesfunktion** sensory handicap / **geistige ~** mental handicap, mental retardation / **geistige ~ mit unspezifischem Schweregrad** mental retardation, severity unspecified / **(leichte/mittelschwere/schwere/schwerste/unbestimmte) geistige ~** (mild/moderate/severe/profound/unspecified) mental retardation / **geistige ~ psychosozialen Ursprungs** psychosocial mental retardation / **körperliche ~** physical disability

behutsam careful, cautious

Behutsamkeit *f* carefulness, caution, wariness

Bei|behaltung *f* retention, maintenance / **~geschmack** *m* after-taste / **~nerv** *m* accessory nerve, spinal accessory nerve / **~stand** *m* assistance, support, assistant / **~trag** *m* contribution

Beichte *f* confession

beichten confess

Beichtskrupel *m* scruples of confession

beid|äugig binocular / **~händig** ambidextrous, ambidextral, two-handed / **~ohrig** binaural, binotic / **~seitig** ambilateral

beiderseitig bilateral, reciprocal, mutual

Beid|händer *m* ambidexter, ambidextrous person / **~händigkeit** *f* ambidexterity

bei|geordnet coordinate / **~läufig** incidental / **~stehen** assist, support

Beingeflecht *n* lumbosacral plexus

Beischlaf *m* intercourse, sexual intercourse, coitus, coition / **~fähigkeit** *f* potency, sexual potency / **~ ausüben** cohabit / **außerehelicher ~** extramarital intercourse

Beispiel *n* example / **ein ~ sein für etwas** typify, exemplify / **typisches, charakteristisches ~** case in point, epitome

beißen bite

Beiß|impuls *m* impulse to bite / **orale ~phase** *f* oral–biting stage

bejahend affirmative

bekämpfen fight, combat

Bekanntheit *f* familiarity

Bekanntheits|faktor *m* familiarity factor / **~gefühl** *n* familiarity feeling / **~grad** *m* **im Markt** penetration / **~qualität** *f* feeling of familiarity without memory image / **~täuschung** *f* illusion of déjà–vu, déjà entendu, error of recognition, paramnesia, pseudomemory, false recognition

Bekanntschaft *f* acquaintance

bekehren convert, proselytize

Bekehrte *m,f* convert, proselyte

Bekehrungserlebnis *n* experience of conversion

bekennen confess, admit, avow

Bekenntnis *n* confession

beklagen (sich) complain

beklemmend oppressive

Beklemmung *f* oppression, anguish, anxiety / **intensive ~** intensive anxiety, daymare

Beklemmungsgefühl *n* feeling of oppression, sensation of constriction

Beklommenheit *f* uneasiness, apprehensiveness

bekräftigen reinforce, strengthen, confirm, endorse, corroberate

Bekräftigung *f* reinforcement, confirmation, endorsement, corroboration

bekümmert worried, concerned, troubled

Bel *n* bel (10 Decibel)

belanglos irrelevant, insignificant

Belastbarkeit *f* load capacity, maximum stress, resilience / **psychologische ~** psychological resilience

belastet loaded, burdened, charged, stressed / **erblich ~** inherited

belästigen bother, trouble, molest

Belästigung *f*, **sexuelle** sexual harassment

Belastung *f* load, strain, stress / **~ pflegender Angehöriger** caregiver burden / **berufliche ~** occupational stress / **emotionale ~** emotional strain, emotional stress / **erbliche ~** heriditary tendency / **physische ~** physical strain / **psychische ~** psychological stress / **schwere ~** severe stress

Belastungs|fähigkeit *f* load capacity, resistance to stress / **~probe** *f* tolerance test / **~toleranz** *f* effort tolerance / **~zeuge** *m* prosecution witness / **akute ~reaktion** *f* acute stress reaction, posttraumatic stress disorder / **akute ~störung** *f* acute stress disorder / **posttraumatische ~störung** *f* posttraumatic stress disorder

beleben animate

belebend stimulating, animating, analeptic

belebt animate

Belebtsein *n* animation

Beleg|leser *m* optical scanner / **~zelle** *f* acid cell, parietal cell

Belegschaft *f* staff, personnel, manpower, work force

Belehrung *f* instruction, information, indoctrination, tuition

Beleibtheit *f* stoutness, corpulence

beleidigen insult, offend

beleidigend insulting, offensive

Beleidigung *f* insult, offence, offense

Beleuchtung *f* illumination, light, lighting

Beleuchtungs|flimmern *n* illumination flicker / **~intensität** *f* illuminance / **~gesetz** *n* law of illuminance, law of illumination

Belichtungs|rhythmus *m* bright rhythm / **~zeit** *f* sensitisation period, sensitisation time, exposure time

Beliebtheit *f* popularity

Beliebtheitsführer *m* sociocentre

Bell|–Delirium *n* Bell's disease, Bell's mania / **~–Krankheit** *f* Bell's disease, Bell's mania / **~–Lähmung** *f* Bell's palsy, Bell paralysis / **~–Magendie–Regel** *f* Bell–Magendie law, Bell's law /

~–Phänomen *n* Bell's phenomenon / **~–Regel** *f* Bell's law / **~'sche Manie** *f* Bell's mania / **~–Zeichen** *n* Bell's phenomenon

Belladonna|abusus *m* atropinism, atropism / **~–alkaloid** *n* belladonna alkaloid

belohnen reward

Belohnung *f* reward, positive reward, gratification, remuneration, pay–off / **~ mit Münzen** token reward, monetary reward / **bevorzugte ~** preferred reward / **externale ~** external reward, extrinsic reward, extraneous reward / **finanzielle ~** monetary reward / **internale ~** internal reward, intrinsic reward / **konditionierte ~** conditioned reward / **negative ~** negative reward / **positive ~** positive reward / **stimulierende ~** stimulating reward / **verzögerte ~** delayed reward

Belohnungs|aufschub *m* delay of gratification / **~erwartung** *f* reward expectancy / **~plan** *m* compensation schedule, reward schedule / **~situation** *f* reward situation / **~zuteilung** *f* reward allocation

Belonephobie *f* belonephobia, extreme fear of needles

Bemächtigungstrieb *m* instinct to take possession, possessiveness

Bemegrid *n* bemegride

bemerkbar perceptible, sensible, noticeable

bemerken note, observe, perceive, notice

bemerkenswert noteworthy, remarkable, notable

Bemühen *n* effort, endeavour / **~ um Objektivität** objectifying attitude, endeavour to be objective

bemühen (sich) strive, endeavour

Bemühung *f* effort, endeavour / **eifrige ~** nisus / **gemeinschaftliche ~en** *fpl* community efforts

Bemuttern *n* mothering

benach|bart neighbouring, adjacent, contiguous / **~richtigen** inform, notify / **~teiligen** discriminate against

benachteiligt disadvantaged, underprivileged, handicapped, discriminated, deprived / **kulturell ~** culturally disadvantaged / **sozial ~** socially disadvantaged / **wirtschaftlich ~** economically disadvantaged

Benachteiligung *f* disadvantage, discrimination / **~ im Arbeitsleben** job discrimination / **~ von Minoritäten im gesellschaftlichen Leben** minority group discrimination / **kulturelle ~** cultural discrimination, cultural deprivation

Benachteiligungswahn *m* delusion of prejudice

Benactyzin *n* benactyzine / **~ Hydrochlorid** *n* benactyzine–hydrochloride

Benadryl *n* benadryl, diphenhydramine

Benehmen *n* behaviour, behavior, conduct / **asoziales ~** antisocial behaviour / **formelles ~** stylized behaviour / **steifes ~** angularity

benehmen (sich) behave oneself, conduct oneself

benennen name, designate, nominate

Benennen *n* naming

Benennung *f* designation, labelling

Benennungsmethode *f* nomination technique

Benerezeptor *m* benereceptor

benommen benumbed, dazed, stunned, stupefied, numbed

Benommenheit *f* benumbedness, obnubilation, stupor, stupefaction, dizziness / **hypoglykämische ~** hypoglycaemic stupor

Benotung *f* grading, marks, grades / **~ in der Schule** scholastic grading

Benussi|–Täuschung *f* Benussi illusion / **~–Versuch** *m* Benussi's experiment

Benzedrin *n* benzedrine

Benzin|ismus *m* petrol sniffing, gasoline sniffing / **~sucht** *f* petrol sniffing, gasoline sniffing

Benzodiazepin *n* benzodiazepine / **~agonist** *m* benzodiazepine agonist / **~ antagonist** *m* benzodiazepine antagonist

Beobachten *n* observation, observing, scanning / **gerichtetes ~** biased scanning

beobachten observe, notice, see

Beobachter *m* observer / **gleichwertige ~** matched observers / **teilnehmender ~** participant observer

Beobachtung *f* observation / **erkenntnistheoretische ~** epistemic observation / **fehlerhafte ~** malobservation / **fraktionierte ~** time sampling / **gleichzeitige ~** concomitant observation / **klinische ~** clinical observation / **natürliche ~** natural observation, naturalistic observation / **planmäßige ~** methodical observation / **schlechte ~** malobservation / **unauffällige ~** unobtrusive observation

Beobachtungs|ausgleich *m* adjustment of observations / **~bedingungen** *fpl* experimental conditions / **~bogen** *m* observation record, behaviour record / **~fehler** *m* error of observation, error of measurement / **zufälliger ~fehler** *m* incidental error of observation / **~klasse** *f* special class for difficult children, observational class / **~lernen** *n* imitative learning, vicarious learning, observational learning / **~methode** *f* observational method, observation method / **~reihe** *f* series of observations, sequence of observations / **~wahn** *m* delusion of observation, mania of being noticed

Bequemlichkeit *f* convenience

Bequemlichkeitstraum *m* convenience dream

beraten advise, give advice, consult, counsel

beratend consulting, consultative, advisory

Berater *m* consultant, counsellor, counselor, adviser, advisor / **~ausbildung** *f* counsellor education / **~einstellung** *f* attitude of the counsellor / **~ in Ausbildung** counsellor trainee / **~merkmale** *npl* characteristics of the counsellor / **~persönlichkeit** *f* personality of the counsellor / **~rolle** *f* role of the counsellor / **religiöser ~** spiritual adviser / **psychologischer ~** psychological consultant, counsellor, counselor

Beratung *f* counselling, guidance, advice, advice therapy, consultation, counsel / **~ durch Fachleute** professional consultation / **~ durch Kollegen** peer counselling / **~ vor der Ehe** premarital counselling / **direkte ~** directive counselling / **genetische ~** genetic counselling / **indirekte ~** nondirective counselling / **lenkende ~** directive counselling / **nicht–direktive ~** nondirective counselling / **pädagogische ~** educational guidance / **psychologische ~** psychological counselling / **psychotherapeutische ~** psychotherapy, psychotherapeutic counselling / **seelsorgerische ~** pastoral counselling

Beratungs|dienst *m* advisory service / **~dienst für Studenten** student personnel services, student counselling services / **~gespräch** *n* counselling interview, treatment interview / **~lehrer** *m* counselling teacher / **~psychologe** *m* counselling psychologist / **~psychologie** *f* counselling psychology / **~stelle** *f* advisory centre, guidance clinic / **psychologische ~stelle** *f* psychological counselling clinic / **schulpsychologische ~stelle** *f* educational counselling centre / **~stufen** *fpl* counselling ladder / **~therapie** *f* counselling, therapeutic counselling

berauben deprive

beraubt deprived

Beraubung *f* deprivation, dispossession

berauschend intoxicating, inebriant

berauscht intoxicated, inebriate, drunk

berechenbar computable, calculable

berechnend calculating

Berechnung *f* calculation, computation / **falsche ~** miscalculation

berechtigt legitimate

Berechtigung *f* authorisation, legitimation, eligibility / ~ **zur Berufsausbildung** professional licensing

Bereich *m* field, area, region, zone, range, scope, territory, sphere / ~**e** *mpl* **der Psychologie** fields of psychology / ~ **der hörbaren Frequenzen** auditory spectrum / ~ **der Indifferenz** latitude of noncommitment / ~ **des Akzeptierens** latitude of acceptance / ~ **des Sehens** visibility range / ~ **einer Verteilung** partile / **farbloser** ~ colourness interval, photochromatic interval / **kritischer** ~ critical region / **psychosomatischer** ~ psychosomatic sphere

Bereit|schaft *f* readiness, preparedness, tendency / ~**schaftspotential** *n* readiness potential / ~**schaftsprinzip** *n* availability principle / ~**stellungskrankheiten** *fpl* disorders of the disposition of emotions / ~**willigkeit** *f* readiness, compliance

bereuen regret, repent

Berger–Rhythmus *m* Berger rhythm

Bericht *m* report

berichtigen correct, rectify

Berichtigung *f* correction, rectification

Berliner Schule *f* Berlin School, Gestalt Psychology

Bernhardt–Roth Syndrom *n* Bernhardt's paraesthesia, meralgia paraesthetica

Bernouilli|–Kurve *f* Bernouilli curve / ~**–Theorem** *n* Bernouilli theorem / ~**–Verteilung** *f* Bernouilli curve, Bernouilli distribution

Bernsteinsäure–bis–cholinester *m* succinylcholine

berücksichtigen consider, regard

Berücksichtigung *f* consideration

Beruf *m* occupation, vocation, profession, job, trade, craft / ~ **der Eltern** parental occupation

beruflich occupational, professional, vocational

Berufs|analyse *f* job analysis / ~**anforderungen** *fpl* occupational requirements, job requirements / ~**arbeit** *f* professional work, paid work / ~**ausbildung** *f* vocational education, professional training, vocational training, career education, professionalism / ~**auslese** *f* occupational selection, vocational selection / ~**ausübung** *f* professionalism / ~**berater** *m* vocational counsellor / ~**beratung** *f* vocational counselling, professional guidance, vocational guidance, occupational guidance, career guidance / ~**beratungsstelle** *f* vocational guidance office, vocational guidance center / ~**bild** *n* job specification, job description, job analysis / ~**ebene** *f* occupational level / ~**eignung** *f* vocational aptitude, professional aptitude, occupational ability, vocational ability / ~**eignungsdiagnostik** *f* vocational diagnostics / ~**eignungsprüfung** *f* vocational aptitude test / ~**eignungstest** *m* vocational aptitude test, trade test, aptitude classification test / **allgemeine** ~**eignungstestbatterie** *f* general aptitude test battery / ~**erfahrung** *f* job experience, job experience level / ~**erfolg** *m* occupational success / ~**erfolgsprognose** *f* occupational success prediction / ~**ethik** *f* professional ethics / ~**gefährdung** *f* occupational risk / ~**gruppe** *f* occupational group, occupational family / ~**interesse** *n* vocational interest, occupational interest, career preference / ~**interessentest** *m* occupational interest inventory, vocational interest inventory, occupational preference inventory / ~**jargon** *m* insider slang / ~**klassifikation** *f* job classification / ~**kodex** *m* professional code / ~**komplex** *m* occupational complex / ~**konflikt** *m* job conflict / ~**krankheit** *f* occupational disease, work–related illness / ~**kunde** *f* vocational instruction / ~**neigung** *f* occupational preference, vocational preference / ~**neurasthenie** *f* occupational neurasthenia / ~**neurose** *f* occupational neurosis, vocational neurosis, professional neurosis, craft neurosis, coordinated business neurosis, professional neurasthenia, occupation neurosis / ~**norm** *f* occupational norm, professional standard / ~**orientierung** *f* vocational orientation / ~**pädagogik** *f* vocational education / ~**problem** *n* occupational problem / ~**psychologie** *f* occupational psychology, vocational psychology, work psychology / ~**reife** *f* career maturity, vocational maturity / ~**risiko** *n* occupational hazard / ~**schädigung** *f* industrial injury / ~**schicht** *f* occupational category / ~**schule** *f* vocational school / **gewerbliche** ~**schule** *f* technical school / ~**schüler** *m* vocational–school student / ~**schullehrer(in)** *m,f* vocational teacher / ~**sprache** *f* professional language, jargon / ~**tätigkeit** *f* **beider Partner** both partners working / ~**test** *m* occupational test / ~**typologie** *f* occupational typology / ~**unfähigkeit** *f* disability, disablement / ~**unfall** *m* occupational accident, on–duty accident / ~**verband** *m* professional association, professional organisation / ~**verfehlung** *f* vocational maladjustment / ~**vorbereitung** *f* vocational training / ~**vorbereitungskurse** *mpl* career education / ~**wahl** *f* vocational choice, career choice, occupational choice / **untypischer** ~**weg** *m* nontraditional career / ~**wechsel** *m* career change / ~**ziel** *n* occupational aspirations / ~**zulassung** *f* professional certification, professional licensing

berufs|bedingt job–related, vocational / ~**begleitend** inservice / ~**bildend** professional (training) / ~**fähig** employable / ~**nah** job–related / ~**orientiert** professionally oriented / ~**tätig** employed / ~**unfähig** disabled, unable to work / ~**widrig** unprofessional

Berufung *f* vocation, calling, appointment

Berufungswahn *m* messianic delusion

beruhigen calm, soothe, tranquillize, tranquilize

beruhigend sedative, calmative, calming, tranquillizing

Beruhigung *f* sedation, calming, tranquilization, pacification, reassurance

Beruhigungs|mittel *n* sedative, tranquilliser, tranquilizer, contrastimulant, soothing medicine, calming medicament, soothing agent, appeaser / **leichtes** ~**mittel** *n* minor tranquilliser, minor tranquilizer, light sedative / ~**spritze** *f* sedative injection

Berühmtheit *f* fame, celebrity

berühren touch

Berührung *f* touch, contact / **manuelle** ~ **der Geschlechtsteile des Partners** contrectation

Berührungs|angst *f* fear of being touched, haptephobia, haptophobia / ~**assoziation** *f* association by contiguity / ~**empfindlichkeit** *f* sensitiveness to being touched, sensitivity to touch / ~**empfindung** *f* contact sensation, tactile sensation / **gestörte** ~**empfindung** *f* dysaesthesia, dysesthesia / ~**furcht** *f* mysophobia / ~**kontakt** *m* contact by touch / ~**punkt** *m* point of contact / ~**reiz** *m* thigmotaxis, tactile stimulus / ~**rezeptor** *m* touch receptor / ~**schmerz** *m* haphalgesia / ~**tabu** *n* taboo against touching / ~**täuschung** *f* tactile illusion / ~**unbehagen** *n* haptodysphoria / ~**zwang** *m* compulsion to touch objects, délire de toucher, folie de toucher

berührungsempfindlich sensitive to touch

Besamung *f* insemination

besänftigen calm, soothe

Beschaffenheit *f* state, condition, quality, nature, constitution / ~ **des Charakters** psychological constitution / **körnige** ~ granularity / **natürliche** ~ nature / **organische** ~ organicity

Beschaffungskriminalität *f* drug–related crime

Beschäftigung *f* occupation, engagement, employment

Beschäftigungs|bedingungen *fpl* employment conditions / ~**delir** *n* business mania, occupational delirium / ~**drang** *m* ergasiomania, ergomania, urge to be active / **~lähmung** *f* occupational paralysis, occupational paresis / **~neurose** *f* occupational neurosis, professional neurosis, vocational neurosis, professional hyperkinesis, professional hyperkinesia / **~situation** *f* employment status / **~therapeut** *m* occupational therapist / **~therapie** *f* occupational therapy, work therapy, remedial exercises, work cure / **~wahn** *m* occupational delirium, professional delirium / **~zwang** *m* compelling urge of overactivity

beschäftigungslos unemployed, unoccupied

beschaulich contemplative, meditative

bescheiden modest, self–effacing, unpretentious, unassuming

Bescheidenheit *f* modesty, unassumingness, self–effacement / **übermäßige ~** diffidence

Bescheinigung *f* certification

beschimpfen insult

beschleunigen accelerate, speed up, quicken

Beschleunigung *f* acceleration, speeding–up / **negative ~** negative acceleration, retarded acceleration / **positive ~** positive acceleration

Beschleunigungs|effekt *m* acceleration effect / **~messer** *m* accelerometer / **~sensor** *m* acceleration sensor / **~wirkung** *f* acceleration effect

beschließen resolve, decide, determine

Beschluss *m* decision, resolution

Beschneidung *f* circumcision

beschränkend restrictive, limitative, limitary

Beschränktheit *f* dullness, stupidity, obtuseness, feeble–mindedness

Beschränkung *f* restriction, limitation, constraint, restraint / **~ der Kinderzahl** limitation of family size / **erbbedingte ~en** *fpl* genetically determined restrictions / **materielle ~** material constraint

beschreibbar describable

beschreiben describe, characterize, report / **genau ~** specify

beschreibend descriptive

Beschreibung *f* description / **~ aller Verhaltensweisen einer Tierart** ethogram / **genaue ~** specification

Beschreibungsmethode *f* descriptive method

Beschuldigung *f* accusation, charge, indictment, inculpation, blame

Beschützer *m* protector

Beschwerde *f* complaint

Beschwerden *fpl* uneasiness, discomfort / **~ beim Wasserlassen** dysuria / **funktionelle ~** functional complaints / **gesundheitliche ~** health complaints / **nervöse ~** nervous complaints, nervous trouble / **prämenstruelle ~** premenstrual molimen

Beschwichtigung *f* appeasement, appeasing

Beschwichtigungs|gebärde *f* appeasing gesture / **~verhalten** *n* appeasing behaviour

beschwindeln swindle, cheat

beschwören swear, conjure

Beschwörung *f* evocation, conjuration, incantation

Beschwörungshandlung *f* swearing–in ceremony

beseelt animated

Beseelung *f* animation

besehen view, inspect

beseitigen remove, eliminate

Beseitigung *f* removal, elimination

besessen obsessed, possessed, passionate / **~ von bösen Geistern** possessed by evil spirits / **~ von Dämonen** possessed by demons

Besessene *m,f* demonomaniac, maniac, fanatic

Besessenheit *f* obsession, possession, spirit possession, fanaticism, cacodaemomania, demonopathy / **~ von einer einzigen Idee** monomania / **körperliche ~** somatic obsession / **künstliche ~** artificial obsession / **manifeste** ~ manifest obsession / **somnambule** ~ somnambulic obsession / **triebhafte** ~ impulsive obsession

Besessenheits|wahn *m* demonomania / **~zustand** *m* possession disorder

besetzbar cathectible, susceptible to cathexis, susceptible

Besetzbarkeit *f* cathectibility

besetzen cathect

besetzt cathected, cathexed, cathectic / **regressiv** ~ regressively cathected

Besetzung *f* cathexis, cathection, exocathexis, attachment, occupation/ ~ **mit Energie** energy charge / **affektive** ~ affective cathexis, charge of affect / **regressive** ~ regressive cathexis

Besetzungs|energie *f* cathectic energy / **~intensität** *f* cathectic intensity, intensity of cathexis

Besinnen *n* reflection, recollection

Besinnlichkeit *f* contemplativeness, meditation

Besinnung *f* recollection, consciousness, reflection

Besinnungs|fähigkeit *f* reflective ability / **~losigkeit** *f* senselessness, insensibility, unconsciousness

besinnungslos unconscious, insensible

Besitz *m* possession / **~gier** *f* possessiveness / **~streben** *n* possessive instinct, possessiveness, possessivity

besitzen own, possess / **eine Erwartungshaltung** ~ preperceive

besondere(r,s) particular, special

Besonderheit *f* peculiarity, particularity, speciality, distinctiveness, characteristic

besonnen sober, sober–minded, level–headed, prudent

Besonnenheit *f* circumspection, deliberation, presence of mind, soberness, sober–mindedness, prudence, considerateness

Besorgnis *f* worry, concern, apprehensiveness

besorgt anxious, apprehensive, worried, concerned / **übermäßig** ~ overprotective

Besorgtheit *f* anxiousness, concern, apprehension / **übergroße** ~ **der Mutter** maternal overprotection

Besprechung *f* discussion, meeting, conference

bessern (sich) ameliorate, improve, become better

Besserung *f* improvement, recuperation, remission, recovery

Besserungs|anstalt *f* correctional institution, reformatory, house of correction / **~maßregel** *f* correctional measure, reformatory measure

besser werden improve

beständig permanent, lasting, stable, invariable, invariant

Beständigkeit *f* constancy, stability, self–consistency, invariability, invariance / ~ **der Bewegung** constancy of movement / ~ **der Körperhaltung** stability of posture

Bestandspotential *n* resting potential, maintained potential

Bestandteil *m* component, constituent / **wesentlicher** ~ essential part

bestätigen confirm

Bestätigung *f* confirmation, corroboration, acknowledgment / ~ **einer Aussage** acceptance remark / ~ **einer Hypothese** verification of a hypothesis

Bestätigungs|fähigkeit *f* confirmability / **~reaktion** *f* yes reaction, affirmation / **~traum** *m* corroborating dream

bestechen corrupt, bribe

bestehen (auf) insist on, persist in

bestehen (nebeneinander) coexist

bestehend existing / **nicht** ~ nonexistent

Bestehlungswahn *m* delusion of robbery

bestialisch bestial, brutal

Bestialismus *m* bestiality, sodomy

Bestialität *f* bestiality, brutality

bestimmen determine, decide, analyse / **im voraus** ~ predetermine

bestimmend determining, determinative, determinant, decisive

bestimmt determined, firm, certain, given, precise

Bestimmtheit *f* certainty

Bestimmtheitsmaß *n* coefficient of determination

Bestimmung *f* determination, decision, destination / **~ der Farbtüchtigkeit** chromoptometry, test of color vision / **~ der Ursachen** analysis of causes / **~ eines Begriffs** definition of a concept / **vollständige ~** finite state

Bestimmungs|faktor *m* determining factor, determiner / **~gleichung** *f* equation of condition / **~grund** *m* motive / **~ort** *m* **einer Kommunikation** destination of a message

bestrafen punish, penalize, chastise

Bestrafung *f* punishment, chastisement / **~ des Selbst** autopunitive act / **nach außen gerichtete ~** extrapunitive act / **negative ~** negative punishment

Bestrahlungs|aufgabe *f* irradiation task / **~therapie** *f* radiation therapy

Bestreben *n* endeavour, effort, desire, nisus

bestürzt dismayed, consternated, perplexed, shocked, upset

Bestürztheit *f* reactive dismay, consternation

Bestürzung *f* dismay, reactive dismay, consternation, perplexity, shock

Besuchs|recht *m* **bei Kindern** visitation rights

Beta beta / **~–Adrenorezeptor** *m* beta–adrenergic receptor / **~–Amyloid** *n* beta amyloid / **~–Bewegung** *f* beta movement, apparent movement / **~blocker** *m* beta–blocker, beta–blocking drug / **~–Carbolin** *n* beta–carboline / **~–Endorphin** *n* beta–endorphin / **~–Fehler** *m* error of second kind, type II error / **~–Gewicht** *n* beta weight, beta coefficient / **~–Hypothese** *f* beta hypothesis / **~–Koeffizient** *m* beta coefficient, beta regression coefficient, beta weight / **~–Reaktion** *f* beta response / **~–Rezeptorenblocker** *m* beta–blocker, beta–adrenergic receptor blocking agent / **~–Rhythmus** *m* beta rhythm / **~–Strahl** *m* beta ray / **~–Test** *m* beta test / **~–Verteilung** *f* beta distribution / **~–Welle** *f* beta wave

beta–adrenerg beta–adrenergic

betagt aged

Betasten *n* palpation

betasten touch, feel, palpate

Betätigung *f* activity / **~ eines Hebels** operation of a lever / **körperliche ~** physical work / **sexuelle ~** sexual activity

Betätigungs|drang (krankhafter) hyperbulia / **~reaktion** *f* confirming reaction

betäuben stun, anaesthetise, anesthetize, dope, numb

betäubend stunning, anaesthetic, narcotic, intoxicating

betäubt numb, stunned

Betäubung *f* anaesthetisation, anesthetization, narcosis, stupefaction / **örtliche ~** local anaesthesia, regional anaesthesia

Betäubungsmittel *n* narcotic, narcotic drug, anaesthetic, anaesthetic drug / **~abhängige** *m/f* narcotic addict / **~gesetz** *n* narcotics act / **~sucht** *f* narcotic addiction, drug addiction, narcotism / **~süchtige** *m/f* narcotic addict, drug addict

Betäubungstrinker *m* escape drinker

beteiligt sein be involved

Beteiligung *f* involvement, participation

Beteuerung *f* protestation

betonen accentuate, stress, emphasize

Betonung *f* accent, emphasis, intonation / **~ der Introspektion** introspectionism / **~ des Gekünstelten** artificialism

betrachten regard, view

Betrachtung *f* reflection, meditation / **beschauliche ~** contemplation

Betrachtungsweise, emotionale emotionalism / **mechanistische ~** mechanomorphism

Betrag *m* amount

Betragen *n* conduct / **anständiges** ~ propriety of conduct / **schlechtes** ~ misbehaviour, misconduct

betragen (sich) behave, conduct

Betragenseigenschaften *fpl* attitudinal qualities

Betreuung *f* care, custody of persons of full age / ~ **einzelner Sozialfälle** case work / **mütterliche** ~ mothering

Betrieb *m* business, company, factory

Betriebs|führung *f* business management / **wissenschaftliche** ~**führung** *f* scientific management, efficiency engineering / ~**klima** *n* employee attitudes, morale / ~**neurose** *f* industrial neurosis / ~**psychologe** *m* industrial psychologist / ~**psychologie** *f* industrial psychology / ~**stoffwechsel** *m* metabolism of activity, functional metabolism / ~**system** *n* operating system / ~**unfall** *m* industrial accident, occupational accident, on–duty accident, industrial injury / ~**wirtschaftsstudent** *m* business student

betrinken (sich) get drunk

betrübt afflicted, distressed

Betrug *m* swindle, deception, fraud

betrügen cheat, swindle

Betrüger *m* cheat, defrauder, swindler, impostor

betrügerisch deceitful, fraudulent

betrunken drunk, drunken, inebriated, intoxicated / ~**machen** inebriate

Betrunkene *m,f* drunkard, inebriate

Betrunkenheit *f* drunkenness, alcohol intoxication, inebriation, inebrity

betteln beg

Bettelverhalten *n* begging

Bett|nässen *n* bed–wetting, enuresis, enuresis nocturna, nocturnal enuresis / ~**nässer** *m* bed–wetter, enuretic / ~**sucht** *f* morbid sleepiness, bed craving

Betz–Pyramidenzelle *f* Betz cell

Beuge|muskel *m* flexor, flexor muscle / ~**reflex** *m* flexion reflex, flexor reflex / ~**tonus** *m* flexor tonus

Beuger *m* flexor

Beugung *f* flexion, deflection, inflection / ~ **nach rückwärts** turning backward / ~ **nach vorwärts** bending forward

Beule *f* **hysterische** clavus hystericus

beunruhigend alarming, distressing, disturbing

Beunruhigung *f* disturbance, alarm

Beurteilen *n* assessment / **kritisches** ~ criticism

beurteilen appraise, judge, assess, rate

Beurteiler *m* rater, judge / **unabhängiger** ~ independent judge

Beurteilte *m,f* ratee

Beurteilung *f* judgement, judgment, evaluation, assessment, appraisal, rating, judgement rating / ~ **der Soziabilität** sociability rating / ~ **des Lehrererfolgs** evaluation of teacher effectiveness / **interindividuell–vergleichende** ~ rating across subjects / **klinische** ~ clinical judgement / **persönliche** ~ personal evaluation / **psychiatrische** ~ psychiatric evaluation / **psychologische** ~ psychological evaluation / **psychophysische** ~ psychophysical judgement / **vergleichende** ~ comparative judgment

Beurteilungs|fehler *m* error of judgment, error of observation / ~**fehler** *m* **aufgrund zu großer Nachsicht** leniency error, lenience error / ~**gespräch** *n* appraisal interview / ~**methode** *f* method of rating / ~**programm** *n* assessment programme / ~**skala** *f* rating scale / **graphische** ~**skala** *f* graphic scale / **subjektives** ~**verfahren** *n* subjective estimate method / ~**zentrum** *n* assessment centre

Beuteltier *n* marsupial

Bevölkerung *f* population

Bevölkerungs|dichte *f* population density / ~**genetik** *f* population genetics / ~**gruppe** *f* subpopulation / ~**merkmale** *npl* population characteristics / ~**schicht**

f social stratum, social class / **~statistik** *f* demography, vital statistics / **~trennung** *f* segregation / **~wissenschaft** *f* demography

Bevollmächtigung *f* delegation, delegation of power, power of attorney

Bevormundung *f* patronage / **~ durch Autoritätspersonen** paternalism

bevorzugt preferential, preferred, privileged

Bevorzugung *f* preference / **~ Einheimischer gegenüber Immigranten** nativism / **~ aufgrund der Position** position preference / **berufliche ~** career preference / **künstlerische ~** aesthetic preference

Bevorzugungs|skala *f* preference scale / **~test** *m* preference scale

bewahren safeguard, maintain, preserve

Bewärung *f* probation / **~ nach bedingter Haftentlassung** parole

Bewährungs|frist *f* parole / **~helfer** *m* parole officer, probation officer / **~hilfe** *f* probation service / **~kontrolle** *f* verification, follow–up

bewältigen master, cope with, manage

Bewältigung *f* coping / **aktive ~** active coping / **passive ~** passive coping

Bewältigungs|strategie *f* coping strategy / **~stil** *m* coping style / **~trieb** *m* mastery instinct, need for domination / **~verhalten** *n* coping behaviour

bewegen move, locomote

bewegend moving / **koordiniert ~** eupraxic

Beweggrund *m* motive, inducement, motivation, reason / **allgemeiner ~** primary goal / **zuverlässiger ~** dependable motive

beweglich movable, mobile, flexible, agile / **übermäßig ~** acrocinetic

Beweglichkeit *f* agility, mobility, nimbleness / **körperliche ~** physical agility / **pathologisch verminderte ~** hypokinesis / **übermäßige ~** hypermotility, hyperkinesis, acrokinesia, acrokinesis, acrocinesis, acrocinesia

Bewegung *f* movement, motion, locomotion, kinesia, kinesis / **~ durch Lichtenergie** photokinesis / **~ gespannter Muskeln** tension movement / **~ nach oben** sursumduction, supraduction / **~ von Gegenständen durch psychische Einwirkung** apport / **~ zur Mittellinie des Körpers** adduction / **aktive ~** active movement / **amöbenartige ~** amoeboidism, amoebism, ameboidism, amebism / **ballistische ~** ballistic movement / **begleitende ~** synkinesia, synkinesis / **choreaartige ~en** *fpl* choreiform movements / **durch Wärme bedingte ~** thermotaxis, thermotropism / **extremistische ~** radical movement / **gerichtete ~** intentional movement / **krampfartige ~** convulsive movement / **paarweise ~ der Augen** conjugate movements / **paradoxe ~** apparent movement / **passive ~** passive movement, allokinesis, allocinesis / **peristaltische ~** peristaltic / **psychoanalytische ~** psychoanalytic movement / **radikale ~** radical movement / **ruckartige ~** saccadic movement / **rückläufige ~** retrograde movement / **sinnlose ~** useless movement / **soziale ~** social movement / **spastische ~** spastic movement / **stroboskopische ~** stroboscopic motion / **übermäßige ~en** *fpl* hyperkinesia, hypercinesis / **unkoordinierte ~en** *fpl* uncoordinated movement, motor diffusion / **unwillkürliche ~** automatic movement, ideomotor movement, involuntary movement / **verkehrte, unregelmäßige ~en** *fpl* parakinesis, paracinesis, parakinesia / **verlangsamte ~en** *fpl* bradykinesia, bradykinesis / **willkürliche ~** voluntary movement, intentional movement / **zielgerichtete ~** goal–directed movement

Bewegungs|ablauf *m* motor sequence / **normaler ~ablauf** *m* eupraxia / **ruckartiger ~ablauf** *m* saccadic speed / **verlangsamter ~ablauf** *m* bradypragia / **~abläufe** *mpl* coordinated movements / **~ablaufstörung** *f* motor disorder / **~angst** *f* ergasiophobia, ergophobia / **~antwort** *f* kinaesthetic response / ~**armut** *f* acinesia, akinesis, hypokinesia / ~**ataxie** *f* locomotor ataxia / ~**ausdehnung** *f* span of movements / ~**ausrichtung** *f* **nach den Druckverhältnissen** osmotaxis / ~**beschränkung** *f* restriction of movement / ~**bild** *n* pattern of motion / ~**determinante** *f* movement determinant / ~**drang** *m* physical agility, motor drive, hyperactivity, motor impulse, displacement impulse, unrest / **abnorm gesteigerter** ~**drang** *m* hypermotility / **hysterischer** ~**drang** *m* acathisia, akathisia / ~**einschränkung** *f* restricted movement / ~**elimination** *f* dropping out of movements / ~**empfindlichkeit** *f* kinaesthetic sensibility / ~**empfindung** *f* motor sensation, sensation of motion, kinaesthesia, kinaesthesis, kinesthesia, kinesthesis / ~**energie** *f* kinetic energy / ~**fähigkeit** *f* motility / ~**feld** *n* motor area / ~**freiheit** *f* freedom of movement / ~**gedächtnis** *n* kinaesthetic memory / ~**halluzination** *f* kinaesthetic hallucination / ~**hilfsmittel** *npl* mobility aid / ~**konstanz** *f* constancy of movement / ~**kontrolle** *f* motor control, control of movement / ~**koordination** *f* coordination of movements, motor coordination / ~**kraft** *f* motor power, motor force / ~**krankheit** *f* motion sickness, cinesia / ~**lehre** *f* kinetics, kinesiology, kinematics / ~**lernen** *n* motor learning / ~**lichtaufnahme** *f* light trace photography / ~**losigkeit** *f* immobility, akinesia, akinesis / ~**lust** *f* pleasure in movement / ~**mangel** *m* hypocinesia, hypocinesis, hypokinesis, hypokinesia / ~**messer** *m* kinesimeter, kinesiometer / ~**nachbild** *n* after–effect of movement, after–movement, motion after–effect / ~**nerv** *m* nerve of expression, locomotor nerve, motor nerve / ~**nystagmus** *m* kinetic nystagmus / ~**parallaxe** *f* motion parallax / ~**programm** *n* movement programme / ~**reaktion** *f* movement response / ~**reiz** *m* movement–produced stimulus, motor stimulus / ~**richtung** *f* direction of motion / ~**richtung** *f* **von Organismen** rheotropism / ~**richtungstäuschung** *f*

kinephantom / ~**ruhe** *f* steadiness / ~**schnelligkeit** *f* rapidity of movements / ~**schwäche** *f* hypomotility / ~**sehen** *n* perception of motion, perception of movement / ~**sinn** *m* muscle sense, motor sense, sense of movement / ~**sperre** *f* stupor, rigidity, akinesis, torpor / ~**stereotypien** *fpl* stereotyped movements / ~**steuerung** *f* motor coordination / ~**störung** *f* movement disorder, motor disorder, motor disturbance / **atypische stereotype** ~**störung** *f* atypical stereotypic movement disorder / **dissoziative** ~**störung** *f* dissociative motor disorder / **medikamenteninduzierte** ~**störung** *f* medication–induced movement disorder / **stereotype** ~**störung** *f* stereotypic movement disorder, stereotyped movement disorder / **stereotype** ~**störung** *f* **mit selbstschädigendem Verhalten** stereotypic movement disorder with self–injurious behaviour / ~**studie** *f* motion study / ~**sturm** *m* outburst of reaction / ~**täuschung** *f* illusion of movement, motion illusion, apparent movement / ~**therapie** *f* movement therapy, kinesiotherapy, motion therapy, cinesitherapy / ~**übertragung** *f* motor transfer / ~**unruhe** *f* hyperkinesis, hyperkinesia / **kataleptische** ~**unfähigkeit** *f* cataleptic rigidity / ~**unvermögen** *n* loss of the power of motion / ~**verarmung** *f* hypokinesis / ~**verlangsamung** *f* bradykinesia / ~**vorgang** *m* motor process / ~**vorstellung** *f* movement image / ~**wahrnehmung** *f* motion perception, movement perception / ~**zentrum** *n* locomotor centre

bewegungs|arm hypokinetic, acinetic, akinetic / ~**fähig** motile / ~**los** static, motionless / ~**unfähig** unable to move

Beweis *m* proof, evidence, testimony / ~**barkeit** *f* verifiability / ~ **des Widersinns** reduction ad absurdum / **gerichtlicher** ~ legal evidence / **konkreter** ~ material proof / **mutmaßlicher** ~ presumptive evidence / **paläontologischer** ~ palaeontological evidence / **schlüssi-**

ger ~ substantial proof / **vorgeschichtlicher** ~ prehistoric evidence / **wesentlicher** ~ substantial proof

beweisbar provable, verifiable

beweisen prove

Bewerber|auswahl *f* job applicant screening / **~gespräch** *n* job applicant interview

Bewerbung *f* application

Bewerbungsbogen *m* application form

bewerkstelligen manage, bring about, effect

bewerten rate, appraise, evaluate, assess

Bewertung *f* appraisal, evaluation, assessment, rating, judgement rating / **persönliche** ~ personal evaluation / **subjektive** ~ subjective evaluation / **vergleichende** ~ comparative appraisal

Bewertungs|faktor *m* evaluation factor / **~methode** *f* method of rating / **~skala** *f* rating scale / **soziale ~theorie** *f* social evaluation theory

bewirken effectuate, cause, effect

Bewohner *m* resident, inhabitant

bewusst conscious, aware / **~los** unconscious, senseless / **nicht** ~ unconscious / **~seinserweiternd** psychedelic / **~werden** awake

Bewusste *n* conscious

Bewusst|heit *f* attribute of being conscious, awareness / **~losigkeit** *f* unconsciousness, insensibility, apsychia / **~loswerden** *n* loss of consciousness / **~machung** *f* process of making something conscious

Bewusstsein *n* consciousness, awareness, being conscious, sensorium / **abgespaltenes** ~ split–off consciousness / **approximatives** ~ approximative consciousness / **bei** ~ lucid / **doppeltes** ~ double consciousness / **eingeengtes** ~ restricted consciousness, narrowed consciousness / **fluktuierendes** ~ fluctuations of consciousness / **getrübtes** ~ clouded consciousness, clouded mind / **klares** ~ clear mind / **kollektives** ~ collective consciousness / **kosmisches** ~ cosmic consciousness / **matriarchalisches** ~ matriarchic consciousness, passive perception / **patriarchalisches** ~ patriarchic consciousness / **unbewusstes** ~ unconscious awareness / **unterschwelliges** ~ subliminal consciousness / **waches** ~ fully functioning perception

Bewusstseins|abspaltung *f* split–off consciousness / **~änderung** *f* modification of consciousness / **kurzzeitiger ~ausfall** *m* **bei Epilepsie** absence / **~einengung** *f* narrowed consciousness, limited consciousness / **~enge** *f* span of consciousness / **~erweiterung** *f* dilatation of consciousness / **~feld** *n* field of consciousness / **~grad** *m* degree of consciousness, level of consciousness / **~grenzen** *fpl* limits of awareness / **~haltung** *f* process attitude / **~helligkeit** *f* intensity of consciousness, level of consciousness / **~inhalt** *m* conscious mind, content of consciousness, conscious content, mental content / **~klarheit** *f* consciousness / **~kontext** *m* awareness context / **~lage** *f* conscious attitude / **~lücke** *f* mental blackout, blackout of consciousness / **~mutation** *f* mutation of awareness / **~oberfläche** *f* surface of consciousness / **~pause** *f* blackout / **~psychologie** *f* psychology of conscious behaviour / **~rand** *m* fringe of consciousness / **~schwelle** *f* threshold of consciousness / **~spaltung** *f* dissociation of consciousness, splitting of consciousness, schizophrenic condition, mental dissociation / **~sphäre** *f* conscious mind / **~störung** *f* disturbance of consciousness, change in state of consciousness, consciousness disorder, consciousness disturbance, derangement of senses / **flüchtige ~störung** *f* blankness, blackout / **kurzzeitige ~störung** *f* blank, blackout / **traumhafte ~störung** *f* dreamy state / **~strom** *m* stream of consciousness / **~struktur** *f* structure of awareness / **~stufe** *f* level of consciousness / **~tätigkeit** *f* perceptual activity / **motorische ~theorie** *f* motor theory of consciousness / **~trübung** *f* clouding of consciousness, clouded consciousness, disorientation / ~**umfang** *m* span of consciousness, field of consciousness / ~**veränderung** *f* alteration of consciousness / ~**verlust** *m* loss of consciousness / **temporärer** ~**verlust** *m* blackout of consciousness / ~**vorgang** *m* process of consciousness / ~**zustand** *m* state of consciousness, conscious state, consciousness / **diffuser** ~**zustand** *m* diffused perceptivity / **veränderte** ~**zustände** *mpl* altered states of consciousness

Bewusstwerden *n* awareness

bezaubern charm, fascinate, enchant

Bezauberung *f* fascination, enchantment

Bezeichnen *n* marking, labelling

bezeichnen signify, denote, mark, designate, name

bezeichnend characteristic, denotative, typical, symptomatic

bezeichnet specified / **näher** ~ specified / **nicht näher** ~ unspecified

Bezeichnete *n* significate, signified object

Bezeichnung *f* denotation, designation, label, notation, term, name / ~ **für Parapsychisches** psi / ~ **für Psychisches** psi

bezeugen testify, witness

Beziehung *f* relation, relationship, connection / ~**en** *fpl* **zwischen Arbeitgeber und Arbeitnehmern** industrial relations / ~ **zwischen dem Ganzen und seinen Teilen** part–whole relation / ~**en** *fpl* **zwischen den Sozialpartnern** industrial relations / ~**en** *fpl* **zwischen Gruppen** intergroup relations / ~ **zwischen Zeichen und Bedeutung** sign–significance relation / **allelomorphe** ~ allelomorphic relation / **eheliche** ~**en** *fpl* marital relations / **emotionale** ~ affective rapport, emotional rapport / **ethnische und nationale** ~**en** *fpl* ethnic and racial relations / **familiäre** ~**en** *fpl* family relationships / **freundschaftliche** ~**en** *fpl* friendly relations / **funktionelle** ~ functional relation / **gegenseitige** ~ interrelationship / **heterosexuelle** ~ heterosexual relationship / **homosexuelle** ~ homosexual relationship / **internationale** ~**en** *fpl* international relations / **intime** ~**en** *fpl* intimate relationship, sex relationship, sexual relations / **kurvilineare** ~ curvilinear relationship / **ohne soziale** ~ extrasocial / **sexuelle** ~ sexual relation / **sexuelle** ~**en** *fpl* **zu Klienten** professional client sexual relations / **wechselseitige** ~ mutual relation, interrelation / **zwischenmenschliche** ~ interpersonal relation / **zwischenmenschliche** ~**en** *fpl* human relations

Beziehungs|analyse *f* relational analysis / ~**aufnahme** *f* contact / ~**beendigung** *f* termination of relationship / ~**begriff** *m* relative idea / ~**erfassung** *f* eduction of relations and of correlates / ~**hemmung** *f* social inhibition / ~**idee** *f* idea of reference / ~**ideen** *fpl* ideas of reference / ~**klassen** *fpl* relational classes / ~**lernen** *n* relational learning / ~**losigkeit** *f* unconnectedness, unrelatedness / ~**maß** *n* measure of relation / ~**netztherapie** *f* network therapy / ~**psychose** *f* psychosis of reference / ~**psychotherapie** relationship psychotherapy / ~**störung** *f* attachment disorder / **reaktive** ~**störung** *f* **im Säuglingsalter** reactive attachment disorder of infancy / **sexuelle** ~**störung** *f* sexual relationship disorder / ~**syndrom** *n* syndrome of reference / ~**vorstellung** *f* ideas of reference / ~**wahn** *m* delusion of reference, delirium of interpretation / **erotischer** ~**wahn** *m* delusion of erotic reference / **sensitiver** ~**wahn** *m* sensitive delusion of reference

beziehungslos unrelated, unconnected, isolated

bezogen referred / **auf sich selbst** ~ ipsative, self–referred

Bezold–Brücke–Phänomen *n* Bezold–Brücke effect

Bezug *m* reference, anchorage, anchoring / **objektiver** ~ objective reference / **ohne** ~ **auf** non–contingent / **sozialer** ~ social anchoring

Bezugs|achse *f* axis of reference, reference axis / **anatomische ~achse** *f* anatomical axis of reference / **~alter** *n* reference age / **~gruppe** *f* reference group / **religiöse ~gruppe** *f* religious reference group / **~gruppenangehörige** *m,f* peer / **~gruppendruck** *m* peer pressure / **~lautstärke** *f* reference intensity / **~objekt** *n* referent / **~person** *f* person of reference, significant other / **~punkt** *m* anchoring point, check point, point of reference, anchor, bench–mark, referent, neutral point / **innerer ~punkt** *m* internal anchor / **sensorischer ~punkt** *m* sensory cue / **stabiler ~punkt** *m* stable point of reference / **~rahmen** *m* frame of reference, reference frame / **~reiz** *m* reference stimulus, unitary stimulus / **~system** *n* reference system, anchorage, framework, frame of reference, reference frame / **~system** *n* frame of reference, system of reference / **genormtes ~system** *n* standard / **dyadisches ~system** *n* dyadic framework, diadic framework / **interdisziplinäres ~system** *n* interdisciplinary reference system / **soziales ~system** *n* social anchorage, social reference system / **~test** *m* marker test / **~vektor** *m* reference vector, simple factor / **~zeitraum** *m* base period

Bibel *f* bible / **übertriebene ~gläubigkeit** *f* bibliolatry / **~verehrer** *m* bibliolater

Biblio|klasie *f* biblioclasty / **~klept** *m* biblioklept / **~kleptomanie** *f* bibliokleptomania / **~mane** *m* bibliomaniac / **~manie** *f* bibliomania / **~phile** *m,f* bibliophile, philobiblist / **~philie** *f* bibliophilia / **~phobie** *f* bibliophobia / **~therapie** *f* bibliotherapy

biblio|man bibliomaniac / **~phil** bibliophile, bibliophilic

Bidaktylie *f* bidactyly

bidirektional bidirectional, both–ways

Biegsamkeit *f* flexibility / **wachsartige ~** cerea flexibilitas, flexibilitas cerea, waxy flexibility

Bielschowsky–Jansky–Schob Syndrom *n* Bielschowsky–Jansky disease, late infantile amaurotic idiocy

Biene *f* bee

Bifaktorenanalyse *f* bifactorial analysis

bifaktoriell bifactorial

Bigamie *f* bigamy

bigamisch bigamous, bigamic

Bigamist *m* bigamist

Bilanzselbstmord *m* economically motivated suicide

Bild *n* image, picture, optical image, visual image, idea, representation / **~agglutination** *f* image agglutination / **~anbetung** *f* idolatry / **~anordnungstest** *m* picture arrangement test / **~beigabeteil** *m* zone position / **~beschreibung** *f* iconography, picture interpretation / **~besetzung** *f* image cathexis / **~betrachtung** *f* picture interpretation, picture test / **katathymes ~erleben** *n* catathymic image perception, guided affective imaginary, directed reverie therapy / **~schirmauflösung** *f* screen resolution / **~–Stimulus** *m* pictorial stimulus / **eidetische ~vorstellung** *f* eidetic imagery / **räumliche ~vorstellung** *f* spatial imagery / **~wiederholrate** *f* frame frequency, frame repetition rate / **klinisches ~** clinical findings, clinical picture / **negatives ~** negative image / **positives ~** positive image / **räumliches ~** spatial image / **schematisches ~** schematic image / **sekundäres ~** secondary image / **stereoskopes ~** stereoscopic image, anaglyph / **symbolisches ~** symbolic image / **umgekehrtes ~** inverted image / **wahrgenommenes ~** perceived image / **zusammengesetztes ~** composite image

bilden form, shape, educate / **eine Wahrnehmungseinstellung ~** preperceive / **sich neu ~** regenerate

bildend formative, educational, educative / **sich neu ~** regenerating

Bilder|anbetung *f* iconolatry / **~ergänzungstest** *m* picture completion test / **~interpretationstest** *m* picture interpretation test / **~narr** *m* iconomaniac / **~narrheit** *f* iconomania / **~ordnen** *n* card sorting, picture arrangement / **~ordnungstest** *m* picture arrangement test, card-sorting test / **~rätsel** *n* rebus, picture puzzle / **~reihenmethode** *f* picture story test / **~schau–Therapie** *f* mental imagery / **(ägyptische) ~schrift** *f* hieroglyphics / **~serienverfahren** *n* picture story test / **kongruente ~** congruent figures

Bild|ergänzungstest *m* incomplete picture test / **~erkennungstest** *m* picture recall test / **~funk** *m* facsimile data transmission / **~hauerei** *f* sculpturing / **~kontrast** *m* image contrast / **~lückentest** *m* picture completion test / **~methode** *f* association test / **~projektion** *f* optical projection / **~samkeit** *f* educability, plasticity / **~schirm** *m* screen, video display unit / **~streifendenken** *n* hypnotic imagery / **~symbol** *n* pictograph, pictogram / **~unterschrift** *f* figure legend / **~verständnismethode** *f* picture interpretation method / **~verständnistest** *m* picture comprehension test / **~vorstellung** *f* imagery / **~wirkung** *f* image impact / **~zeichen** *n* pictograph, pictogram

bildlich pictorial, imaginal, graphic, symbolic, schematic / **~ darstellen** schematize, picture

Bildnerei *f* **der Geisteskranken** creative activity of mental patients

bildsam plastic, malleable

Bildung *f* education, formation, development / **~ einer Hypothese** hypothesizing / **~ einer Rangreihe nach einem bestimmten Merkmal** order of merit ranking / **~ eines mathematischen Modells** mathematical modelling / **~ und Erziehung** *f* education / **~ von Gedanken** ideation / **~ von Neurosekreten im Zwischenhirn** neurocrinia / **~ von Substrata mit identischen Parametern** replication / **~ von Vereinigungen** coalition formation / **~ von Zwangsideen** rut formation / **ungleiche ~** educational inequality / **vorgetäuschte ~** bogus erudition

Bildungs|abschluss *m* educational attainment level / **~anreize** *mpl* educational incentives / **~anspruch** *m* educational aspiration / **~beratung** *f* educational counselling / **~chance** *f* educational opportunity / **~defizit** *n* educational deficit / **formales ~fach** *n* formal discipline / **~fähigkeit** *f* educability / **~feind** *m* obscurant / **~fernsehen** *n* educational television / **~forschung** *f* educational research / **~gang** *m* curriculum, education / **~gleichheit** *f* equality of education / **~grad** *m* level of education, educational degree / **~hass** *m* obscurantism / **~hintergrund** *m* educational background / **~hunger** *m* thirst for education / **~niveau** *n* educational level / **~programm** *n* educational programme / **~qualität** *f* educational quality / **~reform** *f* educational reform / **~reife** *f* intellectual maturity / **~reserve** *f* unexploited talents / **~stand** *m* **der Eltern** parental educational background / **~stufe** *f* level of education / **~urlaub** *m* educational leave / **~wesen** *n* educational system / **~ziel** *n* educational objective

bildungs|fähig educable, trainable / **~feindlich** obscurant, opposed to education

Bilineurin *n* choline

bilingual bilingual

Bilingualismus *m* bilingualism / **koordinierter ~** combined bilingualism / **zusammengesetzter ~** compound bilingualism

biliös bilious

Billigkeit *f* equity

Billigung *f* approval, approbation / **soziale ~** social approval

Bilokation *f* bilocation

bimanuell bimanual, ambidextrous

bimodal bimodal

binär binary

Binär|-Code *m* binary code / **~schlüssel** *m* binary code / **~system** *n* binary system / **~ziffer** *f* bit, binary digit

binaural binaural, binauricular, binotic, diotic

Binde|gewebe *n* connective tissue / **~gewebe** *n* **der Nervenfasern** endoneurium / **~gewebszelle** *f* connective tissue cell / **~glied** *n* link, connecting link, copula / **~haut** *f* conjunctiva

binden bind, tie

bindend binding

Bindung *f* tie, binding, attachment, fixation / **~ der Libido** binding of libido, libido fixation / **anaklitische ~** anaclitic fixation / **emotionale ~** emotional fixation / **libidinöse ~** libidinal fixation / **ohne soziale ~** without social ties / **religiöse ~** religious affiliation / **soziale ~** social fixation, social connection, social tie

bindungsfähig able to establish contact

Bindungs|angst *f* fear of commitment / **~fähigkeit** *f* ability to establish contact / **~losigkeit** *f* lack of affiliative bond, lack of emotional bond / **~störung** *f* **im Kindesalter mit Enthemmung** disinhibited attachment disorder of childhood / **reaktive ~störung** *f* **im Kindesalter** reactive attachment disorder of childhood / **reaktive ~störung** *f* **im Säuglingsalter oder in der frühen Kindheit** reactive attachment disorder of infancy or early childhood / **~unfähigkeit** *f* inability to establish contact / **~verhalten** *n* attachment behaviour

Bing–Horton–Syndrom *n* cluster headache, Horton's headache, Horton's syndrome

Binnen|apparat *m* suprasegmental connections / **~kontrast** *m* inside contrast / **~system** *n* suprasegmental connections

binokular binocular

binomial binomial

Binomial|koeffizient *m* binomial coefficient / **~verteilung** *f* Bernouilli distribution, binomial distribution, point binomial / **~verteilung** *f* **höherer Ordnung** binomial expansion

Binsenwahrheit *f* truism, commonplace, platitude

Binswanger|-Behandlung *f* Binswanger treatment / **~-Demenz** *f* Binswanger's dementia / **~-Enzephalopathie** *f* Binswanger's encephalopathy, Binswanger's disease, subcortical arteriosclerotic encephalopathy

Bio|analyse *f* bioanalysis / **~assay** *m* bioassay, biological assay / **~chemie** *f* biochemistry, biological chemistry, physiological chemistry, physiochemistry / **~dynamik** *f* biodynamics / **~dynamismus** *m* biodynamics / **~energetik** *f* bioenergetics / **~feedback** *m* biofeedback / **~genese** *f* biogenesis, biogeny / **~gonie** *f* biogony / **~graphie** *f* biography, life history, life record / **psychologische ~graphie** *f* psychobiography / **psychologisch gedeutete ~graphie** *f* psychohistory / **~katalysator** *m* biocatalyst, enzyme, fermenting agent / **~klimatik** *f* bioclimatology / **~klimatologie** *f* bioclimatology / **~kybernetik** biocybernetics / **~loge** *m* biologist / **~logie** *f* biology / **~logie** *f* **des Menschen und der Menschenaffen** anthropobiology / **~logismus** *m* biologism / **~mechanik** *f* biomechanics / **~medizin** *f* biomedicine / **~metamorphose** *f* biomorphosis / **~metrie** *f* biometry, biometrics / **~metrik** *f* biometrics, biometry / **~morphose** *f* biomorphosis / **~nik** *f* bionics / **~nomie** *f* bionomics, bionomy / **~phore** *f* biophore / **~physik** *f* biophysics / **~polymer** *n* biopolymer / **~psie** *f* biopsy / **~psychik** *f* biopsychism / **~psychismus** *m* biopsychism / **~rhythmus** *m* biorhythm / **~soziologie** *f* biosocial theory / **~sphäre** *f* biosphere / **~sphärensystem** *n* biospheric system / **~statistik** *f* biostatistics, vital statistics / **~synthese** *f* biosynthesis / **~technologie** *f* biotechnology, bioengineering / **~tin** *n* biotin / **~to-**

nus *m* biotonus / ~**tropie** *f* biotropism / ~**tropismus** *m* biotropism / ~**typ** *m* biotype / ~**typologie** *f* biotypology / ~**typus** *m* biotype / ~**verfügbarkeit** *f* bioavailability / ~**zönose** *f* biocoenosis, biocenosis / ~**zyklus** *m* biocycle

bio|chemisch biochemical, physiochemical / ~**chron** biochronous / ~**dynamisch** biodynamic / ~**elektrisch** bioelectric / ~**gen** biogenic, biogenous / ~**genetisch** biogenic, biogenous / ~**gon** biogonal, biogonic / ~**graphisch** biographical / ~**logisch** biological / ~**metrisch** biometric, biostatistical / ~**nom** bionomical / ~**physikalisch** biophysical / ~**psychisch** biopsychic / ~**psychosozial** biopsychosocial / ~**sozial** biosocial / ~**tisch** biotic / ~**trop** biotropic / ~**typisch** biotopic / ~**zentrisch** biocentric / ~**zönotisch** biocoenotic, biocenotic

biphasisch biphasic, diphasic

bipolar bipolar, dipolar

Bipolarität *f* bipolarity / ~ **der Gefühle** ambivalence, ambivalency / ~ **von Eigenschaften** bipolarity of traits

birnenförmig pyriform

bisensorisch bisensoric

biserial biserial

Bisexualität *f* bisexuality, ambisexuality, amphierotism

bisexuell bisexual, ambisexual, amphierotic

Bit *n* bit, binary digit

bitten beg, ask, request

bitter bitter

Bitterkeit *f* bitterness

Bivalenz *f* bivalence, bivalency, ambivalence

bivariat bivariate

bizarr bizarre, peculiar, eccentric

Bizarrheit *f* bizarreness, eccentricity

Bizarrerie *f* bizarreness, mannerism

B–Koeffizient *m* B coefficient

black–box *f* blackbox

Blackout *n* blackout

Blähsucht *f* flatulence, meteorism, tympanism, tympanites

Blähungen *fpl* flatulence, meteorism, tympanism, tympanites

bland bland, mild, soothing

Bläschen *n* vesicle / ~**keim** *m* blastula / ~**schicht** *f* vesicular layer

bläschenförmig vesicular

Blase *f* bladder, vesicle

Blasen|drang *m* strangury, stranguria / ~**entleerungsreflex** *m* bladder evacuation reflex, micturition reflex / ~**entleerungsstörung** *f* micturition disturbance / ~**inkontinenz** *f* urinary incontinence, incontinence of the urine / ~**kontrolle** *f* bladder control / ~**reflex** *m* vesical reflex / ~**zwang** *m* vesical tenesmus

Blasiertheit *f* blasé attitude

Blasphemie *f* blasphemy

blass pale / ~**werden** pale, blanch

Blässe *f* paleness / **große** ~ pallor

Blasto|derm *n* blastoderm / ~**genese** *f* blastogenesis, blastogeny / ~**mere** *f* blastomere, morula cell / ~**phthorie** *f* blastophthoria / ~**zöl** *n* blastocoele / ~**zyt** *m* blastocyte

blasto|dermal blastodermic / ~**gen** blastogenic

Blastula *f* blastula, blastodermic vesicle, blastocyst / ~**bildung** *f* blastulation / ~**höhle** *f* blastocoele

blastulär blastular

blau blue, cyanic / ~**äugig** blue–eyed / ~**blind** tritanopic, tritanope / ~**grün** cyan / ~**sichtig** blue–sichtig / ~**überempfindlich** blue–sighted

Blau|blindheit *f* acyanopsia, acyanoblepsia, blue blindness, tritanopia, tritanopsia / ~**gelbblindheit** *f* blue–yellow blindness, erythrochloropia / ~**säure** *f* cyanic acid / ~**schwäche** *f* tritanomaly / ~**sehen** *n* cyanopia, cyanopsia / ~**sichtigkeit** *f* cyanopia, cyanopsia / ~**sucht** *f* cyanosis

Blei|delirium *n* lead delirium, saturnine delirium / **~enzephalopathie** *f* lead encephalopathy, saturnine encephalopathy, lead encephalitis / **~neuropathie** *f* lead neuritis, lead neuropathy / **~vergiftung** *f* lead poisoning

bleibend permanent, lasting

bleich pale

Bleichsucht *f* chlorosis, green–sickness

bleichsüchtig chlorotic, anaemic, greensick

Blende *f* aperture, diaphragm

blenden blind, dazzle

Blendung *f* dazzle, glare / **unangenehme ~** unpleasant glare

Blendwirkung *f* glare effect, antidazzle effect

Blepharospasmus *m* blepharospasm

Bleuler–Psychosyndrom *n* Bleuler's syndrome

Blick *m* look, glance / **~bewegung** *f* eye movement / **~ebene** *f* visual plane, plane of vision / **~einstellung** *f* focus / **~fang** *m* eye catcher / **~feld** *n* field of vision, visual field / **~fixierung** *f* eye fixation / **~kontakt** *m* eye contact / **~krampf** *m* visual spasm, gaze spasm / **~lähmung** *f* paralysis of the conjugate, paralysis of ocular movement, conjugate paralysis / **~linie** *f* line of fixation, line of vision / **~punkt** *m* point of fixation, fixation point / **~spanne** *f* eye span / **~umfang** *m* eye span / **böser ~** evil eye / **starrer ~** gaze

blickmotorisch oculomotor

blind blind, amaurotic / **~ geboren** blind from birth / **~machen** blind / **~ seit Geburt** blind from birth, congenital blindness

Blind|analyse *f* blind analysis / **~darm** *m* appendix / **~diagnose** *f* blind diagnosis / **~-Schreiben** *n* blind writing / **~verfahren** *n* blind diagnosis / **~versuch** *m* blind test, blind experiment / **doppelter ~versuch** *m* double–blind trial, double–blind test / **einfacher ~versuch** *m* single–blind trial, single–blind test / **~widerstand** *m* reactance

Blinden|anstalt *f* home for the blind / **~psychologie** *f* psychology of the blind / **~schrift** *f* Braille, braille / **~schriftunterricht** *m* Braille instruction / **die ~** the blind

Blindheit *f* blindness, amaurosis / **angeborene ~** congenital blindness, hereditary blindness / **funktionelle ~** functional blindness / **geistige ~** mental blindness, psychic blindness / **hysterische ~** hysterical blindness, emotional blindness / **psychogene ~** psychogenic blindness, hysterical blindness / **selektive ~** selective blindness / **vererbte ~** hereditary blindness / **zerebrale ~** psychic blindness, mind blindness

Blinzel|krampf *m* winking spasm, nictitating spasm / **~reflex** *m* blinking reflex, nictitating reflex, conjunctival reflex, winking reflex

Blinzeln *n* blinking, nictitating, winking

blinzeln blink, nictitate

blinzelnd (neurotisch) blink–eyed

Blitz *m* lightning, flash / **~gerät** *n* flash device / **~gerät** *n* **mit Zeitverschluss** flashmeter / **~licht** *n* photoflash / **~(–Nick–Salaam)–Krämpfe** *mpl* salaam convulsions, nodding spasms, jackknife seizures

Blix'scher Temperaturversuch *m* Blix's temperature experiment

Block *m* block / **~anordnungstest** *m* block design test / **~darstellung** *f* **der Häufigkeit** block frequency / **~diagramm** *n* block diagram / **~schaltbild** *n* block diagram / **anodischer ~** anodic block / **geistiger ~** intellectual block / **mentaler ~** mental block

Blockade *f* block, blockage

Blocker *m* blocker, blocking substance, suppressant, inhibitor

Blockieren *n* blocking

blockieren block, obstruct

blockiert blocked

Blockierung *f* blockage, blocking, blockade / **gedankliche** ~ blocking of thought / **mentale** ~ intellectual block

Block'sches Gesetz *n* reciprocity law

Blöd|heit *f* feeble–mindedness, stupidity, foolishness, silliness / **~sinn** *m* dementia, mental deterioration, anoesia, aphrenia, aphronesia, nonsense, imbecility, idiocy

blödsinnig idiotic, imbecile, feeble–minded

Blumenkind *n* flower child, hippie, hippy

blumig flowery

Blut *n* blood / **~alkohol** *m* blood alcohol / **~alkoholkonzentration** *f* blood alcohol concentration / **~andrang** *m* congestion of blood / **~angst** *f* fear of blood / **~armut** *f* anaemia / **~armut** *f* **bei chronischen Erkrankungen** toxanaemia, toxanemia / **~bestandteile** *mpl* blood constituents / **~bild** *n* blood count, blood picture

blut|befleckt bloody, blood–stained / **~druckerhöhend** hypertensive / **~stillend** styptic, haemostatic / **~unterlaufen** bloodshot, extravasated / **~zuckersenkend** hypoglycaemic, hypoglycemic

Blutdruck *m* blood pressure / **~krankheit** *f* blood pressure disorder / **~messer** *m* sphygmomanometer / **~messung** *f* blood pressure measurement, sphygmomanometry / **diastolischer** ~ diastolic blood pressure, diastolic pressure / **hoher** ~ high blood pressure, hypertension / **niedriger** ~ hypotension / **systolischer** ~ systolic blood pressure, systolic pressure / **zu geringer** ~ hypotonia, hypotony

Blut|drüse f endocrine gland / **~durst** *m* blood thirst / **~ einer inkompatiblen Blutgruppe** incompatible blood type / **~eiweiß** *n* blood protein / **~erguss** *m* hematoma / **~erkrankung** *f* blood disorder / **~farbstoff** *m* hemoglobin / **~fleck** *m* blood stain / **~fluss** *m* blood flow / **~gefäß** *n* blood vessel / **~gerinnsel** *n* blood clot, coagulum / **~gerinnung** *f* blood coagulation / **~gruppe** *f* blood group, blood type / **~gruppenbestimmung** *f* blood grouping, blood–typing / **~gruppenunverträglichkeit** *f* blood group incompatibility / **~–Hirn–Schranke** *f* blood–brain barrier / **~hochdruck** *m* hypertension / **essentieller ~hochdruck** *m* essential hypertension / **~konzentration** *f* blood level, blood concentration / **~körperchen** *n* blood corpuscle, blood cell / **rotes ~körperchen** *n* erythrocyte, red blood cell / **weißes ~körperchen** *n* white blood cell, lymphocyte / **~körperchensenkungsgeschwindigkeit** *f* erythrocyte sedimentation rate / **~körperchenzählung** *f* blood count / **~kreislauf** *m* blood circulation, circulation / **~leere** *f* ischaemia, ischemia / **~menge** *f* blood volume / **~plasma** *n* blood plasma / **~plättchen** *n* blood platelet, thrombocyte / **~probe** *f* blood specimen / **~schande** *f* incest / **~scheu** *f* irrational fear of blood, hematophobia, hemophobia / **~schweiß** *m* bloody sweat / **~schwitzen** *n* haematidrosis / **~serum** *n* blood serum / **~–Spritzen–Verletzungs–Typus** *m* blood–injection–injury type / **~spur** *f* blood stain / **~striemen** *m* suggilation / **~strom** *m* blood flow / **~stromschnelligkeitsmesser** *m* rheometer / **~spucken** *n* spitting of blood, haemoptysis / **~therapie** *f* haemotherapeutics, hemotherapeutics, haemotherapy, hemotherapy / **~transfusion** *f* blood transfusion / **~überfülle** *f* hyperaemia / **~übertragung** *f* blood transfusion / **~ und Lymphsystemerkrankung** *f* blood and lymphatic disorder / **~untersuchung** *f* blood test / **~vergiftung** *f* blood poisoning, toxaemia, toxemia / **~verlust** *m* loss of blood / **~volumen** *n* blood volume / **~wäsche** *f* haemodialysis / **~zelle** *f* blood cell / **rote ~zelle** *f* red blood cell, erythrocyte / **weiße ~zelle** *f* white blood cell, leukocyte / **~zirkulation** *f* blood circulation / **~zucker** *m* blood sugar / **~zuckerregulation** *f* glycoregulation / **erhöhter ~zuckerspiegel** *m* hyperglycaemia, hyperglycosaemia, hyperglykaemia, hyperglycemia / **verminderter ~zuckerspiegel** *m* hypoglycaemia, hypoglycemia

Bluten *n* bleeding

Bluter *m* hemophiliac, bleeder / **~krankheit** *f* hemophilia, bleeder's disease

blutig bloody, blood–stained

Blutung *f* bleeding, haemorrhage, hemorrhage / **~ im Schädel** intracranial haemorrhage, intracranial hemorrhage / **intrakranielle ~** intracranial haemorrhage, intracranial hemorrhage / **subdurale ~** subdural haemorrhage, subdural hemorrhage

blutsverwandt consanguine, consanguineous, akin, related by blood

Bluts|verwandte *m,f* blood relation / **~verwandtschaft** *f* consanguinity, kinship

Boas–Algesimeter *n* Boas' algesimeter

Bocksgeruch *m* hircine smell, hircismus

Bogardus|–Skala *f* Bogardus scale / **~– Skala** *f* **zur Bestimmung der sozialen Distanz** Bogardus scale of social distance

Bogen *m* arc / **~gänge** *mpl* semicircular canals, semicircular ducts, semiculars

bogenförmig arcuate

Bolometer *n* bolometer

Bombesin *n* bombesin

Bonhoeffer|'sches Psychosyndrom *n* Bonhoeffer's psychosyndrome / **~zeichen** *n* Bonhoeffer's symptom, Bonhoeffer's sign

Borderline *n* borderline / **~–Neurose** *f* borderline group of neuroses / **~–Persönlichkeit** *f* borderline personality, borderline personality disorder / **~–Persönlichkeitsstörung** *f* borderline personality disorder / **~–Persönlichkeitsstruktur** *f* borderline personality organisation / **~–Psychose** *f* prepsychotic schizophrenia / **~–Schizophrenie** *f* latent schizophrenia, prepsychotic schizophrenia / **~–Störung** *f* borderline disorder / **~–Syndrom** *n* borderline syndrome / **~–Typus** *m* borderline type / **~–Zustand** *m* borderline state

bösartig malicious, malignant, virulent

Bösartigkeit *f* malignancy, malice

böse bad, evil, malicious, angry

boshaft malicious, malevolent, malignant, mischievous

Bosheit *f* malignity, malice, malignancy

böswillig malevolent, malicious

Botanik *f* botany

Botaniker *m* botanist

botanisch botanical

Boten|–RNS *f* messenger RNA / **~stoff** *m* messenger substance / **zweiter ~stoff** *m* second messenger

Botschaft *f* message / **mittelbare ~** indirect message

Botulinustoxin *n* botuline, botulinus toxine

Botulismus *m* botulism

Bourneville|–Syndrom *n* Bourneville's disease, epiloia / **~'sche Krankheit** *f* Bourneville's disease, epiloia

Boutons terminaux *mpl* boutons terminaux

Boxer|demenz *f* boxer's dementia, dementia pugilistica, punch–drunk syndrome / **~enzephalopathie** *f* boxer's encephalopathy, traumatic encephalopathy / **~– Syndrom** *n* punch–drunk syndrome

Boyle–Mariotte–Gesetz *n* Mariotte's law

Brachialplexus *m* brachial plexus

Brachy|basie *f* brachybasia / **~daktylie** *f* brachydactylia, brachydactyly / **~zephalie** *f* brachycephalia, brachycephaly, brachycephalism / **~zephalus** *m* brachycephalus

brachyzephat brachycephalic, brachycephalous

Brady|arthrie *f* bradyarthria / **~glossie** *f* bradyglossia, bradyphasia / **~kardie** *f* bradycardia / **~kinesie** *f* bradycinesia, bradycinesis, bradykinesia, bradykinesis / **~kinin** *n* bradykinin / **~lalie** *f* bradylalia, slow speech / **~lexie** *f* bradylexia / **~phagie** *f* bradyphagia / **~phasie** *f* bradyphasia / **~phemie** *f* bradyphemia, bradyphasia / **~phrasie** *f* bradyphrasia / **~phrenie** *f* bradyphrenia / **~pnoe** *f* bradypnea / **~pragie** *f* bradypragia / **~praxie** *f* bradypragia / **~psychie** *f* bradypsychia / ~skop n bradyscope / ~spermie f bradyspermatism / ~teleokinese f bradyteleokinesis

brady|kinetisch bradykinetic / ~psychisch bradypsychic

Braidismus m Braidism, braidism

Braille|schrift f Braille, braille / ~–**Unterricht** m Braille instruction

Brainstorming n brain storming

Brand|blase f burn blister / ~**geruch** m burnt smell / ~**geschmack** m burnt taste / ~**leger** m arsonist, incendiary pyromaniac / ~**legung** f arson, incendiarism / ~**stifter** m incendiary, arsonist / **dranghafter** ~**stifter** m pyromaniac / ~**stiftung** f arson / **pathologische** ~**stiftung** f pathological fire–setting, pyromania / ~**stiftungstrieb** m incendiarism, pyromania

brand|marken stigmatise / ~**stifterisch** incendiary

Branntweinsucht f brandy addiction

Brauch m custom, practice, rite, usage / ~**tum** n tradition / **alter** ~ tradition / **religiöser** ~ religious practice / **sozialer** ~ social custom

brauchbar useful, usable, serviceable

Brautnacht f wedding night

b–Reaktion f b reaction

brechbar refrangible, fragile

Brech|barkeit f refrangibility, fragility / ~**kraft** f refraction / **ungleiche** ~**kraft** f **beider Augen** anisometropia / ~**krafteinheit** f dioptre, diopter / ~**mittel** n emetic drug, vomit–inducing drug / ~**reflex** m vomiting reflex / ~**reiz** m nausea, retching, vomiturition

Brechen n vomiting

brechen break, vomit, refract

brechend refracting, refringent

Brechung f refraction

Brechungs|abweichung f aberration / ~**disparität** f **der Augen** antimetropia / ~**fehler** m error of refraction, refractive error, refraction error / ~**gegenläufigkeit** f **der Augen** antimetropia / ~**gesetz** n law of refraction / ~**index** m index of refraction, refraction index / ~**kraft** f refractivity / ~**medien** npl refracting media / ~**messer** m refractometer / ~**phänomen** n break phenomenon / ~**vermögen** n refractive power, refractivity, refringence / ~**winkel** m angle of refraction

Brechzentrum n vomiting centre

breit broad / ~**köpfig** brachycephalic, brachycephalous / ~**schädelig** eurycephalic, eurycranial / ~**wüchsig** eurymorph, eurysomatic

Breitbandneuroleptika npl broad–spectum neuroleptics

Breit|kopf m brachycephalus / ~**köpfigkeit** f brachycephalia, brachycephaly, brachycephalism / ~**schädeligkeit** f eurycephaly / ~**wuchs** m eurysoma

Breite f breadth, width / **therapeutische** ~ therapeutic index, therapeutic ratio

Breitenwirkung f spreading effect

Bremsungsphänomen n bradyteleokinesis

Brenn|fläche f focal plane / ~**linie** f focal plane / ~**punkt** m focus, focal point / ~**stoff** m fuel, combustible / ~**weite** f focal distance, focal length

Brentano'sche Täuschung f Brentano's illusion

Brenton'sches Gesetz n Brenton's law

brenzlig empyrameutic, scorching, smoky, ticklish

Brenztraubensäureschwachsinn m phenylpyruvic oligophrenia

Bréviligne f brevitype, brevilineal body type

Brille f glasses, spectacles, a pair of glasses

Brillen|glas n, **torisches** toric lens / ~**versuche** mpl visual acuity experiments

Briquet–Syndrom n Briquet syndrome, somatisation disorder

Brissaud–Syndrom n Brissaud's syndrome, Brissaud–Marie syndrome

Broca|–Aphasie *f* Broca's aphasia / **~–Feld** *n* Broca's centre, Broca's area / **~–Sprachregion** *f* Broca's centre of speech, motor speech area, motor speech centre / **~–Windung** *f* Broca's convolution, inferior frontal convolution

Brodmann|–Areale *npl* Brodmann areas, Brodmann's areas / **~–Felder** *npl* Brodmann areas, Brodmann's areas

Brom|id *n* bromide / **~idrosiphobie** *f* bromidrosiphobia / **~ismus** *m* bromism, brominism, bromide intoxication / **~kachexie** *f* bromine cachexia / **~salz** *n* bromide / **chronische ~vergiftung** *f* chronic bromide intoxication, bromism

Bronchial|asthma *n* bronchial asthma / **~erkrankung** *f* bronchial disorder / **~krampf** *m* bronchial spasm, bronchospasm

Bronchiole *f* bronchiole, bronchiolus

Bronchokonstriktion *f* bronchial constriction, bronchoconstriction

Bronzekrankheit *f* Addison's disease

Brown|–Séquard–Syndrom *n* Brown–Séquard syndrome / **~–Spearman–Formel** *f* Brown–Spearman formula, test reliability formula

Brownianismus *m* brunonianism, brownism

Browser *m* browser

Bruch *m* rupture, hernia / **~–Membran** *f* Bruch's membrane

bruch|stückhaft fragmentary / **~stückweise** fractional

Brücke *f* bridge, pons

Brücken|angst *f* gephyrophobia, irrational fear of crossing a bridge / **~atrophie** *f* olivopontocerebellar atrophy / **~bahn** *f* cerebropontine tract, pontine tract / **~isolator** *m* bridge insulator / **~rückenmarksbahn** *f* pontospinal tract / **~schaltung** *f* bridge circuit / **~schenkel** *m* median cerebellar peduncle

Bruder *m* brother / **~hass** *m* hatred of one's brother / **~komplex** *m* brother complex / **~mord** *m* fratricide / **~schaft** *f* fraternity / **~–Schwester–Inzest** *m* brother–sister incest, sibling incest / **~zwist** *m* fraternal rivalry

Brüderhorde *f* horde of brothers

brüderlich fraternal

Brummen *n* buzzing

Brunft *f* rut, rutting, heat, oestrus

Brunst *f* rut, rutting, heat, oestrus, oestrum, estrus, estrum / **~hormone** *npl* oestral hormones, oestrogen hormones / **~periode** *f* oestrous cycle, mating period, mating season / **~zeit** *f* oestrous cycle, mating period, mating season, rutting time, rutting season

Brunswik|–Beziehung *f* Brunswik ratio / **~–Quotient** *m* Brunswik ratio

Brust *f* breast, chest, thorax / **~amputation** *f* mastectomy / **~atmung** *f* thoracic breathing / **~beklemmung** *f* thoracic oppression / **~drüse** *f* mammary gland / **~entwicklung** *f* **bei Männern** gynaecomastia, gynecomasty / **~ernährung** *f* breast feeding / **~fetischismus** *m* breast fetishism / **~geschwulst** *f* breast neoplasm / **~höhle** *f* thoracic cavity / **~kind** *n* breast–fed child / **~korb** *m* thorax / **~krebs** *m* breast cancer, mammary carcinoma, breast neoplasm / **~mark** *n* thoracic part of spinal cord, thoracic segment of spinal cord / **~muskel** *m* pectoral muscle / **~raum** *m* thoracic cavity / **~–Rückenmarkstrang** *m* thoracic spinal cord / **~tumor** *m* mammary neoplasm, mammary tumor / **~warze** *f* mammilla, nipple / **~warzenhof** *m* areola / **weibliche ~** bosom, breast

brustgenährt breast–fed

Brut *f* breed / **~kasten** *m* incubator / **~platz** *m* breeding–ground / **~stätte** *f* nest / **~ und Wurfgröße** *f* litter size / **~zeit** *f* nesting time

brutal brutal

Brutalität *f* brutality

Brüten *n* incubation

brütend brooding

Brutpflegeverhalten *n* brood–care behaviour

Bruxismus *m* bruxism

Bruxomanie *f* bruxomania

B–Typus *m* B–type, Basedow type

buccal buccal

Bücher *npl* books / **krankhafter ~dieb** *m* bibliokleptomaniac / **~freund** *m* bibliophil, bibliophile, bookworm / **~leidenschaft** *f* bibliomania / **krankhafte ~liebhaberei** *f* bibliomania / **~narr** *m* bibliolater, bibliomaniac / **krankhafte ~sammelwut** *f* bibliolatry / **~sucht** *f* bibliomania / **übertriebene ~verehrung** *f* bibliolatry

Buchstabe *m* letter, character, grapheme

Buchstaben|blindheit *f* alexia, visual aphasia, letter blindness / **~deutung** *f* alphabet content / **~erkennen** *n* letter recognition / **~schlucken** *n* cluttering / **~versetzrätsel** *n* anagram / **~vertauschen** paragrammatize

buchstabengetreu literal

Buchstabieren *n* spelling

Buckel *m* hump / **~bildung** *f* curvature of the back

buckelig humpbacked, gibbous

büffeln cram

Bühnenspiel *n* stage play

bulbär bulbar

Bulbär|paralyse *f* progressive bulbar paralysis / **~sprache** *f* dysarthria

Bulbus *m* bulb, bulbus, myelencephalon / **~bahn** *f* bulbar tract / **~druckreflex** *m* oculocardiac reflex / **~olfactorius** olfactory bulb(us) / **~ spinalis** medulla oblongata

Bulimarexie *f* bulimarexia

Bulimia nervosa *f* bulimia nervosa / **atypische ~** atypical bulimia nervosa

Bulimie *f* bulimia, boulimia, bulimy, hyperorexia, morbid hunger, polyphagia, cynorexia

bulimisch bulimic

Bumerang–Effekt *m* boomerang effect

Bumke–Zeichen *n* Bumke's pupil, Bumke's symptom

Bummelant *m* dawdler, dallier, truant

Bummeln *n* dawdling

bummeln loaf, dawdle, truant

Bündel *n* bundle, cluster, fascicle, fasciculus / **~bildung** *f* fasciculation

Bundesausbildungsförderungsgesetz *n* Federal Student Aid Act

Bundesland, neues new German state

Bunsen–Roscoe–Gesetz *n* Bunsen–Roscoe law, reciprocity principle

bunt coloured

Burdach|–Kern *m* Burdach's nucleus / **~–Strang** *m* Burdach's column, fasciculus cuneatus, nucleus cuneatus, cuneate nucleus

Bürger *m* citizen / **~haus** *n* community centre / **~initiative** *f* activist movement, social movement / **~rechte** *npl* civil rights / **~rechtsbewegung** *f* civil rights movement / **~rechtsbewegung** *f* **für die gesellschaftliche Anerkennung der Homosexuellen** gay liberation movement / **~tugend** *f* civism

Bürgerin *f* citizen

bürgerlich civil, civic, bourgeois

Büro *n* office / **~angestellte** *m,f* white-collar worker, clerk / **~arbeit** *f* office work, clerical work / **~automatisierung** *f* office automatisation / **~fertigkeiten** *fpl* clerical skills, secretarial skills / **~fertigkeitstest** *m* clerical test / **~kraft** *f* clerk / **~kräfte** *fpl* clerical personnel / **~organisation** *f* office management / **~personal** *n* clerical personnel / **~rationalisierung** *f* office automation / **~verwaltung** *f* office management

Bürokratie *f* bureaucracy, officialism

bürokratisch bureaucratic

Bürokratisierung *f* bureaucratisation

Bürstensaum *m* striated border, brush border

Büschel *n* bunch, fascicle

büschelförmig fascicular, fasciculate

Busen *m* bosom, breast(s)
Buße *f* penitence, expiation, atonement
Buß|handlung *f* act of penance / **~übung** *f* penitential exercise
Büßer *m* penitent

Butyrylpiperazin *n* butyrylpiperazine

B–Wert *m* B score

B–Zelle *f* B cell, beta cell

C

Cache–Speicher *m* cache memory
Caissonkrankheit *f* caisson disease, compressed–air disease
Calamus scriptorius *m* calamus scriptorius
Calcitonin *n* calcitonin, thyrocalcitonin
Calciumantagonist *m* calcium antagonist, calcium blocking agent
Canalis centralis *m* canalis centralis
Cannabinoid *n* cannabinoid
Cannabinomanie *f* cannabinomania
Cannabis *f* cannabis, hemp / **~abhängigkeit** *f* cannabis dependence / **~induzierte organisch bedingte psychische Störungen** *fpl* cannabis organic mental disorders / **~induziertes Syndrom** *n* cannabis delusional disorder / **~intoxikation** *f* cannabis intoxication / **~intoxikationsdelir** *n* cannabis intoxication delirium / **~missbrauch** *m* cannabis abuse
cannabisinduziert cannabis–induced
Cannabismus *m* cannabism, cannabinomania
Cannon–Syndrom *n* Cannon emergency reaction
Capgras–Syndrom *n* Capgras syndrome
Capsula externa *f* external capsule, external capsule / **~ interna** *f* internal capsule, internal capsule
Carboanhydrase *f* carbonic anhydrase
Cardiazol *n* cardiazol, cardiazole / **~krampf** *m* cardiazole spasm, cardiazol spasm / **~provokation** *f* provocation by cardiazol, cardiazol diagnosis / **~schock** *m* cardiazol shock, cardiazole shock / **~schockbehandlung** *f* cardiazol convulsive shock therapy
Carpenter–Effekt *m* Carpenter effect, ideomotor law

Carphenazin *n* carphenazine
Carriermolekül *n* carrier molecule
Cartoon *n* cartoon
Cäsarenwahn *m* caesaromania, megalomania
Cataphora *f* cataphora
Cattell'| Faktorentheorie *f* **der Persönlichkeit** Cattell's factorial theory of personality / **~ faktorielle Persönlichkeitstheorie** *f* Cattell's factorial theory of personality
cauda equina *f* cauda equina
caudal caudal
ceiling–Effekt *m* ceiling effect
Centil *n* centile / **~–Wert** *m* centile score
centri|fugal centrifugal, efferent / **~petal** centripetal, afferent
Centroidmethode *f* centroid method
cephal cephalic
Cephalisation *f* cephalisation, cerebration
Cerebellum *n* cerebellum
cerebral cerebral
Cerebral|lähmung *f* cerebral palsy / **~parese** *f* cerebral palsy / **~schaden** *m* brain injury / **~sklerose** *f* cerebral sclerosis
Cerebration *f* cerebration
cerebrospinal cerebrospinal
C Faktor *m* C factor
Chaeromanie *f* chaeromania, chairomania, cheromania
chamäzephal chamecephalic, chamecephalous
Chance *f* chance, opportunity
Chancen *fpl* chances, odds / **~gleichheit** *f* **im Bildungswesen** equal education
Chaostheorie *f* chaos theory

Charakter *m* character, personality / **~abwehr** *f* character defence / **~analyse** *f* character analysis / **~anlage** *f* disposition, trait / **~anomalie** *f* character defect, anomalous character / **~aufbau** *m* character structure, hierarchic structure of character / **~begriff** *m* concept of character / **~beurteilung** *f* **anhand der Schrift** graphoanalysis / **~eigenschaft** *f* character quality, character trait, personality trait, temper / **~ einer Gruppe** syntality / **~entwicklung** *f* character development / **~erziehung** *f* character training, character forming / **~fehlentwicklung** *f* faulty development of character / **~gefüge** *n* character structure / **~kunde** *f* characterology / **~mangel** *m* character defect, personality defect / **~merkmal** *n* character trait / **~neurose** *f* character neurosis / **~panzerung** *f* character armor / **~profil** *n* trait profile / **~radikal** *n* fundamental trait / **~richtung** *f* personality trend / **~schichten** *fpl* levels of character / **~schulung** *f* character training / **~schwäche** *f* weakness of character / **~stärke** *f* strength of character / **~stimmung** *f* affective character / **~störung** *f* character disorder, personality trait disturbance / **~struktur** *f* character structure / **antinomische ~struktur** *f* antinomic character structure / **~test** *m* character test / **~typen** *mpl* character types / **~unterschied** *m* trait difference / **~veränderung** *f* change of character, personality change, character disorder / **~zug** *m* character trait, trait / **angeborener ~zug** *m* innate trait / **vorherrschende ~züge** *mpl* common personality / **abhängiger ~** dependent character / **analer ~** anal character, anal personality / **analerotischer ~** anal–erotic character / **~ antinomischer** antinomic character / **aufnehmender ~** receptive character / **bewertender ~** evaluative character / **dämonischer ~** demonic character / **degenerative ~** degenerativer Charakter *m* / **depressiver ~** depressive character / **dominanter ~** dominant character / **genitaler ~** genital character / **gleiche ~e** *mpl* linked characters / **hysterischer ~** hysterical character / **impulsiver ~** impulsive character / **neurotischer ~** neurotic character / **neurotisch unterwürfiger ~** compliant character / **ohne ~** characterless / **oraler ~** oral character / **paranoischer ~** paranoid character / **phallischer ~** phallic character / **räumlicher ~** spatiality / **romantischer ~** romanticism / **starker ~** strong character / **theatralischer ~** histrionic character / **triebgehemmter ~** character armor / **urethraler ~** urethral character

charakterisieren characterize

Charakterisierung *f* characterisation

Charakteristik *f* characterisation / **spezifische ~** specificity

Charakteristika *n* **einer Verteilung** parameters of a distribution / **~ eines Lehrers** teacher characteristics

Charakteristikum *n* characteristic, feature

charakteristisch characteristic, symptomatic, typical

Charakteristische *n* typicality

charakter|lich of character / **~los** without character, characterless, unprincipled / **~stark** of strong character

Charaktero|logie *f* characterology / **~pathie** *f* characteropathy / **~se** *f* character neurosis

Charcot|–Krankheit *f* Charcot's disease / **~–Syndrom** *n* Charcot's syndrome / **~–Zeichen** *n* Charcot's sign

Charisma *n* charisma

Charlier–Kontrollen *fpl* Charlier's checks

Charme *m* charm

Charpentier|–Koseleff–Täuschung *f* size–weight illusion, Charpentier's weight illusion / **~'sches Gesetz** *n* Charpentier's law / **~–Streifen** *mpl* Charpentier's bands

Cheirologie *f* finger spelling

Chemie *f* chemistry / **physiologische ~** physiological chemistry, chemophysiology

chemisch chemical

Chemo|reflex *m* chemoreflex / **~rezeptor** *m* chemoreceptor, chemoceptor / **~sensor** *m* Chemosensor *m* / **~taxis** *f* chemotaxis, chemotaxy, chemiotaxis, chemotropism / **~therapeutikum** *n* chemotherapeutical agent / **~therapie** *f* chemotherapy, chemotherapeutics / **~tropismus** *m* chemotropism

chemo|taktisch chemotactic / **~therapeutisch** chemotherapeutic

Cheyne–Stokes–Atmung *f* Cheyne–Stokes breathing, Cheyne–Stokes respiration

Chiaroscuro *n* chiaroscuro, differential shading

Chiasma *n* chiasm, chiasma / **~ opticum** *n* optic chiasm, optic chiasma, decussation of the optic nerve

Chinidin *n* quinidine / **~sulfat** *n* quinidine sulfate

Chinin *n* quinine / **~sulfat** *n* quinine sulfate

Chionophobie *f* chionophobia, irrational fear of snow

Chi–Quadrat *n* chi–square, square contingency / **~–Methode** *f* chi–square method / **~–Test** *m* chi–square test / **~–Test** *m* **zur Prüfung der Güte der Anpassung** chi–square test of goodness of fit

Chirognomie *f* chirognomy, chiromancy / **~logie** *f* chiromancy / **~mant** *m* chiromancer / **~mantie** *f* chiromancy, chirognomy, chirosophy / **~mantik** *f* chiromancy, chirognomy, chirosophy, palmistry / **~spasmus** *m* chirospasm

Chirurg *m* surgeon

Chirurgie *f* surgery / **plastische ~** plastic surgery

chirurgisch surgical

Chloral|hydrat *n* chloral hydrate / **~ismus** *m* chloralism / **~omanie** *f* chloralism, chloralomania / **~ose** *f* chloralose / **chronische ~vergiftung** *f* chloralism, chloralisation

Chlordiazepoxid *n* chlordiazepoxide

Chloridionen *npl* chloride ions

Chlorimipramin *n* clorimipramine

Chlorisondamin *n* chlorisondamine

Chloroform *n* chloroform / **~ismus** *m* chloroformism / **~omanie** *f* chloroformism / **~sucht** *f* chloroformism / **~vergiftung** *f* chloroformism

Chloropsie *f* chloropsia, chloropia, green vision

Chlor|pheniramin *n* chlorpheniramine / **~promazin** *n* chlorpromazine / **~prothixen** *n* chlorprothixene

Choleriker *m* choleric type

cholerisch choleric, hotheaded, hot–tempered

Cholesterin *n* cholesterin, cholesterol

Cholesterol *n* cholesterol, cholesterin

Cholezystokinin *n* cholecystokinin

Cholin *n* choline, choline chloride / **~acetylase** *f* choline acetylase, choline acetyltransferase / **~acetyltransferase** *f* choline acetyltransferase / **~ergikum** *n* cholinergic, cholinergic drug / **~esterase** *f* cholinesterase / **~esterase–Hemmer** *mpl* cholinesterase inhibitors / **~olytikum** *n* parasympatholytic drug

cholin|erg cholinergic / **~omimetisch** cholinomimetic

Chorda *f* chorda / **~ dorsalis** *f* chorda dorsalis, motochord / **~ tympani** *f* chorda tympani

Chordaten *mpl* chordata

Chordotomie *f* chordotomy

Chorea *f* chorea / **~ Huntington** *f* Huntington's chorea, chronic progressive hereditary chorea / **~ major** *f* epidemic chorea, choreomania / **~ minor** *f* chorea minor, Saint Vitus's dance, Sydenham's chorea / **~ saltatoria** *f* epidemic chorea, saltatory chorea

choreaartig choreiform, choreoid

choreatisch choreal, choreatic, choreic

choreiform choreiform, choreoid

Choreo|athetose *f* choreoathetosis / **~mane** *m* choreomanic / **~manie** *f* choreomania, dancing mania

Chorioidea *f* chorioidea, choroid

Chroma|tide *f* chromatid / **~tin** *n* chromatin / **~tinkörper** *m* chromatin body / **~tismus** *m* chromatism, chromaesthesia, chromesthesia, synaesthesia

chroma|tisch chromatic / **~tometrisch** chromatometric

Chromato|dysopsie *f* chromatopseudopsia, colour blindness / **~lyse** *f* chromatolysis / **~meter** *n* chromatometer / **~phobie** *f* chromatophobia, chromophobia / **~phore** *f* chromatophore

Chromatopsie *f* chromopsia

Chromatoptometer *n* chromatoptometer

Chromidrosie *f* chromidrosis, coloured perspiration

Chromo|gen *n* chromogen / **~mer** *n* chromomere / **~phototherapie** *f* chromophototherapy

chromo|gen chromogenic / **~somal** chromosomal

Chromopsie *f* chromatopsia, chromopsia

Chromosom *n* chromosome

chromosomal chromosomal

Chromosomen|aberration *f* chromosome aberration, chromosome abnormality, chromosomal aberration / **~anordnung** *f* arrangement of chromosomes / **~deletion** *f* chromosome deletion / **~muster** *n* chromosome pattern / **~mutation** *f* mutation of a chromosome / **~paarung** *f* pairing of chromosomes / **haploider ~satz** *m* genome / **mit einfachem ~satz** haploid / **~störung** *f* chromosome disorder, karyotype disorder / **~stückaustausch** *m* chromosome translocation / **~theorie** *f* chromosome theory / **~verschmelzung** *f* fusion of chromosomes / **~zahl** *f* chromosome count

Chromotherapie *f* chromotherapy

Chronaxie *f* chronaxia, chronaxie, chronaxy

Chronaxi|meter *n* chronaximeter / **~metrie** *f* chronaximetry

chronisch chronic

Chrono|biologie *f* chronobiology / **~gnosie** *f* chronognosis / **~graph** *m* chronograph, timer / **~meter** *n* chronometer, stopwatch, time-keeper / **~phobie** *f* chronophobia, irrational fear of the duration of time / **~skop** *n* chronoscope / **einfaches ~skop** *n* simple chronoscope

chronologisch chronological

chthonisch chthonic, chthonian

Chvostek–Zeichen *n* Chvostek's reflex, Chvostek's sign

Chymotrypsin *n* chymotrypsin

Cibophobie *f* cibophobia, irrational fear of eating

circadian circadian

Circulus vitiosus *m* vicious circle

Citelli–Syndrom *n* Citelli's syndrome

Clairvoyance *f* clairvoyance

Clan *m* clan

Clarke–Säule *f* Clarke's column

Claudius–Zellen *fpl* Claudius' cells

Claustro|philie *f* claustrophilia / **~phobie** *f* claustrophobia

Claustrum *n* claustrum

Clérambault–Syndrom *n* Clérambault–Kandinsky's complex, mental automatism

Clique *f* clan, clique

cliquenhaft cliquish, cliquy, cliquey

Clonazepam *n* clonazepam

Clonidin *n* clonidine

Clownismus *m* clownism

Clozapin *n* clozapine

Cloze–Technik *f* cloze testing

Club *m* club

Cluster|–Analyse *f* cluster analysis / **~–Kopfschmerz** *m* cluster headache

Cochlea *f* cochlea / **~–Implantat** *n* cochlea implant / **~–Mikrophonpotential** *n* microphonic action, cochlear microphonic, cochlear response, aural microphonic / **~potential** *n* cochlea microphonic / **~–Reflex** *m* cochlear response

Cocktail|party–Syndrom *n* cocktail–party phenomenon, chatterbox effect / **lytischer** ~ lytic cocktail

Code *m* code / **~problem** *n* code problem / **~–Struktur** *f* code structure / **~system** *n* code set / **~–Test** *m* code test / **~–Übersetzung** *f* code translation / **~–Übertragungskanal** *m* code channel / **~–Übertragungskapazität** *f* code capacity / **~–Umwandlung** *f* code conversion / **~wort** *n* code character / **~zeichen** *n* code character

Codein *n* codeine

Codierbarkeit *f* codability

Codierung *f* coding / **erneute** ~ recoding / **vollautomatische** ~ automated information coding

Coffein *n* caffeine / **~ismus** *m* caffeinism, caffeine intoxication

Cohabitatio *f* sexual intercourse

Coitus *m* coition, coitus, sexual intercourse / **~ a tergo** retrocopulation / **~ in anum** anal coitus / **~ in os** *m* irrumation / **~ interruptus** *m* coitus interruptus, withdrawal

Colitis *f* colitis / **~ ulcerosa** *f* ulcerative colitis

Colliculi| inferiores *mpl* inferior colliculi / **~ superiores** *mpl* superior colliculi

Colon| irritabile *n* irritable bowel, irritable colon, irritable bowel syndrome / **~ spasticum** *n* spastic colon, irritable colon

Coma *n* coma / **~ alcoholicum** *n* alcoholic coma *n* / **~ epilepticum** *n* epileptic coma / **~ vigile** *n* agrypnodal coma

Commissura *f* commissure / **~ des Gehirns** commissures of the brain

Commotio *f* commotio, concussion / **~ cerebri** *f* cerebral concussion, concussion of the brain

Compiler–Programm *n* compiler, compiling programme

Compliance *f* compliance

Compressio *f* compression, pressure

Computer *m* computer / **~anlage** *f* computer hardware / **~anwendung** *f* computer application / **~ausbildung** *f* computer training / **~diagnose** *f* computer–assisted diagnosis / **~diagnostik** *f* automated test interpretation / **~kenntnisse** *fpl* computer literacy / **~peripherie** *f* computer peripheral devices / **~programm** *n* computer programme, computer software / **~simulation** *f* computer simulation / **~spiel** *n* computer game / **~sprache** *f* computer programming language

computerunterstützt computer–assisted, computer–aided

Concha *f* concha

Confact *n* confact, transfer of learning

Connexon *n* connexon

Contamination *f* contamination, pollution

Contergan *n* thalidomide

Contrectationstrieb *m* impulse of contrectation

Contusio cerebri *f* cerebral contusion, brain contusion

CO_2–Partialdruck *m* carbon dioxide partial pressure

Copingverhalten *n* coping behaviour

Cornea *f* cornea

Cornell–Methode *f* **Cornell–Technik** *f* Cornell method

Cornu *n* cornu

Corpora quadrigemina *npl* corpora quadrigemina

Corpus *n* corpus / **~ callosum** *n* callosum, corpus callosum / **~ geniculatum** *n* geniculate body / **~ luteum** *n* yellow body, corpus luteum / **~ striatum** *n* striate body, corpus striatum, striatum

Corpuscula lamellosa *npl* Pacinian corpuscles, Pacinian corpuscules, Pacini's corpuscles

Cortex *m* cortex / **~ cerebri** cerebral cortex, pallium / **extrinsischer** ~ extrinsic cortex / **intrinsischer** ~ intrinsic cortex / **limbischer** ~ limbic system / **präzentraler** ~ precentral cortex

Corti|–Bogen *m* arch of Corti / **~–Ganglion** *n* Corti's ganglion, ganglion of Corti / **~– Kanal** *m* arch of Corti, Corti's arch, Corti's tunnel / **~–Membran** *f* Corti's membrane / **~–Organ** *n* Corti's organ, organ of Corti, acoustic organ, acoustic papilla / **~–Pfeiferzellen** *fpl* Corti's rods, pillars of Corti, rods of Corti / **~–Zellen** *fpl* Corti's fibers

cortical cortical

corticotrop corticotrophic

Corticotropin *n* corticotropin, corticotrophin

Cortin *n* cortin

Corti|sol *n* cortisol / **~son** *n* cortisone

Cotard–Syndrom *n* Cotard's syndrome

Couésche Methode *f* Coué's treatment

Couéismus *m* coueism, Coué's treatment

Courage *f* courage

Cousin *m* cousin

Cousine *f* cousin

Couvade *f* couvade

Crack *n* crack

Crampus *m* cramp

Cranium *n* cranium

Creativität *f* creativity

Creutzfeldt–Jakob–Erkrankung *f* Creutzfeldt–Jacob disease, Creutzfeldt–Jacob syndrome

Crespi|–Effekt *m* Crespi effect / **~–Phänomen** *n* Crespi phenomenon

Cri du chat–Syndrom *n* cri du chat syndrome, crying cat syndrome

Crista *f* crista

Crohn–Krankheit *f* Crohn's disease

Crouzon|–Krankheit *f* Crouzon's disease / **~–Syndrom** *n* Crouzon's syndrome

Cry|anästhesie *f* cryanaesthesia, cryanesthesia, insensitivity to cold / **~ästhesie** *f* cryaesthesia, cryesthesia

C–Skala *f* C scale

Cuignet|–Methode *f* Cuignet's method / **~– Verfahren** *n* Cuignet's method

Cuneus *m* cuneus

Cunnilingus *m* cunnilingus, cunnilinctus, cunnilinction

Cunnus *m* cunnus, vulva

Cupula *f* cupula

Curare *n* curare

Curriculum *n* curriculum / **~entwicklung** *f* curriculum development / **~forschung** *f* curriculum research

Cushing|–Krankheit *f* Cushing's syndrome, pituitary basophilism / **~–Syndrom** *n* Cushing's syndrome, pituitary basophilism

Cutis *f* cutis

Cycloheximid *n* cycloheximide

Cyclothymie *f* cyclothymia

Cyklopenauge *n* cyclopean eye

Cyklopia *f* cyclopia, cyclopy

Cypridophobie *f* cypridophobia

Cyproteron *n* cyproterone

Cystein *n* cysteine

Cytochromoxidase *f* cytochrome oxidase

Cytosin *n* cytosine

D

Da Costa Syndrom *n* Da Costa's syndrome
Daedalum *n* daedalum, stroboscope
Dakryogelose *f* dacrygelosis
Daktylo|gramm *n* dactylogram / **~logie** *f* finger spelling / **~megalie** *f* dactylomegaly / **~nomie** *f* dactylonomy / **~phasie** *f* dactylophasia / **~skopie** *f* dactyloscopy, finger–print identification, dactylography / **~tremometer** *n* dactylotremometer
Dalton–Gesetz *n* Dalton's law
Daltonismus *m* daltonism, red–green blindness
Damm *m* perineum
Dämmer|attacke *f* twilight attack / **psychomotorische ~attacke** *f* psychomotor attack / **~schlaf** *m* twilight sleep, somnolescence
Dämmerzustand *m* twilight state, semi–consciousness, half–consciousness, semi–unconsciousness / **alkoholischer ~** alcoholic twilight state, intoxication, inebriation / **besonnener ~** hidden twilight state / **deliranter ~** delirant twilight state / **desorientierter ~** fugue state / **episodischer ~** episodic twilight state / **infektiöser ~** infectious twilight state / **läppischer ~** hysterical twilight state, juvenile twilight state / **postparoxysmaler ~** epileptic automatism / **psychogener ~** psychogenic confusion, psychogenic twilight state / **traumatischer ~** traumatic twilight state
Dämmerung *f* twilight
Dämmerungs|apparat *m* scotopic apparatus, scotopic system / **~sehen** *n* twilight vision, scotopic vision, rod vision / **~zustand** *m* crepuscular state
dämmrig crepuscular

Dämon *m* demon / **weiblicher ~ der mit Männern geschlechtlich verkehrt** succubus
Dämonen|furcht *f* demonophobia / **~glaube** *m* demonism, belief in demons / **~wahn** *m* demonism, demonomania
Dämonismus *m* demonism, demoniacal possession
Dämono|manie *f* cacodaemonomania, daemonomania, demonomania / **~melancholie** *f* demonomelancholia / **~pathie** *f* daemonopathy, demonopathy, demonomelancholia / **~phobie** *f* demonophobia, daemonophobia
dämpfen tranquilize, tranquillise, suppress
Dämpfung *f* calming, tranquillisation, tranquilization, damping, attenuation
Danebenreden *n* paraphemia
Dankbarkeit *f* gratitude, thankfullness
darbieten present, display
Darbietung *f* exposure, presentation / **stereoskopische ~** stereoscopic presentation / **tachistoskopische ~** tachistoscopic presentation
Darbietungs|feld *n* exposure field, display area / **~methode** *f* presentation method / **~weise** *f* presentation mode / **~zeit** *f* exposure period, exposure time, time of exposure, time of presentation, stimulus duration
Darlegung *f* explanation / **ausführliche ~** explication
Darm *m* bowel, intestine / **~beherrschung** *f* bowel control / **~bewegung** *f* peristaltic motion, peristalsis, bowel movement / **~entleerung** *f* defaecation, defecation / **~entleerungsreflex** *m* defaecation reflex, colonic evacuation reflex / **~krampf** *m* intestinal cramp, entero-

spasm / ~**motilität** *f* intestinal motility, bowel motility / ~**nervensystem** *n* enteric nervous system / ~**neurose** *f* intestinal neurosis / ~**peristaltik** *f* intestinal peristalsis / ~**schwäche** *f* intestinal weakness / ~**störung** *f* bowel disorder, colon disorder / **nervöse** ~**störung** *f* intestinal neurosis / ~**tätigkeit** *f* peristalsis / ~**trägheit** *f* obstipation / ~**trakt** *m* intestinal tract / ~**verschluss** *m* intestinal obstruction, ileus / ~**zotten** *fpl* intestinal villi / ~**zwang** *m* tenesmus

Darreichungsformen *fpl* **von Medikamenten** drug administration methods

Darstellbarkeit *f* representability

darstellen represent, describe / **graphisch** ~ represent graphically, trace / **sinnbildlich** ~ symbolize

Darstellung *f* demonstration, representation, performance / **graphische** ~ graphical representation, pictogram, pictograph, graphic presentation / **graphische** ~ **der Muskeltätigkeit** myography / **graphische** ~ **durch Kreissektoren** pie graph, pie chart / **graphische** ~ **sozialen Verhaltens** sociography / **obszöne** ~**en** *fpl* pornography / **tiersymbolische** ~ theriomorphism / **verschwommene mystische** ~ shadowing / **vorherige** ~ prefiguration

Darstellungs|drang *m* performance drive / ~**prinzip** *n* principle of representation / ~**versuch** *m* experimental demonstration

darwinisch darwinian

Darwinismus *m* Darwinism, Darwinianism, Darwinian theory

Darwinist *m* darwinist

Darwin'sche Lehre *f* Darwinism, Darwinianism, theory of evolution

Dasein *n* existence

Daseins|analyse *f* existential analysis / ~**ordnung** *f* existential order / ~**psychologie** *f* existential psychology / ~**störung** *f* ego disturbance / ~**technik** *f* life technique

Datei *f* file / ~**transferprotokoll** *n* file transfer protocol

Daten *npl* data / ~**bank** *f* data bank / ~**erfassungs– und Datenverarbeitungsanlagen** *fpl* electronic data–processing equipment / ~**erhebung** *f* acquisition of data, data collection / ~**feld** *n* data field / **numerische** ~**folge** *f* numerical sequence of data / ~**kompression** *f* data compression / ~**matrix** *f* data matrix / ~**sammlung** *f* data collection, data set, data base / ~**schutz** *m* data protection / ~**speicher** *m* batch storage, data file, data memory / ~**speicherung** *f* storing of data / ~**sprache** *f* data language / ~**theorie** *f* data theory / ~**träger** *m* data carrier / ~**verarbeitung** *f* data processing / **elektronische** ~**verarbeitung** *f* electronic data processing / ~**verarbeitungsanlage** *f* computer / **mechanische** ~**verarbeitungsanlage** *f* mechanical data processing equipment / ~**verarbeitungsmaschine** *f* data processor / ~**verarbeitungssystem** *n* computer system, electronic data–processing system / **analoge** ~ analog data, analogue data / **biographische** ~ personal data / **digitale** ~ digital data / **diskontinuierliche** ~ discrete data / **diskrete** ~ discrete data / **klinische** ~ clinical data / **kontinuierliche** ~ continuous data / **persönliche** ~ personal data / **qualitative** ~ qualitative data / **quantitative** ~ quantitative data / **statistische** ~ statistical data / **subjektive** ~ subjective data / **ursprüngliche** ~ primary data

Dating *n* dating

Dauer *f* duration / ~**aktivität** *f* maintained activity, permanent activity / ~**anstellung** *f* tenure / ~**aufmerksamkeit** *f* sustained attention / ~**behandlung** *f* long–term treatment, prolonged treatment / ~**belastung** *f* continuous load, permanent load / ~ **der Arbeitswoche** length of the working week / ~ **der Reizwirkung** stimulus exposure time, stimulus duration / ~**empfindung** *f* duration of sensation, length of sensation / ~**erektion** *f* **des Penis** priapism / ~**erregung** *f* maintained excitation / ~**kollektivierung** *f* permanent collectivisation / ~**krampf** *m* continuous convulsion / ~**leistung** *f* long–term performance / ~**leistungsgrenze** *f* endurance limit / ~**leistungstraining** *n* endurance training / ~**modifikation** *f* lasting modification / ~**reizüberflutung** *f* continuous influx of impulses / ~**schlaf** *m* prolonged sleep / ~**schlafbehandlung** *f* prolonged–sleep treatment / ~**spur** *f* permanent trace / ~**symptom** *n* chronic symptom / ~**täuschung** *f* persistent illusion / ~**therapie** *f* maintenance therapy / ~**tremor** *m* continuous tremor / ~**verstimmung** *f* permanent depression / ~**versuch** *m* long–term experiment / ~**wirkung** *f* permanent effect / ~**zustand** *m* permanent condition, static stage / **eben merkliche** ~ least–perceptible duration

dauerhaft lasting, permanent

dauernd durable, lasting, permanent, persistent

Daumen *m* thumb / ~**abspreizung** *f* opposition of thumb / ~**lutschen** *n* sucking of thumb, thumb sucking / ~**reflex** *m* thumb reflex

Davonlaufen *n* ambulatory automatism

dazwischen|legen interpose / ~**stellen** interpose / ~**treten** intervene

Deafferentierung *f* deafferentation

Debatte *f* debate, discussion

debil feeble–minded, mentally deficient, phrenasthenic

Debile *m,f* feeble–minded person, mentally defective person, moron

Debilität *f* debility, feebleness, feeble–mindedness, mental deficiency, mental subnormality, phrenasthenia / **emotionale** ~ emotional debility / **erblich bedingte** ~ familial retardation / **erworbene** ~ secondary mental retardation / **leichte** ~ slight feebleness / **motorische** ~ debility of mobility / **psychische** ~ mental deficiency, oligophrenia

Decamethonium *n* decamethonium

Decarboxylasen *fpl* decarboxylases

dechiffrieren decode

Deck|blatt *n* face sheet, cover / ~**erinnerung** *f* cover memory, screen memory / ~**phantasie** *f* cover fantasy, screen fantasy / ~**punkte** *mpl* congruent points, corresponding points / ~**weiß** *n* zinc white

Deckeneffekt *m* ceiling effect

Deckungs|methode *f* matching test / ~**ungleichheit** *f* incongruity, incongruence

Decodierung *f* decoding

Decussatio *f* decussation

Deduktion *f* deduction, deductive reasoning

deduktiv deductive

deduzieren deduct

Deefferentierung *f* de–efferentation

deeskalieren de–escalate

Deeskalation de–escalation

Defäkation *f* defaecation, defecation, evacuation

Defätismus *m* defeatism

defäzieren defaecate, defecate

Defekt *m* defect, deficiency, mental handicap / ~**bildung** *f* defect formation / ~**handlung** *f* defective action / ~**hebephrenie** degenerative hebephrenia, disorganized schizophrenia / ~**heilung** *f* partial recovery, persistent defect after healing / ~**katatonie** *f* degenerative catatonia, defective catatonia / ~**psychose** *f* degenerative psychosis / ~**schizophrenie** *f* schizophrenic defect, disorganized schizophrenia / ~**zustand** *m* defective state / **geistiger** ~ mental defect, dysgnosia, cacergasia, phrenastenia / **moralischer** ~ moral deficiency, moral defect, moral insanity, amoralism / **schizophrener** ~ schizophrenic defect

defekt defective, damaged

Defemination *f* defeminisation, loss of female sexual characteristics, defemination

defensiv defensive

Defibrillator *m* defibrillator

definierbar definable

definiert defined / **operational** ~ operationally defined

Definition *f* definition / **anschauliche** ~ ostensive definition / **erklärende** ~ analytic definition / **konstruktive** ~ synthetic definition / **operationale** ~ operational definition / **rekursive** ~ recursive definition / **zyklische** ~ circular definition

Definitionstest *m* definition test

Defizit *n* deficit, deficiency / **~hypothese** *f* deficiency hypothesis / **~motivation** *f* deficiency motivation

Deflation *f* deflation

Defloration *f* defloration

Deformation *f* malformation, deformation, disfigurement

Deformität *f* deformity, malformation / **angeborene** ~ teratism, monstrosity

Deformitätsfetischismus *m* deformity fetishism

Degeneration *f* degeneration, degeneracy, deterioration, devolution, retrogression / ~ **der Erbmasse** hereditary degeneration / **geistige** ~ mental degeneration, mental deterioration / **hepatolentikuläre** ~ Wilson's disease / **kulturelle** ~ cultural degeneration / **soziale** ~ social degeneration / **Waller'sche** ~ Wallerian degeneration

Degenerations|psychose *f* degeneration psychosis, degenerative psychosis / **~zeichen** *npl* stigmata of degeneration, indication of degeneracy

degenerativ degenerative

degenerieren degenerate, retrogress

degeneriert degenerate, degenerated

Degradation *f* degradation

Degradationsgesetz *n* degradation law

Dehnungs|reflex *m* stretch reflex / **~rezeptor** *m* stretch receptor

Dehydratase *f* dehydratase

Dehydratation *f* dehydration, anhydration

Dehydroepiandrosteron (DHEA) dehydroepiandrosterone

Dehydrogenase *f* dehydrogenase

De–Individuation *f* depersonalization

Deinstitutionalisierung *f* deinstitutionalisation

Deismus *m* deism

Deiters|–Kern *m* Deiter's nucleus / **~–Zelle** *f* Deiter's cell

Déjà–entendu–Erlebnis *n* déjà–entendu phenomenon

Déjà–éprouvé–Erlebnis *n* déjà–eprouvé phenomenon

Déjà–fait–Erlebnis *n* déjà–fait phenomenon

Déjà–pensé–Erlebnis *n* déjà–pensé phenomenon

Déjà–raconté–Erlebnis *n* déjà–raconté phenomenon

Déjà–vécu–Erlebnis *n* déjà–vécu phenomenon

Déjà–voulu–Erlebnis *n* déjà–voulu phenomenon

Déjà–vu|–Erlebnis *n* déjà–vu / **~–Illusion** *f* illusion of déjà–vu / **~–Phänomen** *n* déjà–vu phenomenon

Déjérine–Roussy–Syndrom *n* thalamic syndrome

dekadent decadent

Dekadenz *f* decadence, moral decay

Dekapitation *f* decapitation, decollation

Dekarboxylase *f* decarboxylase / **~–Hemmstoff** *m* decarboxylase inhibitor

Dekodierung *f* decoding

Dekompensation *f* decompensation

dekompensiert decompensated

Dekompression *f* decompression

Dekompressionswirkung *f* decompression effect

Dekonditionierung *f* deconditioning, unconditioning

Dekortikation *f* decortication

Dekrementleitung *f* conduction with decrement, decrement conduction

Dekulturation *f*, **Dekulturierung** *f* deculturation

Delboeuf|-Kreisel *m* Delboeuf disc / **~- Scheibe** *f* Delboeuf disc / **~-Täuschung** *f* Delboeuf's illusion

Delegation *f* delegation / **~ von Verantwortung** delegation of responsibility

Delinquent *m* criminal, delinquent, delinquent, misdemeanant, offender / **geistig zurückgebliebener ~** defective delinquent / **jugendlicher ~** juvenile delinquent / **männlicher ~** male delinquent

Delinquentin *f* criminal, delinquent, female delinquent

Delinquenz *f* delinquency / **jugendliche ~** juvenile delinquency

Delir *n* delirium / **~ aufgrund eines medizinischen Krankheitsfaktors** delirium due to a general medical condition / **~ aufgrund multipler Ätiologien** delirium due to multiple etiologies / **~ bei Demenz** delirium, superimposed on dementia / **~, nicht durch Alkohol oder sonstige psychotrope Substanzen bedingt** delirium, not induced by alcohol and other psychoactive substances / **~ ohne Demenz** delirium, not superimposed on dementia, so described / **arteriosklerotisches ~** arteriosclerotic confusion / **nicht näher bezeichnetes ~** delirium not otherwise specified, delirium unspecified / **substanzinduziertes ~** substance–induced delirium / **toxisches ~** toxic delirium

Delirament *n*, **Deliramentum** *n* deliramentum

delirant delirious

Délire Délire *n* / **~ d'emblée** *m* délire d'emblée / **~ d'énormité** *m* délire d'énormité / **~ du toucher** *m* délire du toucher

Delirium *n* delirium, raving / **~ acutum** *n* acute delirium / **~ alcoholicum** *n* alcoholic delirium, delirium tremens / **~ blandum** *n* muttering delirium / **~ epilepticum** *n* epileptic delirium / **~ furiosum** *n* delirium with rage / **~ manicum** *n* maniacal delirium / **~ mussitans** *n* muttering delirium, delirium mussitans / **~ symptomaticum** *n* symptomatic delirium / **~ tremens** *n* delirium tremens, délire

tremblant, delirium ebriosorum, enomania, tromomania / **~ verursachend** deliriant, delirifacient / **akutes ~** acute delirium, acute mania / **an ~ leidend** delirious / **besonnenes ~** low delirium / **halluzinatorisches ~** corybantism / **leichtes ~** subdelirium / **mussitierendes ~** muttering delirium / **oneiroides ~** oneiric delirium / **zwangsneurotisches ~** compulsive delirium

delirös delirious / **~machend** deliriant, delirifacient

Delta|-Aktivität *f* delta activity / **~alkoholismus** delta alcoholism / **~-Bewegung** *f* delta movement, apparent movement / **~-Rhythmus** *m* delta activity, delta rhythm / **~-Welle** *f* delta wave

Demagoge *m* demagogue, demagog, rabble-rouser

demagogisch demagogic

Demarkation *f* demarcation / **~ einer Nervenfaser** demarcation of a nerve fibre

Demarkationspotential *n* demarcation potential

demaskieren unmask

Demaskulinisierung *f* demasculinization

Dematerialisation *f* dematerialisation

dematerialisieren dematerialise

dement demented

Demente *m,f* dement

Dementia *f* dementia / **~ acuta** *f* acute dementia / **~ alcoholica** *f* alcoholic dementia / **~ apoplectica** *f* dementia apoplectica / **~ arteriosclerotica** *f* arteriosclerotic dementia / **~ choreatica** *f* choreatic dementia / **~ epileptica** *f* epileptic dementia / **~ hebephrenica** *f* hebephrenic dementia / **~ infantilis** *f* dementia infantilis / **~ infantilis Heller** *f* Heller's syndrome / **~ lacunaris** *f* lacunar dementia / **~ paralytica** *f* Bayle's disease, paralytic dementia / **~ paranoides** *f* dementia paranoides / **~ praecocissima** *f* dementia praecocissima / **~ praecox** *f* dementia infantile, dementia praecox, adolescent insanity / **~ praesenilis** *f* presenile dementia / ~ **senilis** *f* senile dementia / ~ **simplex** *f* dementia simplex, simple schizophrenia, primary dementia

Demenz *f* dementia / ~ **aufgrund anderer medizinischer Krankheitsfaktoren** dementia due to other general medical conditions / ~ **aufgrund einer Creutzfeldt–Jacob'schen Erkrankung** dementia due to Creutzfeldt–Jacob disease / ~ **aufgrund einer HIV–Erkrankung** dementia due to HIV disease / ~ **aufgrund einer Huntington'schen Erkrankung** dementia due to Huntington's disease / ~ **aufgrund einer Parkinson'schen Erkrankung** dementia due to Parkinson's disease / ~ **aufgrund einer Pick'schen Erkrankung** dementia due to Pick's disease / ~ **aufgrund eines Schädel–Hirn–Traumas** dementia due to head trauma / ~ **aufgrund multipler Ätiologien** dementia due to multiple etiologies / ~ **bei Alzheimer–Krankheit** dementia in Alzheimer's disease / ~ **bei Alzheimer–Krankheit, atypische oder gemischte Form** dementia in Alzheimer's disease, atypical or mixed type / ~ **bei Alzheimer–Krankheit mit frühem (spätem) Beginn** dementia in Alzheimer's disease with early (late) onset / ~ **bei Creutzfeldt–Jacob–Krankheit** dementia in Creutzfeldt–Jakob disease / ~ **bei Huntigton–Krankheit** dementia in Huntington's disease / ~ **bei Krankheit durch das humane Immundefizienz–Virus (HIV)** dementia in human immunodeficiency virus (HIV) disease / ~ **bei Parkinson–Krankheit** dementia in Parkinson's disease / ~ **bei Pick–Krankheit** dementia in Pick's disease / ~ **bei sonstigen andernorts klassifizierten Krankheiten** dementia in other diseases classified elsewhere / ~ **mit Beginn im Senium und Präsenium** dementia arising in the senium and presenium / ~ **ohne zusätzliche Symptome** dementia without additional symptoms / ~ **vom Alzheimer Typ** dementia of the Alzheimer's type, Alzheimer's disease / **arteriosklerotische** ~ arteriosclerotic dementia / **euphorische** ~ habromania / **exogene** ~ exogenous dementia / **gemischte (kortikale und subkortikale) vaskuläre** ~ mixed cortical and subcortical vascular dementia / **mnestische** ~ mnestic dementia / **nicht näher bezeichnete** ~ unspecified dementia / **nicht näher bezeichnete ~ bei Alzheimer–Krankheit** dementia in Alzheimer's disease, unspecified / **nicht näher bezeichnete vaskuläre** ~ vascular dementia, unspecified / **organische** ~ organic dementia / **paralytische** ~ dementia paralytica, paralytic dementia, general paralysis, general paresis / **persistierende alkoholinduzierte** ~ alcohol–induced persisting dementia / **persistierende substanzinduzierte** ~ substance–induced persisting dementia / **postapoplektische** ~ postapoplectic dementia / **präsenile** ~ presenile dementia / **primär degenerative** ~ primary degenerative dementia / **primäre** ~ primary dementia / **semantische** ~ dementia semantica / **senile** ~ senile dementia, presbyophrenia / **sonstige vaskuläre** ~ other vascular dementia / **strukturelle** ~ structural dementia / **subkortikale vaskuläre** ~ subcortical vascular dementia / **toxische** ~ toxic dementia / **vaskuläre** ~ vascular dementia / **vaskuläre** ~ **mit akutem Beginn** vascular dementia of acute onset

Demodulation *f* demodulation

Demo|graphie *f* demography / **~kratie** *f* democracy / **~phobie** *f* demophobia / **~skopie** *f* public opinion survey, public opinion research

demographisch demographic

Demonstration *f* demonstration

demonstrativ demonstrative, ostentatious

demoralisiert demoralized

Demoralisierung *f* demoralisation

Demorphinisation *f* demorphinisation

Demut *f* humility, humbleness, meekness

demütigen humiliate, humble

Demütigung *f* abasement, humiliation

Dendrit *n* dendrite, dendron, neurodendron, neurodendrite, tree structure

Dendritenpotential *n* dendritic potential

denervieren denervate

Denervierung *f* denervation

Denk|akt *m* act of thinking, noesis, cognition / **~anstoß** *m* prompt / **festgelegter ~anstoß** *m* stimulus item / **formaler ~anstoß** *m* formal prompt / **inhaltlicher ~anstoß** *m* thematic prompt / **~antriebe** *mpl* thought impulses / **~arbeit** *f* thought work, mental work / **~art** *f* mentality, way of thinking, cognitive style / **~besetzung** *f* cathexis of thought, thought cathexis / **~dissoziation** *f* dissociation of thought / **~entwicklung** *f* cognitive development / **~experiment** *n* thought experiment / **~fähigkeit** *f* ability to think, faculty of thought, intellect / **~faulheit** *f* mental apathy, mental inertia, mental inertness, inhibition of thinking, mental laziness / **allgemeine ~faulheit** *f* general mental inertia, general mental inertness / **~fehler** *m* false reasoning / **~fragen** *fpl* thought questions / **~funktion** *f* function of thinking, cognitive process / **~gesetze** *npl* laws of thought / **~gewohnheit** *f* thinking habit / **~hemmung** *f* blocking of thought, thought-blocking / **~hören** *n* thought echoing / **~identität** *f* thought identity / **~impulse** *mpl* thought impulses / **~inhalt** *m* thought content / **~leistung** *f* thinking, intellectual achievement / **~modell** *n* theoretical model, model, blueprint / **~prozess** *m* process of thought, thought process, cognitive process / **~psychologie** *f* cognitive psychology, psychology of thinking / **~richtung** *f* line of thought, line of reasoning / **~sportaufgabe** *f* brain twister / **~spruch** *m* aphorism / **~störung** *f* thought disorder, blocking of thought processes, thought disturbance, parapsychosis / **~störung** *f* **bei Aphasie** logasthenia / **alogische ~störung** *f* loss of logical thinking / **formale ~störung** *f* disorder of thought process / **inhaltliche ~störung** *f* material disorder of the mental process / **~strategie** *f* strategy of thinking / **~tätigkeit** *f* intellectual activity / **periphere ~theorie** *f* central theory of thinking / **~typus** *m* thinking type / **~unfähigkeit** *f* inability to think / **~vermögen** *n* reasoning power, cognitive ability / **~vorgang** *m* thought process, mental process, cognitive process, process of thought, intellectual operation, process of the mind / **~weise** *f* line of thought, line of reasoning / **verlangsamte ~weise** *f* bradyphrenia / **~würdigkeit** *f* memorability / **~ziel** *n* objective of thinking

denk|bar conceivable, imaginable / **~würdig** memorable, noteworthy

Denken *n* thinking / **~ in Begriffen** abstract thinking / **~ in Verschachtelungen** recursive thinking / **abschweifendes ~** discursive thought / **abstraktes ~** abstraction, abstract reasoning, abstract thinking, imageless thinking, imageless thought / **affektives ~** affective reasoning / **anschauliches ~** concrete thinking / **archaisches ~** archaic thinking, atavistic thinking, primitive thinking / **assoziatives ~** associative thinking / **atavistisches ~** atavistic thinking / **autistisches ~** autistic thinking, dereistic thought / **autistisch–undiszipliniertes ~** undisciplined dereistic thinking, undisciplined autistic thinking / **begriffliches ~** conceptual thinking / **deduktives ~** deductive reasoning / **dereistisches ~** dereistic thinking, dereism, dereistic thought / **divergentes ~** divergent thinking / **formales ~** formal thought / **gesteuertes ~** directed thinking / **gestörtes ~** disordered thinking / **induktiv–deduktives logisches ~** inductive–deductive reasoning / **intellektuelles ~** epistemic thinking / **intuitives ~** intuitive thinking, intuitive thought / **konfuses ~** scattered thinking / **konstruktives ~** constructive thinking / **konvergentes ~** convergent thinking / **konzeptionelles ~** conceptual thinking / **kreatives ~** creative thinking / **lautes ~** thinking aloud / **logisches ~** reasoning, abstract reasoning, logical reasoning, logical thinking, rational thinking / **magi-**

sches ~ magical thinking / **operatives** ~ operative thinking / **prälogisches** ~ prelogic thinking / **produktives** ~ creativeness, creativity / **rationales** ~ rational thinking / **rechnerisches** ~ arithmetical reasoning / **rekursives** ~ recursive thinking / **schlussfolgerndes** ~ reasoning, inductive–deductive reasoning, discursive power, syllogistic reasoning / **schöpferisches** ~ creative thought, creativeness, creativity / **selektives** ~ selective thinking / **spontanes** ~ spontaneous thinking / **sprunghaftes** ~ intuitive thinking / **subjektives** ~ subjective thinking / **syllogistisches** ~ syllogistic reasoning / **symbolisches** ~ symbolic thinking / **traumartiges** ~ dreamlike thinking / **unanschauliches** ~ imageless thought, imageless thinking / **unlogisches, autistisches** ~ dereism / **unzusammenhängendes** ~ divagation, incoherent thinking / **verworrenes** ~ disordered thoughts, confusional thinking / **vernunftsmäßiges** ~ rational thinking / **vorbegriffliches** ~ preconceptual thought / **vorbewusstes** ~ preconscious thinking / **vorkausales** ~ precausality / **vorlogisches** ~ prelogical thinking / **vorsprachliches** ~ prelingual thinking / **weitschweifiges** ~ diffuse thinking / **zielgerichtetes** ~ goal–directed thinking

denken think, imagine, conceive, reason, consider

denkend thinking, intellective, cogitative

Denkertyp *m* intellectual type

denotativ denotative

Dentifikation *f* dentification, odontogenesis, odontogeny

Denunziation *f* denunciation

Deontologie *f* deontology, ethics of duty

Depersonalisation *f* depersonalization, dispersonalisation / **neurotische** ~ depersonalization neurosis

Depersonalisations|erscheinung *f* sign of depersonalisation, symptom of depersonalisation / **~störung** *f* depersonalization disorder / **~syndrom** *n* depersonalization syndrome, Alice in Wonderland syndrome

Depolarisation *f* depolarisation / **kritische** ~ critical depolarisation

Depolarisationsphase *f* depolarisation phase

Depolarisieren *n* depolarisation

Depravation *f* depravation

Depression *f* depression, depressive state, depressive disorder, major depression, melancholia, melancholy, depressive psychosis, melancholic insanity / ~ **im Klimakterium** climacteric depression / **verursachend** depressive / **agitierte** ~ agitated depression / **akute** ~ acute depression / **ambivalente** ~ ambivalent depression / **anaklitische** ~ anaclitic depression / **anankastische** ~ anancastic depression, obsessional depression / **ängstlich agitierte** ~ anxious agitated depression / **anodische** ~ anodic depression / **arteriosklerotische** ~ arteriosclerotic depression / **atypische** ~ atypical depression / **ausgedehnte** ~ spreading depression / **autonome** ~ autonomous depression / **beginnende** ~ initial depression / **bipolare** ~ bipolar disorder / **endogene** ~ endogenous depression, melancholia, melancholy / **erregte** ~ agitated depression / **existenzielle** ~ existential depression / **exogene** ~ exogenous depression / **gehemmte** ~ inhibited depression / **hypochondrische** ~ hypochondrical depression / **hysterische** ~ hysterical depression / **infantile** ~ infantile depression / **klimakterische** ~ menopausal depression / **konstitutionelle** ~ constitutional depression, constitutional depressive disposition / **larvierte** ~ masked depression, larvate depression / **leichte** ~ mild depression / **manische** ~ manic depression / **neurotische** ~ neurotic depression, depressive neurosis / **periodische** ~ periodic depression, recurrent depression / **postinfektiöse** ~ postinfective depression / **postschizophrene** ~

post–schizophrenic depression / **primäre** ~ primary depression / **psychogene** ~ psychogenic depression / **psychotische** ~ psychotic depression / **reaktive** ~ reactive depression, exogenous depression, depressive reaction, situational depression / **reaktive neurotische** ~ neurotic–depressive reaction / **schwere** ~ stuporous depression / **sekundäre** ~ secondary depression / **senile** ~ senile depression / **stuporöse** ~ stuporous depression / **symptomatische** ~ symptomatic depression / **therapieresistente** ~ treatment–resistant depression / **vitale** ~ vital depression / **zirkuläre** ~ circular depression / **zyklothyme** ~ cyclothymic depression

Depressions|angst f depressive anxiety / **~erscheinung** f sign of depression, symptom of depression / **~–Schmerz–Syndrom** depression–pain syndrome / **~zustand** m state of depression, depressive condition, depressive insanity

depressiv depressive, low–spirited, melancholic, dysthymic

Depressive m,f melancholic, melancholiac, depressive person

Depressivität f depressive moods

deprimiert depressed, down–hearted

Deprivation f deprivation / **kulturelle** ~ cultural deprivation / **sensorische** ~ perceptual deprivation, sensory deprivation / **soziale** ~ social deprivation

Deprivationssyndrom n emotional deprivation syndrome

Dercum Krankheit f Dercum's disease, adiposis dolorosa

Derealisation f derealization

Dereismus m dereism

dereistisch dereistic, autistic

Derivat n derivate

dermal dermal

Dermato|dynie f dermatodynia, dermalgia, dermatalgia / **~logie** f dermatology / **~manie** f dermatomania / **~neurose** f skin neurosis, dermatoneurosis / **~phobie** f dermatophobia / **~siophobie** f dermatosiophobia / **~thlasie** f dermatothlasia / **~zoenwahn** m delusion of dermatozoonosis, dermatozoic delusion

Dermatom n dermatome

Dermatose f skin disease

Dermo|graphie f dermographia, dermography, dermographism / **~graphismus** m dermatographia, dermatography, dermographia, dermography, dermographism

desensibilisieren desensitize

Desensibilisierung f desensitisation / **systematische** ~ systematic desensitisation therapy

Desensibilisierungstherapie f desensitisation therapy

Desensitivierung f desensitisation

desexualisieren desexualize

Desexualisierung f desexualization

Desillusionierung f disillusion

Desintegration f disintegration / **geistige** ~ mental disintegration

Desintegrierte m,f disintegrated person

Desinteresse n indifference, apathy

Desipramin n desipramine

Desirabilität f desirability / **soziale** ~ social desirability

Deskription f description / **generelle** ~ general description / **phänomenologische** ~ phenomenological description

Deskriptionsstatistik f descriptive statistics

deskriptiv descriptive

Deskriptor m descriptor

Desmologie f desmology

Desmosom n desmosome

Desorganisation f disorganisation

desorganisiert disorganised

desorientiert disoriented

Desorientiertheit f, **Desorientierung** f disorientation, confusion / **amnestische** ~ amnesic disorientation / **apathische** ~ apathetic disorientation / **deliröse** ~

delirious disorientation / **örtliche** ~ place disorientation / **zeitliche** ~ time disorientation

Desoxy|corticosteron *n* deoxycorticosterone / **~glykose** *f* deoxyglycose / **~ribonukleinsäure** *f* deoxyribonucleic acid / **~ribose** *f* deoxaribose, desoxyribose

Despot *m* despot, tyrant

Despotie *f* despotism, tyranny

Destrudo *f* destrudo

Destruktion *f* destruction

Destruktions|angst *f* fear of being destroyed / **~drang** *m* urge to destroy, impulse to destroy / **~phantasie** *f* phantasy of destruction / **~trieb** *m* destructive instinct, destructiveness, urge to destroy / **~wahn** *m* delusion of destruction

destruktiv destructive

Desynchronisation *f* desynchronisation

Deszendenztheorie *f* theory of evolution, transformist theory

Detail *n* detail / **~antwort** *f* detail response, large detail response / **~gedächtnis** *n* memory for details / **außergewöhnliches** ~ rare detail

Detektion *f* detection

Detektor *m* detector

Determinante *f* determinant, determiner / **körperliche** ~ physical determinant / **kulturelle** ~ cultural determinant / **soziale** ~ social determinant

Determination *f* determination / **mehrfache** ~ multiple determination, overdetermination / **sozial–figurale** ~ social–figural determination / **sozial–organische** ~ social–organic determination

Determinations|index *m* index of determination, coefficient of determination / **~koeffizient** *m* coefficient of determination / **multipler ~koeffizient** *m* coefficient of multiple determination / **partieller ~koeffizient** *m* coefficient of partial determination / **~theorie** *f* determinism

determinativ determinative

determinierend determinant, determining

determiniert determinate / **mehrfach** ~ overdetermined, multi–determined

Determinierung *f* determination / **mehrfache** ~ multiple determination, overdetermination

Determinismus *m* determinism, conditionalism / **biologischer** ~ biological determinism / **moralischer** ~ moral determinism / **psychischer** ~ psychic determinism / **psychologischer** ~ psychological determinism

deterministisch deterministic

Detumeszenz *f* detumescence / **~trieb** *m* need for relief of sexual tension

deuten interpret, construe

deutend interpretative

Deuteranomalie *f* deuteranomaly

Deuteranopie *f*, **Deuteranopsie** *f* deuteranopia, deuteranopsia, green blindness

Deuteroskopie *f* deuteroscopy, clairvoyance

deutlich distinct, clear, explicit, articulate, marked

Deutlichkeit *f* clearness, distinctness, pronouncedness

Deutung *f* interpretation, explanation / **~ von Traumserien** interpretation of dream series / **allegorische** ~ allegoric interpretation / **anagogische** ~ anagogic interpretation / **enge** ~ narrow interpretation / **falsche** ~ misinterpretation / **historische** ~ historical explanation / **humorvolle** ~ humorous interpretation / **inhaltliche** ~ content response, content analysis / **menschliche** ~ anthropomorphic interpretation / **psychoanalytische** ~ psychoanalytic interpretation / **reduktive** ~ reductive interpretation / **spekulative** ~ theoretical explanation / **umfassende** ~ rich interpretation, exhaustive interpretation

Deutungs|arbeit *f* interpretative work / **~gabe** *f* talent of interpretation / **~test** *m* projective test / **~versuch** *m* attempt at interpretation / **prälogische ~weise** *f* phenomenism / **~wissenschaften** *fpl* interpretative sciences

Devianz *f* deviance, deviancy

Deviation *f* deviance, deviancy / **sexuelle** ~ sexual anomaly, sexual perversion

Dexamethason–Suppressionstest *m* dexamethasone suppression test

Dexamphetamin *n* dexamphetamine, dexedrine

Dextro|amphetamin *n* dexamphetamine, dexedrine, dextroamphetamine / **~moramid** *n* dextromoramide / **~phobie** *f* dextrophobia / **~se** *f* dextrose, dextro–glucose

Dezentralisierung *f* decentralization

Dezentrierung *f* decentration

Dezerbration *f* decerebration, brain removal, brain ablation, decortication

Dezerebrationsstarre *f* decerebrate rigidity

Dezibel *n* decibel

Dezil *n* decile / **~rang** *m* decile rank / **~wert** *m* decile rank

Diabetes *m* diabetes / **~ insipidus** *m* diabetes insipidus / **~ mellitus** *m* diabetes mellitus / **~psychose** *f* diabetic psychosis

Dia|bolepsie *f* diabolepsy / **~dochokinese** *f* diadochokinesia, diadochokinesis

dia|bolisch diabolic

diachronisch diachronic

diadochokinetisch diadochokinetic

diag|nostisch diagnostic / **~nostizieren** diagnose, diagnosticate

dia|gonal cross, diagonal, transverse / **~kritisch** diacritic / **~lektisch** dialectic

diastolisch diastolic

diatetisch diatetic

diatonisch diatonic

Diade *f* diad

Diagnose *f* diagnosis / **~ oder Zustand auf Achse I zurückgestellt** diagnosis or condition deferred on axis I / **~ unter Narkose** narcodiagnosis / **ärztliche ~** medical diagnosis / **keine ~ auf Achse II** no diagnosis on axis II / **klinische ~** clinical diagnosis / **monosymptomatische ~** monosymptomatic diagnosis / **multisymptomatische ~** multisymptomatic diagnosis / **neurologische ~** neurological diagnosis / **pädagogische ~** educational diagnosis / **polysymptomatische ~** polysymptomatic diagnosis / **pränatale ~** prenatal diagnosis / **seelische ~** psychological diagnosis / **unbestimmte ~** undetermined diagnosis / **vorläufige ~** tentative diagnosis

Diagnostik *f* diagnostics, diagnosis / **computerunterstützte ~** computer–assisted diagnosis / **geriatrische ~** geriatric assessment / **lehrzielorientierte ~** curriculum–based assessment / **medizinische ~** medical diagnosis / **pädagogische ~** educational assessment / **multidimensionale ~** multidimensional diagnosis /

Dia|gonale *f* diagonal / **~gramm** *n* diagramme, graph, graphic presentation, schema, twoway table / **logisch–operationales ~gramm** *n* Venn diagramme / **~grammtest** *m* diagramme test / **~graph** *m* diagraph / **~graphie** *f* diagraphy / **~krise** *f* diacrisis / **~krisis** *f* diacrisis

Diakustik *f* diacoustics

Dia|lekt *m* dialect / **~lektik** *f* dialectics / **~log** *m* dialogue / **~lyse** *f* dialysis

Dianakomplex *m* Diana complex

Dia|phonometrie *f* diaphonometry / **~phragma** *n* diaphragm / **~positiv** *n* slide, transparency, transparence

Diarrhoe *f* diarrhoea, diarrhea

Diaschisis *f* diaschisis

Diastole *f* diastole

Dia|thermie *f* diathermia, diathermy / **~these** *f* diathesis / **iktaffine ~these** *f* paroxysmal diathesis / **neuropathische ~these** *f* neuropathic diathesis, psychopathic diathesis / **~zepam** *n* diazepam

Diazetylmorphin *n* diacetylmorphine

Diät *f* diet, regimen / **~lehre** *f* dietetics / **ketogene ~** ketogenic diet

diätetisch dietary, dietetic

Diäthyl|barbitursäure *f* barbital / **~tryptamin (DET)** *n* diethyltryptamine

Dicain *n* dicaine

Dichlorisoproterenol *n* dichloroisoproterenol

dichotisch dichotic

Dichotomie *f* dichotomy

Dichro|ismus *m* dichroism / **~masie** *f* dichromasia, dichromasy, dichromatism, dichromatopsia / **~mat** *m* dichromat / **~matopsie** *f* dichromasia, dichromasy, dichromatism, dichromatopsia

Dichte *f* density / **~funktion** *f* density function / **~mittel** *n* mode, density mean / **gleichförmige ~** uniform density / **soziale ~** social density

Dichtigkeit *f* density

Dichtkunst *f*, **Dichtung** *f* poetry

dick thick, fat, corpulent / **~köpfig** stubborn, headstrong, strongheaded / **ungewöhnlich ~** gross

Dickdarm *m* colon / **~entzündung** *f* colitis / **~entzündung** *f* **mit Geschwürsbildung** ulcerative colitis / **~erkrankung** *f* colopathy, colon disorder

Didaktik *f* didactics

didaktisch didactic

Diebstahl *m* theft, stealing, robbery

Dieldrin *n* dieldrin

Diencephalon *n* diencephalon, interbrain

Dienst *m* service, employment, office / **höheres ~alter** *n* seniority / **~leistung** *f* service / **~leistungsberuf** *m* service job / **~unfähigkeit** *f* disablement / **gemeindenahe psychosoziale ~e** *mpl* community mental health services / **soziale ~e** *mpl* social services

diensthabend on duty

dienzephal diencephalic

Dienzephalon *n* diencephalon, interbrain

Differential *n* differential / **~blutbild** *n* haemogram, differential blood count, differential blood analysis / **~diagnose** *f* differential diagnosis / **~diagnostik** *f* differential diagnosis / **~hemmung** *f* differential inhibition / **~sensor** *m* differential sensor, D sensor / **~verstärker** *m* differential amplifier / **semantisches ~** semantic differential

differentialdiagnostisch differential diagnostic

differentiell differential

Differenz *f* difference / **~effekt** *m* differential effect / **~limen** *n* difference limen / **~schwebung** *f* **links–rechts** binaural shift, binaural beat / **~schwelle** *f* difference threshold, just–noticeable difference / **~ton** *m* differential tone

differenzieren differentiate

Differenzierung *f* differentiation, partialization, distinction, differential inhibition / **~ des Lebensraums** differentiation of life space / **akustische ~** auditory discrimination / **fachspezifische ~** expert differentiation / **fachübergreifende ~** multidisciplinary differentiation / **fehlende ~** undifferentiation / **mangelnde ~** undifferentiation / **ontogenetische ~** encorticalization / **phylogenetische ~ des Gehirns** encephalization

Differenzierungs|hypothese *f* differentiation hypothesis / **unteres ~niveau** *n* **eines Tests** floor of a test / **~reiz** *m* differentiating stimulus / **~vermögen** *n* sensory acuity / **~vorgang** *m* differentiation process

diffug diffugient

diffus diffuse, unstructured, vague

Diffusion *f* diffusion

Diffusions|barriere *f* diffusion barrier / **~koeffizient** *m* diffusion constant / **~konstante** *f* diffusion constant / **~potenzial** *n* diffusion potential / **~theorie** *f* diffusionism

Digestionstrakt *m* alimentary canal, digestive canal

digestiv digestive

digital digital

Digital|–Analog–Wandler *m* digital–to–analog converter / **~computer** *m* digital computer / **~rechner** *m* digital calculator, digital computer

Digraph *m* digraph
Digramm *n* digram
Dihydro|codein *n* dihydrocodeine, drocode / **~ergotamin** *n* dihydroergotamine / **~ergotoxin** *n* dihydroergotoxine / **~hydrotestosteron** *n* dihydrotestosterone
3,4–Dihydroxyphenylalanin (Dopa) *n* 3,4–dihydroxyphenylalanine, dopa
2,5–Dihydroxyphenylessigsäure *f* homogentisic acid, 2,5–dihydroxyphenylacetic acid, glycosuric acid
Dihydroxytryptamin *n* dihydroxytryptamine
Diktion *f* diction, way of speaking, mode of expression
Dilatation *f* dilatation
dilatieren dilate
dilatiert dilatant
Dilaudidsucht *f* dilaudomania
Dilemma *n* dilemma
Dimenhydrinat *n* dramamine
Dimension *f* dimension / **~ der Nivellierung vs. Akzentuierung** leveling–sharpening dimension / **~ der Spannung–Entspannung** tension–relaxation dimension / **dritte ~** third dimension / **psychologische ~** psychological dimension / **räumliche ~** spatial dimension
Dimensionalität *f* dimensionality
Dimerie *f* dimerism
Dimethyltryptamin (DMT) *n* dimethyltryptamine
2,5–Dimethoxy–4–methylamphetamin (DOM) *n* 2,5–dimethoxy–4–methylamphetamine
dimorph dimorphic, dimorphous
Dimorphismus *m* dimorphism
Ding *n* thing / **~anschauung** *f* conception of objects / **~-an–Sich** thing by itself / **~konstanz** *f* object constancy, shape constancy, size constancy / **~vorstellung** *f* object representation / **~welt** *f* material world / **gefolgerte ~e** *npl* illata / **wahrnehmbare ~e** *npl* sensibilia
Dinophobie *f* fear of heights, hypsophobia

Diogenes–Syndrom *n* Diogenes syndrome
dionysisch dionysian, dionysiac
Dioptrie *f* dioptre, diopter, dioptry
Dioptrik *f* dioptrics
Dioxyphenylalanin *n* dopa
diphasisch diphasic
Diphenhydramin *n* diphenhydramine
Diphenylhydantoin *n* diphenylhydantoin, diphenylhydantoin sodium
Diphthong *m* diphthong
Diplakusis *f* diplacusis
Diplegie *f* diplegia, bilateral paralysis
diploid diploid
Diplo|idie *f* diploidy / **~phonie** *f* diphonia, diphthongia, diplophonia / **~pie** *f* diplopia, double vision
Diplomand *m* undergraduate
Diplom|arbeit *f* thesis / **~–Psychologe** *m* certified psychologist, Master of Arts in Psychology, Master of Science in Psychology
diplomiert registered, holding a diploma
Dipol *m* dipole
Dippoldismus *m* dippoldism, flagellation of children, educatory sadism
Dipso|manie *f* dipsomania, alcoholism / **~rexis** *f* dipsorexia
direkt direct
Direktor *m* director / **~ der Schule** school principal
Direkt|werbung *f* direct advertising / **~werbung** *f* **per Post** direct mailing advertising
Dirne *f* prostitute
Disengagement *n* disengagement
Dishabituation *f* dishabituation
Disharmonie *f* disharmony, discord
Disinhibition *f* disinhibition
Disintegration *f* disintegration / **soziale ~** social disintegration, anomy, anomia, anomie
disintegriert disintegrated / **sozial ~** anomic

Disjektion *f* disjection, dispersion

Disjunktion *f* disjunction / ~ **von Begriffen** disjunction of ideas

disjunktiv disjunctive

Diskette *f* disk, diskette, floppy disk

diskontinuierlich discontinuous, intermittent, interrupted

Diskontinuität *f* discontinuity, noncontinuity

diskordant discordant

Diskordanz *f* discordance, discordancy

Diskrepanz *f* discrepancy, difference, disagreement / ~ **des Urteils** discrepancy of judgement/ **affektive** ~ affective discrepancy

diskret discrete

Diskretion *f* discretion, discreetness

Diskriminanzanalyse *f* analysis of discrimination, discriminant analysis

Diskrimination *f* discrimination / **auditive** ~ auditory discrimination / **perzeptive** ~ perceptual discrimination / **visuelle** ~ visual discrimination

Diskriminations|index *m* index of discrimination / ~**lernen** *n* discrimination learning / ~**training** *n* discrimination training / ~**zeit** *f* discrimination time

Diskriminieren *n* discrimination / ~–**Lernen** *n* discrimination learning / **operantes** ~ operant discrimination

diskriminieren discriminate

diskriminierend discriminative, discriminatory / **in gleichem Maße** ~ equidiscriminating

Diskriminierung *f* discrimination / ~ **aufgrund des Geschlechts** sexual discrimination / **berufliche** ~ employment discrimination / **ethnische und nationale** ~ race and ethnic discrimination / **kognitive** ~ cognitive discrimination / **rassische** ~ racial discrimination / **soziale** ~ social discrimination

Diskursanalyse *f* discourse analysis

diskursiv discursive, conceptual

Diskussion *f* discussion, debate / **intellektuelle** ~ intellectual discussion, epistemic consultation / **interne** ~ internal debate

Diskussions|hass *m* misology, misologia / ~**leiter/in** *m,f* discussion leader / ~**methode 'Diskussion 66'** *f* buzz–session / **nichtdirektiver** ~**stil** *m* nondirective discussion method

Disorexie *f* dysorexia

disparat disparate

Disparation *f* disparation, double vision, non–correspondence

Disparität *f* disparity

Dispersion *f* dispersion, scattering, variance

Dispersions|gesetz *n* dispersion law / ~**phänomen** *n* scatter phenomenon, spread phenomenon

Disponibilität *f* availability

disponiert disposed, predisposed, prone, inclined

Disposition *f* disposition, predisposition, tendency, inclination / ~ **zur Neurose** disposition to neurosis / **angeborene** ~ innate disposition / **erbliche** ~ hereditary predisposition / **erworbene** ~ acquired disposition / **expressive** ~ expressive disposition / **psychische** ~ psychological disposition

disruptiv disruptive

Dissertation *f* dissertation

Dissident *m* dissident, nonconformist

Dissimilation *f* dissimilation, catabolism

Dissimulation *f* dissimulation

dissimulieren dissimulate

Dissipation *f* dissipation

Dissonanz *f* dissonance, discord / ~**theorem** *n* theorem of escape / **kognitive** ~ cognitive dissonance

dissozial antisocial

Dissozialität *f* deviant behaviour

Dissoziation *f* dissociation, dissociative reaction, splitting–off / ~ **von Empfindungen** emotional dissociation, sensory dissociation

Dissoziations|amnesie *f* dissociation amnesia / **~vermögen** *n* dissociation power

dissoziativ dissociative

dissoziiert dissociated

distal distal

Distanz *f* distance / **soziale ~-Skala** *f* social–distance scale / **~typ** *m* distance type / **psychische ~** psychological distance / **seelische ~** psychic distance / **soziale ~** social distance

distanziert distant, reserved, aloof

Distribution *f* distribution

Distributivität *f* distributivity

Disulfiram *n* disulfiram, tetraethylthiuram disulfide / **~-Alkohol-Reaktion** *f* alcohol–antabuse–reaction

Disziplin *f* discipline / **formelle ~** formal discipline / **strenge ~** strict discipline

disziplinarisch disciplinary, disciplinarian

Disziplinarmaßnahme *f* disciplinary measure

diszipliniert disciplined

Disziplinierung *f* **von Kindern** discipline of children

Diurese *f* diuresis

Diuretikum *n* diuretic

diuretisch diuretic

diurnal diurnal

divergent divergent

Divergenz *f* divergence, divergency

divergierend divergent

Diversifikationsquotient *m* type–token–ratio

Divination *f* divination

Divinationsgabe *f* gift of prophecy

dizephal decephalous

dizygotisch dizygotic

Dogma *n* dogma

Dogmatiker *m* dogmatist, fundamentalist

dogmatisch dogmatic

Dogmatismus *m* dogmatism, closed–mindedness / **~-Skala** *f* dogmatism scale

Doktorand *m* postgraduate student, candidate for a doctorial degree

Doktorandenausbildung *f* postgraduate training

Doktorspiel *n* playing doctor

Doktrin *f* doctrine

Dokument *n* document

Dol *n* dol

dolicho|fazial dolichofacial / **~kranial** dolichocranial / **~morph** dolichomorphic / **~zephal** dolichocephalic, long–headed, dolichocephalous

Dolicho|zephaler *m* dolichocephalic / **~zephalie** *f* dolichocephalism, dolichocephalia, dolichocephaly

Dolmetscher *m* interpreter

Dolor *m* dolor, pain

Domatophobie *f* domatophobia, fear of being in a house

Domestikation *f* domestication

domestizieren domesticate

dominant dominant, predominant, prepotent

Dominante *f* dominant, dominant factor / **charakterologische ~** character trait

Dominanz *f* dominance, genetic dominance / **übertriebene ~ der Eltern über die Kinder** parentalism / **~ einer Hand** manual dominance, unidextrality, handedness / **~ eines Auges** ocular dominance / **~ eines Fußes** footedness / **~hierarchie** *f* dominance hierarchy / **~-Niveau** *n* dominance level / **~streben** *n* dominance need, need for dominance / **verdrängtes ~streben** *n* repressed dominance / **~-Unterwerfung** *f* dominance–submission / **~verhalten** *n* **bei Tieren** dominance behaviour of animals / **~wechsel** *m* change of dominance / **genetische ~** genetic dominance / **laterale ~** lateral dominance / **ocular ~** ocular dominance / **soziale ~** social ascendance / **ungleiche ~** anisodominance / **unvollkommene ~** imperfect dominance / **visuelle ~** eye–mindedness / **zerebrale ~** brain dominance, cerebral dominance

Dominator–Modulator–Theorie *f* dominator–modulator theory

dominieren domineer, dominate

dominierend dominant, predominant, dominating, domineering

Dominotest *m* dominoes test

Donatismus *m* donatism

Donder'sches Gesetz *n* **der Augenbewegungen** Donder's law

Don–Juanismus *m* Don–Juanism

Donnan|–Gleichgewicht *n* Donnan equilibrium / **~–Potential** *n* Donnan potential / **~–System** *n* Donnan system

DOPA *n* DOPA

Dopamin *n* dopamine / **~agonist** *m* dopamine agonist / **~antagonist** *m* dopamine antagonist / **~hypothese** *f* dopamine hypothesis of schizophrenia / **~metabolit** *m* dopamine metabolite / **~system** *n* dopamine system

dopaminerg dopaminergic

dopen dope

Doping *n* doping, drug–taking

Doppel *n* duplicate / **~ausbildung** *f* cross–training / **~bewusstsein** *n* dual personality, dual consciousness, alternating personality / **~bild** *n* double image / **~bindung** *f* double bind / **~bindungsbeziehung** *f* double bind interaction / **~blindmethode** *f* double–blind method, double–blind technique, double–blind experiment / **~blindversuch** *m* double–blind trial, double–blind design, double–blind study, double–blind test / **~brechung** *f* double refraction / **~deutigkeit** *f* ambiguity / **~durchstreichtest** *m* double–cross–out test / **~effekttheorie** *f* double–effect theory / **~ehe** *f* bigamy / **in ~ehe lebend** bigamous / **in ~ehe Lebender** *m* bigamist / **~empfinden** *n* synaesthesia, synesthesia / **~empfindung** *f* double sensation / **~folge** *f* conjunctive schedule / **~gänger** *m* double, look–alike, doppelgänger / **~gänger–Illusion** *f* illusion of doubles, Capgras syndrome / **~gängerphänomen** *n* heautoscopia / **~gängerwahn** *m* alternating personality, heautoscopia, split personality delusion / **~gerichtetheit** *f* ambivalence / **~geschlechtlichkeit** *f* bisexuality / **~händigkeit** *f* dextrality / **~helix** *f* double helix, twin helix / **~hören** *n* diplacusis, double hearing / **~–Ich** *n* duplicated ego, double personality, dual personality, split personality / **~käfig** *m* **mit Pendeltür** shuttle box / **~kontrast** *m* dual contrast / **~organe** *npl* duality of organs / **~reizkonditionierung** *f* sensory conditioning / **~schwingung** *f* double vibration / **~sehen** *n* double vision, diplopia / **~seitigkeit** *f* bilaterality / **~selbstmord** *m* double suicide / **~sichtigkeit** *f* diplopia / **~sinn** *m* ambiguity, ambiguousness / **~stimme** *f* diphonia, diphthongia, diplophonia / **~suizid** *m* double suicide / **~testmethode** *f* double–test technique / **~überich** *n* double superego, psychic dualism / **~verstärkung** *f* tandem reinforcement / **~vokal** *m* diphthong / **~wertigkeit** *f* bivalence / **~züngigkeit** *f* two–facedness, double dealing

doppel|blind double–blind / **~deutig** ambiguous / **~geschlechtlich** bisexual / **~seitig** bilateral / **~sichtig** diplopic / **~sinnig** ambiguous / **~wertig** ambivalent, bivalent

doppelt double, dual, twofold, dyadic

Doppeltsehen *n* double vision, diplopia

Doppelungstheorie *f* copy theory

Doppler–Effekt *m* Doppler effect, Doppler shift / **~–Sonographie** *f* Doppler ultrasonography / **~verschiebung** *f* Doppler shift

Doraphobie *f* doraphobia

Dorftest *m* village test

Dorn *m* spina / **~muskel** *m* spinal muscle

dornig spinous, spinate

dorsal dorsal

Dorsal|horn *n* dorsal horn / **~kern** *m* Clarke's column / **~mark** *n* medulla dorsalis / **~nerv** *m* thoracic nerve / **~platte** *f* dorsal plate / **~verschiebung** *f* dorsiflexion / **~wurzel** *f* dorsal root

dorsoventral dorsoventral

Dorsoventralachse *f* sagittal axis

Dosierung *f* dosage / **~ von Medikamenten** drug dosage

Dosis *f* dose / **~ Vergrößerung** *f* dose enhancement

Down–Syndrom *n* Down syndrome, mongolism

Doxepin *n* doxepin

doxogen doxogenous

Doxologie *f* doxology, public opinion research

Dozent *m* lecturer, reader

Dozentenschaft *f* teaching staff, lecturers

Draht *m* wire / **~biegeprobe** *f* wire–bending test / **~biegetest** *m* wire–bending test

Drainage *f* drainage

Drall *m* twist

Dramatisierung *f* dramatization

Dramatismus *m* dramatism

Dränage *f* drainage

Drang *m* urge, drive, desire, pressure, impulse, striving, motive, motivation / **~handlung** *f* impulsive behaviour / **~zustand** *m* state of impulsion / **krankhafter ~ Liebesbriefe zu schreiben** erotographomania / **unwiderstehlicher ~ nachzuahmen** philomimesia / **krankhafter ~ zum Selbstmord durch Ertrinken** hydromania / **~ zur Benutzung unüblicher Fremdwörter** xenoglossophilia / **~ zur Dunkelheit** scotophilia / **sexueller ~ zu Tieren** zoolagnia / **allgemeiner ~** general drive / **schöpferischer ~** creative urge / **unwiderstehlicher ~** irresistible impulse, irresistible urge

Drapetomanie *f* drapetomania, dromomania

Dreck *m* dirt / **~essen** *n* rhypophagy

Dreh|achse *f* axis of rotation / **~arm** *m* movable handle / **~beschleunigung** *f* rotational acceleration, angular acceleration / **~bett** *n* revolving bed / **~bewegung** *f* rotary motion, rotary movement, torsional movement, torsion movement / **~bewegung** *f* **des Augapfels** vergence / **~krampf** *m* rotary cramp / **~muskel** *m* rotator / **~nystagmus** *m* rotatory nystagmus, rotation nystagmus, postrotatory nystagmus / **~punkt** *m* centre of rotation, pivotal point / **~schwindel** *m* rotatory vertigo, objective vertigo, subjective vertigo / **~sinn** *m* rotation sense / **~spasmus** *m* rotatory cramp, gyrospasm / **~stuhl** *m* revolving chair, Barany chair, rotation chair / **~versuch** *m* Barany–chair test, revolving chair experiment

drehen rotate, turn / **sich ~** rotate

drehend (sich) rotatory

Drehung *f* turn, rotation / **optische ~** polarisation

drei three / **~chromosomig** trisomic / **~dimensional** three–dimensional, tridimensional / **~farbig** trichromatic / **~geteilt** trichotomous, tripartite / **~phasisch** three–phased / **~sinnig** having only three senses / **~stufig** three–staged / **~teilig** trichotomous

Drei|dimensionalität *f* tridimensionality / **~eck** *n* triangle / **~eck–Hypothese** *f* triangle hypothesis / **~ecksbein** *n* pyramidal bone / **~ecksкonflikt** *m* triangular conflict / **~ecksverhältnis** *n* triangle situation / **~fachsehen** *n* triplopia / **~farbentheorie** *f* three–colour theory, three–component theory, trichromatic theory / **~heit** *f* triad / **~komponententheorie** *f* three–component theory, three–colour theory / **~phasenkrise** *f* three–phase crisis / **~teilung** *f* trichotomy / **~ton** *m* tritone / **~wortmethode** *f* three–word method

Dressate *npl* acquired adjustment patterns

Dressatneurose *f* breakdown of acquired adjustment patterns

dressieren condition, drill, train

Dressur *f* conditioning, drill, training

Drill *m* drill / **~–Ich** *n* drill–ego

Drilling *m* triplet

Drillingsnerv *m* trigeminal nerve, trigeminus

dringen| durch permeate / **~ in** permeate

Dringlichkeitsfall *m* urgent case

Drittetagsfieber *n* tertian malaria

drittgradig tertiary

Droge *f* drug / **harte ~** hard drug / **psychedelische ~** psychedelic drug / **Sucht erzeugende ~** habit–forming drug / **weiche ~** soft drug

Drogen|abhängige *m,f* drug addict / **~abhängigkeit** *f* drug dependency, drug dependence, drug addiction / **~abstinenz** *f* drug abstinence / **~aufklärung** *f* drug education / **~einnahme** *f* drug usage / **~entwöhnung** *f* drug rehabilitation / **~entziehungskur** *f* drug rehabilitation / **~entzug** *m* drug withdrawal / **~erprobung** *f* **am lebenden Tier** bio–assay / **~gebrauch** *m* drug usage / **~gewöhnung** *f* drug addiction, drug habituation, tolerance to a drug / **~handel** *m* drug trade, drug traffic, drug distribution, drug dealing / **~konsum** *m* drug usage, drug consumption / **intravenöser ~konsum** *m* intravenous drug usage / **~legalisierung** *f* legalisation of drugs / **~missbrauch** *m* drug abuse / **~postulat** *n* drug postulate, drug thesis / **~rehabilitation** *f* drug rehabilitation / **~sucht** *f* drug addiction / **~süchtige** *m,f* drug addict / **~syndrom** *n* drug syndrome / **~szene** *f* drug scene / **~test** *m* drug usage screening / **~überdosis** *f* drug overdose

drohen threaten, menace

drohend threatening, impending, imminent

Droh|gebärde *f* threat posture, threat behaviour / **~haltung** *f* threat posture

Drohung *f* threat, menace

drollig funny, ludicrous, facetious

Dromo|lepsie *f* cursive epilepsy, progressive epilepsy / **~manie** *f* dromomania / **~philie** *f* dromophilia / **~phobie** *f* dromophobia

Drop–Anfall *m* drop attack

Drosophila *f* Drosophila, fruitfly

Drosselung *f*, **afferente** afferent fatigue

Druck *m* pressure, stress / **~abfall** *m* decompression, decrease in pressure / **~anstieg** *m* increase in pressure / **~block** *m* pressure / **~empfindlichkeit** *f* sensitivity to pressure, pressure sensibility, sensitiveness to pressure / **~empfindung** *f* pressure sensation / **~erzeugnisse** *npl* printed communication, print media, product of the press / **~fehler** *m* misprint / **~gradient** *m* pressure gradient / **~messer** *m* manometer, tonometer / **~messung** *f* tonometry / **~niveau** *n* pressure level / **~pegel** *m* pressure level / **~punkt** *m* pressure point, pressure spot / **~reiz** *m* pressure stimulus / **~rezeptor** *m* baroceptor, baroreceptor, pressoreceptor / **~sensibilität** *f* pressure sensibility / **~sinn** *m* pressure sense, sense of pressure, baraesthesia, baresthesia, baresthesis, barognosis / **~sinnmesser** *m* baraesthesiometer, baresthesiometer / **~situation** *f* stress situation / **~verminderung** *f* decompression / **~waage** *f* pressure balance / **~ zu gleichförmigen sozialen Verhältnissen** pressure toward uniformity / **~ zur Konformität** conformity pressure / **elterlicher ~** parental pressure / **emotioneller ~** emotional stress / **gesteigerter ~** hypertonus / **osmotischer ~** osmotic pressure / **sozialer ~** social pressure / **statischer ~** static pressure

Drüse *f* gland / **~ mit Ausführungsgang** exocrine gland / **~ mit innerer Sekretion** internal–secretion gland, gland of internal secretion / **endokrine ~** endocrine gland, internal–secretion gland / **exokrine ~** exocrine gland, open gland / **innersekre-**

torische ~ closed gland, ductless gland / kleine ~ glandule / **seromuköse** ~ seromucous gland

drüsenartig glandular

Drüsen|funktion f glandular activity / **~geschwulst** f adenoma / **~gewebe** n glandular tissue / **~nerv** m secretory nerve / **~reaktion** f glandular response / **~system** n glandular system / **~tätigkeit** f secretory action, glandular activity / **~tumor** m endocrine neoplasm / **~verpflanzung** f transplantation of glands

D–Typus m D–type

dual dual

Dualismus m dualism / ~ **von Körper und Seele** dualism of body and mind / **psychischer** ~ psychic dualism

Dualitätsprinzip n principle of duality

Dual|system n binary system, dyadic system / **~union** f mode of contact

Du Bois–Reymond–Gesetz n Du Bois–Reymond's law

Ductus m duct, tube / ~ **cochlearis** m duct of the cochlea, cochlear duct

Duft m smell, odour, odor, scent / **~liebhaber** m osphresiophiliac / **~stoff** m odour substance, odorant

duften smell

duftend fragrant, odoriferous

Duktus m ductus

dulden tolerate, bear, suffer

duldsam tolerant

Duldsamkeit f tolerance

Duldung f toleration

dumm stupid, unintelligent, silly, dull, blunt

Dummheit f stupidity, unintelligence, dullness, fatuity, baryencephalia, obtuseness

dumpf dull

Dumpfheit f dullness, torpor

Dünkel m self–conceit, vanity, arrogance

Dunkel|adaptation f dark adaptation, scotopia / **~anpassung** f dark adaptation, scotopic adaptation / **~angst** f fear of darkness, scotophobia, noctiphobia / **~feld** n dark field / **~feldbeleuchtung** f dark–field illumination / **~feldtest** m dark–field test / **~heit** f darkness / **~kontrast** m dark contrast / **~schock** m shading shock / **~schrift** f writing in a dark room / **~sehen** n dark vision, scotopic vision

dünn thin, slim

Dünndarm m small bowel, small intestine / **~schleimhaut** f mucosa membrane of small intestine

duodenal duodenal

Duodenum n duodenum

Duplikationstheorem n duplication theorem

Duplizität f duplicity / ~ **der Fälle** duplicity of cases

Duplizitätstheorie f duplicity theory, von Kries theory

Dur–Tonleiter f major scale

Dura|hämatom n bleeding into the dura / ~ **mater** f dura (mater), endocranium pachymeninx

dural dural

Durant m durance

Durcharbeiten n working–through

durcharbeiten work through

Durchblutung f circulation, blood flow, perfusion / **zerebrale** ~ cerebral blood flow

Durchbrennen n elopement

Durchbruch m breakthrough, burst / **psychotherapeutischer** ~ psychotherapeutic breakthrough

durchdringen permeate, penetrate, pervade

durchdringend pervasive

Durchdringung f penetration, permeation / **gegenseitige** ~ interpenetration

durcheinander crazy, confused

Durchfall m diarrhoea, diarrhea

durchfallen fail, miss

durchführbar feasible

Durchführbarkeit f feasibility

durchführen conduct, perform, realise, execute, carry out, implement

Durchführung *f* implementation, realization, execution / ~ **einer Faktorenanalyse** factor analyzing, factorization / ~ **eines Einzeltests** individual testing / ~ **eines Gruppentests** group testing / ~ **eines Kontrolltests** post–testing / ~ **eines Projekts** implementation of a project / ~ **von Hypnose** hypnotisation

Durchgang *m* **(in einem Versuch)** experimental trial

Durchgängigkeit *f* **einer Eigenschaft** trait continuity, generalized trait

Durchgangs|phase *f* transitional phase / **~syndrom** *n* transitional syndrome

Durchgehen *n* elopement

durchlässig permeable

Durchlässigkeit *f* permeability

Durchlauf *m* run

durchlaufen run, pass through

Durchlaufen *n* **eines Labyrinths** maze running

durchlesen (rasch) skim

Durchlesen *n*, **rasches** skimming

Durchmesser *m* diameter

Durchnässung *f* wetting

Durchschlafstörung *f* intermittent insomnia, dysphylaxia

durchschneiden cut through, transect

Durchschnitt *m* average, mean / ~ **der erzielten Klassennoten** grade–point average / **kumulierter ~ der erzielten Klassennoten seit der Aufnahmeprüfung** cumulative scholastic record / **über dem ~** above average

durchschnittlich mean, average

Durchschnitts|mensch *m* average individual / **~wert** *m* average / **berechneter ~wert** *m* calculated average / **typischer ~wert** *m* typical average

Durchsetzungsreaktion *f* assertive response

Durchsicht *f* looking through / **nochmalige ~** revision

durchsichtig transparent, translucent, translucid, diaphanous

Durchsichtigkeit *f* transparency, transparence, diaphanousness, diaphaneity, translucence, translucency, glassiness

Durchstreichtest *m* cancellation test, cross–out test

Durchstreichung *f* cancellation

durchtrennen (quer) transect

Durchtrennung *f* severance / ~ **der Pyramidenbahn** pyramidotomy / ~ **der Vorderseitenstränge** chordotomy / ~ **des Gyrus cinguli** cingulotomy / ~ **eines Nervenstranges** tractotomy

Durham–Entscheidung *f* Durham rule

Durst *f* thirst / **~empfindung** *f* thirst, thirstiness / **~gefühl** *n* sensation of thirst, thirstiness, thirst / **fehlendes ~gefühl** *n* adipsia / **~krankheit** *f* diabetes insipidus / **~schwelle** *f* thirst threshold / **hypovolämischer ~** hypovolemic thirst / **krankhafter ~** polydipsia, excessive thirst, morbid thirst / **osmotischer ~** osmotic thirst / **plötzlich auftretender ~** hydrodipsomania / **unstillbarer ~** hydromania, anadipsia, unquenchable thirst / **verminderter ~** diminished thirst, insensible thirst, subliminal thirst

durststillend thirst–quenching

Dyade *f* dyad, diad

dyadisch dyadic

Dyn *n* dyne

Dynamästhesie *f* dynamaesthesia, dynamesthesia

Dynamik *f* dynamics, dynamic / ~ **zwischen Gruppen** social dynamics, group dynamics / **allochthone ~** allochthonous dynamics / **autochthone ~** autochthonous dynamics / **innere ~** inner dynamics, internal dynamics / **soziale ~** social dynamics

Dyna|mis *f* dynamis / **~mismus** *m* dynamism / **auf orale Bedürfnisbefriedigung gerichteter ~mismus** *m* oral dynamism / **~mogenese** *f* dynamogenesis, dynamogeny / **~mograph** *m* dynamograph / **~mometer** *n* dynamometer, dynameter, ergometer

dynamisch dynamic
dynamogenetisch dynamogenic
Dynorphin *n* dynorphin
Dys|adaptation *f* dysadaptation, dysaptation, maladaptation / ~**akusis** *f* dysacousia, diminution of hearing / ~**anagnosie** *f* word blindness / ~**antigraphie** Dysantigraphie *f* / ~**arthrie** *f* dysarthria, pararthria, balbuties / ~**ästhesie** *f* dysaesthesia, dysesthesia / ~**autonomie** *f* dysautonomia / ~**basie** *f* dysbasia / ~**bulie** *f* dysbulia / ~**chezie** *f* dyschesia, dyschezia / ~**chirie** *f* dyschiria / ~**chromatopsie** *f* dyschromatopsia, dyschromasia, parachromatopsia / ~**diadochokinese** *f* dysdiadochokinesia / ~**ergasie** *f* dysergasia / ~**ergie** *f* dysergia / ~**funktion** *f* functional disorder, malfunction, dysfunction / **hormonale** ~**funktion** *f* hormonal dysfunction / **minimale zerebrale** ~**funktion** *f* minimal cerebral dysfunction, minimal brain dysfunction / ~**geusie** *f* dysgeusia / ~**grammatismus** *m* dysgrammatism / ~**graphie** *f* dysgraphia / ~**hormie** *f* lack of initiative / ~**kalkulie** *f* dyscalculia / ~**kinesie** *f* dyskinesia, dyscinesia / **neuroleptikainduzierte tardive** ~**kinesie** *f* neuroleptic–induced tardive dyskinesia / ~**kolie** *f* diskolia, melancholy / ~**koimesis** *f* dyskoimesis, dyscoimesis / ~**krasie** *f* dyscrasia / ~**lalie** *f* dyslalia / ~**lexie** *f* dyslexia, reading disability, catalexia, paralexia / ~**logie** *f* dyslogia / ~**menorrhoe** *f* dysmenorrhoea, dysmenorrhea, painful menstruation / **psychogene** ~**menorrhoe** *f* psychogenic dysmenorrhoea, psychogenic dysmenorrhea / ~**metrie** *f* dysmetria / ~**mimie** *f* dysmimia / ~**mnesie** *f* dysmnesia / ~**morphie** *f* dysmorphia, misshaped body / ~**morphophobie** *f* dysmorphophobia / ~**noesie** *f* dysnoesis, mental enfeeblement / ~**noia** *f* dysnoia / ~**opie** *f* dysopia, dysopsia / ~**opsie** *f* dysopia, dysopsia / ~**orexie** *f* dysorexia / ~**osmie** *f* dysosmia / ~**osphresie** *f* dysosphresia / ~**ostosis multiplex** *f* gargoylism / ~**pareunie** *f* dyspareunia, algopareunia / **nichtorganische** ~**pareunie** *f* nonorganic dyspareunia / ~**pepsie** *f* dyspepsia / ~**phagie** *f* dysphagia, dysphagy / ~**phasie** *f* dysphasia, baryphonia, baryphony / ~**phemie** *f* dysphemia / ~**phonie** *f* dysphonia, voice disorder / ~**phorie** *f* dysphoria / ~**phrasie** *f* dysphrasia / ~**phrenie** *f* dysphrenia / ~**phylaxie** *f* dysphylxia / ~**plasie** *f* dysplasia / ~**plastiker** *m* dysplastic type / ~**pnoe** *f* dyspnoea, dyspnea, shortness of breath, difficult breathing / **krampfbedingte** ~**pnoe** *f* spasmodyspnoea / ~**praxie** *f* dyspraxia, clumsiness, developmental clumsiness / ~**regulation** *f* dysregulation / **zerebrale** ~**rhythmie** *f* cerebral dysrhythmia / ~**somnie** *f* dyssomnia / ~**thymie** *f* dysthymia, dysthymic disorder / ~**thymiker** *m* dysthymic person / ~**tonia craniofacialis** *f* Crouzon's craniofacial dysostosis / ~**tonie** *f* dystonia / **neuroleptikainduzierte akute** ~**tonie** *f* neuroleptic–induced acute dystonia / **vegetative** ~**tonie** *f* neuroautonomic dystonia, neurodystonia / ~**toniker** *m* dystonic / ~**trophia adiposogenitalis** *f* adiposogenital dystrophia, adiposogenital dystrophy, Froehlich's syndrome / ~**trophie** *f* dystrophia, dystrophy, degeneration / ~**uria psychica** *f* psychologically determined difficulty to urinate / ~**urie** *f* dysuria

dys|ergisch dysergastic / ~**glandular** dysglandular / ~**kinetisch** dyskinetic / ~**kolisch** melancholic / ~**menorrhoisch** dysmenorrhoeal, dysmenorrheal, dysmenorrhoeic, dysmenorrheic / ~**peptisch** dyspeptic / ~**phorisch** dysphoric / ~**plastisch** dysplastic / ~**pnoisch** dyspnoeic, dyspneic / ~**thym** dysthymic / ~**tonisch** dystonic

E

Ebbinghaus|–Behaltenskurve *f* Ebbinghaus curve of retention / **~–Gesetz** *n* Ebbinghaus law of learning / **~–Kurve** *f* Ebbinghaus curve / **~'sche Kombinationsmethode** *f* Ebbinghaus combination method / **~'sche Lernkurve** *f* Ebbinghaus curve / **~'sches Gesetz** *n* **der Lernzeit** Ebbinghaus law of learning / **~test** *m* Ebbinghaus test, completion test / **~–Vergessenskurve** *f* Ebbinghaus curve of retention

eben plane / **~ merklich** just noticeable / **~ wahrnehmbar** just perceptible

Ebene *f* plane, level

Ebo|lalie *f* ebolalia / **~phrasie** *f* ebophrasia

Ebriekation *f* ebriecation

Ecco–Analyse *f* ecco analysis

Echo *n* echo, reverberation, reflected sound / **~ästhesie** *f* echoaesthesia, echoesthesia / **~enzephalogramm** *n* echo encephalogram / **~enzephalographie** *f* echo encephalography / **~erscheinungen** *fpl* echophenomena, echomatism / **~graphie** *f* echographia / **~hören** *n* echo–acousia / **~kinese** *f* echokinesis, echokinesia, echopraxia, echopraxis / **~kinesie** *f* echokinesis, echokinesia / **~lalie** *f* echolalia, echophrasia, echospeech / **~mimie** *f* echomimia / **~ortung** *f* echolocation / **~pathie** *f* echopathy / **~phototonie** *f* echophototony / **~phrasie** *f* echophrasia, echolalia, echospeech / **~praxie** *f* echopraxia, echopraxis / **~prinzip** *n* echo principle / **~speicher** *m* echo storage / **~sprache** *f* echospeech, echolalia / **~symptom** *n* echo symptom / **~thymie** *f* echothymia

echofrei anechoic

echt genuine, real, authentic

Echtheit *f* genuineness, authenticity, legitimacy

eckig angular

Eclampsia eclampsia *f*

Eclimia *f* eclimia, bulimia

Economo|sche–Krankheit *f* Economo's disease, lethargic encephalitis, epidemic encephalitis / **~sches Syndrom** *n* encephalitis lethargica

EDV|–Programme *npl* software / **~–System** *n* computer system, EDP system

EEG–Brain–Mapping *n* dynamic brain mapping

Effekt *m* effect / **~ausbreitung** *f* spread of effect / **~bereich** *m* area of effect / **~gesetz** *n* law of effect / **~größe** *f* effect size / **~hascherei** *f* sensationalism / **~lust** *f* pleasure effect / **reaktiver ~** reactive effect, reactivity effect / **serieller ~** series effect, sequential effect

Effektanzmotivation *f* effectance motivation

effektiv effective

Effektivität *f* effectivity, effectiveness, efficacy

Effektivwert *m* effective value, root–mean–square value

Effektor *m* effector, response mechanism

effektorisch efferent

Effemination *f* effemination, feminisation

efferent efferent

Efferenz *f* efference / **~kopie** *f* efference copy

effizient efficient

Effizienz *f* efficiency / ~ **der Vorauswahl** screening efficiency / ~ **des Beraters** counsellor effectiveness / ~**quotient** *m* efficiency quotient

Effort–Syndrom *n* Da Costa's syndrome, effort syndrome, neurocirculatory asthenia, irritable heart, disordered action of the heart

Ego *n* ego / ~**ismus** *m* egoism, self-centeredness / ~**ist** *m* egoist, egotist / ~**morphe** *m,f* egomorph / ~**morphismus** *m* egomorphism / ~**pathie** *f* egopathy / ~**philie** *f* egophilia / ~**tismus** *m* egotism / ~**zentrismus** *m* egocentrism, egocentricity, self-centredness / ~**zentrismusindex** *m* coefficient of egocentrism

ego|diastolisch ego-expanding / ~**istisch** egoistic, egotistic, self-seeking / ~**tistisch** egotistic / ~**zentrisch** egocentric, self-centered, autocentric, solipsistic, egotropic

Ehe *f* marriage, matrimony / ~**aufhebung** *f* annulment of marriage / ~ **außerhalb des eigenen Clans** exogamy / ~**berater** *m* marriage counsellor / ~**beratung** *f* marriage counselling, marriage therapy, marriage guidance / ~**beratungsstelle** *f* marriage clinic, marriage counseling agency / ~**brecher** *m* adulterer / ~**bruch** *m* adultery / ~**feind** *m* misogamist / ~**frau** *f* wife / ~**gatte** *m* spouse, husband / ~**gattin** *f* spouse, wife / ~**hindernis** *n* impediment to marriage / ~**hygiene** *f* conjugal hygiene / ~**leben** *n* married life / ~**losigkeit** *f* celibacy, singleness / ~**mann** *m* husband / ~**nichtigkeit** *f* nullity of marriage, invalidity of marriage / ~ **ohne Trauschein** extra-marital cohabitation / **gleichzeitige** ~ **mit mehreren Personen** polygamy / ~**paar** *n* married couple / ~**paartherapie** *f* therapy for married couples, conjoint marital therapy, couple therapy / ~**partner** *m* spouse / ~**partnerin** *f* spouse / ~**problem** *n* marital problem / ~**scheidung** *f* divorce / ~**scheu** *f* fear of marriage / **krankhafte** ~**scheu** *f* misogamy / ~**schließung** *f* marriage / ~**schließungsritus** *m* marriage rite, marriage ceremony / ~**schwierigkeit** *f* marital difficulty, matrimonial troubles / ~**stand** *m* matrimony / ~**streit** *m* marital conflict, matrimonial dispute / ~**verfehlung** *f* matrimonial offence, violation of marital duties / ~ **zu Dritt** triolism / ~ **zwischen Partnern verschiedenen Glaubens** interfaith marriage / ~ **zwischen verschiedenen Rassen** interracial marriage / **endogame** ~ endogamous marriage / **gemischtrassische** ~ miscegenous marriage, mixed-race marriage / **wilde** ~ concubinage, living together out of wedlock, cohabiting without being married

ehe|brecherisch adulterous / ~**lich** conjugal, marital, matrimonial, connubial, legitimate / ~**mündig** marriageable, nubile

Ehrenkodex *m* professional code

Ehrenstein'sche Täuschung *f* Ehrenstein illusion

Ehr|erbietung *f* respect / ~**furcht** *f* awe / ~**geiz** *m* ambition / ~**lichkeit** *f* honesty, fairness, sincerity

ehr|geizig ambitious / **nicht** ~**geizig** unambitious / ~**lich** honest, sincere

Ei *n* egg, ovule, ovum / **kleines** ~ ovule

Eichel *f* glans, glans of penis

eichen calibrate, standardize, gauge, gage, adjust

Eichgruppe *f* standardisation group

Eichung *f* calibration, gauging, adjustment

Eidese *f* phantasy

Eidetik *f* eidetic

Eidetika *npl* hallucinogenic intoxicants

Eidetiker *m* eidetic type

eidetisch eidetic

Eidologie *f* eidology, idology

eidotrop eidotropic

Eientwicklung *f* oogenesis

Eierstock *m* ovary, ovarium, oophoron / ~**erkrankung** *f* ovary disorder, ovarium disorder / ~**schmerz** *m* ovaralgia, ovarialgia, oophoralgia

Eiferer *m* fanatic, zealot, bigot

Eifersucht *f* jealousy

eifersüchtig jealous

Eifersuchtswahn *m* delusion of jealousy, delusional jealousy, paranoia with delusions of jealousy

eifrig eager, zealous, keen, zestful, sedulous, avid

Eigen|aktivität *f* self–activity / **~anamnese** *f* auto–anamnesis / **~art** *f* peculiarity, characteristic, quality / **charakteristische ~art** *f* idiosyncrasy, idiocrasy / **individuelle ~art** *f* **der Schrift** graphic individuality / **spezifische ~art** *f* specificity / **~dünkel** *m* self–assumption, self–conceit / **~dynamik** *f* idiodynamics / **~erregung** *f* self–excitation / **~frequenz** *f* natural frequency / **~gesetzlichkeit** *f* autonomy / **~grau** *n* idioretinal light, retinal light, eigengrau / **~gruppe** *f* in–group / **~heit** *f* peculiarity / **~helligkeit** *f* brightness of a saturated color / **~initiative** *f* **zur Behandlung** self–referral / **~interesse** *n* self–interest / **~kathexis** *f* enclocathection / **~klangphänomen** *n* idiophonic phenomenon / **~licht** *n* retinal light, idioretinal light / **~liebe** *f* self–love

eigen|mächtig arbitrary / **~nützig** selfish, self–interested / **~sinnig** obstinate, stubborn, headstrong, opinionated, self–opinionated, wilful, willful, self–willed, wayward / **~tümlich** peculiar, characteristic, strange, odd, queer / **~willig** self–willed, willful, wilful, headstrong, closed–minded, opinionated, individual

Eigen|raum *m* personal dynamic space / **~reflex** *m* proprioceptive reflex, autogenic reflex, intrinsic reflex / **~rhythmus** *m* autogenic rhythm, own rhythm

Eigenschaft *f* quality, attribute, property, trait / **~ als Medium zu fungieren** mediumship / **abgeleitete ~** derived property / **absolute ~** absolute quality / **ausgezeichnete ~** distinction / **binäre ~** two–way trait / **dominante ~** dominant trait / **dynamische ~** dynamic trait, dynamic property / **einheitliche ~** unitary trait / **erworbene ~** acquired character, acquired characteristic / **formale ~** formal characteristic / **funktionale ~** functional characteristic / **geistige ~** spirituality / **gemeinsame ~ aller Organe** interorgan generality / **generelle ~** generalized trait / **hautelektrische ~** skin electrical property / **individuelle ~** unique trait / **kompensatorische ~** compensatory trait / **konstitutionelle ~** constitutional trait / **körperliche ~** physical characteristics / **miteinander korrelierende ~en** *fpl* correlated traits / **moralische ~** moral quality / **persönliche ~** personal trait / **singuläre ~** unique trait / **soziale ~** social trait / **umweltgeprägte ~en** *fpl* environmentally conditioned traits / **unabhängige ~** unique trait, orthogonal trait, independant trait / **universelle ~** universal trait, common trait

Eigenschafts|analyse *f*, **psychokulturelle** aspective analysis / **~element** *n* trait element / **~struktur** *f* trait organisation

Eigen|sinn *m* self–will, stubbornness, wilfulness, willfulness / **~stimulation** *f* self–stimulation / **~tempo** *n* personal pace / **~tümlichkeit** *f* peculiarity, characteristic / **charakteristische ~tümlichkeit** *f* distinctiveness / **~wahrnehmung** *f* proprioception / **~welt** *f* inner world / **~wert** *m* self–value, intrinsic value, eigenvalue / **~wertstreben** *n* tendency toward self–maximation / **~wille** *m* wilfulness, willfulness, self–will

Eignung *f* aptitude, qualification, fitness / **~ für Büroberufe** clerical aptitude / **~ für den Verkauf** sales aptitude / **fehlende ~** unfitness, lacking aptitude / **mechanisch–technische ~** mechanical aptitude

Eignungs|anforderung *f* requirement / **~auslese** *f* vocational selection, occupational selection / **~diagnostik** *f* aptitude testing / **~gespräch** *n* vocational interview / **~messung** *f* aptitude measure, aptitude measurement / **~niveau** *n* ability level / **~profil** *n* profile of relevant abilities / **~prüfung** *f* aptitude test / **~psychologie** *f* vocational psychology / **~test**

m aptitude test, ability test, test of ability / **differenzieller ~test** *m* differential aptitude test / **spezieller ~test** *m* special aptitude test / **~test** *m* **für Büroarbeiten** aptitude test for clerical work, clerical test / **~test** *m* **für Verkäufer** test of sales aptitude / **~testbatterie** *f* multiple aptitude test / **~untersuchung** *f* aptitude test, aptitude investigation

Eileiter *m* Fallopian tube, salpinx, oviduct, tube / **~entfernung** *f* salpingectomy, tubectomy

Eimutterzelle *f* ovocyte

einatmen inspire, inhale, breathe in

Einatmung *f* inhalation, inspiration

einäugig uniocular, monocular, one–eyed

Einäugigkeit *f* monophthalmia

Ein|–Aus–Element *n* on/off element / **~–Aus–System** *n* on/off system / **~–Effekt** *m* on effect / **~–Wort–Satz** *m* holophrase, holophrasis

Einbettung *f* embedding, embeddedness

einbilden (sich) imagine, fancy

Einbildung *f* imagination, fancy, fantasy, phantasy, self–admiration, self–assumption, self–opinion, illusion / **~ nur ein Pflegekind seiner Eltern zu sein** foster–child fantasy / **bewusste ~** conscious fantasy / **krankhafte ~ an Tuberkulose zu leiden** tuberculomania

Einbildungs|kraft *f* imagination, phantasy, fantasy, fancy / **~täuschung** *f* delusion of perception

Einblenden *n* fading–in, blend

eindeutig unambiguous, unequivocal, univocal, clear, explicit

eindimensional one–dimensional, unidimensional

Eindimensionalität *f* unidimensionality / **~ der Aufgaben** item scalability

eindrillen drill, train

Eindringen *n*, **störendes** intrusion

Eindruck *m* impression / **~ von der Mutter** maternal impression / **absoluter ~** absolute impression / **allgemeiner ~** general aspect / **dauernder ~ auf das Nervensystem** imprint / **auf den ersten ~** prima facie / **erster ~** first impression / **neuer ~** new impression / **optischer ~** visual impression / **unmittelbarer ~** direct impression

Eindrucks|bildung *f* impression formation / **~charakter** *m* impressiveness of a feature, saliency / **~fähigkeit** *f* impressibility, impressionability / **~methode** *f* impression method / **~steuerung** *f* impression management / **~verarbeitung** *f* impression management / **~wert** *m* impressiveness of a feature, saliency

eindrucks|fähig impressionable, sensitive / **~los** unimpressive / **~voll** impressive

Einehe *f* monogamy

eineiig monovular, uniovular, monozygotic, enzygotic

Einengung *f* constriction, confinement, restriction, narrowing, stenosis / **~ des Bewusstseinsfeldes** narrowing of the field of consciousness / **~ des Blickfelds** tunnel vision

Einerlei *n* monotony, sameness, uniformity

einfach single, simple, elementary

Einfach|brechung *f* single refraction / **~heit** *f* simplicity / **~struktur** *f* simple structure / **~wahlsituation** *f* simple choice situation

Einfall *m* idea, thought / **freier ~** free association, sudden idea / **plötzlicher ~** inspiration / **ungewöhnlicher ~** unusual idea, gag

Einfalls|reichtum *m* inventiveness, wealth of ideas, wealth of imagination, cleverness / **~winkel** *m* angle of incidence

einfältig simple, simple–minded, silly

Einfältigkeit *f* simple–mindedness, fatuity, fatuousness

Einfarbensehen *n* monochromasia, monochromasy, monochromatism

einfarbig monochromatic, monochrome, one–coloured

Einfarbigkeit *f* homochromy, uniformity of colour, monochromasy

Einfluss *m* influence, power, authority, impact / ~ **aufgrund von Status oder Position** social influence / ~**feld** *n* field of power / ~**nahme** *f* influence, intervention / **elterlicher** ~ parental influence / **faktorieller** ~ factoral influence / **interpersonaler** ~ interpersonal influence / **kultureller** ~ cultural influence / **persönlicher** ~ personal influence / **pränataler** ~ prenatal influence / **schädigender** ~ damaging influence, noci–influence / **sozialer** ~ social influence, social power / **von** ~ influential

einflussreich influential, powerfull

einförmig monotonous

einfügen adapt, adjust, integrate, blend in, insert

Einfühlbarkeit *f* ability to empathize

einfühlen (sich) empathize, feel with s.o.

einfühlend empathic, sympathetic

Einfühlung *f* empathy, intuition / ~ **trotz Widerstand** negative empathy

Einfühlungs|test *m* empathy test / ~**theorie** *f* empathy theory / ~**vermögen** *n* intuition, ability to empathize

einführend introductory, propaedeutic, propedeutic, initiatory

Einführung *f* introduction, induction, initiation

Einführungs|aufgabe *f* introductory task, propaedeutic task / ~**kurs** *m* introductory course, propaedeutics / ~**programm** *n* orientation programme, induction

Eingabe *f* input / ~–**Ausgabe** *f* input/output / ~**daten** *npl* input data / ~**kanal** *m* input channel / ~**signal** *n* input signal

Eingang *m* entrance, input

Eingangs|energie *f* input energy / ~**größe** *f* input signal, input quantity / ~**impedanz** *f* input impedance / ~**information** *f* input / ~**reiz** *m* input stimulus / ~**variable** *f* input / ~**widerstand** *m* input resistance, input impedance

eingebettet embedded

eingebildet self–conceited, vain, conceited

eingeboren native, indigenous, aboriginal, autochthonous, autochthonal

Eingeborener *m* native, indigene, aboriginal, autochthon

Eingebung *f* inspiration, intuition / **göttliche** ~ divine inspiration

eingeengt restricted, confined, constricted

eingeklemmt strangulated, stuck, inhibited, squeezed

eingenommen (von sich) opinionated, conceited

Eingeschlafensein *n* **(von Gliedern)** obdormition

Eingeschlechtigkeit *f* unisexuality

eingeschlechtlich monosexual, unisexual

eingeschliffen fixed

eingeschlossen claustral, locked in

eingesperrt interned, locked up

Eingeständnis *n* admission, confession, avowal

eingestehen avow, confess, admit

eingestuft graded, rated

eingeteilt graded, classified

eingetragen registered

Eingeweide *npl* viscera, intestines, bowels / ~**ganglion** *n* visceral ganglion / ~**muskel** *m* visceral muscle, organic muscle / ~**nerv** *m* autonomic nerve, splanchnic nerve / ~**nervensystem** *n* visceral nervous system / ~**schmerz** *m* visceral pain, visceralgia / ~**sinn** *m* visceral sense, seventh sense

eingeweiht initiate

Eingeweihte *m,f* initiate

eingewöhnen acclimatize, acclimate, accustom, get used to

Eingewöhnung *f* acclimatization, acclimation, familiarization / ~ **in eine neue Kultur** enculturation

Eingewöhnungszeit *f* warming–up period, practice trial

eingipfelig unimodal

Eingleisigkeit *f* narrow routine

Eingliederung *f* integration / ~ **in die Gesellschaft** social integration

Eingriff *m* intervention

Eingruppieren *n* patterning, classification

Eingruppierung *f* classification, grading / ~ **nach Fähigkeitsniveaus** aptitude grouping

Eingruppierungskorrektur *f* correction for grouping

einhändig unimanual, single–handed

Einheit *f* unit, unity, entity / ~ **der Kraft** dyne / ~ **der Leuchtdichte** candela, lambert / ~ **der Wahrnehmung** perceptual unity / ~ **des Ich** unity of the ego, identity / ~**lichkeit** *f* unity, uniformity / ~**lichkeit** *f* **der Natur** uniformity of nature / **audiovisuelle** ~ audio–visual unit / **funktionelle** ~ functional unit, functional unity, function unit / **interne** ~ interosystem / **motorische** ~ motor unit / **räumlich gegliederte** ~**en** *fpl* spaced units / **sensorische** ~ sensory unit / **soziale** ~ social unit / **soziometrische** ~ social unit / **synthetische** ~ synthetic unit / **unterschiedliche** ~ differential unit

einheitlich homogeneous, uniform, coherent

Einheits|auffassung *f* double–aspect theory / ~**merkmal** *n* unit character / ~**reiz** *m* unitary stimulus / ~**sprung** *m* unit step / ~**thema** *n* unity theme

Einholung *f* **einer Referenz zu Einstellungszwecken** employment reference inquiry

einkapseln encapsulate, encapsule

Einkapselung *f* encapsulation, encystment

Einkaufen *n* shopping

Einklang *m* harmony, unison, consonance / **in** ~ **bringen** harmonize

Einkommensstufe *f* income level / **höhere** ~ upper income level / **mittlere** ~ middle income level / **untere** ~ lower income level

Einkoten *n* encopresis

einloggen log on, log in

einmalig unique

einmütig unanimous

Einmütigkeit *f* unanimity, concord, consentience

Einnässen *n* enuresis

einohrig uniaural, monaural

Einordnung *f* classification, rating, ranking, integration / **soziale** ~ social integration

Einpassung *f* fitting, adaptation, adjustment

einpauken drum, cram, hammer

Einpflanzung *f* implantation

einpolig unipolar, monopolar

Einprägen *n* memorizing

einprägen imprint, memorize, impress

Einprägung *f* **im Gedächtnis** memorization

Einprägungsgrad *m* penetration

einreihen rank

Einrichtung *f* institution, establishment, facility / **gemeindenahe psychosoziale** ~ community mental health centre / **öffentliche** ~ public establishment / **öffentliche** ~**en** *fpl* community facilities / **schulische** ~**en** *fpl* school facilities / **therapeutische** ~**en** *fpl* treatment facilities

einsam solitary, lonely, lonesome

Einsamkeit *f* loneliness, lonesomeness, singleness, seclusion, solitude

Einsamkeitspsychose *f* isolation psychosis

Einsatz|folge *f* interpolated schedule / ~ **von Lesestoff in der Therapie** bibliotherapy

Einschachtelungstheorie *f* theory of encapsulation

Einschaltung *f* intervention, interpolation, activation

Einschärfung *f* incultation

Einschätzung *f* estimation, assessment / **soziometrische** ~ sociometric rating

Einschlafen *n* sleep onset, falling asleep

einschläfernd soporific, soporiferous, hypnagogic, hypnogenic, hypnogenetic, hypnogenous, narcotic

Einschlaf|denken *n* predormition thoughts / **~stadium** *n* predormitium, predormition / **~traum** *m* hypnagogic dream / **~ und Durchschlafstörungen** *fpl* disorders of initiating and maintaining sleep / **~zeit** *f* hypnagogic period / **~zeremoniell** *n* sleep rituals / **~zustand** *m* hypnagogic state

Einschließung *f* inclusion, closure

Einschluss *m* inclusion / **~kriterium** *n* criterion of inclusion / **falscher ~** false inclusion / **richtiger ~** valid inclusion

Einschmeicheln *n* ingratiation

einschränken restrain, limit

einschränkend restrictive

Einschränkung *f* limitation, restriction, restraint, constraint / **materielle ~** material constraint / **mit ~** with qualification

Einschub *m* insertion

Einschulung *f* school enrollment, schooling

einsehen understand, appreciate, accept

einseitig one–sided, unilateral, one–tailed

Einseitigkeit *f* unilaterality

Einsicht *f* insight, understanding, discernment, comprehension / **plötzliche ~** insightful experience, flash of insight / **unmittelbare ~** intuition

einsichtig insightful, discerning

Einsichts|fähigkeit *f* discerning ability / **~losigkeit** *f* lack of insight, unreasonableness / **~therapie** *f* insight therapy / **~vermögen** *n* insight

einsichtsvoll understanding

einsilbig close–mouthed, taciturn, laconic, monosyllabic

Einsilbigkeit *f* oligolalia, oligologia, oligophasia, monosyllabicity / **~ im schriftlichen Ausdruck** oligographia

Einsonderungsdrüse *f* endocrine gland

einsprachig monoglot, monolingual, unilingual

Einsprachigkeit *f* monolingualism

Einstellung *f* attitude, opinion, mental set / **~ auf ein geistiges Ziel** mental set / **~ auf ein Ziel** directedness / **~ der Eltern** parental attitude / **~ der Öffentlichkeit** community attitude / **~ der Studenten** student attitudes / **~ des Beraters** counsellor attitude / **~ des Verbrauchers** consumer attitudes / **~ einer Personalreserve** over–recruitment / **~en** *fpl* einer **Klasse** class attitudes / **~en** *fpl* **innerhalb der Familie** intrafamilial attitudes / **~ gegenüber Behinderten** attitude towards the handicapped / **~ neuer Mitarbeiter** hiring, recruiting / **~en** *fpl* **von Mitarbeitern** employee attitudes / **~ zum Alkoholgenuss** attitude towards alcohol consumption / **~ zum Beruf** attitude towards work / **~ zum Drogenkonsum** attitude towards drug usage / **~ zum Essen** attitude towards food / **~ zum Tod** attitude towards death / **~ zur Arbeit** attitude towards work, occupational attitude / **~ zur Ehe** marital attitude / **~ zur Familienplanung** attitude towards family planning / **~ zur Geschlechterrolle** attitude towards sexuality / **~ zur Kindererziehung** attitude towards childrearing / **~ zur Sexualität** attitude towards sexuality / **~ zur Umwelt** environmental attitude / **~ zwischen Geschwistern** intersibling attitudes / **abstrakte ~** abstract attitude, conceptual attitude / **autoritäre ~** authoritarian attitude, authoritarianism / **autoritäre ~ der Eltern** parental authoritarianism / **berufliche ~** occupational attitude / **elterliche ~** parental attitude / **erlernte ~** acquired attitude / **ethnische und nationale ~en** *fpl* racial and ethnic attitudes / **geistig–seelische ~** mental set / **gemäßigte ~** moderate opinion / **gesellschaftliche ~** societal attitude / **integrierende ~** integrative attitude / **kindliche ~** child attitude / **kognitive ~** cognitive attitude / **körperliche ~** organic set / **kulturelle ~** cultural attitude / **mentale ~** mental set / **mitteilbare ~** verbalized attitude / **moralische ~** moral attitude / **objektive ~**

objective set / **öffentlich bekundete** ~ public attitude / **politische** ~ political attitude / **private** ~ private attitude / **relativistische** ~ relativity attitude / **religiöse** ~ religious attitude / **schichtspezifische** ~ socioeconomic class attitude / **sexuelle** ~ sexual attitude / **soziale** ~ social attitude / **sozial erwünschte** ~ social desirability / **stereotype** ~ stereotypical attitude / **unbewusste** ~ unconscious set / **wissenschaftliche** ~ scientific attitude

Einstellungs|ähnlichkeit f attitude similarity / **~änderung** f opinion change, attitude change, attitudinal change / **negative ~änderung** f negative attitudinal change / **~befragung** f attitude survey / **~bildung** f attitude development, attitude formation / **~breite** f attitude generality / **~erg** n ergic attitude / **~fragebogen** m attitude inventory, attitude questionnaire / **~gespräch** n employment interview, job applicant interview / **~interview** n employment interview / **~komplex** m attitude constellation / **~konstellation** f attitude cluster / **~messung** f attitude measurement / **~nystagmus** m disjunctive nystagmus / **~skala** f attitude scale, attitude measure / **additive ~skala** f cumulative attitude scale / **~test** m attitude scale, attitude test, attitude inventory, employment test / **~theorie** f set theory / **~therapie** f attitude therapy, adjustment therapy / **~typ** m attitude type / **~typus** m attitudinal type / **~untersuchung** f employment test / **~vorgang** m employment process

einstimmig unanimous

Einstimmigkeit f unanimity

Einstrom m inflow / **afferenter** ~ afference, afferent input

einstufen (neu) regroup

Einstufung f grading, rating, classification / ~ **nach Ansehen** reputation rating / ~ **nach Fähigkeit** ability grouping, aptitude ranking / **schulische** ~ educational placement

Einstufungs|system n, **graphisches** graphic rating scale / **~test** m classification test

Einstülpung f invagination

Eintagsneurasthenie f one–day neurasthenia

Eintauschverstärker m back–up reinforcer, token reward

einteilen class, grade, rate, assign, divide into / **neu** ~ regroup

Einteilung f **in homogene Gruppen** homogeneous grouping

eintönig monotonous, monotonic / **nicht** ~ nonmonotone

Eintönigkeit f monotony

Eintracht f harmony, concord

Eintrag m entry, item

Eintreten| n **für Kinder** child advocacy / **vorzeitiges** ~ **eines Anfalls** prolepsis

Eintritt m entry, access, admittance, admission / ~ **der ersten Regelblutung** menarche / ~ **einer Reaktion** response occurrence

Einüben n **Einübung** f practice, study, systematic exercise / **drillmäßige(s)** ~ inculcation

einüben train, practise, drill, exercise

Einübungstheorie f practice theory

einverleiben incorporate, annex

Einverleibung f incorporation, assimilation / **geistige** ~ internalization / **orale** ~ oral incorporation

Einverleibungs|phantasie f fantasy of incorporation / **~phase** f incorporative phase

Einwanderer m immigrant

Einwanderung f immigration

Einwärts|drehung f pronation / **~schielen** n convergent squint, convergent strabism, convergent strabismus, internal strabism, internal strabismus / **latentes ~schielen** n esophoria / **~strom** m inward current

Einweg|-Fenster *n* one–way mirror, one–way screen / **~programm** *n* linear programme / **~-Scheibe** *f* one–way screen
einweihen initiate
Einweihung *f* initiation / **~ in die Mysterien** initiation into the mysteries
Einweisung *f* hospitalisation, committal, instruction, introduction
einwertig univalent, monovalent
einwilligen consent, agree
Einwilligung *f* consent, agreement / **~ der Eltern** consent of the parents / **informierte ~** informed consent
einwirken influence, affect, act on, appeal / **aufeinander ~** interact
Einwirkung *f* impact, influence, effect / **unter der ~ von Alkohol** under the influence of alcohol
Einwortsatz *m* one–word sentence
Einzel|aufgabe *f* item / **~auswahl** *f* individual selection / **~beratung** *f* individual counselling / **soziale ~betreuung** *f* social casework / **~blindversuch** *m* single-blind trial / **~element** *n* single element / **~fall** *m* individual case, particular case, special case / **~fallanalyse** *f* single case analysis / **~fallarbeit** *f* social casework / **~fallstudie** *f* case study / **~faser** *f* single fiber / **~gänger** *m* solitary person, loner, outsider / **~gängertyp** *m* solitary type / **~haft** *f* reclusion / **~handel** *m* retailing, retail sales / **~heit** *f* detail / **~kind** *n* only child / **~maßnahme** *f* discrete measure / **~psychotherapie** *f* individual psychotherapy, individual therapy / **~reaktion** *f* response instance / **~restfaktor** *m* residual factor / **~test** *m* individual test / **~therapie** *f* individual therapy / **~unterricht** *m* individualized instruction, one-to-one lesson / **~versuch** *m* individual test
Einzeller *m* unicellar organism, monad, protist
einzellig unicellular, monocellular
einzeln individual, single, distinct, discrete, apart

einzig unique, single / **~artig** unique, singular, unparalleled
Einzigartigkeit *f* uniqueness
Eireifung *f* oogenesis, maturation of ovum
Eis|brecher *m* icebreaker, warm–up / **~brecherfrage** *f* shock absorber
Eisenbahn|nystagmus *m* optokinetic nystagmus, train nystagmus / **~phobie** *f* railwayphobia, siderodromophobia
Eisoptrophobie *f* morbid fear of mirrors, eisoptophobia, spectrophobia
Eisprung *m* ovulation
Eiteilung *f* cleavage of the ovum
eitel vain, conceited
Eitelkeit *f* conceit, vanity
Eiterung *f* suppuration
Eiweiß *n* protein / **~körper** *m* protein / **~körpertherapie** *f* protein therapy / **~mangelkrankheit** *f* protein deficiency disorder / **~schockbehandlung** *f* protein shock therapy / **~sensibilisierung** *f* protein sensation / **~stoffwechsel** *m* protein metabolism / **~synthese** *f* protein synthesis / **pflanzliches ~** vegetable protein
Eizelle *f* egg / **befruchtete ~** zygocyte, zygote
Ejaculatio *f* ejaculation, ejaculatio / **~ praecox** *f* premature ejaculation / **~ retarda** *f* retarded ejaculation
Ejakulation *f* ejaculatio, ejaculation, emission / **verzögerte ~** retarded ejaculation / **vorzeitige ~** premature ejaculation, pro-spermia
ejakulieren ejaculate
Ekdemomanie *f* ecdemomania
Ekel *m* aversion, disgust, loathing, repulsion / **~hemmung** *f* inhibition caused by disgust / **~reflex** *m* disgust reflex
ekelhaft digusting, repellant, nauseous, repulsive
EKG–Gerät *n* electrocardiograph
ekklesiogen ecclesiogenic
Ekklisis *f* ecclisis
Eklampsie *f* eclampsia

eklamptisch eclamptic
eklektisch eclectic
Eklektizismus *m* eclecticism
Ekmnesic *f* ecmnesia
eknoisch nonsensical, ecnoic
Ekphorie *f* ecphoria, ecphory
ekphorieren ecphorize, revive
Ekstase *f* ecstasy, ecstatic trance, rapture / **in ~ bringen** ecstasize / **in ~ geraten** ecstasize / **kataleptische ~** cataleptic ecstasy / **manische ~** manic ecstasy / **religiöse ~** religious ecstasy
ekstatisch ecstatic
Ekto|blast *n* ectoblast / **~derm** *n* ectoderm, epiblast / **~morphie** *f* ectomorphy / **~plasma** *n* ectoplasm
ekto|morph ectomorph, ectomorphic / **~plasmatisch** ectoplasmatic
Ektropie *f* unused energy
Ektypie *f* ectypia
Ektypus *m* ectype
Ekzem *n* eczema / **~angst** *f* dermatophobia, dermatopathophobia
Elan vital *m* elan vital, creative energy
Elastizität *f* elasticity, flexibility, resilience
Elberfeld–Pferde *npl* Elberfeld horses
Ellegantmachen *n* grooming
Elektrakomplex *m* Electra complex, female Oedipus complex, father complex
elektrisch electric, electrical
Elektrizität *f* electricity / **statische ~** static electricity
elektro|akustisch electroacoustic / **~diagnostisch** electrodiagnostic / **~enzephalographisch** electroencephalographic / **~kutan** electrocutaneous / **~lytisch** electrolytic / **~magnetisch** electromagnetic / **~physiologisch** electrophysiological / **~therapeutisch** electrotherapeutic / **~tonisch** electrotonic
Elektro|ästhesiometer *n* electroaesthesiometer, electroesthesiometer / **~akupunktur** *f* electroacupuncture / **~biologie** *f* electrobiology, electrophysiology / **~chronograph** *m* electrochronograph / **~de** *f* electrode / **differente ~de** *f* active electrode, exciting electrode / **~denimpedanz** *f* electrode impedance / **~denpotenzial** *n* electrode potential / **~denwiderstand** *m* electrode impedance, electrode resistance / **~diagnostik** *f* electrodiagnosis, electrodiagnostics / **~enzephalogramm** *n* electroencephalogram / **~enzephalograph** *m* electroencephalograph / **~enzephalographie** *f* electroencephalography / **~enzephalophonie** *f* electroencephalophony / **~gastrogramm** *n* electrogastrogram / **~gastrographie** *f* electrogastrography / **~genese** *f* electrogenesis / **indifferente ~de** *f* indifferent electrode, silent electrode / **~kardiogramm** *n* electrocardiogram / **~kardiograph** *m* electrocardiograph / **~kardiographie** *f* electrocardiography / **~konvulsionsbehandlung** *f* electric convulsive therapy / **~kortikogramm** *n* electrocorticogram / **~krampfbehandlung** *f* electric convulsive therapy / **~kymographie** *f* electrokymography / **~lyt** *m* electrolyte / **~meter** *n* electrometer / **~myogramm** *n* electromyogram / **~myograph** *m* electromyograph / **~myographie** *f* electromyography / **~narkose** *f* electronarcosis / **~nystagmographie** *f* electronystagmography / **~okulogramm** *n* electrooculogram / **~okulograph** *m* electrooculograph / **~okulographie** *f* electrooculography / **~olfaktogramm** *n* electro–olfactogram, osmogram / **~–Osmose** *f* electro–osmosis / **~pherogramm** *n* electropherogram / **~phobie** *f* electrophobia / **~phon** *n* electrophone / **~phoneffekt** *m* electrophonic effect / **~phorese** *f* electophoresis, ionization *f* / **~physiologie** *f* electrobiology, electrophysiology / **~plethysmographie** *f* electroplethysmography / **~retinogramm** *n* electroretinogram / **~retinographie** *f* electroretinography / **~schlafbehandlung** *f* electrosleep treatment / **~schock** *m* electroshock, electric shock / **~schockbehandlung** *f* electric shock treatment, electroconvulsive therapy, electroshock treatment / **~schock-**

therapie *f* electroshock therapy / **~skriptogramm** *n* electroscriptogram / **~skriptograph** *m* electroscriptograph / **~suggestivbehandlung** *f* electrosuggestion therapy / **~therapeut** *m* electrotherapist / **~therapie** *f* electrotherapy / **~tonus** *m* electrotonus

Elektronen|gehirn *n* electronic brain / **~-Protonen–Theorie** *f* electron–proton theory / **~strahlabtaster** *m* iconoscope / **~strahloszillograph** *m* cathode–ray oscilloscope

Element *n* element / **~e** *npl* **des Bewusstseins** elements of consciousness / **~ einer Matrix** element of a matrix / **binäres ~** binary element / **elastisches ~** elastic element / **gedankliches ~** thought element / **gemeinsames ~** overlapping element / **genetische ~e** *npl* genetic elements / **identische ~e** *npl* identical elements / **kognitives ~** cognitive component / **metallisches ~** metallic element / **nervöses ~** nervous element / **psychische ~e** *npl* mental elements / **unterbewusste ~e** *npl* subconscious elements

elementar elementary, elemental

Elementar|anfall *m* elementary partial epilepsy / **~funktion** *f* elementary function, base function / **~gedanken** *mpl* elementary ideas / **~geist** *m* elemental spirit, natural spirit / **~gerüche** *mpl* elementary odours / **~halluzination** *f* elementary hallucination / **akustische ~halluzination** *f* acoasm, akoasm / **optische ~halluzination** *f* photism / **~körperchen** *n* elementary body / **~membran** *f* unit membrane / **~typen** *mpl* elementary types, archetypes / **~zelle** *f* elementary cell

Elementarismus *m* elementarism, molecularism, elementalism

Elementenpsychologie *f* atomistic psychology, elementarism

Elend *n* misery, distress, calamity / **soziales ~** social calamity

elend miserable

Elendsviertel *n* poverty area, slum

Elginsche Prüfliste *f* Elgin check list

Eliminationsmethode *f* method of elimination

Elision *f* elision

Elite *f* elite

Ellbogen *m* elbow / **~nerv** *m* ulnar nerve / **~reflex** *m* elbow jerk

Elle *f* ulna

Ellipse *f* ellipsis, ellipse

elterlich parental

Eltern *pl* parents / **~bild** *n* parental image / **~durchschnitt** *m* midparent / **~einstellung** *f* parental attitude / **~ersatz** *m* surrogate parent / **~erwartung** *f* parental expectation / **~fertigkeiten** *fpl* parenting skills / **~generation** *f* parental generation / **~imago** *f* parental imago, parent image / **vereinigte ~imago** *f* combined parent figure / **~–Kind–Beziehung** *f* parent–child relationship / **~–Kind–Kommunikation** *f* parent–child commumcation / **~–Kind–Problem** *n* parent–child relational problem / **~komplex** *m* parental complex / **~liebe** *f* parental love / **~losigkeit** *f* parental absence / **~merkmale** *npl* parental characteristics / **~mord** *m* parricide / **~mörder** *m* parricide / **~rolle** *f* parental role / **~schaft** *f* parenthood, parenthood status, parentage / **~ in höherem Lebensalter** delayed parenthood / **geplante ~schaft** *f* planned parenthood / **gewollte ~schaft** *f* voluntary parenthood, wanted parenthood / **~–Schule–Beziehung** *f* parent–school relationship / **~teil** *m* parent / **~therapie** *f* parental therapy, family therapy / **~training** *n* parent training / **~verhalten** *n* parental behaviour / **alleinerziehende ~** single parents / **beide ~** combined parents / **homosexuelle ~** homosexual parents / **werdende ~** expectant parents

E–Mail *f* e–mail, electronic mail / **~–Adresse** *f* e–mail address

Emanation *f* emanation / **~ der psychischen Energie** emanation of psychic energy

Emanzipation *f* emancipation

Emanzipationsbewegung *f*, **homosexuelle** homosexual liberation movement

Emasculatio *f* emasculation

Embo|lie *f* embolism / **~lolalie** *f* embolalia, embololalia, embolophrasia / **~lophrasie** *f* embolophrasia, embololalia

Embryo *m* embryo / **~genese** *f* embryogenesis, embryogeny / **~logie** *f* embryology, physiogenesis

embryonal embryonal, embryonic

Embryonal|entwicklung *f* embryogenesis, embryogeny / **~zelle** *f* embryonic cell, embryonal cell, primary cell, undifferentiated cell / **undifferenzierte ~zelle** *f* blastocyte

Emetikum *n* emetic drug

Emetinkur *f* emetine treatment

Emeto|manie *f* emetomania, pathological vomiting / **~phobie** *f* emetophobia, fear of vomiting

Emigration *f* emigration

emigrieren emigrate

Emmert'sches Gesetz *n* Emmert's law

emmetrop emmetropic

Emmetrope *m,f* emmetrope

Emmetropie *f* emmetropia, normal vision

E–Money *n* electronic money

Emotion *f* emotion, affect / **~en** *fpl* **zeigen** express one's emotions / **bedingte ~** conditioned emotion / **eingebildete ~** pseudo–emotion / **idiopathische ~** protopathic emotion / **konditionierte ~** conditioned emotion

emotional emotional / **~ gestört** emotionally disturbed / **~ reagieren** respond emotionally / **wenig ~** hypoemotional, hypoaffective

Emotionalismus *m* emotionalism

Emotionalität *f* emotionality / **allgemeine ~** general emotionality

emotionell emotional

Emotions|lähmung *f* emotional stupor / **~neurose** *f* emotional neurosis / **~psychose** *f* emotional psychosis, affective psychosis, pseudoschizophrenia / **~schock** *m* mental shock / **~stupidität** *f* emotion stupidity / **~stupor** *m* emotional stupor

Emotivität *f* emotivity, excessive excitability

Empathie *f* empathy / **~ empfinden** *n* empathy

empathisch empathic

Empfänger *m* receiver, recipient / **~–Verhaltenscharakteristik** *f* receiver operating characteristic

empfänglich susceptible, receptive, impressible, sensitive, predisposed / **~machen** predispose

Empfänglichkeit *f* susceptibility, receptiveness, impressibility, sensitiveness

Empfängnis *f* conception / **~fähigkeit** *f* **bei Tieren** sexual receptivity of animals / **~verhütung** *f* contraception, birth control / **~verhütungsmittel** *n* contraceptive, contraceptive device / **intrauterines ~verhütungsmittel** *n* intrauterine device / **orales ~verhütungsmittel** *n* oral contraceptive

empfängnisverhütend contraceptive, anticonceptive

Empfangsäquivokation *f* output equivocation

Empfinden *n* feeling, sensation, sensing, aesthesia / **abnorm feines ~** acuaesthesia, acuesthesia / **ästhetisches ~** aesthetic feeling / **körperliches ~** physical sensation, somaesthesia, somaesthesis, somataesthesia, somatesthesia, somesthesia, somesthesis

empfinden feel, sense

empfindend sensing, sentient

empfind|lich sensitive, delicate, apprehensive / **~lich machen** sensitize / **psychisch ~lich** psychaesthetic, psychesthetic / **~sam** sensitive / **psychisch ~sam** psychaesthetic, psychesthetic

Empfindlichkeit *f* sensitiveness, sensitivity, sensibility, susceptibility, delicacy of mind, tenderness, aesthesia, esthesia / ∼ **der Haare** trichaesthesia, trichesthesia, trichoaesthesia, trichoesthesia / ∼ **für Hautreize** epicritic sensitivity / **übermäßige** ∼ **für Kälte** cryaesthesia, cryesthesia / ∼ **für Schmerz** sensitivity to pain / **geringe** ∼ **gegen Wärme** thermohypaesthesia, thermohypesthesia / **die** ∼ **herabsetzen** desensitize / **maximale** ∼ terminal sensitivity / **verminderte** ∼ hyposensitivity, hyposensitiveness

Empfindlichkeits|bereich *m* range of sensitivity / ∼**grad** *m* degree of sensitivity / ∼**messer** *m* aesthesiometer, esthesiometer / ∼**messung** *f* aesthesiometry, esthesiometry / ∼**minderung** *f* decrease in sensitivity

Empfindsamkeit *f* sentimentality, sentimentalism, sensitivity, delicacy / **seelische** ∼ psychesthesia, psychaesthesia

Empfindung *f* sensation, sentience, sentiendum, perception, aesthesia, esthesia / ∼ **an reizentfernter Stelle** referred sensation, transferred sensation / ∼ **außerhalb des Körpers** exosomaesthesia / ∼ **schlechten Geschmacks** cacogeusia / **eingebildete** ∼ pseudaesthesia, pseudesthesia / **maximale** ∼ maximum sensation / **propriozeptive** ∼ proprioceptive sensation / **sexuelle** ∼ sexual sensation, sex sensation / **subjektive** ∼ subjective sensation / **unterschwellige** ∼ subliminal sensation / **verlangsamte** ∼ bradyaesthesia, bradyesthesia / **verminderte** ∼ hypaesthesia, hypesthesia

Empfindungs|dissoziation *f* partially disturbed sensitivity, emotional dissociation, dissociation of sensations / ∼**einheit** *f* sensory unit, sensation unit / ∼**fähigkeit** *f* sensibility, sensitiveness, sensitivity / ∼**funktion** *f* function of feeling / ∼**halluzination** *f* sensory hallucination / ∼**konstellation** *f* sensory pattern / ∼**kreis** *m* area of sensation / ∼**lähmung** *f* sensory paralysis, dysaesthesia / ∼**losigkeit** *f* anaesthesia, anesthesia, anesthesis / **hysterische** ∼**losigkeit** *f* hysterical anaesthesia / ∼**messer** *m* aesthesiometer, esthesiometer / ∼**modalität** *f* sensation modality / ∼**nerv** *m* sensory nerve / ∼**organ** *n* sensory organ, receptor / ∼**qualität** *f* sensation quality, sense quality / ∼**rückgang** *m* decay of sensation / ∼**schwelle** *f* sensory threshold, sensation threshold, threshold of sensation, sense threshold, stimulus threshold, sense limen, threshold of feeling / **absolute** ∼**schwelle** *f* absolute sensitivity / ∼**skala** *f* sensory scale / ∼**störung** *f* dysaesthesia, dysesthesia / ∼**täuschung** *f* sensory illusion / ∼**typus** *m* feeling type, sensation type / ∼**unterscheidung** *f* sensory discrimination / ∼**unterschied** *m* sensation difference, sense distance / ∼**vermögen** *n* aesthesia, sensibility, sensitivity, sensitiveness, sensitive faculty, faculty of perception / ∼**zeit** *f* perceptual latency / ∼**zeit** *f* **der Netzhaut** retinal latency / ∼**zelle** *f* sensory cell / ∼**zuwachs** *m* sensation increment

empfindungs|gestört dysaesthetic, dysesthetic / ∼**leer** void of feeling / ∼**los** hebetated, numb, torpid / ∼**voll** full of sentiment

Emphase *f* emphasis

Empirie *f* empirical experience

Empiriker *m* empiric, empiricist

Empirio–Kritizismus *m* pure empiricism

empirisch empirical, empiric, a posteriori, experiental / ∼**–statistisch** empirical–statistical, empiric–statistical

Empirismus *m* empiricism, empirism / **logischer** ∼ logical empiricism, logical empirism / **wissenschaftlicher** ∼ logical positivism, metascience

empiristisch empiristic

Emprosthotonus *m* emprosthotonos

Enantiodromie *f* enantiodromia

Encephalisation *f* encephalization, cephalisation

Encephalitis f encephalitis / ~ **epidemica** f epidemic encephalitis, Economo's disease, lethargic encephalitis / ~ **lethargica** f lethargic encephalitis, epidemic encephalitis, Economo's disease

Encephalographie f encephalography

Encephalomalacia, Encephalomalazie f encephalomalacia, encephalomalacy, softening of the brain

Encephalomyelitis f encephalomyelitis / ~ **equina** f sleeping sickness / ~ **lethargica** f sleepy sickness

Encephalon n encephalon, brain, cerebrum

Encephalopathie f encephalopathy, cerebropathy

Encephalose f encephalosis, brain disease

encodieren encode

Encodierung f encoding

Encounter–Gruppe f encounter group

End|ast m terminal branch / ~**bäumchen** n teleneurite / ~**büschel** n end brush / ~**darm** m rectum, straight intestine / ~**fähigkeit** f final ability / ~**handlung** f consummatory act, consummatory action / ~**häufigkeit** f terminal rate / ~**hirn** n end–brain, telencephalon / ~**knöpfe** mpl boutons terminaux, end buttons, synaptic knobs / ~**knötchen** n end–bud / ~**kolben** m end–bud, end–bulb, touch corpuscle / ~**lust** f end pleasure / ~**nerv** m terminal nerve / ~**organ** n end–organ / ~**platte** f end–plate / **motorische** ~**platte** f motor end plate, motor plate / ~**plattenpotenzial** n end–plate potential / ~**produkt** n end product, end item / ~**psychose** f terminal psychosis / ~**spurt** m end spurt / **gemeinsame** ~**strecke** f final common path / ~**ursache** f ultimate cause / ~**verstärkung** f terminal reinforcement / ~**verzweigung** f terminal ramification, terminal arborisation / ~**weg** m end–path / ~**ziel** n final goal

Ende f termination, end, cessation / ~ **der Innenohrschnecke** lagena

endemisch endemic

enden terminate, end, cease

end|gültig final / ~**lich** finite, finally, ultimately, at least / ~**los** infinite

Endigung f ending, nerve ending

Endo|gamie f endogamy, endogamous marriage / ~**genese** f endogenesis, endogeny / ~**genität** f endogenicity / ~**kard** n endocardium / ~**kranium** n endocranium / ~**kringeschädigte** m,f endocrinopath / ~**krinologe** m endocrinologist / ~**krinologie** f endocrinology / ~**krinopathie** f endocrinopathy / ~**lymphe** f endolymph / ~**lymphschlauch** m endolymphatic duct, aqueduct of vestibule / ~**morphe** m,f endomorph / ~**morphie** f endomorphy / ~**neurium** n endoneurium / ~**phasie** f endophasia / ~**plasma** n endoplasm

endo|gen endogenic, endogenous / ~**kranial** endocranial / ~**krin** endocrine, endosecretory, incretory / ~**krinologisch** endocrinological / ~**morph** endomorphic / ~**neural** intraneural, endoneural / ~**psychisch** endopsychic / ~**skopisch** endoscopic / ~**somatisch** endosomatic / ~**thym** endothymic

Endorphin n endorphin, endogenous opiate

Endo|skopie f endoscopy / ~**thel** n endothelium

Enelikomorphismus m enelicomorphism

Energetik f energetics / **psychophysische** ~ psycho–physical energetics

Energetikum n energiser

energetisch energetic

Energie f energy, vigour, vigor / ~**äquivalent** n energy equivalent / ~**aufwand** m energy expenditure / ~**aufwand** m **beim abstrakten Denken** expenditure of energy in abstract thought / **geringster** ~**aufwand** m least energy required / ~**ausgleich** m exchange of energies / ~**besetzung** f cathexis / ~**einsatz** m energy expenditure / ~**faktor** m power factor / ~**gehalt** energy charge / ~**losigkeit** f exhaustion, tiredness / ~**mangel** m anergia, anergy / ~**mobilisierung** f energy mobilisation / ~**niveau** n energy level / ~**quelle** f source of energy / **psy-**

chischer ~spender *m* psychic energiser / **~verbrauch** *m* energy expenditure / **~ zum Zusammenhalt (einer Gruppe)** intrinsic energy, maintenance energy / **~ zur Erledigung von Aufgaben** effective energy, task energy / **~ zur Sicherung des Gruppenzusammenhalts** group maintenance synergy / **freie ~** free energy / **gebundene ~** bound energy / **geistige ~** mental energy / **kanalisierte ~** bound energy / **kinetische ~** kinetic energy / **mangelnde ~** lack of energy / **psychische ~** psychic energy, psychic force / **sexuelle ~** libidinal energy, libido / **übermäßige ~** hyperenergia, hyperenergy / **vitale ~** vital energy

energie|los anergic, without energy / **~speichernd** trophotropic / **~verbrauchend** ergotropic

energisch vigorous, energetic

enerviert enervated

Engagement *n* commitment, involvement, engagement / **außerschulisches ~** extracurricular activity / **berufliches ~** job involvement / **elterliches ~** parental investment

engagiert dedicated, engaged, ego–involved

Engagiertheit *f* commitment, involvement

Enge *f* narrowness, tightness, constriction / **~ des Bewusstseins** narrowness of consciousness / **geistige ~** narrowness of mind, narrow–mindedness

Engramm *n* engram, memory trace, mnemic trace, mnemonic trace / **~bildung** *f* trace process / **~theorie** *f* trace theory

engrammatisch engrammatic, engrammic

Engraphie *f* engraphy

Enkel *n* grandchild / **~kind** *n* grandchild

Enkephalin *n* enkephalin, encephalin

Enkephalisation *f* encephalisation, cerebration

enkodieren encode

Enkodierung *f* encodement

Enkopresis *f* encopresis, faecal incontinence / **~ mit (ohne) Verstopfung und Überlaufinkontinenz** encopresis with (without) constipation and overflow incontinence / **funktionelle ~** functional encopresis / **nichtorganische ~** nonorganic encopresis

Enkulturation *f* enculturation

Enophthalmie *f* enophthalmos

Enosimanie *f* enosimania

Enquete *f* inquiry, inquest, investigation

Ens *n* ens, being

entarten degenerate

entartet degenerated, degenerative, decadent

Entartung *f* degeneration, degeneracy, degradation, deteriorisation / **~ der Gewohnheiten** habit deterioration / **moralische ~** depravation

Entartungs|gesetz *n* law of degradation / **~irresein** *n* degenerative psychosis / **~psychose** *f* degenerative psychosis, deteriorative psychosis / **~reaktion** *f* reaction of degeneration

Entbehrung *f* privation, deprivation

Entbindung *f* childbirth, delivery / **schmerzlose ~** painless birth

Entbindungs|anstalt *f* maternity hospital / **~klinik** *f* maternity hospital / **~lähmung** *f* birth palsy, Erb's palsy of the facial nerve / **~schock** *m* post–partum shock

Entdeckungs|trieb *m* exploratory drive

entdifferenziert dedifferentiated

Entdifferenzierung *f* dedifferentiation

Entelechie *f* entelechy

Enteramin *n* enteramine, 5–hydroxytryptamine, serotonin

enteroceptiv, enterozeptiv enteroceptive

Entero|neurose *f* enteroneurosis / **~rezeptor** *m* interoceptor / **~zyt** *m* enterocyte

entfaltend unfolding, projective

Entfaltung *f* explication, growth, development / **~ der Persönlichkeit** individuation

Entfaltungs|bedürfnis *n* growth need / **~prinzip** *n* growth principle / **~technik** *f* unfolding technique / **~zone** *f* region of development, zone of development

entfernen remove / **die Eierstöcke ~** removal of the ovaries / **die Rinde ~** decorticate

entfernt distant, remote / **gleich weit ~** equidistant

Entfernung *f* ablation, ectomia, ectomy, excision, removal, distance / **~ der Gebärmutter** hysterectomy / **~ der Hirnrinde** cortectomy / **~ des Eierstocks** ovariectomy, ovariotomy / **~ des Hirns** decerebration / **operative ~ des Gyrus cinguli** cingulectomy, cingulectomia / **~ einer Hirnhälfte** hemispherectomy / **~ sympathischer Ganglien** sympathectomy / **~ von der Schule** school expulsion / **scheinbare ~** apparent distance / **über eine weite ~** long–distance

Entfernungs|hören *n* auditory distance perception / **~messung** *f* range–finding, telemetry / **~schätzung** *f* distance estimate, estimation of distance / **~sehen** *n* depth vision / **~wahrnehmung** *f* distance perception / **~wirkung** *f* distal effect

entfremden alienate

Entfremdung *f* alienation, estrangement / **~ vom Ich** depersonalization / **~ von der Wirklichkeit** alienation from reality

Entfremdungs|depression *f* depersonalization depression, alienation depression / **~erlebnis** *n* depersonalization experience, self–estrangement / **~gefühl** *n* depersonalization, feeling of estrangement / **~psychose** *f* psychosis of depersonalization

Entführung *f* kidnapping

entgegen counter–, contrary to / **~gesetzt** opposite, polar, inverse / **~gesetzt wirksam** antagonistic / **~nehmen** accept, receive / **~wirken** counteract, counterpoise / **~wirkend** antagonistic, antergic, counteractive

Entgegenkommen *n* permissiveness, accommodation, obligingness / **somatisches ~** somatic compliance

entgiften detoxicate, detoxify

Entgiftung *f* detoxication, detoxification, disintoxication

Entgleisung *f* lapse, slip / **~ des Porphyrinstoffwechsels** porphyria / **seelische ~** disorganization of psychic processes / **sittliche ~** depravation / **sprachliche ~ infolge von Hirnstörungen** acataphasia

enthaltsam abstinent, temperate, teetotal / **nicht ~** incontinent

Enthaltsamkeit *f* abstinence, temperance, teetotalism / **geschlechtliche ~** continence / **sexuelle ~** sexual abstinence, celibacy

enthemmen disinhibit

Enthemmung *f* disinhibition

enthirnen decerebrate, decerebrize

enthirnt decerebrate

Enthirnung *f* decerebration, brain removal, excerebration / **halbseitige ~** hemidecortication

Enthirnungsstarre *f* decerebrate rigidity

enthusiasmieren *f* fill with enthusiasm, rouse to enthusiasm / **sich ~** become enthusiastic

Enthusiasmus *m* enthusiasm

enthusiastisch enthusiastic, fanatic

Enthypnotisieren *n* dehypnotisation

enthypnotisieren dehypnotise

Entität *f* entity

entjungfern deflower

Entjungferung *f* defloration

Entkernung *f* **der Persönlichkeit** personality deterioration

Entkopplung *f* uncoupling / **elektromechanische ~** excitation–contraction uncoupling

entladen discharge

Entladung *f* discharge, firing / ~ **der Gefühle** discharge of affects / **affektive** ~ affective outlet / **hirnelektrische** ~ cerebral discharge / **motorische** ~ motor discharge

Entladungsfrequenz *f* discharge frequency, spike frequency

Entlassung *f* discharge / ~ **aus Institutionen** facility discharge

Entlassungsvorbereitung *f* discharge planning

entlasten relieve

Entlastung *f* relief

Entlastungs|depression *f* relief depression / ~**syndrom** *n* relieving syndrome / ~**trieb** *m* need to unburden the ego

Entlaufen *n* elopement

entleeren, den Darm defaecate, defecate

Entleerung *f* evacuation

Entleerungs|lust *f* pleasure in evacuating / ~**reflex** *m* evacuation reflex, voiding reflex

Entlohnung *f* monetary reward, compensation

Entlohnungs|programm *n* compensation schedule / **leistungsbezogenes** ~**system** *n* incentive system, merit system

entmannen emasculate

entmannt emasculate, emasculated

Entmannung *f* emasculation, castration

Entmarkungskrankheit *f* demyelinating disease

entmenschlichen dehumanise

Entmenschlichung *f* dehumanisation

Entmischung *f* defusion

entmündigen place under guardianship

entmündigt deprived of legal capacity

entmutigen discourage

entmutigt discouraged, demoralized

Entmutigung *f* discouragement, demoralisation

Entmythologisierung *f* demythologisation

entnerven enervate

entnervt enervate, enervated

Entnervung *f* enervation

Ento|blast *n* endoblast, entoblast, entoderm, hypoblast / ~**derm** *n* endoderm, entoderm, hypoblast

entodermal hypoblastic, endodermal, entodermal

Entomo|logie *f* entomology / ~**phobie** *f* entomophobia, fear of insects

entoptisch entoptic

entotisch entotic

Entpersönlichung *f* depersonalization

Entrainement *n* entrainment / ~–**Effekt** *m* entrainment phenomenon / ~**Versuch** *m* entrainment experiment

Entrechtung *f* deprivation of rights

entrinden decorticate

Entrindung *f* decortication

Entropie *f* entropy / **negative** ~ negative entropy, organization / **positive** ~ positive entropy, disorganization / **soziale** ~ social entropy

entrückt ecstatic, entranced, enraptured

Entrücktheit *f* ecstasy, trance, rapture

Entsagung *f* resignation, religious resignation, renunciation, abjuration

Entschädigung *f* indemnity, compensation

Entschädigungsneurose *f* compensation neurosis, pension neurosis, indemnity neurosis

entscheiden decide, judge, resolve

entscheidend decisive, crucial, critical

Entscheidung *f* decision

Entscheidungs|experiment *n* critical experiment, crucial experiment, decisive experiment, experimentum crucis / ~**findung** *f* decision–making / ~**findung f in der Gruppe** group decision–making / ~**forschung** *f* operations research / ~**fragen** *fpl* yes/no questions / **computerunterstützte** ~**hilfe** *f* computer–supported decision system / ~**matrix** *f* pay–off matrix / ~**modelle** *npl* decision models / ~**prozess** *m* decision–making process /

~punkt *m* choice point, cut–off point / ~strategie *f* decision strategy / ~struktur *f* decision structure / ~theorie *f* decision theory / ~umschwung *m* choice shift / ~– und Wahlverhalten *n* decision and choice behaviour / ~versuch *m* experimentum crucis / ~zeit *f* decision period

entschlossen determined, resolute, resolved

Entschlossenheit *f* determination, resolution, resoluteness, strength of will

Entschluss *m* decision, resolution / ~kraft *f* resolution, power of decision, initiative / mangelnde ~kraft *f* irresoluteness / ~losigkeit *f* aboulia, abulia, irresoluteness, lack of will power

entschlüsseln decode, decipher, unscramble

Entschlüsselung *f* decoding

entschluss|los undecided, indetermined, abulic, ambitendent, irresolute / ~ **unsicher** irresolute

entseelen dehumanise

Entsetzen *n* horror, pavitation

entsetzlich terrible, awful, horrendous

Entsozialisierung *f* desocialisation

entspannen (sich) relax

entspannend relaxing

entspannt relaxed

Entspannung *f* relaxation, rest / **geistige** ~ decrease in mental tension / **progressive** ~ progressive relaxation / **psychische** ~ peace of mind / **seelische** ~ catharsis

Entspannungs|bedürfnis *n* passivity need / ~pause *f* stretch break / ~therapie *f* relaxation therapy, recreation therapy / ~übung *f* relaxation exercise

entsprechend corresponding, appropriate, suitable, analogous

Entsprechung *f* correspondence, homology, homotypy / **neurologische** ~ neurological correlation / **psychologische** ~ psychological correlate

Entsprechungszahl *f* coefficient of correlation

Entstehen *n* becoming / **im** ~ **begriffen** nascent / ~ **sozialen Verhaltens** sociogenesis / ~ **von innen heraus** endogeny

entstehen originate, develop, emerge

entstehend emergent, nascent, originating

Entstehung *f* origination, genesis, formation / ~ **eines elektrischen Potentials** electrogenesis / ~ **einer Krankheit** pathogenesis, pathogeny / ~ **von Abspaltungen** schismogenesis / **systematische** ~ systematical causation

Entstehungs|geschichte *f* genesis / ~mechanismus *m* mechanism of development / ~ursache *f* original cause

entstellt disfigured, deformed, distorted

Entstellung *f* disfiguration, disfigurement, deformation, distortion / ~ **der Realität** distortion of reality / ~ **von Erinnerungen im Traum** dream distortion / **körperliche** ~ physical disfiguration, physical disfigurement

Entsublimierung *f* desublimation

Enttäuschung *f* disappointment, frustration, disillusion

Entweiblichung *f* defemination, defeminisation

entwerfen design, sketch

entwickeln develop / **sich** ~ develop

entwickelt developed / **unvollkommen** ~ rudimentary, immature

Entwicklung *f* development, evolution, developmental growth / ~ **der Intelligenz** intellectual development, mental development / ~ **des Kindes** child development, childhood development / ~ **des kindlichen Spielens** childhood play development / ~ **des Kleinkindes** infant development / ~ **des Psychischen** psychogenesis, psychogeny / ~ **des Seelischen** psychogenesis, psychogeny / ~ **durch Anpassung** caenogenesis / ~ **einer Einstellung** attitude formation / ~ **im Erwachsenenalter** adult development / ~ **im Jugendalter** adolescent development / ~ im Säuglings- und Kleinkindalter infant development / ~ in der frühen Kindheit early childhood development / ~ in der Kindheit childhood development / ~ von Neugeborenen neonatal development / ~ körperlicher Symptome aus psychischen Gründen development of physical symptoms for psychological reasons / ~ von Neuem, Nichtangelegtem heterogenesis, heterogeny / abnorme seelische ~ abnormal mental development / affektive ~ emotional development / berufliche ~ career development, professional development / frühkindliche ~ early–childhood development, infant development / frühreife ~ precocious development / geistige ~ intellectual development, mental development, mental evolution, mental growth / intellektuelle ~ intellectual development / kephalokaudale ~ cephalocaudal development / kognitive ~ cognitive development / körperliche ~ bodily development, physical development / mangelnde ~ eines Organs aplasia / menschliche ~ human development / moralische ~ moral development / motorische ~ motor development / neurale ~ neural development / organische ~ organic evolution / parallel verlaufende ~ parallelism / parallel verlaufende kulturelle ~ cultural parallelism / paranoische ~ paranoic development / persönliche ~ self–development / physische ~ physical development / pränatale ~ prenatal development / psychomotorische ~ psychomotor development / psychosexuelle ~ psychosexual development / psychosomatische ~ psychosomatic development / psychosoziale ~ psychosocial development / seelische ~ mental development / sensumotorische ~ sensorimotor development, perceptual–motor development / sexuelle ~ sexual development / soziale ~ social evolution, social growth / tierische ~ animal development / übermäßige ~ der Geschlechtsteile hypergenitalism / unvollkommene ~ eines Organs neo-teny / vorgeburtliche ~ prenatal development

Entwicklungs|abschnitt m phase of development / ~alter n developmental age, development age / geistiges ~alter n mental age / ~anomalie f development anomaly / ~aphasie f developmental aphasia / ~beginn m developmental zero / absoluter ~beginn m absolute ontogenic zero / ~beschleunigung f developmental acceleration, accelerated development / ~charakterologie f developmental characterology / ~dysharmonie f dysharmonic development / ~einheit f developmental unit / ~fehler m development anomaly / ~folge f development sequence / ~gebiet n region of development / ~geschichte f philogeny, philogenesis, philogenics, phylogeny, phylogenesis, biogenesis, biogenese / ~geschichte f des Einzelnen ontogenesis / ~geschichte f des Menschen anthropogenesis, anthropogeny / ~grad m level of development / zephalokaudaler ~gradient m anterior–posterior gradient / ~hemmung f arrest of development, arrested development, infantilism / ~jahre npl adolescence, formative years / ~korrelation f developmental correlation / ~krise f developmental crisis / altersabhängige ~kurve f age–progress curve / ~land n developing country / ~lehre f theory of evolution / ~neurose f puberty neurosis / ~norm f developmental norm / ~normen fpl nach Gesell Gesell developmental norms, Gesell developmental schedule / ~onanie f developmental masturbation / ~periode f developmental period / ~phase f developmental period, developmental phase, developmental stage / ~phasen fpl developmental sequence, phases of development / ~profil n longitudinal test profile / ~prozess m process of development, developmental process / ~psychologie f developmental psychology, genetic psychology, psychogenetics / ~psychose f developmental psychosis / paranoide ~psychose f paraphrenia / ~**quotient** *m* developmental quotient / ~**reihe** *f* development sequence / ~**retardierung** *f* developmental retardation, underdevelopment / ~**rückschlag** *m* regression, atavism / ~**stand** *m* state of development / ~**stillstand** *m* arrest of development, stopped development, arrested development / ~**störung** *f* developmental disorder, disturbance of development, disorder of psychological development, developmental disease, developmental defect, impaired development, maldevelopment / ~**störung** *f* **der motorischen Funktionen** developmental disorder of motor function / ~**störung** *f* **des Sprechens und der Sprache** developmental disorder of speech and language / ~**störung** *f* **schulischer Fertigkeiten** developmental disorder of scholastic skills / **psychosexuelle** ~**störung** *f* psychosexual development disorder / **tiefgreifende** ~**störungen** *fpl* pervasive developmental disorders / **trisomal dysmorphe** ~**störung** *f* trisomic dysmorph mongolianism, Down's syndrome / **umschriebene** ~**störungen** *fpl* specific developmental disorders / **umschriebene** ~**störung** *f* **der motorischen Funktionen** specific developmental disorder of motor function / **umschriebene** ~**störungen** *fpl* **des Sprechens und der Sprache** specific developmental disorders of speech and language / **umschriebene** ~**störungen** *fpl* **schulischer Fertigkeiten** specific developmental disorders of scholastic skills / ~**stufe** *f* developmental stage, phase, level of development, phase of development, stage of development / ~**stufen** *fpl* **nach Gesell** Gesell developmental scales / **pränatale** ~**stufen** *fpl* prenatal developmental stages / ~**tendenz** *f* developmental tendency, trend of development / ~**test** *m* developmental test, developmental scale, developmental measure / ~**test** *m* **für Kleinkinder** infant test, baby–test / ~**theorie** *f* theory of development, developmental theory / ~**trend** *m* trend of development / ~**un-**

terschied *m* developmental difference, growth differential / **geschlechtsgebundener** ~**unterschied** *m* sex–linked developmental difference / ~**verlauf** *m* course of development / ~**verzögerung** *f* delayed development / ~**zeit** *f* developmental period

entwicklungsgeschichtlich genetic, historical, phylogenetic, phylogenic, ontogenetic

entwöhnen wean

Entwöhnung *f* weaning, delactation, detoxication cure, detoxification cure / **psychologische** ~ psychological weaning

Entwöhnungs|anstalt *f* sanatorium for alcoholics, sanatorium for drug addicts / ~**beschwerden** *fpl* withdrawal symptoms / ~**kur** *f* detoxication treatment, withdrawal treatment / ~**prinzip** *n* principle of disuse / ~**theorie** *f* theory of disuse

entwürdigend degrading

Entwurf *m* draft, outline, design, project

Entwurzelungs|depression *f* uprooting depression / ~**neurose** *f* uprooting neurosis / ~**reaktion** *f* uprooting reaction

entziehen deprive, withdraw, detoxicate

Entziehung *f* detoxication, withdrawal, privation / ~ **der Besetzung** withdrawal of cathexis / **allmähliche** ~ graduated withdrawal

Entziehungs|anstalt *f* sanatorium for withdrawal treatment / ~**erscheinung** *f* withdrawal symptom, abstinence syndrome / ~**folge** *f* abstinence symptom / ~**kur** *f* detoxication cure, withdrawal treatment / ~**methode** *f* method of withdrawal / ~**psychose** *f* withdrawal psychosis / ~**symptom** *n* abstinence symptom, withdrawal symptom / ~**wahn** *m* abstinence delirium

entziffern decode, decipher

entzogen deprived

Entzücken *n* rapture, delight, enchantment

entzücken ravish, fascinate, enrapture, delight, charm

Entzug *m* deprivation, withdrawal / ~ **des elterlichen Sorgerechts** deprivation of parental custody / **teilweiser** ~ relative deprivation, relative deprival

Entzugs|delir *n* abstinence delirium, withdrawal syndrome / ~**erscheinung** *f* withdrawal symptom, abstinence symptom / ~**erscheinungen** *fpl* **bei der Drogenentwöhnung** drug withdrawal effects / ~**symptom** *n* deprivation symptom, deprival symptom, withdrawal symptom, symptom of withdrawal / ~**syndrom** *n* withdrawal state, withdrawal syndrome / ~**syndrom** *n* **mit Delir** withdrawal state with delirium

Entzündung *f* inflammation, infection / ~ **der Arachnoidea** arachnoiditis, arachnitis / ~ **des Gehirns und der Häute** meningoencephalitis / ~ **der Hirnhaut** meningitis / ~ **von Nervenzellen** neuronitis

Entzündungsreaktion *f* inflammatory response

entzündungshemmend anti–inflammatory

Enukleation *f* enucleation

enumerativ enumerative

Enuresis *f* enuresis, bed–wetting / ~ **nocturna** *f* enuresis nocturna, nocturnal enuresis / **funktionelle** ~ functional enuresis / **nichtorganische** ~ nonorganic enuresis

Enuretiker *m* bed–wetter, person suffering from enuresis

Environmentalismus *m* environmentalism

Enzephalisation *f* cephalization, encephalization

Enzephalitis *f* encephalitis, inflammation of the brain

Enzephalo|gramm *n* encephalogram / ~**graph** *m* encephalograph / ~**graphie** *f* encephalography / ~**malazie** *f* encephalomalacia, softening of the brain, cerebromalacia, cerebral softening / ~**myelitis** *f* encephalomyelitis

Enzephalon *n* brain, encephalon, cerebrum

Enzephalo|pathie *f* cerebral disease, encephalopathy / **subkortikale progressive** ~**pathie** *f* Binswanger's encephalopathy, subcortical arteriosclerotic encephalopathy / **toxische** ~**pathie** *f* toxic encephalopathy / ~**rrhagie** *f* encephalorrhagia, brain bleeding / ~**psychose** *f* encephalopsychosis

Enzephalose *f* encephalosis, brain disease

Enzym *n* enzyme / ~**inhibitor** *m* enzyme inhibitor

enzymatisch enzymatic, enzymic

Eonismus *m* eonism, transvestism

epagogisch epagogic, inductive

Ependym *n* ependyma

Ephapse *f* ephapse

ephaptisch ephaptic

Epharmonie *f* epharmony, fast adaptation

ephebophil relating to the love of adolescent boys

Ephebophilie *f* love toward adolescent boys

Ephedrin *n* ephedrine

Ephialtes *f* ephialtes, nightmare

Epi|canthus *m* epicanthus, epicanthal fold / ~**demie** *f* epidemic / ~**dermis** *f* epidermis / ~**diaskop** *n* epidiascope, projectoscope / ~**genese** *f* epigenesis / ~**glottis** *f* epiglottis / ~**kanthus** *m* epicanthus / ~**kard** *n* epicardium, visceral layer of pericardium / ~**krise** *f* epicrisis / ~**lepsia minor** *f* epilepsia minor, petit mal

epi|demisch epidemic / ~**dermal** epidermatic, epidermal / ~**dural** epidural / ~**gastrisch** epigastric / ~**genetisch** epigenetic / ~**glottisch** epiglottic / ~**kritisch** epicritic

Epidemiologie *f* epidemiology / **psychiatrische** ~ psychiatric epidemiology

Epilepsie *f* epilepsy, epilepsia, falling sickness / ~**forschung** *f* epileptology / ~**mittel** *n* anti–epileptic / ~**psychose** *f* epileptic psychosis / ~**spezialist** *m* epileptologist / ~ **unbekannter Ursache** cryptogenic epilepsy / **abdominale** ~ abdominal epilepsy / **akinetische** ~ akinetic epilepsy / **angeborene** ~ hereditary epilepsy / **atonische** ~ atonic epilepsy /

audiogene ~ audiogenic epilepsy / **auditive** ~ auditive–hallucinatory epilepsy / **autonome** ~ autonomic epilepsy, diencephalic epilepsy, vasomotor epilepsy / **durch Lichtflimmern erzeugte** ~ photogenic epilepsy / **echte** ~ genuine epilepsy / **erworbene** ~ acquired epilepsy / **essentielle** ~ essential epilepsy, idiopathic epilepsy / **experimentelle** ~ experimental epilepsy / **fokale** ~ focal epilepsy, localised epilepsy, partial epilepsy / **generalisierte** ~ generalised epilepsy, major epilepsy, primary generalised epilepsy / **genuine** ~ genuine epilepsy, idiopathic epilepsy, essential epilepsy / **halluzinatorische** ~ epilepsy with hallucinations / **hereditäre** ~ hereditary epilepsy / **idiopathische** ~ idiopathic epilepsy, essential epilepsy / **Jacksonsche** ~ Jacksonian epilepsy / **kortikale** ~ Jacksonian epilepsy / **kryptogene** ~ cryptogenic epilepsy / **larvierte** ~ masked epilepsy, larval epilepsy / **latente** ~ latent epilepsy, larval epilepsy / **limbische** ~ limbic epilepsy / **metabolische** ~ metabolically induced epilepsy / **morgendliche** ~ matutinal epilepsy / **musikogene** ~ musicogenic epilepsy / **myoklonische** ~ myoclonus epilepsy, progressive familial myoclonic epilepsy, Unverricht's disease / **nächtliche** ~ nocturnal epilepsy / **nicht–konvulsive** ~ nonconvulsive epilepsy / **photogene** ~ photogenic epilepsy / **photosensible** ~ photosensitive epilepsy, photogenic epilepsy / **posttraumatische** ~ post–traumatic epilepsy, traumatic epilepsy / **psychogene** ~ psychic epilepsy, affect–induced epilepsy / **psychomotorische** ~ psychomotor epilepsy, automatic epilepsy, temporal lobe epilepsy / **reaktive** ~ reactive epilepsy / **sekundäre** ~ acquired epilepsy, secondary epilepsy / **senile** ~ old age epilepsy / **sensorische** ~ sensory epilepsy / **symptomatische** ~ symptomatic epilepsy / **traumatische** ~ traumatic epilepsy, post–traumatic epilepsy / **versive** ~ versive epilepsy / **visuelle** ~ epilepsy with visual manifestations / **zentrenzephale** ~ centrencephalic epilepsy / **zerebellare** ~ cerebellar epilepsy

epi|lepsieähnlich epileptoid / **~lepsieartig** epileptiform / **~lepsieerzeugend** epileptogenic, epilepsieerzeugend epileptogenous / **~leptiform** epileptiform / **~leptisch** epileptic / **~leptogen** epileptogenic, epileptogenous / **~leptoid** epileptoid / **~metheisch** retrospective / **~nosisch** epinosic / **~statisch** epistatic / **~stenisch** epistenic / **~thalamisch** epithalamic

Epi|leptiker *m* epileptic / **~leptologie** *f* epileptology / **~nephrin** *n* epinephrine, adrenaline / **~neurium** *n* epineurium, perineurium / **~nose** *f* epinosis / **~phänomen** *n* epiphenomenon / **~phänomenalismus** *m* epiphenomenalism / **~pharynx** *f* epipharynx, nasopharynx / **~phora** *f* epiphora / **~physe** *f* epiphysis, pineal gland, pineal body / **~physenexstirpation** *f* pinealectomy / **~physenstiel** *m* habenula / **~skotister** *m* episcotister, episkotister / **~sode** *f* episode / **genetische ~stemologie** *f* genetic epistemology / **~thalamus** *m* epithalamus / **~thel** *n* epithelium / **~thelkörperchen** *npl* epithelial bodies, Sandström's bodies, accessory thyroid gland, parathyroid gland / **~thelzelle** *f* epithelial cell / **~thelkörperchen** *npl* accessory thyroid gland, parathyroid gland / **~thymetikon** *n* sexual desire, lust

Episode *f* episode, fit / **~ einer affektiven Störung** mood episode / **~ einer Major Depression** major depressive episode / **depressive** ~ depressive episode / **einzelne manische** ~ single manic episode / **gemischte** ~ mixed episode / **hypomanische** ~ hypomanic episode / **letzte** ~ **hypoman** most recent episode hypomanic / **manische** ~ manic episode / **mittelgradige depressive** ~ moderate depressive episode / **nicht näher bezeichnete depressive** ~ depressive episode, unspecified / **nicht näher bezeichnete manische** ~ manic episode, unspecified / **psychogene psychotische** ~ psychogenic psychotic episode / **schwere depressive**

~ mit psychotischen Symptomen severe depressive episode with psychotic symptoms / **sonstige depressive ~n** *fpl* other depressive episodes / **sonstige manische ~n** *fpl* other manic episodes / **typische depressive ~** major depressive episode

Epistase *f* epistasis, epistasy

Epistemologie *f* epistemology

Epistemologie *f* epistemology / **genetische ~** genetic epistemology

Epithel|ium *n* epithelium, epithelial tissue / **~körperchen** *n* parathyroid / **~zelle** *f* epithelial cell

Epochalpsychologie *f* historical psychology

Epsilon–Bewegung *f* epsilon–movement

Epstein–Barr–Virus–Syndrom *n* Epstein–Barr viral syndrome

Equilibration *f* equilibration

Equimax–Rotation *f* equimax rotation

Equinophobie *f* equinophobia, irrational fear of horses

erb|abhängig dependent upon heredity / **~bedingt** hereditary, inherited / **~biologisch** genetic / **~gleich** genetically identical, monozygotic / **~hygienisch** eugenic / **~lich** hereditary, idiotypic / **~schädigend** dysgenic

Erb|abweichung *f* idiovariation / **~analyse** *f* Mendelian analysis / **~änderung** *f* mutation / **~anlage** *f* hereditary disposition, gene, anlage / **~anlagen** *fpl* genetic traits, hereditary traits / **~bild** *n* genotype, idiotype / **~bindung** *f* genetic linkage / **~biologie** *f* genetics / **~charakterologie** *f* constitutional characterology / **~dominanz** *f* genetic dominance / **~eigenschaft** *f* inherited characteristic / **dominante ~eigenschaft** *f* dominant inherited characteristic / **rezessive ~eigenschaft** *f* regressive inherited characteristic / **~faktor** *m* genetic factor, hereditary factor gene / **dominanter ~faktor** *m* dominant gene / **rezessiver ~faktor** *m* recessive gene / **~fehler** *m* hereditary disorder, genetic disorder / **~gang** *m* hereditary transmission, heredity / **~gesetz** *n* law of inheritance / **~gesundheitslehre** *f* eugenics / **~gut** *n* heritage, genome / **~hygiene** *f* eugenics, eugenism / **~information** *f* genetic information / **~konstitution** *f* genotypic constitution / **~koordination** *f* innate motor pattern, fixed pattern / **angeborene ~koordination** *f* innate motor pattern, innate hereditary coordination / **~krankheit** *f* hereditary disease / **geschlechtsgebundene ~krankheit** *f* sex–linked hereditary disorder / **~kreise** *mpl* vectors of heredity / **~lehre** *f* genetics / **~leiden** *n* hereditary disease / **~lichkeit** *f* heredity, heritability / **~masse** *f* genotype, idioplasm, factors of heredity / **~merkmal** *n* genetic trait / **~psychologie** *f* genetic psychology / **~psychose** *f* hereditary psychosis / **~schaden** *m* genetic damage, genetic disease, hereditary damage / **~schaft** *f* heritage, inheritance / **~stamm** *m* biotype / **~substanz** *f* idioplasm, genes, genetic information / **~sünde** *f* original sin / **kleinstes ~teilchen** *n* gemmule

Erbe *f* heritage / **~–Umwelt–Problem** *n* nature–nurture problem / **~–Umwelt–Streit** *m* nature–nurture controversy / **soziales ~** social heritage

erben inherit

erbleichen blanch, pale

Erblindung *f* loss of sight, blindness / **völlige ~** caecitas / **vollständige ~** amaurosis

Erbrechen *n* vomiting, emesis, emesia, autemesia / **~ bei sonstigen psychischen Störungen** vomiting associated with other psychological disturbances / **~ verhindernd** antiemetic / **~ verursachend** emetic / **idiopathisches ~** idiopathic vomiting, autemesia / **psychogenes ~** nervous vomiting

erbrechen vomit

Erd|essen *n* geophagy, geophagia, geophagism, dirt eating, earth–eating, chthonophagia / **~esser** *m* geophagist / **~geist** *m* gnome

erd|essend geophagous / **~haft** chthonic

Erdichtung *f* fiction, fabulation, fabrication

Erdrosseln *n* strangulation

erdrosseln strangulate

Ereignis *n* event, incident / **~korreliertes Potential** *n* event–related potential / **~wissenschaft** *f* idiographic science / **~zeitraum** *m* episode / **gleichzeitiges ~** coincidence / **traumatisches ~** traumatic event / **unabhängige ~se** *npl* independent events / **verstärkendes ~** reinforcing event / **vorausgegangene ~se** *npl* antecedents

ereigniskorreliert event–related

erektil erectile

Erektion *f* erection / **~ der Brustwarzen** erection of the nipples / **~ des Penis** penile erection / **vollständige ~ des Penis** telotism

Erektionsstörung *f* **beim Mann** male erectile disorder

Eremophilie *f* eremophilia, morbid desire to be alone

Eremophobie *f* eremophobia, pathological fear of being alone

ererbt congenital, inborn, innate, hereditary

erethisch erethitic, excessively irritable, erethismic

Erethismus *m* erethism, morbid excitability

Ereutophobie *f* ereutophobia, ereutrophobia, erythrophobia

erfahren experienced, expert, skilled

Erfahrung *f* experience, know–how / **auf ~ beruhend** empirical, empiric / **aus ~** from experience / **außerkörperliche ~** out–of–body experience / **eigene ~** personal experience / **frühkindliche ~** early childhood experience / **korrigierend wirkende emotionale ~** corrective emotional experience / **mystische ~** mystical experience / **persönliche ~** personal experience / **psychedelische ~** psychedelic experience / **religiöse ~** religious experience / **sensorische ~** sensory experience / **stellvertretende ~** vicarious experience / **todesnahe ~** near death experience / **traumatische ~** traumatic scene, trauma / **unmittelbare ~** direct experience

Erfahrungs|beweis *m* experimental proof / **abstrakte ~einheit** *f* quale / **dominante ~gestalt** *f* regnancy / **~heilkunde** *f* empirical therapeutics / **~lehre** *f* empiricism / **~lernen** *n* experiential learning / **~niveau** *n* level of experience / **~psychotherapie** *f* experiential psychotherapy / **~raum** *m* idioverse / **~seelenkunde** *f* empirical psychology / **~trugschluss** *m* experience error / **~wissen** *n* empiric knowledge, experience / **~wissenschaft** *f* empiricism, empirism, empirical science

Erfassen *n* apprehension / **geistiges ~** prehension / **visuelles ~** visual apprehension

erfassen apprehend, seize, register, record

Erfassung *f* collection, gathering, comprehension / **~ der Interessen** study of values / **geistige ~** comprehension, mental grasp / **globale ~ des Funktionsniveaus** global assessment of functioning / **sinnliche ~** sense intuition / **statistische ~** statistical analysis

Erfassungs|modus *m* mode of spatial perception / **~spannweite** *f* span of apprehension / **~typus** *m* type of approach

erfinderisch imaginative, creative, inventive

Erfindung *f* invention / **institutionelle ~** institutional fiction

Erfindungsgabe *f* inventiveness, ingenuity, inventive ability

Erfolg *m* success / **~losigkeit** *f* failure, ineffectiveness / **~ und Misserfolg** success and failure / **psychotherapeutischer ~** psychotherapeutic success

erfolg|los unsuccessful / **~reich** successful

Erfolgs|angst *f* fear of success / **~bedürfnis** *n* need for achievement / **~erlebnis** *n* experience of success / **~gesetz** *n* law of effect / **~kontrolle** *f* verification, follow-up / **~lust** *f* achievement pleasure / **sofortige ~mitteilung** *f* immediate knowledge of results / **~organ** *n* effector organ, target organ / **~ziffer** *f* rate of success

erforderlich required, requisite, necessary, needed, essential

Erfordernis *n* requirement, demand, necessity

erforschen investigate, inquire, explore, study, research

Erforschung *f* inquiry, investigation, exploration, study / **~ der kindlichen Entwicklung** study of child development / **~ der Verbrauchergewohnheiten** consumer research / **~ des Handelns** action research / **~ von Erbschädigungen** dysgenics

erfreulich pleasant, enjoyable, joyful

Erfüllung *f* fulfilment, fulfillment, satisfaction, accomplishment

erfunden fictitious

Erg *n* erg

ergänzend complementary, supplementary, supplemental

Ergänzungs|farbe *f* complementary colour / **~methode** *f* method of completion / **~reihe** *f* complementary series / **~test** *m* completion test, combination test, Ebbinghaus test / **~werbung** *f* accessory advertising

Ergasie *f* ergasia

Ergasio|logie *f* ergasiology, ergasiologia / **~manie** *f* ergasiomania / **~phobie** *f* ergasiophobia

Ergebnis *n* result, outcome, operant score / **~ der Psychotherapie** psychotherapeutic outcome / **~mitteilung** *f* communication of results / **~se** *npl* data, results / **~skala** *f* product scale / **kein ~** negative result / **positives ~** positive result / **signifikantes ~** significant result

ergisch ergic

ergo|disch ergodic / **~metrisch** ergometric / **~trop** ergotropic

Ergo|gramm *n* ergogram / **~graph** *m* ergograph / **~manie** *f* ergomania / **~meter** *n* ergometer / **~metrie** *f* ergometry / **~nomie** *f* ergonomics, human engineering, biomechanics, human factors engineering / **~phobie** *f* ergophobia / **~stat** *m* ergostat / **~tamin** *n* ergotamine / **~therapie** *f* ergotherapy, occupational therapy / **~tropie** *f* ergotropy

Ergriffenheit *f* profound emotion

erhaltend preservative, conserving, maintaining

Erhaltung *f* conservation, preservation, maintenance

Erhaltungs|faktor *m* hygiene factor, maintenance factor / **~niveau** *n* maintenance level / **~prinzip** *n* principle of preservation / **~programm** *n* maintenance schedule / **~reiz** *m* maintaining stimulus / **~therapie** *f* maintenance therapy / **~trieb** *m* self–preservation instinct / **~wärme** *f* maintenance heat

Erheblichkeit *f* relevance, importance

Erhebung *f* sampling, census, survey / **~ einer Gebietsstichprobe** block sampling / **~ einer geschichteten Stichprobe** stratified sampling / **~ einer Situationsstichprobe** situational sampling / **~ einer stratifizierten Stichprobe** stratified sampling / **~ einer unausgelesenen Stichprobe** random sampling / **~ einer Verhaltensstichprobe** behaviour sampling / **warzenartige ~** papilla

Erhebungs|daten *npl* **einer Volkszählung** census data / **~methode** *f* method of inquiry, survey method

erholen (sich) recover, recuperate

Erholung *f* recovery, recuperation, recreation, relaxation / **spontane ~** spontaneous recovery

Erholungs|gebiet *n* recreation area / **~pause** *f* break / **~phase** *f* **der Nerven** recovery phase of the nerves / **~pulssumme** *f* recovery pulse sum / **~zeit** *f* refractory period

Erinnern *n* recollection, remembering / **selektives ~** selective remembering

erinnern recall, remember / **sich ~** remember, recollect

Erinnerung *f* recollection, memory, remembrance, reminiscence, recall / **~ ohne Gedächtnishilfe** unaided recall / **~ von Bedeutungen** logical memory / **abstrakte ~** abstract memory / **autistische ~** autistic memory / **eine ~ wiederhervorrufen** ecphorize / **fehlerhafte ~** allomnesia / **freie ~** free recall / **frühe ~** early memory / **mangelhafte ~** hypomnesis, hypomnesia / **sehnsüchtige ~** nostalgia, nostalgy / **subliminale ~en** *fpl* cryptomnesia / **unbewusste ~** unconscious memory / **unterdrückte ~** repressed memory / **unvollständige ~** imperfect reproduction / **unzugängliche ~** inaccessible memory / **verdrängte ~** unconscious memory

Erinnerungs|aphasie *f* amnestic aphasia, amnesic aphasia / **~assoziation** *f* associative memory / **~bild** *n* reproductive imagination, memory image / **optisches ~bild** *n* visual remembrance, eidetic memory / **~delir** *n* pseudomnesia / **~ebene** *f* memory level / **~element** *n* memory trace / **~fähigkeit** *f* memorability / **~fälschung** *f* retrospective falsification, deceptive remembrance, memory distortion / **~feld** *n* memory location, memory area / **~halluzination** *f* remembrance hallucination, memory hallucination / **~hemmung** *f* ecphoric inhibition / **~hilfe** *f* aided recall / **~illusion** *f* illusion of memory, memory illusion, pseudomnesia, pseudoreminiscence / **~insel** *f* amnestic vague remembrance / **~lücke** *f* amnesia, gap in one's memory / **~nachbild** *n* memory afterimage / **~optimismus** *m* prevalence of pleasant memories / **~rest** *m* memory trace / **~schärfe** *f* retentive memory / **~spur** *f* memory trace, mnemic rest / **~symbol** *n* mnemic symbol / **~system** *n* memory system / **~täuschung** *f* delusion of remembrance, mnemic delusion, pseudoreminiscence, mnesic illusion, pseudomnesia, delusive remembrance, illusion of memory, deceptive memory / **~test** *m* recognition test / **~verfälschung** *f* memory hallucination, false memory / **~verlust** *m* amnesia, loss of memory / **~vermögen** *n* memory / **~vorgang** *m* remembering / **~vorstellung** *f* memory image, reproductive imagination / **~würdigkeit** *f* memorability / **~zentrum** *n* mnestic centre

Eristik *f* eristic

Erkalten *n* cooling / **~ der Gefühle** cooling of emotions / **~ des Interesses** loss of interest

erkennbar recognizable, knowable, perceptible

Erkennen *n* recognition, recognizing, cognition / **~ von Gegenständen durch Betasten** stereognostic perception / **audiovisuelles ~** audio–visual recognition / **intuitives ~** insightful experience / **optisches ~** visuognosis / **unmittelbares ~** intuition

erkennen recognize, know, cognize

Erkenntnis *f* cognition, knowledge, recognition / **~bereich** *m* cognitive area, domain of knowledge / **~bildung** *f* noegenesis / **~funktion** *f* cognitive function / **~lehre** *f* epistemology, gnosiology, noetics / **~prozess** *m* process of knowing, cognitive process / **~streben** *n* need for cognition, pursuit of knowledge / **~theorie** *f* epistemology, theory of knowledge, gnosiology, philosophy of science / **empirische ~theorie** *f* scientific empiricism, scientific empirism, logical positivism / **~therapie** *f* cognitive therapy, cognitive behaviour therapy / **~vermögen** *n* perceptive faculty, cognitive power / **ontologische ~** ontological knowledge

erkenntnistheoretisch epistemic, epistemological

Erkennung *f* **aufgrund des Fingerabdrucks** finger–print identification

Erkennungs|test *m* recognition test, picture completion test / **~vermögen** *n* cognition / **~wort** *n* password, shibboleth

erklärbar explainable

erklären explain, interpret

Erklärung *f* explanation, interpretation, explication / **~ allen Seins vom biologischen Standpunkt** biologism, reductive materialism / **theoretische ~** theoretical explanation

Erklärungs|bedürfnis *n* exposition need / **~tendenz** *f* exposition attitude

erkrankt diseased, affected, ill, sick

Erkrankung *f* disease, affection, illness, sickness, disorder / **~ bei Neugeborenen** neonatal disorder / **~ der Atemwege** disorder of the respiratory tract / **~ der Nebenschilddrüse** disorder of the parathyroid / **~ der Sinnesorgane** disorder of the sense organs / **~ des Genitalapparats** genital disorder / **~ des lymphatischen Systems** lymphatic disorder / **~ des Nervensystems** disorder of the nervous system / **~ des peripheren Nervensystems** disorder of the peripheral nervesw / **~ des Rachenraums** pharyngeal disorder / **~ des Urogenitalsystems** urogenital disorder / **~ des vegetativen Nervensystems** disorder of the autonomic nervous system / **~ des Verdauungstrakts** disorder of the digestive system / **~ des zentralen Nervensystems** disorder of the central nervous system / **~ innersekretorischer Drüsen** endocrinopathy / **~ mehrerer Nerven** polyneuropathy / **allergische ~** allergic disorder / **angeborene ~** congenital disorder / **bakterielle ~** bacterial disorder / **degenerative ~** degenerative disease / **manisch–depressive ~** manic–depressive illness, manic–depressive psychosis / **parasitäre ~** parasitic disease / **psychiatrische ~** psychiatric disorder / **psychosomatische ~** psychosomatic disease, psychosomatic disorder, psychophysiological disorder / **schizophrene ~** schizophrenic disorder / **toxische ~** toxic disorder

Erkrankungs|häufigkeit *f* frequency of disease, morbidity rate / **~typus** *m* nosogenic type, pathogenic type / **~ziffer** *f* morbidity, sick rate

erkunden explore, investigate

Erkundungs|experiment *n* exploratory experiment, pilot study, pilot survey, pilot experiment / **~gespräch** *n* exploration, exploratory interview / **~streben** *n* cognizance need / **~trieb** *m* cognizance need, curiosity drive / **verdrängter ~trieb** *m* repressed cognizance need / **~untersuchung** *f* survey research / **~verhalten** *n* exploratory behaviour

erlaubt permissible, allowed, permitted

Erläuterungsschleife *f* explanatory loop

Erleben *n* experience, experiencing / **bewusstes ~** conscious experience / **gnostisches ~** gnostic experience / **ktetisches ~** active way of experiencing / **leptisches ~** passive manner of experiencing / **pathisches ~** pathic experience

Erlebnis *n* experience, event / **~aspekt** *m* aspect of experiencing / **~beobachtung** *f* introspection / **~charakter** *m* emotional characteristics / **~experiment** *n* introspective experiment / **~fähigkeit** *f* capability of experiencing, power to experience / **~feld** *n* field of experience / **oneiroide ~form** *f* dreamlike state / **~hunger** *m* thirst for adventure / **~material** *n* case history, past experience / **~psychologie** *f* experiental psychology, introspective psychology / **~reaktion** *f* reaction to a trauma / **abnorme ~reaktion** reactive psychosis / **~theorie** *f* experiental theory / **~typus** *m* type of experience, emotional type / **koartierter ~typus** *m* coarted type / **~unfähigkeit** *f* inability to experience deeply / **~verarbeitung** *f* assimilation of emotional experiences / **determinierendes ~** determining experience / **frühere ~se** *npl* antecedents / **frustrierendes ~** frustrating experience / **gefühlsbetontes ~**

~ affective experience / **psychedelische ~se** *npl* psychedelic experiences / **substitutives ~** vicarious experience

erlebnis|hungrig thirsting for adventure / **~transzendent** surpassing experience

erleichtern ease, relieve, facilitate, alleviate

Erleichterung *f* relief, ease, alleviation, facilitation / **soziale ~** social facilitation

Erleichterungsmittel *n* palliative agent, soothing remedy

erleiden suffer, sustain

erlernbar learnable

Erlernen *n* learning / **~ einer Fluchtreaktion** escape learning / **~ einer Verhaltensfolge** chaining / **~ von Fertigkeiten** skill learning / **~ von Fremdsprachen** foreign language learning / **~ von Lösungen** solution learning

erlernt learned, acquired / **nicht ~** unlearned

Erlernungsmethode *f* complete learning method

erleuchtend illuminant

erleuchtet enlighted

Erleuchtung *f* illumination, sudden clarification, inspiration / **göttliche ~** theopathy, theopneusty, divine inspiration

Erleuchtungserlebnis *n* experience of enlightment

Erlöseridee *f* Messianic delusion

Erlösung *f* release, redemption

Erlösungsreligion *f* redemptive religion

ermatten languish, droop

Ermessen *n* discretion

Ermordung *f* assassination, murder

Ermüdbarkeit *f* fatiguability, fatigability

ermüden fatigue, tire

ermüdend fatiguing, tiresome

Ermüdung *f* fatigue, physiological exhaustion / **~ aufgrund einer Dauerreizung** perstimulatory fatigue / **~ der Augenmuskeln** asthenopia / **~ der Nerven** nervous fatigue / **~ der Sehsubstanz** retinal fatigue, visual fatigue / **~ des Gehörs** auditory fatigue / **geistige ~** mental fatigue / **körperliche ~** physical fatigue / **kumulative ~** cumulative fatigue / **muskuläre ~** muscular fatigue, physical fatigue / **physische ~** physical fatigue, muscular fatigue / **visuelle ~** visual fatigue / **zentrale ~** mental fatigue, cerebral fatigue

Ermüdungs|effekt *m* fatigue effect / **~empfindung** *f* sensation of fatigue / **~erscheinung** *f* symptom of fatigue / **~forschung** *f* study of fatigue / **~gefühl** *n* feeling of fatigue / **~messer** *m* ergograph / **~messung** *f* measuring of fatigue / **~neurose** *f* fatigue neurosis / **~stoff** *m* kenotoxin, fatigue toxin / **~syndrom** *n* effort syndrome, fatigue syndrome, neurocirculatory asthenia / **~test** *m* endurance test, fatigue test / **~zustand** *m* state of exhaustion

ermutigen encourage

Ermutigung *f* encouragement

Ernährung *f* feeding, nutrition, alimentation, nourishment / **intravenöse ~** intravenous nutrition / **künstliche ~** artificial feeding / **schlechte ~** malnutrition

Ernährungs|funktion *f* trophic function / **~gewohnheit** *f* feeding practice / **~kunde** *f* dietetics / **~mangelerscheinung** *f* nutritional deficiency / **~organ** *n* organ of nutrition / **~störung** *f* dystrophia, dystrophy, malnutrition / **~trieb** *m* hunger drive / **~typ** *m* digestive type, nutritive type / **~weise** *f* diet

erneuern renew, revive

Erneuerung *f* renewal, revival, regeneration

erniedrigen humiliate, degrade

erniedrigend degrading, humiliating, abasing, demeaning

Erniedrigung *f* abasement, humiliation, degradation

Ernsthaftigkeit *f* seriousness

Ernüchterung *f* disillusionment, sobering up

erogen erogenous, erogenic, erotogenic

Erogeneität *f* erogeneity, erotogenicity

Erörterung *f* discussion, debate / **freie ~** ventilation, open discussion

Eros *m* Eros, life instinct / **~instinkt** *m* Eros instinct

Erotik *f* eroticism, erotism, amor / **anale ~** anal eroticism / **genitale ~** genital eroticism / **gleichgeschlechtliche ~** homogenitality / **orale ~** buccal erotism, oral eroticism

erotisch erotic, erotopathic / **~–sexuell** erotosexual, sensual

erotisieren erotise, libidinize

Ero|tisierung *f* erotization, libidinisation / **~tismus** *m* erotism, agapism / **~tizismus** *m* eroticism

Eroto|dromanie *f* erotodromania / **~genese** *f* erotogenesis / **~graphomanie** *f* erotographomania / **~manie** *f* erotomania, eroticomania, eromania / **~path** *m* erotopath / **~phobie** *f* erotophobia

eroto|gen erogenous, erotogenic, erotogenetic / **~pathisch** erotopathic, sexually abnormal / **~psychisch** erotopsychisch

Erpressung *f* blackmail / **emotionale ~** emotional blackmail

Erproben *n* provisional try, trial, testing

erproben experiment, test, try

Erprobung *f* trial, assay, test

erregbar excitable, irritable, erethic / **leicht ~** emotional, hyperthymic, impulsive / **nicht ~** inexcitable / **stark ~** hyperaffective, hyperemotional

Erregbarkeit *f* excitability, irritability, excitableness, erethism / **~ der Nerven** neural excitability, irritability of the nerves / **affektive ~** emotionality / **erotische ~** erogeneity, erotogenicity / **gesteigerte ~ des Sympathikus** sympatheticotonia, sympathicotonia / **kortikale ~** cortical excitability / **leichte ~** nervousness / **nervöse ~** nervous tension / **überstarke ~** hyperaffectivity

Erregbarkeits|änderung *f* change in excitability / **~index** *m* arousal index

erregen excite, stimulate, irritate, titillate

erregend exciting / **sexuell ~** sexually exciting, erotogenic

Erreger|reiz *m* discharger, excitatory stimulus / **~strom** *m* excitatory current

erregt agitated, excited / **heftig ~** greatly excited / **nicht ~** non–excited

Erregtheit *f* agitation, excitement / **ängstliche ~** agitation, anxiety

Erregung *f* excitement, agitation, excitation, stimulation, irritation, arousal, affect / **~ eines Nervs** excitation of a nerve, neural impulse / **~herabsetzend** abirritant / **~–Ruhe** *f* excitement–quiescence / **emotionale ~** emotional upset / **erotische ~** erotic arousal, erotogenicity, erotogeneity / **freudige ~** elation, thrill of joy / **fortgeleitete ~** conducted excitation / **geschlechtliche ~** sexual excitement / **geschlechtliche ~ durch Geruchseinwirkung** osphresiolagnia / **katatone ~** catatonic excitement / **krankhafte ~ beim Anblick von Blut** haemothymia / **lokale ~** local excitation / **manische ~** manic agitation / **nervöse ~** flurry, upset / **plötzliche seelische ~** thrill / **primäre ~** primary excitation / **psychische ~** commotion / **psychomotorische ~** psycho–motor excitement / **reaktive ~** reactive excitement / **sexuelle ~** sexual excitement, sexual arousal / **sexuelle ~ beim Stehlen** kleptolagnia / **sexuelle ~ beim Beschauen oder Betasten von Standbildern** pygmalionism / **sexuelle ~ durch Brandstiftung** pyrolagnia, pyrolagny, erotic pyromania / **zitternde ~** trepidation

Erregungs|ablauf *m* excitatory process / **~ausbreitung** *f* spread of excitation, excitatory irradiation, excitatory recruitment / **~ausgleich** *m* equalization of excitation / **~feld** *n* excitatory field / **~fortpflanzung** *f* neural transmission / **~funktion** *f* arousal function, vigilance function / **~gradient** *m* excitation gradient / **~größe** *f* excitation quantity / **~grund** *m* exciting cause / **~impuls** *m* efferent impulse / **~konstellation** *f* excitatory pattern / ~**kontrolle** *f* control of excitation / ~**kreis** *m* reverberatory circuit / ~**kurve** *f* excitability curve / ~**leitung** *f* conduction of excitation / **saltatorische** ~**leitung** *f* saltatory conduction, saltation / ~**mittel** *n* stimulant, excitant / ~**muster** *n* excitatory pattern, excitation pattern / ~**niveau** *n* level of activation / ~**potential** *n* excitatory potential / **lokales** ~**potential** *n* local excitatory potential / **postsynaptisches** ~**potential** *n* excitatory postsynaptic potential / ~**phase** *f* excitement phase, period of excitement / ~**punkt** *m* excitatory point / ~**rückbildung** *f* repolarisation / ~**rückbildungsphase** *f* recovery phase / ~**schwelle** *f* arousal threshold / ~**stoff** *m* excitatory substance / ~**sturm** *m* hyperkinetic panic reactions / ~**summe** *f* sum of excitation / ~**system** *n* arousal system / ~**theorie** *f* theory of excitation / **aufsteigendes retikuläres** ~**system** *n* ascending reticular arousal system / ~**tendenz** *f* excitation tendency / ~**übertragung** *f* transmission of excitation / **neurochemische** ~**übertragung** *f* neurochemical transmission / ~**vorgang** *m* excitation process / ~**welle** *f* excitation wave, excitatory wave / ~**zeit** *f* excitation time / ~**zustand** *m* affective state, excitatory state, excitation state, state of agitation, state of excitation / **hypomanischer** ~**zustand** *m* hypothymia

erreicht achieved, reached, attained, obtained

Erröten *n* blush, flush / ~ **durch seelische Erregung** emotional blush

erröten blush, flush, turn red

errötend blushing

Errötungsfurcht *f* erythrophobia, fear of blushing

Ersatz *m* substitute, replacement, surrogate, substitution / ~**anfall** *m* epileptic equivalent / ~**befriedigung** *f* substitute satisfaction, substitute gratification / **neurotische** ~**befriedigung** *f* neurotic substitution / **sexuelle** ~**befriedigung** *f* masturbation /

~**bildung** *f* substitutive formation, substitute formation / ~**denken** *n* substitutive thinking / ~**droge** *f* substitute drug / **ärztlich überwachtes** ~**drogenprogramm** *n* clinically supervised drug maintenance or replacement regime / ~ **durch Regression** substitution through regression, replacement through regression / ~**eltern** *pl* surrogate parents / ~**erinnerung** *f* screen memory / ~**funktion** *f* vicarious function, compensatory function / ~**handlung** *f* substitutive activity, displacement activity, redirected activity, substitute manifestation / ~**lösung** *f* auxiliary solution / ~**neurose** *f* substitution neurosis, psychoneurosis / ~**objekt** *n* substitute object / ~**person** *f* substitute person / ~**reaktion** *f* substitute response / **nikotinhaltiger** ~**stoff** *m* nicotine-containing replacement substance, 'smokeless tobacco' / ~**symptom** *n* substitutive symptom, substitute symptom / ~**therapie** *f* substitution therapy / ~**valenz** *f* substitute valence, substitute valency / ~**vorstellung** *f* substituting idea / ~**ziel** *n* subsidiary goal

erschallen ring out

Erschaudern *n* thrill of horror, tremble with horror

Erscheinen *n* appearance, emergence / **äußeres** ~ physical appearance

Erscheinung *f* phenomenon, apparition, spectre, vision, phenomenal pattern, manifestation, symptom, appearance, phantom / ~**en** *fpl* **erster Ordnung** content of sensations / ~**en** *fpl* **zweiter Ordnung** mental replica of sensations / **äußere** ~ habitus, appearance, physical appearance / **bioelektrische** ~ bioelectric phenomenon / **entoptische** ~ entoptic phenomenon, entoptic symptom / **entotische** ~ entotic symptom / **in** ~**treten** manifest / **stroboskopische** ~ stroboscope effect / **sympathische** ~ likeability / **unwirkliche** ~ hallucination, vision

Erscheinungs|art *f* mode of manifestation / **~bild** *n* appearance, clinical picture, feature, visual image / **äußeres ~bild** *n* phenotype / **sichtbares ~bild** *n* visual appearance / **~feld** *n* phenomenological structure / **~form** *f* type, phenotype, manifestation / **~typ** *m* morphological type / **~weise** *f* mode of manifestation, mode of appearance

erschlaffen relax, languish

Erschlaffung *f* relaxation, atony, atonia, atonicity / **psychische ~** enervation

erschlichen surreptious

erschöpfend exhaustive

Erschöpfung *f* exhaustion, lassitude, fatigue / **~ durch Arbeit** ergasthenia / **mentale ~** mental exhaustion / **nervöse ~** nervous breakdown, nervous prostration, neurasthenia

Erschöpfungs|delirium *n* exhaustion delirium / **~depression** *f* exhaustion depression / **~neurasthenie** *f* neuradynamia / **~phase** *f* exhaustion stage / **~psychose** *f* exhaustion psychosis / **~reaktion** *f* reaction of exhaustion / **~syndrom** *n* fatigue syndrome / **~zustand** *m* state of exhaustion, physical exhaustion, fatigue disease, prostration

Erschrecken *n* startle, fright, scare

erschrecken startle, frighten, scare

erschreckend startling, alarming, frightening

erschüttert shocked, agitated, moved

Erschütterung *f* commotio, concussion, shock

ersetzen substitute, replace

Ersetzungsregel *f* replacement rule

ersinnen conceive, devise, invent

Ersparnis *f* saving / **~methode** *f* saving method, saving procedure

erstarren stiffen, grow stiff, get numb

Erstarrung *f* stiffness, numbness, stupor, torpidity / **institutionelle ~** institutional torpescence / **psychogene ~ des Körpers** torpor

Erstaunen *n* surprise, astonishment

Erst|erinnerung *f* earliest recollection / **~gebärende** *f* primipara

erst|gebärend primiparous / **~geboren** first–born

Ersticken *n* suffocation, asphyxiation, asphyxia

ersticken suffocate, asphyxiate

Erstickungs|anfall *m* attack of suffocation / **hysterisches ~gefühl** *n* apopnixis

Erstinterview *n* intake interview, first interview

Erstunterweisung *f* primary teaching

ertönen resound, resonate

Ertragen *n* toleration, tolerance / **~ von Angst** toleration of anxiety

ertragen bear, tolerate, suffer

erträglich bearable, tolerable, sufferable

erträumt dreamt–of, imaginary

Erwachen *n* awakening, waking / **~ der Sexualgefühle** awakening of sexual feelings / **beim ~ on waking** / **dissoziiertes ~** dissociated awakening

erwachen wake up, awake

erwachsen adult, grown–up

Erwachsenen|alter *n* adulthood / **~bildung** *f* adult education, andragogics / **~einstellung** *f* adult attitude / **~entwicklung** *f* adult development / **~intelligenz** *f* adult intelligence / **~psychologie** *f* adult psychology

Erwachsene *m,f* adult, grown–up / **~ mittleren Alters** middle aged / **junger ~** young adult

Erwachsensein *n* adulthood, adult age

Erwachungstraum *m* hypnopompic dream

erwägen consider, deliberate, balance / **sorgsam ~** carefully weigh / **von neuem ~** reconsider

Erwägung *f* consideration, deliberation / **nochmalige ~** reconsideration

erwarten expect, anticipate

erwartend anticipatory, anticipative

Erwartung *f* expectation, expectancy, anticipation / **ängstliche** ~ anxious expectation, apprehensiveness / **antizipatorische** ~ anticipation / **generalisierte** ~ generalized expectancy / **mathematische** ~ mathematical expectation / **statistische** ~ statistical expectation / **zuversichtliche** ~ trust

Erwartungs|angst *f* anticipation anxiety, anticipatory anxiety, expectant anxiety, anxious expectation / **~anpassung** *f* adjustment to what is expected / **zweckgerichtete ~bereitschaft** *f* means–end readiness / **~fehler** *m* anticipation error, anticipation response, error of expectation, anticipatory error / **~haltung** *f* mental set, preperception / **objektive ~haltung** *f* objective set / **~hypothese** *f* expectancy hypothesis / **~neurose** *f* expectation neurosis / **~reaktion** *f* anticipation response / **~spannung** *f* suspense / **~theorie** *f* expectancy theory / **~vorstellung** *f* anticipation image, anticipatory idea / **~welle** *f* contingent negative variation / **~wert** *m* expectation value, expected value

erwartungs|gemäß according to expectation, as expected / **~neurotisch** resulting from an expectation neurosis

erwecken awake / **aus der Hypnose** ~ dehypnotise

Erwecken *n* **aus der Hypnose** dehypnotisation

Erweckung *f* **von Bedürfnissen** arousal of wants, araousal of needs

Erweckungs|erlebnis *n* experience of enlightenment / **~gesetz** *n* principle of revitalization

Erweichung *f* softening, malacia

erweitern extend, enlarge, dilate

Erweiterung *f* extension, enlargement, expansion, dilatation / **~ der Pupillen** dilatation of the pupils / **~ des Aufgabenbereichs durch Hinzufügen ähnlicher Aufgaben** horizontal job loading / **~ des Gedankenkreises** widening of the horizon / **~ des Verantwortungsbe**reichs job enrichment / **~ eines Begriffs** extension of a concept / **~ eines Trauminhalts** amplification / **~ gleichartiger Fertigkeiten** horizontal growth

Erwerb *m* acquisition, learning / **~ komplexer Fertigkeiten** acquisition of complex skills, vertical growth

Erwerbs|instinkt *m* acquisitive instinct / **~sinn** *m* acquisitiveness / **~sucht** *f* acquisitive instinct / **~trieb** *m* acquisitive want, acquisitiveness

Erwerbs|süchtig acquisitive / **selbständig ~tätig** self–employed

erwidern reply, answer, return, reciprocate

erworben acquired, learned, secondary, developmental / **erblich** ~ inherited, hereditary

Erwünschtheit *f* desirability / **persönliche** ~ personal desirability / **soziale** ~ social desirability

Erwürgen *n* strangulation

Erythro|chloropie *f* erythrochloropia, blue–yellow blindness / **~phobie** *f* erythrophobia, ereutrophobia, ereutophobia, fear of blushing / **~poetin** *n* erythropoietin, hematopoietin / **~prosopalgie** *f* erythroprosopalgia, cluster headache, Horton's syndrome

Erythropsie *f* erythropsia, erythropia, red vision

Erythropsin *n* visual purple, rhodopsin

Erythrozyt *m* erythrocyte

Erzählen *n* storytelling / **gegenseitiges** ~ mutual storytelling technique

Erzählung *f* narration, story, tale

Erzähl|methode *f* narrative method, storytelling technique

Erzeugen *n* **von Hypnose** hypnoidisation

Erzeuger *m* generator, procreator, father, begetter

Erzeugung *f* generation, reproduction, creation

erziehbar educable, trainable

Erziehbarkeit *f* educability

erziehen bring up, rear, educate, train, breed
Erzieher *m* educator, pedagogue, pedagog
Erzieherin *f* kindergarten teacher, educator
erzieherisch educational, pedagogical, educative, disciplinary, disciplinarian
Erziehung *f* education, upbringing, rearing, training, nurture / ~ **von Kleinkindern** rearing of young children / **affective** ~ affective education / **antiautoritäre** ~ permissive upbringing / **ausgleichende** ~ compensatory education / **experimentelle** ~ experimental education / **fortschrittliche** ~ progressive education / **kompensatorische** ~ compensatory education / **multikulturelle** ~ multicultural education / **religiöse** ~ religious education / **traditionelle** ~ traditional education / **zweisprachige** ~ bilingual education

Erziehungs|alter *n* educational age / ~**anstalt** *f* reform school, house of correction / ~**art** *f* educational method / ~**befund** *m* educational report / ~**beratung** *f* child guidance, educational counselling / ~**beratungsstelle** *f* child guidance clinic, educational counselling centre / ~**ergebnis** *n* educational growth / ~**experiment** *n* experimental education / ~**fehler** *m* educative error / ~**lehre** *f* paedagogy, pedagogy / ~**methode** *f* educational method / ~**mittel** *npl* means of education / ~**normen** *fpl* childrearing attitudes / ~**praktiken** *fpl* childrearing practices / ~**prozess** *m* educational process / ~**psychologie** *f* educational psychology / ~**quotient** *m* quotient of instruction, educational quotient / ~**schwierigkeit** *f* difficulty in education, educational difficulty / ~**stile** *mpl* childrearing practices / ~**system** *n* system of education, educational system / ~**technologic** *f* educational technology / ~**theorie** *f* theory of education / ~**therapie** *f* educational therapy, re-educational therapy / ~**wesen** *n* educational system, field of education / ~**wissenschaft** *f* pedagogy, pedagogics, educational science / ~**wissenschaftler** *m* educational-science professional / ~**ziel** *n* educational goal, educational objective

erziehungs|fähig educable / ~**wissenschaftlich** pedagogic, pedagogical
erzielt achieved
erzittern tremble, quiver
Erzwingen *n* forcing
erzwingen force
Es *n* id / ~**-Analyse** *f* analysis of the id, id-analysis / ~**-Angst** *f* fear of the id, id-anxiety / ~**-Besetzung** *f* id-cathexis / ~**-Funktion** *f* id-function / ~**-Instanz** *f* id-function / ~**-Regung** *f* id-impulse / ~**-Schicht** *f* id-layer / ~**-Widerstand** *m* id-resistance, resistance of the id, resistance by the id

Eserin *n* eserine, physostigmine, physostigmine salicylate
Eskapismus *m* escapism
Esophorie *f* esophoria
esoterisch esoteric
Esprit *m* esprit, wit
Essay–Test *m* essay testing, essay examination
Essen *n* eating / ~ **von Federn** pterophagia / **langsames** ~ bradyphagia / **übermäßig schnelles** ~ tachyphagia
essentiell essential, idiopathic, idiopathetic
Ess|attacke *f* overeating / ~**attacken** *fpl* **bei sonstigen psychischen Störungen** overeating associated with other psychological disturbances / ~**funktion** *f* function of eating / **anomale** ~**gelüste** *npl* heterorexia, parorexia, paroxia / ~**gewohnheit** *f* eating habit, eating pattern, eating behaviour / ~**gier** *f* bulimia, bulimy / ~**hemmung** *f* inhibition of the eating function / ~**lust** *f* pleasure in eating, pleasure-appetite, orexia, orexis / ~**schwierigkeit** *f* feeding problem, eating difficulty, dysphagia / ~**störung** *f* appetite disorder, eating disorder / ~**unlust** *f* dislike of food, anorexia, distaste for food / ~**verhalten** *n* **bei Tisch** mealtime be-

haviour / **gezügeltes ~verhalten** *n* dietary restraint / **~zwang** *m* compulsive eating

Esterase *f* esterase

Etatkunde *m* **einer Werbeagentur** advertising account

Eta–Verhältnis *n* correlation ratio

Ethik *f* ethics, moral, morality, moral science / **~ des Experimentierens** experimental ethics

ethisch ethical, ethic

ethnisch ethnic

Ethno|gramm *n* ethnogram / **~graphie** *f* ethnography / **~linguistik** *f* ethnolinguistics / **~logie** *f* ethnics, ethnology, ethology / **~psychologie** *f* ethnopsychology, folk psychology / **~zentrik** *f* ethnocentrism / **~zentrismus** *m* ethnocentrism

Ethno|logisch ethnological / **~zentrisch** ethnocentric

Etho|gramm *n* ethogram / **~logie** *f* ethology, study of animal behaviour

ethologisch ethological

Ethos *n* ethos

Etikettieren *n* labelling

Etymologie *f* etymology

Eu|biotik *f* eubiotics / **~chromatopsie** *f* euchromatopsy / **~chromosom** *n* autosome / **~dämonie** *f* eudaemonia, striving for happiness / **~dämonismus** *m* eudaemonism / **~genik** *f* eugenics, eugenism / **~genol** *n* eugenol / **~kolie** *f* eukolia, contentment / **~nuch** *m* eunuch / **~nuchismus** *m* eunuchism / **~nuchoidismus** *m* eunuchoidism / **~pathie** *f* eupathia / **~phemismus** *m* euphemism / **~phorie** *f* euphoria, hypercoenaesthesia, hypercenesthesia / **hypochondrische ~phorie** *f* hypochondriac euphoria / **passive ~phorie** *f* beatitude / **~phorikum** *n* euphoriant / **~pnoe** *f* normal breathing, eupnoea, eupnea / **~praxie** *f* eupraxia / **~rhythmie** *f* eurhythmia / **~rhythmik** *f* eurhythmics / **~rotophobie** *f* eurotophobia / **~ryzephalie** *f* eurycephaly / **~telegenese** *f* eutelegenesis, artifical insemination / **~thana-**

sie *f* euthanasia, mercy killing / **~prosopalgie** *f* erythroprosopalgia, cluster headache, Horton's syndrome / **~thenik** *f* euthenics / **~thymie** *f* euthymia, mental tranquillity

eu|genisch eugenic / **~kolisch** eucolic, cheerful / **~nuchoid** eunuchoid / **~phorieerzeugend** euphoretic / **~phorisch** euphoric / **~rymorph** eurymorph, eurysomatic / **~rysom** eurymorph, eurysomatic, pyknic / **~ryzephal** eurycephalic, eurycranial

Eustachische Röhre *f* Eustachian tube, otosalpinx

Evaluation *f* evaluation / **~ psychosozialer Gesungheitsprogramme** mental health programme evaluation / **~ von Bildungsprogrammen** educational programme evaluation

evident evident

Evidenz *f* evidence / **apodiktische ~** apodictic evidence / **assertorische ~** assertorial evidence / **empirische ~** empirical evidence

Eviration *f* eviration

evokativ evocative

Evolution *f* evolution

Evolutionismus *m* evolutionism

Evolutionstheorie *f* theory of evolution, doctrine of evolution, evolution theory, Darwinism

Ewald|'sche Typen *mpl* Ewald types / **~'s Schallbildertheorie** *f* Ewald's sound pattern theory

Exaltation *f* overexcitement, exaltation

exaltiert overexcited, eccentric, exalted

Examens|angst *f* examination anxiety, examination fever, test anxiety / **~stupor** *m* examination stupor

Exanthropie *f* exanthropia

Excitans *n* excitant

Exemplar *n* specimen, piece, example

exhibieren exhibit

Exhibitionismus *m* exhibitionism, indecent exposure / **verdrängter ~** repressed exhibitionism

Exhibitionist *m* exhibitionist

exhibitionistisch exhibitionistic

existential existential

Existentialismus *m* existentialism

Existential|philosophie *f* existential philosophy, existentialism / **~therapie** *f* existential therapy

existentiell existential, ontic

Existenz *f* existence / **~analyse** *f* existential analysis / **~angst** *f* existential crisis / **~bewusstsein** *n* coenaesthesia, coenaesthesis, coenesthesia, coenesthesis, cenesthesia, cenesthesis / **gestörtes ~bewusstsein** *n* coenaesthesiopathy, cenesthesiopathy / **~erhellung** *f* illumination of existence / **~kampf** *m* struggle for life, struggle for existence / **~psychologie** *f* existential psychology / **menschliche ~** human existence

Exkremente *npl* excrements, faeces, feces

Exkrementophilie *f* coprophilia

Exkrete *npl* excreta

Exkretion *f* excretion

Exkretionslust *f* pleasure in evacuating

Exkursion *f* educational field trip

Exner|–Scheibe *f* Exner's spiral, Exner's disk / **~–Spirale** *f* Exner's spiral, Exner's disk

Exogamie *f* exogamy, exogamous marriage

exo|gen exogenous, exogenetic, exogenic, extrinsic / **~krin** exocrine / **~psychisch** exopsychic / **~somatisch** exosomatic / **~terisch** exoteric / **~zentrisch** excocentric

Exophorie *f* exophoria

Exophthalmus *m* exophthalmos, exophthalmus

Exorzismus *m* exorcism

Expansion *f* expansion, expansiveness

expansiv expansive

Expansivparanoia *f* expansive paranoia

Experiment *n* experiment, experimental investigation, experimental method / **~ mit farbigen Schatten** coloured shadow experiment / **biotisches ~** biotic experiment / **exakt kontrolliertes ~** controlled experiment

Experimental|gruppe *f* experimental group / **~koeffizient** *m* experimental coefficient / **~psychologe** *m* experimental psychologist / **~psychologie** *f* experimental psychology

Experimentator *m* experimentalist, experimenter, experimentor

experimentell experimental, empiric, empirical

Experimentieren *n* experimentation

experimentieren experiment

Experimentier|gerät *n* experimental device, experimental apparatus / **~raum** *m* laboratory, experimental laboratory, educational laboratory

Experten|gutachten *n* expert opinion / **~system** *n* expert system

Explikation *f* explication

explikativ explicative, explicatory

explizit explicit, overt

Exploration *f* exploration, interview / **~ unter Amobarbitalgaben** exploration under amytal / **~ unter Pentothalgaben** exploration under pentothal

Explorations|gespräch *n* interview / **~verhalten** *n* exploratory behaviour / **~verhalten** *n* **bei Tieren** animal exploratory behaviour

explorativ exploratory

explorieren explore

Explosivität *f* explosiveness, explosion readiness

Explosivreaktion *f* explosive diathesis

Exponent *m* exponent

Exponential|funktion *f* exponential function / **~kurve** *f* exponential curve / **~verteilung** *f* exponential distribution

exponentiell exponential

Exposition *f* exposure

Expositions|feld *n* exposure field / **~therapie** *f* exposure therapy / **~zeit** *f* exposure time, time of presentation, time of exposure, exposure period, stimulus duration

expressiv expressive

Expressivität *f* expressivity

Exspiration *f* exhalation, expiration

Exstirpation *f* extirpation

exstirpieren extirpate

Extension *f* extension / **~ eines Muskels** extension of a muscle

Extensionalisierung *f* extensionalisation

Extensionsreflex *m* extension reflex

Extensität *f* extensity / **~ einer Stimmung** extensity of a mood

extensiv extensive

Extensor *m* extensor, extensor muscle

Exteriorisation *f* exteriorisation, externalisation

extern external

Externalisation *f* externalisation, projection, objectification

externalisieren externalize

extero|fektiv exterofective / **~zeptiv** exteroceptive

Extero|system *n* exterosystem / **~zeptivreflex** *m* exteroceptive reflex / **~zeptor** *m* exteroceptor, external sense / **~zeptorenfeld** *n* exteroceptive field

Extinktion *f* extinction, obliteration

Extinktionskurve *f* extinction curve

extra extra, special / **~genital** extragenital / **~mural** extramural / **~polieren** extrapolate / **~psychotisch** extrapsychotic / **~punitiv** extrapunitive / **~pyramidal** extrapyramidal / **~tensiv** extratensive / **~vagant** extravagant / **~vertiert** extrovert, extroverted, extravert, extroversive, outgoing

Extrakt *m* extract, essence / **~ der Nebennierenrinde** cortin

Extra|polation *f* extrapolation / **~pyramidalsystem** *n* extrapyramidal tracts / **~schlag** *m* **des Herzens** extrasystole / **~systole** *f* extrasystole / **~tension** *f* extratensivity / **~tensivität** *f* extratensivity / **~vaganz** *f* extravagance / **~version** *f* extraversion, extroversion, outgoingness / **~vertierte** *m* extravert, extrovert / **~zellularraum** *m* extracellular space / **~zeption** *f* extraception

extrazellulär extracellular

Extrempunkt *m* bend point, turning point, mode

extrinsisch extrinsic

Extro|spektion *f* extrospection / **~version** *f* extroversion, extraversion / **~vertierte** *m,f* extravert, extrovert

extro|spektiv extrospective / **~vertiert** extravert, extrovert, extroverted, extroversive

exzentrisch eccentric

Exzentrizität *f* eccentricity / **retinale ~** retinal eccentricity

Exzerebration *f* excerebration

Exzess *m* excess, kurtosis

Exzision *f* excision

Exzitabilität *f* excitability

Exzitation *f* excitation

exzitatorisch excitatory

E–Zine *n* electronic magazine

F

Fabel–Test *m* fables test

Fabulieren *n* fabulation, romancing, fabrication

Facettenauge *n* compound eye, facetted eye

Fach|arbeiter *m* skilled labourer, skilled industrial worker / **~arbeiterberuf** *m* skilled trade / **~arztausbildung** *f* im Krankenhaus residency, medical residency / **~arzt** *m* **für Augenkrankheiten** ophthalmologist / **~arzt** *m* **für Geburtshilfe** obstetrician / **~arzt** *m* **für Nervenkrankheiten** neurologist / **~arzt** *m* **für Nerven– und Gemütsleiden** neuropsychiatrist / **~arzt** *m* **für Neurologie und Psychiatrie** neuropsychiatrist / **~arzt** *m* **für Ohrenkrankheiten** otologist / **~ausdruck** *m* term, technical term / **~beitrag** *m* professional contribution / **~berater** *m* expert adviser / **~beratung** *f* professional consultation / **~hochschulabschluss** graduation / **~hochschulabsolvent** *m* graduate / **~hochschule** *f* technical college / **~kräfte** *fpl* professional personnel / **~lehrer** *m* specialized educator / **~mann** *m* specialist, expert, professional / **~mann** *m* **für Epilepsie** epileptologist / **~sprache** *f* slang, terminology / **psychologische ~sprache** *f* psychological terminology / **~unterricht** *m* technical teaching / **~verband** *m* professional organisation

fach|kundig expert / **~männisch** technical / **nicht ~männisch** lay

Facialis *m* facial nerve

Facies *f* face

fadenförmig filiform

Fadenpapille *f* **der Zunge** filiform papilla

Fading–Technik *f* fading technique

Faeces *pl* excrement, faeces, fecal matter

fähig capable, able, competent, talented, apt

Fähigkeit *f* capability, ability, capacity, competence, faculty, power, qualification, aptitude / **~ außersinnlicher Wahrnehmung** cryptaesthesia, cryptesthesia / **~ kleinste Gegenstände durch Tasten zu erkennen** microstereognosis / **~ nur zwei Grundfarben zu unterscheiden** dichromasia, dichromasy, dichromatism, dichromatopsia / **~ sich selbst in ein gutes Licht zu rücken** showmanship / **~ Unsicherheit zu ertragen** tolerance for ambiguity / **~ zu emotionalen Reaktionen** emotivity / **~ zu lesen und zu schreiben** literacy / **~ zum Erlernen eines Labyrinthweges** maze learning ability / **~ zur Fixierung** adhesiveness / **~ zur Gefühlserregung** emotivity / **~ verminderte ~ zur Lautbildung** hypophonia / **~ zur Lokalisation von Berührungsreizen** topognosia, topognosis / **~ zur Selbstsuggestion** autosuggestibility / **besondere ~** special ability / **eidetische ~** eidetic capacity / **flexible ~** fluid ability / **geistige ~** intellectual ability, mental ability, mental capacity, mental faculty / **kognitive ~** cognitive ability / **kristallisierte ~** crystallized ability / **künstlerische ~** artistic ability / **manuelle ~** manual aptitude / **mathematische ~** mathematical ability / **mechanisch–technische ~** mechanical aptitude / **musikalische ~** musical ability / **nichtsprachliche ~** nonverbal ability / **primäre geistige ~** primary mental ability / **schöpferische ~** genius / **sprachliche ~** verbal ability / **unterschiedlich stark ausgeprägte intellektuelle ~en** *fpl* intellectual imbalance / **veränderliche ~** fluid ability / **visuell–räumliche ~** visuospatial ability

Fähigkeits|gruppierung *f* ability grouping / **~test** *m* ability test, aptitude test, test of ability, mental test, capacity test

Fahren *n* driving / **~ unter Alkoholeinfluss** drunken driving, driving under the influence of alcohol / **~ unter Rauschmitteleinfluss** driving under the influence of narcotics

Fahrer *m* driver / **~schulung** *f* driver education

Fahrlässigkeit *f* carelessness

Fahr|ausbildung *f* driver education / **~radergometer** *n* bicycle ergometer / **~verhalten** *n* driver behaviour, driving behaviour / **~zeugangst** *f* amaxophobia

Fair|ness *f* fairness / **~play** *n* fair play

fäkal faecal, fecal

Faksimile *n* facsimile, facsimile copy, replica, reproduction

Faktor *m* factor / **~ der Bedürfnisbefriedigung** content factor / **~ der Leuchtdichte** luminance factor / **allgemeiner ~ der neurotischen Fehlanpassung** general neurotic maladjustment factor / **~ der räumlichen Vorstellung** space factor, spatial factor / **~ der relativen Helligkeit** relative luminosity curve / **~ des abstrakten Denkens** abstraction factor, factor of abstract thought / **~ erster Ordnung** first–order factor / **~ Geschwindigkeit** speed factor / **~ höherer Ordnung** higher–order factor / **~ Sprachverständnis** factor of language comprehension / **~ zweiter Ordnung** second–order factor / **bestimmender ~** determining factor / **bionomischer ~** bionomic factor / **bipolarer ~** bipolar factor / **determinierender ~** determining factor / **emotioneller ~** emotional factor / **endogener ~** intrinsic factor / **exogener ~** exogenic factor / **extrinsischer ~** extrinsic factor, context factor / **gemeinsamer ~** common factor, general factor, overlapping factor / **intrinsischer ~** intrinsic factor / **moralischer ~** moral factor / **numerischer ~** numerical factor, number factor / **ökologischer ~** ecological factor, bionomic factor / **organischer ~** organic variable / **persönlicher ~** personal factor / **psychischer ~** psychological factor / **psychische ~en** *mpl*, **die medizinische Krankheitsfaktoren beeinflussen** psychological factors affecting medical condition / **psychische ~en** *mpl* **mit Einfluss auf den körperlichen Zustand** psychological factors affecting physical condition / **psychologische ~en** *mpl* **und Verhaltensfaktoren** *mpl* **bei andernorts klassifizierten Störungen und Krankheiten** psychological and behavioural factors associated with disorders or diseases classified elsewhere / **psychosozialer ~** psychosocial factor / **repräsentativer ~** representative factor / **sozialer ~** social factor / **soziokultureller ~** sociocultural factor / **spezifischer ~** specific factor, unique factor / **sprachlicher ~** verbal factor / **unspezifischer ~** nonspecific factor / **verbaler ~** verbal factor / **visuell–räumlicher ~** visual–spatial factor

Faktoren|achsen *fpl* factor axes / **~analyse** *f* factor analysis, factorial analysis / **eine ~analyse durchführen** factorize / **multiple ~analyse** *f* multiple factor analysis, pattern analysis / **~austausch** *m* cross–over, crossing–over / **~bestimmung** *f* factor fixation / **~en extrahieren** factorize / **~extraktion** *f* factoring, factorization / **~festlegung** *f* factor fixation / **~gewicht** *n* factor weight / **~gleichung** *f* factor–specification equation / **~interpretation** *f* factor resolution / **~konfiguration** *f* factor configuration / **~konstanz** *f* factorial invariance / **~korrelationsmatrix** *f* factor covariance matrix / **~ladung** *f* factor loading, loading, factor weight, factor coefficient / **oblique ~lösung** *f* oblique solution / **orthogonale ~lösung** *f* orthogonal solution / **~matrix** *f* factor matrix / **rotierte ~matrix** *f* rotated factor matrix / **~stellung** *f* factor configuration / **~struktur** *f* factorial structure, factor structure / **~theorie** *f* factor theory / **~umkehrung** *f* factor reflection / **~wirk-**

samkeit *f* factor efficiency / **~zerlegung** *f* factor resolution, factorization

Fall *m* fall, case / **~apparat** *m* fall chronometer / **~arbeit** *f* casework / **soziale ~arbeit** *f* social casework / **~bericht** *m* case report / **~betreuung** *f* case management / **~chronometer** *n* fall chronometer / **medizinische ~dokumentation** *f* medical records / **~kontrolle** *f* case control / **~methode** *f* case study method / **~ mit tödlichem Ausgang** fatal case / **~phonometer** *n* phonometer / **~reflex** *m* falling reflex / **~sammlung** *f* casuistry / **~stab** *m* fall apparatus / **~studie** *f* case study / **~studienmethode** *f* case study method / **~sucht** *f* epilepsy, falling sickness / **~tachistoskop** *n* drop tachistoscope / **~traum** *m* falling dream / **hartnäckiger ~** obstinate case / **klinischer ~** clinical case / **kritischer ~** critical incident / **leichter ~** mild case / **psychiatrischer ~** psychiatric case / **schwerer ~** severe case

Fallazien *pl* fallacies, fallacious reasoning

fallsüchtig epileptic

falsch false, wrong, mistaken / **~–negativ** false–negative / **~–positiv** false–positive / **~–richtig** false–valid

Falsch|heit *f* falseness, duplicity, falsity, insincerity, spuriousness / **psychotische ~reaktion** *f* parergastic reaction

Fälschung *f* falsification, faking

Falsumpräparat *n* placebo

familiär familial, concerning the family

Familie *f* family / **~–Beruf–Koordinierung** *f* family–work coordination / **~ der Primaten** hominids / **~ mütterlicherseits** matriliny / **~–Zeichnen** *n* Draw–a–Family / **ethnisch gemischte ~** interethnic family / **gestörte ~** dysfunctional family / **rassisch gemischte ~** interracial family / **schizophrenieerzeugende ~** schizophrenogenic family / **schizophrenogene ~** schizophrenogenic family

Familien|anamnese *f* family history / **~atmosphäre** *f* family atmosphere, family climate / **~beratung** *f* family counselling / **interne ~beziehungen** *fpl* family relationships, family relations / **~bildung** *f* family life education / **~eigenschaft** *f* familial trait / **~forschung** *f* pedigree studies, genealogical research / **~größe** *f* family size / **~komplex** *m* family complex / **~konstellation** *f* family constellation / **~krach** *m* family crisis, family discord / **~krankheit** *f* familial disease / **~krise** *f* family crisis / **~kunde** *f* genealogy / **~leben** *n* family life, family relations / **~medizin** *f* family medicine / **~milieu** *n* family environment / **~mitglied** *n* family member / **~neurose** *f* family neurosis / **~norm** *f* family norm / **~planung** *f* family planning / **~psychotherapie** *f* family psychotherapy / **~rat** *m* family council / **~rolle** *f* family role / **~stand** *m* marital status / **~streit** *m* family discord / **~struktur** *f* family structure / **~therapie** *f* family therapy, family psychotherapy / **~verband** *m* extended family / **~verhältnisse** *npl* family affairs / **aus zerrütteten ~verhältnissen** *npl* from a broken home

Fanatiker *m* fanatic

fanatisch fanatic, fanatical

Fanatismus *m* fanaticism, fanatism

Fang *m* catch / **~aufgabe** *f* entrapment game, catch task / **~durchgang** *m* catch trial / **~experiment** *n* catch experiment

Faraday|'sche Reizung *f* faradisation / **~'scher Käfig** *m* Faraday's cage

faradisch faradic

Farb|abschwächung *f* chromatic dimming, desaturation / **~abstufung** *f* gradation of colour / **~adaptation** *f* colour adaptation / **~antagonismus** *m* complementarism / **~antwort** *f* colour response / **~bevorzugung** *f* colour preference / **~bezeichnung** *f* colour notation, colour naming / **~bildner** *m* chromogen / **~bildung** *f* chromogenesis / **~determinante** *f* colour-determinant / **~deutung** *f* colour response / ~deutung *f* zu schwarz und weiß achromatic colour response, achromatic response / symbolische ~deutung *f* symbolic colour response / ~dreieck *n* colour triangle

farb|bildend chromogenic / ~empfindlich sensitive to colours / ~los achromatic, colourless / ~tragend chromophoric / ~tüchtig trichromatic

Farbe *f* colour, color, hue / ~-Form–Test *m* colour–form test / ~-Tonforschung *f* study of the relation between colour and tones / achromatische ~ achromatic colour / bunte ~ chromatic colour / gesättigte ~ saturated colour / harte ~ hard colour / induzierte ~ colour induction / kalte ~ cold colour / kräfige ~ strong colour, saturated colour / metamerische ~n *fpl* metameric colours / neutrale ~ neutral colour / nicht–bunte ~ achromatic colour / reflektierte ~ reflected colour / reine ~ pure colour, unique colour / satte ~ saturated colour / schwache ~ weak colour / starke ~ strong colour / strahlende ~ illumination colour / subjektive ~ subjective colour / unveränderliche ~ colour invariables, invariable colour / warme ~ warm colour / weiche ~ soft colour

Farb|eigenschaften *fpl* chromaticity / ~empfinden *n* colour appreciation / gestörtes ~empfinden *n* parachromatism, parachromatoblepsia / ~empfindlichkeit *f* chromatic sensitivity / ~empfindung *f* colour sensation

Farben|abstufung *f* colour gradation / ~anomalie *f* anomalous trichromatism / ~anomie *f* colour anomaly / ~antagonismus *m* colour antagonism, colour complementarism / ~band *n* chromascale / ~beschreibung *f* colour description / ~bild *n* visible spectrum / ~blinde *m,f* monochromat, achromat /

farben|blind colour–blind, achromatic / ~empfindlich colour sensitive / ~normal colour–normal / ~schwach colour weak / normal ~sichtig trichromatic

Farbenblindheit *f* colour blindness, achromatopsia, chromatopseudopsis, chromatopseudopsia, daltonism / fast totale ~ chromatodysopia, chromatodysopsia / halbseitige ~ hemiachromatopsia, hemichromatopsia / hysterische ~ hysterical colour blindness / partielle ~ partial colour blindness, chromatolepsia, chromatolepsis, dyschromasia, dyschromatopsia, parachromopsia, parachromatopsia / totale ~ total colour blindness, achromatopsia, monochromasia, monochromasy, monochromatism / völlige ~ achromatic vision, daltonism

Farben|brechung *f* colour refraction / ~charakteristik *f* colour attribute / ~doppelkegel *m* colour octaeder, colour solid, double colour pyramid / ~dreieck *n* colour triangle / ~dreiklang *m* colour triad / ~dynamik *f* colour dynamics / ~empfindlichkeit *f* colour sensibility, colour sensitiveness / ~empfindung *f* colour sensation / ~fehlsichtige *m,f* dyschromatope / ~fehlsichtigkeit *f* colour blindness, colour deficiency, dyschromasia, dyschromatopsia / ~fläche *f* colour surface / ~flucht *f* flight of colours / ~gleichung *f* colour equation / ~harmonie *f* colour harmony / ~hören *n* colour–hearing, coloured hearing, chromaesthesia, chromesthesia, pseudochromaesthesia, pseudochromesthesia, psychochromaesthesia, psychochromesthesia / ~index *m* color index / ~kenntnisprüfung *f* colour test / ~konstanz *f* colour constancy, constancy of colour / ~kontrast *m* colour contrast / dreidimensionale ~koordinaten *fpl* 3–D chromaticity coordinates / ~kreis *m* colour circle, colour cycle / ~kreisel *m* colour disk, colour top, colour wheel, coloured rotation disk / ~kugel *f* colour sphere, colour solid / ~lehre *f* colour theory, theory of colours, chromatology, chromatics / ~messer *m* chromatometer, tintometer / ~messung *f* colorimetry, tintometry / ~metrik *f* colorimetry / ~mischapparat *m* colour mixer, colour wheel, colour disk /

~mischgesetz *n* law of colour mixture / ~mischung *f* colour mixture, mixture of colour / ~oktaeder *n* colour octaeder, colour solid, double colour pyramid / ~probe *f* colour test / ~probe *f* nach Ishihara Ishihara test of colour blindness / ~pyramide *f* colour pyramid, colour spindle / ~quadrat *n* colour square / ~riechen *n* coloured olfaction / ~ringe *mpl* Newton's rings / ~scheibe *f* colour disk, colour wheel / ~scheu *f* aversion to colours / ~schwäche *f* colour weakness, colour amblyopia, anomalous trichromatism / ~sehen *n* colour vision, chromatic vision, chromatopsia, chromopsia, colour perception / normales ~sehen *n* normal colour vision, trichromatopsia / ~seher *m* colour seer / normale ~sichtige *m,f* trichromat / ~sichtigkeit *f* normal colour vision / ~sinn *m* colour sense, sense of colour / normaler ~sinn *m* trichromatopsia, trichromatism / ~skala *f* scale of colours / ~sortiertest *m* colour sorting test / ~sprache *f* language of colour / ~symbolik *f* colour symbolism / ~test *m* colour test / ~theorie *f* chromatics / ~therapie *f* colour therapy / ~tüchtigkeit *f* colour perception, well–differentiated colour vision / ~viereck *n* colour square / ~wahrnehmung *f* colour perception / ~wirkung *f* effect of colours / ~zusammenstellung *f* colour scheme

Farb|ermüdung *f* chromatic fatigue / ~fehlsichtigkeit *f* colour blindness / ~gebung *f* coloration / ~helligkeit *f* colour brightness, brightness of colour / ~intensität *f* brightness of colour, strength of a colour / ~komposition *f* colour composition / ~konstanz *f* colour constancy / ~kontrast *m* colour contrast, chromatic contrast / ~kreisel *m* colour top / ~lichtmusik *f* colour–light music / ~merkmal *n* colour attribute / ~messung *f* chromometry / ~nachbild *n* colour after–effect / ~nennung *f* colour naming / ~nuance *f* colour shade, colour tint shade / ~oktaeder *n* colour octaeder / ~palette *f* range of colours / ~prüftafel *f* colour vision test chart / ~pyramidentest *m* colour pyramid test / ~qualität *f* chromaticness / ~reaktion *f* colour reaction / ~reinheit *f* colour purity / ~reizart *f* chromaticity / ~sättigung *f* colour saturation, chroma / ~schatten *m* coloured shadow / ~scheibe *f* coloured rotation disk / ~schock *m* colour shock / normales ~sehen *n* euchromatopsy / ~seher *m* colour seer / ~sinnesstörung *f* colour–vision deficit / ~skala *f* colour chart, colour range, colour scale / ~stoff *m* pigment / ~spektrum *n* range of colours, colour spectrum / ~substanz *f* colour substance / ~tafeln *fpl* nach Ishihara Ishihara colour plates / ~temperatur *f* colour temperature / ~theorie *f* theory of colours, colour vision theory, chromatology / ~ton *m* hue, tint, colour tone, colour tint, colour hue, tona chroma, tonality / außerhalb des Spektrums liegender ~ton *m* extraspectral hue / ~tondiagramm *n* chromaticity diagram / ~ton *m* einer Spektralfarbe spectral hue invariable / ~töne *mpl* colour hues, colour tones, colour tints / ~träger *m* chromatophore / ~tropismus *m* chromatropism / ~tüchtigkeit *f* acuity of colour perception / ~tüchtigkeitsmessung *f* chromatoptometry / ~tüchtigkeitstest *m* colour blindness test / ~umwandlung *f* colour conversion / ~valenz *f* chromatic valence, chromatic valency / ~variator *m* colour mixer / ~wahrnehmung *f* perception of colour / ~wahrnehmung *f* beim Hören chromatic audition / ~wechsel *m* bei Tieren metachrosis / ~wert *m* colour value, chromatic value / ~zone *f* colour zone / ~zusammenstellung *f* scheme of colour, colour combination

farbig coloured

Farbig|keit *f*, subjektiv empfundene chromaticness / ~sehen *n* hyperchromatopsia

Färbung *f* coloration, colouring, pigmentation / verschiedenartige ~ heterochromia

Faschismus *m* fascism / ~–Skala *f* F scale

Faselei *f* drivel, blather
Faseln *n* babble, blather, drivel
Faser *f* fibre, fiber / **~bündel** *n* bundle of fibers / **~durchmesser** *m* fiber diameter / **~kreuzung** *f* decussation / **~schicht** *f* fibrous layer / **~spektrum** *n* fiber spectrum / **~strang** *m* fascicle / **afferente ~** afferent fiber, corticopetal fiber / **cholinerge ~** cholinergic fiber / **dünne ~** fibril / **efferente ~** efferent fiber, corticofugal fiber / **histaminerge ~n** *fpl* histaminergic fibers / **in ~n spalten** fibrillate / **intrafusale ~** intrafusal fiber / **kleine ~** fibril / **langsame ~** slow fiber / **markhaltige ~** myelinated fiber, medullated fiber / **marklose ~** nonmyelinated fiber, nonmedullated fiber / **nozizeptive ~** nociceptive fiber / **postganglionäre ~** postganglionic fiber / **präganglionäre ~** preganglionic fiber / **schnelle ~** fast fiber
fassbar comprehensible, conceivable, understandable
Fassbarkeit *f* comprehensibility, understandability
Fassung *f* composure, contenance, version / **aus der ~ bringen** upset, disconcert / **außer ~** embarrassed, shocked
fassungslos shocked, disconcerted, discomposed
Fassungsvermögen *n* capacity / **geistiges ~** mental capacity
Faszie *f* fascia
Faszikel *m* fascicle, fasciculus / **~bildung** *f* fasciculation
faszikulär fascicular, fasciculate
Faszination *f* fascination
Faszinationsmethode *f* eye–fixation method
faszinieren fascinate
Fatalismus *m* fatalism
faul lazy, indolent, idle
Faulheit *f* laziness
faulig putrid, rotten
Fäulnis *f* putrefaction, decomposition / **~erreger** *m* putrefactive bacterium, putrefier

Faxen|macher *m* grimacer, clown / **~psychose** *f* faxen psychosis, buffoonery psychosis / **~syndrom** *n* clowning syndrome, buffoonery syndrome
Fäzes *f* faeces, feces
Fazialis *m* facial nerve / **~kanal** *m* facial nerve canal / **~krampf** *m* mimic spasm, convulsive tic, Bell's spasm, facial tic, facial spasm / **~lähmung** *f* Bell's palsy / **~parese** *f* paresis of the facial nerve, facial paralysis, facioplegia / **~phänomen** *n* Chvostek's reflex, Chvostek's sign / **~ Tic** *m* Bell's spasm
Fazies *f* facies
Fechner|–Benham–Farben *fpl* Fechner's colours / **~'sches Gesetz** *n* Fechner's law / **~'sches Paradox** *n* Fechner's paradox / **~'scher Gewichtsvergleich** *m* Fechner's weight holders
Feedback *n* feedback / **~hemmung** *f* feedback inhibition
Feedforwardhemmung *f* feed–forward inhibition
fehlangepasst maladjusted
Fehlanlage *f* anomaly
Fehlanpassung *f* maladjustment, maladaptation / **berufliche ~** vocational maladjustment / **emotionale ~** emotional maladjustment / **situative ~** situational maladjustment / **soziale ~** social maladjustment
Fehl|berechnung *f* misreckoning, miscalculation / **~bildung** *f* malformation, deformation, dysplasia, defective development, dysmorphosis / **~deutung** *f* misinterpretation / **~diagnose** *f* wrong diagnosis, misdiagnosis
Fehlen *n* absence, lack / **~ der Augenlinse** aphakia, aphacia / **~ der bildlichen Vorstellung** aniconia / **~ der chromatischen Aberration** achromatism / **~ der Ejakulation** aspermia / **~ der Eltern** parental absence / **~ der Geschlechtsorgane** agenitalism / **~ der normalen Reflexe** areflexia / **angeborenes ~ der Zunge** aglossia / **~ des Geruchssinnes** anosmia

fehlend 156

/ ~ **des Hirns** anencephalia, enencephaly / ~ **des Samenergusses** aspermia / ~ **des sexuellen Wollustgefühles** anaphrodisia, anhedonia / ~ **des Wollustgefühles beim Geschlechtsakt** dyspareunia / ~ **des Zusammenspiels** asynchronism / ~ **eines Körperteils** agenesia, agenesis / ~ **eines Organs** aplasia

fehlend absent, missing, non–existent, lacking

fehlentwickelt dysplastic

Fehlentwicklung f maldevelopment, faulty development, abnormal development / **charakterliche** ~ undesirable development of character

Fehler m error, mistake, fault, defect / **~analyse** f error analysis / ~ **aufgrund eines konstanten Vorurteils** error of bias / **~breite** f margin of error / ~ **der zu großzügigen Beurteilung** generosity error / ~ **durch Weglassen der Extremfälle** cut–tail error / ~ **erster Art** error of first kind, rejection error, type I error / **~faktor** m error factor / **~freiheit** f accurateness / **~gesetz** n law of errors / **~grenze** f limit of error / **~haftigkeit** f defectiveness / ~ **in der zeitlichen Reihenfolge** metachronism / **~kurve** f curve of error, error curve / **~methode** f error method / **~quelle** f source of error / **~quotient** m error quotient, error gradient / **~schwankung** f variable error / ~ **Typ I** type I error, false exclusion / **~varianz** f error variance / **~–Wahl–Verfahren** n error–choice technique / ~ **zweiter Art** error of second kind, type II error / **absoluter** ~ absolute error / **chromatischer** ~ chromatic aberration / **durchschnittlicher** ~ average error / **kompensatorischer** ~ compensating error / **konstanter** ~ constant error, bias / **mittlerer** ~ average error, mean error / **perseverierender** ~ perseverative error / **relativer** ~ relative error / **statistischer** ~ statistical error / **subjektiver** ~ subjective error / **systematischer** ~ systematic error, constant error, persistent error, error of bias, cumulative error / **unbewusst motivierter** ~ unconsciously motivated error, Freudian slip / **wahrscheinlicher** ~ probable error

fehler|behaftet vicious / **~frei** correct, accurate, errorless / **~haft** defective, faulty

Fehl|funktion f defective function, inadequate function / **motorische ~funktion** f dyskinesia / **zerebrale ~funktion** f cerebral dysfunction / **~geburt** f miscarriage, spontaneous abortion / **~haltung** f **der Persönlichkeit** personality deviation, faulty attitude, maladjustment / **~handlung** f parapraxis, parapraxia, abnormal action, faulty act, faulty action / **~hören** n paracusia, paracusis / **~identifizierung** f misidentification / **geschlechtliche ~identifizierung** f faulty sexual identification / **~leistung** f failure of action, faulty act, faulty action, parapraxia, parapraxis / **Freud'sche ~leistung** f Freudian slip / **organische ~organisation** f bionegativity / **~reaktion** f false reaction, inappropriate reaction / **~regulation** f dysregulation / **~reiz** m inadequate stimulus / **~schlag** m failure / **~schluss** m paralogism, fallacy, false conclusion / **~sichtigkeit** f ametropia / **~sprechen** n Geisteskranker allolalia, defective speech / **~steuerung** f dysregulation / **~urteil** n misjudgment / **~verhalten** n misbehaviour, misconduct / **~wahrnehmung** f faulty perception, paracusia, paracusis / **~zeiten** fpl **eines Mitarbeiters** employee absenteeism / **~zeitenquote** f rate of absenteeism

fehl|funktionierend malfunctioning / **~gebildet** malformed / **~sichtig** ametropic

Feierabendepilepsie f post–work epilepsy

Feierlichkeit f ceremony

fein|faserig fibrillary, fibrillar, fibrillate / **~fühlig** delicate, sensitive

feind|lich hostile, adverse / **~selig** hostile, malevolent

Feind|lichkeit f hostility / **~schaft** f hostility / **~seligkeit** f animosity, hostility

Fein|fühligkeit *f* sensitivity, sensibility / **~gefühl** *n* delicacy, tact / **~messung** *f* measure of precision / **~motorik** *f* minute motor activity, dexterity / **~struktur** *f* microstructure

Feld *n* field / **~abhängigkeit** *f* field dependence / **~arbeit** *f* field work / **~beobachtung** *f* field observation / **~betonung** *f* field emphasis / **~ der Empfindungsspannung** sensoritonic field / **~eigenströme** *mpl* electrical currents in the brain / **~erkenntnisweise** *f* field cognition mode / **~erwartung** *f* field expectancy / **~experiment** *n* field experiment / **~forscher** *m* field investigator, field–worker / **~forschung** *f* field research, field investigation, field work / **soziale ~forschung** *f* mass observation / **~kraft** *f* field force, field dynamics / **~potential** *n* field potential / **~struktur** *f* field structure / **~studie** *f* field study / **~theorie** *f* field theory / **~untersuchung** *f* field study, field investigation / **~vektor** *m* field vector / **~versuch** *m* field experiment / **~wirkung** *f* field effect / **~zug** *m* campaign / **inhibitorisches rezeptives ~** inhibitory receptive field, IRF / **mathematisches ~** mathematical field / **motorisches ~** motor area, pyramidal area / **organisiertes ~** structured field / **phänomenales ~** phenomenal field / **psychologisches ~** psychological field, behavioural environment, life space, total situation / **rezeptives ~** receptive field / **rezeptorisches ~** receptor field / **sensorisches ~** sensory field / **skalares ~** scalar field / **soziales ~** social field, social situation / **strukturiertes ~** structured field / **umgekehrtes ~** reversed field / **vektorielles ~** vector field

feldtheoretisch field–theoretical

Fellatio *f* fellatio, penilingus, irrumation

Feminisierung *f* feminisation / **testikuläre ~** testicular feminisation syndrome, Morris's syndrome, Goldberg–Maxwell syndrome, feminisation testis syndrome

feminin feminine

Feminismus *m* feminism

Feminist *m* feminist

Fenfluramin *n* fenfluramine

Fenster *n* window, fenestra / **ovales ~** fenestra ovalis, oval window, vestibular window / **rundes ~** fenestra rotunda, round window

Fensterung *f* fenestration

Fensterungsoperation *f* fenestration

Fentanyl *n* fentanyl

Féré|–Methode *f* Féré method, exosomatic method / **~ Phänomen** *n* Féré phenomenon

Ferguson–Reflex *m* Ferguson's reflex

Ferienlager *n*, **therapeutisches** therapeutic camp

Ferment *n* ferment, enzyme

Fern|behandlung *f* teletherapy, teletherapeutics / **~bleiben** *n* **von der Arbeit** absenteeism / **~empfangsorgan** *n* distance receptor, teleceptor / **~kraft** *f* teledynamics / **~meldetechnik** *f* telecommunication / **~methode** *f* extrospective method / **~punkt** *m* far point / **~punktbestimmung** *f* optometry / **~raum** *m* distant space / **~schreiber** *m* teletype, teletype writer

Fernseh|band *n* video–tape / **~epilepsie** *f* television epilepsy

Fernsehen *n* television

Fernseh|krankheit *f* television disease / **~senderöhre** *f* iconoscope / **~unterricht** *m* televised instruction / **~verhalten** *n* television viewing / **~werbespot** *m* TV–commercial / **~werbung** *f* television advertising / **~zuschauer** *m* television viewer

Fern|sicht *f* distance vision / **~sinn** *m* distance sense, distant sense / **~studium** *n* correspondence degree course, distance learning / **~thermometer** *n* thermocouple / **~wahrnehmung** *f* telesthesia / **~zeugung** *f* telegony

fern|sichtig far–sighted, hyperopic / **~steuern** telecommand, remote control

Ferry–Porter–Gesetz *n* Ferry–Porter law
Fertigkeit *f* skill, craft, proficiency, accomplishment / **motorische ~en** *fpl* motor skills / **soziale ~en** *fpl* social skills
Fertigkeitstest *m* proficiency test
Fertilität *f* fertility, fecundity
Fertilitäts|behandlung *f* fertility enhancement
fest strong, firm, stable / **~binden** bind / **~gefügt** fixed / **~gelegt** fixed, institutional / **genau ~legen** regulate / **~stellen** observe, discover, find out
Fest|halten *n* **an der Tradition** traditionalism / **~legung** *f* fixation, determinaton, establishment / **zeitliche ~legung** *f* timing / **~nahme** *f* arrest, legal arrest / **~punkt** *m* bench–mark / **~schnallen** *n* **Geisteskranker** mechanical restraint of the mentally ill / **~stellen** *n* **der Blutgruppe** blood grouping / **~stellung** *f* assertion, proposition, statement / **~stellung** *f* **einer Krankheit** diagnosis / **identische ~** identical proposition
festigen reinforce, strengthen, tighten, consolidate
Festigkeit *f* firmness, solidity, strength
Festigung *f* consolidation, fixation, reinforcement
fetal foetal, fetal
Fetalleben *n* foetal life, fetal life
Fetisch *m* fetish
Fetischismus *m* fetishism / **sexueller ~** sexual fetishism / **transvestitischer ~** transvestitic fetishism
Fetischist *m* fetishist
fett fat, corpulent, adipose / **sehr ~** gross obese
Fett|leibigkeit *f* adipositas, corpulescence, obesity, adiposis / **~säure** *f* fatty acid / **~speicherung** *f* fat deposition, lipopexia / **~sucht** *f* adipositas, obesity, adiposis / **~stoffwechsel** *m* lipid metabolism / **~zelle** *f* fat cell, lipocyte
Fetus *m* foetus, fetus
Feuchtigkeit *f* humidity

Feuerkult *m* fire–worship, pyromancy
F–Faktor *m* F factor
fibrillär fibrillary, fibrillar, fibrillate
Fibrillation *f* fibrillation
Fibrille *f* fibril
Fibrillentheorie *f* neurofibril doctrine, neurofibrilla doctrine, continuity doctrine
Fick|'sche Methode *f* Fick's method / **~'sches Prinzip** *n* Fick's principle
Fideismus *m* fideism
Fieber *n* fever / **~anfall** *m* attack of fever / **~delir** *n* febrile delirium, pyretotyphosis / **~krampf** *m* febrile convulsion / **~kur** *f* fever therapy, impaludation / **~wahn** *m* deliriousness / **~zustand** *m* pyrexia, pyrexy / **extrem hohes ~** hyperpyrexia / **psychogenes ~** psychogenic fever / **rheumatisches ~** rheumatic fever
fiebererzeugend pyrogenic, pyrogenous, pyrogenetic, pyretogenic
fiebernd, fiebrig feverish, febrile
Figur *f* figure / **~–Grund** *m* figure–ground / **~–Grund–Diskrimination** *f* figure–ground differentiation, figure–ground discrimination / **~–Grund–Erfahrung** *f* figure–ground experience / **~–Grund–Wahrnehmung** *f* figure–ground perception / **~ und Grund** *m* figure and ground / **eingebettete ~** embedded figure, hidden figure / **mehrdeutige ~** ambiguous figure / **sinnlose ~** nonsense figure / **umstellbare ~** reversible figure / **zentrale ~** central figure
figural figural
Figurenkohäsion *f* figural cohesion
Fiktion *f* fiction / **leitende ~** directive fiction, guiding fiction / **neurotische ~** neurotic fiction
Fiktionalismus *m* fictionalism
Fiktionsspiel *n* role playing, make–believe play
fiktiv fictitious, imaginary, fictive
Filament *n* filament, filamentum, fibrilla
Filial|generation *f* filial generation / **~regression** *f* filial regression

Film *m* film, movie, motion pictures / **~methode** *f* motion picture method / **~streifen** *m* film strip / **dreidimensionaler ~** stereoscopic motion pictures, 3–D film

Filter *n*, **akustisches** acoustic filter

Filtern *n* filtering

Filterung *f* selective attention

Filtrationsrate *f*, **glomeruläre** glomerular filtration rate

Fimmel *m* craze, mania

final final, telic

Finalismus *m* finalism / **sturer ~** stubborn finalism

Finalität *f* finality

findig resourceful, clever

Finger *m* finger / **~abdruck** *m* fingerprint, dactylogram / **genetischer ~abdruck** *m* genetic fingerprint / **~abdruckverfahren** *n* dactyloscopy, dactylography / **~agnosie** *f* finger agnosia / **~alphabet** *n* manual alphabet / **~arteriendruck** *m* finger arterial pressure / **~beere** *f* fingertip / **~fertigkeit** *f* finger dexterity, manual dexterity / **~klopfen** *n* finger–tapping / **~lutschen** *n* finger–sucking, thumb–sucking / **~malen** *n* finger–painting / **~nagel** *m* fingernail / **~nasenprobe** *f* finger–nose test / **~schlüssel** *m* reaction key / **~sprache** *f* dactylology, sign language, finger spelling, maniloquism / **abnorm große ~** dactylomegaly / **übermäßig lange ~** macrodactylia, macrodactyly, macrodactylism / **zusammengewachsene ~** syndactylism, syndactylia, syndactyly

Fissur *f* fissure

Fissura|calcarina *f* calcarine fissure / **~ interhemisphaerica** *f* sagittal fissure, longitudinal cerebral fissure / **~ longitudinalis cerebri** *f* longitudinal cerebral fissure

Fistel *f* fistula

fistulös fistular, fistulate, fistulous

Fitness *f*, **körperliche** physical fitness / **~training** *n* exercise

fix fixed

Fixation *f* fixation / **~ des Auges** visual fixation / **~ mit beiden Augen** binocular fixation / **bewegende ~** moving fixation / **erneute ~** refixation

Fixations|bewegung *f* fixation movement, coordination of the eyes / **~dauer** *f* fixation pause / **~hysterie** *f* fixation hysteria / **~linie** *f* fixation line / **~pause** *f* fixation duration / **~periode** *f* fixation period / **~punkt** *m* fixation point, point of fixation, point of regard / **~zeit** *f* fixation time, perception time

Fixer *m* drug abuser, junkie, mainliner

fixieren fix, fixate, attach

Fixierlinie *f* line of fixation

fixiert fixated

Fixierung *f* fixation, attachment / **~ an den Vater** attachment to the father, fixation upon the father / **~ an die Eltern** child–parent fixation, parental fixation / **~ an die Mutter** attachment to the mother, mother fixation / **~ auf der analen Stufe** anal fixation / **~ auf eine Körperzone** body zone fixation / **~ auf frühkindlichen Erfahrungen** infantile fixation experiences / **~ von Gefühlen** fixation of affect, affective fixation / **abnorme ~** abnormal fixation / **funktionale ~** functional fixedness / **libidinöse ~** libidinal attachment, libidinous fixation / **negative ~** negative fixation / **positive ~** positive fixation / **prägenitale ~** pregenital fixation

Fixierungs|moment *m* fixating factor / **~punkt** *m* point of fixation

flach flat, plane / **~gipflig** platykurtic / **~köpfig** platycephalic, flatheaded, platycephalous, chamecephalous, chamecephalic

Fläche *f* surface, space, area / **~ unter der Häufigkeitsverteilung** frequency surface / **brechende ~** refracting surface

Flächen|farbe *f* aperture colour, reduced colour, film colour / **~messer** *m* planimeter / **~stichprobenverfahren** *n* area and block sampling

Flach|kopf *m* platycephalus, flathead / **~köpfigkeit** *f* platycephaly, platycephalia, platycephalism, flatheadedness

Flagellantismus *m* flagellation

Flagellation *f* flagellation

Flaschen|fütterung *f* bottle feeding / **~kind** *n* bottle–fed child / **~orgel** *f* tone variator

Flattern *n* flutter, fluttering

Flatulenz *f* flatulence, meteorism, tympanitis

Flechte *f* eczema, lichen, serpigo

Fleck *m* spot, macula / **blinder ~** blind spot, Mariotte's blind spot, optic papilla / **gelber ~** yellow spot, macula lutea, macular pigment

fleckig macular, spotted, blotchy

Flegel|alter *n* awkward adolescence, awkward age / **~jahre** *npl* awkward age

Fleiß *m* diligence, assiduity, sedulousness

fleißig diligent, assiduous, studious, sedulous, industrious

flexibel flexible, pliable, adaptable

Flexibilitas cerea *f* waxy flexibility, cerea flexibilitas, flexibilitas cerea

Flexibilität *f* flexibility, pliability, adaptability

Flexibilitätsindex *m* index of flexibility

Flexion *f* flexion, inflection, inflexion

Flexor *m* flexor

Flexur *f* flexure

Flieger|amaurose *f* blackout / **~neurose** *f* aeroneurosis, flying–fatigue / **~psychologie** *f* aviation psychology

fliehen escape

Fliehende *m,f*, **vor der Realität** escapist

Fließ|band *n* assembly line / **~bandarbeit** *f* assembly line work / **~gleichgewicht** *n* steady state

Fließ'sche Periodenlehre *f* Fliess' theory of periodicity

fließend fluent, flowing, running

Flimmer|erscheinung *f* flicker phenomenon, coruscation / **kritische ~frequenz** *f* critical flicker frequency, crital fusion frequency / **~fusionsfrequenz** *f* critical flicker frequency / **~gerät** *n* flicker apparatus, stroboscope / **~grenze** *f* critical flicker fusion threshold, critical flicker frequency, critical fusion frequency / **~haar** *n* cilium *(pl. cilia)* / **~intervall** *n* flicker interval / **kritisches ~intervall** *n* critical flicker interval / **~photometrie** *f* flicker photometry / **~skotom** *n* flicker scotoma, scintillating scotoma, teichopsia / **~verschmelzung** *f* flicker fusion / **~verschmelzungsfrequenz** *f* flicker fusion frequency, critical flicker frequency, critical flicker fusion threshold / **~verschmelzungsgrenze** *f* flicker fusion point / **~versuch** *m* flicker experiment / **~zelle** *f* flagellate cell

Flimmern *n* flicker, flickering, flicker phenomenon, fibrillation / **~ und Verschmelzen** *n* flicker and fusion / **alternierendes ~ vor den beiden Augen** binocular flicker / **auditorisches ~** tonal intermittence / **auditives ~** sound flutter / **farbiges ~** chromatic flicker, coloured flickering

flimmern flicker, scintillate

Flirt *m* flirtation, flirt

Flockenlesen *n* floccillation, carphology

flottierend floating

Flucht *f* escape, flight / **~aktivität** *f* escapist activity / **~bewegung** *f* flight movement / **~ in die Krankheit** escape into illness / **~ in die Phantasie** escape into fantasy / **~ in eine Phantasiewelt** escape into a fantasy world / **~mechanismus** *m* escape mechanism / **~motiv** *n* avoidance motive / **~reaktion** *f* flight reaction, escape reaction, escape response, reaction of flight / **ungeordnete ~reaktion** *f* panic / **~reflex** *m* escape reflex, withdrawal reflex / **~tendenz** *f* escape tendency / **neurotische ~tendenz** *f* escapism / **~training** *n* flight training, avoidance training / **~trieb** *m* flight instinct / **~verhalten** *n* flight behaviour, escape behaviour, runaway behaviour / ~ **vor dem Ich** escape from the ego / ~ **vor der Realität** escape from reality

flüchtig fugitive, cursory, transient, transitory, tangential

Flüchtigkeit *f* transience, transitoriness, fugitiveness / ~ **des Bewusstseins** transitoriness of awareness

Flüchtling *m* refugee, fugitive

Flug|angst *f* fear of flying / ~**instrumente** *npl* flight instrumentation / ~**krankheit** *f* flying sickness, aeroneurosis / ~**sicherheit** *f* aviation safety / ~**sicherung** *f* air traffic control / ~**simulation** *f* flight simulation / ~**simulator** *m* link instrument trainer, flight simulator / ~**traum** *m* dream of flying / ~**zeug** *n* aircraft / ~**zeugführer** *m* aircraft pilot

Fluidität *f* fluidity

Fluidum *n* aura, air / **geistiges** ~ emanation

Fluktuation *f* fluctuation, turnover, employee turnover

Fluktuationsrate *f* **der Belegschaft** labour turnover rate

fluktuieren fluctuate

Fluoreszenz *f* fluorescence / ~**gedächtnis** *n* short–term memory

Flu|oxetin *n* fluoxetine / ~**phenazin** *n* fluphenazine / ~**razepam** *n* flurazepam / ~**voxamin** *n* fluvoxamine

Fluss *m* flux / ~**diagramm** *n* flow chart, flow process chart

flüssig fluid

Flüssigkeit *f* fluidity, fluency, fluid, liquor / ~ **des sprachlichen Ausdrucks** verbal fluency / **verbale** ~ verbal fluency

Flüssigkeits|ansammlung *f* oedema, edema / ~**aufnahme** *f* fluid intake / ~**elektrode** *f* fluid electrode

Flüstern *n* whisper, whispering

flüstern whisper

flüsternd whispering

Flüster|sprache *f* whispering / ~**test** *m* whisper test

Foix–Syndrom *n* cavernous syndrome

fokal focal

Fokal|analyse *f* focal analysis / ~**distanz** *f* focal distance, F.D.

Fokalisation *f* focalisation

Fokaltherapie *f* focal therapy

Fokus *m* focus

fokussieren focus

Folge *f* consequence, result, sequence, series / ~**delir** *n* secondary delirium / ~**erkrankung** *f* sequela, secondary disease / ~**regelung** *f* programme control / ~**richtigkeit** *f* consistency, coherence, connectedness, consistence / ~**satz** *m* corollary / ~**widrigkeit** *f* inconsequence / ~**wirkung** *f* subsequent effect / ~**zustand** *m* sequela / **gelegentliche** ~ intermittent schedule / **natürliche** ~ corollary / **schnelle** ~ **farbiger Nachbilder** flight of colours

folgen follow, result

folge|richtig logical, consistent, congruous / ~**widrig** inconsequent, inconsistent

Folgern *n* reasoning

folgern infer, conclude, draw a conclusion, deduce

folgernd deductive

Folgerung *f* conclusion, inference, consequence, ratiocination / **irrige** ~ non sequitur / **stillschweigende** ~ implication, tacit conclusion / **unbewusste** ~ unconscious inference

folgsam obedient, docile

folie *f* insanity / ~ **à deux** induced psychosis, induced paranoid disorder, folie à deux, induced psychotic disorder, induced paranoid disorder, shared psychotic disorder / ~ **du doute** *f* folie du doute

Folklore *f* folklore

Follikel|hormon *n* follicular hormone, theelin / ~**reifung** *f* follicle maturation / ~**sprung** *m* ovulation / ~**stimulierendes Hormon** *n* follicle–stimulating hormone

Follikulin *f* folliculin, oestrogenic hormone, estrogenic hormone

Fölling–Krankheit *f* phenylpyruvic oligophrenia, phenylketonuria

Folsäure *f* folic acid

Folter *f* torture

Fontanelle *f* fontanel, fontanelle

Foot|–Kerze *f* foot–candle / ~ **Lambert** *m* foot–lambert

Foramen *n* foramen / ~ **interventriculare** *n* interventricular foramen

Förder|klasse *f* opportunity class, special class / ~**schule** special school / ~**unterricht** *m* remedial education, special instruction

fördern promote, support

Förderung *f* promotion, encouragement / ~ **diskriminierter Gruppen** affirmative action / ~ **und Entwicklung** *f* **von Führungskräften** management development / **soziale** ~ social facilitation

forensisch forensic

Form *f* form, shape, Gestalt, gestalt, configuration / **entsprechende** ~ similar form, corresponding form / **geschlossene** ~ closed form / **gleiche** ~ equal form / **gute** ~ good shape, good form, good figure, good gestalt / **leichte** ~ **der Ataxie** *f* dystaxia / **leichte** ~ **einer Epilepsie** light form of epilepsy / **offene** ~ open form / **praxisnahe** ~ down–to–earth form / **sonstige** ~**en** *fpl* **des Delirs** other delirium / **vergleichbare** ~ comparable form / **zugeordnete** ~ matched form

formal formal

Formalgrammatik *f* formal grammar

Formalismus *m* formalism

Formantwort *f* form response

Formatio reticularis *f* reticular formation

Formationsmarker *m* phrase marker

Form|barkeit *f* plasticity, mouldability / **psychische** ~**barkeit** *f* psychoplasticity / ~**blindheit** *f* form blindness / ~**determinante** *f* form determinant / ~**deuteversuch** *m* Rorschach inkblot test

Formel *f* formula, equation / ~ **der Normalverteilung** normal distribution equation, Gaussian equation / ~**sammlung** *f* formulary / **empirische** ~ empirical equation

Formelemente *npl* **der Schrift** graphological elements

formell formal

Formen *n* sculpturing, shaping, modelling / ~**brett** *n* form board, formboard, formboard test / ~ **des Zusammenlebens** living arrangements / ~**sinn** *m* sense for form, sense of form, stereognostic sense / ~**vorstellung** *f* visualisation of shapes

formen shape, sculpture, model

formend formative

Form|–Farb–Antwort *f* form–colour response / ~**gedächtnis** *n* memory for shapes / ~**konstanz** *f* constancy of form, constancy of Gestalt, shape constancy, constancy of shape, form constancy / ~**legetest** *m* formboard test

formlos formless, shapeless, amorphous, informal

Form|losigkeit *f* amorphia, amorphism, shapelessness / ~**niveau** *n* form level / ~**qualität** *f* form quality, quality of form, quality of Gestalt / ~**reaktion** *f* form reaction / ~**seher** *m* person reacting primarily to form

Formular *n* form, blank

Form– und Gestaltwahrnehmung *f* form and shape perception

Formung *f* formation / ~ **der Persönlichkeit** personality development / ~ **des Charakters** moulding of the character

Form|visualität *f* ability to visualize shapes / ~**wahrnehmung** *f* perception of form / ~**werdung** *f* morphogenesis, morphogenesia, morphogeny, shape perception

Fornix *f* fornix

Forschen *n* research, search, investigation

forschen research, search,

Forscher *m* researcher, research scientist, inquirer, investigator

Forschung *f* research, investigation, inquiry / **~ an eineiigen Zwillingen** co–twin method / **~ treiben** do research work / **~ und Entwicklung** *f* research and development / **angewandte ~** applied research / **empirische ~** empirical research / **experimentelle ~** experimentation / **interdisziplinäre ~** interdisciplinary research / **klinische ~** clinical research

Forschungs|arbeit *f* research work / **~bereich** *m* field of research / **~gebiete** *npl* research sectors / **~hypothese** *f* research hypothesis, search model / **diagnostische ~kriterien** *npl* research diagnostic criteria, RDC / **~labor** *n* research laboratory / **~methode** *f* research method / **~system** *n* research system / **~trieb** *m* investigatory instinct / **~vorhaben** *n* search model, research plan

fort|bewegen (sich) move, locomote / **~bewegend** locomotor / **~dauernd** continuous, persistent / **~gelaufen** runaway / **~geschritten** advanced / **~leiten** transmit / **~pflanzen** reproduce, propagate, transmit / **sich ~pflanzen** reproduce / **~schreitend** progressive

Fortbewegung *f* locomotion

Fortbewegungsfähigkeit *f* power of locomotion

Fortbildung *f* advanced training, further education / **berufliche ~** continuation training, on–the–job training

Fortbildungsschule *f* continuation school

Fortdauer *f* continuation, continuity, perpetuation, perpetuity / **~ von Seheindrücken** persistence of vision, visual persistence

Fortentwicklung *f* further development / **geistige ~** intellectual development

Fortpflanzung *f* reproduction, propagation, procreation, generation / **~ von Licht** transmission of light / **geschlechtliche ~** sexual reproduction, amphigony, syngamy, gamogenesis / **ungeschlechtliche ~** asexual reproduction, monogony, monogenesis, monogeny, apomixis

Fortpflanzungs|apparat *m* reproductive system, reproductive organs / **~funktion** *f* reproductive function / **~geschwindigkeit** *f* conduction velocity, transmission speed / **~instinkt** *m* reproductive instinct / **~organ** *n* organ of generation, reproductive organ / **~organe** *npl* organs of reproduction / **~trieb** *m* generative instinct, procreative instinct, reproductive drive / **~unfähigkeit** *f* infertility / **~verhalten** *n* mating behaviour

Fortsatz *m* process, appendix

Fortschritt *m* progress, improvement / **~e machen** improve, progress / **sozialer ~** social progress, social locomotion

Fossa Sylvii *f* fissure of Sylvius

fötal foetal, fetal

Fötus *m* foetus, fetus / **~ mit zwei Gesichtern** diprosopus

Fourier|–Analyse *f* Fourier analysis, frequency analysis / **~sches Gesetz** *n* Fourier's law / **~–Serien** *fpl* Fourier's series, harmonic series

Fovea centralis *f* fovea centralis / **zur ~ gehörig** foveal

Frage *f* question, query / **~alter** *n* age of asking questions / **~–Antwort–Methode** *f* catechetical method / **~bogen** *m* inventory, questionary, questionnaire / **biographischer ~bogen** *m* biographical inventory / **~bogeninterview** *n* questionnaire interview / **~bogenmethode** *f* questionnaire method, Q–method / **~bogentest** *m* inventory test / **~bogen** *m* **zur Erfassung der Verkaufsmotivation** sales motivation inventory / **~bogen** *m* **zur Erfassung von Meinungen** opinionnaire / **~bogen** *m* **zur Erfassung von Tätigkeiten** activity questionnaire / **~bogen** *m* **zur Feststellung von Psychoneurosen** psychoneurotic inventory / **~form** *f* interrogative form / **~liste** *f* inventory, questionary, questionnaire / **~ mit gebundener Aufgabenbeantwortung** fixed–alternative question / **~stellen** *n* questioning / **~ und Antwortspiel** *n* quiz / **~ zur Ermittlung des Sachverhalts** fact–finding question /

Fragen

~zwang *m* questioning obsession / **entscheidende** ~ issue, crucial question / **gebundene** ~ closed question, restricted question / **geschlossene** ~ closed question / **in ~stellen** challenge / **offene** ~ open question, open–end question, unrestricted question / **ungebundene** ~ open question, unrestricted question

Fragen *n* questioning / ~ **stellen** *n* questioning

fragen ask, question, query

fragend questioning, inquiring, interrogative

Fraktion *f* fraction

Fraktionieren *n* fractionation

fraktioniert fractional

Fraktionierung *f* fractionation

Frank–Starling–Mechanismus *m* Frank–Starling mechanism

Fratze *f* grimace, wry face, facial distortion

Frau *f* woman, female / **alleinstehende** ~ single woman / **berufstätige** ~ working woman, career woman / **junge** ~ young woman / **misshandelte** ~ battered female, abused woman / **moderne** ~ woman of today, modern woman / **phallische** ~ phallic woman / **spröde** ~ prude / **verheiratete** ~ married woman

Frauen|arzt *m* gynaecologist, gynecologist / ~**feind** *m* misogynist, woman–hater / ~**hass** *m* misogyny / ~**heilkunde** *f* gynaecology, gynecology / ~**herrschaft** *f* gynaecocracy, gynecocracy / ~**leiden** *n* gynaecological disorder / ~**rechtler(in)** *m,f* feminist / ~**bewegung** *f* woman's lib, woman's liberation movement / ~**studium** *n* university study for women

frauenfeindlich misogynous

frech impudent, impertinent, insolent, cheeky, bold

Frechheit *f* impudence, insolence, impertinence

frei free, vacant / ~**bleibend** optional / ~**denkend** free–thinking, free–thought / ~–**flottierend** free–floating, unattached / ~**geben** release / ~**gebig** generous, open–handed / ~**lassen** release / ~**mütig** unreserved / ~**schwebend** free–floating / ~**willig** voluntary, free–will

Frei|denker *m* free–thinker, libertarian / ~**denkerei** *f* free–thinking, free–thought

Freien *n* courtship, human courtship

Freiheit *f* freedom, liberty / **psychologische** ~ psychological freedom

Freiheits|beraubung *f* deprivation of freedom / ~**bereich** *m* area of freedom, zone of freedom / ~**beschränkung** *f* restraint, restriction of liberty / ~**entziehung** *f* / ~**entzug** *m* deprivation of freedom / ~**grad** *m* degree of freedom / ~**raum** *m* zone of freedom, extent of liberty / ~**reflex** *m* freedom reflex / ~**sinn** *m* sense of liberty

Frei|körperkultur *f* nudism, naturism / ~**tod** *m* suicide, voluntary death / ~**wahlmethode** *f* free choice method / ~**willige** *m,f* volunteer / ~**zeit** *f* leisure, leisure time, spare–time / ~**zeitbeschäftigung** *f* extracurricular activity, spare–time occupation / ~**zeitgestaltung** *f* leisure–time activity, sparetime planning / ~**zeitpsychologie** *f* recreational psychology / ~**zeit und Erholungsspiele** *npl* **bei Kindern** children's recreational games

fremd strange, unfamiliar, foreign, alien, extraneous / ~**bestimmt** heteronomous

Fremd|anamnese *f* independent anamnesis / ~**bahnung** *f* heterofacilitation / ~**beobachtung** *f* extrospection / ~**erlösung** *f* salvation by another / ~**gefühle** *npl* introjection of another's feelings / ~**gesetzlichkeit** *f* heteronomy / ~**gruppe** *f* out–group, they–group / ~**heitserlebnis** *n* self–estrangement / ~**hypnose** *f* hypnosis / ~**kontrolle** *f* extrinsic control / ~**körper** *m* foreign body, foreign matter, foreign substance / ~**neurose** *f* exogenous neurosis, heteroneurosis / ~**raum** *m* distant space / ~**reflex** *m* extrinsic motor reflex, exteroceptive reflex / ~**sprache** *f* foreign language / ~**sprachenlernen** *n* foreign language learning / ~**sprachenüberset-**

zung *f* foreign language translation / **~sprachenunterricht** *f* foreign language teaching / **~suggestion** *f* heterosuggestion, external suggestion

Fremdenverkehr *m* tourism

Fremde *m,f* foreigner

Frenzel–Brille *f* Frenzel's glasses, Frenzel's spectacles

Frequenz *f* frequency, wave frequency / **~gang** *m* frequency response, frequency characteristic / **~höhe** *f* frequency level / **~kurve** *f* frequency curve / **~methode** *f* frequency method / **~modulation** *f* frequency modulation / **~niveau** *n* frequency level / **~polygon** *n* frequency polygon / **~selektivität** *f* frequency tuning / **~spektrum** *n* frequency spectrum / **~theorie** *f* telephone theory, telephone theory of hearing / **~theorien** *fpl* **des Hörens** frequency theories of hearing / **~unterschiedsschwelle** *f* frequency–difference threshold / **hohe ~** high frequency / **kritische ~** critical frequency / **räumliche ~** spatial frequency / **temporale ~** temporal frequency

Fress|gier *f* excessive appetite, bulimia, boulimia / **~sucht** *f* excessive hunger, phagomania, sitomania / **~zelle** *f* phagocyte

Freude *f* joy, pleasure, delight, happiness, enjoyment / **~ am Schmerz** pain–craving, masochism / **~ an einer Tätigkeit** activity pleasure / **~ an Fäkalien** coprophilia

Freud|'sche(r,s) Freudian / **~'sche Psychologie** *f* Freudian psychology, psychoanalytic theory / **~'sche Schule** *f* Freudian school / **~'scher Versprecher** *m* Freudian slip *m*

Freund *m* friend / **~lichkeit** *f* kindness, pleasantness / **~schaft** *f* friendship / **~schaft** *f* **mit Partnern des anderen Geschlechts** altrigenderism / **~schaftsbündnis** *n* bond of friendship

Freundes|gruppe *f* friendship group / **~kreis** *m* friendship group, circle of friends

Frey|'sche Reizhaare *npl* von Frey's hairs / **von ~–Haare** *npl* von Frey's hairs

Friedens|forschung *f* peace research / **~wille** *m* wish for peace

friedlich peaceful, pacific, undisturbed

Friedman–Test *m* Friedman test

Friedmann Syndrom posttraumatic encephalopathy

Friedreich–Ataxie *f* hereditary ataxia, hereditary ataxy

frigid(e) frigid

Frigidität *f* frigidity, sexual anaesthesia, sexual anesthesia, sexual anesthesis, sexual coldness, sexual indifference / **eingebildete ~** pseudofrigidity

Frigotherapie *f* cryotherapy, crymotherapy

Friktion *f* friction

froh cheerful, joyful, happy, glad, merry

Fröhlich| Krankheit *f* Froehlich's syndrome, adiposogenital dystrophia, adiposogenital dystrophy / **~ Syndrom** *n* adiposogenital syndrome, adiposogenital dystrophia, adiposogenital dystrophy

Fröhlichkeit *f* cheerfulness, light–heartedness, cheeriness, mirth, happiness, merriness

Fröhlichkeitswahn *m*, **krankhafter** amenomania

Frohsinn *m* cheerfulness, light–heartedness, cheeriness

fromm pious, religious

frontal frontal

Frontal|ebene *f* frontal plane / **~hirn** *n* frontal brain / **~lappen** *m* frontal lobe / **~lappenoperation** *f* frontal lobectomy, lobotomy

Frontkoller *m* battle exhaustion, battle fatigue

fronto|okzipital fronto–occipital / **~parietal** parietofrontal, fronto–parietal / **~temporal** frontotemporal

Frostgefühl *n* chill

Frottage *f* frottage

Frotteur *m* frotteur

Frotteurismus *m* frotteurism

Frucht *f* fruit / **~barkeit** *f* fertility, fecundity, prolificacy / **~barkeitszauber** *m* fertility rite, fertility magic / **~fliege** *f* fruit fly, Drosophila / **~wasser** *n* amniotic fluid / **~zucker** *m* fructose, fruit sugar

frucht|bar fertile, fecund, prolific / **~los** unsuccessful, in vain

fruchtig fruity

Früh|analyse *f* early analysis / **~entwicklung** *f* early development / **~erlebnis** *n* childhood experience / **~förderung** *f* early intervention / **~form** *f* early manifestation / **~geburt** *f* premature birth, early birth, immature birth, early delivery, premature delivery, premature infant / **~invalidität** *f* early invalidism / **~jahrsdepression** *f* vernal depression / **~reife** *f* precocity, precociousness, prematurity, early development, precocious development, early maturity, precocious puberty / **krankhafte ~reife** *f* macrogenitosomia praecox / **sexuelle ~reife** *f* sexual precocity, sexual precociousness / **~stadium** *n* early phase, early stage / **~symptom** *n* premonitory symptom, prodromal feature, prodrome / **~wahrnehmung** *f* early detection, primary sensory process

früh|kindlich infantile, of early youth / **~reif** premature, precocious

Frust *m* frustration

Frustration *f* frustration, blocking of impulse / **~ von außen** external frustration / **dissoziierte ~** dissociated frustration / **innere ~** internal frustration / **konditionierte ~** conditioned frustration

Frustrations|–Aggressionshypothese *f* frustration–aggression hypothesis / **~–Reaktionstest** *m* frustration reaction test / **~test** *m* frustration test, picture frustration test / **~toleranz** *f* frustration tolerance

frustrieren frustrate

frustriert frustrated

F–Skala *f* F scale

F–Test *m* F test

fügsam docile, flexible, manageable, conformable, compliable

Fügsamkeit *f* docility, flexibility, manageability

Fugue *f* fugue, temporary disorientation, poriomania / **~–Reaktion** *f* fugue reaction / **dissoziative ~** dissociative fugue

fühlbar palpable, sensible, tangible, perceptible

Fühlen *n* feeling, sensing, sensation / **mehrfaches ~ eines Berührungsreizes** polyaesthesia, polyesthesia

fühlen feel, sense

fühlend sentient, feeling, sensitive

Fühler *m* antenna, tentacle

Fühl|funktion *f* function of feeling, tactile sense / **~horn** *n* antenna, feeler, horn / **~losigkeit** *f* lack of feelings / **~losigkeit** *f* **der Endorgane** acroagnosia, acroanaesthesia / **~schwelle** *f* threshold of feeling / **~sphäre** *f* psychaesthetic centre / **~typus** *m* feeling type

führbar tractable, manageable

führen lead, direct / **~ zu** lead to, result in

führend leading, prominent

Führer *m* leader / **~ aufgrund seines Status** status leader / **~prinzip** *n* leadership principle / **~relation** *f* leadership relation / **~schaft** *f* leadership / **informelle ~schaft** *f* informal leadership / **partizipierende ~schaft** *f* participative leadership / **~tum** *n* leadership / **autoritärer ~** authoritarian leader / **formeller ~** formal leader, appointed leader / **informeller ~** informal leader, emergent leader / **natürlicher ~** emergent leader / **religiöser ~** religious leader

führerzentriert leader–centered

Führung *f* leadership, guidance, management / **~ durch Delegation von Verantwortung** management by delegation / **~ durch Motivation** management by motivation / **~ durch Zielsetzung** management by objectives / ~ **mittels Strafe** punitive leadership / **aufgabenbezogene** ~ task–oriented leadership / **autokratische** ~ autocratic leadership / **autoritäre** ~ authoritarian leadership, management by control and direction / **charismatische** ~ charismatic leadership / **demokratische** ~ democratic leadership, group–centered leadership, group–oriented leadership, democratic supervision / **direkte** ~ status–centered leadership / **gruppenorientierte** ~ group–oriented leadership / **gruppenzentrierte** ~ group–centered leadership / **institutionalisierte** ~ formal leadership / **kooperative** ~ participative management, management by communication and participation, cooperative leadership / **laissez–faire** ~ laissez–faire leadership / **liberale** ~ permissive leadership / **partizipative** ~ participative management / **tolerante** ~ permissive leadership

Führungs|aufsicht *f* supervision of conduct / **~ebene** *f* level of management / **mittlere ~ebene** *f* middle management / **unterste ~ebene** *f* lower supervision / **~effektivität** *f* leadership effectiveness / **~entscheidung** *f* management decision / **~erfahrung** *f* supervisory routine, management experience / **~funktion** *f* leadership function / **~größe** *f* control input, reference input / **~gruppe** *f* cadre / **~kraft** *f* manager, executive / **mittlere ~kraft** *f* middle manager / **untere ~kraft** *f* supervisor, lower manager / **~kräfte** *fpl* management personnel / **mittlere ~kräfte** *fpl* middle level managers / **obere ~kräfte** *fpl* top level managers / **untere ~kräfte** *fpl* lower management / **~kräfteschulung** *f* management training / **~methode** *f* management method / **~potential** *n* management potential / **~qualität** *f* leadership quality / **~schulung** *f* management training, leadership training / **~status** *m* leader status / **~stil** *m* leadership style, pattern of leadership / **traditionelle ~theorie** *f* traditional management theory / **~verantwortung** *f* management responsibility / **~versuch** *m* attempted leadership

Fullerton–Cattell' Gesetz *n* Fullerton–Cattell law

Fundament *n* fundament, basis, base, foundation

fundamental fundamental, basic, radical

Fundamentalismus *m* fundamentalism

Fundamentalton *m* lower partial

fundiert founded, established

Fundierungsgesetz *n* law of irreversible solidarity

Fünf|faktorenmodell *n* **der Persönlichkeit** five–factor personality model / **~tonskala** *f* pentatonic scale

Funken *m* spark / **~chronoskop** *n* spark chronoscope / **~methode** *f* spark method / **~sehen** *n* visual aura, coruscation scintillation

Funktion *f* function / ~ **einer Reaktion** response function / **additive** ~ cumulative function / **antizipatorische** ~ anticipatory function / **autonome** ~ autonomous function / **bulische** ~ bulic function / **charakteristische** ~ characteristic function / **epikritische** ~ epicritic function / **geistige** ~ mental function, intellectual function / **homeostatische** ~en *fpl* homeostatic functions, maintenance functions / **kumulative** ~ cumulative function / **lebenswichtige** ~ vital function / **lineare** ~ linear function / **mangelhafte** ~ cacergasia / **mangelnde** ~ **der Schilddrüse** athyreosis / **minderwertige** ~ functional inferiority / **mnestische** ~ memory function / **motorische** ~en *fpl* motor functions / **psychische** ~ mental function, psychic function / **psychometrische** ~ psychometric function, phi-gamma function / **quadratische** ~ quadratic function / **sekundäre** ~ secondary function / **semiotische** ~ semiotic function / **sensumotorische** ~en *fpl* sensory-motor functions / **sexuelle** ~ sexual function / **substitutive** ~ vicarious function

Funktionalismus *m* functionalism, functional psychology

funktionalistisch functionalistic

funktional, funktionell functional

funktionieren function, work, operate, act

funktionierend intact, working, running, going

Funktions|ablauf *m*, **vollständiger** telotism / ~**analyse** *f* functional analysis / ~**bedürfnis** *n* need to function / ~**bündel** *n* mosaic of functions / ~**charakter** *m* functional character / ~**einheit** *f* unit of function, functional unit / ~**einschränkung** *f* restriction of a function, pathergasia / ~**engramm** *n* function engram / ~**fluktuation** *f* function fluctuation / ~**hypothese** *f* functional hypothesis / ~**indifferenz** *f* functional indifference / ~**kreis** *m* functional circle / ~**lähmung** *f* impairment of functioning / ~**lust** *f* function pleasure, functional pleasure / **psychische** ~**minderung** *f* oligopsychia / ~**pathologie** *f* functional pathology / ~**psychologie** *f* function psychology / ~**spiele** *npl* play serving the functional role / ~**stabilität** *f* functional stability / ~**störung** *f* functional disorder, dysfunction, functional disturbance, functional impairment, malfunction / ~**störung** *f* **der Sinneswahrnehmung** sensory dysfunction / **alkoholinduzierte sexuelle** ~**störung** *f* alcohol–induced sexual dysfunction / **amphetamininduzierte sexuelle** ~**störung** *f* amphetamine–induced sexual dysfunction / **hysterische** ~**störung** *f* hysterical dysfunction / **nichtorganische sexuelle** ~**störungen** *fpl* sexual dysfunction, not caused by organic disorder or disease / **psychobiologische** ~**störung** *f* psychobiological disorder / **sexuelle** ~**störungen** *fpl* sexual disorders / **sexuelle** ~**störungen** *fpl* **aufgrund eines medizinischen Krankheitsfaktors** sexual dysfunction due to a general medical condition / **somatoforme autonome** ~**störung** *f* somatoform autonomic dysfunction / **substanzinduzierte sexuelle** ~**störung** *f* substance–induced sexual dysfunction / **vegetative** ~**störung** *f* autonomic nervous dysfunction / ~**struktur** *f* control pattern / ~**test** *m* test of a specific function / ~**trieb** *m* need to function / ~**tüchtigkeit** *f* full function / ~**typen** *mpl* function types / ~**veränderungen** *fpl* alterations in function / ~**wort** *n* function word, structure word, structural word / ~**zentrum** *n* functional centre

funktions|bezogen functionalistic / ~**los** functionless, afunctional

Funkwerbung *f* broadcast advertising

Für|sorge *f* patronage, welfare / ~**sorgearbeit** *f* social work, welfare work / **öffentliche** ~**sorgedienste** *mpl* community welfare services / ~**sorgeempfänger** *m* welfare recipient / ~**sorgeerziehung** *f* correctional education / ~**sorgeleistungen** *fpl* welfare services / ~**sorger(in)** *m,f* social worker, welfare worker / ~**sorglichkeit** *f* nurturance / **lautloses** ~–**sich–Sprechen** *n* subvocal speech / ~**sprache** *f* intercession, advocacy / ~**wort** *n* pronoun

Furche *f* groove, sulcus, fissure

Furcht *f* fear, dread, phobia / ~ **allein zu sein** monophobia / ~ **an Krebs zu erkranken** carcinophobia / ~ **an Tollwut zu erkranken** kynophobia, lysophobia / ~ **aufzustehen** basophobia / ~ **begraben zu werden** taphephobia / ~ **ein Dieb zu werden** kleptophobia / ~ **eine Straße zu überqueren** dromophobia / ~ **eine Sünde begangen zu haben** emosiophobia / ~ **eingesperrt zu sein** clitrophobia / ~ **ein Ungeheuer zu gebären** teratophobia / ~ **in einem Fahrzeug zu fahren** amaxophobia / ~ **in einem Haus zu sein** domatophobia / ~ **krank zu sein** nosophobia / ~ **lebendig begraben zu werden** taphophobia, taphephobia / ~ **nicht stehen zu können** stasophobia / ~ **schlecht zu riechen** bromidrosiphobia / ~ **sich lächerlich zu machen** catagelophobia, catagelphobia / ~ **Verantwort-**

lichkeiten zu vernachlässigen paralipophobia / ~ **vor allen Dingen** panophobia, panphobia, pantophobia / ~ **vor Arzneimitteleinnahme** pharmacophobia / ~ **vor Bewegungen** kinesophobia / ~ **vor bösen Geistern** fear of demons / ~ **vor dem Alleingelassenwerden** eremophobia / ~ **vor dem Samenerguss** fear of semen / ~ **vor dem Schlucken** phagophobia / ~ **vor Einsamkeit** eremophobia / ~ **vor Erröten** erythrophobia, fear of blushing / ~ **vor Feuer** fear of fire / ~ **vor Geld** chrematophobia / ~ **vor Krebserkrankung** cancerophobia / ~ **vor Mäusen** fear of mice / ~ **vor Neuerungen** cainophobia / ~ **vor Spinnen** arachnephobia, arachnophobia / ~ **vor Strafe** fear of punishment / ~ **vor Vergeltung** talion dread, fear of revenge / ~ **vor Vergiftung** toxicophobia, toxiphobia, iophobia / ~ **vor Versündigung** fear of sinning / ~ **vor Verunreinigung** fear of contamination / ~ **zu erröten** ereutophobia, ereutrophobia / **abnorme ~ vor Krankheiten** pathophobia / **abnorme ~ vor Unfällen** traumatophobia / **krankhafte ~ vor dem Alleinsein** eremophobia, autophobia / **krankhafte ~ vor Angstzuständen** phobophobia / **krankhafte ~ vor Ansammlungen** demophobia, ochlophobia / **krankhafte ~ vor Ansteckung** molysmophobia, mysophobia / **krankhafte ~ vor Armut** peniaphobia / **krankhafte ~ vor Augen** ommatophobia / **krankhafte ~ vor Bazillen** bacillophobia / **krankhafte ~ vor Berührung** haptephobia, mysophobia / **krankhafte ~ vor bestimmten Plätzen** topophobia / **krankhafte ~ vor Bienen** melissophobia / **krankhafte ~ vor Blitzen** keraunophobia, astraphobia / **krankhafte ~ vor Blut** hematophobia / **krankhafte ~ vor Brücken** gephyrophobia / **krankhafte ~ vor Büchern** bibliophobia / **krankhafte ~ vor Dämmerung** toniteophobia / **krankhafte ~ vor Dämonen und Geistern** entheomania, demonomania, demonia / **krankhafte ~ vor dem Alleinsein** autophobia / **krankhafte ~ vor dem eigenen Geruch** automysophobia / **krankhafte ~ vor dem Morgen** eosophobia / **krankhafte ~ vor dem Tod** thanatophobia, fear of death / **krankhafte ~ vor der Ehe** gamophobia / **krankhafte ~ vor der Einsamkeit** autophobia / **krankhafte ~ vor der Nacht** nyctophobia / **krankhafte ~ vor Dingen zur Rechten** dextrophobia / **krankhafte ~ vor Dunkelheit** nyctophobia, scotophobia, fear of the dark / **krankhafte ~ vor Einsamkeit** monophobia / **krankhafte ~ vor elektrischen Apparaten** electrophobia / **krankhafte ~ vor Elektrizität** electrophobia / **krankhafte ~ vor Exkrementen** coprophobia / **krankhafte ~ vor Farben** chromatophobia / **krankhafte ~ vor Fellen** doraphobia / **krankhafte ~ vor Feuer** pyrophobia / **krankhafte ~ vor Flüssen und Seen** potamophobia / **krankhafte ~ vor Fremden** xenophobia / **krankhafte ~ vor Freude** hedonophobia / **krankhafte ~ vor Geburt** maieusiophobia / **krankhafte ~ vor Gegenständen zur Rechten** dextrophobia / **krankhafte ~ vor Geistern** phasomophobia / **krankhafte ~ vor Gerüchen** ophresiophobia / **krankhafte ~ vor Geschlechtlichem** genophobia / **krankhafte ~ vor Geschlechtskrankheit** cypridophobia, venerophobia / **krankhafte ~ vor Geschlechtsverkehr** coitophobia / **krankhafte ~ vor Gestirnen** siderophobia / **krankhafte ~ vor Gottes Zorn** theophobia, fear of God's wrath / **krankhafte ~ vor großen Gegenständen** megalophobia / **krankhafte ~ vor Haar** trichophobia / **krankhafte ~ vor Haut** doraphobia / **krankhafte ~ vor hohen Plätzen** acrophobia, fear of heights / **krankhafte ~ vor Hunden** cynophobia / **krankhafte ~ vor Ideen** ideophobia / **krankhafte ~ vor Insekten** entomophobia / **krankhafte ~ vor Kälte** psychrophobia / **krankhafte ~ vor Katzen** ailurophobia, gatophobia / **krankhafte ~ vor kleinen Dingen** microphobia / **krankhafte ~ vor körperlicher Beschmutzung** automysophobia / **krankhafte ~ vor Läusen** pediculophobia / **krankhafte ~ vor Licht** photophobia / **krankhafte ~ vor Luft** aerophobia / **krankhafte ~ vor Männern** androphobia / **krankhafte ~ vor Maschinen** mechanophobia / **krankhafte ~ vor Medizin** pharmacophobia / **krankhafte ~ vor Menschen** anthropophobia / **krankhafte ~ vor Menschenmengen** demophobia / **krankhafte ~ vor Messern** aichmophobia / **krankhafte ~ vor Mikroorganismen** bacillophobia / **krankhafte ~ vor Nacktheit** gymnophobia / **krankhafte ~ vor Nadeln** belonephobia / **krankhafte ~ vor Neuem** neophobia, kainophobia / **krankhafte ~ vor offenen Plätzen** agoraphobia / **krankhafte ~ vor Puppen** pediophobia / **krankhafte ~ vor Räubern** harpaxophobia / **krankhafte ~ vor Regen** ombrophobia / **krankhafte ~ vor Reisen** hodophobia / **krankhafte ~ vor Samen** spermatophobia / **krankhafte ~ vor Schiffen oder Wasser** nautomania / **krankhafte ~ vor Schlangen** ophidiophobia, snake phobia, ophidiphobia, ophiophobia / **krankhafte ~ vor Schmerz** algophobia / **krankhafte ~ vor Schmutz** rhypophobia / **krankhafte ~ vor Schwäche** asthenophobia / **krankhafte ~ vor Schwindel** dimophobia / **krankhafte ~ vor sich selbst** autophobia / **krankhafte ~ vor Sonnenlicht** heliophobia / **krankhafte ~ vor Spiegeln** spectrophobia / **krankhafte ~ vor Sperma** spermatophobia / **krankhafte ~ vor Spinnen** arachnephobia / **krankhafte ~ vor Spionen** skopophobia / **krankhafte ~ vor spitzen Gegenständen** aichmophobia / **krankhafte ~ vor Stiegen** climacophobia / **krankhafte ~ vor Stille** eremiophobia / **krankhafte ~ vor Syphilis** syphilophobia / **krankhafte ~ vor Tiefe** bathophobia / **krankhafte ~ vor Tieren** zoophobia / **krankhafte ~ vor Unendlichkeit** apeirophobia / **krankhafte ~ vor Vergeltung** retributive anxiety / **krankhafte ~ vor Vergiftung** lophobia, toxicophobia / **krankhafte ~ vor Vergnügen** hedonophobia / **krankhafte ~ vor Verletzung** traumatophobia / **krankhafte ~ vor Vögeln** ornithophobia / **krankhafte ~ vor Wasser** hydrophobia / **krankhafte ~ vor Wechsel** kainophobia / **krankhafte ~ vor weiblichen Genitalien** europhobia / **krankhafte ~ vor Wind** anemophobia / **krankhafte ~ vor zu viel Glück** policratism / **krankhafte ~ zu erröten** ereutrophobia, erythrophobia / **krankhafte ~ zu ersticken** anginophobia / **krankhafte ~ zu ertrinken** aquaphobia / **krankhafte ~ zu essen** sitophobia, phagophobia / **krankhafte ~ zu gehen** basophobia / **krankhafte ~ zu reisen** hodophobia / **krankhafte ~ zu schlafen** hypnophobia / **krankhafte ~ zu sprechen** lalophobia / **schreckliche ~** terror

furcht|bar terrible / **~los** fearless / **~sam** timid, fearful, timorous

Furchungs|teilung *f* cleavage, segmentation / **~zelle** *f* **des Eies** blastomere

Furor *m* furor / **~ epilepticus** *m* epileptic furor

Fusion *f* fusion / **~ von Organisationen** organizational merger / **binokulare ~** binocular fusion / **tonale ~** tonal fusion

Fusions|bewegung *f* convergence / **~zwang** *m* psycho–optical impulse

Fuss *m* foot / **~fetischismus** *m* foot fetishism / **~gänger** *m* pedestrian / **~gängerunfall** *m* pedestrian accident / **~klonus** *m* ankle clonus / **~knöchel** *m* ankle / **~rückenreflex** *m* Mendel Bechterew's reflex / **~sohlenreflex** *m* plantar jerk, plantar reflex, sole reflex / **~unempfindlichkeit** *f* foot anaesthesia / **~ Zehenreflex** *m* dorsocuboidal reflex / **~zeichnung** *f* foot drawing

Futter|magazin *n* food magazine / **~suchverhalten** *n* food–getting behaviour / **~trieb** *m* nutriance need

Fütter|störung *f* **im frühen Kindesalter** feeding disorder of infancy and childhood / **~störung** *f* **im Säuglings– oder Kleinkindalter** feeding disorder of infancy or early childhood / **~– und Essstörungen** *fpl* **im Säuglings– oder Kleinkindalter** feeding and eating disorders of infancy or early childhood

Fütterung *f* feeding / **automatische** ~ self-feeding

Fütterungs|hemmung *f* feeding inhibition / **~verhalten** *n* food-getting behaviour, food-getting response, feeding behaviour / **~versuch** *m* feeding experiment

Futuro|loge *m* futurologist / **~logie** *f* futurology

F-Verteilung *f* F distribution

F-Wert *m* F ratio, F score

G

Gabe *f* dose, dosis
Gabelung *f* bifurcation
Gag *m* gag
Gähnen *n* yawning
gähnen yawn
Gähn|krampf *m* convulsive yawning, spasmodic yawning / **hysterischer ~krampf** *m* chasmus hystericus / **~sucht** *f* persistent yawning, chasmus hystericus
Galeanthropie *f* galeanthropy
Galeophobie *f* galeophobia
Gallen|blase *f* gall bladder / **~flüssigkeit** *f* bile / **~stein** *m* biliary stone, gallstone, cholelith
Gall'sche Lehre *f* Gall's doctrine, Gall's craniology
Gallup–Methode *f* Gallup's method
Galton|–Gesetz *n* Galton's law / **~–Pfeife** *f* Galton whistle / **~'s Fragebogen** *m* Galton's questionnary / **~ Stab** *m* Galton bar
Galvanisation *f* galvanisation
galvanisch galvanic
Galvano|meter *n* galvanometer, rheometer / **~skop** *n* rheoskop / **~taxis** *f* galvanotaxis, galvanotropism, electrotaxis / **~tropismus** *m* galvanotropism, electrotropism, electropism / **~tonus** *m* galvanotonus
galvanoskopisch rheoscopic
Gamet *m* gamete, sexual cell / **~ eines gleichen Gametenpaares** homogamete / **~ eines ungleichen Gametenpaares** heterogamete
Gameten|bildung *f* gametogenesis / **mit verschiedenen ~** heterogametic

Gamma|alkoholismus *m* gamma alcoholism / **~–Aminobuttersäure** *f* gamma–aminobutyric acid / **~–Aminobuttersäure–Agonist** *m* gamma–aminobutyric acid agonist / **~–Aminobuttersäure–Antagonist** *m* gamma–aminobutyric acid antagonist / **~–Bewegung** *f* gamma movement / **~globulin** *n* gamma globulin / **~–Rhythmus** *m* gamma rhythm / **~ Schleife** *f* gamma loop / **~–Strahlung** *f* gamma radiation
Gammazismus *m* gammacism
Gamo|manie *f* gamomania / **~phobie** *f* gamophobia, fear of marriage
Gamon *n* gamone
Gang *m* gait, walk, canal, duct / **~art** *f* gait / **ataktischer ~** atactical gait / **hüpfender ~** hopping gait, frog gait / **schiebender ~** paretic gait / **schleppender ~** shuffling walk / **schwankender ~** titubation, cerebellar gait / **stampfender ~** ataxic gait / **stolzer ~** stalking gait / **trippelnder ~** festination / **watschelnder ~** waddling gait
Ganglien *npl* ganglia / **~blockade** *f* ganglia blocking, block of the ganglia / **~blocker** *m* ganglionic blocking agent, adrenergic blocker, ganglionic blocker, ganglion blocking drug, autonomic suppressant / **~komplex** *m* nerve net / **~netz** *n* neural net / **~potentiale** *npl* ganglion potentials / **~schicht** *f* vesicular layer / **~zelle** *f* ganglionic cell, ganglion cell / **~zelle eines Horns** horncell / **~zellgruppe** *f* ganglion cell group / **mit verschiedenen ~** gangliated, ganglionated

Ganglion *n* ganglion, nerve ganglion / ~**spirale cochleae** *n* spiral ganglion / **autonomes** ~ autonomic ganglion / **Gasser'sches** ~ Gasserian ganglion / **vegetatives** ~ autonomic ganglion

Gangliosidose *f* gangliosidosis, ganglioside lipidosis

gangränös gangrenous, necrotic

Gänsehaut *f* gooseflesh, goose–pimples, anserine skin, cutis anscrina, pilomotor response / ~**empfindung** *f* phrictopathetic sensation / ~ **hervorrufend** pilomotor / ~**reflex** *m* pilomotor reflex, trichographism

Ganser–Syndrom *n* Ganser's syndrome, nonsense syndrome, syndrome of approximate answers, prisoner's psychosis

G–Antwort *f*, **technische** cut–off whole response

ganz total, whole / ~**heitlich** holistic

Ganz|antwort *f* whole response, W response / ~**beschaffenheit** *f* quality of entireness / ~**bild** *n* total image, gestalt / ~**feld** *n* homogeneous field, ganzfeld

Ganze *n* whole, totality / **dynamisches** ~ dynamic whole

Ganzheit *f* wholeness, totality, whole / ~ **der Wahrnehmung** perceptual wholeness / **vorseelische** ~ psychoid

Ganzheits|auffassung *f* holism / ~**bewusstsein** *n* holistic awareness / ~**denken** *n* thinking in terms of wholes, holistic thinking / ~**lernen** *n* holistic learning / ~**medizin** *f* holistic medicine / ~**methode** *f* total method, word method / ~**psychologie** *f* holistic psychology, holistic–dynamic psychology, holism / ~**struktur** *f* total pattern / ~**theorie** *f* holistic theory, holism / ~ **und Zweckbetrachtung** *f* holism

Ganz|lernmethode *f* whole method of learning / ~**qualität** *f* quality of totality / ~**tagsarbeit** *f* full–time job / ~**–Teil–Relation** *f* whole–part relation / ~**ton** *m* whole tone

Gargoylismus *m* gargoylism, Hurler's syndrome

Gasaustausch *m*, **respiratorischer** respiratory metabolism, respiratory exchange

Gastarbeiter *m* foreign worker

Gastrin *n* gastrin

gastrisch gastric

gastro|intestinal gastrointestinal / ~**kolisch** gastrocolic

Gastrointestinaltrakt *m* gastrointestinal tract, gastrointestinal canal

Gastropode *m* gastropod

Gastrula *f* gastrula

Gastrulation *f* gastrulation

Gatophobie *f* gatophobia, fear of cats

Gatte *m* husband, spouse

Gattin *f* wife, spouse

Gattung *f* genus, species, sort, kind, genre, category, class / ~**en** *fpl* genera

Gattungs|bewusstsein *n* consciousness of kind / ~**gleichheit** *f* sameness of kind

Gaumen *m* palate / ~**bein** *n* palatine bone / ~**dach** *n* palatine bone / ~**knochen** *mpl* palate bones / ~**nerv** *m* palatine nerve / ~**reflex** *m* palatal reflex / ~**spalte** *f* cleft palate

Gauß'sche Kurve *f* normal distribution, Gaussian distribution

Gebärde *f* gesture / **heftige** ~ gesticulation / **magische** ~ magic gesture

Gebärden|spiel *n* gesticulation, mimodrame / ~**sprache** *f* gesture language, sign language

Gebaren *n* behaviour, deportment, demeanour

Gebären *n* parturition, confinement / **erstmaliges** ~ primiparity

gebären give birth to

Gebärmutter *f* uterus, womb

Gebärmutterhals *m* cervix, uterine neck

gebaut, gut well proportioned, eumorphic

Gebet *n* prayer

Gebiet *n* area, region, territory

gebieterisch authoritative, domineering, imperious

Gebietsstichprobentechnik *f* area sampling

Gebilde *n* structure, pattern, form, Gestalt, gestalt, configuration / **fiktives ~** product of the imagination

gebildet cultivated, literate, educated

Gebildete *m,f* literate, educated person

geboren born / **vorzeitig ~** prematurely born / **zu früh ~** born before time

Geborgenheitsgefühl *n* feeling of security

Gebot *n* commandment, law, imperative

Gebrauch| *m* **von Signalreizen** cue utilization / **bevorzugter ~ einer Hand** handedness / **bevorzugter ~ eines Fußes** footedness / **schädlicher ~** harmful use

gebrauchen, falsch misuse

Gebrechen *n* ailment, physical defect / **angeborenes ~** congenital disorder

Gebrechliche *m,f* health impaired

Gebrechlichkeit *f* infirmity, decrepitude

gebunden bound, tied, fixed

Gebundenheit *f*, **funktionale** functional fixedness

Geburt *f* birth, childbirth, delivery, parturition / **~ von Zwillingen** twinning / **eheliche ~** legitimate child / **natürliche ~** natural childbirth / **schwere ~** difficult birth / **uneheliche ~** bastard child / **vorzeitige ~** premature birth

Geburten|anstieg *m* rising birth rate / **~beschränkung** *f* birth control, population control / **~folge** *f* birth order, position in the family / **~häufigkeit** *f* natality, birthrate / **~kontrolle** *f* birth control, population control / **~planung** *f* planned parenthood, family planning / **~rate** *f* birth rate / **~regelung** *f* birth control / **~rückgang** *m* falling birth rate, denatality / **~sterblichkeit** *f* natimortality / **~ziffer** *f* natality, birth rate

Geburts|angst *f* fear of childbirth, maieusiophobia / **~blutung** *f* birth haemorrhage / **~fehler** *m* congenital defect / **~fleck** *m*

birthmark / **~gewicht** *n* birth weight / **~helfer** *m* obstetrician / **~hilfe** *f* obstetrics / **~komplikation** *f* perinatal complication, complicated delivery, obstetrical complication / **~phase** *f* perinatal period / **~phantasie** *f* cloaca fantasy / **~ritus** *m* birth rite / **~schaden** *f* birth injury / **medikamentenabhängige ~schäden** *mpl* drug–induced congenital disorders / **~schrei** *m* birth cry / **~symbolik** *f* birth symbolism / **kindliche ~theorien** *fpl* infantile birth theories / **~trauma** *n* birth trauma, birth injury / **~vorbereitungskurs** *m* childbirth training / **~vorgang** *m* parturition / **~wehen** *fpl* labour pains / **~ziffer** *f* birth rate

Gedächtnis *n* memory, mneme, recollection, remembrance / **~apparat** *m* memory apparatus, mnemometer / **~ausfall** *m* forgetting, amnesia / **~bild** *n* memory drawing, memory image / **~eindruck** *m* engram / **~experiment** *n* memory experiment / **~faktor** *m* memory factor / **~farbe** *f* memory colour / **~fehler** *m* lapse of memory / **~funktion** *f* memory function / **~gesetze** *npl* laws of memory, laws of remembering and forgetting / **~halluzination** *f* memory hallucination / **~hemmung** *f* memory inhibition / **~hilfe** *f* mnemonic device, memory aid / **~illusion** *f* memory illusion / **~information** *f* mnemonic information / **~kraft** *f* power of memory / **~krampf** *m* memory cramp / **~kurve** *f* memory curve / **~lücke** *f* memory gap, amnesia, localised amnesia, gap of memory / **~material** *n* content of memory / **~methode** *f* method of reproduction, recall method / **~residuen** *npl* memory residua, memory traces / **~schwäche** *f* weakness of memory, shortness of memory, deficiency of memory, feeble memory, defective memory, hypomnesia, hypomnesis, mnemasthenia, irretentiveness / **~schwund** *m* memory decay / **~spanne** *f* memory span, reading span, recognition span, span of memory / **auditive ~spanne** *f* auditory span / **~sperrung** *f* memory block / **~spur** *f* memory trace, engram, mnemonic trace, mnemic trace / **~störung** *f* memory disorder, paramnesia, mnestic disorder, dysmnesia, amnesia, impaired memory, retention defect / **~struktur** *f* memory pattern / **~stütze** *f* mnemonic aid, memory aid, aided recall, learning crutch / **~tätigkeit** *f* activity of memory / **~täuschung** *f* memory illusion, pseudomnesia, false recollection, false memory / **~test** *m* memory test, recall test, retention measure / **~theorie** *f* theory of memory / **~training** *n* memory training / **~trommel** *f* memory apparatus, memory drum / **~typus** *m* memory type / **~übung** *f* mnemonic exercise / **~verlust** *m* loss of memory, amnesia / **abnorm gutes ~** extreme retentiveness, extreme retentivity / **akustisches ~** auditory memory / **assoziatives ~** associative memory / **autobiographisches ~** autobiographical memory / **biologisches ~** biological memory, racial memory / **echoisches ~** echoic memory / **eidetisches ~** eidetic memory / **episodisches ~** episodic memory / **explizites ~** explicit memory / **gesamtes ~** integral memory / **gutes ~** retentive memory / **ikonisches ~** iconic memory / **ins ~ zurückrufen** recall / **kurzzeitiges ~** short–term memory / **konkretes ~** concrete memory / **langzeitiges ~** long–term memory / **mechanisches ~** associative memory / **musikalisches ~** musical memory / **phylogenetisches ~** phylogenetic memory / **produktives ~** productive memory / **reproduktives ~** reproductive memory / **räumliches ~** spatial memory / **selektives ~** selective memory / **semantisches ~** semantic memory / **sensorisches ~** sensory memory / **sensumotorisches ~** sensorimotor memory / **ungewöhnlich gutes ~** hypermnesia, hypermnesis / **verbales ~** verbal memory / **visuelles ~** visual memory

Gedanke *m* thought, idea, mind / **dominierender ~** controlling idea / **latenter ~** latent idea / **reaktiver ~** reactive thought / **überwertiger ~** supervalent thought / **zwanghafter ~** compulsive thought

Gedanken|ablauf *m* process of thoughts / **verzögerter ~ablauf** *m* sluggishness of the mind / **~abreißen** *n* thought blocking / **~anregung** *f* suggestiveness / **~armut** *f* vacuity of mind, lack of ideas / **~assoziation** *f* association of ideas / **~ausbreitung** *f* broadcasting of thought / **~bildung** *f* ideation / **~blockade** *f* thought blocking / **~drängen** *n* pressure of thought / **~dynamik** *f* idée–force / **~eingebung** *f* thought insertion, forced thinking / **~entgleisung** *f* derailment of thoughts / **~entzug** *m* thought withdrawal, thought deprivation / **~experiment** *n* thought experiment / **~flucht** *f* flight of ideas, rambling / **~fluss** *m* stream of thinking, stream of thought / **~flüssigkeit** *f* ideational fluency / **~gang** *m* course of thought, train of thought / **~hören** *n* audition of thoughts, thought echoing, thought hearing / **~jagen** *n* pressure of thought / **~kette** *f* train of ideas, train of thought / **~konzentration** *f* mental concentration / **~lautwerden** *n* audition of thoughts / **~lesen** *n* thought reading, mind reading, telepathy / **~lesen ~ aus Muskelbewegungen** muscle reading / **~leser** *m* thought reader, mind reader / **~losigkeit** *f* absence of mind, absent–mindedness / **~sperre** *f* blocking of thought, mental block / **~stopp** *m* thought stoppage / **~strom** *m* stream of thought / **~übertragung** *f* thought transference, telepathy, telergy / **~verbindung** *f* association, thought nexus / **~verknüpfung** *f* association of ideas / **~vorbehalt** *m* mental reservation / **~welt** *f* universe of discourse / **~zerfall** *m* mental fragmentation / **obszöne ~** obscene thoughts, dirty mind / **sich ~ machen** wonder, be concerned about

gedanken|arm lacking in ideas / **~flüchtig** rambling / **~los** unreflective, thoughtless / **~reich** rich in ideas / **~verloren** lost in thought, absent–minded

gedanklich intellectual, mental / **rein ~** theoretical, ideational

Geduld *f* patience

geeignet apt, suitable, qualified, right, suited / **~ sein** fit

Gefahr *f* danger, hazard, risk, peril

Gefährdung *f* threat, peril, hazard

Gefährdungsstruktur *f* latent emotional instability

Gefahren|anziehungspunkt *m* attractive nuisance / **~quotient** *m* abuse liability

gefährlich dangerous, hazardous, serious

Gefährlichkeit *f* dangerousness

gefahrvoll dangerous, hazardous, risky

Gefangenen|dilemmaspiel *n* prisoner dilemma game / **~psychose** *f* prison psychosis, barbed–wire disease, Ganser's syndrome

Gefangene *m,f* prisoner, captive

Gefangenschaft *f* captivity, confinement

Gefängnis *n* jail, prison, correctional institution / **~personal** *n* prison personnel / **~psychose** *f* prison psychosis, Ganser's syndrome / **~zelle** *f* prison cell, jail cell

gefärbt coloured / **gleichmäßig ~** isochromatic

Gefäß *n* vessel / **~ataxie** *f* vasomotor ataxia, vasomotor ataxy, vasomotor imbalance / **~darstellung** *f* angiography / **~dilatation** *f* vasodilatation, vasodilation / **~druckpunkt** *m* pressure point / **~empfindung** *f* vascular sensation / **~erweiterung** *f* vasodilatation, vasodilation / **~knäuel** *n* glomus / **~krampf** *m* angiospasm, vasospasm / **~leiden** *n* vascular disorder / **~nerv** *m* vasomotor nerve / **~neurose** *f* angioneurosis, vasoneurosis / **~reflex** *m* vasoreflex / **~schwäche** *f* angiasthenia / **~spasmus** *m* vasospasm / **~tätigkeit** *f* vascular activity / **~theorie** *f* **der Wärmeempfindung** vascular theory of thermal sensitivity / **~tonus** *m* vasotonia / **~verengung** *f* angiostenosis, vasoconstriction / **~wandverkalkung** *f* calcification of the vascular wall, angiosclerosis / **~zentrum** *n* vasomotor centre / **~zusammenziehung** *f* vasoconstriction

gefäß|bedingt vascular / **~förmig** vasiform / **~reich** vascular

Gefechtserfahrung *f* combat experience

gefestigt reinforced

Geflecht *n* network, plexus

gefleckt spotted, maculate

Geflüster *n* whisper

gefräßig gluttonous, greedy, ravenous, voracious

Gefräßigkeit *f* gluttony, polyphagia, voraciousness, greed, omnivorousness

Gefüge *n* structure, texture, lattice, network, pattern / **dynamisches ~** dynamic lattice / **nomologisches ~** nomological network / **soziales ~** social network

gefügig submissive, obedient

Gefügigkeit *f* submissiveness, obedience

Gefühl *n* feeling, sentiment, emotion, sense, sensation / **~ der Entspannung** relaxed feeling / **~ der Gefühllosigkeit** feeling of indifference / **~ der Leere** feeling of emptiness / **~ der Minderwertigkeit** feeling of inferiority / **~ der Selbständigkeit** sense of autonomy / **~ der Übereinstimmung** feeling of fitness, consonance / **~ der Überlegenheit** feeling of superiority, psycholepsis / **~ der Unwirklichkeit** irreality feeling, unreality feeling / **~ der Unwirklichkeit des Körpers** acoenaesthesia, acoenesthesia, acenaesthesia, acenesthesia / **~ der Weite** extensity / **~ des Andersseins** feeling of difference / **~losigkeit** *f* insensibility, insensitivity, indifference, anaesthesia, anesthesia, anesthesis, callosity, callousness, numbness / **moralische ~losigkeit** *f* moral anaesthesia / **sexuelle ~losigkeit** *f* sexual anaesthesia, sexual anesthesia, sexual anesthesis / **~losigkeit** *f* **in den Extremitäten** acroanaesthesia, acroanesthesia / **~losigkeit** *f* **und Steife** *f* **der Finger und Zehen** acroparaesthesia, acroparesthesia / **~ physischer Existenz** coenaesthesia, coenaesthesis, coenesthesia, coenesthesis, cenesthesia, cenesthesis / **ambivalente ~e** *npl* ambivalent feelings / **einfache ~e** *npl* simple emotions / **erotisches ~** sexual feeling / **kaltes ~** cold emotion / **ozeanisches ~** oceanic feeling / **pathetische ~e** *npl* pathetic feeling / **schlechtes ~** bad feeling, cacaesthesia, cacesthesia / **unbehagliches ~** feeling of uneasiness / **unbewusstes ~** unconscious emotion / **zusammengesetzte ~e** *npl* complex emotions

gefühl|los insensible, insensitive, cold-hearted, callous, apathetic, unfeeling, remorseless, brute / **~voll** pathetic, sentimental,

Gefühls|abreaktion *f* discharge of affect / **~abstumpfung** *f* obtusion of sensation / **~aktivation** *f* emotional arousal / **~ansteckung** *f* echothymia, contagion of feelings / **~ausbruch** *m* affective outburst / **~ausdruck** *m* emotional expression, expresssion of emotion / **schwacher ~ausdruck** *m* asthenic feeling / **~besetzung** *f* emotional cathexis / **~betontheit** *f* pathemia / **übermäßige ~betonung** *f* emotionalism / **~einstellung** *f* emotional attitude / **~element** *n* affective element / **~empfindung** *f* feeling between sensation and emotion / **gesteigerte ~empfindung** *f* oxyaesthesia, oxyesthesia / **~entfaltung** *f* thymosis / **~entwicklung** *f* emotional development / **~erinnerung** *f* affective memory / **~erregbarkeit** *f* emotivity, affectivity, emotionalness / **~erregung** *f* emotional arousal / **~halluzination** *f* tactile hallucination / **~hunger** *m* affect hunger / **~hygiene** *f* mental hygiene / **~kälte** *f* frigidity, coldness, callosity, callousness / **~lage** *f* emotional state, emotional disposition / **akute ~lähmung** *f* emotional emptiness, acute sensory paralysis / **~leben** *n* inner life, affective life, emotional life / **~leere** *f* indifference / **~mensch** *m* emotional person / **~nerven** *mpl* sensory nerves / **~niveau** *n* emotional level / **~qualitäten** *fpl* quality of feelings / **~reaktion** *f* emotional reaction, emotional response / **~regung** *f* emotional impulse / **~rigidität** *f* affective rigidity / **~schwankung** *f* emotional wavering, emotional instability / **~schwelgerei** *f* indulgence in emotions / **~spaltung** *f* ambivalence / **~sphäre** *f* sphere of feelings / **~störung** *f* emotional disturbance, parathymia / **halbseitige ~störung** *f* hemihypaesthesia, hemihypoacsthesia / **~struktur** *f* emotional pattern / **~theorie** *f* theory of the emotions / **alghedonische ~theorie** *f* tridimensional theory of feeling / **dreidimensionale ~theorie** *f* tridimensional theory of feeling / **~tiefe** *f* depth of feelings, depth of emotions / **~ton** *m* emotional tone, affective tone / **~typus** *m* emotional type / **~überschwang** *m* flood of feelings, exuberance / **~übertragung** *f* transfer of feelings, transmission of feelings / **~verarmung** *f* emotional flattening / **~verflachung** *f* flattening of emotion, emotional flattening / **~verkehrung** *f* reaction formation, reversal formation, parathymia / **~verlust** *m* loss of sensation, sensory paralysis / **~verödung** *f* emotional flattening / **lokalisierte ~wahrnehmung** *f* topaesthesia, topesthesia / **~wert** *m* emotional value, emotional tone / **~zentrum** *n* psychaesthetic centre

gefühls|arm frigid, hypoaffective, hypoemotional / **~betont** emotional, emotionally charged, cathexed with emotions / **~empfindlich machen** sensitize / **~erregend** aesthesiogenic / **~kalt** callous / **~mäßig** emotional, emotive

geführt directed, supervisory

gefurcht sulcate, sulcated

gegabelt branched, bifurcate

Gegebenheit *f* given fact, datum / **erscheinungsmäßige ~** phenomenal pattern

gegen counter, versus, toward(s), against / **~geschlechtlich** heterosexual / **~läufig** antidromic / **~sätzlich** opposite, antithetical, bipolar / **~seitig** mutual, reciprocal / ~überliegend contralateral, opposite / ~wärtig current, present / ~wirken counteract

Gegen|argumentation *f* counterargumentation / ~besetzung *f* countercathexis, countercharge, counterinvestment, anticathexis / äußere ~besetzung *f* external countercathexis / ~bewertung *f* countervaluation / ~druck *m* counterpressure / ~experiment *n* counterexperiment / ~faktor *m* balancing factor / ~farben *fpl* complementary colour, colour complements, colour antagonist, colour complementaries, antagonistic colours / ~farbentheorie *f* opponent–colour theory / ~gewicht *n* counterweight, counterbalance, counterpoise, balancing factor / ~gutachten *n* countervaluation, second opinion / ~hormon *n* antihormone / ~ich *n* counter ego, counterego / ~identifikation *f* counteridentification / ~konditionierung *f* counterconditioning / innere ~läufigkeit *f* enantiodromia / ~macht *f* counterpower / ~maßnahme *f* countermeasure / ~mittel *n* counteragent / ~mittel *n* zu Narkotika narcotic antagonist / ~muskel *m* antagonist / ~position *f* counterposition / ~probe *f* countercheck, cross–check, checktest / ~propaganda *f* counterpropaganda / ~reaktion *f* antagonistic response / ~regulation *f* counterregulation / ~reiz *m* contrastimulus, contrasting stimulus / ~reizung *f* counterirritation / ~satz *m* contrast, opposite, antagonism, antithesis / ~satzpaar *n* pair of opposites / ~satzumschlag *m* von Gefühlen reversal of affects / ~schätzung *f* countervaluation / ~seitigkeit *f* mutuality, reciprocity / ~seitigkeitsprinzip *n* reciprocity principle / ~sinn *m* der Urworte antithesis of primal words, antithetic meaning of primal words, antithetical sense of primal words, contrary sense of primal words / ~übertragung *f* countertransference

Gegenstand *m* object, thing / bezeichneter ~ signified object / einzelner ~ item / kultureller ~ cultural object / lebloser ~ inanimate object

Gegenstands|bewusstsein *n* object awareness / ~theorie *f* theory of objects

Gegen|stück *n* counterpart, equivalent / ~taktverstärker *m* differential amplifier / ~teil *n* contrary, opposite, reverse / ~teildarstellung *f* presentation through the opposite / ~übertragung *f* countertransference / ~untersuchung *f* counterenquiry / ~versuch *m* counterexperiment / emotionale ~vorstellung *f* emotive counterimagery / ~standslos nonobjective / ~wahrscheinlichkeit *f* counterprobability

Gegenwart *f* present, presence / scheinbare ~ specious present

Gegenwartsdauer *f* memory span, duration

Gegen|wille *m* counterwill / hysterischer ~wille *m* hysterical counterwill / ~wirkung *f* reaction, counteraction, contrary effect, antagonism, antergia, antergy / ~wunschtraum *m* counterwish dream / ~zwang *m* counterconditioning

gegliedert structured

Gehalts|erhöhung *f* leistungsbezogene merit increase, performance–based salary increase / ~stufe *f* income level / ~stufen *fpl* scale of salaries

geheiligt sacred

geheim secret, occult

Geheimhaltung *f* secrecy

Geheimnistuerei *f* mystification, secretiveness

geheimnisvoll mysterious, numinous, mystic

Geheimschrift *f* cryptography

gehemmt inhibited, suppressed / stark ~ overinhibited / übermäßig ~ overinhibited

Gehemmtheit *f* inhibitedness, inhibition / schüchterne ~ timid inhibitedness

Gehen *n* walking, gait / ~lassen *n* laissez-faire / erschwertes ~ dysbasia

gehen walk

gehend walking
geheuchelt feigned, simulated / **nicht** ~ unfeigned
Gehfurcht *f* basophobia
gehgestört abasic
Gehirn *n* brain, encephalon, cerebrum / ~**abszess** *m* cerebral abscess, brain abscess / ~**aneurysma** *n* brain aneurysm / ~**apoplexie** *f* cerebral apoplexy / ~**atlas** *m* brain map / ~**balken** *m* great commissure / ~**blutung** *f* cerebral bleeding, intracerebral haemorrhage, subdural haemorrhage, / ~**chirurgie** *f* brain surgery, cerebral surgery / **angeborener** ~**defekt** *m* parencephalia / ~**druck** *m* intracerebral pressure / ~**dynamismus** *m* brain dynamism / ~**entartung** *f* cerebral degeneration / ~**entwicklung** *f* encephalization, cerebral development / ~**entzündung** *f* encephalitis / ~**erkrankung** *f* encephalopathy, brain disease, disorder of the brain, cerebropathy, cerebrosis / ~**ermüdung** *f* brain fatigue / ~**erschütterung** *f* concussion of the brain, commotio cerebri, brain concussion / ~**erweichung** *f* encephalomalacia, encephalomalacy, softening of the brain, cerebral softening / ~**felddominanz** *f* brain–field dominance / ~**fieber** *n* brain–fever / ~**funktion** *f* cerebral activity, brain function, cerebral function / ~**funktionsstörung** *f* brain disorder / **motorische** ~**funktionen** *fpl* cerebral motor functions / ~**furche** *f* sulcus cerebri, cerebral fissure / ~**fuss** *m* brain stem / ~**gefäßerkrankung** *f* cerebrovascular disorder / ~**geräusch** *n* brain murmur / ~**geschwulst** *f* brain neoplasm, brain tumour / ~**gewicht** *n* brain weight / ~**größe** *f* brain size / ~**häute** *fpl* meninges (sing. meninx) / ~**hautentzündung** *f* meningitis / ~**hautgeschwulst** *f* meningioma, meningeal tumour / ~**hypertrophie** *f* macrencephalia, macrencephaly / ~**ischämie** *f* cerebral ischaemia, cerebral ischemia / ~**krankheit** *f* brain disease / ~**lähmung** *f* cerebral paralysis, cerebral palsy / ~**lappen** *m* lobe of the brain, lobe of the cerebrum / ~**läsion** *f* brain lesion / ~**leiden** *n* brain disease, cerebropathy, encephalosis / **chronisches** ~**leiden** *n* chronic brain syndrome / ~**lokalisation** *f* brain localisation / ~**mangel** *m* cerebropenia / ~**mantel** *m* brain mantle, pallium / ~**masse** *f* brain substance / ~**nerv** *m* cerebral nerve, cranial nerve / ~**operation** *f* brain operation / ~**potenzial** *n* brain potential / ~**quetschung** *f* cerebral contusion, contusion of the brain / ~**region** *f* brain area / ~**reizung** *f* cerebral irritation / ~**rinde** *f* brain mantle, pallium / ~**sand** *m* brain sand, corpora arenacea / ~**schädel** *m* neurocranium / ~**schädigung** *f* brain damage, brain injury, cerebral injury, lesion of the brain / ~**schicht** *f* cerebral layer / ~**schlag** *m* apoplexy, apoplexia, cerebral apoplexy, stroke / ~**schwund** *m* atrophy of the brain, cerebral atrophy / ~**sektion** *f* cerebrotomy / ~**stamm** *m* brain stem, brain axis / **chemische** ~**stimulation** *f* chemical brain stimulation / ~**stoffwechsel** *m* brain metabolism / ~**störung** *f* cerebral defect / **weiße** ~**substanz** *f* medullary substance, white matter / **zentrales** ~**system** *n* centrencephalic system / ~**tätigkeit** *f* cerebration, cerebral function / ~**thrombose** *f* cerebral thrombosis / ~**tumor** *m* brain tumour, cerebral tumour / ~**umfang** *m* brain size / ~**ventrikel** *m* ventricle of the brain / ~**verletzung** *f* brain lesion, cerebral lesion / ~**volumen** *n* size of the brain / ~**wäsche** *f* brainwashing, menticide / ~**wäsche vornehmen** brainwash / ~**wassersucht** *f* hydrocephaly / ~**welle** *f* brain wave / ~**windung** *f* cerebral convolution, gyrus / ~**zelle** *f* brain cell / ~**zentrum** *n* brain area, brain centre, cerebral center / **niederes** ~**zentrum** *n* lower centre / ~**zucker** *m* brain sugar / **abnorm großes** ~ macrencephalia, macrencephaly / **das** ~ **entfernen** decerebrate / **isoliertes** ~ encéphale isolé / **ohne** ~ decerebrate

Gehör *n* hearing, sense of hearing / ~**assoziation** *f* auditory association / ~**empfindlichkeitsskala** *f* auditory scale /

~empfindung *f* auditory sensation / ~feld *n* acoustic field / ~gang *m* auditory canal, auditory duct / **äußerer ~gang** *m* external auditory canal, external auditory meatus / **innerer ~gang** *m* internal auditory canal, internal auditory meatus / ~halluzination *f* auditory hallucination, auditive hallucination, acousma, acoasma, akoasm / ~harmonie *f* aural harmony / ~knöchelchen *n* auditory ossicle, hearing ossicle / ~knöchelchenkette *f* ossicular chain / ~messer *m* audiometer / ~messung *f* audiometry / ~nerv *m* auditory nerve, acoustic nerve, nervus acusticus / ~organ *n* organ of hearing, acoustic apparatus, auditory apparatus / ~reiz *m* auditory stimulus / ~sinn *m* sense of hearing, audition / ~steinchen *n* statolith / ~system *n* acoustic system / ~täuschung *f* acousma, acoasma, akoasm / ~trommel *f* ear drum, tympanic cavity / ~typus *m* auditory type / ~verlust *m* loss of hearing / ~wahrnehmung *f* auditory perception / ~wirkung *f* aural effect / ~zentrum *n* auditory area / **absolutes ~** absolute pitch / **gutes ~** sharp ear, good hearing / **musikalisches ~** musical ear / **relatives ~** relative pitch / **scharfes ~** sharp ear, good hearing

gehörlos deaf

Gehorsam *m* obedience / **bedingungsloser ~** unquestioning obedience / **blinder ~** blind obedience / **kindlicher ~** child discipline / **nachträglicher ~** deferred obedience

Gehstörung *f* dysbasia, abasia, disturbance of gait / **ataktische ~** ataxic abasia / **paralytische ~** paralytic abasia / **spastische ~** choreic abasia

geil lustful, lecherous, horny, lascivious, voluptuous, lewd

Geilheit *f* lecherousness, lewdness, lasciviousness

Geisel *f* hostage

Geißelzelle *f* flagellate cell, ciliated cell

geißeln flagellate, castigate

Geißelung *f* flagellation

Geist *m* mind, spirit, wit, ghost / **~ der Solidarität** spirit of solidarity / **beweglicher ~** versatile mind / **bildsamer ~** plastic mind / **scharfsinniger ~** diacritic mind, astute mind / **wendiger ~** versatile mind

geist|bildend educational, educative, mind-developing / ~lich sacred, spiritual / ~voll spirited, sophisticated

Geister|beschwörer *m* necromancer / ~beschwörung *f* necromancy, evocation / ~glaube *m* spiritism, spiritualism / ~klopfen *n* spirit-rapping / ~schaukel *f* haunted swing / ~theorie *f* ghost theory

geistes|abwesend absent-minded / ~gestört mentally deranged, mentally disturbed / ~krank insane, mentally ill, suffering from a mental disorder, of unsound mind / ~schwach feeble-minded, mentally deficient / ~verwandt congenial

Geistes|abwesenheit *f* absent-mindedness, absence of mind / **gelegentliche ~abwesenheit** *f* mind-wandering / ~analyse *f* mental analysis / ~behinderte *m,f* mental handicapped person, mentally retarded person / ~blitz *m* brainstorm / ~entwicklung *f* mental growth / ~funktion *f* mental function, mentation / ~gabe *f* intellectual talent / ~gegenwart *f* presence of mind, psychic presence / ~gestörte *m,f* mentally disturbed / ~gestörtheit *f* alienation of mind, mental disorder, insanity / ~haltung *f* mentality, attitude of mind / ~kraft *f* mental power / ~kranke *m,f* psychiatric case, mental patient, mentally ill / ~krankheit *f* mental disease, mental disorder, mental derangement, psychotic disease, insanity, lunacy / ~leben *n* mental life / ~schwäche *f* feeble-mindedness, mental weakness, mental deficiency / ~störung *f* mental disturbance, mental derangement, disturbance of mind, mental disorder / **simulierte ~störung** *f* simulated mental disorder, pseudo mental disorder / **vorgetäuschte ~störung** *f* pseudo mental syndrome / ~tätigkeit *f* cerebration, mentation, noesis / ~ver-

wandtschaft f congeniality / **~verwirrung** faberration, mental confusion / **~wissenschaft** f cultural science, humanities / **~wissenschaften** fpl humanities / **~zustand** m mental state, mental status, mental condition, state of mind

geistig mental, spiritual, intellectual, immaterial, psychic / **~behindert** mentally handicapped, mentally retarded / **~beweglich** resourceful / **~gesund** sane / **~minderbegabt** mentally deficient, feeble–minded / **~schwerfällig** blunt / **~stumpf** mentally dull / **~träge** mentally lazy / **~ und körperlich behindert** mentally and physically handicapped / **~zurückgeblieben** mentally retarded, imbecile

Geistigkeit f spirituality, immateriality, intellectuality, mentality

Geistliche m minister of religion, chaplain, priest, clergyman

Geistlichkeit f clergy

gekehrt, in sich self–absorbed

gekreuzt cross–bred, crossed

Gekritzel n scribble, scrawl

gekrümmt curved, bended, writhed

gekünstelt affected, mannered, stilted

Gelächter n laughter, laughing

gelähmt paralyzed, paralytic

Gelähmte m,f paralytic

Gelasma n gelasma, gelasmus

gelassen even tempered, stoic, calm, quiet

Gelassenheit f evenness, composure, stoicism, poise, ataraxia, ataraxy, placidity

Geläufigkeit f fluency

gelaunt|, gut in good spirits, elated / **schlecht ~** bad–tempered

Gelb n yellow / **~blausichtigkeit** f xanthocyanopsia, xanthocyanopsy, xanthocyanopia / **~blindheit** f axanthopsia, yellow blindness / **~körper** m yellow body, corpus luteum / **~körperhormon** n corpus luteum hormone, progesterone / **~körperreifungshormon** n interstitial cell–stimulating hormone, luteinizing hormone / **~sehen** n xanthopsia, xanthopia / **~sucht** f icterus, jaundice

gelb yellow / **~grün** yellowish–green / **~lich** yellowish, xanthic / **~sichtig** yellow–sighted

Gelegenheit f opportunity

Gelegenheits|homosexualitit f pseudohomosexuality / **~krampf** m occasional convulsion / **~prinzip** n Occam's razor / **~trinker** m situational drinker / **~ursache** f occasional cause

gelegentlich occasional

gelehrig docile, teachable

Gelehrigkeit f docility

Gelehrsamkeit f learning, scholarship

gelehrt learned, literate

Gelehrte m,f scholar, savant, literate

Gelenk n joint / **~empfindung** f articular sensation / **~erkrankung** f joint disorder, arthropathy / **~schmerz** m pain in a joint, arthralgia / **~sensor** m joint sensor / **~sinn** m articular sense, joint sense / **~verbindung** f articulation

gelenkt directed

gelernt learned, skilled, trained / **nicht ~** unlearned

gelockert relaxed

Gelolepsie f, **Geloplegie** f geloplegia, cataplexy

Geltungs|bedürfnis n need for recognition, egotism, need for admiration / **~drang** m striving for esteem, striving for admiration, eagerness to get personal recognition, quest for significance / **~streben** n striving for esteem, striving for admiration, eagerness to get personal recognition, quest for significance / **~sucht** f search for glory, craving for power / **~trieb** m striving for esteem, striving for admiration

gelungen successful

Gelüst n appetite, strong desire, craving

gemäßigt moderate, tempered

gemein mean, nasty, dirty, bestial, vile / **~gefährlich** dangerous to the public / **~gültig** universally accepted, universal / **~nützig** nonprofit / **~sam** common, joint, shared, conjoint / **~schaftlich** joint, common / **~schaftsschädigend** antisocial / **~verständlich** generally intelligible

Gemeinde *f* community, commune, parish / **~einrichtung** *f* community facility / **~entwicklung** *f* community development / **~haus** *n* community centre / **~psychiatrie** *f* community psychiatry / **~psychologie** *f* community psychology / **~zentrum** *n* community centre

Gemein|empfindung *f* common sense, vital feeling / **~gefühl** *n* coenaesthesia, coenaesthesia, cenesthesia, cenesthesis, common sense, common sensation / **~gefährlichkeit** *f* danger to the public / **~geist** *m* sense of community, social–mindedness / **~platz** *m* commonplace, cliché, truism / **~samkeitentest** *m* similarities test / **~sinn** *m* vital somatic sense, civic sense / **~vorstellung** *f* typical image

Gemeinschaft *f* community / **~ der Gefühle** congeniality / **eheliche ~** conjugal community / **enge ~** close–knit community / **soziale ~** social group / **therapeutische ~** therapeutic community

Gemeinschafts|aktion *f* social action / **~bedürfnis** *n* gregariousness, need for belonging / **~fähigkeit** *f* capability for social integration, social adaptiveness / **~gefühl** *n* community feeling, sense of community / **~geist** *m* social mindedness / **~kunde** *f* social studies / **~psychose** *f* collective psychosis / **~raum** *m* communal space

Gemini *mpl* twins

gemischt mixed, composite, assorted, blent

Gemmula *f* gemmule, pangen

Gemurmel *n* mumbling, mumbled speech, asapholalia

Gemüt *n* disposition, mind / **~losigkeit** *f* lack of feeling, heartlessness / **heiteres ~** cheerful disposition

gemütlos unfeeling, heartless

gemüts|arm callous, cold / **~kalt** cold / **~krank** emotionally disturbed, melancholic

Gemüts|armut *f* callosity / **~art** *f* nature, disposition, temperament / **~ausdruck** *m* emotional expression / **~belastung** *f* emotional stress / **~beschaffenheit** *f* disposition / **~bewegung** *f* affect, emotion / **abgeleitete ~bewegung** *f* derived emotion / **induzierte ~bewegung** *f* induced emotion / **~ebene** *f* emotional level / **~entwicklung** *f* emotional development / **~erregung** *f* emotional excitement / **~erschütterung** *f* emotional shock, psychic trauma / **~kranke** *m,f* emotionally disturbed person / **~krankheit** *f* mood disorder, affective psychosis, melancholia, thymopathy / **~lage** *f* mood / **~leben** *n* inner life, thymopsyche / **~reaktion** *f* emotional response / **~ruhe** *f* calmness, composure, placidity / **~schwankung** *f* vacillation of moods, emotional lability / **~stärke** *f* emotional strength, emotional stability / **~stimmung** *f* mood, humour / **~störung** *f* emotional disturbance / **~typ** *m* easy–going person / **~veränderung** *f* change of mood / **~verfassung** *f* frame of mind, overall disposition, disposition of mind / **~verflachung** *f* emotional flattening / **~verödung** *f* emotional flattening / **~zustand** *m* emotional condition, emotional state, state of mind

Gen *n* gene / **~aktivierung** *f* gene activation / **~bestand** *m* genome / **~expression** *f* gene expression / **allele ~e** *npl* allele genes / **allelomorphes ~** allelomorph / **allelomorphe ~e** *npl* allelomorphic genes / **bedeutendes ~** major gene / **mit identischen ~en** genidentic / **mutiertes ~** mutated gene, mutant / **rezessives ~** recessive gene

Genauigkeit *f* accuracy, exactness, precision, preciseness / **~ bei Büroarbeiten** clerical accuracy / **peinliche ~** meticulousness, meticulosity, scrupulousness, scrupulosit, overcarefulness / **relative** ~ relative precision / **übergroße** ~ meticulosity, meticulousness

Genauigkeits|grad *m* degree of accuracy / **~index** *m* coefficient of precision, index of precision / **~test** *m* accuracy test / **psychomotorischer ~test** *m* target test / **~wert** *m* accuracy score

Genealogie *f* genealogy

geneigt prone, slanted, tilted, apt to do sth.

Generalfaktor *m* general factor, g factor, general ability

Generalisation *f* generalisation / **kognitive** ~ cognitive generalisation / **mittelbare** ~ mediate generalisation / **semantische** ~ semantic generalisation

Generalisations|gradient *m* generalisation gradient, gradient of generalisation / **~kurve** generalisation curve

generalisieren generalize

generalisiert generalized, systemic

Generalisierung *f* generalisation / **kognitive** ~ cognitive generalisation / **semantische** ~ semantic generalisation

Generation *f* generation / ~ **der Eltern** parental generation / ~ **der Kinder** filial generation

Generationenbeziehungen *fpl* intergenerational relations

Generations|konflikt *m* conflict of the generations / **~problem** *n* generational problem, problem between generations / **~psychose** *f* puerperal psychosis, gestational psychosis / **~unterschied** *m* generation gap / **~wechsel** *m* alternation of generations, metagenesis

generativ generative

Generatorpotential *n* generator potential

generell general

Generierungseffekt *m* generation effect

generisch generic

Genese *f* genesis

genesen recuperate, recover, convalesce

Genesung *f* recovery, recuperation, convalescence

Genesungs|heim *n* sanatorium / **~wille** *m* will to recover

Genetik *f* genetics, behavioural genetics / **klassische** ~ classical genetics / **molekulare** ~ molecular genetics / **psychologische** ~ genetic psychology

genetisch genetic

Gengleichgewicht *n* genic balance

genial brilliant, ingenious, of genius

Genialität *f* ingenuity, brilliancy

Genick *n* neck / **~starrehaltung** *f* opisthotonos

Genie *n* genius

Geniologie *f* psychological study of geniuses

genital genital

Genital|apparat *m* reproductive system, genitals / **~bereich** *m* genital zone / **~erotik** *f* genital eroticism / **~kanal** *m* genital canal / **~körperchen** *n* genital corpuscle, genital corpuscule / **~kuss** *m* fellatio, irrumation, penilingus, cunnilingus / **~libido** *f* genital libido / **~organisation** *f* genital organization / **~phase** *f* genital phase / **~primat** *m* primacy of the genitals, phallic primacy, genital primacy / **~reflex** *m* genital reflex / **~stufe** *f* genital stage, genital phase

Genitalien *npl* genitalia, genitals, genital organs, sex organs / **~verschluss** *m* infibulation / **äußere** ~ external genitals / **männliche** ~ male genitalia / **weibliche** ~ female genitalia

Genitalität *f* genitality

Gen|koppelung *f* genetic linkage / **~manipulation** *f* genetic engineering, biogenetics / **~milieu** *n* gene milieu / **~mutation** *f* genetic mutation

Genom *n* genome

Geno|meren *npl* chromomere / **~–Motiv** *n* genomotive / **~phobie** *f* genophobia / **~tropismus** *m* genotropism / **~typus** *m* genotype, idiotype, genetic heredity / **~zid** *m,n* genocide

genotypisch genotypic, genotypical

Gen|paar *n* allel, allele, gene pair / **~paarung** *f* coupling in genes / **~regulation** *f* gene regulation / **~technologie** *f* genetic engineering

genuin genuine

Genuss *m* enjoyment, zest / **~mensch** *m* sensualist, pleasure–seeker, hedonist / **~sucht** *f* self–indulgence, thirst for pleasure, pleasure–seeking, hedonism

genusssüchtig pleasure–seeking, sensual

Geo|graphie–Deutung *f* geography response / **~phag** *m* geophagist / **~phagie** *f* geophagia, geophagy, dirt–eating, earth–eating, geophagism, chthonophagia / **~psychologie** *f* geopsychology / **~taxis** *f* geotaxis / **~tropismus** *m* geotaxis, geotropism

geo|metrisch geometric, geometrical / **~phag** geophagous / **~psychisch** geopsychical / **~tropisch** geotropic / **~zentrisch** geocentric

gepaart paired, coupled

Gephyrophobie *f* gephyrophobia

Geplapper *n* babbling, babblement

gerade straight, just, even / **~ und ungerade** even–odd

geradlinig linear, rectilinear, rectilineal

Geradlinigkeit *f* linearity, rectilinearity / **charakterliche ~** rectitude

Gerät *n* device, apparatus, tool, equipment

Geratewohl, aufs at random

Geräusch *n* noise, murmur, sound / **~höhe** *f* pitch of noise / **~kulisse** *f* background noise / **~pegel** *m* noise level / **~stärke** *f* volume of noise / **~variator** *m* noise variator / **entotisches ~** entotic sound / **funktionelles ~** functional murmur / **physiologisches ~** physiological noise

gerecht just, fair

Gerechtigkeit *f* justice, fairness, equity / **soziale ~** social equity

Gereiztheit *f* irritability, testiness

Geriatrie *f* geriatrics, geriatric medicine, presbyatrics, presbyatry

geriatrisch geriatric

gerichtet directed, oriented, aimed, directional

Gerichtetheit *f* directedness, set / **innere ~** mental set / **psychodynamische ~** psychodynamic orientation

Gerichtetsein *n* intentionality

gerichtlich forensic, judicial, legal

Gerichts|medizin *f* forensic medicine, legal medicine / **~psychiater** *m* court psychiatrist / **~psychiatrie** *f* forensic psychiatry, legal psychiatry / **~psychologie** *f* forensic psychology

gerichtsmedizinisch forensic, medico–legal

Geringschätzung *f* depreciation / **~ durch die Eltern** depreciation through the parents

Gerinnung *f* coagulation

Gerinnungsstörung *f* coagulation disorder

Geriopsychose *f* geriopsychosis, senile psychosis

germinal germinal

germinativ germinative

Gero|derma *f* geroderma, gerodermia / **~morphismus** *m* geromorphism

Geronto|kratie *f* gerontocracy / **~logie** *f* gerontology / **~philie** *f* gerontophilia / **~phobie** *f* gerontophobia / **~psychiatrie** *f* gerontopsychiatry / **~psychologie** *f* psychology of aging

Gerstmann's sches Syndrom *n* Gerstmann's syndrome

Geruch *m* odour, odor, smell, scent / **aromatischer ~** aromatic smell / **ätherischer ~** essential smell / **balsamischer ~** fragrant smell / **blumiger ~** flowery smell, fragrant smell / **brenzliger ~** burnt smell / **fauliger ~** putrid smell, foul smell / **fruchtiger ~** fruity smell / **harziger ~**

resinous odour / **lauchartiger** ~ alliaccous odour / **schlechter** ~ bad smell / **übler** ~ stench / **würziger** ~ spicy odour

geruchlos odourless, odorless, scentless

Geruchs|apparat *m* olfactory apparatus / **~agnosie** olfactory agnosia / **~aura** *f* olfactory aura / **~blindheit** *f* anosmia, smell blindness / **~diskrimination** *f* odour discrimination / **~empfindlichkeit** *f* sensitivity to smell, osmaesthesia, osmesthesia / **~empfindung** *f* olfactory sensation / **~erotik** *f* olfactory erotism / **~fetischismus** *m* olfactory fetishism / **~illusion** *f* illusion of smell, olfactory illusion / **~halluzination** *f* olfactory hallucination, heterosmia, pseudosmia, parosmia, parosphresia, parosphresis, allotriosmia / **~intensität** *f* intensity of smell, odorosity / **~knospe** *f* olfactory bud / **~lehre** *f* osmology / **~liebhaber** *m* osphresiophiliac / **~messung** *f* odorimetry / **~nerv** *m* nerve of smell, olfactory nerve / **~neutralisation** *f* smell compensation / **~organ** *n* olfactory organ / **~perversion** *f* osphresiophilic perversion / **~prisma** *n* smell prism, odour prism / **~probe** *f* smelling test / **~prüfung** *f* olfactometry / **~qualität** *f* smell quality / **~reiz** *m* odour stimulus / **~rezeptor** *m* osmoreceptor, osmoreceptive sensor / **~schärfe** *f* olfactory acuity / **~schwelle** *f* olfactory threshold / **~sinn** *m* olfactory sense, sense of smell, smell, rhinaesthesia, rhinesthesia / **mangelhafter ~sinn** *m* hyposmia / **normaler** ~ euosmia / **ohne ~sinn** anosmic, anosmatic / **überfeiner ~sinn** *m* oxyosmia, oxyosphresia / **~stimulation** *f* olfactory stimulation / **~störung** *f* disturbance of smell, dysosmia / **einseitige ~störung** *f* hemianosmia / **~täuschung** *f* parosmia, illusion of smell, allotriosmia, parosphresia, parosphresis / **~träger** *m* odoriphore / **~überempfindlichkeit** *f* olfactory hyperaesthesia, olfactory hyperesthesia, osmaesthesia, osmesthesia / **~überlagerung** *f* masking of odours / **~unterscheidung** *f* odour discrimination / **~vektor** *m* odorivector / **~verlust** *m* loss of the sense of smell, anosphrasia, anosphresia / **~vermögen** *n* sense of smell, olfaction / **krankhaft gesteigertes ~vermögen** *n* hyperosmia / **~wahrnehmung** *f* olfactory perception, smell perception / **~zentrum** *n* smell centre

geruchsmäßig wahrnehmbar olfactible

Gerücht *n* rumor, rumour

gesamt whole, total, overall, global, complete, entire

Gesamt|ablauf *m* total operation / **~bewusstsein** *n* collective consciousness / **~eindruck** *m* general impression / **~einengung** *f* whole constriction / **~entfaltung** *f* psychosomatic development / **~geruch** *m* fusion of odours / **~häufigkeit** *f* overall rate / **~heit** *f* whole, total / **~heit** *f* **der Einstellungen** overall attitude, global attitude / **~heit** *f* **psychischer Tätigkeit** polyideism / **~intensität** *f* total intensity / **~korrelation** *f* total correlation / **~lösung** *f* comprehensive solution / **~persönlichkeit** *f* total personality, personality as a whole / **~qualität** *f* unstructured entity / **~schau** *f* integral phenomenology / **~schule** *f* comprehensive school / **~stoffwechsel** *m* total metabolism / **~summe** *f* sum total, grand total / **~tatbestand** *m* overall situation / **~umsatz** *m* total metabolism / **~vorstellung** *f* total idea, composite idea / **~wert** *m* global score, composite score, total score / **gewogener ~wert** *m* total weighted score / **~wille** *m* collective will

Gesäßmuskelreflex *m* gluteal reflex

gesättigt saturated

Geschäfts|fähigkeit *f* legal capacity, (legal) competence / **~unfähigkeit** *f* legal incapacity, incompetence

Geschehen *n* happening, event

Geschehenswahrnehmung *f* perception of an event

Geschenk *n* present, gift

Geschichte *f* history, story / ~ **der Psychologie** history of psychology / **erfundene** ~ invented story / **psychologisch interpretierte** ~ psychologically interpreted story, psychohistory

Geschichtenerzähler *m* storyteller, mythomaniac

geschichtet stratified

geschichtlich historical

Geschick *n* skill, ability / ~ **in der Kommunikation** communication skills

Geschicklichkeit *f* aptitude, skill, dexterity / **feinmotorische** ~ fine motor skill / **geistige** ~ mental skill, adroitness / **gleiche** ~ **beider Hände** ambidexterity, ambidextrousness / **grobmotorische** ~ gross motor skill / **handwerkliche** ~ manual dexterity / **körperliche** ~ physical dexterity / **manuelle** ~ manual aptitude, finger dexterity / **motorische** ~ motor skill / **physische** ~ skill / **sensumotorische** ~ perceptual–motor skill / **technische** ~ technical skill

Geschicklichkeits|prüfer *m* dexterity apparatus / ~**test** *m* dexterity test, performance test / **handwerklicher** ~**test** *m* hand–tool dexterity test

geschickt skilful, skillful, dexterous, skilled

Geschicktheit *f* practicalness, smartness, skillfulness

Geschiedene *m,f* divorced person, divorcé(e)

Geschlecht *n* sex, gender / ~**lichkeit** *f* sexuality / **anatomisches** ~ anatomic sex / **drittes** ~ third sex, homosexuals / **männliches** ~ male sex / **weibliches** ~ female sex

Geschlechterbeziehungen *fpl* male female relations

geschlechtlich sexual, genital / ~ **abnorm** perverse, perverted / ~ **normal** orthogenital / ~ **erregen** sensualise

Geschlechts|akt *m* sexual act, coitus, coition, sexual intercouse / ~**apparat** *m* genitals, genital apparatus / ~**befriedigung** *f* sexual gratification / ~**bestimmung** *f* sex determination, sex differentiation / ~**beziehung** *f* sexual relation / ~**charaktere** *mpl* sex characteristics / ~**chromosom** *n* sex chromosome, heterochromosome, allosome / **zusätzliches** ~**chromosom** *n* allosome / ~**chromosomenstörung** *f* sex chromosome disorder / ~**differenzierung** *f* sex differentiation / ~**diskriminierung** *f* sex discrimination / ~**drang** *m* sexual impulse, sex instinct / ~**drüse** *f* sex gland, genital gland, reproductive gland, sexual gland, gonad / ~**drüsen anregend** gonadotrophic, gonadokinetic / ~**empfinden** *n* sexual feeling / ~**empfindung** *f* sex sensation, sexual sensation, genital sensation / ~**entwicklung** *f* sexual development / ~**erkennung** *f* sex recognition / ~**forschung** *f* sexology / ~**gen** *n* sex–linked gene / ~**genuss** *m* sexual pleasure, sexual gratification / ~**glied** *n* sex organ / ~**hormon** *n* sex hormone / **männliches** ~**hormon** *n* androgen, testosterone, male sex hormone / **weibliches** ~**hormon** *n* female sex hormone / ~**identität** *f* gender identity / ~**identitätsstörung** *f* gender identity disorder / ~**identitätsstörung** *f* **bei Jugendlichen oder Erwachsenen** gender identity disorder in adolescents or adults / ~**instinkt** *m* sex instinct, genesic sense / ~**kälte** *f* sexual indifference, frigidity / ~**krankheit** *f* sexual disease, venereal disease / ~**leben** *n* sex life, love life, vita sexualis / ~**leben** *n* **der Tiere** mating behaviour of animals

geschlechts|gebunden sex–linked, sex–limited / ~**krank** venereal, suffering from a venereal disease / ~**los** sexless, asexual, non–sexual / ~**reif** sexually mature, pubescent / ~**unreif** impuberal, impubic

Geschlechtslust *f* sexual appetite, sexual desire, sexual libido, eroticism / **die** ~ **erregend** erotogenic, erotogenetic / **die** ~ **hemmend** anaphrodisiac / **gesteigerte** ~ aphrodisia / **mangelnde** ~ anerotism, hypaphrodisia / **verminderte** ~ hyposexuality

Geschlechts|merkmal n sexual characteristic, sex character / **primäre ~merkmale** npl primary sexual characteristics, primary sex characters / **sekundäre ~merkmale** npl secondary sexual characteristics, secondary sex characters / **~organ** n genital organ, sexual organ / **~organe** npl genitals / **äußere ~organe** npl external genitalia / **männliche ~organe** npl male genitalia / **weibliche ~organe** npl female genitalia / **~partner** m sexual partner / **~reife** f sexual maturity, puberty / **fehlende ~reife** f impuberism / **~reifung** f sexual maturation / **~rolle** f sex role, gender role / **~sinn** m sexual sense, sexual instinct / **~teile** mpl genitalia, genitals, privy parts / **äußere weibliche ~teile** mpl vulva

Geschlechtstrieb m sexual drive, sexual instinct, libido, sexual impulse, sex drive, sexual urge / **den ~ anregend** aphrodisiac / **krankhaft gesteigerter ~** aphrodisiomania, tentigo / **krankhaft gesteigerter männlicher ~** gynaecomania, gynecomania / **übermäßiger ~** aphrodisia / **übersteigerter ~** eromania, erotomania

Geschlechts|umwandlung f sex change, sexual metamorphosis, sex reversal / **~unreife** f sexual immaturity, impuberism / **~unterschiede** mpl sex differences / **~unterschiede** mpl **beim Menschen** human sex differences / **~vereinigung** f sexual union, coitus / **~verhalten** n sexual behaviour / **~verhältnis** n **in der Bevölkerung** sex distribution, sex ratio in the population

Geschlechtsverkehr m sexual intercourse, coitus, coition, sexual act, physical intimacy, pareunia / **~ mit Tieren** bestiality, zooerasty / **analer ~** anal intercourse, sodomy / **außerehelicher ~** extramarital intercourse / **häufig wechselnder ~** promiscuity / **normaler ~** eupareunia / **vorehelicher ~** premarital intercourse

Geschlechts|wege mpl genital canal / **präpubertäre ~wünsche** mpl paradoxia sexualis / **~zelle** f sexual cell, germ cell, gamete / **~zugehörigkeit** f gender identity / **~zyklus** m sex cycle, sexual cycle

Geschlossenheit f closure / **perzeptive ~** perceptual closure

Geschmack m taste, flavour, gustation, savour / **bitterer ~** picrogeusia

geschmack|lich gustatory, gustative, flavourful / **~los** tasteless, flavourless / **~voll** tasteful

Geschmacks|anomalie f dysgeusia / **~aura** f gustatory aura / **~blindheit** f ageusia, ageustia, taste blindness / **~empfinden** n sensation of taste / **überfeines ~empfinden** n oxygeusia / **~empfindung** f gustatory sensation / **herabgesetzte ~empfindung** f hypogeusia / **~halluzination** f gustatory hallucination, parageusia, parageusis / **~knospe** f taste bud, gustatory bulb, gustatory pupilia, gustatory bud / **~lähmung** f ageusia, ageustia / **~nerv** m gustatory nerve / **~organ** n organ of taste, gustatory organ / **~perversion** f allotriogeusia / **~probe** f tasting / **~prüfung** f gustometry / **~qualitäten** fpl gustatory qualities / **~reiz** m gustatory stimulus / **~reizung** f taste stimulation / **~rezeptor** m taste receptor / **~schärfe** f taste acuity / **~sinn** m sense of taste, gustation, taste / **ungewöhnlich scharfer ~sinn** m oxygeusia / **~störung** f taste disorder, dysgeusia, parageusia, parageusis / **~täuschung** f allotriogeusia, allotriogeustia / **~tetraeder** m taste tetrahedon / **~überempfindlichkeit** f gustatory hyperaesthesia / **~unempfindlichkeit** f hypogeusia / **~unterscheidung** f taste discrimination / **~unvermögen** n ageusia / **~verlust** m ageusia, ageustia, loss of taste / **einseitiger ~verlust** m hemiageusia / **~wahrnehmung** f gustatory perception, taste perception / **~wahrnehmung** f **beim Hören** gustatory audition / **außersinnliche ~wahrnehmung** f telaesthetic taste / **~zelle** f gustatory cell, taste cell / **~zentrum** n gustatory cell, gustatory region

geschockt shocked

Geschwätz *n* nonsense, idle talk / **leeres ~** hot air

geschwätzig talkative, loquacious, garrulous

Geschwätzigkeit *f* garrulity, garrulousness, loquacity, talkativeness, verbomania / **krankhafte ~** hyperlogia, logorrhea

Geschwindigkeit *f* speed, celerity, tempo, velocity / **~ der Datenverarbeitung** speed of data processing

Geschwindigkeits|konstanz *f* constancy of speed / **~kurve** *f* tachogram / **~messer** *m* speedometer, tachometer, tachymeter / **~test** *m* speed test / **~verminderung** *f* deceleration / **~wahrnehmung** *f* perception of velocity

Geschwister *npl* siblings, brothers and sisters / **~beziehung** *f* sibling relation / **~eifersucht** *f* sibling jealousy / **~konkurrenz** *f* sibling rivalry / **~rivalität** *f* sibling jealousy, sibling rivalry

Geschworene *m,f* jury

Geschwulst *f* tumour, tumor / **~ aus Neuroblasten** neuroblastoma, neurocytoma / **~bildung** *f* neoplasm / **gutartige ~** benign neoplasm

Geschwür *n* ulcer, abscess / **gastrointestinales ~** gastrointestinal ulcer

gesellig sociable, social, gregarious / **~machen** socialise

Geselligkeit *f* sociality, sociability, gregariousness

Geselligkeits|bedürfnis *n* affiliation need, affiliation motive, affiliation want, need for affiliation, social need / **~motiv** *n* gregarious motive / **~streben** *n* gregariousness / **~trieb** *m* social instinct, sociality / **~trinken** *n* social drinking

Gesellschaft *f* society, social order / **menschliche ~** human society / **permissive ~** permissive society / **schriftlose ~** nonliterate society

gesellschaftlich social / **~ ausgerichtet** social-minded / **~ offen** open-class

gesellschaftsfeindlich antisocial, hostile to society

Gesellschafts|lehre *f* sociology / **~organisation** *f* social organization / **unterste ~schicht** *f* lowest class / **~theorie** *f* social theory / **~tiere** *npl* sociable animals / **~trieb** *m* social drive, sociality / **~vertrag** *m* social contract / **~wissenschaft** *f* sociology

Gesellung *f* affiliation

Gesellungs|motiv *n* affiliation motive / **~verhalten** *n* affiliate behaviour

Gesetz *n* law / **~ der Ähnlichkeit** law of similarity / **~ der Berührungsassoziation** law of contiguity / **~ der Biogenese** law of biogenesis / **~ der Durchschnittswerte** law of averages / **~ der Engraphie** law of engraphy / **~ der gemeinsamen Bewegung** law of common movement / **~ der Generationsregression** law of filial regression / **~ der geringsten Anstrengung** law of least action, principle of least effort / **~ der Geschlossenheit** law of closure / **~ der Gewöhnung** law of habit, use law / **~ der Gleichheit** law of equality / **~ der guten Fortsetzung** law of good continuation / **~ der guten Gestalt** law of good gestalt / **~ der guten Kurve** law of good continuation, law of good continuity / **~ der kleinsten Quadrate** least–squares principle / **~ der Myelinbildung** myelinogenetic law / **~ der Nähe** law of proximity, principle of proximity / **~ der Neuheit** law of recency / **~ der räumlichen Summation** law of spatial summation, Ricco's law / **~ der Reaktionsbereitschaft** law of readiness / **~ der Reflexermüdung** law of reflex fatigue / **~ der relativen Zentrierungen** law of relative centrations / **~ der spezifischen Sinnesenergien** law of specific sense energies, Müller's law / **~ der Teilhandlung** law of partial activity, law of piecemeal activity / **~ der Übung** law of use / **~ der Umkehrung des Quadrats** inverse square law / **~ der Verschiebung** law of shifting / **~ der Verschmelzung** law of coalescence / **~ der Wahrnehmungszentrierungen** law of relative centrations / **~ der Wechselwirkung** law of conflicting associations / ~ **der widerstreitenden Assoziationen** law of conflicting associations / ~ **der Wirkung** law of effect / ~ **der zeitlichen Summation** law of temporal summation, Block's law / ~ **der Zusammengehörigkeit** law of fittingness / ~ **des abnehmenden Lernfortschrittes** law of diminishing returns / ~ **des Arbeitsmaximums** law of maximum work / ~ **des Einprägens** law of fixation / ~ **des Gebrauchs und Nichtgebrauchs** law of use and disuse / ~ **des gemeinsamen Schicksals** law of common fate / ~ **des geringsten Widerstandes** law of simplest path / ~ **des hinreichenden Grundes** law of sufficient reason / ~ **des Kontextes** law of context / ~ **des Kurzschließens** law of short–circuiting / ~ **des maximalen Energieaufwandes** law of maximum work / ~ **des Nichtgebrauchs** law of disuse / ~ **des Vergleichsurteils** law of comparative judgment / ~ **des Vorrangs** law of primacy / ~ **des Vorteils** law of advantage, principle of advantage / ~ **des Widerspruchs** law of contradiction, principle of contradiction / **empirisches** ~ empirical law / **ideomotorisches** ~ Carpenter effect / **moralisches** ~ moral law / **psychophysisches** ~ psychophysical law

Gesetzes|brecher *m* law breaker / **~übertreter** *m* law breaker / **~verletzung** *f* contravention of the law

gesetzestreu law–abiding

Gesetz|geber *m* lawgiver, legislator / **~gebungsverfahren** *n* legislative process / **~lichkeit** *f* lawfulness / **~losigkeit** *f* lawlessness, anarchy / **psychische ~mäßigkeit** *f* psychonomics, psychonomy / ~ **von Weber und Fechner** Weber–Fechner law / ~ **zum Schwangerschaftsabbruch** abortion law

gesetz|lich lawful / **~mäßig** regular, lawful / **~widrig** unlawful, illegal

Gesicht *n* face / **ungleichförmiges ~** facial asymmetry / **zweites ~** other face

Gesichts|achse *f* visual axis / **~ausdruck** *m* facial expression, expression of the face, physiognomy / **~bildung** *f* physiognomy / **angeborener ~defekt** *m* aprosopia / **~eindruck** *m* visual impression / **~empfindung** *f* visual sensation / **~feld** *n* field of vision, visual field / **~feldausfall** *m* scotoma, visual–field defect / **~feldausfallmessung** *f* scotometry, visual perimetry / **~feldeinengung** *f* contraction of the field of vision / **~feldeinschränkung** *f* narrowing of the field of vision / **~feldmesser** *m* campimeter, visuometer, perimeter / **~feldmessung** *f* campimetry, perimetry / **~halluzination** *f* visual hallucination, vision, facial vision / **~kontur** *f* facial outline / **~krampf** *m* prosopospasm, mimic spasm, facial spasm / **~lähmung** *f* facial paralysis, facioplegia, paresis of the facial nerve / **~merkmal** *n* facial characteristic / **~muskel** *m* mimetic muscle, facial muscle / **~nerv** *m* facial nerve, nervus facialis / **~neuralgie** *f* prosopalgia, faciocephalalgia, prosoponeuralgia / **~punkt** *m* principal point, point of view / **~schädel** *m* bones of the cranium / **~schiefe** *f* facial asymmetry / **~schmerz** *m* facial pain / **~schwindel** *m* ocular vertigo / **~sinn** *m* sense of sight, sense of vision / **~täuschung** *f* visual illusion / **~tic** *m* tic, facial tic, mimic tic / **~verkümmerung** *f* aprosopia / **~vorstellung** *f* visual image / **~wahrnehmung** *f* visual perception, face perception / **~winkel** *m* facial angle, optic angle, visual angle / **~zucken** *n* convulsive tic / **~zuckung** *f* prosopospasm, facial spasm / **schmerzhafte ~zuckung** *f* tic douloureux / **~zug** *m* facial feature

Gesinnung *f* attitude, sentiments / **asoziale ~** asocial behaviour / **autoritäre ~** authoritarianism / **exhibitionistische ~** exhibitionistic attitude / **fehlende staatsbürgerliche ~** incivism

Gesinnungs|gleichheit *f* community of ideas / **~losigkeit** *f* lack of character / **~wandel** *m* change of opinion

gespalten split, divided

gespannt tense, strained, intent, vigilant
Gespanntheit *f* tension, tenseness, tightness
Gespensterfurcht *f* fear of ghosts
gesperrt blocked, barred, closed
Gespräch *n* conversation, talk, interview / **analytisch–therapeutisches** ~ analytic–therapeutic interview / **heilpädagogisches** ~ therapeutic counselling / **psychodiagnostisches** ~ psychodiagnostic interview
gesprächig talkative, communicative
Gesprächigkeit *f* talkativeness, communicativeness
Gesprächs|gruppe *f* discussion group / **~psychotherapie** *f* client–centered therapy / **~therapie** *f* client–centered therapy, therapeutic interview, therapeutic counselling
Gespür *n* feeling, sense, refined sensing / **soziales** ~ social sensitivity
Gestagen *n* gestagen, progestin / **~wirkung** *f* progestational effect
Gestalt *f* Gestalt, gestalt, configuration, form, pattern, shape, stature, structure, figure / **~analyse** *f* morphoanalysis / **~bildung** *f* morphogenesis, morphogenesia, morphogeny / **~diskriminierung** *f* pattern discrimination / **~ergänzungstest** *m* Gestalt completion test / **~faktor** *m* Gestalt factor / **~gesetz** *n* Gestalt factor, Gestalt law, law of configuration, principle of Gestalt / **~identität** *f* isomorphy, identity of shape / **~konditionieren** *n* configural conditioning / **~konstanze** *f* constancy of Gestalt, form constancy, shape constancy / **~lernen** *n* Gestalt learning / **~prinzip** *n* principle of Gestalt, Gestalt principle, configuration principle / **~psychologe** *m* Gestaltist / **~psychologie** *f* Gestalt psychology, configurationism, form psychology / **~psychotherapie** *f* Gestalt psychotherapy / **~qualität** *f* form quality, Gestalt quality / **~synthese** *f* morphological synthesis / **~theorie** *f* Gestalt theory / **~therapie** *f* Gestalt therapy / **~wahrnehmung** *f* shape perception, form perception / **~zerfall** *m* morpholysis / **äußere** ~ semblance / **autochthone** ~ autochthonous Gestalt / **dynamische** ~ dynamic Gestalt / **gute** ~ good figure, good Gestalt / **menschliche** ~ human figure / **motorische** ~ motor pattern / **nahezu gleiche** ~ plesiomorphism / **statische** ~ static configuration / **von guter** ~ eumorphic / **von kleiner** ~ brachymorphic / **von nahezu gleicher** ~ plesiomorphic, plesiomorphous

gestalten create, form, design
gestalt|los shapeless, formless / **~verändernd** metamorphic
Gestaltung *f* design, gestalting, creation / **computerunterstützte** ~ computer–assisted design / **menschliche** ~ humanisation
Gestaltungs|drang *m* creative urge / **~kraft** *f* power of configuration, configurative power / **~prinzip** *n* principle of configuration / **~test** *m* creative performance test / **projektiv–spielerisches** **~verfahren** *n* projective play
Geständnis *n* avowal, confession
Gestation *f* gestation
Gestationspsychose *f* gestational psychosis, puerperal psychosis
Geste *f* gesture / **beruhigende** ~ appeasing gesture / **durch ~n ausdrücken** gesticulate
gestehen avow
Gestik *f* gestures
Gestikulation *f* gesticulation
gestikulieren gesticulate, gesture
Gestimmtheit *f* mood, spirits
gestört disturbed, disordered, deranged, defective / **hormonal** ~ dysglandular
gestreift striate, striated, striped / **nicht** ~ non–striated
gesund healthy, sound, well, sane / **geistig** ~ sound of mind / **~heitsschädlich** unhealthy
Gesund|beten *n* faith healing, faith cure, theotherapy / **~beter** *m* faith healer

Gesundheit *f* health / **geistige** ~ mental health, sanity, saneness, mental sanity, mental saneness / **psychische** ~ mental health / **seelische** ~ mental health

Gesundheits|dienste *mpl* health care services / **~einstellung** *f* health attitude / **~erziehung** *f* health education / **~förderung** *f* health promotion / **öffentliche ~pflege** *f* public health care / **~politik** *f* health care policy / **psychosoziales ~programm** *n* psychosocial health programme / **~psychologie** *f* health psychology / **pränatale ~risiken** *npl* prenatal health risks, prenatal exposure / **~– Screening** *n* health sreening / **~verhalten** *n* health behaviour / **~versorgung** *f* health care / **primäre ~versorgung** *f* primary health care / **~versorgungsbedarf** *m* health service needs / **öffentliches ~wesen** *n* public health services / **~wissen** *n* health knowledge / **~zustand** *m* state of health / **präventive psychiatrische ~fürsorge** *f* preventive psychiatric health care

Gesundungswille *m* will to recover

getönt coloured

getrennt separate, distinct, discrete

Getriebenheit *f* **innere** unstable restlessness

Getriebetest *m* transmission test

geübt experienced, skilled, trained / **nicht ~** inexperienced, unskilled

gewachsen grown / **normal ~** eumorphic

gewagt hazardous, risky

Gewährenlassen *n* laissez–faire, permissiveness, indulgence

Gewalt *f* violence / **~ anwenden** resort to violence, use force / **~ in der Familie** family violence / **~losigkeit** *f* nonviolence / **~tätigkeit** *f* violence, act of violence / **~verbrechen** *n* crime of violence / **~verbrecher** *m* violent criminal / **brachiale ~** coercive power / **magische ~** magic potence, magic potency / **sexuelle ~** sexual abuse

gewaltsam violent

gewandt skilful, skillful, efficient, dexterous, agile, versatile

Gewandtheit *f* skill, dexterity, adroitness, agility, handiness, versality / **sprachliche ~** word fluency

Gewebe *n* tissue, texture, net / **~anoxie** *f* tissue anoxia, histanoxia / **~beatmung** *f* tissue respiration, cell respiration / **~hypoxie** *f* tissue hypoxia / **~impedanz** *f* tissue impedance / **~lehre** *f* histology / **~neubildung** neoplasia, neoformation / **~spende** *f* tissue donation / **~widerstand** *m* tissue impedance, tissue resistance / **erektiles ~** erectile tissue

Gewebs|beschreibung *f* histography / **~bildung** *f* histogenesis, histogeny / **~differenzierung** *f* histodifferentiation / **bösartige ~geschwulst** *f* sarcoma / **~physiologie** *f* histophysiology / **~schaden** *m* tissue damage / **~tod** *m* necrosis / **~vergrößerung** *f* **durch Zellvermehrung** hyperplasia

Gewerbeschule *f* technical school

Gewicht *n* weight / **effektives ~** effective weight / **natürliches ~** natural weight / **willkürliches ~** arbitrary weight

Gewichtheben *n* weight lifting

gewichten weight

gewichtet weighted

gewichtig important, weighty

Gewichts|empfindung *f* weight sensation / **~experiment** *n* weight experiment / **~illusion** *f* weight illusion / **~kontrolle** *f* weight control / **~losigkeit** *f* weightlessness / **~sinn** *m* weight sense, barognosis / **optische ~täuschung** *f* size–weight illusion / **~unterscheidung** *f* weight discrimination / **Fechners ~vergleich** *m* Fechner's weight holders / **~wahrnehmung** *f* weight perception / **~zahl** *f* loading / **~zunahme** *f* increase in weight, ponderal growth

Gewichtung *f* load, weighting / **~ nach Müller–Urban** Müller–Urban weighting / **statistische ~** statistical weighting

Gewichtungszahl f weight coefficient, nominal weight

Gewinn m benefit, gain / **~sucht** f acquisitiveness, greed for gain

gewinnsüchtig acquisitive, mercenary

Gewissen n conscience / **~haftigkeit** f conscientiousness, scrupulosity, scrupulousness / **reines ~** clear conscience / **schuldiges ~** guilty conscience

gewissen|haft conscientious, painstaking, scrupulous / **~los** unscrupulous, unprincipled

Gewissens|angst f moral anxiety / **~anspruch** m super–ego demand / **~bisse** mpl qualms of conscience, pangs of conscience, compunction, prickings of conscience, remorse / **~prüfung** f self–examination, examination of conscience / **~zwang** m moral constraints, conscientious compulsion, enforced conformity

Gewissheit f certainty / **innere ~** conviction, certitude

Gewitter|angst f astraphobia, astrophobia, astrapophobia, fear of thunder, fear of lightning / **~furcht** f fear of thunder, fear of lightning

gewogen weighted

gewöhnen accustom, customize, habituate, get used to sth.

Gewohnheit f habit, custom, consuetude, habitude, acquired tendency / **~ bildend** habit–forming / **~ zum gleichen Ort zurückzukehren** position habit, tendency to return to the same place / **abnorme ~en** fpl **und Störungen** fpl **der Impulskontrolle** habit and impulse disorders / **motorische ~** motor habit / **nervöse ~** nervous habit / **sensorische ~** sensory habit / **soziale ~** social habit / **üble ~** bad habit

Gewohnheits|bildung f habit formation / **~fehler** m error of habituation / **~hemmung** f habit interference / **~hierarchie** f habit hierarchy, habit family, hierarchy of habits / **~kriminalität** f habitual delinquency / **~muster** n habit pattern / **~potenzial** n habit strength / **~stärke** f habit strength, strength of a habit / **~struktur** f habit pattern, habit structure / **~training** n habit training, habituation training / **~trinker** m habitual drunkard, habitual drinker, alcoholic, confirmed drunkard

gewohnheitsmäßig habitual, consuetudinary

gewöhnlich ordinary, customary, habitual

Gewöhnlichkeit f vulgarity, commonness

Gewöhnung f habituation, habit–formation, acclimation, acclimatisation, adaptation, assuetude, habit, addiction, acquired tolerance

Gewöhnungs|fähigkeit f adaptability, adjustability, ability to adapt / **~gefahr** f danger of addiction / **~– und Entwöhnungstheorie** f use and disuse theory

Gewölbe n fornix / **~säule** f columella

gewunden convolute, convoluted

gezeichnet drawn, marked

geziert affected

gezüchtet bred

gezwungen forced

g–Faktor, G–Faktor m g factor, general factor

Gibson|–Effekt m Gibson effect / **~–Gradient** m Gibson effect

Gier f greed, greediness, craving, avidity

gierig greedy, gluttonous, ravenous

Gift n poison, toxin, toxicant / **~kunde** f toxicology / **~stoff** m toxin / **~sucht** f toxicomania / **~süchtige** m,f toxicomaniac

giftig poisonous, toxic, virulent

Giftigkeit f poisonousness, toxicity, virulence

Gigantismus m gigantism, giantism, macrosomia, macrosomatia

Gilbreth–Uhr f Gilbreth chronoscope, Gilbreth clock

Gilles de la Tourette Syndrom n Gilles de la Tourette's syndrome, Tourette's disorder

Gipfel *m* top, peak, summit / ~**zeit** *f* culmination time

Gitter *n* grid, lattice, grating / ~**rost** *n* **einer "Shuttle–Box"** shuttle box grid / ~**spektrum** *n* diffraction grating / ~**strom** *m* grid current / **elektrisches** ~ electrical grid / **quadratisches** ~ square lattice

glandotrop glandotropic

Glandula *f* gland / ~ **pituitaria** *f* pituitary gland, hypophysis

glandulär glandular

Glans *f* glans

Glanz *m* lustre, luster, glossiness, brilliance, shine, glamour / ~**farbe** *f* lustrous colour / ~**streifen** *m* intercalated disk / **metallischer** ~ metallic luster / **stereoskopischer** ~ stereoscopic luster

glänzend glossy, lustrous, bright, brilliant

glanzlos matt, lusterless

Glas|angst *f* dread of glass objects, crystallophobia / ~**empfindung** *f* glass sensation / ~**kapillarmikroelektrode** *f* glass micropipette / ~**körper** *m* vitreous humour, vitreous body / ~**körperflüssigkeit** *f* vitreous humour

glasartig vitreous

glasig vitreous, glassy

glatt smooth, unstriped, nonstriated, plain

Glätte *f* smoothness

Glätten *n* smoothing

Glättung *f* levelling, leveling, smoothing, statistical adjustment, adjustment of measurements

Glaube *m* belief, faith / ~ **an die Wiedergeburt** belief in reincarnation / ~ **an einen Gott** theism / **religiöser** ~ religious belief / **überlieferter** ~ traditional belief

Glaubens|gemeinschaft *f* religious community, religious communion / ~**heilung** *f* faith–healing, faith–cure, hagiotherapy / ~**lehre** *f* religious doctrine / ~**psychologie** *f* religious psychology, pastoral psychology / ~**satz** *m* doctrine, dogma

glaubwürdig authentic, credible, reliable

Glaubwürdigkeit *f* authenticity, credibility, reliability, veracity

Glaukom *n* glaucoma

gleich equal, like, same, unchanged / ~**anlagig** homozygous, homogametic / ~**artig** homogeneous, homogenous / ~**bedeutend** equivalent, synonymous / ~**bleibend** constant, invariable / ~**erbig** homozygous, homozygotic, homogametic / ~**erscheinend** equal appearing / ~**farbig** isochromatic / ~**förmig** isomorphic, uniform / ~**gerichtet** syntropic / ~**geschlechtlich** homosexual, homogenital

Gleich|altrige *pl* age–mates, cohorts / ~**altrige** *m,f* peer / ~**artigkeit** *f* homogeneity, homogeny, similarity, likeness / ~**artigkeit** *f* **der Gestalt** Gestalt homology / ~**berechtigung** *f* social equality, emancipation, parity / ~**erbigkeit** *f* homozygosis / ~**farbigkeit** *f* homochromy / ~**förmigkeit** *f* uniformity, conformity / ~**gerichtetheit** *f* equifinality / ~**gestaltigkeit** *f* isomorphism / ~**gestellte** *m,f* peer

Gleichgewicht *n* equilibrium, balance, poise, equipoise / **autonomes** ~ autonomic balance / **biologisches** ~ biological balance / **festes** ~ tough poise / **geistiges** ~ mental balance, balance of mind / **gestörtes** ~ imbalance / **gestörtes okulomotorisches** ~ oculomotor imbalance / **homöostatisches** ~ homeostasis / **ideales** ~ ideal equilibrium / **im** ~ **halten** counterpoise / **ins** ~ **bringen** equilibrate / **kognitives** ~ cognitive balance / **labiles** ~ unstable balance / **okulomotorisches** ~ oculomotor balance / **psychologisches** ~ psychological equilibrium / **physiologisches** ~ homeostasis / **seelisches** ~ psychic balance, emotional balance, psychic equilibrium / **statisches** ~ static equilibrium / **strukturelles** ~ structural balance / **zuversichtliches** ~ sanguine poise

Gleichgewichtigkeit *f* equipotentiality

Gleichgewichts|apparat *m* vestibular system / ~**empfindung** *f* sense of balance, sense of equilibrium / ~**nerv** *m* nervus

gleichgültig

staticus, nervus vestibularis / **~nerven** *mpl* vestibular nerves / **~organ** *n* organ of equilibrium, vestibular apparatus / **~orientierung** *f* balance / **~potential** *n* equilibrium potential / **~prüfung** *f* balance test / **~reflex** *m* equilibrium reflex, static response / **~reflex** *m* **bei Bewegungen** statokinetic response / **~sinn** *m* sense of equilibrium, static sense, sense of balance, labyrinthine sense / **~störung** *f* disequilibrium, disorders of balance, imbalance / **~zustand** *m* dynamic equilibrium, static equilibrium

gleich|gültig indifferent, insensible, insensitive, unfeeling, phlegmatic, listness / **~klingend** assonant / **~lautend** homophonic, homophonous / **~machen** equalize, level out / **~mäßig** regular, even, proportionate, uniform / **~mütig** even, even–tempered / **~namig** homonymous / **~richten** rectify / **~seitig** equilateral, homolateral, ipsilateral / **~wertig** equivalent, homonomous / **~zeitig** simultaneous, concurrent, coincident, synchronous, isochronic

Gleich|gültigkeit *f* indifference, listlessness, apathy / **~heit** *f* equality, sameness, levelness, parity / **soziale ~** social equality / **~heitsassoziation** *f* association by identity / **~heitsstreben** *n* egalitarianism / **~klang** *m* homophony, assonance / **~machen** *n* levelling, leveling / **~macher** *m* leveller, leveler / **~machung** *f* equalization / **~mäßigkeit** *f* equality, regularity, steadiness / **~mut** *m* equanimity, evenness of temper, stoicism / **~namigkeit** *f* homonymity / **~richten** *n* demodulation / **~richter** *m* rectifier / **~richtung** *f* rectification / **verzögerte ~richtung** *f* delayed rectification / **soziale ~stellung** *f* social equality / **~strom** *m* direct current / **~strombehandlung** *f* galvanisation

Gleichung *f* equation / **~ der Normalverteilungskurve** normal frequency curve, Gaussian equation / **~ erster Ordnung** linear equation / **empirische ~** empirical equation / **lineare ~** linear equation / **persönliche ~** personal equation / **quadratische ~** quadratic equation

Gleich|zeitigkeit *f* simultaneousness, simultaneity, isochronia, synchronicity, synchronia, contemporaneousness / **~zeitigkeitspostulat** *n* contemporaneity principle / **~zeitigkeitsprinzip** *n* contemporaneity principle, principle of contemporaneity

gleitend moving, gliding

Gleitfilamenttheorie *f* sliding–filament theory

Glia *f* glia, neuroglia / **~wucherung** *f* gliosis / **~zelle** *f* neuroglia cell, glia cell

Glied *n* limb, member / **~charakter** *m* membership character / **~versteifung** *f* erection / **künstliches ~** artifical limb, prothesis / **männliches ~** male organ, penis, phallus

Glieder|füßler *m* arthropod / **~puppenlegetest** *m* manikin test / **eingeschlafene ~** pins and needles, dead limb, numb limb

gliedern structure, organise, divide into

Gliederung *f* structure, structuring, arrangement, fractionation / **~ nach Status** status grouping / **mangelnde ~** indistinctness / **segmentale ~ des Nervensystems** segmental arrangement of the nervous system / **topographische ~** topographical arrangement

Gliom *n* glioma

Gliose *f* gliosis

Glitzern *n* sparkling

glitzernd glittering, sparkling

global global, total

Globalreaktion *f* global reaction

Globulin *n* globulin

Globus *m* globus / **~gefühl** *n* globus hystericus / **~ hystericus** *m* globus hystericus / **~ pallidus** *m* globus pallidus

glockenförmig bell–shaped

Glockenkurve *f* bell–shaped curve, normal curve

glomerulär glomerular

Glomerulonephritis *f* glomerulonephritis
Glomerulus *m* glomerulus
Glomus *n* glomus / **~ caroticum** *n* carotid body
Glossar *n* glossary
Glosso|lalie *f* glossolalia / **~manie** *f* glossomania / **~pharyngeus** *m* glossopharyngeal nerve / **~pharyngeusganglion** *n* ganglion of glossopharyngeal nerve / **~phobie** *f* glossophobia, lalophobia / **~plegie** *f* glossoplegia
Glottis *f* glottis
Glotz|auge *n* exophthalmos, exophthalmus / **~augenkrankheit** *f* exophthalmic goiter, Graves' disease / **~äugigkeit** *f* exophthalmia
Glück *n* happiness, luck / **~seligkeit** *f* happiness, beautification, bliss, ananda
glückselig happy, euphoric, blissful
Glücks|gefühl *n* feeling of happiness, euphoria / **~pillen** *fpl* happiness pills / **~spiel** *n* gambling / **~spiel betreiben** gamble / **pathologisches ~** pathological gambling
Glukagon *n* glucagon
glukogen glucogenic
Gluko|kortikoid *n* glucocorticoid, glucocorticoid hormone / **~neogenese** *f* gluconeogenesis / **~rezeptor** *m* glucoreceptor
Glukose *f* glucose / **~spiegel** *m* glucose level, glucose value / **~stoffwechsel** *m* glucose metabolism
Glutamat *n* glutamate
Glutamin *n* glutamin / **~säure** *f* glutaminic acid
glutaminsauer glutaminic, glutamic
Glutathion *n* glutathione
Glutethimid *n* glutethimide
Glykämie *f* glycaemia, glycemia
Glykogen *n* glycogen / **~olyse** *f* glycogenolysis / **~speicher** *m* glycogen storage / **~speicherung** *f* glycopexis
Glykokoll *n* glycine
Glykolipid *n* glycolipid

Glykolyse *f* glycolysis
Glykoprotein *n* glycoprotein
Glykose *f* **im Blut** glycaemia, glycemia / **~ausscheidung** *f* **im Urin** glycosuria
Glykosurie *f* glycosuria
Glyzin *n* glycine
Gnade *f* mercy
Gnom *m* gnome
Gnosis *f* gnosis
gnostisch gnostic
Gnostizismus *m* gnosticism
Goldstein–Test *m* stick test
Goldtherapie *f* chrysotherapy
Golgi|–Apparat *m* Golgi apparatus / **~–Mazzoni–Körperchen** *npl* Golgi–Mazzoni bodies, Golgi–Mazzoni corpuscles / **~ Sehnenorgan** *n* Golgi tendon organ / **~ Sehnenspindel** *f* Golgi tendon organ / **~ Zellen** *fpl* Golgi cells
Goll|'scher–Kern *m* Goll's nucleus / **~ Strang** *m* Goll's column, Goll's tract
Gompertz–Kurve *f* Gompertz curve
Gonade *f* gonad
Gonadendysgenesie *f* testicular feminisation syndrome
gonadotrop gonadotrophic, gonadotropic
Gonadotropin *n* gonadotrophin, gonadotropic hormone
Goniometer *n* goniometer
Gonochromosom *n* allosome
Gonorrhoe *f* gonorrhoea, gonorrhea
Gordon|–Reflex *m* Gordon's reflex / **~ Technik** *f* operational creativity, operational creativeness
Gott *m* God, Lord / **~heit** *f* divinity / **~mensch** *m* God–man, theanthropos
Götter *mpl* gods, deities / **tiersymbolische ~darstellung** *f* zoomorphism / **~verehrung** *f* cultism
Gottes|begriff *m* concept of God / **~dienst** *m* worship / **~erfahrung** *f* theopathy / **~furcht** *f* fear of God / **krankhafte ~furcht** *f* theophobia / **~gericht** *n* trial

göttlich by ordeal / **~glaube** *m* belief in God / **~herrschaft** *f* theocracy / **~leugnung** *f* atheism / **~vorstellung** *f* concept of God

göttlich divine

Gottschaldt–Figuren *fpl* Gottschaldt figures

Grad *m* degree, grade, level / **~ Celsius** centigrade / **~ der Gefühlserregbarkeit** degree of emotionality / **mittlerer ~ der Hypnose** hypotaxia, hypotaxis / **~ der Wahrscheinlichkeit** probability ratio / **~ der Verschmelzung** level of fusion / **~teiler** *m* nonius / **beweglicher ~teiler** *m* vernier

Gradation *f* gradation

Gradient *m* gradient / **~ der Reaktionsgeneralisation** gradient of response generalization / **~ der Reizgeneralisation** gradient of stimulus generalization / **~ der visuellen Strukturwahrnehmung** texture gradient / **~ einer Funktion** gradient of a function / **axialer ~** axial gradient / **elektrischer ~** electrical gradient / **elektrochemischer ~** electrochemical gradient / **minimaler ~** minimal slope / **physiologischer ~** physiological gradient

Gradiententheorie *f* gradient theory

Gradualismus *m* gradualism

Grammatik *f* grammar / **transformationelle generative ~** transformational generative grammar / **vollständig bestimmte ~** finite state grammar

Grand mal *n* grand mal, haut mal, major epilepsy / **~–Status** *m* grand mal, generalized tonic–clonic seizures

Granulozyt *m* granulocyte, granular leukocyte

Graph *m* *(pl. die Graphen, math.)* graph, diagram

Graph *n* *(pl. die Graphe, ling.)* graph

Graphem *n* grapheme

graphisch graphic, graphical / **~ darstellen** to show on a graph, plot

Grapho|loge *m* graphologist, handwriting analyst / **~logie** *f* graphology / **~manie** *f* graphomania / **~metrie** *f* graphometry / **~pathologie** *f* graphopathology / **~phobie** *f* graphophobia / **~rrhoe** *f* graphorrhoea / **~spasmus** *m* Graphospasm / **~therapie** *f* graphotherapy

graphologisch graphological

Grassmann'sche Gesetze *npl* Grassmann laws

Gratiolet'sche Sehstrahlung *f* Gratiolet's optic radiation, Gratiolet's radiation

Gratiswerbung *f* free publicity

Grau *n* grey, gray / **~skala** *f* scale of greys / **kortikales ~** cortical grey matter / **mittleres ~** medium grey

grau grey, gray

grausam cruel, truculent, brutal, remorseless

Grausamkeit *f* cruelty, truculence, brutality / **seelische ~** mental cruelty

gravid gravid, pregnant

Gravidität *f* gravidity, pregnancy, gestation

Gravimeter *n* gravimeter

Gravitations|beschleunigung *f* gravitational acceleration / **~wirkung** *f* gravitational effect

Grazer Schule *f* Austrian school

Greif|arm *m* tentacle / **~druck** *m* grip pressure / **~fähigkeit** *f* prehensil ability / **~raum** *m* near space / **~reflex** *m* grasp reflex, grasping reflex / **~technik** *f* pincer technique / **~test** *m* prehension test / **~zeit** *f* grip time

greif|bar palpable, tactile / **~fähig** prehensile

Greifen *n* grasping, prehension

Greifreflex *m* grasping reflex, grasp reflex

Greis *m* old man / **kindischer ~** dotard / **seniler ~** senile old man

Greisen|alter *n* old age, senium / **~haut** *f* geroderma, gerodermia

Greisin *f* old woman, aged woman, elderly woman

Grenzbereich *m* **der intellektuellen Leistungsfähigkeit** borderline intellectual functioning

Grenze *f* limit, barrier, margin / ~ **der körperlichen Bewegung** threshold for bodily motion / ~ **der Sinneswahrnehmung** limit of sense perception / ~ **der Testdifferenzierung** ceiling of a test / **kritische** ~ critical limit / **phänomenale** ~ phenomenal limit / **physiologische** ~ physiological limit / **zeitliche** ~ term

Grenzfall *m* borderline case / ~ **der geistigen Retardierung** borderline mental retardation / ~ **der Intelligenz** borderline intelligence / ~ **einer Psychose** borderline psychosis / ~ **eines Defektes** borderline defect

Grenz|frequenz *f* cut–off frequency / ~**gemeinschaft** *f* contiguity / ~**kontrast** *m* borderline contrast / ~**kontrolle** *f* boundary regulation, boundary control / ~**linie** *f* borderline / ~**membran** *f* limiting membrane / ~**methode** *f* method of disappearing differences, method of just noticeable differences, method of least differences, method of limits, method of minimal changes / ~**pfeife** *f* Galton whistle / ~**psychose** *f* borderline personality disorder / ~**regulation** *f* boundary regulation / ~**reiz** *m* difference threshold, threshold of distinction / ~**strang** *m* sympathetic chain, sympathetic trunk / ~**strangganglien** *npl* ganglia of sympathetic trunk / ~**verfahren** *n* method of limits, method of just noticeable differences, method of least differences, method of minimal changes / ~**wert** *m* cut–off point, liminal value, extreme value / ~**zustand** *m* borderline state

Griff *m* grasp, grip, handle / ~**feld** *n* near space

Grimasse *f* grimace

Grippe *f* influenza

Griselda–Komplex *m* Griselda complex

grob gross, coarse, rough, rude / ~**motorisch** gross motor

Grob|heit *f* grossness, rudeness / ~**motorik** *f* gross motor activity

Groll *m* rancor, rancour, resentment

grollend resentful

groß|artig grand, grandiose / ~**hirnlos** decorticate / ~**köpfig** macrocephalic, macrocephalous, megacephalic, megacephalous, megalocephalic / **mit der Flasche** ~**gezogen** bottle–fed / ~**sprecherisch** magniloquent / ~**spurig** vain / ~**zügig** generous, broad–minded, tolerant

Großeltern *pl* grandparents

Größe *f* size, magnitude / ~ **einer Variablen** variate / **gerichtete** ~ vector / **perspektivische** ~ perspective size / **scheinbare** ~ apparent magnitude, apparent size / **sensorische** ~ sensory quantum / **unveränderliche** ~ constant

Größen|diskrimination *f* size discrimination / ~**disparität** *f* **der Netzhautbilder** aniseikonia, aniseiconia / ~**–Gewichts–Täuschung** *f* size–weight illusion / ~**idee** *f* grandeur, delusion of grandeur / ~**konstanz** *f* size constancy / ~**ordnung** *f* order of magnitude / ~**schätzung** *f* magnitude estimation / ~**unterscheidung** *f* size discrimination / ~**verhältnis** *n* proportion / ~**vorstellung** *f* visualisation of dimensions, ambitious monomania, macromania, megalomania, insanity of grandeur / ~**wahn** *m* megalomania, delusion of grandeur, expansive delusion, caesaromania, expansiveness / ~**wahnsinnige** *m,f* megalomaniac

größenwahnsinnig expansive, grandiose

Großfamilie *f* extended family

Großhirn *n* cerebrum / ~**ganglion** *n* basal ganglion / ~**hemisphäre** *f* cerebral hemisphere / ~**rhythmus** *m* cortical rhythm / ~**rinde** *f* cerebral cortex, neocortex, cortex cerebri / **diffuse progressive** ~**rindendegeneration** *f* diffuse progressive cerebrocortical atrophy / ~**rindeninduktion** *f* cortical induction / ~**stiele** *mpl* crura cerebri, crura of the cerebrum

Groß|köpfigkeit *f* megacephaly, megalencephaly, megalocephalia, megalocephaly, macrocephalia, macrocephaly / ~**mut** *m* generosity, magnanimity / ~**rechenanlage** *f* mainframe computer / ~**spreche-**

rei *f* magniloquence / **~tuerei** *f* self–exaltation, showing off / **~vaterkomplex** *m* grandfather complex, gerontophilia / **~zehenreflex** *m* Babinski sign / **~zügigkeit** *f* generosity, magnanimity, broad-mindedness

grotesk grotesque

Grübeln *n* brooding / **zwanghaftes ~** obsessive rumination

Grübel|sucht *f* brooding mania / **~zwang** *m* compulsive brooding, obsessive brooding

Grübler *m* brooding person

Grün *n* greenness / **~blinde** *m,f* deuteranope / **~blindheit** *f* achloropsia, achloroblepsia, deuteranopia, deuteranopsia / **~rotblindheit** *f* dyschromatopsia, green–red blindness / **~schwäche** *f* deuteranomaly / **~sehen** *n* chloropia, chloropsia, green vision / **~–Violett–Weiß–Syndrom** *n* green–violet–white syndrome

grün green / **~blau** peacock blue / **~blind** green–blind, deuteranopic / **~erscheinend** chlorophane / **~schimmernd** chlorophane / **~schwachsichtig** deuteranoid

Grund *m* cause, reason, ground / **~alter** *n* basal age, base age, base year / **~axiom** *n* fundamental axiom / **~bedürfnis** *n* basic need, innate need / **~befindlichkeit** *f* existential state / **~begriff** *m* fundamental concept / **~charakter** *m* basic character / **~eigenschaft** *f* source trait, property, irreducible quality / **~empfindung** *f* primary sensation / **~fach** *n* basic discipline / **~fähigkeit** *f* basic ability, basic aptitude / **~fähigkeitentest** *m* minimum competency test / **~faktor** *m* primary factor / **~farbe** *f* primary colour, fundamental colour, colour primal, colour fundamental / **~fertigkeit** *f* basic skill, fundamental skill / **~fläche** *f* base / **~form** *f* original form, primitive form / **~formel** *f* fundamental formula / **~frequenz** *f* base frequency, fundamental frequency / **~funktion** *f* elementary function, basic function / **~funktionsgefüge** *n* total of innate abilities / **~gesamtheit** *f* ensemble, population, universe / **~gesamtheit** *f* **für eine Stichprobenauswahl** sampling population / **statistische ~gesamtheit** *f* statistical universe / **~gesetz** *n* fundamental law / **biogenetisches ~gesetz** *n* biogenetic law, Haeckel's law, doctrine of recapitulation, recapitulation theory / **moralische ~haltung** *f* ethos / **~hypothese** *f* fundamental hypothesis / **~idee** *f* basic idea / **~konflikt** *m* basic conflict / **~krankheit** *f* idiopathic disease / **~lage** *f* basis, fundament / **logische ~lage** *f* rationale / **organische ~lage** *f* organicity / **~lagenfach** *n* basic discipline / **~lagenforschung** *f* basic research / **~leiden** *n* primary disease, primary complaint / **~linie** *f* base, baseline / **~motiv** *n* basic motive / **~prinzip** *n* fundamental principle / **biogenetisches ~prinzip** *n* phylogenetic principle / **~rate** *f* base rate / **~reflex** *m* primary reflex / **~regel** *f* fundamental rule, axiom / **analytische ~regel** *f* analytic rule, fundamental rule / **~rhythmus** *m* base rhythm / **~satz** *m* principle, maxim, policy / **~schule** *f* elementary school, primary school / **~schüler(in)** *m,f* elementary school student / **~schulerziehung** *f* elementary education / **~schulunterricht** *m* primary school teaching / **~skala** *f* fundamental scale / **~stimmung** *f* general mood, affective character / **~symptome** *npl* primary symptoms, basic symptoms / **~ton** *m* fundamental tone / **~trieb** *m* fundamental instinct, primal instinct, natural instinct / **~umsatz** *m* basal metabolic rate, metabolic rate, basal metabolism, basic energy–level / **~ursache** *f* primary cause / **~versorgung** *f* floor of protection / **~wesenszug** *m* source trait / **~wissenschaft** *f* basic science / **endothymer ~** endothymic basis / **formeller ~** formal cause / **materieller ~** material cause

grund|legend basic, fundamental / **~sätzlich** axiomatic, basic

Gründlichkeit *f* thoroughness, carefulness, profoundness

Gruppe *f* group, team, collective, cluster / **~ der Angestellten** white–collar class / **~ Gleichgestellter** peer group / **~ mit unmittelbarem Kontakt** face–to–face group / **~ von Kode–Elementen** code group / **allopatrische ~** allopatric group / **äquivalente ~** equivalent group / **ausgewählte ~** selected group, selected sample / **aus Untergruppen zusammengesetzte ~** compound group / **autonome ~** autonomous group / **bewusstseinserweiternde ~** consciousness–raising group / **einheitliche ~** unitary group / **entsprechende ~n** *fpl* matched groups / **ethnische ~** ethnic group / **formelle ~** formal group / **funktionale ~** functional group / **führerlose ~** leaderless group / **geographisch isolierte ~** allopatric group / **geschlossene ~** closed group / **gleichwertige ~n** *fpl* equivalent groups, matched groups / **homogene ~n** *fpl* matched groups, homogenous groups / **informelle ~** informal group / **künstliche ~** artificial group / **motorische ~n** *fpl* motor groups / **natürliche ~** natural group / **nebeneinander arbeitende ~** co-acting group / **offene ~** open group / **organisierte ~** organized group / **psychologische ~** psychological group / **religiöse ~** religious group / **soziale ~** social group / **therapeutische ~** therapeutic group / **unterstützende ~** support group / **zugeordnete ~n** *fpl* matched groups

Gruppen|absolutismus *m* group absolutism / **~akkord** *m* group piecework / **~akzeptanz** *f* group acceptance / **~analyse** *f* group analysis, group psychoanalysis / **~anspruchsniveau** *n* group level of aspiration / **~anziehung** *f* group attraction / **~arbeit** *f* group work, team–work / **~atmosphäre** *f* group climate, group atmosphere / **~beratung** *f* group counselling / **~bewusstsein** *n* group consciousness, general consciousness / **~bildung** *f* group formation, group development, group forming, group evolution / **~charakteristik** *f* group dimension / **~dimension** *f* group dimension / **~diskussion** *f* group discussion / **gelenkte ~diskussion** *f* directed group discussion / **~druck** *m* group pressure / **~dynamik** *f* group dynamics / **~effektivität** *f* effectiveness of groups, group effectiveness / **~egoismus** *m* sociocentrism, group egotism / **~ehe** *f* group marriage / **~eigenschaften** *fpl* group properties / **~entscheidung** *f* group decision / **~entwicklung** *f* group development / **~erwartungen** *fpl* group expectations / **~experiment** *n* group experiment / **~faktor** *m* group factor / **~führer** *m* group leader, team leader / **~führung** *f* group leadership / **~funktion** *f* group function / **~fusion** *f* group fusion / **~geist** *m* group mind, team spirit, esprit de corps, community feeling, collective mind / **~gespräch** *n* panel discussion / **~grenze** *f* group boundary / **~größe** *f* group size / **~haltung** *f* collective attitude / **~homogenität** *f* group homogeneity / **~ideale** *npl* group values / **~identifikation** *f* group identification / **~identität** *f* group identity / **~ideologie** *f* group ideology / **~integration** *f* integration into a group / **~–Intelligenztest** *m* group intelligence test / **~interview** *n* group interview / **~intoleranz** *f* group absolutism / **~klima** *n* group atmosphere, morale / **~kohärenz** *f* group coherence / **~kohäsion** *f* group cohesion / **~konformität** *f* group conformity / **~konsens** *m* group consensus / **~leistung** *f* group achievement, group performance, group productivity / **~leiter** *m* group head, group leader / **~meinungen** *fpl* group beliefs / **multiple ~methode** *f* multiple–group method, multigroup method / **~mitglied** *n* group member / **~mitgliedschaft** *f* group membership / **~moral** *f* group spirit, esprit de corps, group morale / **~norm** *f* group norm, group standard / **~normen** *fpl* group expectations, group standards / **~pädagogik** *f* group education / **~partizipatipon** *f* group participation / **~problemlösen** *n* group problem solving / **~prozess** *m* group process / **~psychoanalyse** *f* group psychoanalysis

/ ~psychologie *f* group psychology, collective psychology / ~psychotherapie *f* group psychotherapy / bifokale ~psychotherapie bifocal group therapy / direktiv–suggestive ~psychotherapie *f* directive group psychotherapy / ~rigidität *f* group rigidity / ~seele *f* group mind, collective mind, mass mind, folk mind / ~sexualität *f* group sex / ~situation *f* group situation / ~solidarität *f* group solidarity / ~spaltung *f* group fission / ~struktur *f* group structure / ~symbol *n* group symbol / ~tätigkeit *f* group activity / ~täuschung *f* group fallacy / ~teilnahme *f* group participation / ~teilung *f* group fission / ~test *m* group test / ~theorie *f* group theory / ~therapeut *m* group therapist / ~therapie *f* group therapy / ~-Überich *n* group superego / ~überschneidung *f* overlapping of groups / ~überzeugungen *fpl* group beliefs / ~unterricht *m* group instruction, group teaching / ~unterschiede *mpl* group differences / ~verhalten *n* group behaviour, collective behaviour / ~verschmelzung *f* group fusion / ~versuch *m* group experiment / ~werte *mpl* group values / ~wirkung *f* group effect / ~zeichen *n* group symbol / ~zerfall *m* social disintegration / ~ziel *n* group goal / ~zusammenhalt *m* group cohesion, group cohesiveness / ~zwang *m* group pressure

gruppen|orientiert group–oriented / ~spezifisch group–specific / ~zentriert group–centered

gruppieren group, arrange, classify

Gruppierung *f* grouping, classification / hierarchische ~ der Gewohnheiten habit family hierarchy, hierarchical grouping of habits / operationale ~ operational grouping / soziale ~ social association, social grouping

Gruppierungsprinzip *n* principle of grouping, principle of classification

Guanethidin *n* guanethidine

Guanin *n* guanine

Guanosin *n* guanosine

Guillain–Barré–Syndrom *n* Guillain–Barré syndrome, polyradiculoneuritis

Gulliver–Komplex *m* Gulliver complex / ~halluzination *f* macroptic hallucination

gültig valid

Gültigkeit *f* validity / inhaltliche ~ content validity

Gültigkeitserklärung *f* legitimation

Gummi|fetischismus *m* rubber fetishism / ~zelle *f* padded cell

Gürtel|gefühl *n* zonesthesia / ~rose *f* herpes zoster, zoster / ~schmerz *m* girdle sensation

gustativ gustative, gustatory

Gustometrie *f* gustometry

Gutachten *n* expert opinion, expert testimony / psychologisches ~ psychological opinion, psychological report / psychiatrisches ~ psychiatric opinion

Gut|achter *m* expert / ~artigkeit *f* benignity

gut|artig benign, benignant / ~mütig good-humoured

Güte *f* goodness, kindness / ~anpassung goodness of fit / ~kriterien *npl* eines Tests test criteria

gütig kind, good

Gutmütigkeit *f* good–naturedness

Guttman–Skala *f* Guttman scale, cumulative scale, scalogram

Guttmans Methode *f* zur Feststellung der Skalierbarkeit Guttman's method of scalability, Cornell method

guttural guttural

Gymnasial|ausbildung *f* secondary education

Gymnasium *n* gymnasium, high school, secondary school

Gymnastik *f* gymnastics / rhythmische ~ eurhythmics

Gymnemasäure *f* gymnemic acid

Gymnophobie *f* gymnophobia

Gynagogie *f* gynagogy

Gynäko|kratie *f* gynaecocracy, gynecocracy / **~loge** *m* gynecologist, gynaecologist / **~logie** *f* gynaecology, gynecology / **~manie** *f* gynaecomania, satyriasis / **~mastie** *f* gynaecomastia, gynaecomasty, gynaecomastism / **~phobie** *f* gynaecophobia, gynecophobia, gynaephobia, gynephobia

Gynander *m* gynander, hermaphrodite

Gynandrie *f* gynandria, gynandry, gynandrism

gynan|drisch gynandromorphous, gynandrous / **~dromorph** gynandromorphous

Gynandro|morphie *f* gynandromorphy / **~morphismus** *m* gynandromorphism

Gyrus *m* gyrus, convolution / **~ angularis** *m* angular gyrus / **~ cinguli** *m* cingular gyrus, cingulate gyrus / **~ postcentralis** *m* postcentral gyrus / **~ praecentralis** *m* precentral gyrus

H

Haab|–Reflex *m* ideomotor reflex / **~'scher Pupillenreflex** *m* Haab's pupil reflex, Haab's pupillary reflex / **~'scher Reflex** *m* Haab's reflex, Haab's pupil reflex, Haab's pupillary reflex

Haar *n* hair / **~ästhesiometer** *n* hair aesthesiometer, hair esthesiometer / **~ausfall** *m* loss of hair, alopecia / **~ausreißen** *n* trichotillomania, hair pulling / **~balg** *m* hair follicle / **~beißen** *n* trichophagy / **~empfindlichkeit** *f* hair sensibility / **~empfindlichkeitsmesser** *m* hair aesthesiometer, hair esthesiometer / **~fetischismus** *m* hair fetishism / **~follikel** *m* hair follicle / **~gefäß** *n* capillary, capillary tube / **~kauen** *n* hair eating, trichophagia, trichophagy / **~spalter** *m* splitter / **~sträuben** *n* horripilation, pilo–erection / **übermäßiger ~wuchs** *m* hirsutism / **~zelle** *f* hair cell

haar|aufrichtend pilomotor / **~fein** capillary

haarig pilous

Habenula *f* habenula

Habgier *f* greed, greediness, cupidity

habgierig greedy, avaricious

Habit *m* habit

Habitat *n* habitat

Habituation *f* habituation

habituell habitual, customary

Habitus *m* physical appearance, habitus, constitution, type / **apoplektischer ~** apoplectic type, habitus apoplecticus / **männlicher ~ einer Frau** androphany / **phtisischer ~** habitus phtisicus

Habsucht *f* greediness, covetousness, avarice, pleonexia

Hack|hierarchie *f* pecking hierarchy / **~ordnung** *f* pecking order, peck order

Haeckel'sches Gesetz *n* Haeckel's law

Haft *f* confinement, imprisonment, legal detention, arrest / **~anstalt** *f* prison / **~bewusstsein** *n* cage consciousness / **~depression** *f* prison depression / **bedingte ~entlassung** *f* parole, conditional release / **~neurose** *f* prison neurosis / **~psychose** *f* prison psychosis / **~reaktion** *f* reaction to imprisonment

Haften *n* adhesivity, adhesion

Haftung *f* liability

Häftling *m* prisoner, prison inmate, detainee

Häftlingsdilemmaspiel *n* prisoner dilemma game

Halbdesmosom *n* half desmosome, hemidesmosome

Hairless–women–Syndrom *n* testicular feminisation syndrome

hakenförmig uncinate, hooked

halb half / **~bewusst** half–conscious, semiconscious / **~blind** half–blind, poorly sighted / **~gebildet** partly educated / **~kreisförmig** semicircular / **~logarithmisch** semilogarithmic / **~öffentlich** semi–public / **~programmiert** semi–programmed / **~seitengelähmt** hemiplegic / **~seitig** hemilateral, unilateral / **~sichtig** hemianopic, hemianoptic / **~taub** half–deaf, of poor hearing / **~wach** half–awake / **~wüchsig** half–grown, adolescent

Halb|bewusstsein *n* semi–unconsciousness / **~bild** *n* single–eyed image / **~blut** *n* halfcast / **~bruder** *m* half–brother / **~delirium** *n* semidelirium / **~kugel** *f* hemisphere / **~messer** *m* radius / **~muschelglas** *n* meniscus / **~schattenapparat** *m*

half–shadow polariscope / ~**schlaf** *m* doze, semiconsciousness / **im** ~**schlaf** half–asleep / ~**schlafhalluzination** *f* hypnagogic hallucination / ~**schwester** *f* half–sister / ~**seitenanästhesie** *f* hemianaesthesia, hernianesthesia / ~**seitenblindheit** *f* hemianopia, hemianopsia, hemianopsy, hemiopia, half vision / ~**seitenkopfschmerz** *m* unilateral migraine, hemicrania / ~**seitenkrampf** *m* hemispasm / ~**seitenlähmung** *f* hemiplegia / **unvollständige** ~**seitenlähmung** *f* hemiparesis / ~**seitenschmerz** *m* hemialgia / ~**semester** *n* half–term, mid–term / ~**ton** *m* halftone, semitone / ~**vokal** *m* semi–vowel / ~**wahrheit** *f* half–truth / ~**zeit** *f* midperiod, half–time

halbieren halve, bisect, cut in half

Halbierung *f* bisection

Halbierungs|linie *f* bisector, bisecting line / ~**methode** *f* split–half method, bisection scaling method, halving method / ~**methode** *f* **nach Geraden und Ungeraden** odd–even technique / ~**reliabilität** *f* split–half reliability, random halves reliability / ~**verfahren** *n* bisection scaling method

Halluzination *f* hallucination / ~ **des Geschmackssinnes** allotriogeusia, allotriogeustia / ~**en haben** hallucinate / **akustische** ~ auditory hallucination, acoasma / **apperzeptive** ~ apperceptive hallucination / **drogen–induzierte** ~**en** *fpl* drug–induced hallucinations / **elementare** ~ elementary hallucination / **endoskopische** ~ endoscopic hallucination / **extrakampine** ~ extracampine hallucination / **gustatorische** ~ gustatory hallucination, hallucination of taste / **haptische** ~ haptic hallucination / **hypnagoge** ~ hypnagogic hallucination / **hypnopompe** ~ hypnopompic hallucination / **induzierte** ~ induced hallucination / **kinästhetische** ~ kinesthetic hallucination / **negative** ~ negative hallucination / **olfaktorische** ~ olfactory hallucination / **oneiroide** ~ oneiroid hallucination / **optische** ~ vision, photism / **periphere** ~ peripheral hallucination / **psychische** ~ psychic hallucination / **psychomotorische** ~ psychomotor hallucination / **taktile** ~ haptic hallucination, tactile hallucination / **unilaterale** ~ unilateral hallucination / **vestibuläre** ~ vestibular hallucination / **visuelle** ~ visual hallucination, pseudopsia, pseudoblepsia

halluzinatorisch hallucinatory, hallucinative

halluzinieren hallucinate

Halluzinogen *n* hallucinogenic drug, hallucinogen, psychodysleptic / ~**abhängigkeit** *f* hallucinogen dependence / ~**intoxikation** *f* hallucinogen intoxication / ~**intoxikationsdelir** *n* hallucinogen intoxication delirium / ~**konsum** *m* hallucinogen use / ~**missbrauch** *m* hallucinogen abuse / ~**rausch** *m* hallucinogen intoxication

halluzinogeninduziert hallucinogen–induced

halluzinolytisch hallucinolytic

Halluzinose *f* hallucinosis / **akute** ~ acute hallucinosis / **alkoholische** ~ alcoholic hallucinosis / **organische** ~ organic hallucinosis / **periodische** ~ periodic hallucinosis

Halo *m* halo / ~**–Effekt** *m* halo effect

Haloperidol *n* haloperidol

Hals *m* neck, cervix, throat / **tonischer** ~**–Augen–Reflex** *m* tonic neck–eye reflex / ~**nerv** *m* cervical nerve / ~**nervengeflecht** *n* cervical plexus / **tonischer** ~**reflex** *m* tonic neck reflex / ~**schlagader** *f* carotid, common carotid artery, cephalic artery / ~**starrigkeit** *f* intractability / ~**wirbelsäule** *f* cervical vertebral column

Halte|arbeit *f* maintenance work / ~**tonus** *m* postural tone, postural tonus / **medikamenteninduzierter** ~**tremor** *m* medication–induced postural tremor

Haltlosigkeit *f* instability, unsteadiness

Haltung *f* attitude, bearing / **aggressive** ~ aggressivity / **aufgeschlossene** ~ receptive attitude, open–mindedness / **aufrechte** ~ erect posture / **extrapunitive** ~ extrapunitiveness / **extraversive** ~ outgoingness, extroversion / **gesellschaftsfeindliche** ~ antisocialism / **impunitive** ~ impunitiveness / **introspektive** ~ introspectiveness / **introversive** ~ introversion / **konkrete** ~ concrete attitude / **körperliche** ~ posture, carriage / **seelische** ~ attitude / **theatralische** ~ pose, theatricalism

Haltungs|eigenschaft *f* attitudinal quality / **~hysterie** *f* camptocormia / **~kanalisierung** *f* postural drainage / **~kontrolle** *f* postural control / **~reflex** *m* attitudinal reflex, postural reflex, statotonic reflex, stance reflex / **~struktur** *f* postural pattern / **~test** *m* postural test / **~typ** *m* postural type

Hamartophobie *f* hamartophobia

Hämatom *n* haematoma, hematoma

Hämatophobie *f* haematophobia, haemophobia, hematophobia, hemophobia, fear of blood

Hammer *m* hammer, malleus

Hämo|dialyse *f* haemodialysis / **~globin** *n* hemoglobin / **~krinie** *f* hemocrinia / **~lyse** *f* hemolysis / **~philie** *f* hemophilia / **~thymie** *f* hemothymia

Hämorrhagie *f* hemorrhage

Hampton–Court–Labyrinth *n* Hampton Court maze, Hampton Court labyrinth

Hand *f* hand / **~alphabet** *n* hand alphabet / **~arbeit** *f* manual work, manual labour, handiwork, handicraft / **~arbeiter** *m* manual worker, blue–collar worker, hourly–paid employee / **~buch** *n* manual, handbook / **~deutung** *f* chiromancy, chirognomy, chirosophy

Hände|druck *m* handgrip / **fehlende** ~ acheiria

Handeln *n* action / **langsames** ~ bradypragia / **vernünftiges** ~ intelligent action / **zwanghaftes** ~ compulsiveness, compulsivity

handeln act, operate, negotiate

Hand|fertigkeit *f* manual skill, dexterity / **~fläche** *f* palm / **~gelenk** *n* wrist / **~gelenksreflex** *m* wrist reflex / **~geschicklichkeit** *f* manual aptitude, dexterity / **~griff** *m* handgrip

hand|haben handle, manipulate / **~schriftlich** handwritten, manuscript

Handhabung *f* manipulation, handling, administration, management, execution

Händigkeit *f* handedness

Hand|innenfläche *f* palm / **~kraft** *f* strength of the hand, strength of the grip / **~krampf** *m* cheirospasm, keirospasmus / **~lesekunst** *f* palmistry, chiromancy, chirognomy, cheiromancy, chirosophy / **~leser** *m* chiromancer / **~lichkeit** *f* handiness / **~liniendeuter** *m* chiromancer

Handlung *f* action, act, activity, operation, performance / **~ mit Eigenmotivation** autochthonous action / **amnestische** ~ fugue reaction / **autochthone** ~ autochthonous action / **beabsichtigte** ~ aimed action / **empirische** ~ empirical operation / **erfolgreiche** ~ successful act / **erlaubte** ~ permissible operation / **formelle ~en** *fpl* formal operations / **geistige** ~ intellectual operation / **gesetzwidrige** ~ delict, delinquency, offence, malfeasance / **ideomotorische** ~ ideomotor action / **impulsive** ~ impulsive behaviour / **konkrete ~en** *fpl* concrete operations / **nachträgliche** ~ deferred action / **prälogische ~en** *fpl* infra–logical operations / **psychomotorische** ~ ideomotor act / **sensumotorische** ~ sensorimotor operation / **sexuelle ~ an Leichen** necrophily, necrophilia, necrophilism / **strafbare** ~ criminal offense / **unerledigte** ~ unfinished task / **unfreiwillige** ~ involuntary act / **unterbewusste** ~ subconscious act / **unterbrochene** ~ interrupted action, interrupted task / **unwillkürliche** ~ involuntary action / **willensunabhängige** ~ involuntary action, automatism / **zerstörerische** ~ destructive act / **zielgerichtete** ~ purposeful action, aimed act, purposive act / **zufällige** ~ random activity / **zusätzliche** ~ supplemental action, additional action

Handlungs|abfolge *f* action sequence / **~angleichung** *f* allelomimetic behaviour / **unmittelbare ~auslösung** *f* spontaneity / **~ausrichtung** *f* action orientation / **~einheit** *f* action unit / **~folge** *f* action sequence / **optimale ~folge** *f* skill sequence, optimal action sequence / **~forschung** *f* action research / **~gestalt** *f* praxia / **~käfig** *m* activity cage / **~motiv** *n* activity motive / **~raum** *m* action space / **~regression** *f* act regression / **~rudiment** *n* unfinished action, action rudiment / **~stärke** *f* intensity of action / **~struktur** *f* action pattern / **fixierte ~struktur** *f* fixed action pattern / **~system** *n* action mechanism, action system, activity system / **~test** *m* performance test, manipulation test / **~theorie** *f* action theory / **~umkehr** *f* action reversibility / **~ und Lageorientierung** *f* action and state orientation / **~vorstellung** *f* enacted image / **~wahrscheinlichkeit** *f* action probability / **~weise** *f* course of action / **~zerfall** *m* disorganized hyperactivity / **~ziel** *n* ergic goal

handlungs|angleichend allelomimetic / **~spezifisch** action–specific

Hand|schrift *f* chirography, handwriting / **~schriftenbeurteilung** *f* **zur Diagnosestellung** graphopathology / **~schriftenskala** *f* handwriting scale / **~schuhanästhesie** *f* glove anaesthesia / **~teller** *m* palm / **~wahrsagerei** *f* palmistry / **~werk** *n* handicraft, crafts / **~zähler** *m* manual controlled counter

Hanf *m* hemp, cannabis / **getrocknete ~blätter** *npl* marihuana, marijuana / **indischer ~** hashish, cannabis indica

Hang *m* inclination, bent, tendency, proneness, proclivity, propensity

Hangover–Effekt *m* hangover

hantieren handle

Haphalgesie *f* haphalgesia

Haphephobie *f* haphephobia, haptophobia

haploid haploid

Haploskop *n* haploscope

Happening *n* happening

Haptik *f* haptics

haptisch haptic

Hapto|dysphorie *f* Haptodysphorie *f* / **~meter** *n* haptometer / **~phobie** *f* haptophobia, haphephobia

Hardware *f* hardware

Harfentheorie *f* harp theory

harmlos harmless

Harmonie *f* harmony, concord, accord / **~gefühl** *n* feeling of harmony / **~gesetze** *npl* tonal laws / **~ mit dem Ich** ego syntonia / **fehlende ~ mit dem Ich** ego dystonia / **prästabilisierte ~** pre–established harmony

harmonieren harmonize

harmonisch harmonic, harmonious

harmonisierend harmonizing, conjunctive

Harn *m* urine / **~absonderung** *f* urination, micturition / **~ausscheidung** *f* diuresis / **übermäßige ~ausscheidung** *f* polyuria / **~blase** *f* bladder, urinary bladder / **~blasenfunktionsstörung** *f* urinary function disorder / **~drang** *m* desire to urinate, urinary urgency / **~erotik** *f* urethral eroticism / **~gang** *m* ureter / **~inkontinenz** *f* urinary incontinence, incontinence of urine / **~lassen** *n* urination, miction, micturition / **~lassen** micturate / **häufiges ~lassen** *n* pollakisuria, pollakiuria / **unwillkürliches ~lassen** *n* incontinence of urine, urinary incontinence / **~leiter** *m* ureter / **~orgasmus** *m* urination at the sexual climax / **~röhre** *f* urethra / **~ruhr** *f* diabetes / **~säure** *f* uric acid / **~stottern** *n* urinary stuttering, dysuria psychica / **~triebhaftigkeit** *f* urethral eroticism / **~untersuchung** *f* urinary analysis / **~verhaltung** *f* retention of urine, anuresis, anury / **~zwang** *m* strangury, stranguria

Harpaxophobie *f* harpaxophobia, fear of robbers

hart hard, tough, firm, stiff, rigorous / **~näckig** obstinate, persistent, stubborn, insistent

Härte *f* hardness, severity, harshness, toughness, rigour, rigor

Hartnäckigkeit *f* obstinacy, stubbornness, tenacity, wilfulness, pertinacy

harzig resinous

Haschisch *n* hashish, cannabis / **~ismus** *m* cannabism / **~psychose** *f* hashish psychosis / **~rausch** hashish intoxication, cannabis intoxication / **~sucht** *f* addiction to hashish, cannabinomania, cannabis dependence / **~vergiftung** *f* cannabis intoxication, cannabism

Hasen|auge *n* lagophthalmos, lagophthalmia / **~scharte** *f* cleft lip, harelip, lagostoma

Häsitieren *n* hesitation, hesitating

Hass *m* hatred, hate, animosity, rancour, rancor / **~liebe** *f* ambivalent love, love–hate relationship / **~lust** *f* pleasure in hating / **~reaktion** *f* hate reaction / **blinder ~** unreasoning hatred, blind hatred

hassen hate, detest, execrate

hässlich ugly, unpleasant, nasty

Hast *f* haste, hurry, precipitation

hastig hasty, hurried, precipitate

Haube *f* tegmentum

Haubenrückenmarksbahn *f* spino–tectal tract, tecto–spinal tract

Hauchseele *f* anima, soul

Haufen *m* great number, cluster, assemblage / **lärmender ~** rabble

Häufig(e(r,s) frequent, numerous, common, prevalent

Häufigkeit *f* frequency, occurrence / **~ des Auftretens** frequency of incidence, incidence rate / **~ der Fixationspausen** fixation frequency / **~ des Vorkommens** frequency of incidence / **absolute ~** absolute frequency / **beobachtete ~** observed frequency / **erwartete ~** expected frequency / **kumulative ~** cumulative frequency, summation curve / **kumulierte ~** cumulative frequency / **modale ~** modal frequency / **relative ~** relative frequency / **theoretische ~** theoretical frequency

Häufigkeits|diagramm *n* frequency diagram, frequency chart, frequency graph, frequency polygon / **~funktion** *f* frequency function / **kumulative ~funktion** *f* cumulative distribution function / **~gesetz** *n* law of frequency, law of repetition / **~koeffizient** *m* frequency coefficient, relative frequency

Häufigkeitskurve *f* frequency curve / **kumulative ~** cumulative frequency curve, cumulative frequency graph, ogival curve, ogive / **mehrgipflige ~** multimodal frequency curve / **normale ~** normal frequency curve, Gaussian distribution / **zweigipflige ~** bimodal curve

Häufigkeits|polygon *n* frequency polygon / **~skala** *f* cumulative scale, scalogram / **~tabelle** *f* frequency table

Häufigkeitsverteilung *f* frequency distribution, cumulative distribution, frequency curve / **J–förmige ~** J–shaped frequency curve / **kumulative ~** cumulative frequency curve, cumulative frequency distribution / **prozentuale ~** percentage cumulative distribution / **U–förmige ~** U–shaped frequency curve

Häufigkeitswert *m* frequency value

Häufung *f* accumulation, cumulation, cluster

Haupt|achse *f* principal axis / **~akte** *f* master record / **~ast** *m* main branch / **~ausbildung** *f* core curriculum / **~ausrichtung** *f* mainstream / **~bündel** *n* main bundle / **~determinante** *f* principal determinant / **~ebene** *f* principal plane / **~farbe** *f* principal colour / **~figur** *f* protagonist / **~funktion** *f* basic function / **~grund** *m* primary cause / **~herd** *m* principal focus / **~interesse** *n* centre of interest / **~nutzzeit** *f* utilisation time / **~person** *f* principal, protagonist / **~punkt** *m* cardinal point, gist / **~richtung** *f* main direction, mainstream / **~speicher** *m* main memory, central memory / **~skala** *f* master scale / ~**symptom** *n* primary symptom / ~**triebfeder** *f* mainspring / ~**unterlage** *f* master record / ~**visierlinie** *f* direct line of vision / ~**wirkung** *f* main effect / ~**wort** *n* noun, substantive / ~**zelle** *f* principal cell, peptic cell

Haus|angst *f* oikophobia, domatophobia / ~**arzt** *m* family physician, general practitioner / ~**aufgaben** *fpl* homework / ~**besuchsprogramm** *n* house visiting programme / ~**haltsführung** *f* household management / ~**haltsunfall** *m* home accident / ~**tier** *n* pet / ~**unterricht** *m* home schooling / ~**wirtschaftslehre** *f* home economics / **zu** ~**e erzogen** home reared

häuslich gebunden homebound

Haut *f* skin, derma, dermis, membrane, cutis / ~**ausschlag** *m* rash, exanthema / ~**druckmesser** *m* piesimeter, piesometer / ~**drüse** *f* cutaneous gland / ~**empfindlichkeit** *f* dermal sensitivity, cutaneous sensibility / ~**empfindung** *f* skin sensation, dermal sensation, cutaneous sensation, cutaneous perception / **schmerzlose, stichartige** ~**empfindung** *f* acanthaesthesia, acanthesthesia / ~**erotik** *f* skin eroticism, skin erotism, dermal erotism / ~**falte** *f* **am Oberlid** epicanthus / ~**feuchtigkeitsmessung** *f* measurement of skin moisture / ~**jucken** *n* itching / ~**krankheit** *f* skin disease, skin disorder / **allergische** ~**krankheit** *f* allergic skin disorder / ~**kribbeln** *n* paraesthesia, paresthesia / ~**leiden** *n* skin disorder / ~**leitfähigkeit** *f* skin electrical conductivity / ~**leitung** *f* skin conduction / ~**nerv** *m* cutaneous nerve / ~**neurose** skin neurosis, dermoneurosis / ~**potential** *n* skin potential / ~**–Pupillen–Reflex** *m* cutaneous pupillary response / ~**reaktion** *f* skin reflex / **galvanische** ~**reaktion** *f* galvanic skin response, galvanic skin reflex, electrodermal response, galvanic response, galvanic reaction, galvanic reaction / **lokale galvanische** ~**reaktion** *f* local galvanic reaction / ~**reflex** *m* skin reflex / ~**rezeptor** *m* cutaneous receptor / ~**rezeptorfeld** *n* cutaneous receptive field / ~**rötung** *f* erythema / ~**rötung** *f* **bei sexueller Stimulation** erotic blushing / **neuralgischer** ~**schmerz** *m* dermalgia, dermatalgia, dermatodynia / ~**sekretionsreflex** *m* cutaneous secretory reflex / ~**sensibilität** *f* skin sensation / ~**sinn** *m* skin sense, cutaneous sense, cutaneous sensation, dermal sense, derma sense, dermal sensation / ~**sinnesorgan** *n* tactile organ, cutaneous sense organ / ~**struktur** *f* dermato–glyphics, dermal pattern / ~**temperatur** *f* skin temperature / **halbseitige** ~**überempfindlichkeit** *f* hemihyperaesthesia, hemihyperesthesia / ~**widerstand** *m* skin resistance, cutaneous resistance / **glatte** ~ smooth skin / **weiche** ~ soft skin

Haut–mal–Epilepsie *f* Grand mal epilepsy

Häutchen *n* membrane

Hawthorne|–Untersuchung *f* Hawthorne experiment, Hawthorne studies / ~**–Effekt** *m* Hawthorne effect *m*

Head–Zonen *fpl* Head's zones, zones of hyperalgesia

Hebamme *f* midwife

Hebbs Theorie *f* **des Wahrnehmungslernens** Hebb's theory of perceptual learning

Hebel *m* lever, handle / ~**betätigung** *f* lever–pressing / ~**drücken** *n* lever–pressing

hebephren hebephrenic

Hebephrene *m,f* hebephreniac / ~**phrenie** *f* hebephrenia, adolescent insanity, hebephrenic insanity, hebephrenic schizophrenia

heboid hebetic, heboid

Heboidophrenie *f* heboidophrenia

Hedon|ie *f* hedonia / ~**ik** *f* hedonics / ~**ismus** *m* hedonism / ~**ist** *m* hedonist / ~**ophobie** *f* hedonophobia, morbid fear of pleasure

hedon|isch hedonic, pleasurable / ~**istisch** hedonistic

Heeres|angehörige *pl* army personnel / **~psychologie** *f* military psychology, psychology of warfare

heftig violent, severe, heavy, intense, fierce, vehement

Heil|anstalt *f* mental hospital, psychiatric hospital, mental home, sanatorium / **~fieber** *n* therapeutic fever / **medizinisches ~gerät** *n* medical therapeutic device / **~gymnast** *m* physical therapist / **~gymnastik** *f* physiotherapy, physical therapy, remedial gymnastics, gymnastic therapy / **~kunst** *f* art of healing / **~magnetiseur** *m* mesmerist / **~magnetismus** *m* mesmerism / **~methode** *f* therapeutic technique, therapeutic method / **~mittel** *n* remedy, medicament, medicine / **spezifisches ~mittel** *n* specific remedy / **~pädagogik** *f* orthopedagogics, therapeutic pedagogy, medical pedagogy / **~schlaf** *m* healing sleep, therapeutical sleep / **~stätte** *f* sanatorium / **~– und Pflegeanstalt** *f* psychiatric hospital, rehabilitation clinic / **~verfahren** *n* therapeutic technique / **biologische ~weise** *f* biological therapy

heil|bar curable, healable / **~magnetisch** mesmeric / **~pädagogisch** orthogenic / **~sam** beneficial, curative, salutary, medicinal

heilen cure, heal, remedy

heilend healing, curative, remedial

heilig sacred, holy, saintly

Heilung *f* healing, cure

Heim *n* home, asylum / **~kehr** *f* homecoming, return home / **~kehrtrieb** *m* homing instinct / **~kind** *n* institutionalized child

Heimat|flucht *f* apodemialgia / **~losigkeit** *f* homelessness / **~sinn** *m* homing instinct

heimatlos homeless, displaced

heim|lich clandestine, surreptious, secret, covert

Heimweh *n* homesickness, nostalgia / **~depression** *f* nostalgic depression / **krankhaftes ~** nostomania

heimwehkrank nostalgic

Heine–Medin–Krankheit *f* Heine–Medin disease, acute anterior poliomyelitis

Heirat *f* marriage / **~ innerhalb der eigenen Klasse** class–assortative marriage / **~ zwischen Blutsverwandten** consanguineous marriage / **~ zwischen Partnern sozial oder rassisch verschiedener Gruppen** intermarriage / **therapeutische ~** therapeutic marriage

heiraten marry, get married, wed

Heirats|angst *f* gamophobia / **~sucht** *f* gamonomania

heiratsfähig marriageable

heiser hoarse

Heiserkeit *f* hoarseness, trachyphonia

Heißhunger *m* bulimia, morbid appetite, cynorexia, ravenous hunger, hyperorexia, ravenous appetite / **~attacke** *f* binge eating / **dauernder ~** acoria / **krankhafter ~** morbid hunger, bulimia, hyperorexia

heißhungrig bulimic, ravenous

heiter cheerful, serene, bright

Heiterkeit *f* cheerfulness, serenity, pleasantness, mirth / **krankhafte ~** chaeromania, chairomania, cheromania

hektisch hectic

Held *m* hero

Held–Auerbach'sche Endknöpfchen *npl* synaptic knobs

heldenhaft heroic, valiant

Heldensage *f* heroic legend, saga

helfen assist, help

helfend helping, helpful, auxiliary, supportive

Helfer *m*, **Helferin** *f* helper, assistant / **ehrenamtliche ~** volunteer personnel

Helikotrema *n* helicotrema

Helio|phobie *f* heliophobia, photophobia / **~taxis** *f* heliotaxis / **~tropismus** *m* heliotropism

heliotropisch heliotropic

Helix *f* helix

hell clear, light, luminous, bright

Hell|adaptation *f* light adaptation, photopia / **~dunkel** *n* chiaroscuro / **~–Dunkel–Adaptation** *f* adaptation to light and darkness / **~dunkel–Antwort** *f* light–darkness response / **spektrale ~empfindlichkeitskurve** *f* spectral sensitivity function / **~hören** *n* clairaudience / **~hörigsein** *n* clairaudience / **~sehen** *n* clairvoyance, precognition, telaesthesia, telesthesia, telegnosis, extrasensory perception / **~seher** *m* clairvoyant / **~seherin** *f* clairvoyant

Helligkeit *f* brightness, lightness, brilliance, luminosity / **an ~ adaptiert** light–adapted / **absolute ~** absolute luminosity / **gleichbleibende ~** brightness constancy

Helligkeits|anpassung *f* light adaptation / **~empfindung** *f* brightness perception / **entoptische ~empfindung** *f* photoma / **~grad** *m* degree of brightness / **~konstanz** *f* brightness constancy / **~kontrast** *m* brightness contrast, brilliance contrast / **~schwelle** *f* brightness threshold / **absolute ~schwelle** *f* absolute brightness threshold / **~unterscheidung** *f* brightness discrimination / **~unterschied** *m* difference in brightness / **~wahrnehmung** *f* brightness perception

Hellin'sches Gesetz *n* Hellin's law

Helm *m* helmet / **neurasthenischer ~** neurasthenic helmet

Helmholtz|sche Hörtheorie *f* Helmholtz theory of hearing / **~–Kohlrausch–Effekt** *m* Helmholtz–Kohlrausch effect / **~–Quadrate** *npl* Helmholtz squares / **~–Resonanztheorie** *f* Helmholtz theory of resonance / **~'sche Sehtheorie** *f* Helmholtz theory of vision

Helminthophobie *f* helminthophobia, fear of worms

Hemeralopie *f* hemeralopia, hemeralopsia, hemeranopia, hemeranopsia, hesperanopia, night blindness

Hemi|ageusie *f* hemiageusia / **~algie** *f* hemialgia / **~analgesie** *f* hemianalgesia / **~anästhesie** *f* hemianaesthesia, hemianesthesia / **~anopsie** *f* hemianopsia, hemianopsy, hemianopia, hemiablepsia, hemiopia, hemiamaurosis, half–vision / **~anosmie** *f* hemianosmia / **~ataxie** *f* hemiataxia / **~ballismus** *m* hemiballism / **~chorea** *f* hemichorea / **~diaphorese** *f* hemidiaphoresis / **~drosis** *f* hyperhydrosis lateralis / **~epilepsie** *f* hemiepilepsy, one–sided epilepsy / **~hyperästhesie** *f* hemihyperaesthesia, hemihyperesthesia / **~kranie** *f* hemicrania, migraine, hemicephalia / **~opsie** *f* hemianopsia, hemiopia / **~parese** *f* hemiparesis / **~plegie** *f* hemiplegia / **~sphäre** *f* hemisphere / **~sphärendominanz** *f* hemispheric dominance, brain dominance, cerebral dominance / **~sphäreninteraktion** *f* interhemispheric interaction

hemmbar inhibitable, repressable

Hemmbereiche *mpl* areas of suppression

hemmen inhibit, block, suppress, restrain, interfere

hemmend inhibiting, inhibitory, inhibitive, interceptive

Hemmer *m* inhibitor, inhibitory nerve, suppressant, suppressor, blocker

Hemm|grad *m*, **höchster** terminal inhibition / **~reflex** *m* inhibitory reflex / **~reiz** *m* inhibitory stimulus / **~stoff** *m* inhibitor / **adrenerger ~stoff** *m* adrenergic blocking drug / **cholinerger ~stoff** *m* cholinergic blocking drug / **synaptischer ~stoff** *m* inhibitory neurotransmitter / **~substanz** *f* inhibitory transmitter, inhibitory substance / **~synapse** *f* inhibitory synapse, inhibitory synapsis

Hemmung *f* inhibition, suppression, repression / **~ des Gedankengangs** inhibition of thought / **~ durch das Umfeld** surround inhibition / **~ nach einer Reizung** postexcitatory inhibition / **absteigende ~** descending inhibition / **affektbesetzte ~** affect–cathected inhibition / **affektive ~** affective inhibition / **assoziative ~** associative inhibition / **äußere ~** external inhibition / **autogene ~** autogenic inhibition / **bedingte ~** conditional inhibition / **berufliche ~** vocational inhibition /

externe ~ external inhibition / **innere** ~ internal inhibition, intrinsic inhibition / **interne** ~ internal inhibition, autogenic inhibition / **konditionierte** ~ conditioned inhibition, conditioned suppression / **konditionierte reaktive** ~ conditioned reactive inhibition / **kortikale** ~ cortical inhibition / **latente** ~ latent inhibition / **motorische** ~ motor inhibition / **negative** ~ retroactive inhibition / **nervöse** ~ nervous inhibition / **postsynaptische** ~ postsynaptic inhibition / **präsynaptische** ~ presynaptic inhibition / **proaktive** ~ proactive inhibition, proactive interference / **reaktive** ~ reactive inhibition / **retroaktive** ~ retroactive inhibition, retroactive interference, negative retroaction / **reziproke** ~ reciprocal inhibition / **rückwirkende** ~ retroactive inhibition, reproductive inhibition, reproductive interference, negative retroaction / **soziale** ~ social inhibition / **starke** ~ overinhibition / **zentrale** ~ central inhibition

Hemmungs|ausbreitung *f* inhibitory recruitment / **~felder** *npl* areas of suppression / **~mechanismus** *m* inhibiting mechanism / **~nerv** *m* depressor, inhibitor, inhibitory nerve / **~neurose** *f* inhibition neurosis / **~potential** *n* inhibition potential, inhibitory potential / **postsynaptisches ~potential** *n* inhibitory postsynaptic potential / **~theorie** *f* **der Aufmerksamkeit** theory of attention as an inhibitory factor / **~verstärkung** *f* inhibition reinforcement / **~zentrum** *n* inhibitory area / **~zustand** *m* state of inhibition

hemmungslos unscrupulous, unrestrained, uninhibited

Hemm|wirkung *f* inhibitory effect / **~zentrum** *n* inhibitory centre / **~zone** *f* inhibition zone

Henle–Schleife *f* Henle's loop, nephronic loop, Henle's canal

Heparin *n* heparin

hepatisch hepatic

Hepatitis *f* hepatitis / **toxische** ~ toxic hepatitis

Herabsetzung *f* depreciation, decrease, reduction / **~ der Erregung** abirritation / **~ der funktionalen Aktivität** anergasia

heranwachsend adolescent

Heranwachsende *m,f* adolescent

Heraus|fordern challenge / **~führend** efferent, efferential / **~nehmen** remove

Heraus|forderung *f* challenge / **~mendeln** *n* reappearance of a characteristic of an ancestor / **~putzen** *n* grooming

Herbart'sche Psychologie *f* Herbartianism, Herbartism, Herbartian psychology

Herd *m* focus / **~anfall** focal seizures / **~epilepsie** *f* focal epilepsy, partial epilepsy / **zerebrale ~erkrankung** *f* localised cerebral affection / **~läsion** *f* focal lesion / **~paare** *npl* conjugati foci / **~schaden** *m* **des Gehirns** focal brain damage / **~sklerose** *f* focal sclerosis / **neurologische ~störung** *f* focal neurological disorder / **~symptom** *n* focal symptom / **zerebrales ~symptom** *n* focal cerebral symptom

Herde *f* herd

Herden|instinkt *m* herd instinct, gregariousness / **~trieb** *m* herd instinct, gregarious instinct, gregariousness / **in** ~ **lebend** gregarious

herdförmig localised, focal

hereditär hereditary

Heredität *f* heredity, inheritance

Hering–Breuer–Reflex *m* Hering–Breuer reflex

Hering|'sches Fenster *n* Hering window / **~'sche Gegenfarbentheorie** *f* Hering theory of opponent colour vision / **~'sche Grauskala** *f* Hering grays, Hering greys / **~'sches Nachbild** *n* Hering afterimage / **~'sche Schleife** *f* kymograph / **~'sche Täuschung** *f* Hering illusion

herkömmlich traditional, conventional, customary

Herkunft *f* origin

Herkunfts|familie *f* family of origin / **~varianz** *f* parent variance

Hermann Gitter–Täuschung *f* Hermann grid illusion

Hermann'sche Strömchentheorie *f* Hermann's local circuit theory

Hermaphrodit *m* hermaphrodite, intersex, sex intergrade, androgyne / **psychosexueller** ~ psychosexual hermaphrodite / **~ismus** *m* hermaphroditism, hermaphrodism, androgynism / **psychologischer ~ismus** *m* psychosexual hermaphroditism, bisexual libido / **scheinbarer ~ismus** *m* pseudohermaphroditism

hermaphroditisch intersexual, hermaphroditic

Heroe *m* hero

Heroin *n* heroin, diacetylmorphine, diamorphine / **~abhängigkeit** *f* heroin addiction / **~ismus** *m* heroinomania / **~sucht** *f* heroinomania

Herpes|enzephalitis *f* herpes simplex encephalitis, herpes encephalitis / **~zoster** *m* herpes zoster, zoster

herrisch domineering, authoritative, overbearing, imperious

Herrschaft *f* authority, supremacy / **~ der Stammesältesten** gerontocracy / **matriarchalische** ~ matriarchy, gynaecocracy, gynecocracy / **unumschränkte** ~ absolutism, autarchy, autocracy

herrschen rule, govern, reign, dominate

herrschend ruling, reigning, prevailing

herrschsüchtig domineering, dictatorial, greedy for power

Hersagen *n* recitation, repetition / **automatisches** ~ automatic speech / **inneres** ~ rehearsal

hersagen recite

herstammen originate, come from, descend

Herstellungs|methode *f* procedure of reproduction, procedure of mean error, procedure of average error, method of reproduction, method of mean error, method of equation, equation method, mean–error procedure, method of adjustment / **~verfahren** *n* adjustment of equivalent stimulus method, adjustment of equivalent stimulus procedure, adjustment procedure, adjustment method, average error procedure, error method, method of minimal changes, production procedure, production method

Hervor|bringen *n* generating, production / **~treten** *n* emergence / **~treten** *n* **des Augapfels** exophthalmos, exophthalmus / **strukturelles** **~treten** *n* **des Selbst** self–salience

hervor|bringen produce, create, generate, yield / **~gerufen** caused / **~locken** elicit / **~ragend** principal, outstanding / **~rufen** cause, elicit, evoke / **~rufend** evocative, eliciting / **~tretend** salient / **deutlich ~tretend** manifest / **~springend** salient, striking, oustanding

Herz *n* heart / **~anfall** *m* heart attack, cardiac seizure / **~angst** *f* cardiophobia, irrational fear of heart disease, precordial anxiety / **~angstsyndrom** *n* neurocirculatory asthenia, cardiac neurosis, DaCosta's syndrome / **~beschwerden** *fpl* heart complaint, heart trouble / **~beutel** *m* pericardium / **~chirurgie** *f* heart surgery / **~fehler** *m* cardiac defect, vitium cordis / **~flattern** *n* cardiac flutter / **~frequenz** *f* heart rate, cardiac rate / **~gefäß** *n* coronary vessel / **~gegend** *f* cardiac region / **~geräusch** *n* cardiac murmur, heart murmur / **~impulsmesser** *m* cardiotachometer / **~infarkt** *m* myocardial infarction, coronary thrombosis / **~insuffizienz** *f* heart failure, cardiac insufficiency / **dekompensierte ~insuffizienz** *f* congestive heart failure / **~kammer** *f* heart ventricle / **~kammerflimmern** *n* fibrillation / **~klappe** *f* heart valve / **~klappenstenose** *f* stenotic heart valve / **~klopfen** *n* beating of the heart, palpitation / **unruhiges ~klopfen** *n* nervous palpitation / **~krankheit** *f* heart disease, heart trouble / **~kranzgefäß** *n* coronary artery / **~–Kreislauf–Störung** *f* cardiovascular disorder / **~–Kreislauf–System** *n* cardiovascular system / **~–Kreislauf–Training** *n* cardiovascular training / **~kurvenschrei-**

ber *m* cardiograph, cardiosphygmograph / ~leiden *n* coronary disorder, heart disorder, heart trouble / ~**minutenvolumen** *n* minute volume, cardiac output / ~**muskel** *m* myocardium / ~**muskelfaser** *f* myocardial fiber / ~**muskelzelle** *f* myocardial cell / ~**neurose** *f* cardioneurosis, irritable heart, heart neurosis, cardiovascular neurasthenia, cardiac neurosis / ~**ohr** *n* heart auricle / ~**phobie** *f* cardiac phobia / ~**rhythmusstörung** *f* arrhythmia / ~**schlag** *m* heart beat / ~**schlag** *m* bradycardia / ~**schlaghören** *n* pulsating neurasthenia / ~**schmerz** *m* cardialgia, cardiodynia, heart pain / ~**schrittmacher** *m* cardiac pacemaker / ~**schwäche** *f* heart failure / ~**spitzenstoß** apex beat, apical impulse / ~**störung** *f* cardiac disorder / ~**tätigkeit** *f* heart action / ~**transplantation** *f* heart transplant / ~**unruhe** *f* nervous palpitation / ~**verpflanzung** *f* heart transplant / ~**versagen** *n* cardiac failure / ~**vorhof** *m* atrium / ~**zeitvolumen** *n* cardiac output, kinemia / **nervöses** ~ irritable heart

Heschl–Querwindung *f* Heschl's convolution, Heschl's gyri, transverse anterior temporal gyrus

Hetero|chromie *f* heterochromia, allophthalmia / ~**chromosom** *n* allosome / ~**chronie** *f* heterochronia, heterochrony, heterochronism / ~**erotik** *f* heteroeroticism / ~**gamet** *m* heterogamete / ~**gamie** *f* heterogamy / ~**genese** *f* heterogenesis, heterogony / ~**genität** *f* heterogeneity, heterogenicity / ~**gonie** *f* heterogenesis, heterogony / ~**hypnose** *f* hypnosis / ~**kinesie** *f* heterokinesia / ~**lalie** *f* heterolalia, heterophasia, heterophemy / ~**logie** *f* heterology / ~**metropie** *f* heterometropia / ~**morphose** *f* heteromorphosis / ~**nomie** *f* heteronomy / ~**phasie** *f* heterophasia, heterophemy, heterolalia, allophemy / ~**philie** *f* heterophilia / ~**phorie** *f* heterophoria, latent squint / ~**phthalmus** *m* allophthalmia / ~**sexualität** *f* heterosexuality / ~**scedastizität** *f* heteroscedasticity / ~**skop** *n* heteroscope / ~**som** *n* heterosome / ~**suggestion** *f* heterosuggestion / ~**zygot** *m* heterozygote

hetero|chron heterochronic / ~**gam** heterogamous / ~**gen** heterogeneous, heterogenic / ~**log** heterologous, atypical / ~**morph** heteromorph, heteromorphic, heteromorphous / ~**nom** heteronomous / ~**phil** heterophil, heterophilic / ~**polar** heteropolar / ~**sexuell** heterosexual / ~**scedastisch** heteroscedastic / ~**trop** anisotropic, anisotropous / ~**zygot** heterozygous, heterozygotic

Heterosmie *f* heterosmia

Heuchelei *f* hypocrisy, dissimulation, simulation, cant

heucheln dissimulate, feign, simulate, pretend

Heuchler *m* hypocrite, feigner, simulator, dissembler, pretender

heuchlerisch hypocritical, dissembling, two-faced, duplicitous

Heu|fieber *n* hay fever / ~**schnupfen** *m* hay fever

Heulen *n* ululation, cry, howling

heuristisch heuristic

Heuschnupfen *m* hay fever, pollinosis

Hexamethonium *n* hexamethonium

Hexe *f* witch

Hexen|glaube *m* belief in witches / ~**schaukel** *f* haunted–swing illusion / ~**zauber** *m* witchcraft

Hexer *m* sorcerer, wizard, necromancer, voodooist

Hexerei *f* sorcery, witchcraft, necromancy, voodooism

Hexobarbital *n* hexobarbital

Heyman'sches Hemmungsgesetz *n* Heymans' law of inhibition

Hidrose *f* hidrosis

Hierarchie *f* hierarchy, hierarchical system / **soziale** ~ social hierarchy, social ladder

hierarchisch hierarchic, hierarchical

Hiero|glyphen *fpl* hieroglyphics / **~glyphenschrift** *f* hieroglyphic writing / **~manie** *f* hieromania, religious insanity / **~phobie** *f* hierophobia

hieroglyphisch hieroglyphic

Hilfe *f* help, aid, assistance, backing, support / **~verhalten** *n* assistance, helping behaviour

Hilfenmethode *f* prompting method

hilfesuchend help–seeking, assistance–seeking

hilf|los helpless, defenceless, shiftless / **~reich** helpful

Hilflose *m,f* helpless person, derelict / **~losigkeit** *f* helplessness / **gelernte ~losigkeit** *f* learned helplessness

Hilfs|arbeiter *m* unskilled worker / **berufliche ~ausbildung** *f* paraprofessional education / **~bereitschaft** *f* helpfulness / **telefonischer ~dienst** *m* hot line services / **~funktion** *f* auxiliary function / **~ich** *n* auxiliary ego / **~konstrukt** *n* auxiliary construction / **~konstruktion** *f* auxiliary construction / **~lehrer** *m* resource teacher, teacher aide / **~lösung** *f* auxiliary solution / **~mittel** *n* aid, instrument, resource / **audio–visuelles ~mittel** *n* audio–visual aid / **medizinisch–therapeutisches ~** medical–therapeutical device / **mnemotechnisches ~mittel** *n* learning crutch, aide–memoire / **wissenschaftliches ~mittel** *n* scientific instrument / **~personal** *n* nonprofessional personnel, paraprofessional personnel / **medizinisches ~personal** *n* paramedical personnel / **psychiatrischer ~pfleger** *m* psychiatric aide / **betriebliches ~programm** *n* employee assistance programme / **~quelle** *f* resource / **~schule** special school / **medizinische ~wissenschaft** *f* paramedical science

Hinausverlagerung *f* externalization, extrojection, extrajection, assimilative projection

hinausverlegen externalize, project

hindern restrain, hinder, detain, impede

hindernd impeding, interceptive, detaining, handicapping

Hindernis *n* obstacle, obstruction, handicap, barrier / **~kasten** *m* obstruction box / **~methode** *f* obstruction method / **~sinn** *m* obstacle sense / **~weg** *m* delay path

Hinderung *f* restraint

hineinversetzen (sich) empathize

Hineinwachsen *n* **in eine Kultur** acculturation

Hinfälligkeit *f* weakness, infirmity, decrepitude

Hingabe *f* dedication, devotion, abandonment, devotedness

Hingerissensein *n* fascination

Hinken *n,* **intermittierendes** Charcot's syndrome, intermittent claudication

hinreichend sufficient

Hinter|bliebenen *pl* survivors, surviving dependents / **~grund** *m* background, ground / **~grundgeräusch** *n* background noise / **~grundverstimmung** *f* background depression / **familiärer ~grund** *m* family setting, family background / **kultureller ~grund** *m* cultural background / **~haupt** *n* occiput, occipital region / **~hauptbein** *n* occipital bone / **~hauptlappen** *m* occipital lobe / **~hauptsyndrom** *n* occipital syndrome / **~hauptwindung** *f* occipital gyrus / **~hirn** *n* hindbrain, metencephalon / **~horn** *n* posterior cornu, occipital cornu, dorsal cornu, dorsal horn / **~kopf** *m* occiput / **~lappen** *m* posterior lobe / **~strang** *m* dorsal column, posterior funiculus / **~strangataxie** *f* spinal ataxia, spinal ataxy / **~strangkern** *m* dorsal–column nucleus / **~wurzel** *f* posterior root, dorsal root of spinal nerves

hintere(r,s) posterior, back

Hinweis *m* cue, indication / **~reiz** *m* cue, cue pattern / **zufälliger ~** incidental cue

hinweisen indicate, point out

Hinwendung *f* approach, turning / **~ zur Reizquelle** klinotaxis / **allgemeine ~** cenotrope, coenotrope

hinzufügen add
Hippanthropie *f* hippanthropia
Hipp–Chronoskop *n* Hipp chronoscope
Hippie *m* hippie, hippy, flower child
Hippocampus *m* hippocampus, Ammon's horn / **~formation** *f* hippocampal formation
hippokratisch Hippocratic
Hippus *m* hippus, tremor of the iris
Hirn *n* brain, cerebrum, encephalon / **~abschnitt** *m* brain subdivision / **~abszess** *m* cerebral abscess, brain abscess / **~achse** *f* brain stem / **~anhang** *m* pituitary body, hypophysis, hypophysis cerebri, appendix cerebri / **~anhangdrüse** *f* hypophysis, pituitary gland / **~arteriosklerose** cerebral arteriosclerosis / **~atrophie** *f* atrophy of the brain, cerebral atrophy, cerebroatrophia / **~aufnahme** *f* cephalography / **~basis** *f* basis encephali / **~blutung** *f* cerebral haemorrhage, intracranial haemorrhage, intracerebral hemorrhage, cerebral hemorrhage / **~druck** *m* cerebral compression, brain compression, brain pressure, cerebral pressure, pressure of the brain / **~durchblutung** *f* cerebral blood flow / **minimale ~dysfunktion** *f* minimal brain dysfunction / **~embolie** *f* cerebral embolism / **~erkrankung** *f* encephalosis, brain disease / **~erweichung** *f* cerebromalacia, softening of the brain / **~flüssigkeit** *f* cerebrospinal fluid / **~funktion** *f* brain function / **~funktionsstörung** *f* brain dysfunction / **~gefäß** *n* cerebral vessel / **~gefäßstörung** *f* cerebrovascular disorder / **~geschädigte** *m,f* brain damaged / **minimal ~geschädigte** *m,f* minimally brain damaged / **~geschwulst** *f* brain tumour / **~gespinst** *n* chimaera, chimera, vapour, vapor, spectre / **~haut** *f* meninx, membrane of the brain / **harte ~haut** *f* dura (mater), endocranium, pachymeninx / **weiche ~haut** *f* leptomeninx, pia mater / **~häute** *fpl* meninges, cerebral meninges / **~hautentzündung** *f* brain–fever, meningitis / **~hauterkrankung** *f* meningopathy /

dominante ~hemisphäre *f* dominant hemisphere / **linke ~hemisphäre** left brain / **rechte ~hemisphäre** right brain / **~hohlraum** *m* cerebral sinus / **~kammer** *f* ventricle of the brain, cerebral ventricle / **~karte** *f* brain map / **~kontusion** *f* cerebral contusion / **~kunde** *f* cerebrology, neuroscience / **~kurvenbild** *n* encephalogram / **~läsion** *f* brain injury, cerebral lesion / **~leiden** *n* cerebropathy, cerebral disease / **~leistungsschwäche** *f* weak cerebral function, cerebral dysfunction syndrome, impaired cerebral function / **minimale ~leistungsstörung** *f* minimal cerebral dysfunction / **~nerv** *m* cranial nerve, cerebral nerve / **zehnter ~nerv** *m* vagus / **~nervenreflex** *m* cranial reflex / **~ödem** *n* wet brain, cerebral oedema, cerebral edema / **~prellung** *f* brain contusion / **raumbeengender ~prozess** *m* expanding brain lesion / **~quetschung** *f* brain contusion / **~reizmittel** *n* cerebrostimulant / **~reizung** *f* brain stimulation, cerebral stimulation / **chemische ~reizung** *f* chemical brain stimulation / **elektrische ~reizung** *f* electrical brain stimulation / **~rinde** *f* brain cortex, pallium / **von der ~rinde wegführend** corticofugal / **zur ~rinde hinführend** corticoafferent, corticopetal / **~rindendetektor** *m* cortical detector / **~rindenfunktion** *f* cortical function / **~rindenpotential** *n* cortical potential / **~–Rückenmark** *n* cranial spinal cord / **~–Rückenmarkskanal** *m* cerebrospinal canal / **~sand** *m* brain sand / **~schädel** *m* cerebral cranium, brain–pan / **größte ~schädellänge** *f* frontoocciptial diameter, occipitofrontal diameter / **~schaden** *m* brain damage, cerebral lesion / **angeborener ~schaden** *m* congenital brain defect / **erworbener ~schaden** *m* developmental brain defect / **frühkindlicher ~schaden** *m* infantile brain damage / **minimaler ~schaden** *m* minimal brain damage / **organischer ~schaden** *m* organic brain damage / **~schädigung** *f* cerebral injury, brain damage / **toxische ~schädigung** *f* toxic encephalopathy / **~schlag** *m* cerebral stroke /

~schock *m* cerebral shock / ~schwellung *f* cerebral edema, cerebral oedema / ~schwindel *m* cerebral vertigo / ~sektion *f* cerebroscopy / ~sinus *m* cerebral sinus / ~sklerose *f* cerebral sclerosis, cerebrosclerosis / **hypertrophische tuberöse ~sklerose** *f* epiloia / ~stamm *m* brain stem / ~stammreflex *m* brain stem reflex / ~stiel *m* cerebral peduncle / ~stimulans *m* cerebrostimulant / **elektrische ~stimulation** *f* electric brain stimulation / ~substanz *f* cerebral matter / **graue ~substanz** *f* substantia grisa, grey matter / **weiße ~substanz** *f* substantia alba, white matter / **organisches ~syndrom** *n* organic brain syndrome / ~tätigkeit *f* brain activity / ~transplantation *f* organ transplantation / ~trauma *n* brain trauma / ~tumor *m* brain tumour, brain neoplasm / ~ventrikel *m* cerebral ventricle / ~verletzung *f* brain injury, brain trauma / **geschlossene ~verletzung** *f* closed head injury / **offene ~verletzung** *f* open brain injury / ~volumen *n* brain volume, cerebral volume / ~wasser *n* cerebrospinal fluid / **motorische ~zentren** *npl* motor zones / ~zentrum *n* brain centre

hirn|abgewandt cerebrifugal / ~artig cerebroid / ~geschädigt brain damaged / ~geschädigt seit der Geburt parencephalous / ~lokal brain–localized / ~los anencephalic, brainless / ~organisch cerebroorganic / ~zugewandt cerebripetal

Hirsutismus *m* hirsutism

His–Bündel *n* bundle of His, atrioventricular bundle, His' bundle

Histamin *n* histamine / ~kopfschmerz *m* histamine headache, cluster headache, Horton's syndrome / ~rezeptor *m* histamine receptor, H receptor

histaminerg histaminergic

Histidin *n* histidine

Histo|genese *f* histogenesis, histogeny / ~gramm *n* histogram, rectangular frequency polygon, rectangular graph / ~logie *f* histology

histogenetisch histogenetic, histogenic

Hitze *f* heat / ~adaptation *f* heat adaptation / ~belastung *f* heat stress / ~empfindung *f* heat sensation / ~kollaps *m* heat collapse, heat syncope / ~wirkung *f* heat effect / **fliegende ~** hot flushes

Hitzig–Gürtel *m* Hitzig girdle

Hitzschlag *m* heatstroke

HIV–|Infektion *f* HIV infection / ~ **Test** *m* HIV testing

Hobby *n* hobby

hoch|begabt very talented, intellectually gifted, mentally gifted, brilliant / ~besetzt highly cathected, with a high cathexis / ~betagt very old / ~empfindlich highly sensitive / ~entwickelt highly developed, sophisticated / **sehr ~frequent** with very high frequency / ~gradig high–grade / ~schätzen esteem

Hoch|begabte *m,f* accelerate, gifted / ~begabung *f* talent / ~druck *m* hypertonus / **arterieller ~druck** *m* arterial hypertension / ~frequenz *f* high frequency / ~leistungssport *m* high–performance sport / ~mut *m* pride, arrogance

Hochschul|abschluss *m* graduation, college degree / ~absolvent *m* college graduate / ~aufnahmetests *mpl* college enrollment tests / ~ausbildung *f* higher education / ~didaktik *f* didactics of graduate education

Hochschule *f* university, college, graduate school

Hochschul|gelände *n* campus / ~lehrer *m* college teacher, professor / ~leistung *f* college academic achievement / ~student *m* college student, graduate student / **schriftliche ~prüfung** *f* graduate record examination / ~zulassungskriterien *npl* student admission criteria

höchste(r,s) maximum, maximal, highest, supreme

Höchst|alter *n* maximum age / **~belastung** *f* maximum load / **~grenze** *f* ceiling, upper limit / **~leistung** *f* maximum performance, maximum capacity / **~leistungstest** *m* test of maximum performance / **~wert** *m* ceiling, maximal value

Hoch|stimmung *f* euphoria, elation / **eunuchoider ~wuchs** *m* eunuchoid gigantism / **~zeit** *f* wedding / **~zeitsbräuche** *mpl* marriage rites

Höcker *m* hunch, hump, knob

Hoden *m* testicle, testis *(pl. testes)*, orchis / **~erkrankung** *f* testes disorder / **~retention** *f* cryptorchidism, cryptorchism

Hodologie *f* hodology, hodological psychology

hodologisch hodological

Hodophobie *f* hodophobia, fear of travel

Hof *m* halo, aureola, aureole / **~–Effekt** *m* halo effect / **~machen** *n* courtship

Hoffmann–Reflex *m* Hoffmann's reflex

Hoffnung *f* hope

Hoffnungslosigkeit *f* hopelessness, despair, desparateness

hoffnungsvoll optimistic, hopeful

hofieren philander, court

Höfler'sche Täuschung *f* Hofler illusion

Höflichkeit *f* politeness, courtesy

Höhen|akklimatisation *f* acclimation to high altitude / **~angst** *f* bathophobia, hypsophobia, hypsiphobia, fear of heights, acrophobia / **~koller** high–altitude euphoria / **~krankheit** *f* mountain sickness, high–altitude sickness, hypobaropathy / **~rausch** *m* high–altitude intoxication / **~schielen** *n* vertical squint / **latentes ~schielen** *n* anisophoria, hyperphoria / **~schwindel** *m* height vertigo, hypsophobia, hypsiphobia / **~test** *m* altitude test / **~wirkung** *f* altitude effect

Höhepunkt *m* climax, peak, height, zenith, acme / **sexueller ~** orgasm

höher, höhere(r,s) higher, upper, superior

Höher|bewertung *f* upgrading / **~gruppierung** *f* superordination

Höhle *f* cave, cavity, cavern, antrum, hollow, socket

Höhlengrau *n* cortical gray matter / **zentrales ~** central gray matter of cerebrum, central gray substance of cerebrum

hohl|geschliffen concave / **~köpfig** empty–headed, brainless

Hohlkopf *m* blockhead, saphead, numskull

Höhlung *f* concavity

Holergasie *f* holergasia

holergastisch holergastic

Holismus *m* holism, holistic theory

holistisch holistic

Höllenangst *f* fear of hell

Holmgren|'sches Verfahren *n* Holmgren test / **~'sche Wollfäden** *mpl* Holmgren wools

Holo|gramm *n* hologram / **~graphie** *f* holography / **~ismus** *m* holoism / **~phrase** *f* holophrase, holophrasis

holo|phrastisch holophrastic / **~top** holotopic / **~thym** holothymic

Homatropin *n* homatropine

Homeostase *f* homeostasis, physiological equilibrium, constancy of organism

homeostatisch homeostatic

Homilophobie *f* homilophobia

Hominiden *mpl* hominids

Homo|cystinurie *f* homocystinuria / **~erotik** *f* homoerotism, homoeroticism / **~erotismus** *m* homoerotism, homoeroticism / **~gamet** *m* homogamet / **~gamie** *f* homogamy / **~genitalität** *f* homogenitality, homosexuality / **~genität** *f* homogeneity, homogeny / **~genitätsindex** *m* homogeneity index, index of independence, test of independence / **~genitätskoeffizient** *m* coefficient of homogeneity / **~graph** *m* homograph / **~logie** *f* homology, homotypy / **~morphie** *f* homomorphism / **~morphismus** *m* homomorphism / **~nomie** *f* homonomy / **~nomietrieb** *m* homonomy drive /

~nym *n* homonym / ~nymie *f* homonymy / ~philie *f* homosexuality / ~phonie *f* homophon

homo|erotisch homoerotic / ~gametisch homogametic / ~gen homogeneous, homogenous / ~lateral homolateral / ~log homologous / ~nom homonomous / ~nym homonymous / ~phil homoerotic, homosexual / ~phon homophonic, homophonous / ~plastisch homoplastic / ~sexuell homosexual, homoerotic, homogenital / ~skedastisch homoscedastic / ~zygot homozygous, homozygotic

Homoiothermie *f* homeothermy, homeothermism

Homosexualität *f* homosexuality, homoeroticism, homeroticism, homogenitalism, sexual inversion / **ausgeübte** ~ homogenitality / **latente** ~ latent homosexuality / **männliche** ~ male homosexuality, uranism / **passive** ~ passive homosexuality / **verdrängte** ~ repressed homosexuality / **weibliche** ~ female homosexuality, lesbianism, sapphism, amor lesbicus / ~ **mit Knaben** paederasty

Homo|sexuelle *f*, **weibliche** lesbian / ~**sexuelle** *m* homosexual, invert, gay / **männliche ~sexuelle** *m* male homosexual / **passive ~sexuelle** *m* passive homosexual / ~skedastizität *f* homoscedasticity / ~vanillinsäure *f* homovanillic acid / ~zygot *m* homozygot / ~zygotie *f* homozygosis

Homöo|pathie *f* homoeopathy, homeopathy / ~stase *f* homeostasis, constancy of organism, physiological equilibrium

Homo sapiens *m* homo sapiens

Homunkulus *m* homunculus

Honi–Phänomen *n* Honi phenomenon, Ames demonstration

Hör|assoziationszentrum *n* auditopsychic area / ~bahn *f* auditory path / ~barkeit *f* audibility / ~barkeitsschwelle *f* minimum audible field / ~behinderte *m,f* aurally disabled / ~behinderung *f* impairment of hearing, auditory handicap / ~bereich *m* hearing range, auditory field, audibility range / **unterer ~bereich** *m* minimal audible field / **als ~bild vorstellen** auralize / ~bläschen *n* otocyst / ~breite *f* auditory field / ~charakteristika *npl* auditory features / **unterer ~druck** *m* minimum audible pressure / ~empfindung *f* sensation of hearing / ~fähigkeit *f* audition, faculty of hearing / ~fehler *m* hearing defect, auditory defect, defective hearing / ~feld *n* hearing range, audibility range / ~gerät *n* hearing aid, otophone / **partiell ~geschädigte** *m,f* partially hearing impaired / ~grenze *f* threshold of audibility / **untere ~grenze** *f* lower tone threshold / ~haar *n* auditory hair / ~halluzination *f* auditory hallucination / ~hilfe *f* hearing aid / ~kontakt *m* hearing contact / ~kraft *f* audition / ~kurve *f* audibility curve, audiogram / ~lücke *f* tonal gap, tonal lacuna / ~messgerät *n* audiometer / ~messung *f* auditory measurement / ~nerv *m* acoustic nerve, nerve of hearing, acusticus, tympanic nerve / ~nervenzelle *f* auditory neuron(e) / ~organ *n* organ of hearing / ~prüfung *f* audiometry, acoumetry / ~raum *m* auditory space / ~reflex *m* acoustic reflex / ~rest *m* pitch residue, residual hearing / ~rohr *n* otophone, stethoscope / ~**rohr** *n* **mit Lautverstärker** phonendoscope / ~schaden *m* impairment of hearing

hör|bar audible / ~behindert hearing–impaired, aurally disabled / ~stumm hearing–mute, deaf

Horde *f* horde

Hören *n* hearing, audition / ~ **über die Schädelresonanz** cross–hearing / **beidohriges** ~ binaural hearing / **binaurales** ~ binaural hearing / **einohriges** ~ monaural hearing, uniaural hearing / **monaurales** ~ monaural hearing, uniaural hearing / **stereophones** ~ stereophonic hearing / **verstärktes** ~ **der eigenen Stimme** autophony, autophonia

hören hear, listen

Hörer *m* hearer, listener / **~analyse** *f* audience measurement, audience analysis / **~forschung** *f* broadcast research, audience research / **~schaft** *f* audience, public

hörig psychically dependent, compliant / **sexuell ~** sexually dependent

Hörigkeit *f* dependence / **sexuelle ~** sexual dependence

horizontal horizontal

Horizontalzelle *f* horizontal cell

Horme *f* horme, élan, vital impulse

hormisch hormic, purposive

Hormon *n* hormone / **~behandlung** *f* hormone therapy, hormonotherapy / **~einwirkung** *f* hormonal influence / **~rezeptor** *m* hormone receptor / **~störung** *f* hormonal imbalance, endocrine disorder / **~system** *n* hormonic system / **~therapie** *f* hormone therapy, hormonotherapy / **~transport** *m* **auf dem Blutwege** hemocrinia / **~typen** *mpl* hormone types / **antidiuretisches ~** vasopressin / **follikelstimulierendes ~** follicle–stimulating hormone, prolan A / **glandotropes~** glandotropic hormone / **gonadotropes ~** gonadotropic hormone / **hemmendes ~** chalone / **interstitielle Zellen–stimulierendes ~** prolan B / **laktogenes ~** lactogenic hormone, luteotrophic hormone / **luteinisierendes ~** luteinizing hormone, LH / **luteinisierendes ~ — releasing Hormon** luteinizing hormone — releasing hormone, LHRH / **melanotropes ~** melanocyte stimulating hormone / **melanozytenstimulierendes ~** melanocyte stimulating hormone / **schlafauslösendes ~** hypnotoxin / **thyreotropes ~** thyrotropic hormone, thyroid–stimulating hormone, thyrotrophin, thyrotropin

hormonal hormonal

Horn *n* cornu, horn

Horner|'scher Symptomenkomplex *m* Horner syndrome / **~–'sches Gesetz** *n* Horner's law / **~–Trias** *f* Horner syndrome

hornförmig cornual

Hornhaut *f* cornea / **~krümmungsmesser** *m* keratometer / **~linse** *f* corneal lens / **~messer** *m* keratometer / **~reflex** *m* corneal reflex / **~spiegelung** *f* corneal reflection / **~transplantation** *f* keratoplasty / **~trübung** *f* nebula, nebecula, corneal opacity

Horopter *m* horopter

Horoskop *n* horoscope

Hör|schärfe *f* hearing acuity, auditory acuity, acuteness of hearing / **übergroße ~** hyperacusis, hyperacusia / **~messer** *m* acoumeter, acumeter, acouometer, acoutometer, aurometer / **~messung** *f* acoumetry / **~probe** *f* test of auditory acuity / **~prüfung** *f* audiometric test

Hör|schwelle *f* auditory threshold, pitch limit, threshold of audibility, audibility threshold, auditory sensation level, tone limit / **absolute ~schwelle** *f* absolute auditory threshold / **obere ~schwelle** *f* upper pitch, higher tone threshold / **untere ~schwelle** *f* minimum audible field, lower pitch threshold / **~sinneszelle** *f* Corti's ganglion, ganglion of Corti / **~sphäre** *f* auditory area, hearing centre / **~stein** *m* otolith, otoconia, otoconium / **~störung** *f* hearing defect, hyperacusia, hyperacusis, hearing disorder / **~strahlung** *f* auditory radiation / **~stummheit** *f* hearing mutism, hearing muteness, deaf mutism, aneneia / **motorische ~stummheit** *f* audimutism / **~täuschung** *f* acoustic illusion, illusion of hearing, déja entendu / **~test** *m* auditory test / **~theorie** *f* theory of hearing, theory of audition / **~übung** *f* listening exercise / **~umfang** mauditory volume / **übergroße ~–und/oder Sehschärfe** *f* hyperacuity / **~verlust** *m* loss of hearing, auditory regression / **partieller ~verlust** *m* baryecoia / **~verlust** *m* **in Prozent** hearing loss in percent / **~vermögen** *n* audition / **~vermögen** *n* **in Prozent** hearing in percent / **~verständnis** *n* listening comprehension / **~weite** *f* range of hearing / **~zelle** *f* acoustic cell / ~zentrum *n* auditory area, acoustic centre, auditory centre, auditory cortex, auditory projection cortex

Hospitalisation *f* hospitalisation

hospitalisieren hospitalise

Hospitalismus *m* hospitalism

Hoyt–Formel *f* Hoyt formula

Hügel *mpl* hill, mound / **obere ~ der Vierhügelplatte** superior colliculi / **untere ~ der Vierhügelplatte** inferior colliculi

Hühnerauge *n* corn, clavus

Hülle *f* sheath, capsule, capsula, hull / **äußere ~** foreign hull, external sheath

human human, humane

Human|entwicklung *f* human development / **~ethologie** *f* human ethology / **~genetik** *f* human genetics / **~medizin** *f* human medicine / **~psychologie** *f* human psychology

Humanisierung *f* humanisation

Humanismus *m* humanism

humanistisch humane, humanistic

Humanität *f* humanity, humaneness

human relations *pl* human relations

Humor *m* humour, humor / **~losigkeit** *f* lack of humour, humourlessness / **~test** *m* mirth response test

humoral humoral

Humorallehre *f* humoral theory

humorvoll humorous

Humphrey|–Effekt *m* Humphrey's effect / **~–Paradox** *n* Humphrey's paradox, arpeggio paradox / **~–Prinzip** *n* Humphrey's paradox, arpeggio paradox

Hundeangst *f* fear of dogs

Hundertstel *n* centile, percentile / **~wert** *m* centile, percentile

Hunger *m* hunger, appetite / **~ auf absonderliche Dinge** allotriophagy, allotriophagia / **~gefühl** *n* feeling of hunger / **~komplex** *m* hunger complex / **~kontraktion** *f* hunger contraction / **~ nach Gesellschaft** social hunger / **~ nach Liebe** hunger for love / **~schmerz** *m* hunger pangs / **~stiche** *mpl* hunger pangs / **~trieb** *m* hunger drive / **beständiger ~** akoria / **krankhafter ~** bulimia, bulimy / **spezifischer ~** specific hunger / **unersättlicher ~** acoria, akoria / **unstillbarer ~** bulimia

Hungern *n* starvation

Huntington–Chorea *f* Huntington's chorea, chronic progressive hereditary chorea

Hüpfkrampf *m* saltatory chorea

Hurler–Syndrom *n* Hurler' syndrome, gargoylism

Hürde *f* **in einer Shuttle–Box** shuttle box hurdle

Husten *n* cough / **~reflex** *m* cough reflex / **psychogener ~** psychogenic cough, hysteroid cough

Hutchinson–Gilford–Krankheit *f* Hutchinson–Gilford disease, Hutchinson–Gilford syndrome, progeria

Hüter *m* guardian

hyalin hyaline, vitreous

Hyalophagie *f* hyalophagia, hyalophagy

hybrid hybrid, heterozygous

Hybridation *f*, **Hybridisation** *f* hybridization

Hybridismus *m* hybridism

Hybridrechner *m* hybrid computer

Hydantoin *n* hydantoin

Hydra|lazin *n* hydralazine / **~zin** *n* hydrazine

Hydro|cephalus *m* hydrocephalus / **~cortison** *n* hydrocortisone, cortisol / **~dipsomanie** *f* hydrodipsomania / **~kortison** *n* hydrocortisone, cortisol / **~phobie** *f* hydrophobia, morbid fear of water / **~taxis** *f* hydrotaxis, hydrotropism / **~therapie** *f* hydrotherapeutics, hydrotherapy / **~tropismus** *m* hydrotropism, hydrotaxis

hydro|phob hydrophobic / **~zephal** hydrocephalic, hydrocephalous

Hydrorrhöe *f* hydrorrhoea, hydrorrhea /

Hydroxy|dopamin *n* hydroxydopamine / **~indolessigsäure** *f* hydroxyindolacetic acid / **~lamin** *n* hydroxylamin / **~lase** *f*

hydroxylase / ~lase–Hemmer *m* hydroxylase inhibitor / ~prolinämie *f* hydroxyprolinemia / 5– ~tryptamin *n* 5–hydroxytryptamine / 5– ~tryptophan 5–hydroxytryptophan / ~zin *n* hydroxyzine

Hydrozephalus *m* hydrencephalus, hydrocephalus

Hygiene *f* hygiene / ~faktor *m* hygiene factor, maintenance factor, dissatisfier / **öffentliche** ~ social hygiene / **persönliche** ~ personal hygiene / **psychische** ~ mental hygiene

hygienisch hygienic

Hylephobie *f* hylephobia, fear of glass

Hylozoismus *m* hylozoism

Hymen *n* hymen, virginal membrane

Hyoszin *n* scopolamine, scopolamine hydrobromide, hyoscine

Hyoszyamin *n* hyoscyamine

Hyp|akusis *f* hypacusis, hypacusia, hypacousis, hypacousia / ~algesie *f* hypalgesia, hypalgia, hypoalgesia / ~ästhesie *f* hypaesthesia, hypesthesia, hypoaesthesia, hypoesthesia

hypalgetisch hypalgesic, hypalgetic

hyper|affektiv hyperaffective / ~aktiv hyperactive, overactive / ~glykämisch hyperglycaemic / ~kinetisch hyperkinetic / ~metrop hypermetropic, hyperopic, far–sighted, long–sighted / ~modern ultramodern / ~physisch supernatural / ~plastisch hyperplastic / ~reaktiv hyperreactive / ~thym hyperthymic / ~tonisch hypertonic, hypertensive / ~troph hypertrophic

Hyper|affektivität *f* hyperaffectivity / ~aktivität *f* hyperactivity, overactivity / ~akusie *f* hyperacusia, hyperacusis / ~akusis *f* auditory hyperaesthesia, auditory hyperesthesia, acoustic hyperaesthesia, acoustic hyperesthesia / ~algesie *f* hyperalgesia, hyperalgia / ~ämie *f* hyperaemia / ~ammonämie hyperammonemia / ~ästhesie *f* hyperaesthesia / ~ästhetiker *m* hyperaesthetic type / ~bel *n* hyperbola / ~bilirubinämie *f* hyperbilirubinemia / ~boliker *m* hyperbolic type / ~bulie *f* hyperbulia / ~cholesterinämie *f* hypercholesterolemia, cholesterolemia / ~chromatopsie *f* hyperchromatopsia / ~ergasie *f* hyperergasia / ~erotismus *m* hypererotism / ~esophorie *f* hyperesophoria, hyperexophoria / ~funktion *f* hyperfunction / ~genitalismus *m* hypergenitalism / ~geusie *f* hypergeusia, gustatory hyperaesthesia, gustatory hyperesthesia, excessively sensitive taste / ~glykämie *f* hyperglycaemia, hyperglycosaemia, hyperglycemia / ~gnosis *f* hypergnosis, hypergnosia / ~gonadismus *m* hypergonadism / ~hedonie *f* hyperhedonia / ~hidrosis *f* hyperhidrosis, hyperephidrosis / ~insulinismus *m* hyperinsulinism / ~kalzämie *f* hypercalcemia / ~kapnie *f* hypercapnia / ~kathexis *f* hypercathexis / ~kinästhesie *f* hyperkinaesthesia, hyperkinesthesia / ~kinese *f* hyperkinesis, hyperkinesia, hypercinesia, hypercinesis, hypermotility / **kindliches** ~kinesesyndrom *n* hyperactive child syndrome / ~logie *f* hyperlogia / ~manie *f* hypermania / ~mimie *f* hypermimia / ~metropie *f* hypermetropia, hyperopia, long–sightedness, far–sightedness / ~mnesie *f* hypermnesia, extreme retentiveness of memory / ~motilität *f* hypermotility / ~opie *f* far–sightedness / ~orexie *f* bulimia, bulimy / ~osmie *f* hyperosmia / ~parathyreoidismus *m* hyperparathyroidism / ~pathie *f* hyperpathia / ~phagie *f* hyperphagia, overeating / ~phasie *f* hyperphasia, hyperlogia / ~phrenie *f* hyperphrenia / ~plasie *f* hyperplasia / ~pnoe *f* hyperventilation, hyperpnea, hyperpnoea / ~polarisation *f* hyperpolarisation / ~prosexie *f* hyperprosexia / ~pyrexie *f* hyperpyrexia / ~reflexie *f* Hyperreflexie *f* / ~sexualität *f* hypersexuality / ~somnie *f* hypersomnia, excessive sleepiness / **nichtorganische** ~somnie *f* nonorganic hypersomnia / **primäre** ~somnie *f* primary hypersomnia / ~sthenie *f* hypersthenia / ~telorismus *m* hypertelorism / ~text *m* hypertext / ~thermie *f* hyperthermia, hyperthermy /

~thymie *f* hyperthymia / ~thyreose *f* hyperthyroidism / ~thyreoidismus *m* hyperthyroidism / ~tonie *f* hypertonia, high blood pressure, hypertension / ~tonus *m* hypertonicity, hypertonia / ~trophie *f* hypertrophy, hypertrophia / ~ventilation *f* hyperventilation / ~ventilationssyndrom *n* hyperventilation syndrome / ~ventilationstetanie *f* hyperventilation tetany

Hyphedonie *f* hyphedonia

hypna|gog hypnagogue / ~**gogisch** hypnagogic

Hypnalgie *f* hypnalgia

Hypno|analyse *f* hypnoanalysis / ~**idhysterie** *f* hypnoid hysteria / ~**katharsis** *f* hypnocatharsis / ~**lepsie** *f* hypnolepsia / ~**logie** *f* hypnology / ~**narkose** *f* hypnonarcosis / ~**pädie** *f* sleep–learning / ~**pathie** *f* hypnopathia, narcolepsy / ~**phobie** *f* hypnophobia

hypno|id hypnoid, hypnoidal / ~**isch** hypnoid, near to sleep / ~**suggestiv** hyposuggestive / ~**tisch** hypnotic / ~**tisierbar** hypnotisable / ~**tisieren** hypnotise

Hypnose *f* hypnosis, hypnotism / ~**behandlung** *f* hypnotherapy / ~**einleitung** *f* hypnotic induction / ~**empfänglichkeit** *f* hypnotic susceptibility / ~**erzeugung** *f* hypnogenesis / ~**experte** *m* neurohypnologist / ~**–Kontrolle** *f* hypnotic control / **leichte** ~ hypnoid state, light hypnosis / **tiefe** ~ narcohypnosis, deep hypnosis

hypnose|ähnlich hypnotoid, hypnoid, hypnoidal / ~ **erzeugend** hypnogenic, hypnogenetic

Hypno|therapeut *m* hypnotherapist / ~**therapie** *f* hypnotherapy / ~**tikum** *n* hypnotic, hypnotic drug, somnifacient / ~**tiseur** *m* hypnotist, mesmerist / **therapeutischer** ~**tiseur** *m* hypnotherapist / ~**tisierbarkeit** *f* hypnotisability, hypnotic susceptibility / ~**tismus** *m* hypnotism / ~**toxin** *n* hypnotoxin

hypnotisch hypnotic

hypnotisieren hypnotise

Hypo|akusis *f* hypoacousis, hypoacusis / ~**algesie** *f* hypoalgesia, hypalgesia / ~**ästhesie** *f* hypoaesthesia, hypoesthesia / ~**boliker** *m* hypobolic type / ~**bulie** *f* hypobulia / ~**chonder** *m* hypochondriac, hypochrondriast / ~**chondrie** *f* hypochondria, hypochondriasis, hypochondrical neurosis / ~**funktion** *f* hypofunction / ~**genitalismus** *m* hypogenitalism / ~**geusie** *f* hypogeusia / ~**glykämie** *f* hypoglycaemia, hypoglycemia / ~**gonadismus** *m* hypogonadism / ~**kapnie** *f* hypocapnia / ~**kinese** *f* hypokinesia, hypocinesis / ~**kinesie** *f* hypokinesis, hypokinesia / ~**krisie** *f* hypocrisy / ~**logie** *f* hypologia / ~**mane** *m,f* hypomaniac / ~**manie** *f* hypomania / ~**melancholie** *f* hypomelancholia, mild melancholia / ~**metrie** *f* hypometria / ~**mimie** *f* hypomimia / ~**mnesie** *f* hypomnesis, hypomnesia / ~**motilität** *f* hypomotility / ~**noia** *f* hyponoia / ~**parathyreoidismus** *m* hypoparathyroidism, parathyroid deficiency / ~**phrasie** *f* hypophrasia / ~**phrenie** *f* hypophrenia, mental retardation / ~**phrenose** *f* hypophrenosis, feeblemindedness

hypo|bulisch hypobulic / ~**chondrisch** hypochondriac / ~**genital** hypogenital / ~**glykämisch** hypoglycaemic, hypoglycemic / ~**gnath** hypognathous / ~**kinetisch** hypokinetic / ~**logisch** preliterary / ~**manisch** hypomanic / ~**mimisch** hypomimic / ~**physär** hypophyseal, pituitary / ~**plastisch** hypoplastic / ~**stasieren** hypostatize / ~**statisch** hypostatic / ~**thalamisch** hypothalamic / ~**thetisch** hypothetical / ~**thetisch–deduktiv** hypothetico–deductive, postulational / ~**tonisch** hypotonic, hypotensive / ~**troph** hypotrophic

Hypophyse *f* pituitary gland, pituitary body, pituitary, hypophysis, hypophysis cerebri / **die** ~ **operativ entfernen** hypophysectomise / **vordere** ~ anterior pituitary gland

Hypophysektomie *f* hypophysectomy

Hypophysen|entfernung *f* hypophysectomy / ~**funktion** *f* pituitary function / ~**hinterlappen** *m* posterior pituitary lobe, posterior lobe of the hypophysis, neurohypophysis, fundibular body / ~**hinterlappenhormon** *n* posterior pituitary hormone, oxytocin / ~**hormon** *n* pituitary hormone / ~-**Nebennierenrinden–System** *n* pituitary–adrenocortical system / ~**störung** *f* dyspituitarism, dyshypophysism, pituitary disorder, hypophysis disorder / ~**überfunktion** *f* hyperpituitarism / ~**unterfunktion** *f* hypopituitarism / ~**vorderlappen** *m* adenohypophysis, anterior lobe of the hypophysis, anterior pituitary lobe, prehypophysis / ~**vorderlappenhormon** *n* anterior pituitary hormone / ~**vorderlappeninsuffizienz** *f* cachexia hypophysea, Simmonds' disease / ~**zwischenlappenhormon** *n* intermedin

Hypo|pituitarismus *m* hypopituitarism / ~**plasie** *f* hypoplasia, hypoplasty / ~**praxie** *f* hypopraxia / ~**prosexie** *f* hypoprosexia / ~**psychose** *f* hypopsychosis / ~**sexualität** *f* hyposexuality / ~**stase** *f* hypostasis / ~**stasierung** *f* hypostatization / ~**taxie** *f* hypotaxia, hypotaxis / ~**taxis** *f* hypotaxis, hypotaxia / ~**thalamus** *m* hypothalamus, subthalamic body / **medialer** ~**thalamus** *m* medial hypothalamus / ~**thalamus–Hypophysen–System** *n* hypothalamo–hypophyseal system / ~**thalamusläsion** *f* hypothalamus lesion / ~**thermie** *f* hypothermia

Hyposmie *f* hyposmia, olfactory hypesthesia

Hypothese *f* hypothesis / ~ **der schizophrenieerzeugenden Kommunikation** double–bind hypothesis / ~ **von der psychischen Energie** psychic energy hypothesis / **deterministische** ~ deterministic hypothesis / **falsifizierbare** ~ falsifiable hypothesis / **eine** ~ **aufstellen** hypothesize / **probabilistische** ~ probabilistic hypothesis

Hypo|thesentheorie *f* hypothesis theory / **kognitive** ~**testung** *f* cognitive hypothesis testing / ~**thesenüberprüfung** *f* hypothesis testing / ~**thymie** *f* hypothymia / ~**thyreoidismus** *m* hypothyroidism / ~**thyreose** *f* hypothyroidism, hypothyreosis / ~**tonie** *f* hypotonia, hypotony, hypotonus, hypotension / ~**toniker** *m* hypotensive / ~**trophie** *f* hypotrophy / ~**ventilation** *f* hypoventilation / **alveoläres** ~**ventilations–Syndrom** *n* alveolar hypoventilation syndrome

Hyp|oxämie *f* hypoxaemia, hypoxemia / ~**oxie** *f* hypoxia / ~**oxyphilie** *f* hypoxyphilia

hypoxämisch hypoxaemic, hypoxemic

Hypsarrhythmie *f* hypsarrhythmia

Hypsophobie *f* hypsophobia, morbid fear of high places

Hysterektomie *f* hysterectomy

Hysterie *f* hysteria, hysterical neurosis / ~ **erzeugend** hysterogenic, hysterogenetic, hysterogenous / ~**neigung** *f* hystericism / **künstliche** ~ artifical hysteria / **traumatische** ~ traumatic hysteria

hysterieähnlich hysteroid, hysteriform

hysteriform hysteriform

Hysteriker *m* hysteriac, hysteric person, hysteric

hysterisch hysteric, hysterical

Hystero|epilepsie *f* hysteroepilepsy / ~**manie** *f* hysteromania, nymphomania

hystero|gen hysterogenic, hysterogenetic, hysterogenous / ~**id** hysteroid, hysteriform

I

iatrogen iatrogenic

IC|–Analyse *f* immediate constituent analysis / **~–Grammatik** *f* phrase structure grammar

Ich *n* ego / **~ Abhängigkeit** *f* dependence of the ego / **~–Abwehr** *f* ego defensiveness / **~–Anachorese** *f* ego anachoresis / **~–Analyse** *f* ego analysis / **~–Angst** *f* ego anxiety / **~–Aufbauschung** *f* ego inflation / **~–Ausweitung** *f* ego extension / **~–Bedrohung** *f* ego threat / **~–Besetzung** *f* ego cathexis / **~–Beteiligung** *f* ego involvement / **~–Bewusstsein** *n* ego consciousness, consciousness of self, self–awareness / **~–Bezogenheit** *f* self–centredness / **narzisstische ~–Bezogenheit** *f* narcissistic ego / **~–Bezug** *m* ego relevance / **~–Blockierung** *f* ego block / **~–Dynamik** *f* ego dynamism / **~–Einschränkung** *f* restriction of the ego / **~–Einstellungen** *fpl* ego attitudes / **~–Entwicklung** *f* ego development, ego growth / **~–Es–Konflikt** *m* id–ego conflict / **~–Findung** *f* ego discovery / **~–Funktion** *f* ego function / **~–Funktionen** *fpl* exterosystem, ego functions / **~–Gefüge** *n* ego structure / **~gefühl** *n* ego feeling / **~–Grenze** *f* ego boundary / **~–Haltungen** *fpl* ego attitudes / **~–Ideal** *n* ego ideal / **~–Ideal–Diskrepanz** *f* discrepancy between ego and ideal self / **narzisstisches ~–Ideal** *n* narcissistic ego ideal / **~–Identität** *f* ego identity / **~–Interesse** *n* ego interest / **~–Komplex** *m* ego complex / **~–Libido** *f* ego libido / **~liebe** *f* ego love / **~–Mechanismen** *mpl* ego mechanisms / **~–Neurose** *f* ego neurosis / **~–Niveau** *n* ego level / **~–Organisation** *f* ego organization / **~ Psychologie** *f* ego psychology, self–psychology / **~–Regression** *f* ego regression / **~–Schwäche** *f* ego weakness / **~–Spaltung** *f* dissociation of the ego, splitting of the ego, division of the ego / **~–Stärke** *f* ego strength / **schizophrene ~störung** *f* Clérambault–Kadinsky's complex, schizophrenic ego disorder / **~–Struktur** *f* ego structure, constitution of the ego / **~sucht** *f* selfishness, egotism / **~–Synthese** *f* ego synthesis / **~trieb** *m* ego drive, ego instinct / **~–Veränderung** *f* alteration of the ego / **~–Verankerung** *f* anchoring of the ego / **~–Versagen** *n* ego failure / **~–Verteidigung** *f* ego defensiveness / **~–Widerstand** *m* ego resistance, resistance by the ego, resistance of the ego / **anderes ~alter** different ego age / **archaisches ~** archaic ego / **böses ~** bad ego, evil ego / **kollektives ~** collective ego / **körperliches ~** body ego / **phänomenales ~** phenomenal ego / **zweites ~** alter ego

ich|beteiligt ego–involved / **~bezogen** egocentric, egoistic, self–centred / **~entsprechend** ego–syntonic / **~fremd** alien to the ego, ego–dystonic, foreign to the ego / **~gerecht** ego–syntonic / **~integrierend** ego–integrative / **~widrig** ego–dystonic / **~zentriert** self–oriented

Ichthyophobie *f* ichthyophobia, morbid fear of fish

Ictus *m* ictus, seizure, stroke, attack

ideagen ideagenous

Ideal *n* ideal / **~bild** *n* idealized image / **~gewicht** *n* ideal weight / **~–Ich** *n* ideal ego / **~norm** *f* ideal norm / **~typus** *m* ideal type / **falsches ~** wrong ideal

ideal ideal

idealisieren idealise

Idealisierung *f* idealisation, platonisation / ~ **der geliebten Person** idealisation of the love object

Idealismus *m* idealism

Idealist *m* idealist

idealistisch idealistic

Ideation *f* ideation

ideatorisch ideational, ideative

Idee *f* idea, concept / **autochthone** ~ autochthonous idea / **fixe** ~ fixed idea, imperative idea, idée fixe, persistent idea, insistent idea, monoideism / **hypochondrische** ~ hypochondriac idea / **leitende** ~ controlling idea, obsession / **persistierende** ~ persistent idea, insistent idea / **überwertige** ~ overcharged idea

ideell ideational, non–material, spiritual

Ideen|ablauf *m* train of ideas / **~armut** *f* lack of ideas / **~assoziation** *f* association of ideas / **~bildung** *f* ideation / **fehlende ~bildung** *f* anideation / **~dissoziation** *f* dissociation of ideas / **kreative ~findungstechnik** *f* brainstorming / **~flucht** *f* flight of ideas / **~gang** *m* train of thought / **~gehalt** *m* thought content / **~gleichheit** *f* community of ideas / **~kreis** *m* range of thoughts / **~verbindung** *f* association of ideas / **~welt** *f* world of ideas

Identifikation *f* identification / ~ **des Selbst** self–identification / ~ **mit dem Angreifer** identification with the aggressor / ~ **mit dem Besiegten** identification with the conquered / ~ **mit dem gegengeschlechtlichen Elternteil** crossparental identification, cross–parent identification / **aktive** ~ introjective identification / **hysterische** ~ hysterical identification / **passive** ~ projective identification / **primäre** ~ primary identification / **projektive** ~ projective identification / **sekundäre** ~ secondary identification / **übertragene** ~ transferred identification

Identifikationstest *m* identification test

Identifizierbarkeit *f* identifiability

identifizieren identify

Identifizierung *f* identification / **passive** ~ projective identification

identisch identical

Identität *f* identity / ~ **der Persönlichkeit** personal identity, personality identity / **berufliche** ~ professional identity / **ethnische** ~ ethnic identity / **formale** ~ formal identity / **geschlechtliche** ~ sexual identity / **persönliche** ~ personal identity / **psychosoziale** ~ psychosocial identity / **sexuelle** ~ sexual identity / **soziale** ~ social identity

Identitäts|bewusstsein *n* awareness of identity / **~erlebnis** *n* experience of own identity / **~gesetz** *n* law of identity / **~hypothese** *f* identity hypothesis / **~krise** *f* identity crisis / **~lehre** *f* doctrine of identity, double–language theory / **~prinzipien** *npl* principles of identity / **~problem** *n* identity problem / **~störung** *f* identity disorder / **dissoziative ~störung** *f* dissociative identity disorder / **~verlust** *m* loss of identity

Ideo|dynamik *f* ideodynamics / **~gramm** *n* ideogram, ideograph / **~graphie** *f* ideography / **~logie** *f* ideology / **antidemokratische ~logie** *f* antidemocratic ideology / **~phobie** *f* ideophobia, fear of ideas / **~plas(t)ie** *f* ideoplastia / **~–Realgesetz** *n* Carpenter effect, ideomotor law

ideo|gen ideogenous, ideogenetic / **~graphisch** ideographic / **~kinetisch** ideokinetic, ideomotor, idiokinetic / **~logisch** ideological / **~motorisch** ideomotor, psychomotor, ideokinetic, idiokinetic / **~plastisch** ideoplastic

Idio|gamie *f* idiogamia / **~glossie** *f* idioglossia

idio|graphisch idiographic / **~pathisch** idiopathic, idiopathetic, essential / **~plastisch** idioplastic, protopathic / **~synkratisch** idiosyncratic, idiocratic

Idio|lalie *f* idiolalia / **~lekt** *m* idiolect

Idiom *n* idiom

Idio|phrenie *f* idiophrenia / **~plasma** *n* idioplasm / **~synkrasie** *f* idiosyncrasy, idiosyncracy, idiocrasy

Idiot *m* ament, idiot / **~ mit einer Spezialbegabung** idiot savant / **~ Savant** *m* idiot savant

Idiotie *f* idiocy, idiotism / **~ bei Kretinismus** cretoid idiocy / **~ bei Wasserkopf** hydrocephalic idiocy / **amaurotische ~** amaurotic idiocy, amaurotic family idiocy, family idiocy, Sachs' disease, cerebromacular degeneration / **angeborene ~** congenital idiocy / **infantile amaurotische ~** ganglioside lipoidosis / **infantile amaurotische familiäre ~** infantile amaurotic familial idiocy / **mongoloide ~** mongolism, mongolianism / **traumatische ~** traumatic idiocy

Idio|tismus *m* idiotism / **~typus** *m* idiotype

idio|tisch idiotic, anoetic / **~trop** idiotropic / **~typisch** idiotypic

Idol *n* idol

Ignoranz *f* ignorance

Ikon *n* icon

ikonisch iconic, iconical

Ikono|graphie *f* iconography / **~lagnie** *f* iconolagny

Ikterus *m* icterus

Iktus *m* ictus

I–Kurve *f* I curve

Ileum *n* ileum

illegitim illegitimate

illoyal disloyal

Illumination *f* illumination

Illusion *f* illusion, pseudopsia, phantom / **autokinetische ~** autokinetic illusion / **optische ~** optical illusion, pseudopsia

illusionär illusional, illusionary

Illusionismus *m* illusionism

Illusionsspiel *n* role play

Image *n* image / **~–Analyse** *f* image analysis / **~–Bildung** *f* image building / **~test** *m* reputation test / **negatives ~** negative image / **positives ~** positive image

imaginär imaginary

Imaginäre *n* imaginary

Imagination *f* imagination

Imago *f* imago

imbezil, imbezill imbecile, severely mentally retarded

Imbezille m,f imbecile

Imbezillität *f* imbecility

Imipramin *n* imipramine

Imitation *f* imitation, matching behaviour, imitative behaviour / **hysterische ~** hysterical imitation

Imitations|lernen *n* imitative learning, identificatory learning, modeling, imitation learning / **~therapie** *f* modeling therapy / **~verhalten** *n* modeling behaviour

imitieren imitate, copy

immanent immanent, intrinsic, inherent

Immanenz *f* immanence, immanency, inherence, inherency / **~gesetz** *n* inherence effect, inherency effect

immateriell immaterial, insubstantial

Immatrikulation *f* matriculation

imminent imminent

Immobilisierung *f* immobilisation

Immobilität *f* immobility / **soziale ~** social immobility / **tonische ~** tonic immobility

Immun|antwort *f* immune reaction, immunological response, immunoreaction / **~defekt** *m* immunodeficiency, immune deficiency / **~fluoreszenz** *f* immunofluorescence, fluorescent antibody reaction / **~globulin** *n* immunoglobuline / **~histochemie** *f* immunohistochemistry / **~kompetenz** *f* immunocompetence / **~körper** *m* immune body, antibody, amboceptor / **~paralyse** immunological tolerance / **~pathologie** *f* immunpathology / **~reaktion** *f* immunoreaction, immune reaction / **~reaktivität** *f* immunoreactivity / **~stimulans** *n* immunostimulant, immunostimulatory agent /

~suppression immunosuppression *f* / **~system** *n* immune system / **~toleranz** *f* immunologic tolerance, immunotolerance

immunisieren immunise

Immunisierung *f* immunisation

Immunität *f* immunity / **angeborene** ~ innate immunity / **erworbene** ~ acquired immunity / **humorale** ~ humoral immunity / **zelluläre** ~ cellular immunity, cell–mediated immunity

Immuno|globin *n* immunoglobuline / **~logie** *f* immunology

immunhistochemisch immunohistochemical

Impedanz *f* impedance

Imperativ *m* imperative / **kategorischer** ~ categorical imperative

Impermeabilität *f* impermeability

impertinent impertinent

Impf|angst *f* vaccinophobia, fear of vaccination / **~methode** *f* inoculation / **~therapie** *f* vaccinotherapy

Impfung *f* inoculation, vaccination

Implikation *f* implication

implizit implicit

Implosionstherapie *f* implosion therapy

imponierend impressive

Imponiergehabe *n* display behaviour

imposant grandiose, impressive, imposing

Impotenz *f* impotence, impotency, sexual impotence, sexual impotency, impaired potence / **eingebildete** ~ pseudoimpotence / **erektive** ~ erective impotence / **genitale** ~ genital impotence, impotentia coeundi / **männliche** ~ male impotence / **orgastische** ~ orgastic impotence / **psychische** ~ psychic impotence, functional impotency

Impression *f* impression

Improvisationsübung *f* improvising, experiencing

Impuls *m* impulse, impulsion, urge / **~entladung** *f* impulse discharge / **~handlung** *f* impulsive act, impulsive action / **~kauf** *m* impulse buying / **~kontrolle** *f* impulse control / **~kontrollstörung** *f* impulse control disorder / **~sperre** *f* blocking of impulse / **~ zu stehlen** impulse to steal / **abortiver** ~ abortive impulse / **gegenläufiger** ~ antidromic impulse / **sadistischer** ~ sadistic impulse / **verdrängter** ~ repressed impulse, repressed impulsion, repressed urge / **zerstörerischer** ~ destructive impulse

impulsiv impulsive, unreflective

Impulsivität *f* impulsivity, impulsiveness

impunitiv impunitive

Imputabilität *f* imputability

inadäquat inadequate

inaktiv inactive

Inaktivierung *f* inactivation, deactivation

Inaktivität *f* dormancy, hypopraxia

Inanition *f* inanition

Inappetenz *f* inappetence, anorexia

Incubus *m* incubus

indeterminiert indeterminate, indefinitive

Indeterminismus *m* indeterminism

Index *m* index / **~ der Augenhöhle** *(Länge zu Höhe)* orbital index / **~ der Linkshändigkeit** *f* index of sinistrality / **~ der Vorhersagegenauigkeit** index of forecasting efficiency, predictive index / **~–Zeichen** *n* index sign / **morphologischer** ~ morphological index

indifferent indifferent, neutral

Indifferenz *f* indifference, apathy / **~bereich** *m* indifference zone, neutral range / **~punkt** *m* indifference point, indifferent point, neutral point / **~temperatur** *f* thermoneutral zone

Indikation *f* indication

Indikator *m* indicator / **~gelb** *n* indicator yellow

indirekt indirect

individual individual / **~–sozial** individual–social

Individual|antwort *f* individual response / **~diagnose** *f* individual diagnosis / **~konstante** *f* constant factor in personality / **~psychologie** *f* individual psychology / **~test** *m* individual test / **~therapie** *f* individual treatment, personal treatment

individualisieren individualize

Individualisierung *f* individualization, process of individualization

Individualisierungsprozess *m* process of individualization

Individualismus *m* individualism

Individualist *m* individualist

individualistisch individualistic

Individualität *f* individuality, individual characteristic

Individuation *f* individuation, process of individual differentiation

individuell individual, personal

Individuum *n* individual, person / **mischerbiges** ~ heterozygote

Indizes *mpl* indices

Indizienbeweis *m* circumstantial evidence

Indoktrination *f* indoctrination

indolent indolent

Indolenz *f* indolence, sloth

Induktion *f* induction / **gleichzeitige** ~ simultaneous induction / **kortikale** ~ cortical induction / **negative** ~ negative induction / **neurale** ~ neural induction / **optische** ~ visual induction / **positive** ~ positive induction / **reziproke** ~ reciprocal induction

Induktions|krankheit *f* induced sickness, psychic infection / **~psychose** *f* folie à deux / **~regeln** *fpl* Mill's canon / **~spule** *f* induction coil / **~test** *m* induction test

induktiv inductive

Industrial Engineer *m* industrial engineer

Industrial Engineering *n* industrial engineering

Industrialisierung *f* industrialization

Industrie|arbeiter *m* industrial worker / **~beschäftigte** *pl* industrial personnel / **~meister** *m* foreman / **~organisation** *f* industrial organization / **~psychologie** *f* industrial psychology / **~soziologie** *f* industrial sociology, sociology of work

industriell industrial

induzieren induce

induziert induced

ineffizient inefficient

Inertia–Effekt *m* inertia effect

infantil infantile, childish

Infantilismus *m* infantilism / **hypophysärer** ~ pituitary hypogonadism, pituitary dwarfism, pituitary nanism / **psychischer** ~ psychic infantilism, childishness / **sexueller** ~ sexual infantilism

Infantilität *f* infantility, childishness

Infarkt *m* infarction, infarct

Infektion *f* infection / **neue** ~ reinfection / **zerebrale** ~ cerebral infection

Infektions|krankheit *f* infectious disorder / **~psychose** *f* infection–exhaustion psychosis, toxic–infectious psychosis / **~quelle** *f* source of infection

Inferenz *f* inference / **~statistik** *f* inferential statistics / **statistische** ~ statistical inference

Inferiorität *f* inferiority

Inferioritätskomplex *m* inferiority complex

infertil infertile

Infertilität *f* infertility

Infibulation *f* infibulation

Infinitesimalrechnung *f* infinitesimal calculus

Inflation *f* inflation / ~ **des Ichs** ego inflation

inflexibel inflexible

Inflexibilität *f* inflexibility, rigidity / **geistige** ~ mental rigidity / **psychische** ~ psychic rigidity

Informant *m* informant, communicant

Information f information / **angepasste** ~ adapted information / **flüchtige** ~ transient information / **genetische** ~ genetic information / **kognitive** ~ cognitive information / **selektive** ~ selective information / **semantische** ~ semantic information

Informations|ausgang m information output / **~austausch** m information exchange / **taktile ~darbietung** f tactual display / **visuelle ~darbietung** f visual display / **~dichte** f information density / **~dienst** m information service / **~empfänglichkeit** f sensitization / **~fluss** m information flow / **~gehalt** m information, information content / **automatisierte ~kodierung** f automated information coding / **~menge** f amount of information / **~pädagogik** f information pedagogics / **~psychologie** f information psychology / **~rückfluss** m information feedback / **~speicher** m information memory / **~speicherprozesse** mpl **beim Menschen** human information storage processes / **automatisierte ~speicherung** f automated information storage / **~spezialist** m information specialist / **~suche** f information seeking / **automatisierte ~suche** f automated information retrieval / **~system** n information system / **~test** m information test / **~theorie** f information theory / **~verarbeitung** f information processing, data processing / **automatisierte ~verarbeitung** f automated information processing / **~verdrängung** f repression / **~verschlüsselung** f information coding / **automatisierte ~wiedergewinnung** f automated information retrieval

informatorisch informational

informell informal

informieren inform, orient, instruct

informiert informed, oriented, instructed

infra|human infrahuman / **~rot** infrared / **~vertiv** infravertive

Infra|rotstrahlen mpl infrared rays / **~schall** m infra–audible sound

Infundibulum n infundibulum

Ingenieur m engineer / **~psychologie** f human engineering, engineering psychology / **~soziologie** f social engineering / **~wesen** n engineering

Ingratiation f ingratiation

Inhalantien npl inhalants / **~abhängigkeit** f inhalant dependence / **~intoxikation** f inhalant intoxication / **~intoxikationsdelir** n inhalant intoxication delirium / **~konsum** m inhalant use / **~missbrauch** m inhalant abuse

inhalantieninduziert inhalant–induced

Inhalation f inhalation

Inhalationsmittel n inhalant

Inhalieren n inhalation / **~ von Klebstoffen** glue sniffing

Inhalt m content / **~ einer Erwartungshaltung** prepercept / **bewusster ~** conscious content / **emotionaler ~** emotional content / **fundierter ~** complexion, founded content / **geistiger ~** intellectual content, mental content / **latenter ~** latent content / **manifester ~** manifest content

Inhalts|analyse f content analysis / **~angabe** f summary, résumé, synopsis / **~erfassung** f comprehension / **~psychologie** f content psychology / **~validität** f content validity / **~verzeichnis** n table of contents / **~wort** n content word

inhärent inherent

Inhärenz f inherence, inherency, immanence, immanency

inhibieren inhibit

Inhibition f inhibition, inhibitedness / **laterale ~** lateral inhibition / **rückwirkende ~** retroactive inhibition

Inhibitor m inhibitor

inhomogen nonhomogeneous

Initial|delir n initial delirium / **~erscheinung** f first indication, first sign / **~handlung** f initiated (and unfinished) act, action rudiment / **~reflex** m initial reflex

/ **~spurt** *m* initial spurt, beginning spurt / **~symptom** *n* first sign / **~zacke** *f* initial spike, initial wave
Initiation *f* initiation
Initiations|riten *fpl* initiation rites, rites of passage / **~zeremonie** *f* initiation ceremony
Initiative *f* initiative
Initiator *m* initiator
Initien *fpl* initiation rites, initiation ceremony
Injektion *f* injection / **intrakutane** ~ intracutaneous injection / **intramuskuläe** ~ intramuscular injection / **intraperitoneale** ~ intraperitoneal injection / **intravenöse** ~ intravenous injection / **lumbale** ~ intraspinal injection / **subkutane** ~ subcutaneous injection, hypodermic injection
Inklusion *f* inclusion
inkohärent incoherent
Inkohärenz *f* incoherence / ~ **der Ideen** incoherence of thoughts, flight of thoughts / ~ **des Sprechens** word hash
inkommensurabel incommensurable
inkompatibel incompatible
Inkompatibilität *f* incompatibility
inkompetent incompetent
Inkompetenz *f* incompetence
Inkongruenz *f* incongruity, incongruence
inkonsequent inconsequent, inconsistent
Inkonsequenz *f* inconsequence
inkonsistent inconsistent
Inkonsistenz *f* inconsistency
Inkontinenz *f* incontinence / **fäkale** ~ faecal incontinence, incontinence of the faeces
Inkoordination *f* incoordination / ~ **der Bewegungen** incoordination of movements, locomotor ataxia
Inkorporierung *f* incorporation
Inkrement *n* increment, increase / **negatives** ~ decrement
inkrementell incremental

Inkret *n* hormone / **~bildung** *f* production of hormones
Inkretion *f* incretion
inkretorisch incretory, endocrine
Inkubation *f* incubation
Inkubations|effekt *m* incubation effect / **~zeit** *f* incubation period
Inkubator *m* incubator
Inkubus *m* incubus
innen interior / **~geleitet** inner–directed / **~reizempfänglich** interoceptive
Innen|kathexis *f* endocathection / **~leben** *n* inner life / **~ohr** *n* inner ear, internal ear, labyrinth / **~raumgestaltung** *f* interior design / **~welt** *f* inner world, internal environment
inner inner, internal, intrinsic, intrinsical / **~lich** internal, inner, inward / **~organisch** endosomatic / **~psychisch** endopsychic / **~seelisch** endopsychic / **~sekretorisch** endocrine, endosecretory, ductless
Innere *n* interior
Innervation *f* innervation / **hemmende** ~ inhibitory innervation / **motorische** ~ motor innervation / **multiple** ~ multiple innervation / **reziproke** ~ reciprocal innervation / **segmentäre** ~ segmental innervation / **sensorische** ~ sensory innervation /
Innervations|apraxie *f* innervation apraxia / **~pause** *f* silent period / **~quotient** *m* innervation ratio / **~stille** *f* silent period
Inner|vieren innervate / **~vierend** innervating, innervate
Innervierung *f* innervation, nerve supply
innewohnend inherent, intrinsic, resident
Innovation *f* innovation
Innovationsverhalten *n* innovativeness
Inokulation *f* inoculation
Input *m* input
Insania *f* insanity
Insasse *m* inmate, passenger
Insekt *n* insect

Insekten|angst *f* fear of insects / **~auge** *n* compound eye / **~kunde** *f* entomology / **staatenbildende** ~ social insects

Insel *f* island, insula / **Reil'sche** ~ island of Reil

inserieren advertise

Insomnie *f* insomnia, sleeplessness / **~-Typus** *m* type of insomnia / **nichtorganische** ~ nonorganic insomnia / **primäre** ~ primary insomnia

Inspiration *f* inspiration

inspirieren inspire

Instanz *f* instance

Instinkt *m* instinct / **~abkömmling** *m* instinct derivate / **~derivat** *n* instinct derivate / **~handlung** *f* instinctive act, fixed pattern / **~reaktion** *f* instinctive reaction / **~theorie** *f* theory of the instincts, instinctual theory / **~umkehr** *f* reversal of instinct / **~verhalten** *n* instinctive behaviour, unlearned behaviour / **sozialer** ~ herd instinct, gregariousness / **spätentwickelter** ~ delayed instinct

instinktiv, instinktmäßig instinctive

Instituierungsgesetz *n* law of institutionalization

Institut *n* institute / **privates** ~ private establishment / **psychologisches** ~ institute of psychology, department of psychology

Institution *f* institution, facility / **soziale** ~ social institution

institutionalisieren institutionalise

Institutionalismus *m* institutionalism

institutionell institutional

Instruktion *f* instruction / **genaue** ~ briefing, exact instruction / **programmierte** ~ programmed instruction

Instruktionspsychologie *f* psychology of teaching, educational psychology

Instrument *n* instrument, tool / **~e** *npl* **der Unternehmensführung** management tools / **stereotaktisches** ~ stereotactic instrument

Instrumentalismus *m* instrumentalism

Instrumentalität *f* instrumentality

instrumentell instrumental

insuffizient insufficient

Insuffizienz *f* insufficiency / **~gefühl** *n* feeling of insufficiency, feeling of inferiority / **~vorstellung** *f* idea of insufficiency

Insula *f* insula / ~ **Reili** *f* island of Reil

Insulin *n* insulin / ~ **antagonistisch** insulin–antagonistic / **~behandlung** *f* insulinisation, insulin treatment / **~komabehandlung** *f* insulin coma therapy / **~mangel** *m* insulin deficiency, hypoinsulinemia / **~schock** *m* insulin shock, hypoglycaemic shock / **~schocktherapie** *f* insulin–shock therapy, hypoglycaemic therapy / **~therapie** *f* insulinisation, insulin–shock therapy

Insult *m* insult, attack, fit

Integral|kurve *f* integral curve / **~rechnung** *f* integral calculus / **~vektor** *m* integral vector

Integration *f* integration, integrating / ~ **Behinderter in Regelschulen** mainstreaming, educational mainstreaming / ~ **der Persönlichkeit** integration of personality / ~ **im Gehirn** cerebral integrating / **primäre** ~ primary integrating / **schulische** ~ educational integrating, school integration / **sekundäre** ~ secondary integrating / **sensorische** ~ sensory integration / **soziale** ~ social integrating, social integration

Integrationsfähigkeit *f* integrative capacity

integrieren integrate

integrierend integrating, integrant, integrative

Integrität *f* integrity

Intellekt *m* intellect, mind, understanding

Intellektualisierung *f* intellectualisation

Intellektualismus *m* intellectualism

intellektualistisch intellectualistic

Intellektualität *f* intellectuality

intellektuell intellectual

intelligent intelligent, sharp, understanding / ~ **aussehend** sharp–looking, intelligent–looking

Intelligenz *f* intelligence, general intelligence, reasoning power / **~abbau** *m* mental decline / **~alter** *n* mental age / **~bereich** *m* area of intelligence / **~defekt** *m* intellectual defect, defective intelligence / **angeborener ~defekt** *m* congenital defect of intelligence / **erworbener ~defekt** *m* acquired defect of intelligence / **~faktor** *m* factor of intelligence, primary mental ability / **~grad** *m* degree of intelligence / **~höhe** *f* level of intelligence / **~ im Grenzbereich zur Debilität** marginal intelligence, borderline intelligence / **~koeffizient** *m* coefficient of intelligence / **~komponente** *f* component of intelligence / **~mangel** *m* defective intelligence, lack of intelligence / **~maß** *n* intelligence measure / **~messung** *f* intelligence testing, measurement of intelligence / **~minderung** *f* mental retardation / **~niveau** *n* level of intelligence / **~prüfung** *f* intelligence test / **~quotient** *m* intelligence quotient, quotient of intelligence / **~rohwert** *m* intelligence raw score / **~skala** *f* **für Kleinkinder** infant intelligence scale / **~störung** *f* dysgnosia, intellectual deficiency / **~struktur** *f* structure of intelligence / **~stufe** *f* level of intelligence / **~test** *m* intelligence test, mental test, intelligence scale, intelligence measure / **~test** *m* **für Erwachsene mit höherer Intelligenz** superior adult intelligence test / **~theorie** *f* theory of intelligence / **faktorielle ~theorien** *fpl* factor theories of intelligence / **multifaktorielle ~theorie** *f* multifactorial theory of intelligence / **multimodale ~theorie** *f* multimodal theory of intelligence / **~typus** *m* intelligence type / **~verfall** *m* mental decay / **abstrakte ~** conceptual intelligence / **allgemeine ~** general intelligence / **angeborene ~** innate intelligence / **ästhetische ~** aesthetic intelligence, esthetic intelligence / **begriffliche ~** conceptual intelligence / **biologische ~** biological intelligence / **emotionale ~** emotional intelligence / **gemessene ~** measured intelligence / **höhere ~** superior intelligence / **künstliche ~** artificial intelligence / **mechanisch–technische ~** mechanical–technical intelligence / **nicht–verbale ~** nonverbal intelligence / **praktische ~** concrete intelligence / **reproduktive ~** reproductive intelligence / **sensumotorische ~** sensorimotor intelligence / **soziale ~** social intelligence / **sprachfreie ~** nonverbal intelligence / **sprachliche ~** verbal intelligence / **theoretische ~** abstract intelligence, theoretical intelligence / **verbale ~** verbal intelligence

Intension *f* intension, intensity

Intensität *f* intensity

Intensitäts|anstieg *m* increment in intensity / **~niveau** *n* intensity level / **~schwelle** *f* intensity threshold / **~sensor** *m* intensity sensor / **~theorie** *f* intensity theory / **~unterscheidung** *f* intensity discrimination / **~unterschiedsschwelle** *f* intensity–difference threshold

intensiv intensive, intense

Intensivbehandlung *f* intensive care

Intensivierung *f* intensification

Intention *f* intention, purpose, aim, goal

intentional intentional

Intentionalismus *m* intentionalism, purposivism

Intentionalität *f* intentionality, objective intentionality / **unbewusste ~** unconscious intentionality

Intentions|bewegung *f* intentional movement / **~krampf** *m* intention spasm / **~tremor** *m* intention tremor, intentional tremor, volitional tremor / **~zittern** *n* intentional tremor

interagieren interact

Interaktion *f* interaction, reciprocal action, interbehaviour / **~ afferenter Reize** afferent stimulus interaction / **~ der Sinne** sensory interaction / **~ zwischen Patient und Therapeut** client–counsellor interaction, patient–therapist interaction, therapist–patient interaction / **betriebliche** ~ employee interaction / **interpersonale** ~ interpersonal interaction / **psychotherapeutische** ~ psychotherapeutic process / **schizophrenieerzeugende** ~ double-bind interaction / **soziale** ~ social interaction, social process, social relation, social relationship / **themenzentrierte** ~ theme–centred interaction

Interaktionismus *m* interactionism / **symbolischer** ~ symbolic interactionism

Interaktions|analyse *f* interaction analysis / **~einheit** *f* interactive unit / **~maß** *n* interactive measurement / **~matrix** *f* interaction matrix / **~prinzip** *n* interaction principle / **~prozess** *m* interaction process / **~psychologie** *f* interbehaviouralism, interbehavioural psychology / **~rahmen** *m* coaction compass / **zielgerichtetes ~system** *n* goal–directed interaction system, event system / **~training** *n* interaction training / **~varianz** *f* interaction variance / **~wert** *m* interactive score / **~zeitraum** *m* interactive episode

interaktiv interactive

interdependent interdependent

Interdependenz *f* interdependence, interdependency / ~ **von Einstellungen** attitude interconnectedness

Interesse *n* interest / ~ **an Fäkalien** coprophilia / **~losigkeit** *f* lack of interest / **berufliche ~n** *npl* occupational interests / **nach außen gerichtetes** ~ extraversion, extroversion / **offenkundiges** ~ manifest interest / **pathologisches** ~ **an Schmutz** mysophilia

Interessen|fragebogen *m* interest questionnaire, interest blank, interest inventory, preference inventory, interest scale, interest schedule / **~gebiet** *n* area of interest / **~gemeinschaft** *f* interest group / **~gruppe** *f* pressure group / **~struktur** *f* interest pattern / **~test** *m* interest test, interest survey, preference test

interessieren (sich) interest

Interferenz *f* interference / **~apparat** *m* interference tube / **~methode** *f* method of interference / **~neigung** *f* sensitivity to interference / **~phänomen** *n* interference phenomenon / **~theorie** *f* theory of interference / **kognitive** ~ cognitive interference

interferieren interfere

Interferon *n* interferon

Intergruppen|design *n* between–groups design / **~dynamik** *f* intergroup dynamics / **~effekt** *m* intergroup effect

interhemisphärisch intercerebral

interindividuell interindividual

Interitem–Konsistenzkoeffizient *m* alpha coefficient

Interjektion *f* interjection

Interjektionstheorie *f* interjection theory, interjectional theory

Interkommunikation *f* intercommunication

Interkorrelation *f* intercorrelation

interkorrelieren intercorrelate

interkulturell cross–cultural

Interleukin *n* interleukin

intermediär intermediary, intermediate

Intermedin *n* intermedin, chromatophorotropic hormone

Intermission *f* intermission

Intermittenz *f* intermission, intermittence

intermittieren intermit, discontinue

intern internal

Internalisieren *n* interiorisation, internalisation

internalisieren internalise, interiorize

Internalisierung *f* internalisation, introception

Internat *n* boarding school

Internet *n* internet / ~**-Adresse** *f* uniform resource locator, URL, internet address / ~**-Protokoll** *n* internet protocol

Interneuron *n* interneuron, interneurone, internuncial neuron(e)

interniert interned, imprisoned

Internierung *f* internment, detention
Internodium *n* internodium, internode
interokular interocular
Interozeption *f* interoception, visceroception
interozeptiv interoceptive
Interozeptor *m* interoceptor, visceroceptor, visceroreceptor, systemic sense
Interozeptorenfeld *n* interoceptive field
interpersonal interpersonal
Interpolation *f* interpolation / **lineare** ~ linear interpolation
Interpolations|formel *f* interpolation formula / **~rechnung** *f* calculus of interpolation
interpolieren intercalculate, interpolate
Interpretation *f* interpretation, explanation / **allegorische** ~ allegoric interpretation / **anagogische** ~ anagogic interpretation / **maschinelle ~ von Testdaten** automated test interpretation / **psychoanalytische** ~ psychoanalytic interpretation / **theoretische** ~ theoretical interpretation
Interpretations|methode *f* method of interpretation / **~therapie** *f* interpretative therapy
interpretieren interpret
Interpsychologie *f* interpsychology
Interrater–Reliabilität *f* interrater reliability
Interreaktionszeit *f* interresponse time
Intersex *m* intersex
Intersexualität *f* intersexuality, sex intergrade
intersexuell intersexual
Interspeziesinteraktion *f* interspecies interaction
Interstimulusintervall *m* interstimulus interval
Interstitium *n* interstitium, interstitial space
intersubjektiv intersubjective
Intersubjektivität *f* intersubjectivity
Intertestkorrelation *f* intertest correlation

Intervall *n* interval / **~programm** *n* interval schedule / **~schätzung** *f* interval estimation / **~skala** *f* interval scale, equal–interval scale, additive scale / **~training** *n* interval training / **~verstärkung** *f* interval reinforcement, percentage reinforcement / **feste ~verstärkung** *f* fixed–interval reinforcement / **variable ~verstärkung** *f* variable–interval reinforcement / **variabler ~verstärkungsplan** *m* variable–interval reinforcement schedule / **~verteilung** *f* interval distribution / **~ zwischen zwei Reaktionen** interresponse interval / **~ zwischen zwei Reizen** interstimulus interval / **~ zwischen zwei Versuchen** intertrial interval / **gleicherscheinende ~e** *npl* equal–appearing intervals / **mit konstantem ~** fixed interval / **photochromatisches ~** photochromatic interval / **reizfreies ~** interstimulus interval, stimulus interval
Intervariation *f* intervariation
intervenierend intervening
Intervention *f* intervention / **paradoxe ~** paradoxe intervention
Interventionsmethode *f*, **psychotherapeutische** psychotherapeutic intervention technique
Intervertebralganglion *n* spinal ganglion
Interview *n* interview, exploration / **~frage** *f* interview question / **indirekte ~methode** *f* indirect approach method / **~plan** *m* interview schedule / **diagnostisches ~** diagnostic interview / **freies ~** unstructured interview, nondirective interview / **gelenktes ~** structured interview / **psychodiagnostisches ~** psychodiagnostic interview / **strukturiertes ~** structured interview / **thematisches ~** focused interview / **ungelenktes ~** nondirective interview / **unstrukturiertes ~** unstructured interview
Interviewen *n* interviewing
Interviewer *m* interviewer, field investigator / **~fehler** *m* interviewer bias / **~schulung** *f* interview training
Interviewte *m,f* interviewee

intestinal intestinal

Intim|gruppe *f* face–to–face group, direct–contact group / **~sphäre** *f* privacy, intimate sphere

Intimität *f* intimacy

intolerant intolerant

Intoleranz *f* intolerance

Intonation *f* intonation

Intonations|kontur *f* intonation contour / **ausgedehnte ~struktur** *f* phonological phrase

Intoxikation *f* intoxication, poisoning / **akute ~** acute intoxication / **chronische ~ der Haschischraucher** cannabism

Intoxikationspsychose *f* toxic psychosis, toxic insanity

intra|familiär intrafamiliar / **~individuell** intraindividual / **~kortikal** intracortical / **~kranial** intracranial / **~mural** intramural / **~muskulär** intramuscular / **~okulär** intraocular / **~peritoneal** intraperitoneal / **~psychisch** intrapsychic, intrapsychical / **~punitiv** intrapunitive / **~tensiv** intratensive / **~uterin** intrauterine / **~venös** intravenous / **~vital** within a life time, intravital / **~zephal** intracranial / **~zerebral** intracerebral

Intra|subjektivität *f* intrasubjectivity / **~uterinleben** *n* uterine life, prenatal span, intrauterine life / **~uterinpessar** *n* intrauterine pessary, intrauterine device, stem pessary / **~variation** *f* intravariation / **~zellularraum** *m* intracellular space / **~zeption** *f* intraception

intrinsisch intrinsic, intrinsical

Intro|jektion *f* introjection, internalisation / **~spektion** *f* introspection, self–observation, self–study / **~spektionismus** *m* introspectionism, introversiveness, intraversion, ingoingness / **aktive ~version** *f* active introversion / **passive ~version** *f* passive introversion / **~versivität** *f* introversiveness / **~zeption** *f* introception

intro|jizieren introject / **~jiziert** introjected / **~punitiv** intropunitive / **~spektiv** introspective, inlooking / **~versiv** introversive / **~vertiert** introverted, introversive, ingoing

Intuition *f* intuition, intuitive thought / **klar erkenntliche ~** clearly recognizable intuition, articulated intuition

Intuitionalismus *m* intuitionalism, intuitionism, intuitivism

Intuitions|typus *m* intuitive type / **~vermögen** *n* intuitive faculty

intuitiv intuitive, intuitional

Invagination *f* invagination

invalid invalid, disabled

Invalidität *f* invalidism, invalidity

Invaliditäts|begutachtung *f* disability evaluation / **~grad** *m* degree of disability

invariabel invariable, constant

Invarianz *f* invariance, invariability, constancy

Inventar *n* inventory / **geistiges ~** mental inventory

Inversion *f* inversion / **~ von Gefühlen** inversion of affects / **sexuelle ~** sexual inversion, homosexuality

invertieren invert

invertiert inverted, inverse

Invertierte *m,f* invert, lesbian, homosexual

Involution *f* involution, devolution

Involutions|alter *n* involutional age / **~depression** *f* involutional depression, aversive depression / **~melancholie** *f* involutional melancholia / **~paranoia** *f* involutional paranoia / **~psychose** *f* involutional psychosis, climacteric psychosis / **paranoide ~psychose** *f* involutional paranoid psychosis

Inzest *m* incest / **~angst** *f* fear of incest / **~komplex** *m* incest complex / **~scheu** *f* fear of incest / **~schranke** *f* incest barrier, barrier against incest / **~tabu** *n* incest taboo / **~traum** *m* incest dream /

~verbot *n* incest prohibition, prohibition against incest / **~wunsch** *m* incestual wish

Inzidenz *f* incidence

Inzucht *f* inbreeding, incest

Ion *n* ion

Ionen|konzentration *f* ion concentration / **~theorie** *f* **der Erregung** Hodgkin–Huxley model of nervous excitation

Ionisation *f* ionisation

Ionisator *m* ioniser

ionisieren ionise

Ionisierung *f* ionisation

Iproniazid *n* iproniazid

Ipsation *f* ipsation, ipsism / **anale** ~ anal ipsation

ipsativ ipsative

ipsilateral ipsilateral

Ipsismus *m* ipsism, ipsation

IQ–Konstanz *f* constancy of the IQ, IQ constancy

Irides *fpl* irides

Iridozele *f* iridocele

Iris *f* iris / **~bewegung** *f* iridokinesis, iridokinesia / **~diagnose** *f* iridodiagnosis / **~kunde** *f* iridology / **~reflex** *m* iris reflex / **~vorfall** *m* iridocele

Irradiation *f* irradiation, diffusion / **psychologische** ~ psychological irradiation

Irradiations|kreis *m* diffusion circle / **~theorie** *f* **des Lernens** irradiation theory of learning

irrational irrational, nonrational, unreasonable

Irrationalismus *m* irrationalism

Irrationalität *f* irrationality

Irre *m,f* lunatic, insane person

irre insane, lunatic, mentally deranged / **~reden** rave, talk insanely / **~redend** delirious

Irrealität *f* irreality, unreality

Irrealitäts|ebene *f* irreality level / **~–Realitätsdimension** *f* irreality–reality dimension

Irreführung *f* deception

irregulär irregular

Irregularität *f* irregularity

irrelevant irrelevant

Irren|anstalt *f* mental hospital, lunatic asylum, psychiatric clinic, asylum for the insane / **~arzt** *m* psychiatrist, psychopathist, alienist / **~haus** *n* insane asylum

Irrereden *n* raving

Irresein *n* insanity, mental derangement, psychosis, folie / **degeneratives** ~ degenerative psychosis / **induziertes** ~ folie à deux, induced insanity / **manisch–depressives** ~ manic–depressive psychosis, manic–depressive insanity, circular insanity, alternating insanity / **periodisches** ~ periodic insanity, periodic psychosis / **transitorisches** ~ transitory psychosis / **zirkuläres** ~ circular psychosis, cyclic psychosis, cyclic insanity, periodic psychosis, periodic insanity, alternating psychosis

irreversibel irreversible

Irreversibilität *f* irreversibility

Irr|gang *m* labyrinth, maze / **~garten** *m* labyrinth, maze / **~gartenversuch** *m* maze experiment, labyrinth test / **~glaube** *m* misbelief

Irritabilität *f* irritability, excitability / ~ **des Nervensystems** irritability of the nervous system

Irritans *n* irritant

Irritation *f* irritation

irritieren irritate

Irrsinn *m* mental derangement, mental aberration, lunacy, madness

irrsinnig insane, lunatic, mentally deranged, crazy

Irrtum *m* error, mistake, fallacy / **formaler** ~ formal error

Ischämie *f* ischaemia, ischemia / **zerebrale** ~ cerebral ischaemia

Ischias *m,n* sciatica, ischialgia, sciatic neuralgia / **~nerv** *m* sciatic nerve / **~schmerz** *m* sciatalgia

Ischophonie *f* ischophonia, stammering

Ishihara–Tafeln *fpl* pseudoisoluminant charts, pseudoisoluminant plates / **~–Test** *m* Ishihara's test

Iso|carboxazid *n* isocarboxazid / **~chron** *n* isochrone / **~chronie** *f* isochronia, isochronism / **~chronismus** *m* isochronism, isochronia / **~chronskala** *f* isochron scale / **~enzym** *n* isoenzyme, isozyme / **~karbonsäure** *f* isocarboxazid

iso|chromatisch isochromatic / **~chron** isochronic, isochronous, isochronal / **~gen** isogenous / **~kurtisch** isokurtic

Isolation *f* isolation, seclusion, seclusiveness / **experimentelle** ~ sensory isolation, sensory deprivation / **psychische** ~ psychological encapsulation, psychological isolation / **soziale** ~ social isolation, social withdrawal

Isolations|abwehr *f* isolation defense / **~effekt** *m* isolation effect / **~amentia** *f* isolation amentia

isolierbar isolable

isolieren isolate

isoliert isolated

Isolierung *f* isolation / **erzwungene** ~ compulsive isolation / **gesellschaftliche** ~ social isolation / **künstliche** ~ artificial isolation / **psychische** ~ encystment of the self, psychic isolation / **psychotische** ~ psychotic isolation / **soziale** ~ social deprivation, social deprival

Isolierungs|effekt *m* isolation effect / **~mechanismus** *m* isolation mechanism

Iso|metrie *f* isometry / **~metropie** *f* isometropia / **~morphie** *f* isomorphy / **~morphiebeziehung** *f* isomorphic relationship / **~morphieprinzip** *n* isomorphism hypothesis, principle of isomorphism / **~morphismus** *m* isomorphism / **~niazid** *n* isoniazid / **~nikotinsäurehydrazid** *n* isoniazid / **~phone** *f* isophone / **~prenalin** *n* isoproterenol / **~proterenol** *n* isoproterenol

iso|metrop isometropic / **~morph** isomorphic / **~plastisch** isoplastic / **~tonisch** isotonic / **~trop** isotropic

Isthmus *m* isthmus

Istwert *m* actual value

Item *n* item / **~analyse** *f* item analysis / **~inhalt** *m* item content / **~parameter** *m* item parameter / **~–Response–Theorie** *f* item– response theory

Iteration *f* iteration

Iterationsmethode *f* iteration method

iterativ iterative

Iterativphänomen *n* iterative phenomenon

I–Typus *m* I–type

Ixophrenie *f* ixophrenia

ixothym viscous

Ixothymie *f* ixothymia

J

Jackson|–Anfall *m* Jacksonian seizure / **~–Epilepsie** *f* Jacksonian epilepsy, Jacksonian convulsion, cortical epilepsy, focal epilepsy / **~–Gesetz** *n* Jackson's law, Jackson's principle / **~–Membran** *f* Jackson's membrane / **~–Syndrom** *n* Jackson's syndrome, ambiguo–accessorius–hypoglossal paralysis

Jacobson|–Muskelrelaxation *f* progressive muscle relaxation / **~–Organ** *n* Jacobson's organ, tympanic plexus

Jakob–Creutzfeldt–Erkrankung *f* Creutzfeldt–Jakob syndrome, Creutzfeldt–Jakob disease, CJD

Jahresschwankung *f* seasonal fluctuation / **~tagsreaktion** *f* anniversary reaction

Jähzorn *m* irascibility, violent temper, quick temper

jähzornig irascible, hot–tempered, choleric, hot–headed

Jaktation *f* jactation, jactitation

Jamais–vu–Erlebnis *n* experience of jamais vu

James–Lange–Theorie *f* James–Lange theory of emotions

Janet–Neurose *f* Janet's neurosis

Januskopf *m* diprosopus, janiceps

Jargon *m* jargon / **~aphasie** *f* jargon aphasia / **~apraxie** *f* jargon apraxia

Jasagetendenz *f* acquiescence tendency, acquiescence response set, agreement tendency

Jastrow|'sche–Täuschung *f* Jastrow illusion / **~–Zylinder** *mpl* Jastrow cylinders

Java *n* Java / **~–Mensch** *m* Java man, Pithecanthropus / **~ Script** *n* JavaScript

Jendrassik–Handgriff *m* Jendrassik's manoeuvre, Jendrassik's reinforcement of reflexes

J|–Koeffizient *m,f* J coefficient / **~–Kurve** *f* J–shaped curve / **umgekehrte ~–Kurve** *f* reversed J–shaped curve

Jod *n* iodine / **~mangel** *m* iodine deficiency / **~opsin** *n* iodopsin, visual violet

Jokaste–Komplex *m* Jocasta complex

Jordan–Kurve *f* Jordan curve

Jost'sche| Regeln *fpl* Jost's law / **~ Sätze** *mpl* Jost's law

Joule *n* joule

Jucken *n* itching, itch, pruritus

jucken itch

juckend pruriginous, itchy

Juckreiz *m* itching, itchiness

Jugend *f* youth, young people, adolescence / **~alter** *n* adolescence / **~bande** *f* juvenile gang / **~gefängnis** *n* borstal, remand home, reformatory / **~gericht** *n* juvenile court / **~heim** *n* youth centre / **~irresein** *n* adolescent insanity, hebephrenia / **~kriminalität** *f* juvenile delinquency / **~lichenneurasthenie** *f* neurasthenia praecox / **~liche** *m,f* youth, juvenile, adolescent / **~lichkeit** *f* juvenility / **erste ~liebe** *f* puppy love / **~pfleger** *m* youth welfare worker, youth worker / **~psychiater** *m* adolescent psychiatrist / **~psychiatrie** *f* adolescent psychiatry / **~psychologie** *f* psychology of adolescence, adolescent psychology / **~revolte** *f* adolescent rebellion / **~richter** *m* juvenile judge / **~strafe** *f* youth custody / **~strafanstalt** *f* youth custody centre, remand home, reformatory / **~strafvollzug** *m* execution of a sentence passed by a juvenile court / **~verwahrlosung** *f* juvenile neglect /

jugendlich

~**wohlfahrtspflege** *f* child welfare / ~**zeit** *f* youth / **frühe** ~ childhood / **verwahrloste** ~ neglected youth / **widerspenstige** ~ wayward youth

jugendlich young, youthful, juvenile, adolescent, pre–adult

Jugendliche *m,f* young person / **prädelinquente** ~ predelinquent youth

Jugendlichenpsychotherapie *f* adolescent psychotherapy

jung young, juvenile / ~**fräulich** virgin, virginal

Jung|fernhäutchen *n* hymen, virginal membrane / ~**fernzeugung** *f* parthogenesis, parthenogenesis, unisexual reproduction, virgin birth / ~**frau** *f* virgin, maid / ~**fräulichkeit** *f* virginity, maidenhood

Jüngling *m* young man

Jünglingsalter *n* male adolescence

Jung|'sche Psychologie *f* Jungian psychology / ~**'scher Assoziationstest** *m* Jung association test

juristisch legal

juvenil juvenile

Juvenilismus *m* Juvenilism

Juxtaposition *f* juxtaposition

K

Kabelfernsehen *n* cable television
kachektisch cachectic
Kachexie *f* cachexia, cachexy
Kaderschulung *f* cadre formation
Käfig *m* cage / ∼ **von Bogen** Bogen cage
Kahnschädel *m* scaphocephalus, cymbocephaly
Kainkomplex *m* complex of Cain, brother complex
Kaiserschnitt *m* Caesarean section, gastrohysterotomy
Kako|geusie *f* cacogeusia / ∼**phonie** *f* cacophonia, cacophony / ∼**smie** *f* cacosmia
Kalibration *f* calibration, gauging
kalibrieren calibrate, gauge
Kalibrierung *f* calibration, gauging
Kalium *n* potassium / ∼**chlorid** *n* potassium chloride / ∼**ion** *n* potassium ion / ∼**pumpe** *f* potassium pump / ∼**strom** *m* potassium flux
Kalkablagerung *f* calcification
Kalkül *n* calculation
Kalligraphie *f* calligraphy
Kalorie *f* calory
Kalorimeter *n* calorimeter
kalorisch caloric
kalt cold, frigid, unfeeling / ∼**herzig** cold-hearted
Kälte *f* cold, coldness / ∼**behandlung** *f* cryotherapy / ∼**belastung** cold stress / ∼**empfindlichkeit** *f* sensitivity to cold, sensitiveness to cold / ∼**empfindung** *f* cold sensation, cryaesthesia / ∼**gefühl** *n* chill, sensation of coldness / **subjektives** ∼**gefühl** *n* psychroaesthesia, psychroesthesia / ∼**punkt** *m* cold point, cold spot / ∼**reiz** *m* cold stimulus / ∼**rezeptor** *m* cold receptor / ∼**therapie** *f* crymotherapy, cryotherapy / ∼**schmerz** *m* cryalgesia, psychroalgia / ∼**überempfindlichkeit** *f* cryaesthesia, cryesthesia / ∼**wirkung** *f* cold effect / **paradoxe** ∼ paradoxical cold / **sexuelle** ∼ frigidity
kälteempfindlich sensitive to cold
Kalt|herzigkeit *f* cold–heartedness / ∼**punkt** *m* cold point, cold spot / ∼**rezeptor** *m* cold receptor / ∼**sensor** *m* cold sensor / ∼**sinn** *m* sense of cold
Kalzitonin *n* calcitonin
Kalzium *n* calcium / ∼**antagonist** *m* calcium antagonist, calcium channel blocker / ∼**bromid** *n* calcium bromide / ∼**ion** *n* calcium ion / ∼**pumpe** *f* calcium pump / ∼**–Stoffwechsel–Störung** *f* calcium metabolism disorder
Kamerad *m* comrade, companion, compeer, fellow / ∼**schaft** *f* comradeship, companionship, fellowship / **zwischengeschlechtliche** ∼**schaft** *f* altrigenderism
Kamm *m* crest, crista
Kammer *f* ventricle / ∼**flattern** *n* ventricular flutter / ∼**flimmern** *n* ventricular fibrillation / ∼**muskulatur** *f* ventricular musculature / ∼**ton** *m* concert pitch, standard pitch
Kampagne *f* campaign / **politische** ∼ political campaign
Kampf *m* fight, struggle, battle, combat / ∼**geist** *m* militancy / ∼**neurose** *f* combat neurosis, fatigue neurosis, combat exhaustion, battle fatigue, battle exhaustion, war psychosis / ∼**reflex** *m* struggle reflex / ∼**sport** *f* martial art / ∼ **ums Überleben** struggle for life, struggle to

kämpfen survive / **~verhalten** *n* agonistic behaviour / **geistig–seelischer** ~ mental struggle

kämpfen struggle, fight

Kampfeslust *f* pugnacity

kampf|lustig pugnacious / **~süchtig** combative

Kanal *m* channel, canal, duct, tract, tube / **~bildung** *f* canalisation / **~blocker** *m* channel blocker / **~kapazität** *f* channel capacity / **Multi–~–Modell** *n* multi–channel model / **~programm** *n* channel program / **~protein** *n* channel protein / **Cloquet'scher** ~ Cloquet's canal / **Schlemm'scher** ~ Schlemm's canal

Kanalisation *f* canalisation

kanalisieren channel, canalise

Kanalisierung *f* canalisation, positive fixation

Kanalisierungs|hypothese *f* drainage hypothesis / **~theorie** *f* drainage theory

Kandidat *m* candidate

Kanner–Syndrom *n* Kanner's syndrome

Kannibale *m* cannibal

kannibalisch cannibalistic

Kannibalismus *m* cannibalism, anthropophagy

Kanon *m* canon

kanonisch canonic, standard

Kantianismus *m* kantianism, kantism

Kanzerophobie *f* cancerophobia, carcinophobia, irrational fear of acquiring cancer

Kapazitanz *f* capacitance, electrical capacity

Kapazität *f* capacity / **begrenzte** ~ limited capacity

Kapazitätstheorie *f* capacity theory

kapieren understand, grasp

kapillar capillary

Kapillare *f* capillary, capillary tube

Kapillar|gefäß *n* capillary, capillary tube / **~mikroelektrode** *f* capillary microelectrode, micropipette / **~netz** *n* capillary bed

Kapitulation *f* capitulation, surrender

kapriziös capricious, fanciful

Kaprylgeruch *m* hircine smell

kaprylisch caprylic

Kapsel *f* capsule, capsula

Kaptation *f* captation

Kaptivation *f* captivation

Karbachol *n* carbachol

Kardialgie *f* cardialgia, cardiodynia, heartburn

Kardinal|eigenschaft *f* primary personality quality, cardinal trait / **~tugend** *f* cardinal virtue

Kardio|gramm *n* cardiogram / **~graph** *m* cardiograph / **~graphie** *f* cardiography / **~logie** *f* cardiology / **~phobie** *f* cardiophobia, irrational fear of heart disease / **~sphygmograph** *m* cardiosphygmograph / **~tachometer** *n* cardiotachometer

kardio|graphisch cardiographic / **~vaskulär** cardiovascular

Karikatur *f* cartoon, caricature

Karotis|arterie *f* carotid artery / **~drüse** *f* carotid body / **~sinus** *m* carotid sinus, carotid bulbus / **~sinusreflex** *m* carotid sinus reflex

karpal carpal

Karphologie *f* carphology

Karriere *f* career / **~leiter** *f* career ladder / **~ziel** *n* career goal

Karte *f* card, map

Kartei *f* card index / **~kartentest** *m* card–sorting test / **~trog** *m* tub file

Kartendeutung *f* geography response

Kartierung *f* mapping

Kartothek *f* card index

Karussellphänomen *n* merry–go–round phenomenon

Karyo|kinese *f* karyokinesis, mitosis / **~plasma** *n* karyoplasm / **~typ** *m* karioitype

Karzino|gen *n* carcinogen / **~phobie** *f* carcinophobia, cancerophobia, carcinomatophobia

Karzinom *n* cancer, carcinoma

Kaspar–Hauser|–Komplex *m* Kaspar–Hauser complex / **~ Versuch** *m* experiment with isolated animals

Kaste *f* caste / **~ der Farbigen** colour caste

Kasten *m* box / **~denken** *n* class prejudice / **~system** *n* caste system / **~wesen** *n* caste system

Kastration *f* castration, sterilisation / **~ des Mannes** male castration / **symbolische ~** symbolic castration

Kastrations|angst *f* castration anxiety, castration fear / **~drohung** *f* threat of castration / **~furcht** *f* castration fear / **~komplex** *m* castration complex / **~phantasie** *f* castration fantasy

kastrieren castrate, desexualise, emasculate

Kastrierung *f* castration, desexualisation, sterilisation

Kasuistik *f* casuistry, deontology

Kasusgrammatik *f* case grammar

katabolisch catabolic

Katabolismus *m* catabolism, katabolism

Katabolit *m* catabolite

Katalepsie *f* catalepsy, cerea flexibilitas, katalepsis / **spontane ~** spontaneous catalepsy / **suggerierte ~** hypnotic catalepsy

Katamnese *f* catamnesis, follow–up history

kata|leptisch cataleptic / **~leptoid** cataleptoid

Kata|lexie *f* catalexia / **~logtest** *m* cardsorting test / **~lysator** *m* catalyst / **~lyse** *f* catalysis / **~menien** *npl* catamenia / **~mnese** *f* catamnesis, follow–up study, posttreatment follow–up / **~phasie** *f* cataphasia, catalogia / **~plexie** *f* cataplexia, cataplexy / **~rakt** *m* cataract / **~thymie** *f* catathymia

kata|lytisch catalytic / **~thym** catathymic / **~ton** catatonic

Katastrophe *f* disaster

Katastrophenreaktion *f* catastrophic reaction

Katathymie *f* catathymia

Katatonie *f* catatonia, katatonia, catatony, catatonic disease, catatonic schizophrenia / **depressive ~** catatonic stupor / **manische ~** catatonic excitement / **perniziöse ~** catatonic cerebral paralysis

Katecholamin *n* catecholamine / **~–Hypothese** *f* catecholamine hypothesis

katecholaminerg catecholaminergic

Kategorie *f* category / **soziale ~** social category / **untere ~** lower category

Kategorien|bildung *f* formation of categories / **~system** *n* **von Bales** Bales category system

Kategorisierung *f* categorization, categorizing

kategorisch categorical

Kater *m* hangover

Katharsis *f* catharsis, psychocatharsis, abreaction, purgation

kathartisch cathartic

Katheterisieren *f* catheterization

Kathexis *f* cathexis, charge, charge of affect, exocathection, investment / **fehlende ~** acathexis

Kathode *f* cathode

Kathisophobie *f* cathisophobia

Kathodenstrahl *m* cathode ray / **~oszillograph** *m* cathode–ray oscillograph

Kation *n* cation, kation

Katoptrik *f* catoptrics

Katzen|angst *f* fear of cats / **~schrei–Syndrom** *n* cri–du–chat syndrome, crying cat syndrome

Kauakt *m* mastication, chewing

Kauderwelsch *n* gibberish, pidgin, jargon / **~aphasie** *f* jargon aphasia / **~–Phase** *f* jargon stage

Kauf|bereitschaft *f* consumer acceptance / **~entscheidung** *f* buying decision / **~entschluss** *m* buying decision / **~entschlussanalyse** *f* activation research / ~gewohnheiten *fpl* buying habits / ~hemmung *f* buyer's resistance / ~kraft *f* buying power / ~mann *m* businessman / ~motiv *n* buying motive / ~sucht *f* oniomania / krankhafter ~trieb *m* oniomania / ~unlust *f* consumer resistance / ~widerstand *m* sales resistance

Käufer *m* buyer / ~markt *m* buyer's market / ~verhalten *n* purchase pattern, buying behaviour

Kaufmann|'sche Methode *f* Kaufmann's treatment / ~-Verfahren *n* Kaufmann's treatment

Kaumuskel *m* masticatory muscle

kausal causal, causative

Kausal|analyse *f* causal analysis / ~behandlung *f* causal treatment / ~denken *n* purposive thinking / ~erklärung *f* causal explanation / ~gesetz *n* law of causality, law of cause and effect

Kausalgie *f* causalgia

Kausalität *f* causality / animistische ~ animistic causality / dynamische ~ dynamic causality / finale ~ final causality / magische ~ magical causality / moralische ~ moral causality / phänomenale ~ phenomenistic causality / psychische ~ psychological causality / technische ~ mechanical causality, technical causality

Kausal|nexus *m* causal nexus, causal connection / ~system *n* causal system / ~theorie *f* causal theory / ~zusammenhang *m* causal relation, causal relationship, causality

Kauz *m*, seltsamer odd character, oddity, eccentric / sonderbarer ~ psychoceramic

kavernös cavernous

Kebozephalie *f* cebocephalia

Keeler–Polygraph *m* Keeler polygraph

Kehlkopf *m* larynx / ~aufbau *m* laryngeal organization / ~krankheit *f* laryngeal disorder / ~reflex *m* laryngeal reflex / ~schlag *m* laryngeal syncope, laryngeal epilepsy / ~spiegel *m* laryngoscope / ~spiegelung *f* laryngoscopy / ~ton *m* laryngeal tone

Kehl|stammeln *n* gammacism / ~tonschreiber *m* laryngograph

Keim *m* germ, embryo / ~bläschen *n* germinal vesicle / ~blase *f* blastula, germ vesicle, blastosphere, blastosphore / ~blatt *n* germ layer, blastodermic layer / äußeres ~blatt *n* ectoderm, ectoblast, epiblast / inneres ~blatt *n* entoblast, entoderm / mittleres ~blatt *n* mesoblast, mesoderm / ~drüse *f* gonad, germ gland, sexual cell / ~drüsenhormon *n* sex hormone, gonadal hormone / ~entwicklung *f* blastogenesis, blastogeny / ~haut *f* blastoderm / ~plasma *n* germ plasm, idioplasm / ~sack *m* ammon / ~schädigung *f* blastophthoria / ~zelle *f* initial cell, sexual cell, gamete–producing cell, germ cell

keimen germinate

Keith–Flack–Knoten *m* sinu–atrial bundle

Kelley's| Konstanzverfahren *n* Kelley's constant process / ~ Wiederholungsverfahren Kelley's iteration method

Kelvin|skala *f* Kelvin scale / ~-Temperaturskala *f* Kelvin scale of temperature

Kendall'scher Korrelationskoeffizient *m* Kendall's tau coefficient of correlation

kennen know

Kennlinie *f* characteristic curve

Kenntnis *f* knowledge / ~ der Ergebnisse knowledge of results / ~se *fpl* knowledge / ~ und Fertigkeitstest *m* achievement measure / ~stand *m* knowledge level

Kenn|zeichen *n* mark, characteristic, criterion, indicator, label / ~zeichnung *f* characterisation / ~zeit *f* chronaxia, chronaxie, chronaxy / ~ziffer *f* index, ratio / ~ziffern *fpl* indices

kenn|zeichnen characterize / ~zeichnend characteristic

Kenophobie *f* kenophobia

kephalo|grafisch cephalographic / ~kaudal cephalocaudal / ~metrisch cephalometric

Kephalo|gramm *n* cephalogram / **~graphie** *f* cephalography / **~metrie** *f* cephalometry / **~pod** *m* cephalopod

Kerato|meter *n* keratometer / **~skop** *n* keratoscope, Placido's disk / **~skopie** *f* keratoscopy, Cuignet's method

Kerauno|neurose *f* keraunoneurosis / **~phobie** *f* keraunophobia, irrational fear of thunder and lightning

Kern *m* core, essence, nucleus / **~eigenschaften** *fpl* core characteristics / **~entwicklung** *f* karyogenesis / **~fach** *n* core course, core subject / **~familie** *f* nuclear family / **~fusion** *f* karyogamy / **~gruppe** *f* cadre, nuclear group / **~ikterus** *m* nuclear icterus / **~komplex** *m* nuclear complex / **~konflikt** *m* root conflict / **~körperchen** *n* nuclear corpuscle, nuclear corpuscule, nucleolus / **~kultur** *f* core culture / **~merkmale** *npl* core attributes / **~neurose** *f* character neurosis, nuclear neurosis, organic neurosis / **~persönlichkeit** *f* core personality / **~plasma** *n* karyoplasm / **~problem** *n* core problem / **~resonanz** *f* nuclear magnetic resonance / **~satz** *m* kernel sentence / **~schichten** *fpl* nuclear layers / **~schleife** *f* chromosome / **~spaltung** *f* nuclear fission / **~spinresonanztomographie** *f* nuclear magnetic resonance imaging / **~substanz** *f* chromatin / **~syndrom** *n* nuclear syndrome / **~teilung** *f* nuclear division, nuclear fission / **~verschmelzung** *f* karyogamy / **haploider ~** haploid nucleus

kern|färbend nuclear staining / **~haltig** nucleated

Kernfärbung *f* nuclear stain

Kernig–Zeichen *n* Kernig's sign

Kerygma *n* kerygma, kerugma

Kerzenstärke *f* candle power, candela

Ketamin *n* ketamine

ketogen ketogenic

Ketonkörper *mpl* ketone bodies

Ketosteroid *n* ketosteroid

Kette *f* chain

Ketten|bildung *f*, **verbale** verbal chaining / **~raucher** *m* chain smoker / **~reaktion** *f* chain reaction, serial reaction / **~reflex** *m* chain reflex / **~verstärkung** *f* chained schedule of reinforcement

Keuchen *n* panting

keusch chaste, pure

Keuschheit *f* chastity, purity / **eheliche ~** conjugal chastity / **freiwillige ~** sexual abstinence

Kiefer *m* jaw / **~reflex** *m* jaw jerk, jaw reflex / **~spalte** *f* gnathoschisis, cleft jaw / **~sperre** *f* lockjaw, trismus / **gerade ~stellung** *f* orthognathism, orthognathy

Killerzelle *f*, **natürliche** natural killer cell

Kinäde *m* passive paederast, passive pederast

Kinase *f* kinase

Kinästhesie *f* kinaesthesia, kinaesthesis, kinesthesia, kinesthesis, kinaesthetic sense, cinaesthesia

Kinästhesiometer *n* kinaesthesiometer, kinesthesiometer, cinaesthesiometer

kinästhetisch kinaesthetic, kinesthetic, cinaesthetic

Kind *n* child / **~bettpsychose** *f* puerperal psychosis, postpartum psychosis / **~chen** *n* little child, tot / **~–Eltern–Bindung** *f* child–parent attachment / **~ im Schulalter** school–age child / **~lichkeit** *f* infantility / **~schaft** *f* filiation / **adoptiertes ~** adopted child / **anormales ~** defective child / **auf das ~ ausgerichtet** child–centered / **aufgewecktes ~** sharp child, bright child / **aufsässiges ~** obstreperous child / **außereheliches ~** illegitimate child / **autistisches ~** autistic child / **begabtes ~** gifted child, superior child / **behindertes ~** handicapped child / **eigenwilliges ~** obstreperous child, wayward child / **gestörtes ~** abnormal child / **heranwachsendes ~** growing child / **hochbegabtes ~** exceptional child / **misshandeltes ~** battered child, abused child, maltreated child, mistreated child / **neugeborenes ~** new–born child, neonate, neonatus, new–born / **retardiertes** ~ retarded child / **schulpflichtiges** ~ school–age child / **schwererziehbares** ~ difficult child, problem child, asocial child / **schwieriges** ~ difficult child / **sozial benachteiligtes** ~ socially disadvantaged child / **talentiertes** ~ gifted child / **überlegenes** ~ superior child / **unangepasstes** ~ maladjusted child / **uneheliches** ~ illegitimate child / **unverbesserliches** ~ incorrigible child / **vernachlässigtes** ~ abandoned child, neglected child / **verwöhntes** ~ spoiled child / **verzogenes** ~ spoiled child / **wildes** ~ feral child / **widerspenstiges** ~ wayward child / **zu früh geborenes** ~ premature child / **zurückgebliebenes** ~ retarded child, backward child

Kinder *npl* children / **~analyse** *f* child analysis / **~–Apperzeptionstest** *m* children's apperception test / **~arzt** *m* pediatrician, pediatrist / **~aussagen** *fpl* children's depositions, testimonies by children / **~betreuer(in)** *m,f* babysitter / **~betreuung** *f* babysitting, child care / **~dorf** *n* children's village / **~ehe** *f* child marriage / **~erziehung** *f* child education, child rearing / **~–Freizeitspiele** *npl* children's recreational games / **~fürsorge** *f* child welfare / **~garten** *m* kindergarten, nursery school / **~gartenkind** *n* nursery–school child, preschool child / **~gärtner(in)** *m(f)* kindergarten teacher, preschool teacher / **~gartenerziehung** *f* preschool education / **~ganztagsversorgung** *f* child day care / **~hass** *m* misopaedia, misopedia / **~heilkunde** *f* pediatrics, pediatry / **~heim** *n* children's home / **~ im Vorschulalter** preschool age children / **~krampf** *m* infantile spasm / **~krankheit** *f* childhood disease / **~krippe** *f* crib, créche / **~kunde** *f* pedology / **~laden** *m* parent–run nursery / **~spinale ~lähmung** *f* infantile paralysis, polio / **zerebrale ~lähmung** *f* cerebral poliomyelitis, Little's disease / **~lied** *n* nursery song / **~losigkeit** *f* childlessness / **~mörder(in)** *m,f* infanticide /

~neurose *f* childhood neurosis / **~–Persönlichkeitsfragebogen** *m* children's personality questionnaire / **~pflege** *f* child care / **~pflegerin** *f* paediatric nurse / **~phobie** *f* childhood phobia / **~psychiater** *m* child psychiatrist, pedopsychiatrist / **~psychiatrie** *f* child psychiatry, child psychiatric clinic / **~psychologe** *m* child psychologist / **~psychologie** *f* child psychology / **klinische ~psychologie** *f* psychopedics / **~psychose** *f* infantile psychosis / **~psychotherapie** *f* child psychotherapy / **~reim** *m* nursery rhyme / **~schändung** *f* paederosis / **~selbstmord** *m* childhood suicide / **~sprache** *f* babytalk, infantile speech / **gute ~stube** *f* mannerliness, good manners / **~tagespflege** *f* child daycare / **~tagesstätte** *f* child daycare, crib day nursery, nursery / **heilpädagogische ~tagesstätte** *f* clinical child daycare / **~ und Jugendpsychiatrie** *f* child and adolescent psychiatry / **~verwahrlosung** *f* child neglect / **~zeichnung** *f* child drawing

kinder|ärztlich pediatric / **~freundlich** child–centered

Kindes|alter *n* childhood / **mittleres ~alter** *n* mid–childhood / **spätes ~alter** *n* late–childhood / **~missbrauch** *m* child abuse / **~misshandlung** *f* child abuse, cruelty to children / **körperliche ~misshandlung** *f* child–battering, physical child abuse / **~misshandlungssyndrom** *n* battered–child syndrome / **~tötung** *m* infanticide / **~vater** *m* biological father, father of an illegitimate child / **~vernachlässigung** *f* child neglect

Kindheit *f* childhood, early life / **frühe ~** early childhood, preschool age

Kindheits|amnesie *f* infantile amnesia / **~erinnerung** *f* childhood memory / **~erlebnis** *n* childhood experience / **~geschichte** *f* childhood history / **~–Ich** *n* childhood ego / **~neurose** *f* infantile neurosis, childhood neurosis / **~psychose** *f* childhood psychosis, infantile psychosis / **~schizophrenie** *f* childhood schizophrenia

kindisch childish, immature
kindlich childish, childlike, infantile, naive
Kine|matik *f* kinetics / **~matograph** *m* kinematograph / **~matographie** *f* cinematography / **~matometer** *n* kinematometer, kinemometer / **~sie** *f* kinesia, kinesis / **~sik** *f* kinesics / **~simeter** *n* kinesimeter / **~siotherapie** *f* kinesiotherapy, kinesitherapy / **~sophobie** *f* kinesophobia / **~tose** *f* kinetosis, motion sickness, cinesia / **~toskop** *n* kinetoscope
kinetisch kinetic
Kinozilie *f* kinocilium
Kinsey–Report *m* Kinsey Report
Kipp|brett *n* tilting field, tilting–board / **~feld** *n* tilting field / **~figur** *f* reversible figure, reversion figure, inverted figure, ambiguous figure
Kirschmann|–Gesetz *n* Kirschmann law
Kitzel *m* titillation, tickle / **~empfindung** *f* gargalaesthesis, gargalesthesis / **~gefühl** *n* tickling / **~reiz** *m* tickle, tickling
Kitzeln *n* tickle, tickling, titillation
kitzeln tickle, titillate
Kitzler *m* clitoris
Kjersted–Robinson'sches Gesetz *n* Kjersted–Robinson law
Klage *f* complaint / **~schrei** *m* **bei Tieren** animal distress call
klagen complain
kläglich miserable, poor, pitiful
Klang *m* sound, compound sound, tone / **~ähnlichkeit** *f* assonance / **~analyse** *f* analysis of sound / **~assoziation** *f* clang association, tonal association / **~attribut** *n* tonal attribute / **~bild** *n* auditory image, sound pattern / **~charakter** *m* tone character / **~farbe** *f* timbre, tone colour, tone quality, clang colour / **~farbensinnverlust** *m* clang deafness / **~fülle** *f* sonority, sonorousness / **~gestalt** *f* sound Gestalt, tonal interaction / **~glocke** *f* tonal bell / **~grenze** *f* tonal limit / **~halluzination** *f* musical hallucination / **~helligkeit** *f* tonal brightness, tonal density, pitch brightness, tone brightness / **~körper** *m* sound box / **~treue** *f* fidelity / **~volumen** *n* volume of sound / **~wirkung** *f* vocality / **voller ~** full sound

klang|los soundless, toneless, aphonic, aphonous
klar clear, lucid, distinct
klären clear, clarify
Klarheit *f* clearness, clarity, lucidity, distinctness, brightness, brilliance / **~ des Ausdrucks** intelligibility
klarifizieren clarify
Klarträumen *n* lucid dreaming
Klärung *f* clarification
Klasse *f* class, category, grade / **~ der Säugetiere** mammalia / **~ für Sehbehinderte** sight conservation class / **soziale ~** social class / **sozioökonomische ~** socio–economic class / **untere ~** lower class / **wohlhabende ~** leisure class
Klassen|äquivalent *n* grade equivalent / **~begriff** *m* concept of class / **~bereich** *m* class range
klassenbewusst class–conscious
Klassen|bewusstsein *n* class consciousness / **~bezeichnung** *f* class index / **~breite** *f* class interval, class range, step interval / **~disziplin** *f* class discipline / **~einteilung** *f* class distinction / **~grenze** *f* class boundary / **~grenzen** *fpl* class limits / **~größe** *f* class interval, step interval / **~häufigkeit** *f* class frequency / **~identifikation** *f* class identification / **~index** *m* class index / **~intervall** *n* class interval, group interval, step interval / **~kamerad** *m* classmate / **~kampf** *m* class struggle, class war, class conflict / **~lehrer** *m* class teacher / **~median** *m* group median / **~mittelpunkt** *m* class average / **~mobilität** *f* class mobility / **~norm** *f* grade norm / **~prüfung** *f* class test / **~punktzahl** *f* grade score / **~raum** *m* class room / **~struktur** *f* class structure / **~system** *n* class system / **unstandardisierter ~test** *m* unstandardised class test
klassentheoretisch class–theoretical

Klassen|theorie *f* class theory / **~unterricht** *m* class instruction / **~wert** *m* grade score / **~zimmer** *n* classroom / **~zugehörigkeit** *f* class affiliation

Klassifikation *f* classification, categorization, categorizing / **internationale ~ der Krankheiten** international classification of diseases / **~ nach Händigkeit** handedness classification / **internationale ~ psychischer Störungen** international classification of mental and behavioural disorders / **aristotelische ~** Aristotelian classification / **logisch–begriffliche ~** logical–conceptual classification / **psychiatrische ~** psychiatric classification / **psychodiagnostische ~** psychodiagnostic classification, psychodiagnostic typology / **selektive ~** selective classification / **typologische ~** typological classification

Klassifikations|methode *f* classification method / **~systeme** *npl* classification systems / **~tafel** *f* classification table / **~test** *m* placement test / **semantisches ~vermögen** *n* semantic classification ability

klassifizieren classify, rank, assort

klassifizierend classificatory, systematic

klassifiziert classified, graded

Klassifizierung *f* classification, taxonomy, categorisation

klassisch classic

Klastomanie *f* clastomania

Klatsch *m* gossip

Klaustro|philie *f* claustrophilia, claustromania / **~phobie** *f* claustrophobia

Klavusgefühl *m* clavus sensation

Kleben *n* adhesivity

klebrig adhesive, viscid, viscous

Klebrigkeit *f* adhesiveness, viscidity / **~ der Libido** adhesiveness of the libido

Klecks|bild *n* inkblot picture / **~deuteverfahren** *n* inkblot test, Rorschach test / **~figurentest** *m* inkblot test, Rorschach test

Klecksographie *f* Rorschach test, inkblot test

Kleidermode *f* clothing fashion

klein small, little, diminutive / **~er** minor / **~ste(r,s)** smallest, least / **~ste(r,s) wahrnehmbare(r,s)** least–noticeable / **~wüchsig** microsomatic / **sehr ~** very small, nanoid / **unendlich ~** infinitesimally small / **verschwindend ~** imperceptible

Klein|detail *n*, **oligophrenes** oligophrenic detail / **~detailantwort** *f* small detail response, rare detail / **~format** *n* miniature / **~gruppe** *f* small group / **~gruppenforschung** *f* small group research / **~heit** *f* smallness, littleness, shortness / **~heitswahn** *m* micromania, delusion of belittlement

Kleine–Levin Syndrom *m* Kleine–Levin syndrome

Kleinhirn *n* cerebellum / **~abszess** *m* cerebellar abscess / **~apoplexie** *f* cerebellar apoplexy / **~ataxie** *f* cerebellar ataxia, cerebellar ataxy / **~bahn** *f* cerebellar tract / **hintere ~bahn** *f* dorso–cerebellar tract, postero–lateral tract / **~furche** *f* cerebellar sulcus, cerebellar fissure / **~hemisphäre** *f* cerebellar hemisphere, pileum / **~kern** *m* cerebellar nucleus / **~lappen** *m* cerebellar lobe, lobe of the cerebellum / **~mandel** *f* cerebellar tonsil / **~rinde** *f* cerebellar cortex, cortex cerebelli / **~schwindel** *m* cerebellar vertigo / **~seitenstrangbahn** *f* lateral cerebello–spinal tract / **~stiel** *m* peduncle of the cerebellum, cerebellar peduncle / **~stiele** *mpl* crura cerebelli / **~windung** *f* cerebellar convolution / **~wurm** *m* vermis of the cerebellum

Kleinigkeitskrämer *m* pedant, fusspot

Klein|kind *n* baby, infant / **~kindalter** *n* babyhood, infancy / **~kinderhort** *m* nursery school, crèche / **~kindersprache** *f* infant vocalisation / **~köpfigkeit** *f* microcephaly, microcephalia, microcephalism / **~mut** *m* faintheartedness, despondency, pusillanimity / **~sehen** *n* micropia, micropsia

Kleinst|film *m* microfilm / **~gruppenforschung** *f* microsociology / **~kind** *n* baby

Klein|wuchs *m* microsomia, microsomatia / **~wüchsige** *m,f* microsomatic

Klepto|lagnie *f* kleptolagnia / **~mane** *m,f* kleptomaniac, cleptomaniac / **~manie** *f* kleptomania, cleptomania / **~phobie** *f* kleptophobia, cleptophobia

kleptoman cleptomaniac

Klerus *m* clergy

Kletterfaser *f* climbing fibre

Klient *m* client, counselee

klientbezogen client–centered

Klienten|beteiligung *f* client participation / **~daten** *npl* client records / **~einstellung** *f* client attitude / **~charakteristika** *npl* client characteristics / **~merkmale** *npl* client characteristics / **~zufriedenheit** *f* client satisfaction

Klima *n* climate / **~therapie** *f* aerotherapy / **~tologie** *f* climatology / **affektives ~** affective climate / **emotionales ~** emotional climate / **gesellschaftliches ~** social climate / **intellektuelles ~** intellectual climate / **psychologisches ~** psychological climate

klimakterisch climacteric, menopausal

Klimakterium *n* climacteric, menopause, climacterium, change of life, climacteric period / **~ des Mannes** male climacterium, climacterium virile

Klimax *m* climax, orgasm

Klinefelter–Syndrom *n* Klinefelter's syndrome

Kline|–Reaktion *f* Kline reaction / **~ Test** *m* Kline test

klingen sound

klingend sonorous, sounding

Klinik *f* clinic, hospital / **~ für Verhaltenstherapie** behaviour clinic / **ambulante psychiatrische ~** walk–in clinic, outpatient clinic / **neurologische ~** neurological clinic / **psychiatrische ~** psychiatric hospital, asylum for the insane / **stationäre ~ für alle Krankheiten** poly–clinic, inpatient clinic, general hospital

Kliniker *m* clinician

klinisch clinical

Klino|manie *f* clinomania / **~meter** *n* clinometer / **~taxis** *f* clinotaxis / **~zephalie** *f* clinocephalism, clinocephaly

klinozephal clinocephalic, clinocephalous

Klippe *f* cliff / **visuelle ~** visual cliff

Klischee *n* cliché

klitoridal clitoral

Klitoris *f* clitoris

Klitoromanie *f* clitoromania

Klitrophobie *f* clitrophobia, claustrophobia

Kloaken|phantasie *f* cloaca fantasy / **~theorie** *f* cloaca theory, cloacal theory

Klonen *n* cloning

klonisch clonic

Klonung *f*, **Klonierung** *f* cloning

Klonus *m* clonus, clonic convulsion, clonic spasm

Klopf|brett *n* tapping board / **~geschwindigkeit** *f* tapping speed / **~test** *m* tapping test

Klopfen *n* tapping, knocking

klopfen tap, knock

klug wise, prudent, shrewd, smart, bright

Klugheit *f* wisdom, smartness, brightness, shrewdness

Klüver–Bucy–Syndrom *n* Klüver–Bucy syndrome

knabenhaft puerile, boyish

Knabenliebe *f* paederasty, pederasty

Knaus–Ogino–Methode *f* Knaus–Ogino method, rhythm method

Knie *n* knee / **~höcker** *m* geniculate body, corpus geniculatum / **äußerer ~höcker** *m* pregeniculum body / **medialer ~höcker** *m* medial geniculate body / **~scheibe** *f* patella, knee–pan, knee–cap / **~sehne** *f*

patellar tendon / **~sehnenreflex** *m* knee–jerk, knee reflex, patellar reflex, patellar tendon reflex

knirschen gnash

knoblauchartig alliaceous

Knöchelchen *n* bonelet, ossicle

Knochen *m* bone, os / **~bau** *m* bone structure / **~bildung** *f* ossification / **~bildungsalter** *n* skeletal age / **~bildungsindex** *m* anatomical index / **~bruch** *m* bone fracture, fracture / **~dichte** *f* bone density / **~gerüst** *n* skeleton / **~haut** *f* bone skin, periosteum / **~krankheit** *f* bone disorder / **~leiste** *f* crest / **~leitung** *f* bone conduction / **~leitungsaudiometrie** *f* bone–conduction audiometry / **~leitungstest** *m* bone–conduction test / **~mark** *n* bone marrow / **~rinde** *f* cortical bone / **~schale** *f* cortical bone / **~schalleitung** *f* osteophony, osteoacusis, osteoacousia / **~zelle** *f* bone cell, osseous cell

knöchern osseous

Knolle *f* bulb, bulbus

Knopf *m* button, knob

Knorpel *m* cartilage

Knospe *f* bud

Knospen *n* budding

Knötchen *n* nodule, papule / **gelbes ~** xanthoma

Knoten *m* node / **~punkt** *m* ganglion / **affektive ~punkte** *mpl* affective nodal points

knotenförmig nodular

Knutschen *n* necking, smooching

Ko–Abhängigkeit *f* codependency

Koalitionsbildung *f* coalition formation

koartativ, koartiert coarctated, coartated

Kochlea *f* cochlea

kochlear cochlear

kochleovestibulär cochleovestibular

Kodabilität *f* codability

Kode *m* code / **~–Element** *n* code element / **~gruppe** *f* code group / **~problem** *n* code problem / **~schlüssel** *m* coding key / **~struktur** *f* code structure / **~–Umformer** *m* code converter / **~–Umsetzer** *m* code converter / **~–Umwandlung** *f* code conversion

Kodein *n* codeine, methylmorphine / **~ismus** *m* codeinism, codeinomania / **~sucht** *f* codeinomania, codeine addiction / **~sulfat** *n* codeine sulfate

Kodex *m* code / **sittlicher ~** mores

Kodierbarkeit *f* codability

Kodieren *n* coding

kodieren code, encode

kodiert encoded

Kodierung *f* encoding

Kodierungsschlüssel *m* coding key

Kodifikation *f* codification

Kodifizierung *f* coding, codification

Koedukation *f* coeducation

Koeffizient *m* coefficient / **~ der Farbsättigung und Helligkeit** chroma–brilliance coefficient / **~ der inneren Konsistenz** coefficient of internal consistency / **~ der Strukturähnlichkeit** coefficient of partial determination / **~ der Übereinstimmung** coefficient of agreement / **~ der Wiederholbarkeit** reproducibility coefficient

Koenzym *n* coenzyme

koexistieren coexist

Koexistenz *f* coexistence

Koferment *n* coenzyme

Koffein *n* caffeine / **~intoxikation** *f* caffeine intoxication, caffeinism / **~vergiftung** *f* caffeine intoxication, caffeinism

koffeininduziert caffeine–induced

Koffeinismus *m* caffeinism, chronic coffee poisoning

Kognition *f* cognition / **soziale ~** social cognition

Kognitionspsychologie *f* cognitive psychology

kognitiv cognitive

Kohabitationsstörung *f* impotentia coeundi, cohabitation disorder

kohärent coherent / **nicht** ~ noncoherent

Kohärenz *f* coherence / **~faktor** *m* coherence factor / **~kriterium** *n* coherence criterion / **strukturelles ~kriterium** *n* pattern coherence criterion

Kohäsion *f* cohesion, cohesiveness / **soziale** ~ social cohesion

Kohäsionsgesetz *n* law of cohesion

kohäsiv cohesive

Kohäsionskraft *f* cohesiveness

Kohlen|dioxid *n* carbon dioxide / **~hydrat** *n* carbohydrate / **~hydratstoffwechsel** *m* carbohydrate metabolism / **~monoxid** *n* carbon monoxide / **~monoxidhämoglobin** *n* carboxyhemoglobin / **~monoxidvergiftung** *f* carbon monoxide poisoning / **~oxidgas** *n* carbon monoxide / **~säure** *f* carbonic acid / **~säureanhydratase** *f* carbonic anhydrase / **~säurebehandlung** *f* carbon dioxide therapy / **erhöhter ~säuregehalt** *m* hypercapnia / **~säuremangel** *m* **im Blut** hypocapnia / **~stoff** *m* carbon / **~wasserstoff** *m* hydrocarbon

Köhler|–Effekt *m* Köhler effect / **~'scher Nacheffekt** *m* Köhler aftereffect

Kohler–von Restorff–Phänomen *n* Kohler–Restorff phenomenon

Kohorte *f* cohort

Kohortenanalyse *f* cohort analysis

Koinästhesie *f* coenaesthesia, coenaesthesis, coenesthesia, coenesthesis

Koinzidenz *f* coincidence

Koitophobie *f* coitophobia, irrational fear of coitus

Koitus *m* coitus, coition, sexual intercourse, sexual act / **~angst** *f* coitophobia / **~interruptus** *m* coitus interruptus / **~ mit Orgasmus** eupareunia / **~störung** *f* coital disturbance / **~ von hinten** face–to–back position, a tergo position, retrocopulation / **~ von vorne** face–to–face position, a fronte position / **noch nicht vollzogener** ~ coitus reservatus / **normaler** ~ eupareunia

Kojewnikow–Epilepsie *f* Kozhevnikov's epilepsy, Kozhevnikov's disease

Kokain *n* cocaine / **~abhängigkeit** *f* cocaine dependence / **~delirium** *n* cocaine delirium / **~entzug** *m* cocaine withdrawal / **~intoxikation** *f* cocaine intoxication / **~intoxikationsdelir** *n* cocaine intoxication delirium / **~ismus** *m* cocainism, cocainomania / **~ist** *m* cocainist / **~missbrauch** *m* cocaine abuse / **~sucht** *f* cocainism, cocainomania, addiction to cocaine / **~süchtige** *m,f* cocainist, cocainmaniac, cocaine addict

kokain|induziert cocaine–induced / **~süchtig** cocainmaniac

Kokainomanie *f* cocainomania, cocainism

Koketterie *f* coquetry, coquettishness

kokzygeal coccygeal

Kolik *f* colic / **hysterische** ~ hysterical colic

Kolitis *f* colitis / **ulzeröse** ~ ulcerative colitis

kollabieren collapse

Kollaps *m* collapse, syncopal attack / **~behandlung** *f* collapsotherapy

Kollaterale *f* collateral fiber

Kollateralsystem *n* collateral system

Kollege *m* colleague, associate, peer

Kollegenbeurteilung *f* peer rating

Kollektiv *n* collective / **~bewusstsein** *n* collective consciousness, general consciousness, group consciousness / **~gedächtnis** *n* collective memory, racial memory / **~psychologie** *f* collective psychology, crowd psychology, group psychology / **~schuld** *f* collective guilt / **~seele** *f* crowd mind, group mind, mass mind, collective mind / **~verhalten** *n* collective behaviour / **~vorstellung** *f* collective idea, collective image, collective representation

kollektiv collective

Kollektivität *f* collectivity

Koller *m* frenzy, violent outbreak

Kolloid *n* colloid

Kolloquium *n* colloquium

Kollusion *f* collusion

Kolmer|–Reaktion *f* Kolmer reaction / **∼Test** *m* Kolmer test

Kolon *m* colon / **∼erkrankung** *f* colon disorder, colopathy / **∼schleimhaut** *f* mucosa of the colon / **irritables ∼** irritable bowel syndrome

Kolori|meter *n* colorimeter, chromatometer, tintometer / **∼metrie** *f* colorimetry, chromatometry, chromometry, tintometry

kolorimetrisch colorimetric, tintometric

Kolostomie *f* colostomy

Koma *n* coma / **diabetisches ∼** diabetic coma, Kussmaul's coma / **hypoglykämisches ∼** hypoglycaemic coma, insulin coma / **vigiles ∼** vigil coma

koma|ähnlich coma–like / **∼togen** comatogenous / **∼tös** comatose, in a state of coma

Kombinations|fähigkeit *f* ability to combine, combinativity / **∼gesetz** *n* law of combination / **∼prinzip** *n* combination principle / **∼test** *m* combination test, completion test / **sukzessive ∼therapie** *f* stage–by–stage combination therapy / **∼ton** *m* combination tone, compound tone, resultant tone

Kombinatorik *f* theory of combinations

kombiniert mixed, combined

Kometenangst *f* fear of comets

Komfortverhalten *n* comfort movement, irrelevant actions

Komiker *m* comic, comedian

komisch comic, queer, funny

Kommensalismus *m* commensalism

kommerziell commercial

Kommissur *f* commissure

Kommissurenfaser *f* commissural fiber

Komitee *n* committee

Kommotions|neurose *f* concussion neurosis, traumatic neurosis, shell–shock neurosis / **∼psychose** *f* concussion psychosis, traumatic neurosis, shell–shock psychosis / **∼schock** *m* commotional shock

Kommunalität *f* communality

Kommune *f* commune

Kommunikant *m* communicant

Kommunikation *f* communication / **∼ bei Tieren** animal communication / **∼ durch Gebärdensprache** manual communication / **∼ in der Gruppe** group communication / **∼ unter Schweigepflicht** privileged communication / **digitale ∼** digital communications / **horizontale ∼** horizontal communication / **instrumentelle ∼** instrumental communication / **interkulturelle ∼** cross–cultural communication / **interpersonale ∼** interpersonal communication / **konsumatorische ∼** consumatory communication / **manuelle ∼** manual communication / **menschliche ∼** human communication / **mündliche ∼** oral communication, verbal communication / **nichtverbale ∼** nonverbal communication / **persuasive ∼** persuasive communication / **schriftliche ∼** written communication / **tierische ∼** animal communication / **überzeugende ∼** convincing communication / **verbale ∼** oral communication, verbal communication / **wissenschaftliche ∼** scientific communication / **zweckgerichtete ∼** purposeful communication

Kommunikations|einheit *f* communication unit / **∼fertigkeiten** *fpl* communication skills / **∼inhalt** *m* communication content, message / **∼kanal** *m* communication channel / **∼medien** *npl* communication media / **∼mittel** *npl* communication media, communication means / **audiovisuelle ∼mittel** *npl* audiovisual communication media / **gedruckte ∼mittel** *npl* printed communication media / **∼muster** *n* communication pattern / **∼netz** *n* communication network / **∼störung** *f* communication disorder / **∼system** *n* communication system / **~theorie** *f* communication theory / **~therapie** *f* communication therapy, structural family therapy / **~training** *n* communication skills training / **~weg** *m* channel of communication

Kommunikator *m* communicator

kommunizieren communicate

Kommutation *f* commutation

Komorbidität *f* comorbidity

Komparator *m* comparator

kompatibel compatible

Kompatibilität *f* compatibility

Kompensation *f* compensation / **direkte ~** direct compensation / **indirekte ~** indirect compensation / **stellvertretende ~** vicarious compensation

Kompensations|grad *m* compensatory rate / **~hypothese** *f* compensation idea / **~mangel** *m* decompensation / **~mechanismus** *m* compensatory mechanism / **~neurose** *f* compensatory neurosis, indemnity neurosis / **~prinzip** *n* law of compensation / **~programm** *n* compensation programme / **~reaktion** *f* compensatory reaction / **~schwäche** *f* failure of compensation / **~störung** *f* decompensation

kompensatorisch compensatory, compensational

Kompensieren *n* counterbalancing

kompensieren compensate

kompensierend compensating, off–setting, counterbalancing

Kompetenz *f* competence, competency / **berufliche ~** professional competence

komplementär complementary, complemental

Komplementär|bedürfnis *n* complementary need / **~farben** *fpl* complementary colours, colour complements, colour complementaries, antagonistic colours / **~theorie** *f* complementary theory / **~triebe** *mpl* complementary instincts / **~wahrscheinlichkeit** *f* complementary probability

Komplementarismus *m* complementarism

Komplex *m* complex / **~anzeichen** *n* complex indicator, indicator of a complex / **~bildung** *f* formation of a complex / **~qualität** *f* complex quality / **~reaktion** *f* complex reaction / **~theorie** *f* complex theory / **autonomer ~** autonomous complex / **psychosomatischer ~** psychosomatic complex / **schöpferischer ~** creative complex / **verdrängter ~** repressed complex

komplex complex

Komplexion *f* complexion

Komplexität *f* complexity, multiplexity / **kognitive ~** cognitive complexity, cognitive multiplexity

Komplikation *f* complication / **postoperative ~** postsurgical complication

Komplikationsversuch *m* complication experiment

Komplize *m* confederate, accomplice

Kompliziertheit *f* complexity

Komponente *f* component / **affektive ~** affective component / **taktische ~** tactic component

Komponentenanalyse *f* component analysis

Kompositum *n* compound

komprimiert compressed

Kompromiss|bereitschaft *f* willingness to compromise / **~bildung** *f* compromise formation / **~lösung** *f* compromise solution / **~sprache** *f* language of compromise

Konation *f* conation

konativ conative

Kondensation *f* condensation / **~ in Träumen** dream condensation

Kondensator *m* capacitor

konditional conditional

Konditionalität *f* conditionality

Konditionierbarkeit *f* conditionability

Konditionieren *n* conditioning / **~ einer Fluchtreaktion** conditioning of a flight response, escape conditioning / **~ mit**

konditionieren 252

zeitlicher Verzögerung delay conditioning / **differentielles ~** differential conditioning / **klassisches ~** classical conditioning, Pavlovian conditioning / **sekundäres ~** secondary conditioning / **stellvertretendes ~** vicarious conditioning / **subkortikales ~** subcortical conditioning / **unbewusstes ~** subconscious conditioning / **verzögertes ~** delayed conditioning / **zeitlich verteiltes ~** remote conditioning

konditionieren condition

konditioniert conditioned

Konditionierung f conditioning / **~ der Ortspräferenz** place conditioning / **~ des Lidschlagreflexes** eyeblink conditioning / **~ höherer Ordnung** higher-order conditioning / **~ n-ter Ordnung** nth-order conditioning / **~ zweiter Ordnung** second-order conditioning, secondary conditioning / **gleichzeitige ~** simultaneous conditioning / **instrumentelle ~** instrumental conditioning / **interozeptive ~** interoceptive conditioning / **klassische ~** classical conditioning / **operante ~** operant conditioning / **Pawlow'sche ~** Pavlovian conditioning / **reaktive ~** respondant conditioning / **retrograde ~** backward conditioning / **semantische ~** semantic conditioning / **verbale ~** verbal conditioning

Konditionierungs|experimente npl conditioning experiments / **~schock** m conditioning shock

Kondom n condom

Konfabulation f confabulation / **blühende ~** opportune confabulation

konfabulieren confabulate

Konfabulose f confabulation

Konferenz f meeting, conference

Konfession f denomination, confession

Konfidenz|bereich m confidence region, confidence interval, risk level / **~grenzen** fpl confidence limits / **~koeffizient** m confidence coefficient / **~niveau** n level of confidence

Konfiguration f configuration, form, Gestalt, gestalt, pattern, shape

Konfigurations|frequenzanalyse f configural frequency analysis / **~variable** f pattern variable

Konflikt m conflict / **~bereitschaft** f preparedness to deal with conflict / **~forschung** f conflict research / **~ in der Ehe** marital conflict / **~lösung** f conflict resolution / **neurotische ~lösung** f neurotic conflict resolution / **zwanghafte ~lösung** f compulsive conflict resolution / **~situation** f conflict situation / **~spannungen** fpl conflictual tensions / **~verminderung** f conflict reduction / **~ zwischen Annäherungstendenzen** approach–approach conflict, positive–positive conflict, plus–plus conflict / **~ zwischen Appetenztendenzen** approach–approach conflict, positive–positive conflict / **~ zwischen Aversionstendenzen** avoidance–avoidance conflict / **~ zwischen Ich und Es** ego–id conflict / **~ zwischen Tendenzen des Annäherens und Meidens** approach–avoidance conflict, positive–negative conflict / **~ zwischen Vermeidungstendenzen** avoidance–avoidance conflict / **aktueller ~** ongoing conflict / **äußerer ~** external conflict / **durch ein externes Signal ausgelöster ~** externally cued conflict / **durch ein internes Signal ausgelöster ~** internally cued conflict / **extrapsychischer ~** extrapsychic conflict / **innerer ~** inner conflict, intrapersonal conflict, intrapsychic conflict, endopsychic conflict / **interpersonaler ~** interpersonal conflict / **intrapsychischer ~** intrapsychic conflict, intrapersonal conflict / **psychischer ~** psychological conflict, intrapsychic conflict / **seelischer ~** inner conflict / **sozialer ~** social conflict / **ungelöster ~** unresolved conflict / **zentraler ~** central conflict / **zwischenmenschlicher ~** interpersonal conflict

konfliktfrei conflict–free, consonant

konform conforming, coinciding, uniform

Konformismus *m* conformism, conformist behaviour, conformity
konformistisch conformist, conforming
Konformität *f* conformity, conformance / **kulturelle ~** cultural conformity / **soziale ~** social conformity
Konformitäts|bedürfnis *n* conformity need / **~index** *m* conformity index
konfus confused
kongenital congenital
kongruent congruent
Kongruenz *f* congruence, congruency, congruity / **~theorie** *f* congruence theory / **kognitive ~** cognitive congruence
König|'sche Zylinder *mpl* Koenig cylinders / **~–Syndrom** *n* Koenig's syndrome
Konjugation *f* conjugation
konjunktiv conjunctive
Konjunktiva *f* conjunctiva
Konjunktivität *f* conjunctivity
Konjunktivplan *m* conjunctive schedule
konkav concave
Konkavseite *f* concavity
Konkordanz *f* concordance / **~koeffizient** *m* coefficient of concordance, concordance coefficient
konkret concrete
konkretisieren objectify, reify, to put in more concrete terms
Konkretisierung *f* concretizing, reification
Konkretismus *m* concretism
Konkubinat *n* concubinage
Konkubine *f* concubine
Konkurrent *m* competitor
Konkurrenz *f* competition, concurrence, concurrency / **~auslese** *f* selection among competitors / **~fähigkeit** *f* competitiveness / **~kampf** *m* competition
konkurrieren compete
konnatal connatal, connate, congenital
Konnektion *f* connection
Konnektionismus *m* connectionism, connection theory

Konnektor *m* connector, connecter
Können *n* ability, abilities, skill, faculty, aptitude
Konnotation *f* connotation
konnotativ connotative
Konnotation *f* connotation
konsensuell consensual
Konsensus *m* collective mind, agreement
Konsequenz *f* consequence
Konservation *f* conservation
Konservatismus *m* conservatism
konservativ conservative
Konservative *m,f* conservative
Konservativismus *m* conservatism
Konsiliarpsychiatrie *f* consultation psychiatry, consultation–liaison psychiatry
Konsilium *n* consultation, council
konsistent consistent
Konsistenz *f* consistency, consistence / **~analyse** *f* analysis of consistency / **~index** *m* index of consistency, consistency index / **~koeffizient** *m* coefficient of consistency, consistency coefficient, interitem coefficient, internal consistency coefficient / **innere ~** internal consistency, interitem consistency, split–half correlation
Konsolidierung *f* consolidation
Konsolidierungstheorie *f* perseveration theory
Konsonant *m* consonant
konsonant consonant
Konsonanten|folge *f* consonantism / **~system** *n* consonantism
Konsonanz *f* consonance / **~theorie** *f* theory of consonance, conformity theory / **kognitive ~** cognitive consonance
konstant constant, invariable, consistent, unchanged
Konstante *f* constant / **absolute ~** absolute constant, numerical constant / **nummerische ~** numerical constant / **persönliche**

~ Heinis constant / **statistische** ~ statistical constant / **willkürliche** ~ arbitrary constant

Konstanz *f* constancy, invariability, invariance / **~annahme** *f* constancy hypothesis, hypothesis of constancy / **~bereiche** *mpl* areas of constancy / **~ der Arten** constancy of the species / **~ des inneren Milieus** constancy of organism / **~ des Organismus** constancy of organism, homeostasis / **~phänomen** *n* constancy phenomenon / **~prinzip** *n* constancy principle, principle of constance, principle of constancy / **~theorie** *f* constancy attitude / **~verfahren** *n* constancy method, constant method, constant stimulus method, method of constant stimuli

Konstellation *f* constellation, pattern

Konstellationstheorie *f* constellation theory

Konstituentengrammatik *f* phrase structure grammar

konstituierend constituent, constitutive

Konstitution *f* constitution / **emotionale** ~ emotional constitution / **epileptisch–psychopathische** ~ epileptic psychopathic constitution / **lymphatische** ~ lymphatic constitution, lymphatism / **psychosexuelle** ~ psychosexual constitution / **robuste** ~ strong constitution, robust constitution

konstitutionell constitutional

Konstitutions|gefüge *n* constitutional pattern / **~lehre** *f* constitutional theory of personality, constitutional typology / **~pathologie** *f* constitutional pathology / **~psychologie** *f* constitutional psychology / **~typus** *m* constitutional type

konstitutionsspezifisch constitution–specific

Konstriktion *f* constriction

Konstriktor *m* constrictor, constrictor muscle

konstruieren construe, design

Konstrukt *n* construct / **~e** *npl* illata / **~element** *n* context of a construct / **~kontext** *m* context of a construct /

~symbol *n* symbol of a construct / **~validität** *f* construct validity, theoretical validity, congruent validity, definitional validity / **dominantes** ~ regnant construct / **empirisches** ~ empirical construct / **hypothetisches** ~ hypothetical construct / **konstellatorisches** ~ constellatory construct / **persönliches** ~ personal construct / **symbolisches** ~ symbolic construct / **theoretisches** ~ theoretical construct, theoretical concept / **vorsprachliches** ~ preverbal construct

Konstruktion *f* construction / **hypothetische** ~ hypothetical construct, hypothetical construction

Konstruktions|drang *m* construction need / **~test** *m* construction test

konstruktiv constructive

Konstruktivismus *m* constructivism

Konstruktum *n* construct

Konsultation *f* consultation

Konsum *m* consumption

Konsument *m* consumer

Konsum|gewohnheiten *fpl* consumer habits / **~güter** *npl* consumer–goods / **~verhalten** *n* consumer behaviour / **~werbung** *f* consumer goods advertising

konsummatorisch consummatory

Kontakt *m* contact / **~armut** *f* social withdrawal / **~aufnahme** *f* making contact, approach / **~fähigkeit** *f* ability to establish social relations, sociability / **~linsen** *fpl* contact lenses / **~mangel** *m* inability to establish contact / **~nahme** *f* making contact / **~psychologie** *f* psychology of interpersonal relationships / **~schwäche** *f* inability to relate to other people / **~sperre** *f* contact barrier / **~theorie** *f* contiguity doctrine / **~training** *n* human relations training / **~unfähigkeit** *f* inability to form interpersonal relationships / **~verbindung** *f* connector, connecter / **~verhalten** *n* contact behaviour, social behaviour / **~wahn** *m* induced insanity, induced paranoid disorder / **affektiver** ~ affective rapport / **oberflächlicher** ~

superficial contact / **persönlicher** ~ personal contact / **seelischer** ~ emotional contact / **sozialer** ~ social contact

Kontakter *m* account executive, account supervisor

kontakt|fähig sociable, approachable / **~fördernd** facilitating social contact

Kontamination *f* contamination

kontaminieren contaminate

Kontemplation *f* contemplation

kontemplativ contemplative

Kontext *m* context / **~assoziation** *f* contextual association / **~prinzip** *n* law of context / **~theorie** *f* context theory / **~theorie** *f* **der Bedeutung** context theory of meaning

kontextfrei context–free

Kontiguität *f* contiguity, close proximity / **kognitive** ~ cognitive contiguity

Kontiguitäts|gesetz *n* contiguity theory of learning, law of contiguity / **~theorie** *f* contiguity doctrine, contiguity theory of learning

Kontingenz *f* contingency / **~koeffizient** *m* coefficient of contingency, contingeny coefficient / **~management** *n* contingency management / **~maß** *n* contingency method, measure of contingency / **~tafel** *f* contingency table, cross–classification table / **multivariate ~tafel** *f* compound contingency table

kontinuierlich continuous

Kontinuität *f* continuity, continuation / **~ der Persönlichkeit** personality continuity / **~ des Keimplasmas** continuity of germ plasm

Kontinuitäts|korrektur *f* correction for chance / **~prinzip** *n* principle of continuity / **~theorie** *f* continuity doctrine / **~theorie** *f* **des Lernens** continuity theory of learning

Kontinuum *n* continuum / **bipolares ~** bipolar continuum

Kontra|formität *f* counterformity / **~selektion** *f* counter–selection, negative selection / **~ktibilität** *f* contractibility, contractility

kontraktil contractile, contractible

Kontraktion *f* contraction, twitch, constriction / **~ der Muskeln** contraction of the muscles / **~ in Phasen** phasic contraction / **isometrische ~** isometric contraction, isometric twitch / **isotonische ~** isotonic contraction / **tonische ~** tonic contraction

Kontraktur *f* contracture / **hysterische ~** hysterical contracture

konträr contrary

Kontrast *m* contrast / **~effekt** *m* Crespi effect / **~empfindlichkeit** contrast sensitivity / **~erscheinung** *f* contrast phenomenon / **~farbe** *f* contrasting colour, complementary colour, induced colour / **~flimmern** *n* contrast flicker / **~gesetz** *n* law of contrast / **~illusion** *f* contrast illusion / **~imitation** *f* contrast imitation / **~konstanz** *f* contrast constancy / **~phänomen** *n* contrast phenomenon / **~schatten** *m* contrast shadow / **~schwelle** *f* contrast threshold, threshold of contrast / **~verschärfung** *f* contrast enhancement / **gleichzeitiger ~** simultaneous contrast / **sukzessiver ~** successive contrast / **visueller ~** visual contrast

Kontra|zeption *f* contraception / **~zeptivum** *n* contraceptive, contraceptive device / **orales ~zeptivum** *n* oral contraceptive

Kontrektation *f* contrectation

Kontrektations|trieb *m* impulse of contrectation / **~zwang** *m* folie de toucher

Kontroll|analyse *f* control analysis, supervisory analysis / **~befragung** *f* cross–check questioning

Kontrolle *f* control, check / **~ der Augenbewegung** oculomotor control / **~ der Stichprobenquoten** control of sample / **~ irrelevanter Variablen** confusion control, control of extraneous variables / **effe-**

rente ~ efferent control / **emotionale** ~ emotional control, emotional restraint / **experimentelle** ~ experiment control / **freiwillige** ~ voluntary control / **kognitive** ~ cognitive control / **kortikale** ~ cortical control / **nervöse** ~ nervous control / **soziale** ~ social control / **statistische** ~ statistical control / **strenge** ~ rigid control / **verbundene** ~ yoked control / **wissenschaftliche** ~ scientific control

Kontroll|experiment *n* control experiment, blank experiment / **~grenzen** *fpl* control limits / **~größe** *f* control input / **~gruppe** *f* control group, C group

kontrollieren control, check, supervise

kontrolliert controlled, supervisory

Kontroll|interview *n* callback / **~kodierung** *f* check coding / **~liste** *f* check list / **~reihe** *f* control series / **~tier** *n* control animal / **~überprüfung** *f* cross–checking, control test / **~überzeugung** *f* internal external locus of control / **~untersuchung** *f* control test / **~versuch** *m* control experiment, control test, parallel test / **~zwang** *m* compulsion to control others, obsessive doubt

Kontroverse *f* dispute

Kontur *f* outline, contour / **kognitive** ~ cognitive contour

konturlos featureless, contourless

Kontusion *f* contusion

Konvention *f* convention / **gesellschaftliche** ~ social convention

Konventionalismus *m* conventionalism

Konventionalität *f* conventionality

konvergent convergent

Konvergenz *f* convergence / **~bewegung** *f* convergence movement / **~punkt** *m* point of convergence / **~theorie** *f* convergence theory / **~winkel** *m* angle of convergence, binocular parallax

konvergieren converge

konvergierend convergent

Konversation *f* conversation

Konversion *f* conversion, somatisation / **hysterische** ~ hysterical conversion

Konversions|hysterie *f* conversion hysteria / **~neurose** *f* conversion neurosis, conversional neurosis, hysterical neurosis / **~reaktion** *f* conversion reaction / **~störung** *f* conversion disorder / **~symptome** *npl* conversion symptoms

konvex convex

Konvolut, proximales proximal convolution, proximal convoluted renal tubules

Konvulsion *f* convulsion, spasm, paroxysm

Konvulsionstherapie *f* convulsion therapy

konvulsiv convulsive

Konzentration *f* concentration / **molare** ~ molarity / **schlechte** ~ poor concentration / **verminderte** ~ reduced concentration

Konzentrations|fähigkeit *f* ability to concentrate, concentration power / **~lager** *n* concentration camp / **~schwäche** *f* weak concentration, poor concentration, inability to concentrate, lack of concentration / **~test** *m* concentration test / **~verlust** *m* loss of concentration / **~vermögen** *n* concentration power

konzentrativ concentrative

konzentrieren (sich) concentrate

konzentriert concentrated, massed

Konzept *m* concept, abstract concept / **~bildung** *f* concept formation / **~erwerb** *m* concept learning, concept attainment / **~generalisierung** *f* concept generalisation / **~validität** *f* construct validity / **egozentrisches** ~ egocentric concept / **empirisches** ~ empirical concept

Konzeption *f* conception / **egozentrische** ~ egocentric conception

konzeptionell conceptual, ideational

Kooperation *f* cooperation / **feindselige** ~ antagonistic cooperation / **soziale** ~ social cooperation

kooperativ cooperative

Kooptation *f* cooptation

Koordinate *f* coordinate, axis

Koordination *f* coordination, synergy, synergism / ~ **der Muskeln** muscular coordination / ~ **entgegenwirkender Muskeln** reciprocal coordination / ~ **von Handeln und Denken** conjunctivity / **fehlende** ~ incoordination / **fehlende motorische** ~ motor incoordination / **motorische** ~ motor coordination / **psychomotorische** ~ psychomotor process / **sensumotorische** ~ perceptual–motor coordination, sensory–motor process / **wirksame** ~ effective synergia, effective synergy, effective synergism

Koordinations|schwäche *f* **der Sprechmuskeln** ataxiophemia, ataxophemia

Koordinationsstörung *f* impaired coordination, asynchronism, hyposynergia, asynergia, paracinesia, motor ataxia / ~ **beim Sprechen** verbal asynergia, verbal asynergy / **entwicklungsbezogene** ~ developmental coordination disorder / **motorische** ~ dysergia / **motorische** ~ **beim Stehen** astasia

koordinieren coordinate

koordiniert coordinate

Kopf *m* head / **autoaggressives** ~**schlagen** *n* autoaggressive head banging / ~–**Auge–Koordination** *f* head–eye coordination / ~**füßler** *m* cephalopod / ~**haut** *f* scalp / ~**jäger** *m* headhunter / ~**knochenleitung** *f* cranial conduction, bone conduction / ~**leiden** *n* cephalopathy, cramopathy / ~**nicken** *n* nodding movement / ~**nystagmus** *m* head nystagmus / ~**rollen** *n* headrolling / ~**schmerz** *m* headache, cephalalgia / **schwerer, chronischer** ~**schmerz** *m* **mit Lichtempfindlichkeit** cephalea / **halbseitiger** ~**schmerz** *m* hemicrania, migraine / **hysterischer** ~**schmerz** *m* hysteric headache / **psychogener** ~**schmerz** *m* psychogenic headache, functional headache / ~**stoßen** *n* head banging / ~**uhr** *f* mental clock / ~**umfang** *m* circumference of the head / ~**verletzung** *f* head injury

Kopie *f* copy, reproduction / **originalgetreue** ~ replica reproduction

kopieren replicate, reproduce

Kopplung *f* coupling / **elektromechanische** ~ excitation–contraction coupling

Kopro|lagnie *f* coprolagnia / ~**lalie** *f* coprolalia / ~**phagie** *f* coprophagy, coprophagia, scatophagy, eating of excrements / ~**phemie** *f* coprophemia, obscene talk / ~**philie** *f* coprophilia / ~**phobie** *f* coprophobia, repugnance to faeces, repugnance to feces / ~**phrasie** *f* coprophrasia

koprophag coprophagous, scatophagous

Kopulation *f* copulation, sexual union, mating, sexual intercourse / ~ **und Ejakulation** *f* intromission–copulation–ejaculation mechanism / **anale** ~ anal coitus / **sexuelle** ~ coition, sexual intercourse

kopulativ copulative, copulatory

kopulieren copulate

Korbzelle *f* basket–nerve ending

Korium *n* corium, dermis

Kornea *f* cornea

Kornealreflex *m* corneal reflex, nictitating reflex, eyelid closure reflex

Korneoretinalpotential *n* corneoretinal potential

Körner|krankheit *f* trachoma / ~**schicht** *f* granular layer / **innere** ~**schicht** *f* inner granular layer

Körnigkeit *f* graininess, granularity

Koronar|durchblutung *f* coronary blood flow, coronary perfusion / ~**erkrankung** *f* coronary disorder, coronary disease / ~**insuffizienz** *f* coronary insufficiency / ~**sklerose** *f* coronary sclerosis, coronary arteriosclerosis / ~**thrombose** *f* coronary thrombosis

Körper *m* body / ~**achse** *f* axon, axone / ~**ausdunstung** *f* effluvium / ~**ausscheidung** *f* excretion / **menschlicher** ~ human body / **trapezförmiger** ~ trapezoid body

Körperbau *m* body build, body structure, physical constitution, physique, structure of the body / **athletischer** ~ athletic body build / **leptosomer** ~ leptosomia / **visze-**

raler ~ macrosplanchnic build / **~index** *m* body build index, body type index / **~typ** *m* body type, somatotype, physical type, constitution type / **~typ** *m* **nach Kretschmer** Kretschmer body type / **athletischer ~typ** m athletic type

körper|bauspezifisch constitution–specific / **~behindert** physically handicapped, physically disabled, crippled, orthopaedically handicapped / **~lich** physical, organic, somatic, corporal, corporeal, viscerogenic / **~los** bodiless, asomatous, incorporal / **~nah** proximal

Körper|behaarung *f*, **abnorme** *(bei Frauen)* hirsutism / **~beherrschung** *f* body control / **~behinderte** *m,f* physically disabled / **~behinderung** *f* physical handicap / **~beschaffenheit** *f* structural build / **~bewegung** *f* body movement / **~bewusstsein** *n* body awareness / **~bezirk** *m* area of the body / **~bild** *n* body image / **~bildstörung** *f* body image disturbance / **hysterischer ~bogen** *m* arc de cercle / **~chen** *n* corpuscle, corpuscule / **~empfinden** *n* visceral sensitivity, somaesthetic perception / **~erinnerung** *f* body memory / **~ertüchtigung** *f* physical education / **~flüssigkeit** *f* body fluid / **~fühlsphäre** *f* psychoalgesic area, somato–sensory cortex / **~gefühl** *n* somaesthesia, somaesthesis, somatesthesia, somataesthesia, somesthesia, somesthesis, visceral sensitivity / **allgemeines ~gefühl** *n* coenesthesia, coenesthesis / **~gegend** *f* area of the body, body zone / **~geruch** *m* body odour, effluvium / **~gewicht** *n* body weight / **~gleichgewicht** *n* body balance / **~größe** *f* body height, body size / **~halluzination** *f* body hallucination / **~haltung** *f* posture / **~–Ich** *n* body ego / **~–Ich–Technik** *f* body–ego technique / **~innervation** *f* somatic innervation / **~kerntemperatur** *f* body core temperature / **~konstitution** *f* physical constitution / **~kontakt** *m* physical contact / **~kraft** *f* sthenia / **~krämpfe** *mpl* jactation, jactitation / **~kreislauf** *m* major circulation, systemic circulation / **~länge** *f* body length / **~länge** *f* **ohne Extremitäten** stem length / **~längsachse** *f* vertical axis / **~lehre** *f* physical anthropology / **seelisch bedingtes ~leiden** *n* somatopsychosis, psychosomatic disorder / **~maß** *n* body measurement / **~–Masse–Index** *m* body mass index, BMI / **~mechanik** *f* body mechanics / **~messung** *f* body anthropometry / **~pflege** *f* personal hygiene / **~proportion** *f* proportion of the body / **~reflex** *m* body jerk / **~schema** *n* body schema, body image / **~schemastörung** *f* aschematia, disturbance of body image / **~schwäche** *f* asthenia / **~schwanken** *n* body rocking / **~schwingung** *f* body sway / **~segmente** *npl* metamere / **auf der gleichen ~seite** homolateral, ipsilateral / **~sprache** *f* body language / **~stellungstonus** *m* plastic tonus / **~temperatur** *f* body temperature / **~therapie** *f* body therapy / **hysterische ~verdrehungen** *fpl* clownism / **~verletzung** *f* physical trauma / **~volumen** *n* body size / **~vorstellungsbild** *n* body concept, body image / **~wachstum** *n* anatomical growth / **~zelle** *f* body cell / **~zellenplasma** *n* somatoplasm / **~zone** *f* body zone / **anale ~zone** *f* anal body zone / **orale ~zone** *f* oral body zone / **schlechter ~zustand** *m* cachexia, cachexy

Korpsgeist *m* esprit de corps, group spirit

korpulent corpulent, stout

Korpulenz *f* corpulence, stoutness

Korpuskel *n* corpuscle, corpuscule

korpuskulär corpuscular

korrekt correct

Korrektheit *f* correctness, rightness, veridicality

Korrektorentäuschung *f* proofreader's illusion

Korrektur *f* correction / **~lesen** *n* proofreading

Korrelat *n* correlate / **körperliches** ~ physical correlate / **physiologisches** ~ physiological correlate / **psychologisches** ~ psychological correlate

Korrelation *f* correlation, covariation / ~ **aufeinanderfolgender Messwerte in Zeitreihen** autocorrelation / ~ **innerhalb einer Masse** intraclass correlation / ~ **nach der Halbierungsmethode** split–half correlation / ~ **zweier nach Zufall ausgewählter Hälften** chance–halves correlation / ~ **zwischen den Variablen einer Gruppe** intercorrelation / ~ **zwischen Items** interitem correlation / ~ **zwischen zwei Versuchsdurchgängen** intertrial correlation / **biseriale** ~ biserial correlation / **bivariate** ~ bivariate correlation, simple correlation / **direkte** ~ direct correlation / **einfache** ~ simple correlation, bivariate correlation / **kurvilineare** ~ curvilinear correlation / **lineare** ~ linear correlation, rectilinear correlation / **multiple** ~ multiple correlation / **negative** ~ negative correlation, inverse correlation, inverted correlation, indirect correlation, inverse relationship / **nicht–lineare** ~ nonlinear correlation / **partielle** ~ partial correlation, net correlation / **perfekte** ~ perfect correlation / **phänotypische** ~ phenotypic correlation / **polychorische** ~ polychoric correlation / **positive** ~ positive correlation, direct correlation / **primäre** ~ primary correlation / **punktbiseriale** ~ point–biserial correlation / **sekundäre** ~ secondary correlation / **statistische** ~ statistical correlation / **tetrachorische** ~ tetrachoric correlation / **umgekehrte** ~ inverted correlation

Korrelations|–Cluster n correlation cluster / **~diagramm** *n* correlation diagram, correlation graph / **~hierarchie** *f* correlation hierarchy / **~index** *m* correlation index / **~koeffizient** *m* coefficient of correlation, correlation coefficient / **~koeffizient** *m* **erster Ordnung** first–order correlation coefficient / **~koeffizient Eta** *m* eta coefficient / **~koeffizient** *m* **zweiter Ordnung** second–order correlation coefficient / **multipler ~koeffizient** *m* coefficient of multiple correlation / **partieller ~koeffizient** *m* coefficient of partial correlation / **~matrix** *f* correlation matrix / **~methode** *f* correlational technique / **~tabelle** *f* correlation chart, correlation table / **~verfahren** *n* correlational method / **~verhältnis** *n* correlation ratio / **~wahrscheinlichkeit** *f* probability of correlation / **~zentrum** *n* correlation center

korrelativ correlative

korrelieren correlate

Korrespondenz *f* correspondence / **~hypothese** *f* correspondence hypothesis / **~prinzip** *n* principle of correspondence / **~theorie** *f* correspondence theory

korrespondierend corresponding, coincident

korrigieren correct, rectify

Korsakow– *oder* **Korsakoff|–Psychose** *f* Korsakoff's psychosis, Korsakoff's syndrome, polyneuritic psychosis, polyneuritic insanity, chronic alcoholic delirium / **~–Syndrom** *n* Korsakoff's syndrome, polyneuritic psychosis, polyneuritic syndrome

Korsettfetischismus *m* corset fetishism

Korte'sche Gesetze *npl* Korte's laws

Kortex *m* cortex / **auditiver** ~ auditory cortex / **motorischer** ~ motor cortex, motor area / **orbitofrontaler** ~ orbitofrontal cortex / **präfrontaler** ~ prefrontal cortex / **somatosensorischer** ~ somatosensory cortex / **visueller** ~ visual cortex

kortikal cortical

Kortikalisierung *f* corticalisation, encephalization, encorticalization

Kortiko|fugal corticofugal / **~petal** corticoafferent, corticopetal / **~spinal** corticospinal / **~trop** corticotrophic

Kortiko|id *n* corticoid, corticosterone / **~steroid** *n* corticosteroid, steroid / **~steron** *n* corticosterone / **~tropin** *n* corticotropin, corticotrophin, corticotropic hormone, adrenocorticotropic hormone, adrenocorticotrophin

Kortin *n* cortin
Kortisol *n* cortisol, hydrocortisone
Kortison *n* cortisone
Kosinus *m* cosine / **~gesetz** *n* cosine law
Kosmo|gonie *f* cosmogony / **~logie** *f* cosmology
kosmogonisch cosmogonic
Kosmos *m* cosmos
Kosten|dämpfung *f* cost containment / **~–Nutzen–Kalkulation** *f* cost–benefit analysis
Koster *m* taster
Kot *m* faeces, feces, excrements / **~angst** *f* coprophobia / **~ersatz** *m* substitute for faeces / **~essen** *n* coprophagia, coprophagy, eating of excrements, rhypophagy, scatophagy / **~forschung** *f* scatology
kotessend coprophagous, scatophagous
Ko–Therapie, Kotherapie *f* cotherapy, conjoint therapy
kotig faecal
Kotransmitter *m* cotransmitter
Kovarianz *f* covariance / **~analyse** *f* analysis of covariance, covariance analysis / **~funktion** *f* covariance function / **~matrix** *f* covariance matrix / **~phänomen** *n* covariant phenomenon / **~technik** *f* covariance technique
Kovariation *f* covariation
Kovariations|diagramm *n* correlation surface / **~tabelle** *f* covariation chart, covariation table
Krabbe–Syndrom *n* Krabbe's disease, globoid leukodystrophy, diffuse infantile familial sclerosis
Krabbelalter *n* crawling age
Krabbeln *n* crawling
Kraepelin|'sche Methode *f* Kraepelin method / **~'scher Ergograph** *m* Kraepelin ergograph
Kraft *f* strength, power, force, vigour, vigor, stamina / **~begriff** *m* notion of force / **~ der Gewohnheit** *f* habit strength / **~empfindung** *f* dynamaesthesia, dynamesthesia / **~feld** *n* field of force, power field / **~gefühl** *n* feeling of strength / **~kurvenschreiber** *m* dynamograph / **~linien** *fpl* vectors, energy lines / **~losigkeit** *f* weakness, adynamy, adynamia, atony / **~messer** *m* dynamometer, dynameter, ergograph / **~sinn** *m* cinaesthesia / **~training** *n* power training, weightlifting / **autochthone ~** autochthonous force / **bestimmende ~** determinant / **geistige ~** psychic energy, mental power / **latente ~** potential energy, potentiality / **magnetische ~** magnetic force / **psychische ~** dynamic force, psychic power / **schöpferische ~** creative power / **treibende ~** driving force
Kräfteverfall *m* cachexia, cachexy, decline in strength
kräftig strong, powerful, vigorous
kraftlos weak, powerless, asthenic, atonic, enervate
Krampf *m* spasm, cramp, convulsion / **~anfall** *m* convulsions, convulsive seizure / **audiogener ~anfall** *m* audiogenic seizure / **dissoziativer ~anfall** *m* dissociative convulsion / **epileptiformer ~anfall** *m* epileptiform convulsions / **~behandlung** *f* convulsive shock therapy, convulsive treatment / **~bereitschaft** *f* spasmophilia, convulsibility, spasmophilic diathesis / **~ der Kaumuskeln** trismus / **~ der Rückenmuskulatur** *f* opisthotonos / **~ eines einzelnen Gliedes** monospasm / **~entladung** *f* epileptic discharge / **~haltung** *f* cramped attitude / **~leiden** *n* convulsive disorder / **~lösung** *f* spasmolysis / **~mittel** *n* anticon–vulsive drug, antispasmodic drug / **~neigung** *f* spasmophilia, tendency to convulsions, spasticity / **~spitzen** *fpl* **im EEG** spikes / **~therapie** *f* convulsive therapy / **~tremor** *m* convulsive tremor / **~welle** *f* wave spike / **~zentrum** *n* spasm centre / **eklamptischer ~** eclampsia / **epileptiformer ~** epileptoid convulsion / **epileptischer ~** epileptic spasm / **klonischer ~** clonic convulsion, clonic spasm, clonus / **länger dauernder klonischer ~** clonism / **lokaler ~** mono-

spasm / **tonischer** ~ tonic spasm / **tonisch–klonischer** ~ tonoclonic spasm, tetanic seizure / **wiederholt auftretender klonischer** ~ clonism

krampf|artig spastic, paroxysmal, convulsive, cramplike, spasmodic / **~auslösend** eclamptogenetic, eclamptogenic, eclamptogenous / **~bereit** spasmophilic, spasmophile / **~erzeugend** convulsant, spasmogenic / **~haft** clonic, convulsive, spasmodic / **~hemmend** anticonvulsive / **~lösend** anticonvulsive, spasmolytic

krampfen cramp

kranial cranial

Kranio|graphie *f* craniography / **~logie** *f* craniology / **~meter** *n* craniometer / **~metrie** *f* craniometry

krank sick, ill, diseased / **~haft** abnormal, morbid, pathological / **~heitsauslösend** pathogenetic, pathogenic, pathogenous / **psychisch** ~ mentally ill / **sich** ~ **stellen** malinger

Kranke *m,f* patient, sick person / **moralisch** ~ moral defective / **nichtsesshafte psychisch** ~ homeless mentally ill

Kranken|bericht *m* case report, catamnesis, medical report / **~blatt** *n* medical record, medical card / **~geschichte** *f* case history, anamnesis, patient history / **~gymnastik** *f* physiotherapy, physical therapy

Krankenhaus *n* hospital, clinic / **~aufenthalt** *m* hospitalisation / **~aufnahme** *f* hospital admission / **~behandlung** *f* hospital care / **~einweisung** *f* hospital admission / **~entlassung** *f* hospital discharge / **~patient** *m* inpatient, hospital patient / **~personal** *n* hospital staff / **~programm** *n* hospital programme / **~umfeld** *n* hospital environment / **~verwaltung** *f* hospital administration / **in einem** ~ **unterbringen** hospitalise / **psychiatrisches** ~ psychiatric hospital

Kranken|pflege *f* nursing / **~pflegeausbildung** *f* nursing education, nurse training / **~personal** *n* nurses / **~pfleger** *m* male nurse / **~pflegeschüler** *m* nursing student / **~schwester** *f* nurse / **~schwester** *f* **in der Psychiatrie** psychiatric nurse / **examinierte ~schwester** *f* registered nurse / **~stand** *m* sick–rate / **~verhalten** *n* illness behaviour / **~versicherung** *f* health insurance

Krankhaftigkeit *f* morbidity, morbidness

Krankheit *f* illness, sickness, disease / ~ **ohne feststellbare Ursache** autopathy / **chronische psychische** ~ chronic mental illness / **durch ärztliche Einwirkung ausgelöste** ~ iatrogenic illness / **eine** ~ **vortäuschen** malinger, feign an illness / **eingebildete** ~ nosomania / **englische** ~ rickets / **funktionelle** ~ dynamic disease / **heilige** ~ epilepsy / **konstitutionelle** ~ constitutional disease / **körperliche** ~ physical disorder / **parasitäre** ~ parasitic disorder / **psychosomatische** ~ psychosomatic illness / **simulierte** ~ factitious disorder / **versteckte** ~ masked disease / **vom Arzt verursachte** ~ iatrogenic disease / **Wernicke** ~ alcoholic encephalopathy

Krankheits|beginn *m* onset of disease / **~bereitschaft** *f* nosophilia / **~beschreibung** *f* nosography, pathography / **~bild** *n* clinical picture, syndrome, clinical data / **~einbildung** *f* hypochondria, hypochondry / **~entstehung** *f* aetiology, pathogenesis / **~entwicklung** *f* nosogenesis, nosogeny / **medizinische ~faktoren** *mpl* general medical conditions / **~furcht** *f* irrational fear of disease, nosophobia, pathophobia / **allgemeines ~gefühl** *n* cenesthopathia, cenesthopathy / **~gewinn** *m* advantage by illness, gain from illness, epinosic gain / **primärer ~gewinn** *m* primary gain from illness / **sekundärer ~gewinn** *m* secondary gain from illness, secondary advantage by illness / **~lehre** *f* nosology, pathology / **~modell** *n* medical model / **~neigung** *f* diathesis, nosophilia / **~schweregrad** *m* severity of disease / **~stand** *m* morbidity / **~verlauf** *m* course of disease / **~wahn** *m* hypochondriasis, nosomania

kränklich ailing, premorbid

Kränkung *f* offence, offense

Krätzeangst f scabiophobia, acarophobia

Kratzen n scratching

Kratz|angst f irrational fear of being scratched, amychophobia / **~reflex** m scratch reflex / **~sucht** f titillomania

Krauomanie f krauomania

Krause–Endkolben m, mpl Krause's corpuscule, Krause's ending, Krause's bulbs, Krause's endbulbs

Kreatinin n creatinine / **~–Koeffizient** m creatinine coefficient

Kreatinphosphat n creatine phosphate

kreativ creative

Kreative m,f creative person

Kreativität f creativity, creativeness, productiveness, productivity / **angewandte ~** applied creativity, applied creativeness, creative thinking, ingenuity

Kreativitäts|forschung f creativity research / **~messung** f measurement of creativity / **~test** m test for creativity

Krebs m cancer, carcinoma / **~angst** f carcinophobia, cancerophobia, carcinomatophobia / **~krankheit** f neoplasm / **~vorsorgeuntersuchung** f cancer screening / **letaler ~** terminal cancer / **unheilbarer ~** terminal cancer

Kreis m circle, circuit, arc / **~bewegung** f circular movement / **~form** f circularity

Kreislauf m cycle, circulation / **~schock** m cardiovascular shock, circulatory shock / **~störung** f circulatory disorder, vascular disorder / **~training** n cardiovascular training / **~zentrum** n cardiovascular center / **geschlossener ~** closed circuit / **reverberatorischer ~** reverberating circuit

Kreis|prozess m cycle process / **~reaktion** f circular reaction / **~ring–Sektorentäuschung** f jastrow illusion

Kreiselscheibe f rotation disk

kreisend rotatory, rotating, rotary

kreisförmig circular

Kremasterreflex m cremasteric reflex

Kretin m cretin

Kretinismus m cretinism / **endemischer ~** endemic cretinism

kretinoid cretinoid

Kreuz|bein n sacrum, sacred bone / **~korrelation** f cross–correlation / **~validierung** f cross–validation / **~vergleich** m cross–comparison

Kreuzen n crossing, interbreeding

kreuzen cross, cross–breed

Kreuzung f crossing, cross–breeding, cross–way, interbreeding, intercrossing, chiasm, chiasma

kreuzweise cross

Kribbeln n formication, tingling sensation, prickling

Kriechalter n crawling age

Kriechen n crawling, creep, creeping

Kriecher m groveler, sycophant

Kriecherei f grovelling, sycophancy

kriecherisch grovelling, sycophantic

Krieg m war / **~führung** f warfare / **psychologische ~führung** f psychological warfare

Kriegs|dienstverweigerung f conscientious objection / **~gefangener** m prisoner of war / **~neurose** f war neurosis, battle fatigue, shell shock, combat fatigue, combat neurosis

Kriminal|anthropologie f criminal anthropology / **~prognose** f criminal prognosis / **~psychologe** m forensic psychologist / **~psychologie** f criminal psychology / **~psychopathologie** f psychiatric criminology

Kriminalistik f criminalistics, criminal science

Kriminalität f criminality, delinquency / **zunehmende ~** increasing crime rate / **zwanghaft–neurotische ~** compulsive–neurotic criminalism

Kriminalitätsopfer n crime victim

kriminell criminal

Kriminelle m,f criminal, offender

Kriminologie *f* criminology, criminal science

Krise *f* crisis / **~ in der Lebensmitte** midlife crisis / **emotionale ~** emotional crisis / **therapeutische ~** therapeutic crisis

Krisen|intervention *f* crisis intervention / **~interventionsdienste** *mpl* crisis intervention services / **~reaktion** *f* reaction to crisis

Kristall *n* crystal / **~linse** *f* crystal lense / **~ophobie** *f* crystallophobia / **~sehen** *n* crystal–gazing, crystal vision / **~vision** *f* crystal vision, scrying

Kriterien|analyse *f* criterion analysis / **~gruppe** *f* criterion group / **~überlappung** *f* criterion overlap

Kriteriologie *f* criteriology

Kriterium *n* criterion / **~ der Tetradendifferenz** tetrad difference criterion

Kriteriums|test *m* criterion–frame / **~variable** *f* criterion variable, criterium variable

Kritik *f* criticism, critique / **~fähigkeit** *f* critical faculty, judgment / **~schwäche** *f* lack of discrimination / **berufliche ~** professional criticism / **konstruktive ~** constructive criticism / **wissenschaftliche ~** professional criticism

kritisch critical, crucial

kritisierend criticizing, fault–finding

Kritzelei *f* scribble

Kritzel|stadium *n* scribbling stage / **~sucht** *f* scribomania, graphorrhoea

Kropf *m* goiter, goitre, struma

kropfartig goitrous

Krozidismus *m* carphology

Krummdarm *m* ileum

Krümmung *f* **einer Verteilung** kurtosis / **mittlere ~ einer Verteilung** mesokurtosis

Krümmungs|flächenmesser *m* ophthalmometer / **~messer** *m* spherometer / **~täuschung** *f* curvature illusion

Krüppel *m* cripple

Krustazeen *fpl* crustacea

Krustentiere *npl* crustacea

Kry|anästhesie *f* cryanaesthesia, cryanesthesia / **~ästhesie** *f* cryaesthesia, cryesthesia / **~otherapie** *f* cryotherapy

Krypt|ästhesie *f* cryptaesthesia, cryptesthesia / **~ographie** *f* cryptography / **~olalie** *f* cryptolalia / **~omnesie** *f* cryptomnesia / **~orchismus** *m* cryptorchism, cryptorchidism

kryptogenetisch cryptogenetic, cryptogenic

K|–Skala *f* K scale / **~ Spitze** *f* K spike

Kteis *f* kteis

Kubisagarikrankheit *f* kubisagari

kubital cubital

Kuder|–Interessentest *m* Kuder preference record / **~–Richardson–Äquivalenz Koeffizienten** *mpl* Kuder–Richardson coefficients of equivalence / **~–Richardson–Formel** *f* Kuder–Richardson formula, K–R formula

Kufs Syndrom *n* Kufs' disease

Kugelfalltest *m* fall test, Hering fall test

Kuhauge *n* boopia

Kühle *f* coolness

Kühnheit *f* courage, bravery

Kulmination *f* culmination

Kult *m* cult, cultus, worship / **~begeisterung** *f* cultism

kultisch cultic

kultiviert cultivated

Kultur *f* culture, civilization / **~aneignung** *f* acculturation, intercultural borrowing / **~anthropologie** *f* cultural anthropology, social anthropology / **~ der Jugendlichen** adolescent culture, youth culture / **~determinismus** *m* cultural determinism / **~eigenschaft** *f* culture trait / **~einheit** *f* culture complex / **~element** *n* culture trait / **~erzeugnis** *n* cultural product / **~geschichte** *f* history of civilization, cultural history / **implizite ~gewohnheiten** *fpl* implicit culture / **~gruppe** *f* cultural group / **~güter** *npl* cultural values / **~kanon** *m* cultural canon / **~konflikt** *m* cultural conflict, culture conflict / **~konserve** *f* cultural conserve / **~kreis** *m* culture area, culture group, cultural complex / ~**merkmal** n culture trait / **sichtbare** ~**merkmale** npl explicit culture / ~**morphologie** f culture morphology / ~**neurose** f cultural neurosis / ~**norm** f cultural norm, culture pattern / ~ **ohne Schriftsprache** preliterate peoples / ~**psychiatrie** f cultural psychiatry / ~**psychologie** f cultural psychology, psychology of culture / ~**psychopathologie** f cultural psychopathology / ~**relativismus** m cultural relativism / **partielle** ~**rückständigkeit** f culture lag / ~**schock** m culture shock / ~**system** n cultural system / ~**-Über-Ich** n cultural superego / ~**übertragung** f cultural transmission / ~**veränderung** f culture change / ~**wandel** m culture change / ~**werte** mpl cultural values / ~**wissenschaft** f cultural science, culturology / ~**zyklentheorie** f culture–epoch theory / **abendländische** ~ Occidentalism / **geistige** ~ nonmaterial culture / **persönliche** ~ personal culture / **schriftlose** ~ illiterate society / **soziale** ~ social culture

kulturell cultural

kultur|neutral culture–fair / ~**unabhängig** culture–fair, culture–free

Kummer m grief, sorrow, trouble, depressed worry, affliction, distress

Kummerform f maldevelopment, underdeveloped form

Kumpan m companion, fellow

Kumulation f accumulation, cumulation

Kumulations|effekt m cumulation effect / ~**wirkung** f cumulative action, cumulative effect

kumulativ cumulative

Kundt'sche Regel f Kundt's rule

Kunst f art / ~**begabungstest** m art test / ~ **des Schönschreibens** calligraphy / ~**erzeugnis** n artefact, artifact / ~**erziehung** f art education / ~**fehler** m malpractice / ~**genuss** m artistic appreciation / ~**glied** n prothesis, prosthesis, artificial limb / ~**psychologie** f psychology of art, psychological aesthetics / ~**sprache** f artificial language, neologistic jargon / ~**therapie** f art therapy / ~**verständnis** n artistic sense, appreciation for art / ~**verständnistest** m art judgment test, aesthetic appreciation test / **bildende** ~ plastic art / **darstellende** ~ performing art / **schwarze** ~ black art, necromancy

künstlerisch artistic

künstlich artificial, factitious / ~ **erzeugt** artefactitious, artifactitious

Kuppel f cupola

Kuppelei f procuration / ~ **betreiben** procure

Kur f cure / ~**erholung** f recreational therapy / ~**pfuscher** m quack

Kurare n curare

Kurarisierung f curarization

Kurbel f movable handle

kurrikular curricular

Kursivschrift f cursive writing

Kursus m course

Kurtosis f kurtosis, excess / **normale** ~ mesokurtosis

Kurve f curve, graph / ~ **der Normalverteilung** Gaussian curve, normal curve of distribution / ~ **der Sichthelle** luminosity curve / ~ **im Koordinationssystem** polar curve / ~ **subjektiv gleicher Lautstärken** isophonic contour / **abfallende** ~ descending curve / **ansteigende** ~ ascending curve / **arithmetische** ~ arithmetic line / **ausgeglichene** ~ corrected curve / **beschleunigte** ~ accelerated curve / **Gauß'sche** ~ Gaussian curve / **geglättete** ~ smoothed curve / **glatte** ~ smooth curve / **kegelförmige** ~ cone curve / **Laplace–**~ Laplacian curve / **linksschiefe** ~ sinistrorse curve / **logarithmische** ~ logarithmic curve / **logistische** ~ logistic curve / **rechtsschiefe** ~ dextrorse curve / **S–förmige** ~ sigmoid curve / **symmetrische** ~ symmetrical curve / **zusammengesetzte** ~ composite curve

Kurven|aufzeichnung *f* plotting of curves / **~aufzeichnung** *f* der Muskeltätigkeit ergogram / **~blatt** *n* abac / **~bündel** *n* curve bundle / **~darstellung** *f* curve plotting / **~diagramm** *n* abac, net table / **~form** *f* shape of a curve / **~gestalt** *f* shape of a curve / **~glättung** *f* curve fitting, curve smoothing / **~schreiber** *m* kymograph, curve plotter
kurvig curved
kurvilinear curvilinear
kurz short / **~atmig** dyspnoeic, dyspneic, short–of–breath / **~fingrig** brachydactylic, brachydactylous / **~fristig** short–term, short–range / **~köpfig** short–headed / **~sichtig** short–sighted, brachymetropic, myopic, near–sighted

Kurz|atmigkeit *f* dyspnoea, dyspnea, shortness of breath, short breathing / **~beratung** *f* microcounselling / **~fingrigkeit** *f* brachydactylia, brachydactyly / **~kopf** *m* brachycephalus, shorthead / **~köpfigkeit** *f* brachycephalia, brachycephaly, brachycephalism / **~psychotherapie** *f* brief psychotherapy / **~schlaf** *m* nap, napping / **~schließen** *n* short circuiting / **~schluss** *m* short–circuit / **~schlussgesetz** *n* short–circuiting law / **~schlusshandlung** *f* impulsive act, intermittent explosive disorder / **~schlussreaktion** *f* acting out, rash reaction / **~schlusstheorie** *f* short–circuit theory, short circuiting theory / **~sichtiger** *m* myope / **~sichtigkeit** *f* myopia, nearsightedness, short–sightedness, short sight / **intensive psychodynamische ~therapie** *f* intensive short–term psychodynamic therapy / **~weil** *f* pastime / **~zehigkeit** *f* brachydactylia, brachydactyly / **~zeitgedächtnis** *n* immediate memory, short–term memory / **~zeitspeicher** *m* short–term storage, immediate memory
Kürze *f* shortness
Kuss *m* kiss
Kussmaul Aphasie *f* Kussmaul's aphasia
kutan cutaneous
Kwashiorkor *n* kwashiorkor, malignant malnutrition
Kybernetik *f* cybernetics, cybernetic theory
Kybernetiker *m* cyberneticist
kybernetisch cybernetic
Kymo|graph *m* kymograph / **~graphie** *f* kymography / **~graphion** *n* kymograph
kymographisch kymographic
Kyn|anthropie *f* cynanthropy / **~ophobie** *f* cynophobia, morbid fear of dogs / **~orexie** *f* cynorexia, hyperphagia
Kyniker *m* cynic
kynisch cynic
Kyphose *f* kyphosis
kyphotisch kyphotic
Kypridophobie *f* cypridophobia
KZ–Neurose *f* concentration camp neurosis
KZ–Syndrom *n* concentration camp syndrome

L

Labiallaut *m* labial

labil instable, labile, unstable

Labilität *f* instability, lability / **~ der Affekte** affective lability / **~ der Gefäßnerven** angiasthenia / **~ der Gefühle** emotional lability / **affektive ~** affective lability / **emotionale ~** emotional instability, neuroticism / **emotionelle ~** emotional lability / **psychische ~** mental lability / **vegetative ~** neuropathia

Labor *n* laboratory / **~experiment** *n* laboratory experiment

Laborant *m* laboratory assistent

Laborantin *f* laboratory assistent

Labyrinth *n* labyrinth, auditory labyrinth, maze / **~–Ataxie** *f* labyrinthic ataxia, labyrinthic ataxy / **~flüssigkeit** *f* perilymph / **~gänge** *mpl* maze pathways / **~lernen** *n* maze learning, mental maze learning / **~ mit überdeckten Gängen** enclosed–alley maze / **~reflex** *m* labyrinth reflex / **tonischer ~reflex** *m* **der Augäpfel** tonic labyrinth eye reflex / **~rückenmarksbahn** *f* vestibulo–spinal tract / **~störung** *f* labyrinth disorder / **~test** *m* labyrinth test, maze test / **~versuch** *m* labyrinth experiment / **~vorhof** *m* vestibule of the ear, labyrinthine vestibule / **erhöhtes ~** elevated maze / **häutiges ~** membranous labyrinth / **knöchernes ~** bony labyrinth / **offenes ~** open maze

labyrinthisch labyrinthine

Lach|anfall *m* laughing fit / **epileptischer ~anfall** *m* epileptic laughter, epileptic fits of laughter, laughing seizure / **~gas** *n* laughing gas, nitrous oxide / **~krampf** *m* spasmodic laughter, convulsive laughter, gelasma, gelasmus / **hysterischer ~krampf** *m* spasmodic laughing, hysterical laughing fit / **~lust** *f* risibility / **~schlag** *m* geloplegia / **~zwang** *m* compulsive laughter

Lächeln *n* smile

lächeln smile

Lachen *n* laugh, laughing, laughter / **epileptisches ~** epileptic laughter, gelastic laughter / **explosives ~** explosive laughing / **hysterisches ~** hysterical laugh, spasmodic laugh / **krampfhaftes ~** gelasma, gelasmus / **reflektorisches ~** reflexive laughter / **sardonisches ~** sardonic laughter / **übermäßig lautes ~** cachinnation / **wieherndes ~** cachinnation, whinnying laugh / **zwanghaftes ~** compulsive laughter, obsessive laughter

lachen laugh / **übermäßig laut ~** cachinnate / **wiehernd ~** cachinnate

lachend laughing

lächerlich ridiculous, laughable, risible

Ladd–Franklin–Theorie *f* **des Farbensehens** Ladd–Franklin theory of colour vision

Ladendiebstahl *m* shoplifting

Ladung *f* loading, weight, effective weight, functional weight

Lage *f* position, situation, state, layer, stratum / **~antwort** *f* position response / **~beziehung** *f* positional relationship / **~empfindung** *f* postural sense / **~reflex** *m* postural reflex / **~sinn** *m* postural sense, proprioceptive sensibility / **~wahrnehmung** *f* sensation of body position / **in seiner (ihrer) natürlichen ~** in situ / **schiefe ~** slant, tilt / **verzwickte ~** difficult situation, quandary / **zwanghafte ~** obsessional state

Lagena *f* lagena

Lager *n* camp / **~koller** *m* barbed–wire disease / **~neurose** *f* camp neurosis / **~psychose** *f* camp psychosis, prison psychosis

Lagophthalmus *m* lagophthalmos, lagophthalmia

lähmen paralyse, paralyze

lähmend paralyzing

Lähmung *f* paralysis, palsy, paresis / **~ aller vier Extremitäten** quadriplegia, tetraplegia / **~ eines einzigen Gliedes** monoplegia / **berufsbedingte ~** occupational paralysis / **doppelseitige ~** diplegia, paraplegia / **halbseitige ~** hemiparesis, hemiplegia / **hysterische ~** hysterical paralysis, functional paralysis, pseudoplegia / **kortikale ~** cortical paralysis / **motorische ~** motor paralysis / **motorische und sensible ~** sensomotor paralysis, mixed paralysis / **partielle ~** partial paralysis / **progressive supranukleäre ~** progressive supranuclear palsy / **psychogene ~** hysterical paralysis / **schlaffe ~** flaccid paralysis / **schmerzhafte ~** painful paresis / **spastische ~** spastic paralysis / **vollständige ~** complete paralysis / **zentralbedingte ~** central paralysis / **zerebrale ~** cerebral palsy

Lähmungs|schielen *n* paralytic strabismus, paralytic strabism / **~zeit** *f* functional limit

Laien *mpl* nonprofessional personnel, laymen / **~analyse** *f* lay analysis / **~analytiker** *m* lay analyst

laissez–faire *n* laissez–faire / **~ Atmosphäre** *f* laissez–faire atmosphere / **~–Führung** *f* laissez–faire leadership / **~–Prinzip** *n* laissez–faire principle

Laktatdehydrogenase *f* lactate dehydrogenase

Laktation *f* lactation

Laktations|hormon *n* lactogenic hormone, luteotrophic hormone, prolactin / **~psychose** *f* lactation psychosis

lakunar lacunar, lacunary

Lallen *n* lallation, vocal babblement, vocal babbling, lalling

lallend lalling

Lall|monolog *m* lalling monologue, lallation / **~periode** *f* babblement stage, babbling stage / **~phase** *f* babblement stage, babbling stage

Lalo|neurose *f* laloneurosis / **~pathie** *f* lalopathy, speech disorder / **~phobie** *f* lalophobia, glossophobia / **~rrhoe** *f* lalorrhoea, lalorrhea

Lamarckismus *m* lamarckianism, lamarckism, lamarckian theory

Lambda|–Index *m* lambda index / **~welle** *f* lambda wave / **~zismus** *m* lambdacism

Lambert *n* lambert / **~–Beer–Gesetz** *n* Lambert–Beer law

Lamelle *f* lamella

Lamellenkörperchen *n* lamellated corpuscle, lamellated corpuscule

Lampenfieber *n* stage fright

Landau–Kleffner Syndrom *n* Landau–Kleffner syndrome, syndrome of acquired aphasia with convulsive disorder

Land|arbeiter *m* agricultural worker / **~flucht** *f* rural exodus / **kognitive ~karte** *f* cognitive map / **~streicher** *m* vagrant, tramp, vagabond

Landesnervenheilanstalt *f* state mental hospital

ländlich rural

Landolt–Ringe *mpl* Landolt rings, Landolt circles

lang| aufgeschossen longilineal, longitypical / **~fristig** long–term / **~gesichtig** dolichofacial / **~köpfig** dolichocephalic, dolichocephalous, long–headed / **~lebig** longeval, macrobiotic / **~sam** slow / **~sam auffassend** slow–learning / **~schädlig** dolichocranial / **~ und dünn** dolichomorphic, longilineal, longitypical / **~weilen** bore, tire / **~weilig** boring, flat, tedious / **~wüchsig** longitypical

Langdon–Down–Krankheit *f* Down syndrome, mongolism

Länge *f* length

Längen–Breiten–Index *m* length–breadth index

Langerhans|–Inseln *fpl* Langerhans' islets, Langerhans' islands / ~**'sche Inseln** *fpl* islands of Langerhans / ~ **Zelle** *f* Langerhans' cell

Langeweile *f* boredom, monotony, tedium, ennui

Lang|fingerigkeit *f* macrodactylia, macrodactyly, macrodactylism / ~**köpfige** *m,f* dolichocephal / ~**köpfigkeit** *f* dolichocephalia, dolichocephalism, dolichocephaly, long–headedness / ~**lebigkeit** *f* longevity, macroblosis / ~**samkeit** *f* slowness / ~**schädel** *m* dolichocephalic head / ~**streckenlauf** *m* long–distance running

Längs|achse *f* longitudinal axis / **hinteres** ~**bündel** *n* medial longitudinal bundle

Längsschnitt *m* long–term development, longitudinal section / ~**–Einheit** *f* long–term feature / ~**methode** *f* longitudinal method / ~**untersuchung** *f* longitudinal research, longitudinal study

Längswelle *f* longitudinal wave

Langzeit|–Arbeitsloser *m* hard–core unemployed / ~**betreuung** *f* long–term care / ~**gedächtnis** *n* long–term memory / ~**leistung** *f* long–term performance / ~**prognose** *f* long–term prognosis / ~**speicher** *m* long–term storage / ~**wirkung** *f* long–range impact

lanuginös lanuginous

lanugoartig lanuginous

Lanugohaar *n* lanugo

Lanzettfischchen *n* amphioxus, lancelet

Lappen *m* lobe, lobus / ~**resektion** *f* lobectomy

lappig lobular

läppisch puerilistic

Lapsus *m* slip, lapse / ~ **linguae** slip of the tongue, slip of speech, lapsus linguae, heterophemy, allophemy / ~ **memoriae** slip of memory, distortion of memory

Lärm *m* noise, noisiness / ~**apparat** *m* noise box / ~**audiogramm** *n* noise audiogram, masking audiogram / ~**bekämpfung** *f* noise abatement, sound–level control / ~**belästigung** *f* noise pollution / ~**pegel** *m* noise level / ~**schutz** *m* sound protection / ~**schutzmittel** *n* antiphone / ~**schwerhörigkeit** *f* noise deafness / ~**trommel** *f* buzzer, noise apparatus / ~**wirkung** *f* noise effect / **unregelmäßiger** ~ random noise

lärmempfindlich sensitive to noise

Larve *f* larva

larviert masked, disguised, larval

laryngeal laryngeal

Laryngo|graph *m* laryngograph / ~**skop** *n* laryngoscope / ~**skopie** *f* laryngoscopy

laryngographisch laryngographical

Larynx *m* larynx

Lasègue Zeichen *n* Lasègue's sign

Laser|strahl *m* laser beam / ~**strahlung** *f* laser irridiation

Lashley|–Sprungapparat *m* Lashley jumping apparatus / ~**–Sprungkasten** *m* Lashley jumping box / ~**–Sprungstand** *m* Lashley jumping stand

Läsion *f* lesion

Laster *n* vice

lasterhaft vicious

lästig annoying, troublesome

Lästigkeit *f* burdensomeness, troublesomeness

Latah *f* lata, latah, lattah

latent latent, dormant, potential

Latenz *f* latency / ~**gesetz** *n* law of latency / ~**periode** *f* latency period, latency stage, stage of latency / ~**phase** *f* latency phase, latency stage, stage of latency / **geschlechtliche** ~**phase** *f* sexual latency, sexual latency period / ~**zeit** *f* implicit time, response latency, latent time

lateral lateral

Lateralisierung *f*, **Lateralisation** *f* lateralization

Lateralität *f* laterality, sidedness

Latero|phobie *f* laterophobia / **~pulsion** *f* lateropulsion

lauchartig alliaceous

Lauf *m* run / **~bahn** *f* career / **berufliche ~bahn** *f* professional career / **~bandergometer** *n* treadmill ergometer / **~gitter** *n* **für Kinder** play–pen / **~lernalter** *n* walking age / **~rad** *n* activity wheel / **~steg** *m* runway, catwalk

laufen run

laufend current

Laune *f* mood / **gute ~** good humour, good mood / **schlechte ~** bad mood, bad temper, sulkiness

launenhaft moody, temperamental, capricious, fitful, erratic

Launenhaftigkeit *f* moodiness, caprice, whimsicalness

launisch moody, temperamental, capricious, fancyful

Laut *m* sound, phone, tone / **~agnosie** *f* auditory agnosia / **~analyse** *f* phonetic analysis / **~aufzeichnung** *f* phonogram / **~aufzeichnungsgerät** *n* phonautograph / **tierische ~äußerung** *f* call of animals / **heller ~** clear sound / **stimmhafter ~** sonant

Lautbildung *f* phonation, articulation / **~ bei Tieren** animal vocalisation / **tierische ~ zur Verständigung** socialized vocalisation / **gestörte ~** dysarthria

Läuterung *f* catharsis, purification, purgation, clarification / **seelische ~** psychocatharsis

Laut|forscher *m* phonetician / **~gesetz** *n* phonetic law / **~heit** *f* loudness / **~konstanz** *f* constancy of sound / **~lehre** *f* phonetics, phonology / **~malerei** *f* onomatopoeia

laut|lich phonetic / **~los** soundless / **~nachahmend** onomatopoetic, onomatopoeic

Lautstärke *f* loudness, loudness level / **~diskrimination** *f* loudness discrimination / **~einheit** *f* loudness unit, sound unit / **~messer** *m* phonometer / **~messung** *f* phonometry / **~niveau** *n* loudness level / **~pegel** *m* loudness level / **~schwelle** *f* loudness threshold / **~skala** *f* loudness scale / **~unterscheidung** *f* loudness discrimination / **~wahrnehmung** *f* loudness perception / **gleiche ~** equal loudness, equivalent loudness / **mittlere ~** mean sound intensity / **übergroße ~** stentor

Laut|symbolik *f* sound symbolism, phonetic symbolism / **binaurale ~verschmelzung** *f* binaural fusion / **~verwechslung** *f* paralalila, paraphasia / **heller ~** clear sound / **stimmhafter ~** sonant

Lawinenreaktion *f* avalanche conduction

L–Dopa *f* L–Dopa, levodopa

Leben *n* life / **häusliches ~** domesticity / **soziales ~** social life

leben live

lebend living / **~gebärend** viviparous

Lebendgeburt *f* viable birth

lebendig live, spirited, vivid, alive

Lebendig|gebären *n* viviparity / **~keit** *f* vivacity, vividness

Lebens|abend *m* decline of life / **~ablauf** *m* vital process / **~abschnitt** *m* period of life / **~alter** *n* chronological age, calendar age, ontogenic age / **~angst** *f* fear of life, biophobia / **~anschauung** *f* view of life, philosophy of life / **~art** *f* way of life, life–style / **standardisierte ~aufzeichnung** *f* biogram / **~bedingungen** *fpl* living conditions / **~bejahung** *f* acceptance of life, affirmation of life / **~beschreibung** *f* biography, life history, life record / **psychologische ~beschreibung** *f* psychobiography / **~bezirk** *m* habitat, walk of life / **~bilderschau** *f* life panorama / **~darstellung** *f* life history / **~dauer** *f* duration of life, life span / **~drang** *m* vital instinct, life impulse / **~einstellung** *f* attitude toward life / **positive ~einstellung** *f* positive attitude towards life /

lebensbejahend 270

kleinstes ~**element** *n* biophore / ~**energie** *f* vital energy, bioenergy / ~**ereignis** *n* life event, life experience / ~**erfahrung** *f* life experience / ~**erwartung** *f* life expectancy / ~**fähigkeit** *f* viability / ~**freude** *f* Joie de vivre, joy of living / ~**gefühl** *n* vital sense / **gesteigertes** ~**gefühl** *n* euphoria / **nichteheliche** ~**gemeinschaft** *f* cohabitation / ~**gemeinschaft** *f* **zwischen Pflanzen und Tieren** biocoenosis, biocenosis / ~**geschichte** *f* biography, life history, life record / ~**grundstimmung** *f* basic vital mood / ~**hälfte** *f* half of one's life / ~**hauch** *m* spirit, pneuma / ~**hunger** *m* zest for life / ~**ideal** *n* ideal of life / ~**kraft** *f* vital energy, vital force, vitality, bioenergy / ~**lauf** *m* life history, curriculum vitae / ~**laufanalyse** *f* life cycle analysis, analysis of life history / ~**linie** *f* lifestyle, guiding line / ~**lüge** *f* life–long lie / ~**milieu** *n* cultural background / ~**müde** *m,f* a potential suicide / ~**müdigkeit** *f* taedium vitae, weariness of life / ~**mut** *m* courage to face life, optimism / ~**phase** *f* life cycle / ~**plan** *m* life plan, style of life / ~**qualität** *f* quality of life / ~**raum** *m* life space, behaviour space, behavioural environment, physical field, psychophysiological field, psychological field, psychological space / ~**rhythmus** *m* biorhythm, biological rhythm / ~**rückblick** *m* life review / ~**spanne** *f* life span / ~**standard** *m* standard of living / ~**statistik** *f* biostatistics / ~**stil** *m* lifestyle, life–organisation pattern, style of life, way of life / ~**stilwandel** *m* lifestyle changes / **mutlose** ~**stimmung** *f* athymia / ~**strahlen** *mpl* biotic rays / ~**trieb** *m* life instinct, vital impulse, Eros instinct / ~**überdruss** taedium vitae, weariness of life / **krankhafter** ~**überdruss** *m* paathological weariness of life, misopsychia / ~**verhältnisse** *npl* living conditions / ~**versicherung** *f* life insurance / ~**weise** *f* way of life, mode of life / **einfachste** ~**weise** *f* asceticism / **vegetarische** ~**weise** *f* vegetarianism / ~**wille** *m* will to live / ~**zeit** *f* life–time, life / ~**ziel** *n* life goal / ~**zufriedenheit** *f* life satisfaction / ~**zyklus** *m* biocycle, life cycle

lebens|bejahend optimistic, positive / ~**fähig** viable / ~**müde** weary of life, tired of life

Leber *f* liver / ~**entzündung** *f* hepatitis / ~**erkrankung** *f* liver disorder / ~**fleck** *m* naevus, nevus, liver spot, lentigo / ~**leiden** *n* hepatic disorder, liver disorder / ~**stärke** *f* glycogen / ~**zelle** *f* hepatocyte, liver cell / ~**zirrhose** *f* liver cirrhosis, hepatic cirrhosis

Lebewesen *n* animal, living being / ~ **mit besonders gutem Riechvermögen** macrosmatic animal / ~ **mit schwach entwickeltem Riechvermögen** microsmatic animal / **einzelliges** ~ unicellular organism / **mehrzelliges** ~ metazoon

lebhaft lively, vivid, vivacious

Lebhaftigkeit *f* liveliness, vivacity, vividness

Lecken *n* licking

lecken lick, leak

Leder|haut *f* corium / ~**haut** *f* **des Auges** sclerotic coat, sclera

ledig single, unmarried

Lee–Effekt *m* Lee effect

leer vacant, empty, unoccupied

Leer|antwort *f* vacuum response / ~**laufhandlung** *f* vacuum response / ~**laufverhalten** *n* vacuum activity / ~**präparat** *n* placebo / ~**versuch** *m* blank experiment

Leere *f* emptiness, vacuity / **geistige** ~ vacuity of mind, mental blank / **seelische** ~ emotional vacuity / **völlige** ~ tabula rasa

Legasthenie *f* alexia, dyslexia

Legastheniker *m* dyslectic

Legende *f* legend

Legespiel–Test *m* puzzle test, object assembly test

legitim legitimate

Legitimation *f* legitimation

Legitimität *f* legitimacy

Lehr|amtspraktikum *n* student teaching / **~amtsreferendar** *m* student teacher / **~analyse** *f* didactic analysis, training analysis / **~analytiker** *m* training analyst / **~automat** *m* teaching machine / **~buch** *n* textbook / **algorithmisches ~buch** *n* programmed textbook / **programmiertes ~buch** *n* programmed textbook / **~einheit** *f* teaching unit / **~film** *m* educational film / **~gerät** *n* training device / **~hilfsmittel** *npl* teaching aids / **~ingenieur** *m* teaching engineer / **~körper** *m* teaching staff, educational personnel / **~kraft** *f* teacher / **studentische ~kraft** *f* student teacher / **~ling** *m* apprentice, trainee / **~lingsausbildung** *f* apprentice training, apprenticeship / **~maschine** *f* teaching machine, learning machine, training device / **~medien** *npl* instructional media / **~meinung** *f* doctrine, dogma / **~methode** *f* teaching method / **nicht–direktive ~methode** *f* nondirective teaching method, discovery teaching method / **~mittel** *npl* instructional aids / **audiovisuelle ~mittel** *npl* educational audio–visual aids / **~person** *f* teacher / **~plan** *m* curriculum / **~planentwicklung** *f* curriculum development / **~planvalidität** *f* curricular validity / **~probe** *f* student teaching / **~programmbuch** *n* **mit verzweigtem Programm** scrambled textbook / **~programmtext** *m* programmed textbook, teaching programme textbook / **~satz** *m* theorem, proposition / **~stunde** *f* lesson / **~zeit** *f* apprenticeship, apprentice training

lehr|bar teachable / **~reich** instructive

Lehre *f* doctrine, tenet, theory, apprenticeship / **~ vom anschaulichen Denken** intuitionism, intuitivism, intuitionalism / **~ vom Dämonenglaube** demonology / **~ vom Geruchssinn** olfactology, osphresiology, osmology / **~ vom glückseligen Leben** eudaemonism / **~ vom Heilmagnetismus** mesmerism / **~ vom Herzen** cardiology / **~ vom Kinde** paidology, paedology, pedology / **~ vom Körper** somatology, anatomy / **~ vom Körperbau** morphology / **~ vom Leben** biology / **~ vom Leben und seinen Funktionen** biotics / **~ vom Magnetismus** magnetics / **~ vom menschlichen Verhalten** anthroponomy / **~ vom Okkultismus** occultism, phantasmatology / **~ vom organischen Aufbau** tectology / **~ vom Tod** thanatology / **~ vom Zentralnervensystem** cerebrology / **~ von Adler** Adler's theory / **~ von den allergischen Erkrankungen** allergology / **~ von den Alterskrankheiten** geriatric medicine, geriatrics / **~ von den Änderungen der Wortbedeutungen** semasiology / **~ von den Beziehungen zwischen Lebensgemeinschaften und ihrer Umwelt** synecology / **~ von den Dämonen** demonology / **~ von den Empfindungen und Empfindungsorganen** aesthesiology, esthesiology / **~ von den endokrinen Drüsen** endocrinology / **~ von den fehlgesteuerten Immunmechanismen** immunopathology / **~ von den Geistererscheinungen** phantasmatology / **~ von den Geistesstörungen und Geisteskrankheiten** psychiatry / **~ von den Hauterkrankungen** dermatology / **~ von den hypnotischen Vorgängen** hypnology / **~ von den körperlichen Bewegungen** kinesiology / **~ von den Krankheitsbildern** clinical symptomatology / **~ von den Krankheitsursachen** aetiology, etiology / **~ von den Lebensgesetzen** bionomics, bionomy / **~ von den Lebensvorgängen** biology / **~ von den Missgeburten** teratology / **~ von den Nerven** neurology / **~ von den Nervenkrankheiten** neuropathology / **~ von den Protozoen** protozoology / **~ von den psychischen Funktionen** psychodynamics, psychology / **~ von den psychischen Krankheiten** psychonosology / **~ von den psychischen Störungen** psychoasthenics / **~ von den spezifischen Abwehrreaktionen** immunology / **~ von den spezifischen Sinnesenergien** specific–energy doctrine / **~ von den Steuerungs– und Regelungsmechanismen** cybernetics / **~ von**

den Süchten addictology / ~ von den Synapsen synaptology / ~ von den Tastempfindungen haptics / ~ von den Umweltbeziehungen ecology, oecology / ~ von den Ursachen etiology / ~ von den Wechselbeziehungen zwischen Nerven– und Hormonsystem neuroendocrinology / ~ von den Wortbedeutungen lexicology / ~ von den Zeichen semeiotics, semeiology, semiology / ~ von den Zellen cytology / ~ von der Ähnlichkeit synonymy / ~ von der Augendiagnose iridology / ~ von der Behandlung der Krankheiten therapeutics / ~ von der Beziehung zwischen Rechtsbrecher und Verbrechensopfer victimology / ~ von der Charakterdeutung aus der Schädelform phrenology / ~ von der Entwicklung des Psychischen psychogenetics / ~ von der Epilepsie epileptology / ~ von der Erbbedingtheit des Verhaltens hereditarianism / ~ von der Handschriftendeutung graphology / ~ von der Hypnose hypnology / ~ von der Krankheitserkenntnis diagnostics / ~ von der Körperkommunikation kinesics / ~ von der Lust hedonism / ~ von der Naturanlage nativism / ~ von der okkulten Bedeutung der Zahlen numerology / ~ von der Schmerzempfindung algesiology / ~ von der Umwelt mesology, ecology / ~ von der Unternehmensführung management science / ~ von der Verbesserung des Menschen durch Verbesserung seiner Umwelt euthenics / ~ von der Willensfreiheit libertarianism, free–will doctrine / ~ von der Wortherkunft etymology / ~ von der Wundbehandlung traumatology / ~ von der Zielstrebigkeit purposivism / ~ von der Zweckbestimmtheit teleology / ~ von der Zweckbestimmtheit allen Geschehens finalism / ~ von der Zweckmäßigkeit allen Handelns finalism / ~ von Sigmund Freud Freudianism, Freudism

Lehren n teaching / ~ **durch Entdecken** teaching by discovery / ~ **durch Selbstfindenlassen** experiential teaching

lehren teach, instruct

lehrend teaching

Lehrer m teacher, instructor, pedagog, pedagogue, master / ~**ausbildung** f teacher education, teacher training / ~**effizienz** f teacher effectiveness / ~**effizienzbeurteilung** f teacher effectiveness evaluation / ~**einstellung** f teacher attitude / ~**erwartung** f teacher expectation / ~**fortbildung** f inservice teacher education / ~ **im Vorbereitungsdienst** student teacher / ~**merkmale** npl teacher characteristics / ~**nachwuchs** m teacher supply / ~**persönlichkeit** f teacher personality / ~**planstelle** f teacher tenure / ~**rekrutierung** f teacher recruitment / ~**schaft** f teaching staff / ~**–Schüler–Interaktion** f teacher–student interaction / ~**–Schüler–Methode** f coach–and–pupil method / ~**stellenbesetzung** f teacher recruitment / ~**weiterbildung** f inservice teacher education / **angehende** ~ preservice teachers / **kooperierende** ~ cooperating teachers

Lehrerin f teacher, instructress

Leib m body / ~**gefühle** npl body sensations, cenesthesia / ~**halluzination** f cenesthesic hallucination / ~**seele** f somatopsyche / ~**–Seele–Einheit** f psychosoma, psychosome / ~**–Seele–Lehre** f psychophysics, body–mind problem / ~**–Seele–Dualismus** m psychophysical dualism / ~**–Seele–Problem** n body–mind problem, body–soul problem, mind–body problem / ~**–Seele–Theorie** f mind–body theory, two–aspect theory

Leibesübungen fpl physical exercise, bodily exercise, sports

leib|lich bodily, corporal / ~**seelisch** psychophysical, psychoneural, physiopsychic

Leichen|öffnung f autopsy / ~**schändung** f desecration of dead bodies, necrophilia, necrophily, necromania

leichenschänderisch necrophile, necrophilous

leicht mild / ~**blütig** sanguine, sanguineous / ~**gläubig** gullible, credulous / ~**sinnig** light–headed, careless

Leicht|gläubigkeit *f* credulity, credulousness, gullibility / **~herzigkeit** *f* lightheartedness / **~lebigkeit** *f* easygoingness, bohemian unconcernedness / **~sinn** *m* carelessness

Leid *n* affliction, grief, distress

Leiden *n* suffering, affliction, disease, disorder / **idiopathisches ~** idiopathic disorder / **körperliches ~** somatic disease, physical suffering / **organisches ~** organic disorder / **örtliches ~** local disease / **seelisches ~** mental suffering

leiden suffer

leidend suffering / **pathisch ~** pathic

Leidenschaft *f* passion / **~lichkeit** *f* passionateness / **unkontrollierte ~en** *fpl* uncontrolled passions

leidenschaftlich passionate, ardent

Leidenschaftslosigkeit *f* dispassionateness, passionlessness / **pathologische ~** ataraxia

Leimschnüffeln *n* glue sniffing

Leiste *f* crista

Leistung *f* performance, accomplishment, attainment, achievement, output / **ausgezeichnete ~** outstanding performance, outstanding accomplishment / **berufliche ~** job performance / **körperliche ~** physical performance / **motorische ~** motor performance / **naturwissenschaftliche ~** scientific achievement / **physische ~** physical performance / **psychische ~** psychological performance / **psychophysische ~** psychophysical performance / **schöpferische ~** creative achievement, productivity, productiveness / **schulische ~** academic achievement / **sensomotorische ~** sensorimotor performance / **sportliche ~** athletic performance / **tatsächliche ~** effective output

Leistungs|abfall *m* decline in performance, decrease in vitality / **~abnahme** *f* work decrement, performance decline / **sozial bedingte ~abnahme** *f* socially conditioned performance decrease / **~alter** *n* achievement age / **~angst** *f* achievement anxiety, performance anxiety / **~anreizplan** *m* incentive plan / **~anspruch** *m* response to demand / **~bedürfnis** *n* achievement need, need–achievement, n–achievement / **~beurteilung** *f* performance appraisal, performance evaluation, job performance evaluation, merit rating / **~bewertung** *f* performance appraisal / **~defizienz** *f* deficiency in ability and vitality / **~defizit** *n* underachievement / **~diskrepanz** *f* attainment discrepancy / **~erhöhung** *f* performance increment, speeding–up / **~fähigkeit** *f* efficiency, capacity, functional capacity, fitness / **~fähigkeit eines Arbeitnehmers** employee efficiency / **~fähigkeit** *f* **eines statistischen Tests** power of a statistical test / **berufliche ~fähigkeit** *f* efficiency at work / **körperliche ~fähigkeit** *f* physical fitness / **~funktion** *f* operating characteristic / **~funktion** *f* **des Empfängers** receiver operating characteristic / **~geschwindigkeit** *f* speed of performance / **~gesellschaft** *f* efficiency–oriented society / **~grad** *m* efficiency, level of performance / **~grenze** *f* upper limit / **~kraft** *f* **der Nerven** nerve force / **~kurve** *f* power curve, performance curve, achievement curve, productivity curve / **~maß** *n* achievement measure / **~messung** *f* achievement measure, achievement testing / **~minderung** *f* decrease in physical ability, decrease in vitality / **~modell** *n* capacity model / **~motiv** *n* achievement motive, achievement want, achievement drive, need–achievement, n–achievement / **~motivation** *f* achievement motivation, achievement motive, need–achievement / **schulische ~nachweise** *mpl* academic records / **studentische ~nachweise** *mpl* student records / **~niveau** *n* achievement level, ability level / **~potential** *n* achievement potential / **~prognose** *f* achievement prediction / **~quotient** *m* achievement quotient, accomplishment quotient / **~schwäche** *f* deficiency in ability and vitality / **neurasthenische ~schwäche** *f* neurasthenic vitality / **~schwankung** *f* fluctuation of

leistungsfähig

performance / ~**skala** *f* merit scale, performance scale / ~**sport** *m* high–performance sports, competitive sport / ~**steigerung** *f* increase in performance / **sozial bedingte** ~**steigerung** *f* socially conditioned performance increment / ~**stufe** *f* level of performance / ~**test** *m* accomplishment test, achievement test, performance test / ~**test** *m* **in Form einer Arbeitsprobe** work sample performance / ~**test** *m* **zur Persönlichkeitsmessung** performance test of personality / ~**überschuss** *m* overachievement / ~**variable** *f* capacity variable / ~**vermögen** *n* capacity, functional capacity, efficiency, ability / **geistig–seelisches** ~**vermögen** *n* mental capacity / **psychisches** ~**vermögen** *n* mental ability / **grundsätzliches** ~**ziel** *n* basic performance objective

leistungsfähig efficient, capable

Leit|bild *n* ideal, model, inner image / ~**faden** *m* manual, handbook / ~**fähigkeit** *f* conductivity, conductibility, conductance / ~**gedanke** *m* motif / ~**idee** *f* guiding idea / ~**linie** *f* life line, guiding line / ~**motiv** *n* motif, leading motive, theme / ~**satz** *m* indicating principle / ~**studie** *f* pilot study, pilot survey, pilot experiment / ~**vorstellung** *f* guiding idea / ~**weg** *m* route / ~**wert** *m* conductance, conductibility

leiten lead, guide, conduct, direct

leitend conductive

Leiter *m* leader, manager, head, director / ~ **einer Gruppe** team leader / **künstlerischer** ~ **einer Werbeagentur** art director

leitfähig conductive

Leitung *f* leadership, management, lead, supervision, direction, conduction / **aktive** ~ active conduction / **elektrotonische** ~ electrotonic conduction / **formelle** ~ formal leadership / **informelle** ~ informal leadership / **irreversible** ~ irreciprocal conduction / **saltatorische** ~ saltatory conduction / **schlechte** ~ mismanagement

Leitungs|anästhesie *f* anaesthetic block, nerve block, nerve blocking / ~**anästhesie** *f* **der Spinalnerven** spinal anaesthesia / ~**aphasie** *f* commissural aphasia, conduction aphasia / ~**bahn** *f* pathway, path of conduction, conductive path, conduction path, nerve tract / ~**ebene** *f* level of management / **untere** ~**ebene** *f* lower management / ~**einheit** *f* conduction unit / ~**fähigkeit** *f* **nur in einer Richtung** irreversibility of conduction / ~**geschwindigkeit** *f* conduction velocity / ~**richtung** *f* direction of conduction / ~**schwerhörigkeit** *f* conduction deafness / ~**unterbrechung** *f* conduction block / ~**vermögen** *n* conductivity / ~**zeit** *f* conduction time

Lemniscus *m* lemniscus / ~ **lateralis** acoustic lemniscus, lateral lemniscus / ~ **medialis** medial lemniscus

Lemniskalsystem *n* lemniscal system

Lenden|kreuzbeingegend *f* lumbosacral region / ~**mark** *n* lumbar spinal cord / ~**wirbelsäule** *f* lumbar vertebral column / **angeborene** ~**wirbelsäulenanomalie** *f* sacralisation

lenk|bar guidable, steerable, tractable / ~**sam** manageable, docile

Lenkbarkeit *f* flexibility, tractability

lenken direct, guide, steer

Lenkreiz *m* directing stimulus

Lenkung *f* guidance

lentikulär lenticular, lenticulate, lentiform

Lennox Syndrom *n* Lennox–Gastaut's syndrome

lepto|kurtisch leptokurtic / ~**morph** leptomorph, leptomorphic / ~**som** leptosomic, leptosomatic / ~**zephal** leptocephalic, leptocephalous

Lepto|meninx *f* leptomeninx / ~**morphie** *f* leptomorphy / ~**somer** *m* leptosome / ~**somie** *f* leptosomia / ~**zephalus** *m* leptocephalus

Lern|alter *n* educational age / ~**bedürfnis** *n* acquisition need / ~**behinderte** *m,f* slow learner / ~**behinderung** *f* learning disability, impairment of learning faculty / **~bereitschaft** *f* readiness for learning / **~bewusstsein** *n* learning awareness / **~dilemma** *n* learning dilemma / **~einheit** *f* step, unit / **~einstellung** *f* learning set, learning attitude

lern|bar learnable / **~behindert** learning–disabled, educationally subnormal / **~fähig** educable

Lernen *n* learning, acquisition / **~ des Ganzen und seiner einzelnen Teile** whole–and–part learning / **~ durch Belohnung** reward learning / **~ durch Einsicht** insight learning, insightful learning / **~ durch mentales Training** mental labyrinth learning / **~ durch Versuch und Irrtum** trial–and–error learning / **~ feinmotorischer Fertigkeiten** fine–motor–skill learning / **~ grobmotorischer Fertigkeiten** gross–motor–skill learning / **~ im Erwachsenenalter** adult learning / **~ in der Praxis** learning by doing / **~ in einem Lerndurchgang** one–trial learning / **~ in Teilen** part learning / **~ mit Dimensionswechsel** nonreversal shift learning / **~ mit direkter Überwachung** coaching / **~ mit Lernabsicht** intentional learning / **~ mit mnemotechnischen Hilfsmitteln** mnemonically aided learning / **~ sinnloser Silben** nonsense syllable learning / **~ unter Aufsicht** directed learning / **~ von Beziehungen** relation learning / **~ von Fertigkeiten** skill learning / **~ von Gestalten** pattern learning / **~ von Hinweisreizen mit unterschiedlichen Reaktionswahrscheinlichkeiten** cue learning / **~ von Reihenfolgen** intraserial learning / **~ von Relationen** relational learning / **~ von untergliederten Einheiten** fractionated learning / **~ von Vermeidungsverhalten** aversive learning / **additiv–schrittweises ~** incremental learning / **aktives ~** active learning / **assoziatives ~** associative learning / **automatisches ~** automatic learning / **aversives ~** aversive learning / **bewusstes ~** conscious learning / **entdeckendes ~** discovery learning / **fraktioniertes ~** fractionated learning / **ganzheitliches ~** holistic learning / **gedrängtes ~** unspaced practice, massed practice / **gelenktes ~** directed learning / **gemeinsames ~** co–learning / **implizites ~** implicit learning / **inkrementelles ~** incremental learning / **instrumentelles ~** instrumental learning / **intentionales ~** intentional learning / **inzidentelles ~** incidental learning / **kognitives ~** cognitive learning / **kooperatives ~** cooperative learning / **latentes ~** latent learning / **logisches ~** logical learning, rational learning / **massiertes ~** massed learning / **mechanisches ~** rote learning / **mnemotechnisches ~** mnemonic learning / **motorisches ~** motor learning / **nichtassoziatives ~** nonassociative learning / **nichtverbales ~** nonverbal learning / **operantes ~** operant learning / **passives ~** passive learning, modeling / **perzeptiv–motorisches ~** perceptual–motor learning / **programmiertes ~** programmed learning / **räumliches ~** spatial learning / **schulisches ~** school learning / **selektives ~** selective learning / **selektiv–strukturelles ~** learning by selecting and connecting / **sensumotorisches ~** sensori–motor learning, perceptual–motor learning / **sequentielles ~** sequential learning / **sinnvolles ~** ideational learning / **soziales ~** social learning / **stellvertretendes ~** vicarious learning / **unterschwelliges ~** subliminal learning / **unvollständiges ~** underlearning / **verbales ~** verbal learning / **verteiltes ~** distributed learning, spaced learning, spaced practice / **zielgerichtetes ~** purposive learning / **zufälliges ~** incidental learning, concomitant learning, passive learning, associative spread / **zustandsabhängiges ~** state–dependent learning

lernen learn / **auswendig ~** learn by heart, verbatim learning

Lernender *m* learner

Lern|ergebnis *n* learning result / **~fach** *n* content subject / **~fähigkeit** *f* learning ability, learning disposition, educability /

~funktion *f* learning activity / ~geschwindigkeit *f* learning rate, input rate, rate of learning, acquisition rate / ~gesetze *npl* laws of learning / ~gewohnheiten *fpl* study habits / ~haltung *f* learning set / ~hilfe *f* prompting, learning crutch, hint / ~karte *f* flash card / ~koeffizient *m* learning coefficient / ~kriterium *n* learning criterion / ~kurve *f* learning curve, acquisition curve, curve of learning / ~leistung *f* learning efficiency, learning result / ~maschine *f* teaching machine / ~matrix *f* learning matrix / ~methode *f* learning method, study skill / ~modell *n* learning model / statistisches ~modell *n* statistical model of learning / ~motivation *f* learning motivation / ~plan *m* learning schedule / ~prozess *m* learning process / ~psychologie *f* psychology of learning, learning psychology / ~stoff *m* learning material, memorandum / ~störung *f* learning disorder, learning disability, impairment of learning faculty / nicht näher bezeichnete ~störung *f* learning disorders not otherwise specified / ~strategie *f* learning strategy, memorizing strategy / ~system *n* learning system / ~technik *f* memorizing technique / ~tempo *n* rate of learning, learning tempo / ~theorie *f* learning theory, theory of learning / faktorielle ~theorien *fpl* factor theories of learning / kognitive ~theorie *f* cognitive theory of learning / mathematische ~theorie *f* mathematical theory of learning / statistische ~theorie *f* statistical learning theory / ~test *m* learning test / ~übertragung *f* transfer of learning, cross–education, cross–training / ~umwelt *f* academic environment / ~unvermögen *n* learning disability / ~verfahren *n* study skill, learning method / ~verhalten *n* der Ratten learning behaviour of rats / ~vermögen *n* disposition to learn, learning ability / ~versuch *m* learning trial / ~vorgang *m* learning activity / ~vorgang *m* mit verstecktem Auslösereiz hidden–cue situation / ~zentrum *n* learning centre / ~ziel *n* educational goal

lesbar readable

Lesbarkeit *f* readability / ~ der Handschrift handwriting legibility

Lesbarkeitsgrenze *f* reading span

Lesbianismus *m* lesbianism

Lesbierin *f* lesbian

lesbisch lesbian, sapphic

Lese|alter *n* reading age / ~bereitschaft *f* readiness to reading / ~buch *n* reading book / ~entwicklung *f* reading development / ~fähigkeit *f* reading ability / ~fertigkeit *f* reading skill, reading ability, reading aptitude / ~förderunterricht *m* remedial reading / ~gerät *n* reading device / ~geschwindigkeit *f* reading speed / ~gewohnheit *f* reading habit / ~hilfe *f* reading aid, reading device / phonetische ~lehrmethode *f* phonetic learning method / ~leistung *f* reading achievement / ~material *n* reading material / nach Schwierigkeitsgrad abgestuftes ~material *n* reading ladder / ~probentafel *f* reading chart / ~reife *f* reading readiness / ~quotient reading quotient / ~ Rechtschreibeschwäche *f* legasthenia, dyslexia / ~schwäche *f* legasthenia, reading disability / ~störung *f* reading disorder, dyslexia, paralexia / entwicklungsbezogene ~störung *f* developmental reading disorder / umschriebene ~störung *f* specific reading disorder / ~tachistoskop *n* metronoscope / ~test *m* reading test, reading measure / heilpädagogisches ~training *n* remedial reading / ~unterricht *m* reading lesson / ~unvermögen *n* alexia, reading disability / ~verständnis *n* reading comprehension / ~zeichen *n* bookmark / ~zentrum *n* reading centre, visual speech centre, visual word centre

Lesen *n* reading / erneutes ~ rereading / langsames ~ bradylexia / lautes ~ oral reading / lautloses ~ silent reading / spiegelverkehrtes ~ mirror reading / stilles ~ silent reading

lesen read

Leser|analyse *f* reader interest research, reader analysis / **~forschung** *f* reader interest research / **~lichkeit** *f* legibility

letal lethal, mortal

Letal|faktor *m* lethal gene, lethal factor / **~mutation** *f* lethal mutation

Letalität *f* lethality

Lethargie *f* lethargy

lethargisch lethargic

Leucht|dichte *f* luminance, radiance, radiant intensity / **~farbe** *f* luminous colour / **~kraft** *f* luminosity, luminance / **absolute ~kraft** *f* absolute luminosity

leuchtend luminous, photogenic

Leucin *n* leucine

leugnen deny

Leugnung *f* **der Realität** denial of reality

Leukämie *f* leukaemia, leukemia

Leuko|tomie *f* leucotomy, leukotomy, lobotomy / **frontale ~tomie** *f* frontal leucotomy, prefrontal leucotomy, prefrontal lobotomy / **~zyt** *m* leucocyte, leukocyte, white blood cell

Leukozytenzahl *f* leukocyte count, white blood count

Leukozytose *f* leukocytosis

Leuzin *n* leucine

Levitation *f* levitation

Levodopum *n* L–dopa, levodopa

Lewinsche(r,s) Lewinian

Lexem *n* lexeme

Lexikologie *f* lexicology

Lexikon *n* lexicon, dictionary, thesaurus

Lezithin *n* lecithin

Liberalismus *m* liberalism

Libidinisierung *f* erotization

Libidinist *m* libidinous person

libidinös libidinous, libidinal

Libido *f* libido, libidinal energy / **~ablösung** *f* detachment of libido, libidinal detachment / **~analogon** *n* libido analog / **~besetzung** *f* libido cathexis, libidinisation / **mangelnde ~besetzung** *f* acathexis / **~bindung** *f* libidinal attachment, libidinal fixation / **bisexuelle ~bindung** *f* bisexual libido fixation / **~entwicklung** *f* libidinous development, libidinal development, development of the libido / **~fixierung** *f* libidinal fixation, libido fixation, libidinal attachment / **~objekt** *n* libido object, love object, libidinal object / **~stauung** *f* damming up of libido / **~stufe** *f* libidinal stage, libidinal phase, stage of libidinal organisation / **~theorie** *f* libido theory / **~tropismus** *m* libidinal tropism, erotic attraction / **~verlust** *m* loss of libido, inhibited sexual desire / **fixierte ~** bound libido / **gebundene ~** bound libido / **narzisstische ~** narcissistic libido, ego libido

Licht *n* light / **~absorption** *f* absorption of light / **~adaptation** *f* light adaptation / **~behandlung** *f* phototherapy / **~brechung** *f* refraction, aberration of light, refraction of light / **~brechungsvermögen** *n* refractivity, refringence / **~chemie** *f* photochemistry / **subjektive ~eindrücke** *mpl* photopsia, photopsy / **~empfindlichkeit** *f* light sensitivity, photosensitivity, sensitivity to light, luminous sensibility / **~empfindlichkeit** *f* **der Haut** dermatoptic sensitivity / **~empfindung** *f* light sensation, photoreception / **subjektive ~empfindung** *f* phose / **~energie** *f* luminous flux / **~entstehung** *f* photogenesis / **~erscheinung** *f* **im Auge ohne normal–visuelle Reizung** phosphene / **subjektive ~erscheinungen** *fpl* photopsia, photopsy / **~fleckensehen** *n* coruscation / **~fleckexperiment** *n* bright–spot experiment / **~induktion** *f* light induction / **~klima** *n* light climate / **~–Kompass–Reaktion** *f* light–compass reaction / **~kurve** *f* light curve / **~kurvenschreiber** *m* photokymograph / **~messung** *f* photometry / **~mikroskop** *n* light microscope / **~mischung** *f* mixture of lights / **~produktion** *f* photogenesis / **~quant** *n* light quantum, photon / **punktförmige ~quelle** *f* point light source / **vergrößerte ~quelle** *f* extended light source / **~reak-**

tion *m* light reflex, pupillary reflex, light response / ~**reflex** *m* light reflex, pupillary reflex / ~**reflexion** *f* reflecting of light / ~**reiz** *m* light stimulus, photic stimulus / ~**schädigung** *f* injury due to light, photopathy / ~**scheu** *f* photophobia, light dread, photophobic reaction / ~**schwelle** *f* brilliance threshold, brilliance limen / ~**sinn** *m* light sense / ~**spur** *f* luminous track / ~**spurverfahren** *n* stereo–cyclogram / ~**stärke** *f* luminous intensity / ~**stärkemesser** *m* photometer, photoptometer / ~**strahl** *m* ray of light / ~**strahlung** *f* radiant lux / ~**strom** *m* luminous flux, luminous influx / ~**therapie** *f* phototherapy / ~**tropismus** *m* phototropism / ~**– und Schattenwirkung** chiaroscuro / ~**welle** flight wave / **einfarbiges ~** monochromatic light / **monochromatisches ~** monochromaticsches lLighcht *n* / **reflektiertes ~** reflected light

licht|ausstrahlend photogenic, photogenous / ~**empfindlich** light–sensitive, photoperceptive / ~**erzeugend** photogenic, photogenous / ~**scheu** photophobic

Lid *n* lid, eyelid / ~**krampf** *m* blepharospasm / ~**reflex** *m* winking reflex / ~**schlag** *m* eyeblink, winking / ~**schlagkonditionieren** *n* eyelid conditioning / ~**schlagreflex** *m* eyewink reflex, eyeblink reflex, corneal reflex, winking reflex / **bedingter** ~**schlagreflex** *m* conditioned winking reflex / ~**schlussreflex** *m* eyeblink reflex, eyelid reflex, eyelid closure reflex / ~**zittern** *n* eyelid tic

Lidocain *n* lidocaine

Liebe *f* love / **~ zu Kindern** paidology, paedology / **sexuelle ~ zu Kindern** pedophilia / **~ zu Tieren** zoophilia, zoophily, zoophilism / **genitale ~** genital love / **gleichgeschlechtliche ~** homosexuality / **lesbische ~** lesbianism, amor lesbicus, sapphism / **phallische ~** phallic love / **platonische ~** Platonic love, Platonic affection, Platonic friendship

Liebelei *f* flirtation

lieben love

Liebes|beziehung *f* love relationship, romance / ~**durst** *m* hunger for love / ~**ehe** *f* love match / ~**entzug** *m* deprivation of love / ~**hunger** *m* hunger for love / **dualer ~modus** *m* dual sexuality / ~**objekt** *n* love object / ~**spiel** *n* love play, foreplay, coitus reservatus / ~**spiel** *n* **vor dem Koitus** coital foreplay / ~**sucht** f erotomania, eroticomania / ~**tolle** *m,f* erotomaniac / ~**trank** *m* philtre, philter / ~**verlust** *m* loss of love, object loss / ~**wahn** *m* erotomania, eroticomania, eromania, nympholepsy / ~**werbung** *f* courtship / ~**zwang** *m* erotomania, eroticomania

liebestoll erotomaniac

liebevoll loving

Lieb|haberei *f* passion, hobby / ~**kosung** *f* caress, necking

lieb|kosen caress / ~**los** loveless

Liebmann–Effekt *m* Liebmann effect

Ligament *n* ligament

Ligand *m* ligand

Ligatur *f* ligation, ligature

Likert|–Attitüdenskala *f* Likert attitude scale / ~**sche–Einstellungsskala** *f* Likert attitude scale / ~**–Skala** *f* Likert scale, Likert procedure

Liliput–Halluzination *f* lilliputian hallucination

limbisch limbic

lindern relieve, mitigate, alleviate

lindernd palliative, soothing, alleviating, relieving

Linderung *f* relief, alleviation

Linderungsmittel *n* lenitive, palliative

linear linear

Linearität *f* linearity

Lingam *m* lingam

Lingual *m* lingual / ~**laut** *m* lingual

lingual lingual

Linguistik *f* linguistics

Linie *f* line / ~ **der gleichen Lautstärke** equal loudness contour / ~ **gleicher Tonhöhe** equal pitch contour / **genealogische** ~ genealogic lineage / **gerade** ~ straight line / **mütterliche** ~ matriliny / **parallele** ~ parallel lines

Linien|diagramm *n* line chart, line graph / **~führung** *f* tracing / **~funktion** *f* line function

Link|analyse *f* link analysis / ~ **Trainer** *m* link instrument trainer

links left, sinister / **~gerichtet** leftist / **~händig** left–handed, sinister, sinistromanual / **~liegend** sinister / **~seitig** sinistral, left–sided / **~tendierend** leftist / **nach ~hin** going toward the left, left–directed, sinistrad

Links|angst *f* laevophobia, levophobia / **~dominanz** *f* sinistrality / **~händer** *m* lefthander, sinistral / **~händigkeit** *f* lefthandedness, managerial sinistrality

Linse *f* lens, crystalline lens / **~n** *fpl* **ohne chromatische Aberration** achromatic lenses / **konvex–konkave** ~ meniscus / **ohne** ~ aphacic, aphakic, aphakial / **sphärische** ~ spheric lens / **zylindrische** ~ cylindrical lens

linsenförmig lenticular, lenticulate, lentiform

Linsen|kern *m* lenticular nucleus, lentiform nucleus / **~körper** *m* body of the lens / **~messgerät** *n* phacoscope, phakoscope / **~messung** *f* phacoscopy, phakoscopy / **~trübung** *f* cataract

Lipase *f* lipase

Lipemanie *f* lypemania

Lipid *n* lipid, lipide / **~membran** *f* lipid membrane / **~stoffwechsel** *m* lipid metabolism / **~stoffwechselstörung** *f* lipid metabolism disorder

Lipoidose *f* lipoidosis

Lipoidspeicherkrankheit *f* lipoidosis

Lipo|lyse *f* lipolysis / **~protein** *n* lipoprotein

Lippe *f* tabium, lip

Lippen *fpl* labia, lips / **~bewegen** *n* **ohne Lautbildung** mussitation / **~erotik** *f* lip eroticism, lip erotism / **~laut** *m* labial / **~lesen** *n* lipreading, speech reading, labiomancy, visual hearing / **~schlüssel** *m* lip key / **abnorme ~vergrößerung** *f* macrocheilia / **von den ~ablesen** lip–read

Lipp'sche Richtungstäuschung *f* Lipp's illusion

Liquor *m* liquor / ~ **cerebrospinalis** *m* cerebrospinal fluid, cerebral liquor

Lispeln *n* lisp, lisping, sigmatism

lispeln lisp

lispelnd lisping

Lissajous–Figuren *fpl* Lissajou's figures

Lissauer–|Paralyse *f* Lissauer's paralysis / ~ **Herdparalyse** *f* Lissauer's dementia paralytica

lissenzephal lissencephalous

Lissenzephale *m,f* lissencephaly

Liste| *f* **der häufigsten Assoziationen** association–frequency table / ~ **der phonetisch gleichgewichtigen Wörter** list of PB words / ~ **von Versuchspersonen** list of subjects, list of participants / ~ **zur Erfassung der Anpassung** adjustment inventory

Listing'sches Gesetz *n* Listing's law

literal literal

Literatur *f* literature / **~psychologie** *f* literary psychology / **~übersicht** *f* literature review / **ausgewählte** ~ selected readings / **religiöse** ~ religious literature

Lithium *n* lithium / **~karbonat** *n* lithium carbonate / **~therapie** *f* lithium therapy

Litotes–Typ *m* hypobulic type

Little|'sche Krankheit *f* Little's disease, spastic diplegia / **~–Technik** *f* operational creativeness, operational creativity

Lob *n* praise

Lobby *f* lobby, pressure group

Lobektomie *f* lobectomy

loben praise

Lobotomie *f* lobotomy, leucotomy

lobulär lobular

Lobus *m* lobus

Loch *n* hole, foramen / **~karte** *f* punch card, punched card / **gestanzte ~kartenlöcher** *npl* code holes / **~kartenmethode** *f* punch card method / **~kartentechnik** *f* punch card technique / **~schirm** *m* reduction screen

Lockerung *f* relaxation / **~ der Assoziation** loosening of association

Lock|mittel *n* incentive / **~ruf** *m* call / **~ruf** *m* **der Mutter** maternal call

Logarithmentafel *f* table of logarithms, logarithmic table

logarithmisch logarithmic

Logarithmus *m* logarithm / **natürlicher ~** natural logarithm

Logasthenie *f* logasthenia

Logik *f* logic / **affektive ~** affective logic

Logiker *m* logician

logisch logical

Logizismus *m* logicism, overvaluation of logic

Logo|gramm *n* logogram / **~klonie** *f* logoclonia / **~manie** *f* logomania, hyperlogia, lalorrhoea, talorrhea, polylogia, polyphrasia / **~monomanie** *f* logomania / **~neurose** *f* logoneurosis / **~päde** *m* logopaedist, logopedist, speech therapist / **~pädie** *f* logopaedia, logopedia, logopaedics, logopedics, speech therapy / **~pathie** *f* logopathy / **~phobie** *f* logophobia / **~rrhoe** *f* logorrhoea, logorrhea, logomania, hyperlogia, hyperphrasia, polylogia, polyphrasia / **~spasmus** *m* logospasm / **~therapie** *f* logotherapy

Lohn *m* wage / **~anreizsystem** *n* wage incentive system / **~erhöhung** *f* wage increase / **~kürzung** *f* cut in wages / **~niveau** *n* rate of wages / **~reduzierung** *f* cut in wages / **~satz** *m* rate of wages / **~-Strafe** *f* reward–punishment / **~ und Gehaltsfortzahlung** *f* employee leave benefits, continued payment of wages

lokal local, topical

Lokal|adaptation *f* local adaptation / **~anästhesie** *f* local anaesthesia, regional anaesthesia / **~anästhetikum** *n* local anaesthetic / **~erkrankung** *f* local disease / **~zeichen** *n* local sign, locality sign, local signature / **~zelle** *f* local neuron(e)

Lokalisation *f* localisation / **~ im Gehirn** cortical localisation / **auditive ~** auditory localisation / **zerebrale ~** cerebral localisation

Lokalisationstheorie *f* brain–spot hypothesis

lokalisieren localise

lokalisiert localised

Lokalisierung *f* localisation / **perzeptive ~** perceptual localisation

Lokomotion *f* locomotion, locomotor behaviour / **intellektuelle ~** intellectual locomotion / **psychologische ~** psychological locomotion / **räumliche ~** physical locomotion / **soziale ~** social locomotion

lokomotorisch locomotor

Lombard–Effekt *m* Lombard effect

Lorazepam *n* lorazepam

Lordose *f* lordosis

Lord–Tests *mpl* Lord tests

Löschung *f* extinction, obliteration / **experimentelle ~** experimental extinction

Löschungs|hemmung *f* extinctive inhibition / **~resistenz** *f* resistance to extinction

lösen solve, loose, resolve

loslassen release

löslich soluble

Löslichkeit *f* solubility

Lösung *f* solution / **~ der Muskeln** relaxation of the muscles / **~ von Konflikten im Handeln** acting out / **~ von Problemen** solving of problems / **beste ~** optimal solution / **hypertone ~** hypertonic solution / **hypotone ~** hypotonic solution / **umfassende ~ eines Konflikts** comprehensive solution of a conflict

Lösungs|mittel *n* solvent / **flüchtiges ~mittel** *n* volatile solvent / **~wort** *n* shibboleth, password

loyal loyal

Loyalität *f* loyalty

Lubrikation *f* lubrication

Lücke *f* gap, lacuna / **amnestische ~** gap of memory

Lücken|phänomen *n* Witte–König paradoxical fusion effect / **~test** *m* completion test, Ebbinghaus test, combination test

Lues *f* lues, syphilis

luetisch luetic, syphilitic

Luft *f* air / **~behandlung** *f* pneumatotherapy / **~druck** *m* barometric pressure / **~enzephalogramm** *n* pneumo–encephalogram / **~enzephalographie** *f* pneumen–cephalography, pneumo–encephalography, air encephalography / **~fahrt** *f* aviation / **~fahrtpsychologie** *f* aeronautical psychology, aviation psychology / **~hunger** *m* Kussmaul breathing, air hunger / **~kardiograph** *m* pneumocardiograph / **~krankheit** air sickness / **~leitung** *f* air conduction / **~perspektive** *f* aerial perspective, atmospheric perspective / **~röhre** *f* trachea / **~röhrenerkrankung** *f* tracheal disorder / **~scheu** *f* aerophobia / **~schlucken** *n* aerophagy, air swallowing / **~ und Raumfahrtpersonal** *n* aerospace personnel / **~verkehr** *m* air traffic, air transportation / **~verkehrsunfall** *m* air traffic accident

luftgefüllt pneumatic

Lüge *f* lie

Lügen *n* lying / **~detektor** *m* lie detector, polygraph / **~detektor** *m* **nach Keeler** Keeler polygraph / **~haftigkeit** *f* mendacity / **~sucht** *f* pathological mendacity, mythomania, pseudologia / **~sucht** *f* pseudologia phantastica / **~test** *m* deceit test / **krankhaftes ~** pseudomania / **pathologisches ~** pathological lying, pathological mendacity

lügen lie / **~haft** lying, mendacious

Lügner *m* liar, mythomaniac / **pathologischer ~** pathological liar

Lügnerin *f* liar

lügnerisch lying, mendacious

luisch luetic

lumbal lumbar

Lumbal|anästhesie *f* spinal block, cord block / **~punktion** *f* lumbar puncture, spinal tap / **~reflex** *m* lumbar reflex

Lumen *n* lumen

Lumineszenz *f* luminance

Lunambulismus *m* lunambulism

Lunatismus *m* lunatism

Lungen|atmung *f* pulmonary respiration / **~emphysem** *n* pulmonary emphysema / **~entzündung** *f* pneumonia / **~erkrankung** *f* lung disorder / **~kreislauf** *m* pulmonary circulation, minor circulation / **~perfusion** pulmonary perfusion, lung perfusion / **~tuberkulose** *f* pulmonary tuberculosis / **~volumina** *npl* lung volumes

Luria|–Technik *f* Luria technique / **~–Test** *m* Luria technique

Lust *f* desire, pleasure, hedonia, lust / **~ an der eigenen Leistung** achievement pleasure / **~ beim sexuellen Vorspiel** forepleasure / **~betonung** *f* hedonic tone / **~–Ekel–Prinzip** *n* lust–disgust principle / **~empfindung** *f* pleasurable sensation / **sexuell abnorme ~empfindung** *f* parhedonia / **~erwerb** *m* gain of pleasure / **~gefühl** *n* feeling of pleasure, pleasurable sensation / **gesteigertes ~gefühl** *n* hyperhedonia / **krankhaft vermindertes ~gefühl** *n* hyphedonia / **~gewinn** *m* gain of pleasure, hedonic gain / **~–Ich** *n* hedonic ego, pleasure–ego / **~mord** *m* lust murder, lustful murder, rape and murder / **~objekt** *n* pleasure object / **~prinzip** *n* pleasure principle, principle of pleasure / **~–Unlust–Prinzip** *n* pleasure–pain principle / **~zentrum** *n* pleasure centre / **sinnliche ~** sensual pleasure

lüstern lascivious

Lüsternheit *f* lasciviousness

lustig humorous, funny
Lustigkeit f gaiety, funniness
Lüstling m libertine, sensualist
Lustration f lustration
lustvoll pleasurable
lutschen suck
Lux n lux, meter–candle / ∼**-Photometer** n luxmeter, luxometer
Luxusbedürfnis n need for luxury
Luy'scher Körper m Luy's body
Luzidität f clairvoyance, lucidity
lykanthrop lycanthropic
Lykanthropie f lycanthropy
lymphatisch lymphatic
Lymphatismus m lymphatic constitution, lymphatism
Lymph|adenopathie f lymphadenopathy / ∼**drüse** f lymphatic gland / ∼**gefäß** n lymph vessel / ∼**knoten** m lymph node / ∼**ödem** n lymphedema / ∼**zelle** f lymph cell, lymphocyte

Lymphe f lymph
Lympho|kin n lymphokine / ∼**zyt** m lymphocyte / ∼**zytose** f lymphocytosis
Lynchen n lynching
Lypemanie f lypemania, melancholia
Lypothymie f lypothymia
Lyse f lysis, disintegration
Lysergid n lysergic acid diethylamide
Lyserg|säure f lysergic acid / ∼**säurediäthylamid** n (LSD) lysergic acid diethylamide / ∼**säurediäthylamid–Psychose** f LSD psychosis
Lysis f lysis
Lysosom n lysosome
Lyssophobie f lyssophobia, maniaphobia
lytisch lytic

M

Machiavellismus *m* Machiavellism, Machiavellianism

Mach|–Band *n* Mach band / **~'sche Trommel** *f* Mach rotation frame

Macht *f* force, power, authority / **~bedürfnis** *n* power want, n–power / **~ der Gewohnheit** force of habit / **~komplex** *m* power complex / **~mensch** *m* power hungry person / **~missbrauch** *m* abuse of power / **~mittel** *n* means of power, possessive instinct / **~motiv** *n* power motive, n–power / **~streben** *n* strive to power, power aspiration, power quest / **~trieb** *m* power drive, power instinct, instinct of dominance, instinct to master / **gesellschaftliche ~** social power / **instrumentelle ~** instrumental power / **persönliche ~** referent power / **politische ~** political authority

mächtig powerful, potent

macht|liebend power–loving, philocratic / **~los** powerless

Macula *f* macula / **~ acustica** *f* macula acustica / **~ lutea** *f* macula lutea, yellow spot

Mädchen *n* girl, female child

Maddox|–Prisma *n* Maddox prism / **~–Stäbchen** *n* Maddox rod

Mäeutik *f* maieutics

mäeutisch maieutic

Magen *m* stomach / **~ausgang** *m* pylorus / **~–Darm–Geschwür** *n* gastrointestinal ulcer, peptic ulcer / **~–Darm–Kanal** *m* gastrointestinal canal, alimentary canal / **~–Darm–Reaktion** *f* gastrointestinal reaction / **~–Darm–Störung** *f* gastrointestinal disorder, gastrointestinal disturbance / **~–Darm–System** *n* gastrointestinal system / **~–Darm–Trakt** *m* gastrointestinal tract / **~drüse** *f* gastric gland / **~entfernung** *f* gastrectomy / **~entleerung** *f* stomach emptying / **~geschwür** *n* gastric ulcer / **~knurren** *n* stomach rumbles / **~krampf** *m* gastralgia, gastric spasm / **~neurose** *f* nervous dyspepsia, gastric neurasthenia / **~saft** *m* gastric juice / **~schleimhaut** *f* gastric mucous membrane / **~schmerz** *m* gastralgia, pain in the stomach / **~wand** *f* stomach wall / **empfindlicher ~** sensitive stomach / **nervöser ~** nervous stomach

magenkrank dyspeptic, having stomach trouble

Magentarot *n* magenta

Magersucht *f* anorexia, emaciation

Magie *f* magic, sorcery / **~ durch Nachahmung** initiative magic / **schwarze ~** black magic / **weiße ~** white magic, beneficial magic

Magier *m* magician, sorcerer

magisch magic, occult, hermetic / **~phänomenal** magico–phenomenalistic

Magnesium *n* magnesium / **~ion** *n* magnesium ion

Magnet|band *n* magnetic tape / **~band–Karten–Wandler** *m* tape–to–card converter / **~kernspeicher** *m* magnetic–core storage / **~plattenspeicher** *m* magnetic–disk storage / **~trommelspeicher** *m* magnetic–drum storage

magnetisch magnetic

Magnetiseur *m* magnetiser

magnetisierbar magnetisable

magnetisieren magnetise, mesmerise

Magnetisierung *f* magnetisation

Magnetismus *m* magnetism, magnetic force / **tierischer** ~ animal magnetism, zoomagnetism, biomagnetism, mesmerism

Magneto|enzephalographie *f* magnetoencephalography / **~phon** *n* magnetophone, tape–recorder / **~taxis** *f* magnetotaxis, magnetotropism / **~therapie** *f* magnetotherapy, animal magnetism / **~tropismus** *m* magnetotropism, magnetotaxis

Magnetresonanztomographie *f* magnetic resonance imaging, MRI

Maieusiophobie *f* maieusiophobia, morbid fear of childbirth

Maisesserkrankheit *f* pellagra

Major Depression *f* major depression, major depressive disorder / ~ **mit saisonal abhängiger Verlaufsform** recurrent major depression of seasonal pattern / **chronische** ~ chronic major depression / **rezidivierende** ~ recurrent major depression

Makel *m* taint, fault, blemish

Makro|ästhesie *f* macroaesthesia, macroesthesia / **~biotik** *f* macrobiotics / **~cephalus** *m* macrocephalus / **~daktylie** *f* macrodactylia, macrodactyly, macrodactylism / **~genitosomie** *f* macrogenitosomia / **~gliazelle** *f* macroglia / **~glossie** *f* macroglossia / **~gnathie** *f* macrognathia / **~graphie** *f* megalographia / **~kosmos** *m* macrocosm / **~molekül** *n* macromolecule / **~phage** *m* macrophage, macrophagocyte / **~podie** *f* macropodia, macropody / **~psie** *f* macropia, macropsia, macropsy, megalopia, megalopsia / **~somie** *f* macrosomatia, macrosomia / **~–Soziologie** *f* macrosociology / **~zephalie** *f* macrocephalia, macrocephaly

makro|kosmisch macrocosmic / **~skopisch** macroscopic / **~somatisch** macrosomatic / **~zephal** macrocephalic, macrocephafous, megacephalic, inegacephalous

Makulaorgan *n* macula organ, statolithic organ

makulär macular

Mal *n* stigma

Malaria *f* malaria / **~kur** *f* malaria therapy, malariarisation, impaludation / **~tertiana** *f* tertian malaria / **~therapie** *f* malaria therapy, malarialisation

Malazie *f* malacia, softening

Malleus *m* malleus, hammer

Malthusianismus *m* Malthusianism

Malthus'sches Gesetz *n* Malthus' theory

Mamma *f* mamma, mammary gland, breast

Mamille *f* nipple, teat, mamilla

Mammilarkörper *m* mamillary body

Mammographie *f* mammography

Mana *f* mana

Management *n* management / ~ **im Gesundheitswesen** health care management / **~methode** *f* management method / **~planung** *f* management planning / **~training** *n* management training / **aufgabenbezogenes** ~ task–oriented management / ~ **Verhaltensgitter** *n* managerial grid / **partizipatives** ~ participative management

Manager *m* manager / **~krankheit** *f* manager disease

Mandala *n* mandala

Mandel *f* amygdala, tonsil / **~kern** *m* amygdaloid nucleus / **~körper** *m* amygdaloid body

mandel|artig amygdaloid / **~förmig** amygdaloid

Mandibula *f* mandibula, mandible

Mangel *m* lack, deficiency, shortage / ~ **an Disziplin** indiscipline / ~ **an Flexibilität** fixedness, rigidity / ~ **an Geschlechtslust** asexuality / ~ **an Initiative** lack of initiative / ~ **an mütterlicher Zuwendung und Pflege** maternal deprivation / **~ernährung** *f* nutritional deficiency / **~haftigkeit** *f* defectiveness, imperfection, shortness / **~motivation** *f* deficiency in motivation / ~ **oder Verlust** *m* **des sexuellen Verlangens** lack or loss of sexual desire / **~zustand** *m* insufficiency, deficiency disorder

mangelhaft defective

mangelnd deficient

Manie *f* mania, manic psychosis / ~ **mit psychotischen Symptomen** mania with psychotic symptoms / ~ **ohne psychotische Symptome** mania without psychotic symptoms / **akinetische** ~ akinetic mania / **akute** ~ acute mania / **ängstliche** ~ anxious mania / **chronische** ~ chronic mania / **gehemmte** ~ inhibited mania / **hysterische** ~ hysteromania / **leichte** ~ hypomania / **periodische** ~ recurrent mania / **religiöse** ~ religious mania / **remittierende** ~ recurrent mania / **schwere** ~ hypermania / **senile** ~ mania senilis / **stumme** ~ unproductive mania / **unproduktive** ~ unproductive mania

Manieriertheit *f*, **Manierismus** *m* mannerism / **ticartige(r)** ~ habit spasm

Manierlichkeit *f* mannerliness

manifest manifest, overt, established

Manifestation *f* manifestation / ~ **verdrängter Komplexe** manifestation of repressed complexes

manifestieren (sich) manifest

Maniker *m* maniac

Manilahanf *m* Manila hemp

Manipulandum *n* manipulandum, key, lever

Manipulation *f* manipulation, manipulative behaviour

Manipulations|methode *f* manipulation technique / ~**technik** *f* manipulation technique

manipulatorisch manipulative

manipulieren manipulate

maniriert mannered

Maniriertheit *f* mannerism

manisch manic, maniac, maniacal / ~–**depressiv** manic–depressive

Manischdepressive *m,f* manic–depressive

Manitou *m* manitou

Mann *m* man, male, human male / ~**barkeitsriten** *mpl* puberty rites / ~**haftigkeit** *f* manliness / ~**schaft** *f* team / ~**schafts-**

geist *m* team–spirit / ~**weib** *n* gynander, virago, manlike woman, masculine woman, androgyne / ~**weibtum** *n* masculinism, viraginity, virilism

Männer|bund *m* male society / ~**hass** *m* misandria, misandry / ~**kindbett** *n* couvade / ~**scheu** *f* androphobia / ~**weihe** *f* initiation rites, puberty rites

mannhaft manlike, manly

mannig|fach manifold / ~**faltig** varied, diverse

Mannigfaltigkeit *f* diversity

männisch mannish, male

männlich male, manlike, manly, masculine, virile

Männlichkeit *f* manliness, masculinity, virility

Männlichkeits|komplex *m* masculinity complex, virility complex / ~–**Weiblichkeits–Stereotypie** *f* masculinity–femininity stereotypy

mannstoll nymphomaniac

Mannstollheit *f* nymphomania, andromania

Manschette *f*, **orgastische** orgasmic platform

Mantik *f* mantic, divination

Mantra *n* mantra

manuell manual

Manuskript *n* manuscript, script / ~**erstellung** *f* manuscript preparation / ~**schreiben** *n* manuscript writing

MAO–Hemmer *m* monoamine oxidase inhibitor, MAOI

Maprotilin *n* maprotiline

Marasmus *m* marasmus, wasting / **nervöser** ~ nervous marasmus

marastisch marantic, marasmic

Marathon|–Gruppentherapie *f* marathon group therapy / ~**selbsterfahrungsgruppe** *f* marathon self–awareness group

Marbe–Effekt *m* Marbe effect

Marburger Schule *f* Marburg school

Märchen *n* fairy tale, folk tale

Marchiafava–Bignami Syndrom n Marchiafava–Bignami disease

Marcuse'sche| Lehre f Marcuse's teaching / ~ **Theorie** f Marcuse's theory

Marey|'scher Tambour m Marey's tambour / ~**'sche Trommel** f Marey's tambour

marginal marginal

Marginal|bewusstsein n margin of consciousness / ~**feld** n marginal field

Marie|'sche Krankheit f Marie's disease / ~**syndrom** n Marie's disease

Marihuana n marihuana, marijuana / ~**einnahme** f marihuana usage / ~**gesetze** npl marihuana laws / ~**konsum** m marihuana usage / ~**legalisierung** f legalization of marihuana / ~ **Zigarette** f reefer, joint

Mariotte|'scher Fleck m Mariotte's blind spot, blind spot / ~ **Versuch** m Mariotte's experiment

Mark n marrow, medulla / ~**bündel** n medullary bundle / ~**furche** f neural groove, medullary groove / ~**höhle** f medullary cavity / ~**kanal** m medullary canal / ~**lager** n cerebral marrow / ~**lager** n **des Gehirns** cerebral medulla / ~**raum** m medullary space / ~**scheide** f medullary sheath, myelin sheath / ~**scheidenbildung** f myelinisation, myelination / ~**scheidendegeneration** f myelinic degeneration / ~**stränge** mpl medullary cords / ~**substanz** f medullary substance / ~**zelle** f marrow cell, medullary cell / **verlängertes** ~ spinal bulb(us), myelencephalon, oblongata

markant marked

mark|arm nonmedullated / ~**artig** medullary / ~**haltig** medullated, myelinated / ~**los** nonmedullated, unmyelinated

Marke f brand, trademark

Marken|bild n brand image / ~**name** m brand name / ~**präferenz** f brand preference

Marker m marker / **biologischer** ~ biological marker

Marketing n marketing / ~**direktor** m marketing director, marketing executive / ~**forschung** f marketing research / ~**plan** m marketing plan, marketing mix

Markiergerät n marker

markiert marked

Markierungs|beleg m marking label, marking document / ~**leser** m optical bar code reader, mark reader, optical mark reader

Markoff|–Kette f Markov chain / ~**–Prozess** m Markov process

Markt|analyse f market analysis / ~**anteil** m market share / ~**beobachtung** f market observation / ~**durchdringung** f market penetration / ~**forscher** m market researcher / ~**forschung** f market research, marketing research / ~**forschung** f **mittels Sekundärquellen** desk market research / **psychologische** ~**forschung** f psychological market research / ~**führer** m brand leader, market leader / ~**psychologie** f market psychology, psychology of marketing / ~**untersuchung** f market investigation, market survey

Marotte f fad, whim, pecularity

Martius–Scheibe f Martius disk

Maschine f machine / ~**schreiben** n typing / **menschliche** ~ robot

Maschinen|befehl m computer instruction / ~**kode** m computer code / ~**sprache** f computer language, computer programming language, machine code, machine language, synthetic speech / ~**theorie** f machine theory / ~**wort** n computer word

Maser m maser

Masern pl measles

Maske f mask

Masken|gesicht n mask face, Parkinson's mask / ~**gesicht** n **bei Parkinsonismus** parkinsonian face

maskieren mask, disguise

maskiert disguised, masked, larvate

Maskierung *f* disguise, masking / **auditive** ~ auditory masking / **proaktive** ~ foreward masking / **retroaktive** ~ retroactive masking / **rückwirkende** ~ backward masking / **visuelle** ~ visual masking

Maskierungssymptom *n* symbolic disguise of symptom

maskulinisieren masculinise

Maskulinismus *m* masculinism, virilism

Maskulinität *f* masculinity

Masochismus *m* masochism, sexual masochism, passive algolagnia / **erotogener** ~ erotogenic masochism / **femininer** ~ feminine masochism / **idealer** ~ ideal masochism / **moralischer** ~ moral masochism / **primärer** ~ primary masochism, erotogenic masochism / **psychischer** ~ psychic masochism / **religiöser** ~ religious masochism / **sexueller** ~ sexual masochism

Masochist *m* masochist, passive algolagnist

masochistisch masochistic

Maß *n* measure, measurement, degree, dimension, dose, size / **~begriff** *m* sense of proportion / **~ der Bevorzugung** preference measure / **~ der zentralen Tendenz** measure of central tendency / **~einheit** *f* unit of measurement, unit of measure / **~ für das Behalten** retention measure / **krankhafte ~losigkeit** *f* acrasia, acrasy / **~nahme** *f* measure, action / **~nahmeplanung** *f* action planning / **~stab** *m* measure, scale, benchmark, norm, rule, standard / **diskreter ~stab** *m* discrete scale / **abgeleitetes** ~ derived measure / **gewichtetes** ~ weighted score, weighted measure / **lichttechnische ~e** *npl* photometric measures / **psychophysisches** ~ psychophysical measurement

Massage|behandlung *f* massotherapy, massage treatment / **~ der Geschlechtsorgane** frottage

Masse *f* mass, crowd, collective / **abstrakte** ~ dispersed mass / **aufgeregte** ~ mob / **die niedere** ~ masses / **statistische** ~ statistical universe, population / **unorganisierte** ~ unorganized crowd

Massen|angst *f* fear of crowds, ochlophobia / **~anstekung** *f* mass contagion / **~beobachtung** *f* crowd observation / **~bewegung** *f* mass movement / **~effekt** *m* mass effect / **~fertigung** *f* mass production / **~geist** *m* mass mind, crowd mind, group mind / **~gesellschaft** *f* mass society / **~hysterie** *f* mass hysteria / **~kommunikation** *f* mass communication / **~kommunikationsmittel** *npl* mass media / **~konzentration** *f* mass concentration / **~masochismus** *m* mass masochism / **~medien** *npl* mass media / **~methode** *f* mass method / **~neurose** *f* collective neurosis, group neurosis / **~protest** *m* mass protest / **~psychologie** *f* mass psychology, crowd psychology, collective psychology / **~psychose** *f* mass psychosis, collective psychosis / **~publikum** *n* mass audience / **~seele** *f* group mind, collective mind / **~suggestion** *f* mass suggestion / **~tourismus** *m* mass tourism / **~verhalten** *n* crowd behaviour, mass behaviour / **~versammlung** *f* mass meeting / **~versuch** *m* group test / **~wirkung** *f* mass activity

massiert massed, unspaced

mäßig moderate, temperate

Mäßigkeit *f* temperance, moderateness

Mäßigkeits|bewegung *f* temperance movement / **~verein** *m* temperance society

Mäßigung *f* self–control, moderation, restrain

Massivität *f* massiveness, massivity

Masson'sche Scheibe *f* Masson disk

Maßregeln *fpl* **der Besserung und Sicherung** measures of rehabilitation and security, measures of correction and prevention, measures for the prevention of crime and the reformation of offenders

Mästen *n* fattening

Mastektomie *f* mastectomy

Mastkur *f* phagotherapy

Masturbation *f* masturbation, onanism, self-stimulation, ipsation, ipsism / **geistige** ~ psycholagny / **mechanische** ~ automatic masturbation / **passive** ~ passive masturbation / **psychische** ~ psychic masturbation, mental masturbation

Masturbations|angst *f* masturbation anxiety, fear of masturbation / **~ersatz** *m* masturbation substitute, substitute for masturbation / **~phantasie** *f* masturbation fantasy / **~zwang** *m* compulsion to masturbate

Masturbator *m* masturbator

masturbieren masturbate, practise onanism

Mastzelle *f* mast cell, mastocyte

Material *n* material / **analytisches** ~ analytic material / **auswendig gelerntes** ~ memorized material / **basophiles** ~ **der Nissl–Schollen** Nissl substance / **im Gedächtnis eingeprägtes** ~ memorized material

Materialisation *f* materialisation

materialisieren materialize

Materialismus *m* materialism

Materialist *m* materialist

materialistisch materialistic

Materie *f* matter

materiell material, substantial, corporeal

Mathematik *f* mathematics, maths / **~angst** *f* mathematics anxiety / **~ausbildung** *f* mathematics education / **~leistung** *f* mathematics achievement / **~unterricht** *m* mathematics education

mathematisch mathematical / **~–deduktiv** mathematicodeductive

matriarchalisch matriarchal

Matriarchat *n* matriarchy, matriarchate

matrilinear matrilineal

Matrix *f* matrix / **konzeptionelle** ~ conceptual matrix / **quadratische** ~ square matrix

Matrizen *fpl* matrices / **~rechnung** *f* matrix calculus / **~test** *m* test of progressive matrices

matt mat, matt, languid, weak

Mattigkeit *f* lassitude, languor, languidness, fatigue

Matt|reflexion *f* matt reflexion / **~stellung** *f* checkmate

Maturationsalter *n* maturation age, puberty

Maturitas praecox *f* early maturation, precocity

Maturität *f* maturity

Maus *f* mouse, *pl* mice

maxillar maxillary

maximal maximal

Maximal|empfindung *f* maximal sensation / **~wert** *m* maximum value

Maxime *f* maxim

Maximum *n* maximum / **~–Likelihood–Methode** *f* method of maximum likelihood

Maxwell|–Dreieck *n* Maxwell triangle / **~'sche Dämonen** *mpl* Maxwell's demons / **~'sche–Scheiben** *fpl* Maxwell disks, colour mixer / **~'sche Sicht** *f* Maxwellian view

Mayer|–Blutdruckwellen *fpl* Mayer's waves / **~'sche Wellen** *fpl* Mayer's waves

Meatus *m* meatus

Mecamylamin *n* mecamylamine

Mechanik *f* mechanics

mechanisch mechanical

Mechanisierung *f* mechanization, automatization / ~ **geistiger Vorgänge** automatization of mental processes

Mechanismus *m* mechanism, mechanistic theory / ~ **der Abreaktion** working-through mechanism / **neurotischer** ~ neurotic mechanism / **zwangsneurotischer** ~ obsessional neurosis mechanism

mechanistisch mechanistic

Mechano|morphismus *m* mechanomorphism / **~perzeption** *f* mechanoperception / **~phobie** *f* mechanophobia / **~rezeption**

f mechanoreception / **~rezeptor** *m* mechanoreceptor / **~sensor** *m* mechanosensor, mechanosensitive receptor / **~therapie** *f* mechanotherapy

Medeakomplex *m* Medea complex

Media|forschung *f* media research / **~plan** *m* media plan / **~planung** *f* media planning

medial medial

Median *m* median, midscore, fiftieth centile / **~abweichung** *f* median error / **~ebene** *f* median plane, medial plane / **~intervall** *n* median interval, mid–interval / **~wert** *m* median value, median central tendency

Mediation *f* mediation

Mediation|stheorie *f* mediation theory / **kognitive** ~ cognitive mediation

Mediator *m* mediator

Medien *npl* media, communication media / **~forschung** *f* media research

Medikament *n* medicament, drug, medicine / **antineoplastisches** ~ antineoplastic drug / **antispasmodisches** ~ antispasmodic drug / **antivirales** ~ antiviral drug / **gehirnwirksames** ~ cerebrum–affecting drug / **herzfrequenzbeeinflussendes** ~ heart–rate affecting drug / **kardiotonisches** ~ cardiotonic drug / **vasodilatorisches** ~ vasodilator drug / **vasokonstriktorisches** ~ vasoconstrictor drug / **verschreibungsfreies** ~ nonprescription drug / **verschreibungspflichtiges** ~ prescription drug

Medikamenten|abhängigkeit *f* drug dependence / **~allergie** *f* drug allergy / **~missbrauch** *m* drug abuse / **~sucht** *f* drug addiction / **~verbrauch** *m* drug usage / **~verträglichkeit** *f* drug tolerance / **~wirkung** *f* drug effect

Medikation *f* medication

Meditation *f* meditation / **transzendentale** ~ transcendental meditation

Medium *n* medium, psychic, subject, vehicle / **als** ~ mediumistic

Medizin *f* medicine, medical science / **~ausbildung** *f* medical education / **~mann** *m* medicine–man, witch–doctor / **~student** *m* medical student / **forensische** ~ forensic medicine / **gerichtliche** ~ forensic medicine / **präventive** ~ preventive medicine / **psychosomatische** ~ psychosomatic medicine / **psychotherapeutische** ~ psychotherapeutic medicine

Medizinalassistentenzeit *f* medical internship

Mediziner *m* physician, doctor

medizinisch medical / ~ **pädagogisch** medico–pedagogical / ~ **psychologisch** medico–psychological

Medroxyprogesteron *n* medroxyprogesterone

Medulla *f* medulla, marrow / ~ **oblongata** *f* spinal bulb(us), medulla oblongata / ~ **spinalis** *f* myelon, spinal cord

Medullar|reflex *m* medullar reflex / **~rohr** *n* cerebromedullary tube, medullary tube, neural tube / **~segment** *n* neural segment

Meduse *f* medusa

Meerschweinchen *n* guinea pig

Megalenzephalie *f* megalencephaly

Megalo|graphie *f* megalographia / **~mane** *m,f* megalomaniac / **~manie** *f* megalomania, insanity of grandeur / **~psie** *f* megalopsia, megalopia, macropsia, macropsy / **~zephalie** *f* megalencephaly, megalocephalia, megalocephaly

Megavitaminbehandlung *f* megavitamin therapy

Mehr|arbeit *f* overtime / **~deutigkeit** *f* ambiguity, ambiguousness, equivocality / **~deutigkeit** *f* **eines Reizes** stimulus ambiguity

mehr|deutig ambiguous, equivocal / **~dimensional** multidimensional / **~fach** multiple / **~fachbehindert** multiply handicapped / **~farbig** polychromic / **~gipflig** multimodal / **~sprachig** multilingual, polyglot / **~stufig** multistage / **~wertig** multivalent / **~winklig** polygonal

Mehrfach|auswertung f multiple score, differential score / **~bedeutung** f multimeaning / **~behinderte** m, f multiply disabled / **~handlung** f multiple response / **~korrelation** f multiple correlation / **~sehen** n polyopia, polyopsia, polyopy / **~verstärkung** f multiple reinforcement / **~wahl** f multiple choice / **~wahlbox** m multiple–choice box / **~wahlmethode** f multiple–choice method / **~wahlprogramm** n multiple–choice programme / **~wahlversuch** m multiple–choice experiment, multiple–choice test

Mehr|faktorenanalyse f multiple–factor analysis / **~heit** f majority, plurality / **~heitsgruppe** f majority group / **~heitsmeinung** f majority opinion / **~kanalschreiber** m multi–channel recorder, polygraph / **~klang** m polyphony / **~leister** m overachiever / **~leistung** f overachievement / **~lingsgeburt** f multiple birth / **~sprachigkeit** f multilingualism / **~zeller** m metazoon

meiden avoid

Meidung f avoidance

meinen mean

Meinung f opinion, view, belief / **nach der ~ befragen** opinion poll / **öffentliche ~** public opinion / **orthodoxe ~** orthodoxy / **übereinstimmende ~** consensus of opinion / **vorgefasste ~** preconception

Meinungs|änderung f opinion change / **~befragung** f opinion survey, attitude survey / **~bildner** m opinion leader / **~forscher** m opinion researcher / **~forschung** f opinion research, public opinion poll / **~führer** m opinion leader / **~umfrage** f opinion survey, opinion poll, opinion research, poll / **~verschiedenheit** f difference of opinion, divergence of opinion

Meiose f meiosis

Meissner|–Körperchen n Meissner's tactile corpuscle, tactile corpuscule, Wagner's corpuscle / **~–Plexus** m Meissner's plexus, submucous plexus / **~'sches Tastkörperchen** n Meissner's corpuscle, touch corpuscle

Meister m master, foreman, supervisor / **~schaft** f proficiency

Mel n mel, honey

Melancholie f melancholia, melancholy / **agitierte ~** agitated melancholia / **klimakterische ~** climacteric melancholia, climacteric melancholy / **leichte ~** hypomelancholia / **schubweise wiederkehrende ~** episodically recurrent melancholia

Melancholiker m melancholiac

melancholisch melancholic

Melanin n melanin

Melanismus m melanism

Melanozyt m melanocyte

Melatonin n melatonin / **~–Test** m melatonin test

meldepflichtig notifiable, reportable

Meliorismus m meliorism

melioristisch melioristic

Melissophobie f melissophobia

Melodie f melody, tune

Melomanie f melomania, pathological obsession with music

Membran f membrane / **erregbare ~** excitable membrane / **falsche ~** pseudomembrane / **leitfähige ~** conductible membrane / **nodale ~** nodal membrane / **polarisierte ~** polarized membrane / **postsynaptische ~** postsynaptic membrane / **präsynaptische ~** presynaptic membrane / **semipermeable ~** semipermeable membrane / **synaptische ~** synaptic membrane

Membrana| reticularis f reticular membrane / **~ tectoria** f tectorial membrane / **~ tympani** f tympanic membrane

Membran|–Aktionspotential n membrane action potential / **~fleckklemme** f membrane patch clamp / **~impedanz** f membrane impedance / **~kapazität** f membrane capacity / **~ladung** f membrane charge / ~**leitfähigkeit** *f* membrane conductance / ~**permeabilität** *f* membrane permeability / ~**potential** *n* membrane potential / ~**protein** *n* membrane protein / ~–**Ruhepotential** *n* membrane resting potential / ~**spannung** *f* membrane potential / ~**stethoskop** *n* binaural stethoscope, phonendoscope / ~**transportsystem** *n* membrane transport system / ~**widerstand** *m* membrane impedance, membrane resistance / ~–**Zeitkonstante** *f* membrane time constant

Memorieren *n* memorizing, rote learning

Memorier|methode *f* memorizing method / ~**technik** *f* mnemonisation

Menakme *f* menacme

Menarche *f* menarche

Mendel|–Bechterew'scher Reflex *m* Mendel Bechterew's reflex / ~**'s Lehre** *f* Mendelism, Mendelianism / ~**'sche Mendelian law**, Mendel's law / ~**'sche Gesetze** *npl* Mendelism, Mendelianism / ~**'sche Regeln** *fpl* Mendelism, Mendelianism / ~**'sche Vererbungsmechanismen** *mpl* Mendelian hereditary mechanisms / ~**'sche Vererbungstheorie** *f* Mendelian hereditary theory / ~**'sches Zahlenverhältnis** *n* Mendelian ratio

Mendelismus *m* Mendelism, Mendelianism

Menge *f* quantity, number, amount, crowd, mass / **endliche** ~ finite set / **größte** ~ maximum quantity / **imaginäre** ~ imaginary quantity / **unendliche** ~ infinite number / **zahlbare** ~ countable set

Mengenwahrnehmung *f* numerosity perception

Ménière|–Krankheit *f* Ménière's disease / ~–**Symptomenkomplex** *m* Ménière's syndrome / ~–**Schwindel** *m* Ménière's vertigo / ~–**Syndrom** *n* Ménière's syndrome

Meningen *fpl* meninges

Meningiom *n* meningioma

Meningismus *m* meningism

Meningitis *f* meningitis / ~ **spinalis** spinal meningitis / **bakterielle** ~ bacterial meningitis

Meningoenzephalitis *f* meningoencephalitis, encephalomeningitis

meningovaskulär meningovascular

Meniskus *m* meniscus

Meno|pause *f* menopause, climacteric, change of life, sexual involution / ~**rrhagie** *f* excessive menstruation

Mensch *m* man, human being / ~–**Computer–Interaktion** *f* human–computer interaction / ~**heit** *f* mankind, humanity / ~**lichkeit** *f* humanity, humanness / ~–**Maschine–Simulation** *f* man–machine simulation / ~–**Maschine–System** *n* human–machine system / ~–**Maschine–System–Gestaltung** *f* human–machine system design / **argwöhnischer** ~ suspicious type / **eindimensionaler** ~ one–dimensional person / **exzentrischer** ~ eccentric, excentric / **hervorragender** ~ star / **kindischer alter** ~ dotard / **künstlich erzeugter** ~ homunculus / **langweiliger** ~ bore / **mechanisch handelnder** ~ automaton / **schöpferischer** ~ creative person / **schwermütiger** ~ atrabilarian / **seniler** ~ dotard / **sexuell abartig veranlagter** ~ pervert / **suggestibler** ~ sympathist / **unfeiner** ~ bounder, cad / **zum Spiritismus neigender** ~ psychic

Menschen *mpl* mankind, people. humans, persons / ~**affe** *m* anthropoid, anthropoid ape / ~**affen** *mpl* anthropoidea, primates / ~**feind** *m* misanthrope, misanthropist / ~**fresser** *m* cannibal / ~**fresserei** *f* anthropophagy, cannibalism / ~**freund** *m* humanitarian, philanthrop, philanthropist / ~**führung** *f* personnel management, leadership / ~**geschlecht** *n* mankind / ~**hass** *m* hatred of mankind, misanthropia, misanthropy / ~**kenntnis** *f* knowledge of human nature / ~**liebe** *f* philantropy / ~**rechte** *npl* human rights, civil rights, rights of man / ~**scheu** *f* anthropophobia, fear of people, unsociability / **gesunder** ~**verstand** *m* common sense

menschen|ähnlich anthropoid, anthropomorph, anthropomorphous / **~feindlich** misanthropic / **~freundlich** philanthropic, humane, humanitarian / **~scheu** anthropophobic / **~unwürdig** unworthy of man

menschlich human

Menses *fpl* menses

menstrual menstrual

Menstruation *f* menstruation, menses, period, monthly period / **~ ohne Blutung** white menstruation / **schmerzhafte ~** dysmenorrhea, dysmenorrhoea / **verlängerte ~** menorrhagia / **verzögerte ~** delayed menstruation

Menstruations|beschwerden *fpl* painful menstruation / **~blut** *n* menstrual blood / **~psychose** *f* menstrual psychosis / **~schmerz** *m* menstrual pain / **~störung** *f* menstrual disorder / **~zyklus** *m* menstrual cycle

menstruell menstrual

menstruieren menstruate

menstruierend menstruating

Menstruierende *f* menstruant

mental mental

Mentalismus *m* mentalism

mentalistisch mentalistic

Mentalität *f* mentality

Mental|reservation *f* mental reservation / **~suggestion** *f* telepathic suggestion

Mentismus *m* mentism

Mentizid *n* menticide

Mentor *m* mentor

Meperidin *n* meperidine

Mephenisin *n* mephenisine

Meprobamat *n* meprobamate

Meralgia paraesthetica *f* meralgia paraesthetica

Meridian *m* meridian

Merkel|'sches Gesetz *n* Merkel's law / **~'sche Tastzelle** *f* Merkel's corpuscule, Merkel's touch cell / **~-Zelle** *f* Merkel's cell, Merkel–Ranvier cell

merken perceive, notice / **sich etwas ~** remember

Merkfähigkeit *f* memory, ability to remember, retentiveness, retentiveness of memory /

Merkfähigkeitsstörung *f* memory deficit, hypomnesis

merklich noticeable, perceptible, appreciable, marked, discernible / **eben ~** just noticeable

Merkmal *n* feature, trait, character, characteristic, criterion, attribute / **~ einer Population** demographic characteristic / **binäres ~system** *n* binary feature system / **charakteristisches ~** characteristic feature / **demographisches ~** demographic characteristic / **distinktives ~** distinctive feature / **dominantes ~** dominant trait / **geschlechtsabhängiges ~** gender-dependent character / **geschlechtsbezogenes ~** gender–related character / **geschlechtsspezifisches ~** gender-specific character / **mit atypischen ~en** with atypical features / **mit depressiven ~en** with depressive features / **mit gemischten ~en** with mixed features / **mit katatonen ~en** with catatonic features / **mit manischen ~en** with manic features / **mit melancholischen ~en** with melancholic features / **objektives ~** objective trait / **psychotische ~e** psychotic features / **qualitatives ~** qualitative characteristic / **rezessives ~** recessive trait, recessive character, recessive characteristic / **semantisches ~** semantic feature / **stimmungsinkongruente, psychotische ~e** *npl* mood–incongruent psychotic features / **stimmungskongruente, psychotische ~e** *npl* mood–congruent psychotic features / **subjektives ~** subjective attribute

Merkmalspaar *n* alleles, allelomorphs

Merkschwäche *f* memory deficit, hypomnesis

Merkurialismus *m* mercury poisoning, mercurialism

Merkwelt *f* perceived environment

Merseburger Trias f Basedow's triad, Merseburg triad

Meryzismus m merycism, rumination

Mesenchymzelle f mesenchymal cell

mesenzephal mesencephalic

Mesenzephalon n mesencephalon, midbrain

Meskal n mescal

Meskalin n mescaline, mezcaline / **~intoxikation** f mescalism / **~sucht** f mescaline addiction

Mesmerismus m mesmerism, animal magnetism, biomagnetism

Meso|blast n mesoblast, mesoderm / **~cephalus** m mesencephalon / **~derm** n mesoblast, mesoderm / **~logie** f mesology / **~morphie** f mesomorphy, mesomorphism / **~ridazin** n mesoridazine / **~xalylharnstoff** m alloxan / **~zephalie** f mesocephaly, mesocephalism

meso|dermal mesodermal / **~morph** mesomorphic, mesomorphous / **~somatisch** mesosomatic, mesosomatous / **~zephal** mesocephal, mesocephalic

Mess|abweichung f measure deviation / **~apparat** m measuring apparatus / **~ausgleich** m adjustment of measurements / **~barkeit** f measurability / **objektive ~barkeit** f objective measurability / **~fehler** m error of measurement, error of observation, instrumental error / **~fühler** m sensor / **~genauigkeit** f accuracy of measurement / **~gerät** n measuring instrument, measuring apparatus, meter / **mechanisches ~gerät** n mechanical indicator / **~instrument** n measuring instrument / **psychometrisches ~instrument** n psychometer / **~kerze** f meter candle / **~methode** f measuring method / **psychophysische ~methoden** fpl psychophysical methods of measurement/ **~skala** f scale of measurement / **ipsative ~skala** f ipsative scale / **~vorrichtung** f measuring device / **~wert** m score / **abgeleiteter ~wert** m derived score / **graphisch dargestellter ~wert** m graphically represented score / **~winkel** m meter angle / **diskrete ~zahl** f discrete measure

messbar measurable

Messen n measurement, measuring / **~ der Leseleistung** reading measure

messen measure

Messer m meter, measurer

Messias–Wahn m delusion of saving the world, Messiah delusion

Messung f measurement, measuring / **~ der Arbeitsleistung** ergometry / **~ der Atembewegung** respirometry / **~ der Atmung** spirometry / **~ der Augenstellung** ophthalmostatometry / **~ der Farbenschwäche** spectrocolorimetry / **~ der Farbtüchtigkeit** chromoptometry / **~ der Intensität verschiedenfarbigen Lichts** heterochromatic photometry / **~ der Lichtintensität in den Sehrezeptoren** visual photometry / **~ der Lichtstärkeempfindung** photoptometry / **~ der Meinungsänderungen** metagnosiometry / **~ der Schmerzintensität** dolorimetry / **~ der Viskozität** viscosimetry / **~ des Brechungsvermögens** refractometry / **~ des Farbsehvermögens** chromatometry, chromometry / **~ des intraokularen Drucks** ophthalmotonometry / **~ eines definierten Teilbereichs** partition measure / **~ in absoluten Werten** absolute measurement / **~ in relativen Werten** relative measurement, quasi measurement / **~ psychischer Erscheinungen** psychometrics / **~ von Fähigkeiten** measurement of abilities / **additive verbundene ~** additive conjoint measurement / **direkte ~** direct measurement / **indirekte ~** indirect measurement / **ipsative ~** ipsative scaling, ipsative measurement / **kognitive ~** cognitive assessment / **neuropsychologische ~** neuropsychological assessment / **psychologische ~** psychological assessment, mental measurement / **psychophysikalische ~** psychophysical measurement / **sensumotorische ~** sensorimotor measure / **statistische ~** statistical measurement / **verbundene** ~ conjoint measurement / **vergleichbare** ~**en** *fpl* comparable measures / **wahre** ~ true measure / **wiederholte** ~ repeated measure

Meta|analyse *f* meta–analysis / ~**bolismus** *m* metabolism / ~**bolit** *m* metabolite / ~**gedächtnis** *n* metamemory / ~**genese** *f* metagenesis / ~**gnom** *m* medium / ~**kinese** *f* metacinesis, metakinesis / ~**kognition** *f* metacognition / ~**kommunikation** *f* metacommunication / ~**linguistik** *f* metalinguistics, exolinguistics / ~**mer** *n* metamere / ~**merie** *f* metamerism / ~**morphismus** *m* metamorphism / ~**morphopsie** *f* metamorphopsia / ~**morphose** *f* metamorphosis / ~**merg** *n* metamerg / ~**pher** *f* metaphor / ~**physik** *f* metaphysics / ~**psychik** *f* metapsychics, metapsychology, parapsychics / ~**psychoanalyse** *f* metapsychoanalysis / ~**psychologie** *f* metapsychology, metapsychics, parapsychics / ~**sprache** *f* metalanguage / ~**stase** *f* metastasis / ~– **Suchmaschine** metasearch engine / ~**thalamus** *m* metathalamus / ~**thesis** *f* metathesis / ~**tropismus** *m* metatropism / ~**zoon** *n* metazoon

meta|bolisch metabolic / ~**karpal** metacarpal / ~**linguistisch** metalinguistic / ~**mer** metamer / ~**morph** metamorphic / ~**nergisch** metanergic / ~**psychisch** metapsychic / ~**sprachlich** metalinguistic / ~**stabil** metastable / ~**thetisch** metathetic

Metall|angst *f* metallophobia / ~**platte** *f* metallic plate / ~**rahmen** *m* metallic frame

metallisch metallic

Metallophobie *f* metallophobia, irrational fear of metal

Metempsychose *f* metempsychosis

Met–enkephalin *n* met–enkephalin, methionine enkephaline

Metenzephalon *n* metencephalon, hindbrain

Meteorismus *m* meteorism, tympanitis, tympanism

Methadon *n* methadone / ~**erhaltungsdosis** *f* methadone maintenance dose

Metha|mindiazepoxid *n* chlordiazepoxide

Methamphetamin *n* methamphetamine, methedrine

Methanol *n* methanol, methyl alcohol

Methaqualon *n* methaqualone

Methionin *n* methionine

Methode *f* method, technique, procedure / ~ **der absoluten Urteile** method of absolute judgments, method of single stimuli / ~ **der Äquivalente** method of equivalents / ~ **der behaltenen Glieder** method of retained members, retained members method, recall score method / ~ **der Blindzuordnung** blind–matching technique / ~ **der eben merklichen Unterschiede** method of just noticeable differences, method of least differences, limits method, serial exploration method / ~ **der Einzelreize** method of single stimuli, method of isolated stimuli, method of absolute judgments / ~ **der Felduntersuchung** field–interview method, field method / ~ **der freien Diskussion** non–directed discussion method / ~ **der freien Wahl** free–choice method / ~ **der gebundenen Wahlantwort** forced–choice method, forced–choice technique / ~ **der gelenkten Diskussion** directed discussion method / ~ **der gleichen und ungleichen Fälle** method of equal and unequal cases / ~ **der gleichen und ungleichen Intervalle** equal–and–unequal case method / ~ **der gleicherscheinenden Intervalle** method of equal–appearing intervals, equal sense differences method, method of mean gradations, method of mean stimuli / ~ **der gleichmäßigen Abstufungen** method of equal sense differences, matching method / ~ **der gleichzeitigen Variationen** method of concomitant variations / ~ **der gruppenweisen Faktorenextraktion** group method of factorization / ~ **der Hilfen** method of prompting / ~ **der kleinsten Quadrate** method of least squares, least–

squares method / ~ **der kleinsten Unterschiede** method of least differences, method of least perceptible differences / ~ **der konstanten Reize** method of constant stimuli / ~ **der konstanten Reizunterschiede** method of constant stimulus differences / ~ **der kritischen Fälle** critical incident technique / ~ **der Lautsprache** oral method / ~ **der Lernhilfen** serial anticipation method / ~ **der Minimaländerungen** method of minimal changes / ~ **der mittleren Abstufungen** method of equal sense differences, method of equal–appearing intervals, method of mean gradations, method of mean stimuli / ~ **der Postulate** postulational method, mathematicodeductive method / ~ **der Reihenexploration** method of serial exploration / ~ **der richtigen und falschen Fälle** right and wrong cases method, method of positive and negative cases, method of right and wrong cases, method of right and wrong judgments / ~ **der Schätzskala** rating scale method / ~ **der stufenweisen Zweiteilung** method of graded dichotomies / ~ **der sukzessiven Intervalle** method of successive intervals, successive intervals method / ~ **der sukzessiven Reproduktion** method of successive reproductions / ~ **der systematischen Beurteilung** method of systemic observation / ~ **der Testwiederholung** test–retest method, test–retest technique / ~ **der Übereinstimmung** method of agreement / ~ **der verdoppelten Reize** method of double stimuli / ~ **der verschwindenden Unterschiede** disappearing differences method, method of disappearing differences / ~ **der zeitlichen Enthaltsamkeit** rhythm method / ~ **der Zweiteilung** method of dichotomic classification / ~ **des Auswendiglernens** memorizing method / ~ **des Galilei** Galilean method / ~ **des gegenseitigen Erzählens** mutual storytelling technique / ~ **des gleitenden Durchschnitts** moving average method / ~ **des Kulturvergleichs** cross–cultural approach, cross–cultural method / ~ **des mittleren Feh-** lers method of mean error, method of average error, mean–error procedure, method of adjustment, method of reproduction, procedure of average error, procedure of mean error, production procedure, production method / ~ **des Paarvergleichs** paired comparison method, method of paired associates, method of paired comparison, comparative method / ~ **des Rollenspiels** role–playing method / ~ **des verteilten Lernens** part method of learning / ~ **des Vorspiels** precoital technique / ~ **des Wiederlesens** rereading method, rereading procedure / ~ **mit ungebundener Aufgabenbeantwortung** free–response method / ~ **zur Ermittlung sensorisch gleicher Intervalle** halving method / **analytische** ~ analytical method / **axiomatische** ~ axiomatic method / **behavioristische** ~ behavioural method / **biographische** ~ biographical method / **deskriptive** ~ descriptive method / **dynamische** ~ dynamic method / **empfingnisverhütende** ~n *fpl* birth–control methods, contraceptive methods / **empirische** ~ empirical method, empirical approach / **endosomatische** ~ endosomatic method / **exosomatische** ~ exosomatic method / **experimentelle** ~ experimental method / **genetische** ~ genetic method / **gesellschaftliche** ~ social technique / **gruppentherapeutische** ~n *fpl* group treatment methods / **herkömmliche** ~ traditional method / **heuristische** ~ heuristic method / **historisch–kritische** ~ historicocritical method / **hypothetisch–deduktive** ~ hypotheticodeductive method / **induktive** ~ Baconian method, inductive method / **kathartische** ~ cathartic method, cathartic therapy / **klinische** ~ clinical method / **logotherapeutische** ~ logotherapeutic method / **mathematisch–deduktive** ~ mathematicodeductive method, hypotheticodeductive method / **multivariate** ~ multivariate method / **mündliche** ~ verbal method / **neue** ~ new method / **objektive** ~ objective method / **operationale** ~ operational method / **orale** ~ oral method / **pädagogische** ~ pedagogic method / **phonetische** ~ phonetic method / **psychoanalytische** ~ psychoanalytic technique, psychoanalytic procedure / **psychotherapeutische** ~ psychotherapeutic method, psychotherapeutic approach / **qualitative** ~ qualitative method / **skopische** ~ scopic method / **sprachliche** ~ linguistic method / **statistische** ~ statistical method / **subjektive** ~ subjective method / **traditionelle** ~ traditional method / **verbale** ~ language method / **wissenschaftliche** ~ scientific method, scientific instrument

Methoden|lehre *f* methodology / **experimentelle ~lehre** *f* experimental methodology / **~–Zeitmessung** *f* methods–time measurement

Methodik *f* methodology, educational technology

Methodologie *f* methodology

methodologisch methodological

Metho|hexital *n* methohexital, methohexitone / **~xamin** *n* methoxamine

Methyl|alkohol *m* methyl alcohol, methanol / **~–Dopa** *f* methyldopa / **~morphin** *n* methylmorphine / **~phenidat** *n* methylphenidate

Methylendioxymethamphetamin *n* methylenedioxy–methamphetamine

Metonymie *f* metonymy

metonymisch metonymical

Metrik *f* metrics

metrisch metric

Metro|manie *f* metromania / **~nom** *n* metronome

Metron *n* metton

Meyers Kontrastversuch *m* Meyer's contrast experiment

Mianserin *n* mianserin

Midazolam *n* midazolam

Miene *f* expression, face

Mienenspiel *n* miming, facial expressions, play of features

Mignonwahn *m* Mignon delusion

Migraine ophthalmique *f* blinding headache

Migräne *f* migraine, migraine headache, hemicrania, sick headache, megrim / **~kopfschmerz** *m* migraine headache

migräneartig migrainous

Migration *f* migration

Migrationstheorie *f* migration theory

Mikrenzephalie *f* micrencephaly, micrencephalia

Mikro|bar *n* microbar / **~computer** *m* microcomputer / **~effekt** *m* aural effect, cochlear effect / **~effekt** *m* **des Corti–Organs** cochlea microphonic / **~elektrode** *f* micro–electrode / **~film** *m* microfilm / **~Film–Fensterkarte** *f* microfilm aperture card / **~glia** *f* microglia / **~ des Zentralnervensystems** oligodendroglia / **~zelle** *f* microglia / **~gramm** *n* microgramme, microgram / **~gruppe** *f* microgroup / **~gyrie** *f* microgyria / **~kosmos** *m* microcosm / **eigener ~kosmos** *m* idioverse / **~manie** *f* micromania / **~meter** *n* micrometer

Mikron *n* micron

Mikroorganismus *m* micro–organism

Mikrophon *n* microphone / **~effekt** *m* **des Corti–Organs** Wever–Bray effect, Wever–Bray phenomenon / **~ potenziale** *npl* microphonic potentials, cochlear potentials

Mikro|phonie *f* microphony, microphonia / **~phthalmie** *f* microphthalmia / **~psie** *f* micropsia, micropia / **~somie** *f* microsomia, microsomatia / **~soziologie** *f* microsociology / **~struktur** *f* microstructure / **~teleopsie** *f* microteleopsia / **~tom** *n* microtome, histotome / **~tomie** *f* microtomy / **~tubulus** *m* mikrotubule *m* / **~vibration** *f* microvibration / **~villus** *m* microvillus / **~welle** *f* microwave / **~wellenübertragung** *f* microwave communication / **~zephalie** *f* microcephalia, microcephaly, microcephalism

mikrozephal microcephalic, microcephalous

Miktion *f* miction, micturition, excretion of urine

Milch|bildung *f* lactation / **~drüse** *f* mammary gland / **~ejektionsreflex** *m* milk–ejection reflex, milk let–down reflex / **~säure** *f* lactic acid

mild mild, soft, lenient

Milde *f* mildness, softness, leniency / **~–Effekt** *m* leniency effect, generosity error

mildern mitigate, temper

mildernd alleviating, mitigating, lenitive, calmative

Milderung *f* alleviation, mitigation

Milieu *n* milieu, environment, social environment, surroundings / **~einfluss** *m* influence of the environment / **~faktoren** *mpl* environmental factors / **~gestaltung** *f* milieu therapy / **~lehre** *f* mesology / **~situation** *f* environmental situation / **~studie** *f* study of local conditions / **~theorie** *f* environmentalism / **~therapie** *f* milieu therapy, situation therapy, situational therapy / **~wirkung** *f* environmental effect, environmental influence / **ländliches ~** rural environment / **häusliches ~** home environment

milieu|bedingt environmentally determined, determined by environment / **~geschädigt** impaired by environmental influences / **~mäßig** environmental

Militanz *f* militancy

militärisch military

Militarismus *m* militarism

Militär|psychologe *m* military psychologist / **~psychologie** *f* military psychology

Milli|lambert *n* millilambert / **~meter** *m* millimeter / **~mikron** *n* millimicron, micromillimeter / **~oktav** *f* millioctave / **~phot** *m* milliphot / **~sekunde** *f* millisecond

Millionstel Gramm *n* microgramme, microgram

Mills Kanon *m* Mill's canon

Milz *f* spleen

Mimik *f* facial expression, miming, expression of the face / **~verlust** *m* amimia / **amnestischer ~verlust** *m* amnesic amimia / **übertriebene ~** hypermimia

Mimiker *m* mimic

Mimikry *f* mimicry, mimetism

minder|begabt poorly gifted / **~bemittelt** underprivileged / **~wertig** inferior / **konstitutionell ~wertig** constitutionally inferior

Minder|begabung *f* mental defectiveness / **geistige ~begabung** *f* oligophrenia / **~heit** *f* minority / **~heitendiskrimination** *f* minority group discrimination / **~heitengruppe** *f* minority group / **~leister** *m* underachiever / **~leistung** *f* underachievement

Minderungskorrektur *f* correction for attenuation

Minderwertigkeit *f* inferiority, insufficiency / **~ von Organen** organic inferiority / **allgemeine ~** general inferiority / **emotionale ~** emotional inferiority / **psychische ~** psychic inadequacy

Minderwertigkeits|gefühl *n* feeling of inferiority, inferiority complex, inferiority feeling, insufficiency feeling, negative self–feeling, sense of inferiority / **~komplex** *m* inferiority feeling, inferiority complex

Mindest|empfindung *f* liminal sensation / **~maß** *n* minimum

Mineralokortikoid *n* mineralocorticoid

Miniatur *f* miniature / **~–Endplattenpotenzial** *n* miniature end–plate potential / **~ganglienzelle** *f* midget ganglion cell / **~modell** *n* miniature system, representative sample / **~situation** *f* miniature situation / **lebensgetreue ~situation** *f* miniature life situation / **~system** *n* miniature system

minimal fractional, minimal

Minimal|änderung *f* minimal change / **~reiz** *m* minimal cue / **~wert** *m* minimum value

Minimax *n* minimax / ~–**Lösung** *f* minimax solution / ~–**Prinzip** *n* minimax principle / ~–**Strategie** *f* minimax risk strategy / ~–**Strategie** *f* **für einen erwarteten Verlust** minimax expected loss strategy / ~ **Theorem** *n* minimax theorem

Minimum *n* minimum

Minorität *f* minority

Minoritätengruppe *f* minority group

Miose *f* myosis, miosis

Miosis *f* miosis, myosis

miotisch miotic, myotic

Misandrie *f* misandry, misandria

Misanthrop *m* misanthrope

Misanthropie *f* misanthropy, misanthropia, hatred of mankind

misanthropisch misanthropic

Misch|bildung *f* hybridity / ~**ehe** *f* mixed marriage, exogamous marriage / **rassische** ~**ehe** *f* interracial marriage / **religiöse** ~**ehe** *f* interfaith marriage / ~**erbigkeit** *f* heterozygosity / ~**farbe** *f* mixed colour / ~**folge** *f* mixed schedule / ~**folge** *f* **mit Kontrollreiz** multiple schedule with control stimulus / ~**gefühl** *n* ambivalent feelings / ~**ling** *m* hybrid, half-breed, mixed-race, cross-breed, interracial offspring / ~**masch** *m* hotchpotch / ~**neurose** *f* mixed neurosis / ~**psychose** *f* bipolar affective disorder, mixed psychosis, compound insanity / ~**rasse** *f* cross-breed / ~**ton** *m* compound tone / ~**typus** *m* mixed type / ~**zustand** *m* mixed state, mixed clinical picture

mischen mix

mischerbig hybrid, heterozygous, heterozygotic

Mischung *f* mixture, blend, compound, fusion

Miso|gamie *f* misogamy / ~**gynie** *f* misogyny, hatred of women / ~**neismus** *m* misoneism, cainophobia / ~**pädie** *f* misopaedia, misopedia / ~**phobie** *f* misophobia

Miss|bildung *f* deformity, deformation, malformation, abnormality, anomaly, monstrosity / **angeborene** ~**bildung** *f* congenital deformity, congenital malformation / **erbliche** ~**bildung** *f* hereditary deformity / ~**billigung** *f* disapproval, disapprobation, reprobation / **soziale** ~**billigung** *f* social disapproval

Missbrauch *m* misuse, abuse / ~ **von Substanzen, die keine Abhängigkeit erzeugen** abuse of non–dependence–producing substances / **sexueller** ~ sexual abuse, sexual assault / **sexueller** ~ **eines Kindes (eines Erwachsenen)** sexual abuse of a child (of an adult)

missbrauchen misuse, abuse

Missbrauchsanzeige *f* abuse reporting

Misserfolg *m* failure, flop

Misserfolgs|angst *f* fear of failure / ~**erlebnis** *n* experience of failure / ~**motivation** *f* failure motivation / ~**neurose** *f* failure neurosis / ~**rate** *f* failure rate

Miss|fallen *n* displeasure, disapproval / ~**geburt** *f* monstrous birth, monstrosity, teratism / ~**geschick** *n* misfortune, mischance / ~**gestalt** *f* deformity, dysplasia, dysmorphosis, monster / **körperliche** ~**gestaltung** *f* deformity / ~**gunst** *f* malevolence, enviousness

Misshandlung *f* maltreatment, abuse, battering / ~ **alter Menschen** abuse of elderly people / **körperliche** ~ **eines Kindes (eines Erwachsenen)** physical abuse of a child (of an adult) / **psychische** ~ emotional abuse

Miss|handlungssyndrom *n* battered child syndrome / ~**klang** *m* discord, discordance, cacophony, dissonance / ~**mut** *m* bad temper, ill humor, sulkiness / ~**ton** *m* cacophony, cacophonia / ~**trauen** *n* distrust, mistrust, suspicion / ~**trauen hegen** suspect, entertain distrust / ~**vergnügen** *n* displeasure, dissatisfaction / ~**verhältnis** *n* disproportion, incongruity, incongruence / ~**verständnis** *n* misunderstanding, misconception, misapprehension / ~**wirtschaft** *f* mismanagement / ~**wuchs** *m* misgrowth, malformation

miss|gebildet deformed / ~**gestaltet** monstrous, malformed / ~**glückt** unsuccessful, miscarried / ~**günstig** malevolent / ~**trauen** distrust, mistrust / ~**trauisch** distrustful, mistrusting, suspicious / ~**verstanden** misunderstood / ~**verstehen** misunderstand

Mitarbeit *f* collaboration, cooperation

mitarbeiten cooperate

Mitarbeiter *m* employee, co–worker, collaborator, associate, staff / ~**attitüden** *fpl* employee attitudes / ~**auslese** *f* employee selection, recruitment / ~**beurteilung** *f* employee performance appraisal, job performance evaluation / ~–**Beurteilungsformular** *n* employee evaluation form / **am wenigsten beliebter** ~ least preferred co–worker

mitbedeutend connotative

Mit|behandlung *f* cotherapy, conjoint therapy / **zeitlich festgelegte** ~**benutzung** *f* time–sharing / ~**bestimmung** *f* codetermination, participation / ~**bestimmung** *f* **in der Leitung** participative leadership / ~**bewegung** *f* associated movement, concomitant movement / ~**bewerber** *m* competitor / ~**bewohner** *m* inmate, cohabitant / ~**bewusste** *n* coconsciousness / ~**bewusstsein** *n* coconsciousness / **ältere** ~**bürger** *mpl* senior citizens / ~**empfindung** *f* synesthesia, synesthesis, synaesthesia / ~**gefühl** *n* sympathy, compassion / ~**glied** *n* member / **außerordentliches** ~**glied** *n* associate member / ~**glied** *n* **der Gesellschaft** member of society, socius / ~**gliedschaft** *f* membership / ~**gliedschaft** *f* **in einer Studentenverbindung** fraternity membership / ~**gliedschaft** *f* **in einer Studentinnenverbindung** sorority membership / ~**gliedsgruppe** *f* membership group / ~**klingen** *n* resonance / ~**läufer** *m* opportunist, follower / ~**läufereffekt** *m* bandwagon effect / ~**leid** *n* pity, compassion

mit|bestimmen codetermine / ~**bewusst** coconscious, intraconscious / ~**fühlen** sympathize / ~**fühlend** sympathetic, compassionate

Mitochondrie *f* mitochondrion

Mitose *f* mitosis, karyokinesis

mitotisch mitotic

Mit|patient *m* fellow patient / ~**schwingen** *n* forced vibration, induced vibration, resonance / ~**schwingung** *f* sympathetic vibration

Mitte *f* middle, midpoint

Mit|teilbarkeit *f* communicability / ~**teilung** *f* information, message, communication / **direkte** ~**teilung** *f* immediate message / **sich ergänzende mediale** ~**teilungen** *fpl* cross correspondence / **vertrauliche** ~**teilung** *f* privileged communication / **wissenschaftliche** ~**teilung** *f* scientific communication

mit|teilen communicate / ~**teilsam** communicative / **wenig** ~**teilsam** close–mouthed, close–tongued / **nicht** ~**teilsam** incommunicative, uncommunicative

Mittel *n* mean, average, agent, resource / ~**bereich** *m* midrange / ~**bereichswert** *m* midrange value / ~ **der Wahl** remedy of choice / ~ **des Verstandes** agent of intellect / ~ **gegen Angst** anxiety–reducing drug, anxiolytic drug / ~ **gegen Epilepsie** antiepileptic drug / ~ **gegen Erbrechen** antiemetic, antinauseant drug / ~ **gegen Psychosen** antipsychotic drug / ~ **gegen Schizophrenie** antischizophrenic drug / ~ **gegen Tremor** antitremor drug / ~ **gegen Tubokurarin** antitubocuranine drug / ~**handknochen** *m* metacarpal / ~**hirn** *n* midbrain, mesencephalon / ~**hirnreflex** *m* midbrain reflex / ~**klasse** *f* middle class / ~**ohr** *n* middle ear / ~**ohrentzündung** *f* otitis, otitis media / ~**ohrschwerhörigkeit** *f* middle ear deafness, conductive deafness / ~**punkt** *m* midpoint, centre, center / ~**schicht** *f* middle class / **obere** ~**schicht** *f* upper middle class / **untere** ~**schicht** *f* lower middle class /

~schichteinstellungen *fpl* middle class attitudes / **~schule** *f* intermediate school / **~stand** *m* middle class / **~stufe** *f* des Gymnasiums junior high school / **~ton** *m* intermediate tone / **goldener ~weg** *m* golden mean / **angenommenes ~** assumed average / **antikonzeptionelles ~** anticoncipiens / **arithmetisches ~** arithmetic mean / **blutdrucksenkendes ~** antihypertensive drug, vasodepressor / **blutdruckerhöhendes ~** pressor / **blutdrucksteigerndes ~** vasopressor drug / **blutzuckersenkendes ~** hypoglycaemic agent / **empfängnisverhütendes ~** contraceptive, contraceptive device / **Erstickung hervorrufendes ~** asphyxiant / **euphorieerzeugendes ~** euphoriant / **gefäßerweiterndes ~** vasodilator, vasodilator drug / **gefäßverengendes ~** vasoconstrictor, vasoconstrictor drug / **geometrisches ~** geometric average, geometric mean, logarithmic mean / **Geschlechtslust hemmendes ~** anaphrodisiac / **gewogenes ~** weighted average, weighted mean / **Halluzination auslösendes ~** hallucinogen / **harmonisches ~** harmonic average, harmonic mean / **harntreibendes ~** diuretic / **krampfauslösendes ~** convulsant / **muskelrelaxierendes ~** neuromuscular blocking drug / **narkoanalytisches ~** narcoanalytic drug / **pupillenerweiterndes ~** pupil dilating drug, mydriatic drug / **schlafverhinderndes ~** antihypnotic / **schmerzlinderndes ~** analgesic, analgetic, antalgic / **schmerzstillendes ~** anodyne, analgesic drug / **vagusdämpfendes ~** parasympathetic blocking agent / **vasomotorisch wirkendes ~** vasomotor / **wehenanregendes ~** oxytocic drug / **zentralerregende ~** analeptic drugs

mittel|bar indirect, mediate / **~gradig** moderate / **~grau** medium grey, middle grey, median grey, middle grey / **~köpfig** mesaticephatic, mesaticephalous, mesocephal / **~schwer** moderate

mitteln average

Mittelwert *m* median value, mean, midscore, average / **abstrakter ~** abstract average / **angenommener ~** assumed mean, guessed mean, working mean / **beschreibender ~** descriptive average / **empirisch erhaltener ~** obtained mean / **festgelegter ~** fixed mean, determined mean / **geschätzter ~** estimated average / **gewichteter ~** weighted mean / **tatsächlicher ~** concrete average, typical average / **wahrer ~** true mean

Mittel *n* **zur Befriedigung** satisfier / **~-Zweck-Beziehung** *f* means–end relation / **~-Zweck-Erwartung** *f* means–end expectation / **~-Zweck-Relation** *f* means–end relationship

mittlere(r,s) average, median, middle, moderate

Mittler|substanz *f* transmitter, transmitter substance / **~substanz** *f* **an den Synapsen** neurotransmitter / **chemischer ~** transmitter substance

Mit|übung *f* co–training, co–praxis / **unbewusste ~übung** *f* unconscious transfer / **~ursache** *f* concomitant cause / **~vollzug** *m* empathetic reaction / **~welt** *f* contemporaries, co–existing world / **~wirkung** *f* contribution, participation, cooperation

Mixoskopie *f* mixoscopia

mixoskopisch mixoscopic

Mizelle *f* micelle, micella

Mneme *f* mneme / **phylogenetische ~** phylogenetic mneme

Mnemismus *m* mnemism

mnemisch mnesic, mnestic

Mnemo|meter *n* mnemometer / **~nik** *f* mnemonics / **~technik** *f* mnemonics, mnemotechnics, memorizing technique

mnemo|nisch mnemonic / **~technisch** mnemonic

mnestisch mnesic

Mob *m* mob, rabble

mobil mobile

Mobilisierung f mobilization / ~ **von Energie** high mobilization, mobilization of energy

Mobilität f mobility / **berufliche** ~ job mobility, occupational mobility, vocational mobility / **geographische** ~ geographical mobility / **horizontale** ~ horizontal mobility / **physische** ~ physical mobility / **psychische** ~ psychomobility / **soziale** ~ social mobility / **vertikale** ~ vertical mobility

Moclobemid n moclobemide

modal modal

Modalintervall m modal interval

Modalität f modality / ~ **der Empfindung** modality of sensations

Modalpersönlichkeit f modal personality

Modalwert m mode, modal value, modal frequency / **empirischer** ~ apparent mode, empirical mode, observed mode / **geschätzter** ~ estimated mode / **theoretischer** ~ theoretical mode / **wahrer** ~ true mode

Mode f fashion, clothing fashion / ~**erscheinungen** fpl fads and fashions

Modell n model / ~**bildung** f modeling / **heuristische** ~**bildung** f heuristic modeling / **mathematische** ~**bildung** f mathematical modeling / **stochastische** ~**bildung** f stochastical modeling / ~**lernen** n vicarious learning / **mathematische** ~**psychologie** f mathematical model psychology / ~**schule** f model school / **deterministisches** ~ deterministic model / **hierarchisches** ~ hierarchical model / **hypothetisch–deduktives** ~ hypotheticodeductive model / **mathematisches** ~ mathematical model / **medizinisches** ~ medical model / **schichtentheoretisches** ~ stratification theory model / **stochastisches** ~ stochastic model

Modem n modem

Moderatorvariable f moderator variable

modern modern

Modifikation f modification / ~ **des Verhaltens** behaviour modification

modifizieren modify

Modiolus m modiolus

Modul m modulus

Modulation f modulation, inflection, inflexion

Modulationskapazität f modulation capacity

Modulator m modulator / **visueller** ~ modulation, visual modulator

modulieren modulate

Modus m mode / **berechneter** ~ computed mode / **geschätzter** ~ estimated mode / **korrigierter** ~ refined mode / **offensichtlicher** ~ apparent mode, crude mode

mögen like / **nicht** ~ dislike

Mogi|arthrie f mogiarthria / ~**graphie** f mogigraphia / ~**lalie** f mogilalia / ~**phonie** f mogiphonia

möglich possible, potential

Möglichkeit f possibility, opportunity, potentiality

Mol n mole, mol

molar molar

Molaranalyse f molarism

Molarismus m molarism

Molarität f molarity

molekular molecular

Molekulargenetik f molecular genetics

Molekularismus m molecularism

Molindon n molindone

Moll–Tonleiter f minor scale

Molluske f mollusc, mollusk

Moment m,n moment, instant / ~ **zweiter Ordnung** second–order moment / **zweites** ~ second–order moment

momentan momentary

Momentaninformation f transient information

Monade f monad, monadic unit

Monadenlehre f mind–stuff theory, mind–dust theory, monadism

monadisch monadic

Monatsblutung *f* period, menstruation, menorrhoea, menorrhea, flow / **abnorm starke ~** excessive menstruation, menorrhagia

monaural monaural, uniaural

Mond *m* moon / **~blindheit** *f* moon blindness / **~monat** *m* lunar synodic cycle / **~sucht** *f* sleep walking, somnambulism, lunambulism / **~süchtigkeit** *f* lunatism, selenoplegia, selenogamia / **~täuschung** *f* moon illusion / **~zyklus** *m* lunar synodic cycle

mondsüchtig moonstruck, sleep–walking, somnambulous

Mongolenfalte *f* epicanthus, semilunar fold

Mongolismus *m* mongolism, Down's syndrome

mongoloid mongoloid, mongolian

Mongoloide *m,f* mongoloid

Monismus *m* monism

Monitor *m* monitor

Mono|aminooxydase *f* monoamine oxidase / **~aminooxydase–Hemmer** *m* monoamine oxidase inhibitor / **~chromasie** *f* monochromasia, monochromasy, monochromatism / **~chromat** *m* monochromat / **~chromatismus** *m* monochromasia / **~chromatopsie** *f* monochromasy / **~chromator** *m* monochromator / **~gamie** *f* monogamy / **~genie** *f* monogenesis, monogeny, monogony / **~genismus** *m* monogenism / **~graphie** *f* monograph / **~ideismus** *m* monoideism, expiatory idea / **~log** *m* monologue / **~maner** *m* monomaniac / **~manie** *f* monomania / **~phasie** *f* monophasia / **~phobie** *f* monophobia, fear of solitude / **~phthalmie** *f* monophthalmia / **~plegie** *f* monoplegia / **~psie** *f* monopsia / **~psychismus** *m* monopsychism / **~psychose** *f* monomania / **~saccharid** *n* monosaccharide, simple sugar / **~spasmus** *m* monospasm / **~tonie** *f* monotony / **~zyt** *m* monocyte, blood macrophage

mono|chorionisch monochorionic / **~chromatisch** monochromatic / **~gam** monogamous / **~graphisch** monographic / **~kular** monocular, uniocular / **~man** monomaniac / **~phasisch** monophasic / **~polar** monopolar / **~rhin** monorhinic / **~sexuell** monosexual / **~symptomatisch** monosymptomatic / **~synaptisch** monosynaptic / **~tisch** monotic, monaural / **~ton** monotonous, monotonic / **~trop** monotropic / **~zygot** monozygotic

monözisch monoecious, monecious

monströs monstrous

Monstrosität *f* monstrosity, monstrousness

Monstrum *n* monster

Montessori|–Methode *f* Montessori method / **~–Pädagogik** *f* Montessori method / **~–Steckbrett** *n* Montessori pegboard

Moosfasern *fpl* moss fibers, mossy fibers

Moral *f* ethics, morale, morality / **~gesetz** *n* moral law, moral principle / **~psychologie** *f* psychology of morals / **doppelte ~** double standard

moralfrei nonmoral, amoral

moralisch moral, ethical, ethic

Moralist *m* moralist

Moralität *f* morality

morbid morbid

Morbidität *f* morbidity, morbidity rate

Mord *m* murder, homicide / **~manie** *f* homicidal mania / **~sucht** *f* homicidomania, phonomania, androphonomania / **politischer ~** political assassination

Mörder *m* murderer

mörderisch homicidal

Morgagni–Turner–Abbright–Syndrom *n* Turner's syndrome

Morgans Kanon *m* Morgan's canon, Morgan's principle, Lloyd Morgan's canon, principle of parsimony

Moria *f* moria

moribund moribund, dying

Morita–Therapie *f* morita therapy

Moro–Reflex *m* Moro's reflex

Morphem *n* morpheme / **lexikalisches** ~ lexical morpheme / **referentielles** ~ relational morpheme

Morphin *n* morphine / **~abusus** *m* morphinism / **~sucht** *f* morphine addiction / **~süchtige** *m, f* morphinist, morphine addict / **~vergiftung** *f* morphine poisoning

Morphinismus *m* morphinism, morphinomania, addiction to morphine

Morphino|manie *f* morphinomania / **~phagie** *f* morphinophagy

Morphium *n* morphine, morphia / **~entwöhnung** *f* demorphinisation / **~entziehung** *f* demorphinisation / **~sucht** *f* morphinomania, morphine addiction / **~süchtige** *m, f* morphinomaniac, morphine addict, morphinist

morphiumsüchtig addicted to morphine, opiomaniac

Morpho|genese *f* morphogenesis, morphogenesis, morphogeny / **~genotypus** *m* morphogenotype / **~logie** *f* morphology / **~phinotypus** *m* morphophenotype / **~psie** *f* morphopsia

morphologisch morphological

Mortalität *f* mortality / **perinatale** ~ natimortality

Mortalitätsrate *f* mortality rate

Morula *f* morula

Mosaik *n* mosaic / **~auffassung** *f* mosaic hypothesis, bundle hypothesis / **~auge** *n* mosaic eye / **~hypothese** *f* mosaic hypothesis / **~sehen** *n* mosaic vision / **~spiel** *n* block design test, jigsaw puzzle / **~test** *m* mosaic test, assembly test

mosaikartig mosaic, tesselated

Motilität *f* motility

Motiv *n* motive, motif, drive, need, reason / **~ eine gute Leistung zu erbringen** competence motive, competency motive / **~forschung** *f* motivation research / **~konflikt** *m* conflict of motives / **~konstellation** *f* motive pattern / **~stärke** *f* motive force / **~umfrage** *f* interpretive survey / **autonomes** ~ intrinsic motive / **eigennütziges** ~ self–interest motive / **erlerntes** ~ learned motive / **erworbenes** ~ secondary motive / **gesellschaftlich bedingtes** ~ sociogenic motive / **narzisstisches** ~ narcissistic motive / **sexuelles** ~ sexual motive / **soziales** ~ social motive / **soziogenes** ~ sociogenic motive

Motivation *f* motivation, motive / **autonome** ~ intrinsic motivation / **bedingte** ~ conditioned motivation / **disjunktive** ~ disjunctive motivation / **erworbene** ~ secondary motivation / **extrinsische** ~ extrinsic motivation / **konjunktive** ~ conjunctive motivation / **soziale** ~ social motivation / **unbewusste** ~ unconscious motivation / **zielgerichtete** ~ goal–directed motivation

motivational motivational

Motivations|analyse *f* motivation analysis / **~faktor** *m* motivator, incentive / **~forschung** *f* motivation research / **~hierarchie** *f* motivational hierarchy / **~konflikt** *m* motivational conflict / **~struktur** *f* motivational structure / **~stufe** *f* level of motivation / **~training** *n* motivation training / **~verfälschungsskala** *f* motivation distortion scale

motivieren motivate, stimulate, incite

motivierend motivating, stimulating

Motivierung *f* motivation, instigation, extrinsic motivation

Motoneuron *n* motoneuron, motoneurone

Motorik *f* motor behaviour, motoricity, motor system / **~ der Hände** manual motoricity / **höhere** ~ higher motor system

motorisch motor, motorial

Motto *n* motto, advertising slogan, advertising device

Mouches volantes *fpl* muscae volitantes, mouches volantes

Mückensehen *n* muscae volitantes, mouches volantes

müde sleepy, tired, fatigued

Müdigkeit *f* tiredness, fatigue, sleepiness, lassitude

Müdigkeits|gefühl *n* feeling of fatigue, feeling of tiredness, tired feeling / **chronisches ~syndrom** *n* chronic fatigue syndrome

Mühe *f* effort

Müller|–Fasern *fpl* Müller's fibers / **~ Gesetz** *n* Müller's law / **~–Lyer–Täuschung** *f* Müller–Lyer illusion, arrowhead and feather illusion / **~–Schumann'sches Gesetz** *n* Müller–Schumann law / **~–Urban–Methode** *f* Müller–Urban method

multi|dimensional multidimensional / **~faktoriell** multifactorial / **~pel** multiple / **~polar** multipolar / **~valent** multivalent / **~zellulär** multicellular

Multi|gruppenmethode *f* multigroup method / **~infarktdemenz** *f* multi–infarct dementia / **~kulturalismus** *m* multiculturalism / **~lingualismus** *m* multilingualism / **~media** *npl* multimedia, hypermedia / **~momentaufnahme** *f* activity sampling / **~momentverfahren** *n* ratio delay studies / **~morbidität** polypathia / **~plikator** *m* multiplier / **~valenz** *f* multivalence

Mumifikation *f* mummification

Münchhausen–|Methode *f* bootstrap method / **~–by–proxy–Syndrom** *n* Munchhausen syndrome by proxy / **~ Syndrom** *n* Munchhausen syndrome, traumatophilia

Mund *m* mouth / **~art** *f* dialect / **~erotik** *f* buccal erotism, oral erotism / **~gegend** *f* oral region / **~geruch** *m* bad breath, halitosis, bromopnea / **~propaganda** *f* mouth–to–mouth advertising / **~raum** *m* oral cavity / **~schleimhaut** *f* buccal mucous membrane, mucous membrane of the mouth, buccal mucosa, oral mucosa / **vom ~ weg** aboral

mund|artlich dialectic / **~fern** aboral

mündlich oral, verbal

Munsell–Farbsystern *n* Munsell colour system

munter lively, vivacious, spirited, cheerful, awake, alert

Munterkeit *f* cheerfulness, vivacity, liveliness

Münz|system *n* token system / **~verstärkung** *f* token payment, token reinforcement / **~–Verstärkungsprogramm** *n* token–economy programme

murren grumble

mürrisch morose, sullen, glum, gruff

Muschel *f* concha

Muscimol *n* muscimol

Musculus|depressor *m* muscle depressor / **~ obliquus inferior** *m* inferior oblique muscle / **~ rectus** *m* rectus / **~ rectus inferior** *m* internal rectus, inferior rectus / **~ rectus lateralis** *m* external rectus

Musik *f* music / **~–Begabungstest** *m* musical talents test, musical aptitude test, music test / **~erziehung** *f* musical education / **~instrument** *n* musical instrument / **~therapie** *f* music therapy, musicotherapy / **~wahrnehmung** *f* music perception

musikalisch musical

Musikalität *f* musicality

Musiker *m* musician / **~krampf** *m* musician's cramp

Muskarin *n* muscarine

Muskel *m* muscle / **~abwehr** *f* muscular defence / **~aktionspotential** *n* muscle action potential, muscle potential / **~anspannung** *f* muscular tension / **~arbeit** *f* myokinesis, muscular action / **~atonie** *f* myatonia, myatony / **~atrophie** *f* muscular atrophy / **progressive ~atrophie** *f* wasting palsy / **~band** *n* ligament / **~bewegung** *f* muscular movement / **~dystrophie** *f* muscular dystrophy / **~eigenreflex** *m* instrinsic muscular reflex / **~eiweiß** *n* myosin, myo–albumin / **~empfindung** *f* muscle sensation, kinaesthetic sensation / **~energie** *f* muscular energy, muscular sensation / **~entspannung** *f* muscle relaxation / **~erkran-**

kung *f* muscular disorder / **~ermüdung** *f* muscular fatigue / **~erotik** *f* muscle erotism / **~faser** *f* muscle fibre, myofibril / **extrafusal ~faser** *f* extrafusal fibre / **intrafusale ~faser** *f* intrafusal fibre / **~gegenwirkung** *f* antagonism of muscles / **~gewebe** *n* muscle tissue, muscle / **rotes ~gewebe** *n* red muscle / **weißes ~gewebe** *n* white muscle / **~gleichgewicht** *n* muscle balance / **~hülle** *f* fascia / **~kontraktion** *f* muscular contraction, muscle contraction / **~kontraktionskopfschmerz** *m* muscle contraction headache / **~kraft** *f* muscular force, muscular power / **~krampf** *m* muscle spasm, muscle cramp, myospasm, myoclonus / **neurogener ~krampf** *m* neurospasm / **~kunde** *f* myology / **~kurve** *f* myogram / **~lähmung** *f* myoparesis, myoparalysis / **~lesen** *n* muscle reading / **~reaktion** *f* muscular reaction / **~reflex** *m* muscular reflex / **~relaxantien** *npl* muscle–relaxing drugs / **progressive ~relaxation** *f* Jacobson muscle relaxation, progressive muscle relaxation / **~rigidität** *f* muscle rigidity, muscular hypertonia / **~schmerz** *m* myalgia, myodynia / **~schwäche** *f* myasthenia, muscle weakness, amyosthenia / **~schwund** *m* muscular atrophy / **~sensibilität** *f* myaesthesia, myesthesia / **~sinn** *m* kinaesthesia, kinesthesia, muscular sense, myaesthesia, myesthesia, kinaesthetic sense / **~spannung** *f* muscular tension / **galvanisch bedingte ~spannung** *f* galvanotonus / **hohe ~spannung** *f* hypertonus of muscles / **~spasmus** *m* muscle spasm / **~spindel** *f* muscular spindle, neuromuscular spindle, muscle spindle / **~starre** *f* muscular rigidity, rigor / **~steife** *f* muscle stiffness / **~tätigkeit** *f* muscular activity, myokinesis / **~tonus** *m* muscle tone, muscle tonus, muscular tonus / **schlechter ~tonus** *m* myatonia, myatony / **~tremor** *m* muscular tremor / **~ursegment** *n* protovertebra / **~zelle** *f* muscle cell, myocyte / **~zittern** *n* muscular tremor / **~zucken** *n* muscular twitching / **krampfartiges ~zucken** *n* vellication / **unwillkürliches ~zucken** *n* involuntary tic / **~zuckung** *f* muscle twitching / **antagonistischer ~** antagonistic muscle, antagonist / **gestreifter ~** striated muscle, striped muscle / **glatter ~** unstriped muscle, unstriated muscle, smooth muscle, nonstriated muscle / **mimischer ~** mimetic muscle / **mitwirkender ~** synergistic muscle / **motorischer ~** voluntary muscle / **quergestreifter ~** striated muscle, voluntary muscle, striated muscle / **schräger ~** oblique muscle / **ulnarer ~** ulnar muscle / **unwillkürlicher ~** involuntary muscle, nonstriated muscle, unstriped muscle / **willkürlicher ~** voluntary muscle

muskelschwach myasthenic

muskulär muscular

Muskulatur *f* musculature, muscular system / **schwache ~** myatonia, myatony

Muße *f* leisure, leisure time

Müßiggänger *m* loafer, idler

Mussitation *f* mussitation

Muster *n* pattern, design, sample / **~diskrimination** *f* pattern discrimination / **~fall** *m* model case / **dissoziatives ~** dissociative pattern / **mit saisonalem ~** with seasonal pattern / **neurales ~** neural pattern

Mut *m* courage, resolution

Mutation *f* mutation, saltation / **~ der Stimme** change of voice, breaking of the voice

Mutationstheorie *f* mutation theory, mutationism

mutierend mutating, mutant

Mutismus *m* mutism / **~ bei Schizophrenie** schizophrenic mutism / **akinetischer ~** akinetic mutism / **elektiver ~** elective mutism / **freiwilliger ~** elective mutism, voluntary mutism / **hysterischer ~** hysterical mutism / **organischer ~** organic mutism / **selektiver ~** selective mutism

Mutitas *f* mutitas

mut|los dejected, despondent / **~maßlich** presumable, presumed

Mutlosigkeit *f* despondency, dejectedness, dejection / **subdepressiv–dysphorische** ~ subdepressive–dysphoric despondency

Mutter *f* mother / **~abhängigkeit** *f* maternal dependence / **~bild** *n* mother figure / **~bindung** *f* mother fixation, attachment to the mother / **~deprivation** *f* **bei Tieren** maternal deprivation of animals / **~ersatz** *m* mother substitute, surrogate mother / **~figur** *f* mother figure / **~herrschaft** *f* matriarchate, matriarchy / **~imago** *f* maternal imago, imago of the mother / **~instinkt** *m* maternal drive, maternal instinct / **~–Kind–Beziehung** *f* mother–child relation / **~–Kind–Kommunikation** *f* mother–child communication / **hydriertes ~kornalkaloid** *n* dihydroergotamine / **~kornderivat** *n* ergot derivate / **~kuchen** *m* placenta / **~leib** *m* womb / **~liebe** *f* maternal love / **~losigkeit** *f* mother absence / **~mal** *n* birthmark, naevus, nevus / **~mord** *m* matricide / **~mörder** *m* matricide / **~recht** *n* mother's right / **~religion** *f* mother worship / **~schaft** *f* maternity, motherhood / **~söhnchen** *n* mother's boy, effeminate / **~sprache** *f* mother tongue, native language / **~sprachler** *m* native speaker / **~surrogat** *n* mother surrogate / **~trieb** *m* maternal drive, mother instinct, maternal want / **~verhalten** *n* **bei Tieren** maternal behaviour of animals / **alleinerziehende** ~ single mother / **jugendliche** ~ adolescent mother / **ledige** ~ unwed mother / **phallische** ~ phallic mother / **schizophrenogene** ~ schizophrenogenic mother / **werdende** ~ expectant mother

mütterlich maternal

mutterrechtlich matriarchal

Muzin *n* mucin

Myasthenia gravis *f* myasthenia gravis

Myasthenie *f* myasthenia

myasthenisch myasthenic

Mydriasis *f* mydriasis

Mydriatikum *n* mydriatic drug

Myelenzephalon *n* myelencephalon

Myelin *n* myelin / **~bildung** *f* myelination, myelinisation / **~scheide** *f* myelin sheath, medullary sheath

myelinbildend myelinogenetic

myelinisiert myelinated

Myelitis *f* myelitis

myo|dystonisch myodystonic / **~gen** myogenic, myogenous, myogenetic / **~kinetisch** myokinctic / **~klonisch** myoclonic / **~motorisch** myokinetic

Myo|fibrille *f* myofibril / **~globin** *n* myoglobin / **~gramm** *n* myogram / **~graph** *m* myograph / **~graphie** *f* myography / **~kard** *n* myocardium / **~kardinfarkt** *m* myocardial infarction / **~klonie** *f* myoclonia / **~klonus** *m* myoclonus / **~klonusepilepsie** *f* myoclonus epilepsy, myoclonic epilepsy / **~kymie** *f* myokymia / **~logie** *f* myology / **~pe** *m,f* myope / **~pie** *f* myopia, nearsightedness, shortsightedness / **~sin** *n* myosin / **~sinfilament** *n* myosin filament, thick myofilament / **~sinköpfchen** *n* myosin head / **~spasmus** *m* myospasm / **~tom** *n* myotome / **~tonie** *f* myotonia / **~tonometer** *n* myotonometer

myop myopic, nearsighted, shortsighted

myo|taktisch myotactic / **~tonisch** myotonic

Mysophobie *f* mysophobia

Mysterienkult *m* mystery, mysteries

Mysterium *n* mystery

Mystifikation *f* mystification

Mystik *f* mysticism

Mystiker *m* mystic

mystisch mystic, mystical

Mystizismus *m* mysticism

Mytazismus *m* mytacism

Mythen|bildung *f* formation of myths, mythogenesis / **anthropogene** ~ anthropogenetic myths

mythisch mythical

Mytho|logie *f* mythology / **beschreibende ~logie** *f* mythography / **~manie** *f* mythomania / **~phobie** *f* mythophobia

mythologisch mythological

Mythos *m* legend

Mythus *m* myth, mythos

Myxödem *n* myxoedema, myxedema / **~psychose** *f* myxedema madness

N

Nabelschnur *f* umbilical cord

Nachäffen *n* imitation, mimesis

nach|äffen mimic, ape / **~äffend** apish

Nachahmen *n* imitation, mimesis / **sinnloses ~ von Bewegungen** echomotism, echopraxia, echopraxis / **sinnloses ~ von gesehenen Bewegungen** echokinesis, echokinesia / **sinnloses ~ von gesehenen Gebärden** echomimia

nach|ahmen imitate, copy, mimic, replicate / **~ ahmend** imitative, mimetic, mimic

Nachahmung *f* imitation, echo reaction, copy, matching behaviour / **gegenseitige ~** reciprocal imitation / **sklavische ~** servile imitation / **verzögerte ~** delayed imitation

Nachahmungs|prinzip *n* echo principle / **~reaktion** *f* mimetic response / **~tendenz** *f* imitativeness / **~trieb** *m* imitative impulse, imitative instinct / **automatischer ~trieb** *m* echopathy / **krankhafter ~trieb** *m* echopathy

Nach|barregion *f* neighbouring region / **~barschaft** *f* neighbourhood / **~behandlung** *f* aftertreatment, aftercare, posttreatment, aftercure / **~betreuung** *f* aftercare / **~bewegung** *f* aftereffect of movement, motion aftereffect, aftermovement / **~bild** *n* afterimage, perceptual aftereffect / **negatives ~bild** *n* negative afterimage / **positives ~bild** *n* positive afterimage / **zweites ~bild** *n* Bidwell's ghost, Purkinje afterimage / **~bildsehen** *n* aftervision, visual persistence / **~bildung** *f* facsimile, replica, copy, reproduction / **~druck** *m* emphasis, insistence / **~denken** *n* reflection, reflexion / **perzeptiver ~effekt** *m* perceptual aftereffect / **~eindruck** *m* afterimpression / **~eifern** *n* emulation / **~empfinden** *n* aftersensation, afterperception / **~empfindung** *f* afterperception, aftersensation, echoaesthesia, echoesthesia / **~entladung** *f* afterdischarge / **reflektorische ~entladung** *f* discharge afterreflex, afterdischarge reflex / **~erregung** *f* stimulus trace, perseverative trace / **~erzähltest** *m* story recall test / **~fahren** *n* tracking / **~fahren** *n* **von Linien** tracing / **optisches ~fahren** *n* tracking / **~folge** *f* followership, succession / **visuelles ~folgen** *n* ocular pursuit / **genealogische ~forschungen** *fpl* genealogical studies / **~frage** *f* demand, inquiry, request / **~geburt** *f* placenta / **~geburtsperiode** *f* postnatal period / **~geschmack** *m* aftertaste / **~giebigkeit** *f* compliance, pliability, pliancy, softness / **~hirn** *n* myelencephalon, marrow–brain, afterbrain, medulla oblongata / **~hören** *n* afterhearing / **~klang** *m* aftersound / **~klingen** *n* echo / **~komme** *m* offspring, issue / **erwachsener ~komme** *m* adult offspring / **ohne ~kommen** issueless, childless / **~kommenschaft** *f* issue, offspring, progeny / **~kömmling** *m* later–born child / **~kontrolle** *f* countercheck / **~kur** *f* aftercure / **~lassen** *n* decline, decrease, subsidence / **allmähliches ~lassen** *n* gradual fading, gradual reduction / **~lässigkeit** *f* carelessness, negligence / **~plappern** *n* parrot / **~potential** *n* afterpotential / **depolarisierendes ~potential** *n* depolarizing afterpotential / **hyperpolarisierendes ~potential** *n* hyperpolarizing afterpotential / **~prüfbarkeit** *f* verifiability / **~prüfung** *f* re–examination, verification / **~pubertät** *f* postpuberty period /

Nachricht *f* information, notice

Nachrichten|medium *n* news medium / **~quelle** *f* information source / **~technik** *f* communication engineering / **~theorie** *f* communication theory / **~verarbeitung** *f* information processing

Nach|ruf *m* obituary / **~schall** *m* aftersound / **~sicht** *f* indulgence, patience, lenience / **~schreiben** *n* echographia / **~sicht** *f* **von Seiten der Eltern** parental indulgence, parental permissiveness / **~sinnen** *n* rumination, meditation, reflection / **~sitzen** detention / **~sorge** *f* aftercare / **~test** *m* endtest / **~testen** *n* posttesting / **~trag** *m* supplement, appendix / **~untersuchung** *f* re-examination, follow-up, follow-up study / **~weis** *m* proof / **~wirkung** *f* aftereffect, subsequent effect / **figurale ~wirkung** *f* figural aftereffect / **~zukung** *f* after-contraction

nach|denken reflect, think, meditate / **~denklich** contemplative, reflective / **~drucksvoll** insistent, pointed, emphatic / **~geburtlich** postnatal / **~gemacht** imitated, sham / **~giebig** pliable, compliant / **~hallen** resonate / **~haltig** sustainable, lasting / **~kontrollieren** counter-check / **~lässig** careless, neglectful / **~machen** reproduce / **~prüfbar** verifiable / **~prüfen** check, verify, re-examine / **~schwatzen** babble / **~sichtig** indulgent, lenient, permissive / **~teilig** detrimental, disadvantageous, unfavourable / **~tragend** resentful / **~träglich** deferred, delayed / **~untersuchen** re-examine

Nächste *m* fellow-man, neighbour

nächste(r,s) next, following, nearest

Nacht *f* night / **~angst** *f* night terrors, pavor nocturnus, nyctophobia / **krankhafte ~angst** *f* noctiphobia / **~arbeit** *f* nightwork / **~blinder** *m* nyctalope / **~blindheit** *f* night blindness, nyctalopia / **~epilepsie** *f* nocturnal epilepsy / **~esser-Syndrom** *n* night-eating syndrome, nocturnal hyperphagia / **~klinik** *f* night hospital / **~schmerz** *m* nyctalgia / **~sichtigkeit** *f* day-blindness, night vision, hemeralopia, hemeranopsia, scotopic vision / **~wandeln** *n* somnambulism, sleep-walking, noctambulism, night-walking / **~wandler** *m* sleep-walker, somnambulist, noctambulist, night-walker

nacht|blind night-blind / **~wandeln** somnambulate / **~wandelnd** noctambulant / **~wandlerisch** somnambulistic, noctambulic

nächtlich nocturnal

Nacken *m* neck

Nackt|heit *f* nudity, nakedness / **~kultur** *f* nudism

Nadelelektrode *f* needle electrode

Nadir *m* nadir

Nägel|beißen *n* nail-biting, onychophagia / **~beißer** *m* nail-biter, onychophagist / **~kauen** *n* nail-biting, onychophagia / **~kauer** *m* nail-biter, onychophagist / **~reißen** *n* onychotillomania

Nähe *f* proximity, closeness, nearness

näher bezeichnet specified

Näherung *f* approximation / **sukzessive ~** successive approximation

Näherungs|linie *f* asymptote / **~verfahren** *n* approximation method, approximation procedure, method of successive approximation / **~wert** *m* approximation value

Nah|punkt *m* near point / **~sehen** *n* near vision

Nährstoff *m* nutrient, nutritive substance / **~gehalt** *m* nutrient content

Nahrung *f* food, nourishment / **geistige ~** mental pabulum

Nahrungs|aufnahme *f* eating, food intake / **übermäßige ~aufnahme** *f* hyperphagia / **~bedürfnis** *n* nutriance need / **~entzug** *m* food deprivation / **~instinkt** *m* feeding instinct / **~mittel** *n* food / **~mittelallergie** *f* food allergy / **~mittelzusatz** *m* food additive / **~präferenz** *f* food preference / **~reflex** *m* alimentary reflex / **~trieb** *m* eating instinct, nutritional instinct / **~verweigerung** *f* refusal to eat, refusal of food

Nahtstelle *f* suture, joint

naiv naive, naïve

Naivität f naiveté, simplicity
Nalorphin n nalorphine
Naloxon n naloxone
Naltrexon n naltrexone
namenlos anonymous
Namens|angst f onomatophobia / **~zwang** m onomatomania
Nancyer Schule f Nancy school
Nanismus m nanism, dwarfism
nanoid nanoid, dwarfish
Nano|sekunde f nanosecond / **~somie** f dwarfism
Narko|analyse f narcoanalysis, hypnonarcoanalysis / **~diagnose** f narcodiagnosis / **~hypnose** f narohypnosis / **~lepsie** f narcolepsy, paroxysmal sleep, Friedmann's disease / **idiopathische ~lepsie** f idiopathic narcolepsy / **symptomatische ~lepsie** f symptomatic narcolepsy / **~manie** f narcomania / **~synthese** f narcosynthesis / **~therapie** f narcotherapy, narcosis therapy
narko|leptisch narcoleptic / **~tisch** narcotic
Narkose f anaesthesia, anesthesia, narcosis / **~äther** m anaesthetic ether / **~facharzt** m anaesthetist, anaesthesiologist / **~mittel** n narcotic, anaesthetic / **verlängerte ~** prolonged narcosis
Narkosomanie f narcosomania, narcotism, narcoticism
Narkotikum n anaesthetic, anesthetic, narcotic drug, narcotic agent
narkotisieren anaesthetise, narcotise
Narkotismus narcotism
Narzissmus m narcissism, narcism, ego erotism, egophilia, autophilia / **negativer ~** negative narcissism / **primärer ~** primary narcissism / **sekundärer ~** secondary narcissism
Narzisst m narcissist, narcist
narzisstisch narcissistic, narcistic
nasal nasal
Nasalität f nasality

Nase f nose / **durch die ~ sprechen** nasalize, snuffle
Näseln n nasalization, rhinolalia, snuffle / **geschlossenes ~** snuffling
näseln nasalize, snuffle
näselnd nasal, snuffling
Nasen|atmung f nasal breathing / **~heilkunde** f rhinology / **~höhle** f nasal cavity / **~loch** n nostril, naris / **~muschel** f nasal concha / **~nebenhöhle** f paranasal sinus / **~öffnung** f naris / **~plastik** f rhinoplasty / **~rachenraum** m nasopharynx / **~scheidewand** f nasal septum / **~schleimhaut** f nasal mucosa / **~spiegel** m rhinoscope, nasal speculum
naseweis inquisitive, nosy
Nasion f nasion
Nasopharynx f nasopharynx
Nässeempfinden n wetness sensation
nässen wet, moisten
national national
National|charakter m national character / **~eigenschaft** f national characteristic / **~gefühl** n nationalism / **~heiliger** m national hero / **~held** m national hero / **~heldin** national heroine / **~ismus** m nationalism / **~stolz** m nationalism, patriotism
Nativismus m nativism
nativistisch nativistic
Natrium n sodium / **~bromid** n sodium bromide / **~chlorid** n sodium chloride, salt / **~ionen** npl sodium ions / **~mangel** m hyponatraemia / **~–Kalium–ATPase** f sodium–potassium adenosine triphosphatase / **~–Kalium–Pumpe** f sodium–potassium pump
Natriurese f natriuresis, natruresis
Natur f nature / **~anlage** f nature, disposition / **~beseelung** f animism, animatism / **~forscher** m naturalist / **~freund** m nature lover / **~gesetz** n law of nature, natural law / **~katastrophe** f natural disaster / **~milieu** n natural environment / **~trieb** m natural instinct / **~volk** n primi-

tive people, primitive tribe / **~wissenschaft** *f* science, natural science / **~wissenschaftler** *m* naturalist, scientist / **~zustand** *m* natural state / **menschliche ~** human nature / **ursprüngliche ~** original nature / **zweite ~** second nature
Naturalismus *m* naturalism
naturalistisch naturalistic
natur|bedingt natural / **~farben** natural-coloured / **~getreu** naturalistic / **~wissenschaftlich** scientific
Naturell *n* natural disposition, temper, nature
natürlich natural
Nausea *f* nausea
Nävus *m* naevus, nevus
Neandertaler *m* Neanderthal man
Neben|ast *m* side branch / **~beschäftigung** *f* avocation, extra job / **~buhlerschaft** *f* rivalry, jealous rivalry / **~einanderbestehen** *n* coexistence / **~einanderstellung** *f* juxtaposition / **~empfindung** *f* concomitant sensation / **~erscheinung** *f* side effect / **~funktion** *f* secondary function / **~geräusch** *n* side tone, ambient noise / **~höhlenentzündung** *f* sinusitis / **~leistung** *f* fringe benefit, perk / **~muskel** *m* accessory muscle / **~niere** *f* suprarenal body, suprarenal gland, adrenal gland
neben|einandergereiht synoptic, parallel / **~einanderstellen** juxtapose / **~sächlich** immaterial, unimportant, incidental
Nebennieren *fpl* adrenal gland / **~entfernung** *f* adrenalectomy / **~erkrankung** *f* adrenal gland disorder / **~exzision** *f* adrenalectomy / **~insuffizienz** *f* adrenal insufficiency / **~mark** *n* adrenal medulla, suprarenal medulla / **~markhormon** *n* adrenal medulla hormone / **~rinde** *f* adrenal cortex, suprarenal cortex / **~rindenhormon** *n* adrenal cortex hormone / **~sekretion** *f* adrenal gland secretion
Neben|produkt *n* by–product, derivative / **~schilddrüse** *f* parathyroid, parathyroid gland, accessory thyroid gland / **~schilddrüsenerkrankung** *f* parathyroid disorder / **~schilddrüsenhormon** *n* parathyroid hormone / **~tätigkeit** *f* avocation, additional occupation / **~ton** *m* secondary tone / **~ursache** *f* secondary cause / **~wirkung** *f* side effect, secondary effect / **~wirkung** *f* **von Medikamenten** drug adverse reaction, drug side effect / **~ziel** *n* subgoal / **~zweig** *m* lateral branch
necken tease
Neckerei *f* teasing
Necker–Würfel *m* Necker cube
Necking *n* necking
Neenzephalon *n* neencephalon
Negation *f* negation, denial
Negationsdelirium *n* delusion of negation
negativ negative
Negativismus *m* negativism, resistance / **aktiver ~** active negativism, contrasuggestibility / **passiver ~** passive negativism
negativistisch negativistic
Negentropie *f* negentropy
Neger *m* negro, black
Negierung *f* negation, denial
Neid *m* envy, enviousness
neidisch envious
Neigung *f* inclination, slope, slant, tilt, trend, tendency, disposition, propensity, bent, proneness / **krankhafte ~ sich einzuschließen** claustrophilia / **krankhafte ~ sich selbst zu beißen** autophagy / **~ zu Haus und Familie** domesticity / **~ zum Trinken** alcoholophilia / **~ zur Konformität** conformity proneness / **~ zur Kriminalität** delinquency proneness / **natürliche ~** propensity, propension
Neigungs|analyse *f* preference analysis, preference inventory / **~messer** *m* inclinometer / **~winkel** *m* angle of inclination, slant / **~winkel** *m* **einer Kurve** slope of a curve
Nekro|manie *f* necromania / **~mantie** *f* necromancy / **~philie** *f* necrophily, necrophilia, necrophilism / **~phobie** *f* necrophobia

nekro|phil necrophile, necrophilous / **~tisch** necrotic

Nekrose f necrosis

Neo|analyse f neoanalysis, neopsychoanalysis / **~analytiker** m neoanalyst / **~behaviorismus** m neobehaviorism, neobehaviour theory / **~-Darwinismus** m neo–Darwinism / **~Freudianer** m neo–Freudian / **~-Freudianismus** m neo–Freudianism, neopsychoanalysis / **~katharsis** f neocatharsis / **~kortex** m neocortex / **~lalie** f neolalia / **~-Lamarckismus** m neo–Lamarckism / **~logismus** m neologism, glossosynthesis / **~pallium** n neopallium / **~-Phänomenologie** f neophenomenology / **~phasie** f neophasia / **~philismus** m philoneism / **~phobie** f neophobia, cainophobia / **~phrenie** f neophrenia / **~plasie** f neoplasia, neoformation / **~plasma** n neoplasm / **~positivismus** m neopositivism / **~psychoanalyse** f neopsychoanalysis / **~stigmin** n neostigmine / **~tenie** f neoteny / **~zerebellum** n neocerebellum

neoanalytisch neoanalytic

Neper n neper

Nernst|–Gesetz n Nernst's law / **~–Gleichung** f Nernst equation / **~–Potenzial** n Nernst potential

Nerv m nerve / **~durchtrennung** f severing of a nerve / **adrenerger ~** adrenergic nerve / **afferenter ~** afferent nerve, sensory nerve, centripetal nerve / **akustischer ~** acoustic nerve / **autonomer ~** autonomic nerve / **cholinerger ~** cholinergic nerve / **efferenter ~** efferent nerve, motor nerve, centrifugal nerve / **gefäßerweiternder ~** vasodilator nerve / **gefäßverengender ~** vasoconstrictor nerve / **lichtempfindlicher ~** photoreceptor / **markhaltiger ~** medullary nerve, medullated nerve, myelinated nerve / **markloser ~** non–medullated nerve / **motorischer ~** motor nerve, efferent nerve, locomotor nerve, centrifugal nerve / **peripherer ~** peripheral nerve / **sekretorischer ~** secretory nerve / **sensibler ~** sensory nerve, afferent nerve, centripetal nerve / **sensible und motorische ~en** mpl somatic nerves / **sensorischer ~** sensory nerve / **sympathischer ~** sympathetic ganglia / **vasomotorischer ~** vasomotor nerve, vasomotor neurone / **zentrifugaler ~** centrifugal nerve, motor nerve, efferent nerve / **zentripetaler ~** centripetal nerve, afferent nerve, sensory nerve

nerval nerval

Nerven|anfall m nervous attack, nervous fit, nervous breakdown / **~anordnung** f nerve pattern / **~arzt** m neurologist, nerve specialist / **~ast** m branch of a nerve, ramus of a nerve / **weißer ~ast** m white ramus / **progressive ~atrophie** f progressive nervous atrophy / **~austritt** m origin of a nerve / **~bahn** f nerve path, nerve track, neural pathway / **afferente ~bahn** f afferent pathway / **efferente ~bahn** f efferent pathway / **sensible ~bahn** f sensory track / **~blockade** f nerve block / **~bogen** m nervous arc, neural arc, nervous circuit / **~bündel** n nerve bundle, nerve fascicle / **~chirurg** m neurosurgeon / **~chirurgie** f neurosurgery / **~dehnung** f neurotension, stretching of a nerve / **~durchtrennung** f neurotomy / **motorischer ~endapparat** m peripheromittor / **sensorischer ~endapparat** m peripheroceptor / **~endast** m axite / **~endbäumchen** n telodendrion, telodendron / **~endfaser** f nerve ending / **~endigung** f nerve ending, nerve termination / **freie ~endigung** f free nerve ending / **synaptische ~endigung** f synaptic terminal / **~endknospe** f end bulb, terminal bulb / **~endkolben** m end bulb, terminal bulb / **~endorgan** n end organ, effector / **wärmeempfindliches ~endorgan** n thermoreceptor / **~endpapille** f nervous papilla / **~endplatte** f end–flake, end–plate, terminal plate / **lichtwahrnehmende ~endzelle** f photoreceptor / **~entladung** f neural discharge, nervous discharge / **~entzündung** f neuritis, neuroinfection / **~ermüdung** f nervous fatigue / **~erregung** f nerve excitation, neural excitation, nervous excitation / **~facharzt** *m* nerve specialist, neurologist / **~faser** *f* nerve fibre / **afferente** ~ afferent fibre / **andrenergische ~faser** *f* adrenergic nerve / **efferente** ~ efferent fibre / **markhaltige** ~ myelinated fibre / **marklose ~fasern** *fpl* nonmyelinated fibre, Remak's fibres / **postganglionäre** ~ postganglionic fibre / **präganglionäre** ~ preganglionic fibre / **segmentierte ~faser** *f* segmented nerve fibre / **~faserbündel** *n* fasciculus of nerve fibres / **~fibrille** *f* neurofibril, nerve fibril / **~filz** *m* neuropile, neuropil, dotted substance / **~fortsatz** *m* neuraxon, axis cylinder / **~funktion** *f* nervous function, nerve function / **~geflecht** *n* nerve plexus, nervous network, neuroplexus, plexus / **autonomes ~geflecht** *n* hypogastric plexus / **~gefüge** *n* neural pattern / **~gewebe** *n* nerve tissue, neuroglia / **~gift** *n* neurotoxin / **~gradient** *m* neural gradient / **~heilanstalt** *f* psychiatric hospital, mental hospital / **~heilkunde** *f* neurology, neuropsychiatry / **~hormon** *n* neurohormone / **~hülle** *f* nerve sheath / **~impuls** *m* nerve impulse, nervous impulse, neural impulse / **~kern** *m* nerve centre / **~kitt** *m* bind–web, neuroglia / **~klinik** *f* psychiatric clinic, psychiatric hospital, mental hospital / **~knoten** *m* ganglion

Nervenkraft *f* nervous energy / **mangelnde** ~ aneuria / **spezifische** ~ specific energy of nerves

Nerven|krampf *m* neurospasm / **~kranke** *m,f* nerve patient, neuropath / **~krankheit** *f* nervous disorder, neuropathy, disease of the nervous system, neurosis / **~kreuzung** *f* crossway, intersection, decussation / **~krise** *f* fit of nerves, attack of nerves / **~kunde** *f* neurology / **~lähmung** *f* neuroparalysis, palsy / **~leiden** *n* nervous disorder, nervous disease, neuropathy

nervenleidend neuropathic, neurotic

Nerven|leidende *m,f* neuropath / **~leitung** *f* nerve conduction, neural conduction, nervous conduction / **gegenläufige ~leitung** *f* antidromic nervous conduction / **~leitungsgeschwindigkeit** *f* velocity of nerve conduction / **~mark** *n* myelin / **~membran** *f* nerve membrane / **~ mit sensiblen und motorischen Fasern** mixed nerves / **~mittel** *n* sedative, stimulant / **~–Muskel–Präparat** *n* nerve–muscle preparation

nervennah paraneural

Nerven|netz *n* nerve net, neural net, neural pattern / **~plastik** *f* neuroplasty / **~platte** *f* neural plate, neural crest / **~plexus** *m* nerve plexus / **~quetschung** *f* crushing of a nerve / **~regulation** *f* neural control / **~regeneration** *f* neurotisation / **~reiz** *m* nerve stimulus, nervous impulse / **~reizmittel** *n* nervous stimulant / **~reizung** *f* nerve irritation / **~schädigung** *f* nervous lesion / **~scheide** *f* epineurium, nerve sheath, perineurium, neural sheath / **~schicht** *f* nerve layer / **~schmerz** *m* neuralgia / **~schock** *m* nervous shock, neurogenic shock

nervenschwach neurasthenic, nervous

Nerven|schwäche *f* neurasthenia, fatigue neurosis, nervous exhaustion / **traumatisch bedingte ~schwäche** *f* traumasthenia, traumatic neurasthenia / **~segment** *n* neuromere / **~stamm** *m* nerve stem, nerve trunk / **transkutane elektrische ~stimulation** *f* transcutaneous electrical nerve stimulation, TENS / **~strang** *m* nerve cord / **~strom** *m* nerve current, neural current / **~struktur** *f* neural pattern / **~syphilis** *f* neurosyphilis, neurolues

Nervensystem *n* nervous system / **adrenergisches** ~ adrenergic nervous system / **animalisches** ~ somatic nervous system / **autonomes** ~ autonomic nervous system, vegetative nervous system / **begriffliches** ~ conceptual nervous system / **parasympathisches** ~ parasympathetic nervous system / **peripheres** ~ peripheral nervous system / **sensorisches** ~ afferent nervous system / **sympathisches** ~ sympathetic nervous system, orthosympathetic nervous system / **vegetatives** ~

vegetative nervous system, autonomic nervous system / **zentrales** ~ central nervous system

Nerven|tätigkeit *f* nerve function, nervous function, nervous activity / **höhere ~tätigkeit** *f* higher nervous activity, higher nervous system activity / **~tumor** *m* neuroma / **~verästelung** *f* nervous ramification, neural bifurcation / **~verbindung** *f* neural bond / **~verbindungsstelle** *f* synapse, synapsis / **~verletzung** *f* neurotrauma / **~versorgung** *f* nerve supply, innervation / **~wachstumsfaktor** *m* nerve growth factor / **~wurzel** *f* nerve root

Nervenzelle *f* nerve cell, nervous cell, neurone, neuron, neurocyte / **bipolare ~** bipolar neuron(e) / **embryonale ~** neuroblast / **motorische ~** centrifugal neuron(e), motoneuron(e) / **multipolare ~** multipolar neuron(e), multipolar nerve cell / **periphere ~** peripheral neuron(e) / **unausgereifte ~** neurobiotaxis / **vollständige ~** neuron, neurone

Nerven|zentrum *n* neural centre, nerve centre / **~zucken** *n* nerve twitching, nervous spasm / **~zusammenbruch** *m* nervous breakdown, nervous collapse, fatigue neurosis

nervös nervous, excitable, unrestful, fidgety

Nervosität *f* nervousness, restlessness, fidgetiness, excitableness

Nervus *m* nervus / **~ abducens** *m* nervus abducens, abducens nerve, abducent nerve / **~ accessorius** *m* accessory nerve / **~ acusticus** *m* acoustic nerve / **~ axillaris** nervus axillaris / **~ frontalis** *m* frontalis nerve / **~ hypoglossus** hypoglossal nerve / **~ medianus** *m* median nerve / **~ obturatorius** *m* obturator nerve / **~ phrenicus** *m* phrenic nerve / **~ radialis** *m* radial nerve / **~ sympathicus** *m* sympathicus / **~ trigeminus** *m* trigeminus / **~ trochlearis** *m* trochlear nerve

Nesselsucht *f* urticaria

Nest|aura *f* nest atmosphere / **~bau** *m* nest-building, nidification / **~wärme** *f* family atmosphere, home atmosphere, loving home

Nettigkeit *f* niceness, kindness, friendliness

Netz *n* net, network

netz|artig reticular, reticulate / **~förmig anlegen** reticulate

Netzhaut *f* retina / **~ablösung** *f* retinal detachment / **~bereich** *m* retinal area / **~bild** *n* retinal image, retinal picture / **~entzündung** *f* retinitis / **~erkrankung** *f* retinopathy / **~gefäß** *n* retinal vessel / **~grube** *f* fovea centralis / **~horizont** *m* retinal horizon / **~oszillation** *f* retinal oscillation / **~peripherie** *f* periphery of the retina / **~punkt** *m* retinal point / **disparate ~punkte** *mpl* disparate retinal points, retinal disparity / **identische ~punkte** *mpl* identical retinal points / **korrespondierende ~punkte** *mpl* corresponding retinal points / **~schicht** *f* retinal layer / **~stäbchen** *n* retinal rod / **~teile** *mpl* retinal elements / **~zapfen** *m* retinal cone / **~zelle** *f* retinal cell / **~zonen** *fpl* retinal zones / **abgelöste ~** detached retina

Netzwerk *n* network, reticulum / **neuronales ~** neural network

neu new, modern, recent / **~geboren** newborn, neonatal, neonate / **~gierig** curious, inquisitive

Neuartigkeit *f* **eines Reizes** novelty of a stimulus

Neubildung *f* neoplasm, regeneration

Neuerung *f* innovation

Neuerungs|sucht *f* neophilism, modernism / **~verhalten** *n* innovativeness / **~wut** *f* neophilism, mania for innovation

Neugeborene *n* newborn child, newborn infant, neonate, neonatus, newborn

Neugeborenen|–Erbkrankheit *f* neonatal genetic disorder / **~erkrankung** *f* neonatal disorder / **~phase** *f* neonatal phase / **~sterblichkeit** *f* neonatal mortality

Neugestaltung *f* reorganisation

Neugier *f* curiosity / **~trieb** *m* curiosity drive, curiosity motive / **kindliche ~** infantile curiosity

Neugierde *f* curiosity, inquisitiveness

Neuheit *f* novelty, newness

Neuheitsprinzip *n* recency principle

Neuigkeitssucht *f* philoneism

Neuling *m* newcomer, beginner, novice

Neume *f* neume

Neuordnung *f* rearrangement, reorganization

Neuorientierung *f* reorientation

neural neural

Neural|achse *f* neuraxis / **~platte** *f* neural plate, medullary plate, neural crest / **~rohr** *n* neural canal, neural tube

Neuralgie *f* neuralgia

neuralgisch neuralgic

Neurasthenie *f* neurasthenia, nervous exhaustion, fatigue neurosis / **durch Schilddrüsenunterfunktion bedingte ~** thyrasthenia / **nebennierenbedingte ~** adrenal neurasthenia / **neurotische ~** neurasthenic neurosis / **post–infektiöse ~** postinfective neurasthenia / **posttraumatische ~** posttraumatic neurasthenia

Neurastheniker *m* neurasthenic

neurasthenisch neurasthenic

Neurilemm *n* neurilemma, Schwann's sheath, Schwann's membrane, nucleated sheath

Neurin *n* neurin, neurine

Neurit *m* neurite, axon, neuraxon, axis cylinder, neurit

Neuritis *f* neuritis

neuritisch neuritic

Neuro|anatomie *f* neuroanatomy / **~biologie** *f* neurobiology / **~biotaxis** *f* neurobiotaxis / **~blast** *m* neuroblast / **~blastom** *n* neuroblastoma, neurocytoma / **~chemie** *f* neurochemistry / **~chirurg** *m* neurosurgeon / **~chirurgie** *f* neurosurgery / **~dermitis** *f* neurodermatitis / **~dermatose** *f* neurodermatosis / **~endokrinologie** *f* neuroendocrinology / **~fibrille** *f* neurofibrille, nerve fibril / **~fibrillengitter** *n* neurofibril lattice / **~glia** *f* neuroglia, glia / **~gliazelle** *f* neuroglia cell / **~gramm** *n* neurogram, mnemic trace, mnemonic trace / **~hormon** *n* neurohormone / **~hypnose** *f* neurohypnotism / **~hypophysenhormon** *n* posterior pituitary hormone / **~kinin** *n* neurokinin / **~kranium** *n* neurocranium / **~krinie** *f* neurocrinia / **~lepsie** *f* neurolepsia, neuroleptic action / **~leptikum** *n* neuroleptic, neuroleptic drug, major tranquilizer, antipsychotic drug / **~linguistik** *f* neurolinguistics / **~loge** *m* neurologist, nerve specialist, neuropathologist, neuropathist / **~logie** *f* neurology / **~lues** *f* neurosyphilis / **~mer** *n* neuromere, neural segment / **~modulator** *m* neuromodulator

neuro|anatomisch neuroanatomical / **~dynamisch** neurodynamic / **~endokrin** neuroendocrine / **~fibrillär** neurofibrillar / **~gen** neurogenic, neurogenous, neurogenetic / **~hormonal** neurohormonal / **~humoral** neurohumoral / **~leptisch** neuroleptic / **~linguistisch** neurolinguistic / **~logisch** neurological / **~motorisch** neuromotor / **~muskulär** neuromuscular / **~nal** neuronal

Neuron *n* neurone, neuron, neurocyte, nerve cell / **adrenerges ~** adrenergic neuron(e) / **afferentes ~** afferent neuron(e) / **auditives ~** auditory neuron(e) / **efferentes ~** efferent neuron(e) / **exspiratorisches ~** expiratory neuron(e) / **frühinspiratorisches ~** early–inspiratory neuron(e) / **integrierendes ~** integrating neuron(e), interneuron(e) / **motorisches ~** motor neuron(e), motoneuron(e) / **noradrenerges ~** noradrenergic neuron(e) / **peptiderges ~** peptidergic neuron(e) / **postganglionäres ~** postganglionic neuron(e) / **präganglionäres ~** preganglionic neuron(e) / **respiratorisches ~** respiratory neuron(e) / **sensorisches ~** sensory neuron(e) / **serotoninerges ~** serotoninergic neuron(e) / **sympathisches ~** sympathetic neuron(e)

Neuronen|kette *f* chain of neuron(e)s, neurone chain / **~kreis** *m* **von Papez** multineuronal circuit of Papez / **~lehre** *f* neurone theory, neurone doctrine / **~theorie** *f* neurone theory, neurone doctrine / **~verbindung** *f* neurone junction

Neuro|path *m* neuropath / **~pathie** *f* neuropathy, nerve disorder, nervosism / **diabetische ~pathie** *f* diabetic neuropathy / **~pathologe** *m* neuropathologist, neuropathist / **~pathologie** *f* neuropathology / **~peptid** *n* neuropeptide / **~physiologie** *f* neurophysiology / **~pilem** *n* neuropil, neuropile, neuropilem / **~plegikum** *n* neuroplegic / **~psychiater** *m* neuropsychiatrist / **~psychiatrie** *f* neuropsychiatry / **~psychologie** *f* neuropsychology / **~psychose** *f* neuropsychosis

neuro|pathisch neuropathic / **~physiologisch** neurophysiological / **~psychiatrisch** neuropsychiatric / **~psychisch** neuropsychic / **~psychologisch** neuropsychological

Neurose *f* neurosis, neurotic disorder / **analytische ~** analytic neurosis / **antizipierende ~** anticipative neurosis / **berufsbedingte ~** occupational neurosis / **biologisch bedingte ~** biological neurosis / **depressive ~** depressive neurosis, neurotic depression / **durch ärztliche Einwirkung ausgelöste ~** iatrogenic neurosis / **dissoziative ~** dissociative neurosis / **echte ~** physioneurosis / **existentielle ~** existential neurosis / **exogene ~** exogenous neurosis / **experimentelle ~** experimental neurosis / **funktionelle ~** psychoneurosis / **gemischte ~** mixed neurosis / **hypochondrische ~** hypochodriacal neurosis / **hysterische ~, dissoziativer Typ** hysterical neurosis, dissociative type / **homosexuelle ~** homosexual neurosis / **iatrogene ~** iatrogenic neurosis / **idiopathische ~** idioneurosis / **krankheitsbegleitende ~** pathoneurosis / **kriegsbedingte ~** war neurosis / **lagerbedingte ~** camp neurosis / **lokalisierte ~** toponeurosis, organic neurosis / **narzisstische ~** narcissistic neurosis / **neurasthenische ~** neurasthenic neurosis / **orale ~** oral neurosis / **phobische ~** phobic neurosis / **posttraumatische ~** psttraumatic neurosis, traumatic neurosis, accident neurosis / **reaktive ~** reactive neurosis, situational neurosis / **rentenbedingte ~** insurance neurosis, pension neurosis / **schreckbedingte ~** fright neurosis / **situative ~** situational neurosis / **symptomatische ~** symptom neurosis / **traumatische ~** traumatic neurosis, accident neurosis / **unfallbedingte ~** accident neurosis, traumatic neurosis / **vasomotorische ~** vasomotor neurosis / **vegetative ~** vegetative neurosis, autonomic neurosis

Neuro|sekretion *f* neurosecretion

Neurosen|fragebogen *m* neurotic inventory / **~lehre** *f* theory of neurosis / **~theorie** *f* theory of neurosis / **~wahl** *f* choice of neurosis

neuro|sensorisch neurosensoric / **~tisch** neurotic / **~trop** neurotropic / **~vegetativ** neurovegetative, neuroautonomic / **~zirkulatorisch** neurocirculatory

Neuro|syphilis *f* neurosyphilis / **~tensin** *n* neurotensin / **~tiker** *m* neurotic / **~tikerin** *f* female neurotic / **~tisation** *f* neurotisation / **~tizismus** *m* neuroticism, neurotic tendency / **~tizismus–Fragebogen** *m* neuroticism questionnaire / **~tomie** *f* neurotomy / **~tonie** *f* neurotony / **~toxin** *n* neurotoxin / **~transmitter** *m* neurotransmitter / **~trauma** *n* neurotrauma / **~–Wissenschaften** *fpl* neurosciences / **~zyt** *m* neurocyte, neuron, neurone / **~zytom** *n* neurocytoma, neuroblastoma

neutral neutral, indifferent

Neutralisation *f* neutralization

Neutralisator *m* neutralizer

neutralisieren neutralize, counteract

Neutralität *f* neutrality / **psychotherapeutische ~** psychotherapeutic neutrality

Neutralzone *f*, **thermische** thermoneutral zone

Newton'sches Gesetz *n* **der Farbenmischung** Newton's law of colour mixture

Nexus *m* nexus, tie, gap junction

n–fach n–tuple

N–faches *n* n–tuple

N–Faktor *m* numerical factor

Nialamid *n* nialamide

Niazin *n* niacin, nicotinic acid / **~amid** *n* niacinamide, nicotinamide, nicotinic acid amide

nicht|–akademisch nonacademic / **~–aufgabenbezogen** task–irrelevant / **~–direktiv** nondirective, client–centered / **~–dualistisch** adualistic / **~–gegenständlich** non–objective / **~–glandotrop** nonglandotropic / **~–homogen** nonhomogeneous / **~–linear** nonlinear / **~–metrisch** nonmetric / **~–monoton** nonmonotonic / **~ näher bezeichnet** not otherwise specified / **~–parametrisch** nonparametric / **~–propulsiv** nonpropulsive / **~quantifizierbar** nonmetric / **~reaktiv** nonreactive / **~reizbedingt** operant / **~reizbezogen** operant / **~umkehrbar** irreversible / **~–verbal** nonverbal / **~willensmäßig** nonvoluntary

Nicht|beantwortung *f* nonresponse / **~befolgen** *n* **der ärztlichen Behandlungsmaßnahmen** noncompliance with medical treatment / **~befolgen** *n* **von Behandlungsanweisungen** noncompliance with treatment / **~beobachtung** *f* non–observance / **~dasein** *n* nonentity / **~erkennen** *n* **von Gegenständen** pragmatagnosia / **~erkennen** *n* **von Gegenständen oder Personen** agnoea, agnea / **~fachmann** *m* layman / **~–Ich** *n* nonego / **~–Leser** *m* nonreader / **~linearität** *f* nonlinearity / **~–Nullsummenspiel** *n* non–zero–sum game / **~seiendes** *n* nonbeing / **~sein** *n* nonexistence, nothingness / **~sesshafte** *m, f* homeless / **~sesshaftigkeit** *f* vagabondism, vagabondage, nomadism / **~trinker** *m* teetotaller / **~umkehrwechsel** *m* nonreversal shift / **~–Wiedererkennen** *n* jamais vu

Nichtigkeit *f* **der Ehe** nullity of marriage, invalidity of marriage

Nichts *n* nonbeing, nonentity, nothingness

nichtssagend inexpressive

Nick|bewegung *f* nodding movement / **~haut** *f* nictating membrane, nictitating membrane / **~krampf** *m* nodding spasm, salaam spasm, salaam convulsion

Nidation *f* nidation, implantation

niederdrückend depressing, depressive

niedere(r,s) lower

Niedergang *m* decline, decay, descent, retrogression / **geistiger ~** decadence / **moralischer ~** moral decay

nieder|gedrückt depressed / **~geschlagen** depressed, dejected, despondent, low–spirited / **~trächtig** mean, low, base, vile

Niedergeschlagenheit *f* depression, dejection, dejectedness, despondency

Niederkunft *f* childbirth, confinement, delivery

Niederschrift *f* record, minutes

Niederträchtigkeit *f* meanness, lowness, baseness, vileness

niedrig low / **sehr ~** low–grade

niedriger lower

Niere *f* kidney

Nieren|durchblutung *f* renal perfusion / **~erkrankung** *f* kidney disease / **~hilus** hilus of the kidney / **~kolik** renal colic / **~rinde** *f* renal cortex / **~steine** *mpl* kidney stones / **~transplantation** *f* kidney transplantation / **~versagen** *n* renal failure

Niesreflex *m* nasal reflex, sneezing reflex

Nifedipin *n* nifedipine

nigrostriatal nigrostriatal

Nihilismus *m* nihilism

nihilistisch nihilistic

Nikotin *n* nicotine / **~abhängigkeit** *f* nicotine dependence / **~amid** *n* nicotinamide / **~entzug** *m* nicotine withdrawal / **~konsum** *m* nicotine consumption / **~säure** *f* nicotinic acid, niacin / **~säu-**

reamid *n* nicotinic acid amide, niacinamide, nicotinamide / **~sucht** *f* tobacco addiction / **~vergiftung** *f* nicotine poisoning, nicotinism, tobacco intoxication

nikotininduziert nicotine–induced

Nirwana *n* nirvana / **~–Gefühl** *n* nirvanism / **~–Phantasie** *f* nirvana fantasy / **~prinzip** *n* nirvana principle

Nische *f* niche

Nissl–Färbung *f* Nissl's stain / **~–Schollen** *fpl* Nissl's bodies, Nissl's granules

Nisten *n* nidification, nesting

Nitrazepam *n* nitrazepam

Nitro|gen *n* nitrogen / **~glyzerin** *n* nitroglycerine

Niveau *n* level / **~test** *m* level test, power test / **berufliches ~** occupational level / **geistiges ~** mental level / **psychophysisches ~** psychophysical level / **sozio–ökonomisches ~** socioeconomic level

nivellieren level

Nivellierer *m* leveller, leveler

Nivellierung *f* levelling, leveling, smoothing

Nivellierungs|effekt *m* levelling effect, leveling effect, ceiling effect / **~prozess** *m* levelling process

Noese *f* noesis

Noetik *f* noetics

noetisch noetic

Noktambulismus *m* noctambulism, sleep–walking, somnambulism

Nomadentum *n* nomadism / **modernes ~** neonomadism

Nomenklatur *f* nomenclature, terminology / **traditionelle ~** traditional terminology

Nomifensin *n* nomifensine

nominal nominal

Nominal|definition *f* formal definition / **~gewicht** *n* nominal weight / **~skala** *f* nominal scale, classificatory scale, designatory scale

Nominalismus *m* nominalism

nominell nominal

Nomo|gramm *n* nomogram / **~graphie** *f* nomography / **~logie** *f* nomology

nomo|logisch nomological / **~thetisch** nomothetic

Non|–Disjunktion *f* nondisjunction / **~konformismus** *m* nonconformism / **~konformist** *m* nonconformist / **~–REM–Schlaf** *m* non–REM sleep, NREM sleep, orthodox sleep

Nonius *m* vernier, nonius / **~sehschärfe** *f* nonius vision, nonius acuity, hyperacuity

noogen noogenetic

Noo|genese *f* noogenesis / **~pathie** *f* mental disorder / **~psyche** *f* noopsyche / **~tropikum** *n* nootropic drug, nootropic, cognitive enhancer

Noradrenalin *n* noradrenaline, norepinephrine, arterenol / **~metabolit** *m* norepinephrine metabolite

Norepinephrin *n* norepinephrine

nörgeln nag, carp, crab, grumble

nörgelnd querulous, peevish

Nörgelsucht *f* querulousness

Nörgler *m* nagger, carper, grumbler

Norm *f* norm, standard / **~gruppe** *f* standard group, normal group, standardization group / **~linie** *f* norm line / **~überfüller** *m* ratebuster / **abweichende ~** deviating standard / **gesellschaftliche ~** social code, social norm / **nationale ~** national norm / **örtliche ~** local norm / **psychische ~** psychic norm / **soziale ~** social code, social custom, social norm, social standard / **statistische ~** statistical norm

normal normal, regular, standard / **~gipflig** isokurtic, mesokurtic / **~sichtig** emmetropic, orthoscopic / **~verteilt** bell–shaped, paradic, normally distributed / **geistig ~** compos mentis

Normal|beobachter *m* standard observer / **~befund** *m* normal findings / **~bereich** *m* normal range / **~form** *f* standard form / **~frequenz** *f* reference frequency, standard pitch / **~gewicht** *n* standard weight, normal weight / **~gipfligkeit** *f* mesokurtosis / **~gruppe** *f* normal group, standard group / ~**kurve** *f* normal curve, bell-shaped curve, binomial curve / ~**maß** *n* standard measure / ~**maßstab** *m* standard measure / ~**reiz** *m* standard stimulus, normal stimulus / ~**schalldruck** *m* reference sound pressure, reference pressure / ~**schallstärke** *f* sound reference intensity / ~**sichtiger** *m* emmetrope / ~**sichtigkeit** *f* emmetropia, normal vision / ~**ton** *m* standard pitch, reference frequency, reference sound / ~**verteilung** *f* normal distribution, Gaussian distribution / ~**verteilungskurve** *f* normal curve of distribution, normal frequency curve, curve of normal error / ~**zustand** *m* normal condition, normal state

normalisieren normalize

Normalisierung *f* normalization, standardization

Normalität *f* normality, normalcy, normalness

normativ normative

Normenfeststellung *f* normative survey

normieren standardize

Normierung *f* standardization

Normoventilation *f* normoventilation

Normung *f* standardization

Nortryptylin *n* nortryptyline

Noso|agnosie *f* nosoagnosie / ~**genie** *f* nosogeny, pathogenesis / ~**graphie** *f* nosography / ~**loge** *m* nosologist / ~**logie** *f* nosology / ~**manie** *f* nosomania / ~**philie** *f* nosophilia / ~**phobie** *f* nosophobia

noso|genisch nosogenic, pathogenic / ~**graphisch** nosographic / ~**logisch** nosological / ~**phobisch** nosophobic

Nostalgie *f* nostalgia, nostalgy

nostalgisch nostalgic

Nostomanie *f* nostomania

Not *f* distress, emergency / ~**dienst** *m* emergency service / ~**fall** *m* emergency / ~**fallintervention** *f* crisis intervention / ~**fallfunktion** *f* emergency function, Cannon's reaction / ~**fallreaktion** *f* emergency reaction / ~**fallsituation** *f* emergency situation / ~**rufdienste** *mpl* hot line services, telephone emergency lines / ~**schrei** *m* distress call / ~**wendigkeit** *f* necessity / ~**zucht** *f* rape, violation, criminal assault

Note *f* note

Noten|blindheit *f* musical aphasia / ~**gebung** *f* educational grading

not|gedrungen forced, compelled, compulsory / ~**wendig** necessary, required

Nötigung *f* coercion / **sexuelle** ~ sexual assault, sexual coercion

Notiz *f* memo, memorandum, notice

Noumenon *n* noumenon

Nous *m* nous

Novokain *n* novocaine

Noxe *f* noxa, noxious agent

Nozirezeptor *m*, **Nozizeptor** *m* nociceptor, nocireceptor, nocisensor

Nozizeption *f* nociperception

nozizeptiv nociceptive

N–Phthalylglutaminsäureimid *n* thalidomide

nüchtern sober

Nüchternheit *f* soberness, sobriety

Nucleus| caudatus *m* caudate nucleus, nucleus caudatus / ~ **cuneatus** *m* cuneate nucleus, nucleus cuneatus / ~ **dentatus** *m* dentate nucleus / ~ **gracilis** *m* gracile nucleus, nucleus gracilis / ~ **lentiformis** *m* lentiform nucleus, lenticular nucleus / ~ **nervi oculomotori** *m* oculomotor nucleus / ~ **niger** *m* substantia nigra / ~ **ruber** *m* red nucleus

Nudismus *m* nudism, naturism

Nudo|manie *f* nudomania / ~**philie** *f* nudophilia / ~**phobie** *f* nudophobia

nuklear nuclear

Nukleinsäure *f* nucleic acid

Nukleolus *m* nucleolus

Nukleotid *n* nucleotid

Nukleus *m* nucleus

Null f zero, null / **~effektivität** f zero efficiency / **~hypothese** f null hypothesis / **~hypothesentestung** f null hypothesis testing / **~korrelation** f zero correlation / **~linie** f baseline

Nullpunkt m zero point, neutral point / **absoluter** ~ true zero, absolute zero / **physiologischer** ~ physiological zero / **willkürlicher** ~ arbitrary zero

Null|versuch m occlusion test, blank experiment, catch trial

numerisch numeric, numerical

numinös numinous

Nummer f number

Nummerndiagramm n number form

Nutrition f nutrition, alimentation

nutritiv nutritive

Nutzen m utility, gain, advantage, benefit / **subjektive ~erwartung** f subjectively expected utility / **~ziehen** benefit / **psychologischer** ~ psychological utility

nutzen benefit, be of advantage, be useful

nützlich useful, advantageous, beneficial, helpful, serviceable

Nützlichkeit f utility, usefulness, advantage

Nützlichkeits|philosophie f utilitarianism / **~standpunkt** m utilitarian point of view

nutzlos useless, unnecessary, unproductive

Nutzreiz m utilized stimulus

Nutzungszeit f utilization time

Nykt|algie f nyctalgia, night pain / **~alopie** f nyctalopia, day–blindness / **~anopie** f nyctanopia, night–blindness / **~aphonie** f nyctaphonia

Nykto|philie f nyctophilia / **~phobie** f nyctophobia

nymphoman nymphomanic

Nympho|manie f nymphomania, clitoromania, hysteromania, ovariomania, uteromania / **~manin** f nymphomaniac

nystagmisch nystagmic

Nystagmogramm n nystagmogram / **~graph** m nystagmograph

Nystagmus m nystagmus, nystaxis / **~–Myoklonie** f nystagmus–myoclonus / **~probe** f Barany's caloric test / **angeborener** ~ congenital nystagmus / **galvanischer** ~ galvanic nystagmus / **horizontaler** ~ lateral nystagmus, horizontal nystagmus / **kalorischer** ~ caloric nystagmus / **okulärer** ~ ocular nystagmus / **optokinetischer** ~ optokinetic nystagmus / **persistierender** ~ persistent nystagmus / **postrotatorischer** ~ postrotatory nystagmus / **statischer** ~ positional nystagmus

O

Obdachlose *m, f* homeless
Obduktion *f* autopsy
obere(r,s) upper
Oberfläche *f* surface / **reflektierende** ~ reflecting surface / **spiegelnde** ~ reflecting surface
Oberflächen|anästhesie *f* surface anaesthesia / ~**eigenschaft** *f* surface trait / ~**elektrode** *f* surface electrode / ~**endnerv** *m* exteroceptor / ~**farbe** *f* surface colour / **transparente** ~**farbe** *f* transparent surface colour / ~**merkmal** *n* surface trait / ~**reflex** *m* superficial reflex / ~**schmerz** *m* superficial pain / ~**sensibilität** *f* superficial sensibility / ~**struktur** *f* surface structure / ~**wesenszug** *m* surface trait / ~**zelle** *f* epithelial cell
oberflächlich superficial, cursory, shallow
Ober|haut *f* epidermis / ~**kiefer** *m* superior maxilla, upper jaw / ~**knöchelchen** *n* ossicle / ~**lidlähmung** *f* ptosis / ~**schenkelnerv** *m* femoral nerve / ~**schicht** *f* upper class, elite / **obere** ~**schicht** *f* upper upper class, **untere** ~**schicht** *f* lower upper class / ~**schichteinstellungen** *fpl* upper class attitudes / ~**stufe** *f* upper grades, higher classes / ~**ton** *m* overtone, harmonic, harmonic tone / ~**wellen** *fpl* harmonic frequencies / ~**ziel** *n* overriding goal, primary objective
Objekt *n* object / ~**agnosie** *f* object agnosia, ideational agnosia / ~**besetzung** *f* object cathexis, cathexis of an object / ~**bewusstsein** *n* object consciousness / ~**beziehung** *f* object relationship, object relation, objectal relationship / ~**beziehungstheorie** *f* object relations theory / ~**bindung** *f* fixation to an object (a person) / ~**erkennung** *f* object recognition / ~**erotik** *f* allo–erotism, allo–eroticism,

object libido / ~**farbe** *f* object colour / ~**findung** *f* object finding / ~**gerichtetheit** *f* objective intentionality / ~**größe** *f* object size / **gutes** ~ good object / **instinktauslösendes** ~ instinctual object, object of instinct / **schlechtes** ~ bad object
Objektion *f* transference onto an object / **emotionale** ~ emotional transference / **sensorielle** ~ sensorial transference
Objektiv *n* objective
objektiv objective, unbiased, unbiassed, impersonal
Objektivation *f* objectivation
objektivieren objectify
Objektivierung *f* objectification, objectivation / ~ **des Denkens** objectivation of thinking
Objektivismus *m* objectivism
Objektivität *f* objectivity
Objektivitäts|drang *m* drive for objectivity / ~**stufen** *fpl* levels of factuality
Objekt|konstanz *f* object constancy / ~**libido** *n* object libido, objectual libido / ~**liebe** *f* object love / ~**permanenz** *f* object permanence / ~**spaltung** *f* splitting of the object / ~**stufe** *f* stage of object love / ~**trieb** *m* sexual drive, sexual instinct / ~**verlust** *m* object loss / ~**wahl** *f* object choice, object selection, mate selection / **anaklitische** ~**wahl** *f* anaclytic object choice / **inzestuöse** ~**wahl** *f* incestuous object choice / **narzisstische** ~**wahl** *f* narcissistic object choice
obligatorisch obligatory
Obli|max–Methode *f* oblimax method / ~**min–Methode** *f* oblimin method / ~**quität** *f* obliquity / ~**teration** *f* obliteration

Obsession *f* obsession, compulsion

obsessiv–impulsiv obsessive–compulsive

Obstipation *f* constipation, obstipation / **psychogene** ~ anal impotence, anal impotency, psychologically induced obstipation

obszön obscene, pornographic

Obszönität *f* obscenity

occipital occipital

Occipitallappen *m* occipital lobe

Ochlophobie *f* ochlophobia, fear of crowds

Od *n* od, odylic force

Ödem *n* oedema, edema / **angioneurotisches** ~ angioneurotic oedema, angioneurotic edema, wandering oedema, wandering edema / **hysterisches** ~ hysterical oedema, hysterical edema

ödematös oedematous, edematous

Oder–Antwort *f* precision alternative

ödipal oedipal

Ödipus|komplex *m* Oedipus complex, Oedipal complex, mother complex / **perverser ~komplex** *m* inverted Oedipus complex / **weiblicher ~komplex** *m* female Oedipus complex, father complex, Electra complex / **~phase** *f* Oedipal stage / **~regung** *f* Oedipal impulse / **~situation** *f* Oedipus situation / **vollständiger** ~ complete Oedipus

Odorimetrie *f* odorimetry

Oenomanie *f* oinomania, oenomania

offen open, overt, frank / **~baren** reveal, disclose, manifest / **~kundig** manifest, evident / **~sichtlich** apparent, obvious, manifest

Offen|barungswahn *m* delusion of revelation, religious delusion / **~heit** *f* openness, frankness, sincerity / **~heit** *f* **für Erfahrungen** *f* openness to experience / **geistige ~heit** *f* openmindedness / **~herzigkeit** *f* openness, openheartedness / **~kundigkeit** *f* obviousness, manifestation, evidence

offensiv offensive

öffentlich public

Öffentlich|keit *f* public / **~keitsarbeit** *f* public relations, publicity

offizinell officinal

Öffnung *f* aperture, orifice

Öffnungsgröße *f* **der Pupille** pupillary size

Ogive *f* ogive, ogival curve, cumulative frequency, summation curve

Ohm *n* ohm / **~meter** *n* ohmmeter / **~'sches Gesetz** *n* Ohm's law

Ohnmacht *f* fainting, syncope / **in ~ fallen** faint

ohnmächtig fainting, swooning / **~ werden** faint, swoon

Ohnmachts|anfall *m* fainting fit, syncope, syncopal attack, swoon / **~gefühl** *n* faintness

Ohr *n* ear / **~bläschen** *n* auditory vesicle / **~gang** *m* auditory canal / **~geräusch** *n* otogenic tone, tinnitus / **~knöchelchen** *n* otic bone, auditory ossicle / **~labyrinth** *n* labyrinthine system / **~muschel** *f* auricle, pinna / **~muschelreflex** *m* ear reflex, pinna reflex / **~schnecke** *f* cochlea / **~schwindel** *m* aural vertigo, auditory vertigo / **~speicheldrüse** *f* parotid gland, parotid / **~spiegel** *m* ear speculum, otoscope / **~stöpsel** *m* ear plug / **~trompete** *f* Eustachian tube, pharyngotympanic tube, otosalpinx / **äußeres** ~ external ear

Ohren|arzt *m* otologist, ear specialist / **~entzündung** *f* otitis / **~heilkunde** *f* otology / **~klingen** *n* tinnitus, ringing in the ears / **~krankheit** *f* ear disorder / **~leiden** *n* otopathy / **~sausen** *n* tinnitus, ear ringing, buzzing / **~schützer** *m* ear guard, ear flaps / **~spiegel** *m* otoscope, ear speculum

Oikophobie *f* oikophobia

oikotrop oikotropic

Okkasionalismus *m* occasionalism

Okklusion *f* occlusion

okklusiv occlusive

okkult occult, cryptic, paranormal

Okkultismus *m* occultism

Ökologe *m* ecologist

Ökologie *f* ecology

öko|logisch ecological / **~nomisch** economic

Ökonomie *f* economy, economics / **~prinzip** *n* principle of economy, law of simplicity, law of parsimony, Occam's razor / **geistige ~** mental economics

Öko|psychologie *f* ecological psychology, environmental psychology / **~system** *n* ecotropic system

Oktave *f* octave

okulo|gyral oculogyral, oculogyric / **~kardial** oculocardial / **~motorisch** oculomotor, oculomotoric, oculomotive

Okulomotorius *m* oculomotor nerve / **~zentrum** *n* oculomotor centre

okzipital occipital

Okzipitallappen *m* occipital lobe

okzipitoparietal parieto–occipital

Okziput *m* occiput

Olfaktie *f* olfactie

Olfakto|meter *n* olfactometer / **~metrie** *f* olfactometry / **~rius** *m* olfactory nerve

olfaktorisch olfactory

Oligo|dendroglia *f* oligodendroglia / **~menorrhoe** oligomenorrhea, infrequent menstruation / **~peptid** *n* oligopeptide / **~phrenie** *f* oligophrenia, mental deficiency, mental retardation / **~saccharid** *n* oligosaccharide / **~zönose** *f* oligocoenosis

oligo|phren oligophrenic / **~sthenic** oligosthenic, weak

Olive *f* olivary body, olive

olivenförmig olivary

Oliven|kern *m* olivary nucleus / **~körper** *m* olivary body / **~rückenmarksbahn** *f* olivo–spinal tract, bulbo–spinal tract

Omen *n* omen

Ommatidium *n* ommatidium

Omnipotenz *f* omnipotence

Onanie *f* masturbation, onanism, self–stimulation / **~ersatz** *m* masturbation substitute, substitute for masturbation / **~furcht** *f* fear of masturbation / **~phantasie** *f* masturbation fantasy / **~zwang** *m* compulsion to masturbate / **exzessive ~** compulsive onanism / **spielerische ~** pseudomasturbation

Onanieren *n* onanism / **zwanghaftes ~** compulsive onanism

onanieren masturbate, practise onanism

Onanist *m* onanist, masturbator

Oneirismus *m* oneirism

Oneirodynia *f* oneirodynia

oneiroid oneiric, dream–like

Oneirologie *f* oneirology

Oniomanie *f* oniomania

Online–Suche *f* online search

Önomanie *f* oenomania, dipsomania

Onomato|lalie *f* onomatolalia / **~logie** *f* onomatology / **~manie** *f* onomatomania / **~phobie** *f* onomatophobia / **~pöie** *f* onomatopoeia, onomatopoeisis

onomatopoetisch onomatopoetic, onomatopoeic

Onto|genese *f* ontogenesis, ontogeny / **~genie** *f* ontogenesis, ontogeny / **~logie** *f* ontology

onto|genetisch ontogenetic, ontogenic / **~logisch** ontological

Onycho|phagie *f* onychophagia, onychophagy / **~tillomanie** *f* onychotillomania

Oo|genese *f* oogenesis / **~gonium** *n* oogonium

Operant *m* operant, operant reaction

operant operant

Operation *f* operation, surgery / **~ der endokrinen Drüsen** endocrine gland surgery / **logische ~** logical operation / **mathematische ~** mathematical operation / **zulässige ~** permissible operation

Operationalismus *m* operationalism, operationism, operational behaviourism

Operationismus *m* operationism, operationalism

Operations|charakteristik *f* operating characteristic / **stereotaktische ~methode** *f* stereotactic method / **~sucht** *f* traumatophilia, tomomania / **stereotaktisches ~verfahren** *n* stereotactic technique

Operations Research *n* operations research, operational research

operationssüchtig traumatophilic

operativ operative, surgical

Operator *m* operator

Operotropismus *m* operotropism

Opfer *n* victim

Ophidiophobie *f* ophidiophobia

Ophthalmenzephalon *n* ophthalmencephalon, eye–brain

Ophthalmo|logie *f* ophthalmology / **~meter** *n* ophthalmometer / **~metrie** *f* ophthalmometry / **~skop** *n* ophthalmoscope / **~skopie** *f* ophthalmoscopy / **~statometer** *n* ophthalmostatometer / **~statometrie** *f* ophthalmostatometry / **~tonometer** *n* ophthalmotonometer / **~tonometrie** *f* ophthalmotonometry

Opiat *n* opioid, opiate / **~agonist** *m* narcotic agonist / **~analgesie** *f* opiate analgesia / **~antagonist** *m* narcotic antagonist / **~entzug** *m* opioid withdrawal / **~intoxikation** *f* opioid intoxication / **~intoxikationsdelir** *n* opioid intoxication delirium / **~konsum** *m* opioid use / **~missbrauch** *m* opioid abuse / **~rezeptor** *m* opiate receptor / **~sucht** *f* opioid addiction / **körpereigenes ~** endogenous opiate

opiatinduziert opioid–induced

Opioid *n* opioid / **endogenes ~** opioid

Opiomanie *f* opiomania, opioid addiction

Opisthotonus *m* opisthotonos, head retraction

Opium *n* opium / **~alkaloid** *n* opium alkaloid / **~derivat** *n* opium derivate / **~essen** *n* opiophagia / **~esser** *m* opium eater / **~raucher** *m* opium smoker / **~sucht** *f* addiction to opium, opiomania, opium habit, opiumism / **~süchtiger** *m* opium addict, opiomaniac, opiophile / **~vergiftung** *f* opium poisoning

opiumsüchtig opiomaniac

Oppel'sche Täuschung *f* Oppel–Kundt illusion

Oppenheim–Reflex *m* Oppenheim's reflex

Opportunismus *m* opportunism

Opportunist *m* opportunist

opportunistisch opportunistic

Opposition *f* opposition / **~ zur Gruppenmeinung** counterconformity

Oppositions|bedürfnis *n* counteraction need, need for counteraction / **~verhalten** *n* countersuggestibility

Opsin *n* opsin

Opsomanie *f* opsomania

Optik *f* optics

Optiker *m* optician

Optikus *m* optic nerve, second nerve / **~atrophie** *f* optic atrophy

optimal optimal, optimum

optimieren optimize

Optimierung *f* optimizing

Optimismus *m* optimism / **oraler ~** oral optimism

Optimist *m* optimist / **unverbesserlicher ~** confirmed optimist

optimistisch optimistic

Optimum *n* optimum

Option *f* option

optisch optic, optical / **~–akustisch** visuo–auditory / **~–kinästhetisch** visuo–kinaesthetic / **~–räumlich** visuo–spatial

opto|kinetisch optokinetic / **~metrisch** optometrical

Opto|meter *n* optometer / **~metrie** *f* optometry

Orakel *n* oracle, prophecy

oral oral / **~aggressiv** oral–aggressive / **~erotisch** oral–erotic / **~inkorporativ** oral–incorporative / **~sadistisch** oral–biting, oral–sadistic

Oralerotik *f* oral eroticism, oral erotism, mouth erotism

Oralität *f* orality

Oral|phase *f* oral phase / **~raum** *m* oral body zone / **~sadismus** *m* oral sadism

Orang–Utan *m* orangoutan, orangutan

Orbita *f* orbit, orbita, eye–socket

orbital orbital

orbitofrontal orbitofrontal, fronto–orbital

Orden *m* religious order

ordentlich orderly, ordinary, tidy

Ordentlichkeit *f* orderliness, tidiness, neatness / **zwanghafte ~** compulsive orderliness

Ordinal|skala *f* ordinal scale / **~zahl** *f* ordinal number

Ordinate *f* ordinate, Y coordinate, Y axis

ordnen regulate, sort out, arrange

ordnend regulatory

Ordnung *f* order, orderliness / **~ einer Matrix** order of a matrix / **in ~bringen** settle, arrange / **erste ~** first–order / **nullte ~** zero–order

Ordnungs|bedürfnis *n* orderneed, need for order / **übersteigerte ~liebe** *f* pedantry / **~muster** *n* schema / **~sinn** *m* sense of order / **~test** *m* ordering test, classification test, rearrangement test / **~zahl** *f* ordinal number

orektisch orectic

Oresteskomplex *m* Orestes complex

Orexie *f* orexia, appetite

Organ *n* organ / **~bildung** *f* organogenesis, organogeny, organ formation / **~bildungszeit** *f* organogenetic period / **gemeinsame ~eigenschaft** *f* interorgan generality / **~empfindung** *f* organ sensation, visceral sensation, common sensation / **fehlende ~entwicklung** *f* agenesis, agenesia / **~erinnerung** *f* organic memory / **~erotik** *f* organ erotism / **~gefühl** *n* organ sensation, organic sensation, visceral sensation / **analoges ~** analogous organ / **homologe ~e** *npl* homologous organs

organ|bildend organogenetic / **~erotisch** organ–erotic

Organelle *f* organelle

Organigramm *n* organization chart

Organisation *f* organization / **~ der Libido** libidinal organization, organization of the libido / **~ der Sinneseindrücke** sensory organization / **~ des Sehfeldes** visual organization / **ausländische ~** foreign organization / **autonome ~** autonomous organization / **bürokratische ~** bureaucratic organization / **formelle ~** formal organization / **geistige ~** mental organization / **gemeinnützige ~** nonprofit organization / **informelle ~** informal organization / **internationale ~** international organization / **kirchliche ~** religious organisation / **logische ~** logical organization / **räumliche ~** spatial organization / **soziale ~** social organization / **spontane ~** spontaneous organization / **stille ~** silent organization / **zentralisierte ~** centralized organization

Organisations|änderung *f* organizational change / **~bedürfnis** *n* need for organisation / **~effektivität** *f* organizational effectiveness / **~entwicklung** *f* organizational development, organization development / **~klima** *n* organizational climate / **~krise** *f* organizational crisis / **~merkmale** *npl* organizational characteristics / **~prozess** *m* organizational process / **~psychologie** *f* organizational psychology / **~struktur** *f* organizational chart, organizational structure / **~veränderung** *f* organizational change / **~verbundenheit** *f* organizational commitment / **~verhalten** *n* organizational behaviour / **~verschmelzung** *f* organizational merger / **~zentrum** *n* organization centre / **~ziel** *n* organiza–

tional objective, organizational goal / **~zweck** *m* organization goal, organizational purpose
Organisator *m* organizer
organisatorisch organizational
organisch organic / **~ bedingt** organic
organisieren organize
organismisch organismic
Organismus *m* organism / **~variable** *f* organismic variable, personal variable / **psychophysiologischer ~** psychophysiological organism / **sozialer ~** social organism
organistisch organistic
Organizismus *m* organicism
Organ|libido *f* organ libido, organ erotism / **~lust** *f* organ pleasure / **~minderwertigkeit** *f* organ inferiority, organic inferiority, underdevelopment of an organ / **~neurose** *f* organ neurosis, organic neurosis, visceral neurosis
organo|gen organogenic / **~leptisch** organoleptic
Organogenese *f* organogenesis, organogeny
Organon *n* organon
Organophosphat *n* organophosphate
Organ|psychose *f* organ psychosis / **~schwäche** *f* weakness of an organ / **~störung** *f* organic disorder / **~struktur** *f* biological structure / **~system** *n* organic system / **~therapie** *f* organic therapy / **~transplantation** *f* organ transplantation / **~variable** *f* organic variable
Orgasmolepsie *f* orgasmolepsy, narcoleptic attack during orgasm
Orgasmus *m* orgasm / **~ des Mannes** male orgasm / **~–Impotenz** *f* orgastic impotence / **~störung** *f* orgasmic dysfunction / **männliche ~störung** *f* male orgasmic disorder / **weibliche ~störung** *f* female orgasmic disorder / **klitorischer ~** clitoric orgasm / **männlicher ~** male orgasm / **multipler ~** multiple orgasm / **trockener ~** dry orgasm / **vaginaler ~** vaginal orgasm / **weiblicher ~** female orgasm

orgastisch orgastic, orgasmic
Orgiasmus *m* orgiasm, orgy, ecstasy
Orgie *f* orgy
Orgon–Theorie *f* orgone theory
orientieren (sich) orient
orientiert oriented
Orientierung *f* orientation / **~ im Raum** space orientation, orientation in space / **~ zur Windrichtung** anemotropism, anemotaxis / **doppelte ~** double orientation / **geistige ~** mental orientation / **gemeinsame ~** coorientation / **kognitive ~** cognitive orientation / **örtliche ~** orientation of place / **perzeptive ~** perceptual orientation / **räumliche ~** spatial orientation / **sexuelle ~** sexual orientation / **situative ~** situational orientation / **soziale ~** social orientation / **theoretische ~** theoretical orientation / **tierische ~** animal orientation / **zeitliche ~** temporal orientation, orientation in time
Orientierungs|bedürfnisse *npl* orientation needs / **innere ~losigkeit** *f* anomie, anomy, anomia / **~punkt** *m* bench–mark / **~reaktion** *f* orienting response, orienting reaction / **~reaktion** *f* **nach Berührung** haptotaxis, haptotropism / **~reflex** *m* orienting reflex / **~sinn** *m* sense of direction, orientation / **~störung** *f* disturbance of orientation, loss of orientation / **~verhalten** *n* orienting behaviour / **~verlust** *m* loss of orientation, aphronesia / **~zeichen** *n* advance organizer
orientierungslos disoriented, anomic
Original *n* original, odd fellow, oddity, eccentric person / **~antwort** *f* original response / **~text** *m* original text, script
original original
Originalität *f* originality, creativeness, creativity
Orphenadrin *n* orphenadrine
Ort *m* place, locus / **~ der Steuerung** locus of control / **am gleichen ~** homotopic / **an ~ und Stelle** in situ / **geometrischer ~** locus

ortho|dox orthodox / **~drom** orthodromic / **~genetisch** orthogenetic / **~gnath** orthognatic, orthognatous / **~gonal** orthogonal / **~pädisch** orthopaedic, orthopedic / **~statisch** orthostatic

Ortho|doxie *f* orthodoxy / **~genese** *f* orthogenesis / **~gnathie** *f* orthognathism, orthognathy / **~gonalität** *f* orthogonality / **~graphie** *f* orthography, spelling / **~molekularpsychiatrie** *f* orthomolecular psychiatry / **~pädagogik** *f* orthopedagogics / **~pädie** *f* orthopaedics, orthopedics, orthopaedy, orthopedy / **~phorie** *f* orthophoria / **~phrenie** *f* orthophrenia / **~psychiatrie** *f* orthopsychiatry, mental hygiene / **~rater** *m* orthorater / **~skop** *n* orthoscope / **~skopie** *f* orthoscopy / **~thymie** *f* orthothymia

örtlich local, regional, topical

Orts|gedächtnis *n* locality memory / **~lernen** *n* spatial learning / **~sinn** *m* sense of orientation, spatial sense / **~veränderung** *f* locomotion

Os| frontale *n* frontal bone / **~ occipitale** *n* occipital bone / **~ pubis** *n* pubic bone / **~ temporale** *n* temporal bone

Oseretzky–Test *m* Oseretzky Scale

Osmo|logie *f* osmology / **~phobie** *f* osmophobia, irrational fear of odours / **~regulation** *f* osmoregulation, osmotic regulation / **~rezeptor** *m* osmoreceptor, osmoceptor / **~se** *f* osmosis, osmose / **~taxis** *f* osmotaxis / **~therapie** *f* osmotherapy

osmotisch osmotic

Ösophagus *m* esophagus

Osphradium *n* osphradium

Osphresio|lagnie *f* osphresiolagnia / **~logie** *f* osphresiology, osmology / **~philie** *f* osphresiophilia / **~phobie** *f* osphresiophobia

Ossifikation *f* ossification

ossifizieren ossify

Osteo|klast *m* osteoclast / **~porose** *f* osteoporosis, brittle bone syndrome

Osteoakusis *f* bone–conduction, osteo–acousis

Österreichische Schule *f* Austrian school

Östradiol *n* estradiol

Östrogen *n* estrogen

östrogen estrogenic, estrogenous

Östromanie *f* oestromania, estromania

Östron *n* estrone, folliculin

Östrus *m* estrus, oestrum, estrum

östruserzeugend estrogenic, estrogenous

Ostwald|–Farbenkreis *m* Ostwald colours / **~–Farbsystem** *n* Ostwald colours / **~–Farbensystem** *n* Ostwald colours

Oszillation *f* oscillation

Oszillator *m* oscillator

oszillieren oscillate

oszillierend oscillating, oscillatory

Oszillo|gramm *n* oscillogram / **~graph** *m* oscillograph / **~graphie** *f* oscillography / **~meter** *n* oscillometer, oscilloscope / **~metrie** *f* oscillometry / **~skop** *n* oscilloscope

O–Technik *f* O technique

Otitis media *f* otitis media

Oto|lith *m* otolith, statolith, otoconium / **~lithenmembran** *f* otolith organ / **~loge** *m* otologist / **~logie** *f* otology / **~sklerose** *f* otosclerosis / **~skop** *n* otoscope, auriscope / **~spongiose** *f* otospongiosis

otolithisch otolithic

Output *m* output

oval oval

ovarial ovarian, ovarial

Ovarialgie *f* oophoralgia

Ovariektomie *f* ovariectomy, removal of an ovary

Ovarium *n* ovary / **polyzystisches ~** Stein–Leventhal syndrome

Ovulation *f* ovulation

Ovulationshemmer *m* ovulation inhibitor, antiovulant

Ovulum *n* ovulum

Ovum *n* ovum
Oxazepam *n* oxazepam
Oxid *n* oxide / **~ase** *f* oxidase / **~ation** *f* oxidation
oxidativ oxidative

Oxy|genation *f,* oxygenation / **~hämoglobin** *n* oxyhemoglobin / **~metrie** *f* oximetry / **~phonie** *f* oxyphonia / **~tocin** *n* oxytocin / **~zephalie** *f* oxycephaly

ozeanisch oceanic

P

Paar *n* pair, couple / **~assoziationen** *fpl* paired associates / **~assoziationslernen** *n* paired associates learning / **~bildung** *f* matching, mating, pairing / **~therapie** *f* relationship therapy / **~vergleich** *m* paired comparison, comparison by pairs / **gleitender ~vergleich** *m* slip comparison / **~vergleichsverfahren** *n* paired associates test / **~wortmethode** *f* right associates procedure / **unverheiratetes ~** unmarried couple

paaren mate / **sich ~** copulate, mate

Paarung *f* copulation, mating / **~ außerhalb der eigenen Gruppe** outbreeding

Paarungs|trieb *m* mating instinct / **~verhalten** *n* mating behaviour / **~verhalten** *n* **bei Tieren** animal mating behaviour / **~zeit** *f* pairing time

paarungsungünstig anoestrous

paarweise paired, in pairs

Pachymeninx *f* pachymeninx, dura mater

Pacini–Körperchen *npl* Pacini's corpuscles, Pacinian corpuscles

Pädagoge *m* teacher, pedagogue, pedagog, educationalist, educator

Pädagogik *f* pedagogics, pedagogy, educational science / **~student(in)** *m, f* educational student / **alternative ~** nontraditional education / **experimentelle ~** experimental pedagogy, experimental pedagogics / **kybernetische ~** cybernetic education / **moderne ~** modern pedagogy, modern pedagogics / **wissenschaftliche ~** scientific pedagogy, scientific pedagogics

pädagogisch pedagogic, pedagogical, educational

Päderast *m* paederast, pederast

Päderastie *f* paederasty, pederasty

Päderosis *f* pederosis

Pädiater *m* pediatrician, pediatrist

Pädiatrie *f* pediatrics, pediatry

pädiatrisch pediatric

Pädo|logie *f* paedology, pedology / **~morphismus** *m* pedomorphism / **~philie** *f* paedophilia, pedophilia

pädophil pedophilic

Paläencephalon *n* paleencephalon

paläoatavistisch paleoatavistic

Palaeo|cortex *m* palaeocortex, paleocortex / **~mnese** *f* paleomnesis / **~neurologie** *f* paleoneurology

Paläontologie *f* paleontology

päläontologisch paleontological

Paläo|pathologie *f* paleopathology / **~psychologie** *f* paleopsychology

paläopsychisch paleopsychic

Palato|lalie *f* palatolalia / **~phonie** *f* palatophonia

Pali|graphie *f* paligraphia / **~kinese** *f* palikinesis, palikinesia / **~lalie** *f* palilalia, paliphrasia / **~lexie** *f* palilexia / **~phemie** *f* paliphemia / **~praxie** palipraxia

Palin|genese *f* palingenesis / **~genesis** *f* palingenesis / **~mnese** *f* palinmnesis / **~opsie** *f* palinopsia / **~phrasie** *f* paliphrasia

palingenetisch palingenetic

Pallästhesie *f* pallaesthesia, pallesthesia

Pallidum *n* pallidum, globus pallidum

Pallium *n* pallium, brain–mantle

palmar palmar

Palmarreflex *m* palmar reflex

palpebral palpebral

Palpieren *n* palpation

Palpilation *f* palpilation

Paludismus *m* malaria

Pan|algesie *f* pantalgia / **~dämonium** *n* pandemonium

Pandy|-Probe *f* Pandy's test / **~-Reaktion** *f* Pandy's test / **~-Test** *m* Pandy's test

Panel *n* panel / **~befragung** *f* panel technique / **~methode** *f* panel method / **~technik** *f* panel technique / **~untersuchung** *f* panel study / **~versuchsplan** *m* panel design

Panik *f* panic / **~attacke** *f* panic attack, anxiety attack / **~reaktion** *f* panic reaction / **~störung** *f* panic disorder / **~störung** *f* **mit (ohne) Agoraphobie** panic disorder with (without) agoraphobia / **~syndrom** *n* panic disorder / **homosexuelle ~** homosexual panic, Kempf's disease / **in ~ geraten** to panic, get into panic

panikartig panic–like

panisch panic

Pankreas *n* pancreas / **~sekretion** *f* pancreatic secretion / **exokrines ~** exocrine part of pancreas

Pan|logismus *m* panlogism / **~neurose** *f* panneurosis / **~phagie** *f* panphagia / **~phobie** *f* panphobia, pantophobia, panophobia / **~psychismus** *m* panpsychism / **~sexualismus** *m* pansexualism / **~theismus** *m* pantheism / **~theist** *m* pantheist

Panto|mime *f* pantomime, mimodrame / **~mimensprache** *f* pantomimic speech / **~mimik** *f* pantomime / **~phobie** *f* pantophobia, panphobia, panophobia

Panum'sches Phänomen *n* Panum effect, Panum phenomenon

Papaverin *n* papaverine

Paper–Pencil–Test *m* paper–and–pencil test, pencil–and–paper test

Papier *n* paper / **~-Bleistift–Test** *m* paper–and–pencil test, pencil–and–paper test / **kariertes ~** graph paper / **lichtempfindliches ~** photosensitive paper, photosensitized paper

Papilla| circumvallata *f* der Zunge circumvallate papilla / **~ foliata** *f* foliate papilla

Papille *f* papilla, blind spot

papillenförmig papillary

Para|biose *f* parabiosis / **~bulie** *f* parabulia / **~chlorphenylalanin** *n* parachlorophenylalanine / **~chromatismus** *m* parachromatism, parachromatoblepsia, parachromatopsia / **~digma** *n* paradigm / **~digmenwechsel** *m* change of paradigms / **~dox** *n* **der retroaktiven Verstärkung** reinforcement retroaction paradox / **~doxia sexualis** *f* paradoxia sexualis / **~doxie** *f* paradox / **~doxon** *n* paradox / **~ganglion** *n* paraganglion / **~geusie** *f* parageusia, parageusis / **~gnosie** *f* paragnosia / **~grammatismus** *m* paragrammatism / **~graphie** *f* paragraphia / **~kinese** *f* parakinesia, parakinesis / **~lalie** *f* paralalia / **~lambdazismus** *m* paralambdacism

para|biotisch parabiotic / **~bolisch** parabolic / **~digmatisch** paradigmatic / **~dox** paradoxical, paradoxial / **~genital** paragenital / **~kinetisch** parakinetic / **~krin** paracrine

Parakusis *f* paracusis, paracusia

Paraldehyd *n* paraldehyde

Paralexie *f* paralexia

Paralgesie *f* paralgesia

Para|linguistik *f* paralinguistics, paralanguage / **~lipophobie** *f* paralipophobia

parallaktisch parallactic

Parallaxe *f* parallax / **binokulare ~** binocular parallax / **monokulare ~** monocular parallax

Parallaxen|differenz *f* parallax threshold / **~effekt** *m* parallax effect / **~winkel** *m* paralactic angle

parallel parallel

Parallele *f* parallel

Parallel|entwicklung *f* parallel development / **~form** *f* parallel form, alternate form, equivalent form / **~fragemethode** *f* split-ballot technique / **~isieren** *n* matched sampling

Parallelismus *m* parallelism / **kultureller ~** cultural parallelism / **psychologischer ~** psychophysical parallelism, psychophysical dualism

Parallelität *f* parallelism

Parallelitäts|gesetz *n* parallel law / **~täuschung** *f* alley problem

Parallel|stichprobe *f* matched sample / **~strich** *m* parallel bar / **~test–Methode** *f* equivalence method / **~untersuchung** *f* comparative test / **~verstärkungsplan** *m* parallel reinforcement plan / **~versuch** *m* parallel experiment

Para|logie *f* paralogia / **~lyse** *f* paralysis, palsy / **juvenile ~lyse** *f* juvenile paralysis / **progressive ~lyse** *f* progressive paralysis, general paresis / **~lysis agitans** *f* shaking palsy, paralysis agitans / **~lytiker** *m* paralytic / **~meter** *m* parameter / **~mimie** *f* paramimia / **~mnesie** *f* paramnesia, retrospective falsification, memory illusion / **~musie** *f* paramusia / **~noia** *f* paranoia, paranoid state, paranoid psychosis / **~noid** *n* paranoid schizophrenia / **~noiker** *m* paranoic, paranoiac / **~nomie** *f* paranomia / **~pathie** *f* parapathy, parapathia / **~phasie** *f* paraphasia, paraphrasia, partial aphasia / **literate ~phasie** *f* literal paraphasia / **semantische ~phasie** *f* verbal paraphasia / **verbale ~** verbal paraphasia / **~phemie** *f* paraphemia / **~phile** *m*, *f* paraphiliac / **~philie** *f* paraphilia, sexual deviation / **~phonie** *f* paraphonia / **~phrasie** *f* paraphrasia, paraphasia / **~phrenie** *f* paraphrenia / **~plegie** *f* paraplegia / **~praxie** *f* parapraxia, parapraxis / **~prosexie** *f* paraprosexia / **~psychologie** *f* parapsychology, metapsychology / **~rhotazismus** *m* pararhotacism / **~sexualität** *f* parasexuality / **~sigmatismus** *m* parasigmatism / **~sit** *m* parasite / **~sitenangst** *f* parasitophobia / **~sitenbefall** *m* parasitic disease / **~sitenkunde** *f* parasitology / **~sitismus** *m* parasitism / **~sitologie** *f* parasitology / **~sitophobie** *f* parasitophobia / **~somnie** *f* parasomnia

para|lysieren paralyze / **~lytisch** paralytic, paralytical / **~metrisch parametric** / **~neural** paraneural / **~noid** paranoid / **~noisch** paranoiac, paranoic / **~normal** paranormal / **~pathisch** parapathic / **~phasisch** paraphasic / **~phil** paraphiliac / **~phrenisch** paraphrenic / **~plegisch** paraplegic, paraplectic / **~psychisch** parapsychic / **~sagittal** parasagittal / **~sitär** parasitic

Pararthrie *f* parathria

Parassoziation *f* false association

Parästhesie *f* paraesthesia, paresthesia, pins and needles / **örtliche ~** topoparaesthesia, topoparesthesia / **schmerzhafte ~** paralgesia

parästhetisch paraesthetic, paresthetic

Para|sympathikolytikum *m* parasympathicolytic / **~sympathikomimetikum** *n* parasympathicomimetic, cholinomimetic drug / **~sympathikotonie** *f* parasympathicotonia, vagotonia / **~sympathikus** *m* parasympathetic system, parasympathetic nervous system / **~sympathomimetikum** *n* parasympathomimetic, vagomimetic, cholinergic / **~taxie** *f* parataxis

para|sympathikolytisch parasympathicolytic / **~sympathikomimetisch** parasympathicomimetric / **~sympathikuserregend** vagomimetic / **~sympathisch** parasympathetic / **~taxisch** parataxic, paratactic / **~thyreoid** parathyroid

Parathormon *n* parathormone

Para|thymie *f* parathymia / **~thyreoidea** *f* parathyroid / **~typus** *m* paratype

Parentalgeneration *f* parental generation

Parentalismus *m* parentalism

Parergasie *f* parergasia

parergastisch parergastic

Parerosie *f* sexual perversion

Parese *f* paresis, partial paralysis / **jugendliche** ~ juvenile paresis
paretisch paretic
parietal parietal
Parietallappen *m* parietal lobe
Parinaud|–Theorie *f* Parinaud's theory / **~-von–Kries Theorie** *f* Parinaud–von–Kries theory
Parität *f* parity
Paritätsbit *n* parity bit
Parkinsonismus *m* parkinsonism / **neuroleptikainduzierter** ~ neuroleptic–induced parkinsonism / **sekundärer ~ durch sonstige äußere Substanzen** secondary parkinsonism due to other external agents / **sonstiger arzneimittelinduzierter sekundärer** ~ other drug–induced secondary parkinsonism /
Parkinson|–Krankheit *f* Parkinson's disease, parkinsonism, paralysis agitans / **~patient/in** *m/f* parkinsonian / **~sche(r,s)** parkinsonian / **~–Syndrom** *n* Parkinson's syndrome, parkinsonism / **postenzephalitisches ~–Syndrom** *n* postencephalitic parkinsonism
Parkinsonoid *n* neuroleptic–induced parkinsonism
Par|orexie *f* parorexia, heterorexia / **~osmie** *f* parosmia / **~osphresie** *f* parosphresia, parosphresis / **~otis** *f* parotid, parotid gland / **~oxetin** *n* paroxetine / **~oxysmus** *m* paroxysm
paroxysmal paroxysmal
Partei *f* party / **politische** ~ political party
parteiisch partial, biased, prejudiced
parthenogenetisch parthenogenetic, parthenogenic
Parthogenese *f* parthenogenesis, asexual reproduction
partial partial
Partial|affekt *m* partial affection / **~druck** *m* partial pressure / **~einverleibung** *f* part–incorporation, partial assimilation / **~liebe** *f* partial love / **~objekt** *n* part–object / **~ton** *m* partial tone / **~traum** *m* partial dream / **~trieb** *m* part–instinct, component–instinct, partial drive, partial instinct / **~typen** *mpl* differential types / **~verstärkungseffekt** *m* partial reinforcement effect, Humphrey's effect / **~ziel** *n* partial aim
partiell partial
partitiv partitive
Partizipation *f* participation / **politische** ~ political participation
participation mystique mystical participation
Partikularismus *m* particularism
Partner *m* partner / **~auswahl** *f* **nach übereinstimmenden Merkmalen** assortative mating / **~beziehungen** *fpl* marital relations / **~misshandlung** *f* partner abuse / **~schaft** *f* partnership / **~schaftsproblem** *n* relationship problem / **~suche** *f* human courtship / **~tausch** *m* mate swapping / **~therapie** *f* couple therapy / **~trennung** *f* marital separation / **~übereinstimmung** *f* mating assortiveness / **~wahl** *f* partner choice, social selection, human mate selection / **~wahl** *f* **bei Tieren** animal mate selection / **~ nach Ähnlichkeitsgesichtspunkten** assortative mating / **~werbung** *f* human courtship
partnerschaftlich symbiotic
Pascal'sches Dreieck *n* Pascal's triangle
passen fit, suit, match
passend fit, fitting, appropriate, suitable
passiv passive, inactive
Passivismus *m* passivism, passive attitude
Passivität *f* passivity, passiveness
pastoral pastoral
Pastoralpsychologie *f* pastoral psychology, religious counselling
pastös swollen, pasty, puffy
Pastosität *f* pastosity
Patella *f* patella
patellar patellar
Patellarreflex *m* knee jerk, knee reflex, patellar reflex, patellar tendon reflex

Paternalismus *m* paternalism

Pathergasie *f* pathergasia

pathetisch emotive, declamatory, elevated

pathisch pathic, passive

patho|form pathoformic / **~gen** pathogenic, pathogenous, pathogenetic / **~genetisch** pathogenetic, pathogenic / **~gnom** pathognomic, pathognomonic, pathognostic / **~gnomisch** pathognomic, pathognomonic, pathognostic / **~gnomonisch** pathognomonic, pathognomic, pathognostic / **~logisch** pathological / **~logisch affektiv** thymergastic / **~neurotisch** pathoneurotic / **~phil** pathophilic / **~plastisch** pathoplastic

Patho|genese *f* pathogenesis, pathogeny / **~gnomik** *f* pathognomy / **~graphie** *f* pathography / **~loge** *m* pathologist / **~logie** *f* pathology / **~logie** *f* **der Angst** pathology of anxiety / **~mimie** *f* pathomimesis, pathomimia, pathomimicry / **~neurose** *f* pathoneurosis / **~phobie** *f* pathophobia / **~psychologie** *f* pathopsychology, pathological psychology, psychopathology, abnormal psychology

Pathos *n* pathos

Patient *m* patient / **ambulanter ~** out–patient / **angepasster ~** adapted patient / **bettlägeriger ~** bed–case, bedridden patient / **geriatrischer ~** geriatric patient / **klinischer ~** in–patient / **körperlich kranker ~** physically ill patient / **operierter ~** surgical patient / **poliklinischer ~** out–patient / **psychiatrischer ~** psychiatric patient / **stationärer ~** in–patient, hospitalised patient / **todkranker ~** terminally ill patient / **unheilbar kranker ~** terminally ill patient

Patienten|aufklärung *f* client education / **~auswahl** *f* patient selection / **therapeutischer ~club** *m* therapeutic social club / **~gewalttätigkeit** *f* patient violence / **~isolierung** *f* patient seclusion / **~missbrauch** *m* patient abuse / **~rechte** *npl* client rights / **~versorgung** *f* patient care

patientenorientiert client–centered

patri|archalisch patriarchal / **~linear** patrilineal

Patriarchat *n* patriarchy, patriarchate

Patriotismus *m* patriotism

Pauken|bein *n* tympanic bone / **~gang** *m* tympanic canal / **~höhle** *f* tympanic cavity, chamber of the middle ear / **~saite** *f* chorda tympani / **~treppe** *f* scala tympani

Pause *f* break, rest, pause, time out / **apnoische ~** apnoic pause / **kompensatorische ~** compensatory period

Pausenregelung *f* work–rest cycle

Pavian *m* baboon

Pavor| diurnus *m* day terror / **~ nocturnus** *m* night terror, pavor nocturnus, night–cry, sleep terror disorder

Pawlows Theorie *f* Pavlovianism

Pazifismus *m* pacifism

Pazifist *m* pacifist

pazifistisch pacifistic

Pearson|–Korrelation *f* Pearsonian correlation / **~–Kriterium** *n* Pearson criterion / **~–Kurve** *f* Pearson curve / **~–Maßkorrelation** *f* product moment correlation / **~'scher Korrelationskoeffizient** *m* Pearson coefficient of correlation, Pearson's correlation

Pedant *m* pedant

pedantisch pedantic

Pedanterie *f* pedantry, meticulousness, meticulosity, compulsive orderliness, accuracy compulsion

Pedikulophobie *f* pediculophobia, irrational fear of infestation with lice

Pein *m* pain, anguish, suffering

peinlich awkward, embarrassing

Peitschenriementäuschung *f* whiplash illusion

pejorativ pejorative

Pelizaeus–Merzbacher–Krankheit *f* Merzbacher–Pelizaeus syndrome, hereditary cerebral leukodystrophy, familial centrolobar sclerosis

Pellagra *f* pellagra / **~psychose** *f* pellagra psychosis

Pelzangst *f* doraphobia

Pemolin *n* pemoline

Pendel *n* pendulum / **~nystagmus** *m* pendular nystagmus, oscillating nystagmus / **optisches ~** optical pendulum

Pendeln *n* swinging, oscillating

Pendelverkehr *m* commuting

Pendler *m* commuter

Penetration *f* permeation, penetration

Penicillin *n* penicillin

Penis *m* penis / **~neid** *m* penis envy / **~verlust** *m* loss of the penis / **~zupfen** *n* pseudomasturbation / **abnorm langer ~** macrophallus

Pensionat *n* boarding house

pensionieren retire

Pensionierung *f* retirement / **vorzeitige ~** early retirement

Pentamethylentetrazol *n* metrazol, pentylenetetrazol

Pentazocin *n* pentazocine

Pentetrazol *n* metrazol

Pento|barbital *n* pentobarbital / **~barbitalnatrium** *n* sodium pentobarbital / **~se** *f* pentose / **~thal** *n* pentothal / **~thalnatrium** *n* sodium pentothal

Peotillomanie *f* peotillomania

Pepsin *n* pepsin / **~ogen** *n* pepsinogen

Peptid *n* peptide / **~hormon** *n* peptide hormone / **gastrointestinales ~** gastrointestinal peptide

peptisch peptic

Perfektionismus *m* perfectionism

Perfektionist *m* perfectionist

Perfektionsbedürfnis *n* mastery need

Performanz *f* performance

Perfusion *f* perfusion, flow, blood flow

peri|ganglionär periganglionic / **~kardial** pericardial / **~natal** perinatal / **~neural** perineural / **~pher** peripheral, peripheric / **~pher wirkend** peripheral, peripheric /

~phrastisch periphrastic / **~staltisch** peristaltic / **~statisch** peristatic / **~toneal** peritoneal

Peri|kard *n* pericardium / **~karyon** *n* pericaryon, perikaryon / **~lymphe** *f* perilymph, labyrinthine fluid / **~meter** *n* perimeter, visuometer / **~metrie** *f* perimetry / **~neurium** *n* perineurium

Periode *f* period, monthly period, cycle, menses, menstruation / **~ der Kindsbewegung** organokinetic period / **ausgefallene ~** missed period

Perioden|ausfall *m* menoschesis, menischesis / **~beginn** *m* onset of the menses / **~blutung** *f* menstrual bleeding, menstruation

periodisch periodic, periodical, recurrent

Periodizität *f* periodicity

Periodizitätsanalyse *f* periodicity analysis

Peri|pheralismus *m* peripheralism / **~pherie** *f* periphery / **~staltik** *f* peristaltic / **~stase** *f* peristasis, environment / **~toneum** *n* peritoneum

Perkussionshammer *m* percussion hammer

permeabel permeable

Permeabilität *f* permeability / **selektive ~** selective permeability

Permissivität *f*, **elterliche** parental permissiveness

Permutation *f* permutation

Permutations|gruppe *f* permutation group / **~reihe** *f* alternation cycle

perniziös pernicious

Peroxidase *f* peroxidase, indirect oxidase

Peroxisom *n* peroxisome, microbody

Perphenazin *n* perphenazine

Persekutionsdelirium *n* delusion of persecution

Perseveranz *f* perseverance

Perseveration *f* perseveration

Perseverations|faktor *m* p factor / **~spur** *f* perseverative trace / **~tendenz** *f* perseverative tendency, perseverative set / **~theorie** *f* perseveration theory, consolidation theory

perseverativ perseverative

perseverieren perseverate

Persistenz *f* persistence

Person *f* person, subject / ~ **mit Initiative** self-motivated person / ~ **mit starkem Statusstreben** status seeker / ~ **mittleren Alters** middle aged person / ~ **ohne festen Wohnsitz** vagrant / **~–Umwelt–Kongruenz** *f* person–environment fit / **adoptierte** ~ adoptee / **autoritäre** ~ authoritarian / **beurteilte** ~ ratee / **gesellschaftsfeindliche** ~ sociopath / **motivierende** ~ instigator / **unausgeglichene** ~ unbalanced person / **ungeeignete** ~ misfit / **verweichlichte** ~ effeminate person

Persona *f* persona

Personal *n* personnel, manpower, staff / **~akte** *f* personal file / **~anforderungsplan** *m* manning table / **~aufstockung** *f* increase in manpower / **~auslese** *f* personnel selection, employee selection, job applicant screening / **~auslesetest** *m* employment test / **~auslese** *f* **und Personaleinsatz** *m* personnel selection and placement / **~auswahl** *f* employee selection, personnel selection / **~berater** *m* personnel counselor, executive search consultant / **~beschaffung** *f* personnel recruitment / **~beurteilung** *f* personnel evaluation, merit rating / **~bogen** *m* personnel data sheet / **~chef** *m* personnel manager / **~direktor** *m* personnel director / **~einsatz** *m* personnel placement / **~einsatzplanung** *f* manpower planning / **~ einstellen** *n* hiring / **~einstellung** *f* personnel recruitment / **~einstellungsplan** *m* manning table / **~entlassung** *f* termination of employment / **~entwicklung** *f* personnel development / **~ersatz** *m* personnel supply / **~fluktuation** *f* employee turnover / **~führung** *f* personnel management / **medizinisches** ~ medical personnel / **technisches** ~ technical personnel

Personalismus *m* personalism, personalistic psychology

personalistisch personalistic

Personal|leiter *m* personnel manager, personnel director / **~leitung** *f* personnel management / **~–Management** *n* human resource management, personnel management / **~planung** *f* manpower planning / **~politik** *f* personnel policy / **~rekrutierung** *f* personnel recruitment / **~richtlinie** *f* personnel policy, personnel guidelines / **~schulung** *f* personnel training / **~vermittlung** *f* personnel placement / **~versetzung** *f* personnel rotation / **~wechsel** *m* personnel rotation, employee turnover / **~wesen** *n* personnel management / **~zuweisung** *f* manpower allocation

Personen|kreis *m* category of persons / **~kult** *m* person–related cult / **~verkennung** *f* misidentification

Personifikation *f* personification, personalization, personation

personifizieren personalize, personify

Personifizierung *f* personification, personation, personalization, introjection

persönlich personal, private *(adj.)* in private, individually / ~ **beteiligt** self–involved

Persönlichkeit *f* personality, person, personage, individuality / **~des öffentlichen Lebens** public figure / **~des Therapeuten** personality of the therapist / **~einer Gruppe** group syntality / **abnorme** ~ psychopathic personality / **aggressive** ~ aggressive personality, hostile personality / **anale** ~ anal personality / **antisoziale** ~ antisocial personality / **asoziale** ~ asocial personality / **asthenische** ~ asthenic personality / **aufbrausende** ~ explosive personality / **autoritäre** ~ authoritarian character, authoritarian personality / **bekannte** ~ public figure / **dependente** ~ dependent personality / **doppelte** ~ dual personality / **ethnozentrische** ~

ethnocentric personality / **fehlangepasste** ~ maladjusted personality / **gefestigte** ~ positive character / **gefühlsbetonte** ~ emotional personality / **gespaltene** ~ split personality, dissociated personality, alternating personality / **gestörte** ~ disturbed personality / **hypersensitive** ~ avoidant personality / **hysterische** ~ hysterical personality / **integrierte** ~ integrated personality / **konformistische** ~ conforming personality / **krankhafte** ~ pathological personality / **krankhaft veränderte** ~ secondary personality / **labile** ~ emotionally unstable personality / **masochistische** ~ masochistic personality / **multiple** ~ multiple personality / **narzisstische** ~ narcissistic personality / **neurotische** ~ neurotic personality / **orale** ~ oral personality / **paranoide** ~ paranoid character, paranoid personality / **passiv–aggressive** ~ passive-aggressive personality / **pathologische** ~ pathological personality / **perverse** ~ perverse personality / **psychopathische** ~ psychopathic personality / **psychotische** ~ psychotic personality / **sadistische** ~ sadistic personality / **sadomasochistische** ~ sadomasochistic personality / **schizoide** ~ schizoid personality / **schizotypische** ~ schizotypal personality / **schwache** ~ weak personality / **schwierige** ~ difficult personality / **sozial abartige** ~ sociopathic personality / **unangepasste** ~ maladjusted personality, inadequate personality, inadequate character / **unausgeglichene** ~ unbalanced personality, decompensated personality / **unreife** ~ immature personality / **unterwürfige** ~ submissive personality / **verschlossene** ~ introverted personality / **zwanghafte** ~ obsessive–compulsive personality / **zykloide** ~ cycloid personality / **zyklophrene** ~ cyclophrenic personality / **zyklothyme** ~ cyclothymic personality

Persönlichkeits|abbau *m* personality disorganization / **~änderung** *f* personality change / **andauernde ~änderung** *f* nach **Extrembelastung** enduring personality change after catastrophic experience / **andauernde ~änderung** *f* **nach psychischer Erkrankung** enduring personality change after psychiatric illness / **andauernde ~änderungen** *fpl*, **nicht Folge einer Schädigung oder Krankheit des Gehirns** enduring personality changes, not attributable to brain damage and disease / **störende ~änderung** *f* troublesome personality change / **~beurteilung** *f* personality assessment / **~bewusstsein** *n* self–concept / **~bild** *n* personality profile / **~bildung** *f* personality formation / **~dimensionen** *fpl* personality dimensions / **~dissoziation** *f* personality dissociation / **~dynamik** *f* personality dynamic / **~entfaltung** *f* individuation / **~entwicklung** *f* personality development / **~faktor** *m* personality factor / **psychoanalytische ~faktoren** *mpl* psychoanalytic personality factors / **~forschung** *f* character research, personality research, personality study / **~fragebogen** *m* personality inventory, personality questionnaire, personality scale, personal inventory / **~funktion** *f* personality function / **~gefüge** *n* structure of personality / **~ideal** *n* ego ideal / **~idee** *f* idea of self, self–concept / **~korrelat** *n* personality correlate / **~kult** *m* personality cult / **~merkmal** *n* personality characteristic, personality trait / **unveränderliche ~merkmale** *npl* lifetime personality traits / **~messung** *f* personality measure / **~organisation** *f* personality integration, personality organisation / **~problem** *n* personality problem / **~profil** *n* psychological profile, mental profile, personality profile / **~prozess** *m* personality process / **intrapersonaler ~prozess** *m* intrapersonal personality process / **~psychologie** *f* psychology of individual differences / **~psychose** *f* holergasia / **~regionen** *fpl* regions of personality / **~spaltung** *f* disassociation of the personality, dissociation of personality, splitting of the personality / **~sphäre** *f* personality sphere

Persönlichkeitsstörung *f* personality disorder, personality defect / **abhängige** ~ dependent personality disorder / **amoralische** ~ amoral personality disorder / **anankastische** ~ anankastic personality disorder / **ängstliche** ~ anxious personality disorder / **antisoziale** ~ antisocial personality disorder / **asoziale** ~ asocial personality disorder / **atypische** ~ atypical personality disorder / **dependente** ~ dependent personality disorder / **dissoziale** ~ dissocial personality disorder / **emotional instabile** ~ emotionally unstable personality disorder / **histrionische** ~ histrionic personality disorder, hysterical character / **kombinierte und andere** ~**en** *fpl* mixed and other personality disorders / **multiple** ~ multiple personality disorder / **narzisstische** ~ narcissistic personality disorder / **nicht näher bezeichnete** ~ personality disorder, unspecified / **organische** ~ organic personality disorder / **paranoide** ~ paranoid personality disorder / **passiv–aggressive** ~ passive–aggressive personality disorder / **psychopathische** ~ psychopathic personality disorder / **schizoide** ~ schizoid personality disorder / **schizotypische** ~ schizotypal personality disorder / **spezifische** ~ specific personality disorder / **spezifische** ~**en** *fpl*, **kombinierte und sonstige Persönlichkeitsstörungen und anhaltende Persönlichkeitsänderungen** specific personality disorders, mixed and other personality disorders, and enduring personality changes / **vermeidend–selbstunsichere** ~ avoidant personality disorder / **zwanghafte** ~ obsessive–compulsive personality disorder

Persönlichkeits|struktur *f* personality structure / **grundlegende** ~**struktur** *f* basic personality structure / ~**syndrom** *n* personality syndrome / **organisch bedingtes** ~**syndrom** *n* organic personality syndrome / ~**test** *m* personality test, character test, personality measure / **nichtprojektiver** ~**test** *m* nonprojective personality measure / **projektiver** ~**test** *m* projective personality measure / ~**theorie** *f* personality theory / ~**typ** *m* personality type / ~ **und Verhaltensstörungen** *fpl* disorders of personality and behaviour / ~ **und Verhaltensstörungen** *fpl* **aufgrund einer Krankheit, Schädigung oder Funktionsstörung des Gehirns** personality and behavioural disorders due to brain disease, damage and dysfunction / **nicht näher bezeichnete** ~ **und Verhaltensstörung** *f* **aufgrund einer Krankheit, Schädigung oder Funktionsstörung des Gehirns** unspecified organic personality and behavioural disorder due to brain disease, damage and dysfunction / **sonstige organische** ~ **und Verhaltensstörungen** *fpl* **aufgrund einer Krankheit, Schädigung oder Funktionsstörung des Gehirns** other organic personality and behavioural disorders due to brain disease, damage and dysfunction / ~**untersuchung** *f* personality survey / ~**variable** *f* personality variable / ~**veränderung** *f* change in personality, personality change / ~**veränderung** *f* **aufgrund eines medizinischen Krankheitsfaktors** personality change due to a general medical condition / **organische** ~**veränderung** *f* organic personality disorder / **traumatische** ~**veränderung** *f* posttraumatic personality disorder / ~**verdoppelung** *f* duplication of personality, duplicated ego / ~**verlust** *m* depersonalization / ~**zerfall** *m* personality disintegration, schizophrenic disorganization / ~**zug** *m* personality trait

Personologie *f* personology

Perspektive *f* perspective / **atmosphärische** ~ aerial perspective, atmospheric perspective / **binokulare** ~ binocular perspective / **lineare** ~ linear perspective / **mehrdeutige** ~ ambiguous perspective / **wechselnde** ~ alternating perspective, reversible perspective

Perspektivenübernahme *f* role taking

Persuabilität *f* persuasibility

Persuasion *f* persuasion

Persuasionstherapie *f* persuasive therapy, persuasive psychotherapy, persuasion therapy

Perturbation *f* perturbation

pervers perverted, perverse / **polymorph–~** polymorphic perverse

Perverser *m* pervert, deviate / **sexuell ~** sexual pervert, paraphiliac

Perversion *f* perversion, sexual deviation / **~ der Willensrichtung** parabulia / **infantil–polymorphe ~** infantile polymorphous perversion / **sexuelle ~** sexual perversion, parasexuality, erotopathy, paraphilia

Perversität *f* perversity, perverseness, sexual abnormality

Pervertiertheit *f* pervertedness

Pervigilium *n* pervigilium, insomnia

Perzentil *n* percentile, centile / **~kurve** *f* percentile curve, percentile graph, centile curve / **~norm** *f* percentile norm / **~rang** *m* percentile rank, centile rank / **~skala** *f* percentile scale / **~wert** *m* percentile rank, percentile score

Perzeption *f* perception / **unbewusste ~** unconscious perception

Perzeptions|phantasmen *npl* perceptual hallucination / **~strategie** *f* perception strategy / **~umfang** *m* range of perception

perzeptiv perceptive, perceptual

perzipieren perceive

Pessar *n* diaphragm

Pessimismus *m* pessimism / **oraler ~** oral pessimism

Pessimist *m* pessimist

pessimistisch pessimistic

Pestalozzi–Dorf *n* children's village

Peter–Prinzip *n* Peter principle

Pethidin *n* meperidine, pethidine

Petit–mal *n* petit mal / **~–Epilepsie** *f* petit mal epilepsy, minor epilepsy / **~impulsif** *n* myoclonic absence / **~propulsif** *n* jackknife seizures / **~retropulsif** *n* petit mal with head retropulsion / **~–Status** *m* absence status / **myoklonisches ~** myoclonic absence

Petrifikation *f* petrification / **~ des Denkprozesses** petrification of the thinking process

Petting *n* petting

Petzer(in) *f,m* squealer, sneak, telltale

Peyote *f* peyote / **~–Kult** *m* peyote cult / **~ Tanz** *m* peyote dance

Peyoti *f* peyote

Peyotismus *m* peyotism

Pfad *m* path / **~analyse** *f* path analysis

P–Faktor *m* p factor

Pfadanalyse *f* path analysis

Pfaundler–Hurler–Krankheit *f* gargoylism, Hurler's syndrome, Pfaundler–Hurler syndrome

Pfeilgift *n* arrow poison

Pferdeschweif *m* cauda equina

Pfiffigkeit *f* cleverness

Pflanze *f* plant

Pflanzen|kunde *f* botany / **~kundler** *m* botanist / **~psychologie** *f* plant psychology

pflanzlich vegetable

Pflege *f* care, nursing / **~eltern** *pl* foster parents / **~heim** *n* foster home, nursing home, foster care home / **~kind** *n* foster child / **~mutter** *f* foster mother / **~person** *f* caregiver / **psychiatrisches ~personal** *n* psychiatric nurses / **~trieb** *m* nurturance need / **~– und Schutztendenz** *f* nurturance and protection tendency / **~vater** *m* foster father / **häusliche ~** home care

pflegen nurse

Pfleger *m* attendant, male nurse

Pflicht *f* duty, obligation / **~gefühl** *n* sense of duty

Pflichtenlehre *f* deontology

Pforte *f* gate

Pförtner *m* gate–keeper, pylorus

Pfropf|hebephrenie *f* pfropfhebephrenia, grafted hebephrenia / **~schizophrenie** *f* pfropfschizophreniagrafted schizophrenia

Phago|manie *f* phagomania / **~phobie** *f* phagophobia / **~zyt** *m* phagocyte / **~zytose** *f* phagocytosis

Phako|skop *n* phacoscope / **~skopie** *f* phacoscopy

phallisch phallic

Phallus *m* phallus / **~kult** *m* phallus worship, phallic worship, phallicism, phallism / **~symbol** *n* phallic symbol / **~verehrung** *f* phallus worship, phallicism, phallism

Phänomen *n* phenomenon, event / **antizipatorisches ~** anticipatory phenomenon / **autokinetisches ~** autokinetic phenomenon, autokinetic effect, autokinetic illusion / **dissoziative ~e** *npl* dissociative phenomena / **funktionales ~** functional phenomenon / **parapsychologisches ~** parapsychological phenomenon / **soziales ~** social phenomenon, social fact / **soziale ~e** *npl* social phenomena / **stroboskopisches ~** stroboscopic effect

phänomenal phenomenal

Phänomenalismus *m* phenomenalism

phänomenalistisch phenomenalistic

Phänomenismus *m* phenomenism

phänomenistisch phenomenistic

Phänomenologie *f* phenomenology / **integrale ~** integral phenomenology

phänomenologisch phenomenological

Phäno|–Motiv *n* phenomotive / **~typus** *m* phenotype

phänotypisch phenotypical, phenotypic

Phantasie *f* fantasy, imagination / **~bild** *n* imaginary picture / **~effekt** *m* wandering effect / **~entfaltung** *f* fantasy formation, fantasy making / **~gebilde** *n* fantasm / **~leben** *n* fantasy life / **~produkt** *n* product of fantasy / **~tätigkeit** *f* imaginative activity / **~vorstellung** *f* imaginary idea, fanciful imagination, picture of the fantasy / **aktive ~** active fantasy / **passive ~** passive fantasy / **provozierte ~** forced fantasy / **schöpferische ~** creative fantasy / **sexuelle ~** sexual fantasy / **unbewusste ~** unconscious fantasy

phantasie|getragen determined by fantasy / **~los** unimaginative / **~voll** imaginative

Phantasieren *n* confabulation, fantasizing

phantasieren confabulate, talk insanely, imagine

Phantasma *n* fantasm

Phantasmie *f* pseudohallucination

Phantast *m* dreamer, fantast, Utopian

Phantastika *npl* hallucinogens, mind–expanding drugs

phantastisch fantastic, imaginary

Phantom *n* phantom, fantasm, apparition / **~gefühl** *n* autosomatognosis / **~glied** *n* phantom limb, phantom extremity / **~klang** *m* phantom sound, phantom image / **~organ** *n* phantom organ / **~schmerz** *m* phantom–limb pain, pseudesthesia, pseudaesthesia

Pharmako|logie *f* pharmacology / **~manie** *f* pharmacomania / **~psychiatrie** *f* pharmacopsychiatry / **~psychologie** *f* pharmacopsychology, psychopharmacology / **~psychopathologie** *f* pharmacopsychopathology / **~psychose** *f* pharmacopsychosis / **~therapie** *f* pharmacotherapy, drug therapy

pharmako|logisch pharmacological / **~psychiatrisch** pharmacopsychiatric / **~psychologisch** psychopharmacological

Pharmakon *n* pharmacon, drug

pharyngeal pharyngeal, pharyngal

Pharynx *m* pharynx

Phase *f* phase / **anale ~** anal phase, anal stage / **anal–retentive ~** anal–retentive stage / **analsadistische ~** anal–sadistic stage, anal–sadistic phase / **endogen–zyklothyme ~** endogenous–cyclothymic phase / **depressive ~** depressive phase / **floride ~** active phase / **genitale ~** genital phase, genital level, genital stage / **kannibalische ~** cannibalistic phase /

kritische ~ critical period / **negative** ~ negative phase / **ödipale** ~ oedipal phase / **oral–aggressive** ~ cannibalistic stage / **orale** ~ oral stage / **oral–erotische** ~ oral–erotic stage / **oral–inkorporative** ~ oral–incorporative phase / **oral–sadistische** ~ oral–biting phase, oral–sadistic stage / **paradoxe** ~ paradoxal phase / **pastorale** ~ pastoral stage / **phallische** ~ phallic stage, phallic phase / **postnatale** ~ postnatal period / **prägenitale** ~ pregenital phase, pregenital stage, pregenitality / **projektive** ~ projective stage / **psychosexuelle** ~ psychosexual stage / **psychosoziale** ~ psychosocial stage / **ultraparadoxe** ~ ultraparadoxal phase / **vorsprachliche** ~ prelingual stage

Phasen|änderungseffekt *m* phase change effect / **~änderungsschlag** *m* phase change beat / **~differenz** *f* phase difference / **~folge** *f* phase sequence / **~gesetz** *n* phase rule / **~gleichklang** *m* phase coincidence / **~raum** *m* phase space / **~regel** *f* phase rule / **~struktur–Grammatik** *f* phase structure grammar / **~verschiebung** *f* phase displacement, phase shift / **~winkel** *m* phase angle

phasenverschoben out of phase

phasisch phasic

Phena|glykodol *n* phenaglycodol / **~kistoskop** *n* phenakistoscope / **~zetin** *n* phenacetin

Phencyclidin *n* phencyclidine / **~abhängigkeit** *f* phencyclidine dependence / **~intoxikation** *f* phencyclidine intoxication / **~intoxikationsdelir** *n* phencyclidine intoxication delirium / **~missbrauch** *m* phencyclidine abuse

phencyclidininduziert phencyclidine–induced

Phenelzin *n* phenelzine

Pheniprazin *n* pheniprazine

Phenmetrazin *n* phenmetrazine

Pheno|barbital *n* phenobarbital, phenobarbitone / **~thiazin** *n* phenothiazine / **~thiazinderivat** *n* phenothiazine derivative

Phenoxybenzamin *n* phenoxybenzamine

Phenyl *n* phenyl / **~alanin** *n* phenylalanine / **~brenztraubensäureschwachsinn** *n* phenylpyruvic amentia, phenylketonuria / **~glykoltropinum** *n* homatropine / **~ketonurie** *f* phenylketonuria

phenyl|brenztraubensauer phenylketonuric, phenylpyruvic / **~ketonurisch** phenylketonuric

Phenytoin *n* diphenylhydantoin sodium

Pheromone *npl* pheromones

Phi *n* phi / **~ Bewegung** *f* phi motion / **~ Funktion** *f* **von Gamma** Culler's phi process / **~–Gamma–Funktion** *f* phi–gamma function / **~–Gamma–Hypothese** *f* phi–gamma hypothesis / **~–Koeffizient** *m* phi coefficient / **~–Phänomen** *n* phi phenomenon, illusion of motion

Philanthrop *m* philanthropist, humanitarian

Philanthropie *f* philanthropy

philanthropisch philanthropic

philo|kratisch philocratic / **~sophisch** philosophical, academic

Philologie *f* philology

Philosophie *f* philosophy / **~ der ganzheitlichen Erziehung** holoism / **~ des als ob** as–if philosophy

Phlegma *n* phlegm

Phlegmatiker *m* phlegmatic person

phlegmatisch phlegmatic

Phobie *f* phobia, morbid fear, morbid dread / **einfache** ~ simple phobia / **soziale** ~ social phobia / **spezifische (isolierte)** ~ specific (isolated) phobia

Phobiker *m* phobiac

Phobikerin *f* phobiac

phobisch phobic

Phobo|phobie *f* phobophobia / **~taxis** *f* phobotaxis

Phon *n* phon / **~asthenie** *f* phonasthenia, mogiphonia / **~autograph** *m* phonautograph / **~endoskop** *n* phonendoscope / **~skala** *f* phon scale, loudness scale

Phonation *f* phonation

Phonationsstörung *f* dysphonia

Phoneidoskop *n* phoneidoscope

Phoneleskop *n* phonelescope

Phonem *n* phoneme / **abgegrenzte ~kette** *f* pause group, phonemic phrase / **segmentierbare ~kette** *f* phonemic clause / **geschriebenes ~** grapheme

Phonematik *f* phonematics, phonemics, phonology

Phonemik *f* phonemics, phonematics, phonology

Phonetik *f* phonetics

Phonetiker *m* phonetician

phonetisch phonetic

Phoniatrie *f* phoniatrics, phoniatry, laliatry

phonisch phonic

Phonismus *m* phonism

Phono|gramm *n* phonogram / **~logie** *f* phonology, phonematics, phonemics / **~manie** *f* phonomania, homicidal mania / **~meter** *n* phonometer / **~metrie** *f* phonometry / **~phobie** *f* phonophobia / **~psie** *f* phonopsy, phonopsia, pseudochromaesthesia, pseudochromesthesia, synopsy / **~rezeptor** *m* phonoreceptor / **~skop** *n* phonoscope

Phoro|meter *n* phorometer / **~metrie** *f* phorometry / **~nomie** *f* phoronomia, phoronomics

Phosphat *n* phosphate

Phosphatase *f* phosphatase / **saure ~** acid phosphatase

Phosphatid *n* phosphatide

Phosphen *n* phosphene

Phospho|diesterase *f* phosphodiesterase / **~inositol** *n* phosphoinositol, inositol triphosphate / **~lipid** *n* phospholipid

Phosphor *m* phosphorus / **~säure** *f* phosphoric acid / **~ylase** phosphorylase / **~ylierung** *f* phosphorylation

Phot *n* phot

photisch photic

Photismus *m* photism

Photo|ästhesiometer *n* photoaesthesiometer, photoesthesiometer / **~chemie** *f* photo–chemistry / **~graphie** *f* photography, photographic art / **~kinese** *f* photokinesis / **~kymograph** *m* photokymograph / **~lyse** *f* photolysis / **~manie** *f* photomania / **~meter** *n* photometer, integrating photometer, illuminometer / **~metrie** *f* photometry / **heterochromatische ~metrie** *f* heterochromatic photometry / **~phobie** *f* photophobia, heliophobia, light dread / **~rezeptor** *m* photoreceptor / **~sensibilisierung** *f* photosensitization / **~taxis** *f* phototaxis, phototropism / **~therapie** *f* phototherapy / **~trauma** *n* photopathy / **~tropismus** *m* phototropism, heliotaxis, phototaxis / **~zelle** *f* photoelectric cell

photo|chemisch photochemical / **~chromatisch** photochromatic / **~elektrisch** photoelectric / **~kinetisch** photokinetic / **~metrisch** photometric / **~phob** photophobic / **~pisch** photopic

Photom *n* photoma

Photon *n* photon

Photopsie *f* photopsia, photopsy

photoptisch photoptic

Phrasenstrukturgrammatik *f* phrase structure grammar

Phrenikus *m* phrenic nerve

phrenisch phrenic, diaphragmatic

Phrenitis *f* phrenitis

Phreno|hypnotismus *m* phrenohypnotism / **~loge** *m* phrenologist / **~logie** *f* Gall's craniology, phrenology

phrenologisch phrenological

Phthisiomanie *f* phthisiomania, tuberculomania

Phthisiophobie *f* phthisiophobia, fear of consumption

Phithisis *f* phthisis, consumption, pulmonary tuberculosis

phithisisch phthisic, tuberculous, consumptive

phyletisch phyletic, phylogenetic

Phylo|analyse *f* phyloanalysis, common analysis / **~biologie** *f* phylobiology / **~genese** *f* phylogenesis, phylogeny / **~genie** *f* phylogeny, phylogenesis

phylogenetisch phylogenetic, phylogenic

Physik *f* physics

physikalisch physical / **~-chemisch** physicochemical

Physikalismus *m* physicalism

physikalistisch physicalistic

Physiker *m* physicist

physio|gen physiogenic, somatogenic / **~gnomisch** physiognomic, physiognomical / **~logisch** physiologic, physiological

Physio|genie *f* physiogenesis / **~gnomie** *f* physiognomy / **~gnomik** *f* physiognomics / **~loge** *m* physiologist / **~logie** *f* physiology / **pathologische ~logie** *f* physiopathology / **~neurose** *f* physioneurosis / **~pathologie** *f* physiopathology / **~polygraphie** *f* physiopolygraphy / **~therapeut** *m* physical therapist / **~therapie** *f* physical therapy, physiotherapeutics

physisch physical, somatic

Physostigmin *n* eserine, physostigmine, physostigmine salicylate

Phytopsychologie *f* plant psychology

Pia mater *f* pia mater / **~ und Arachnoidea** *f* leptomeninx

Pianistenkrampf *m* musician's cramp

Pica *f* pica, craving to eat strange things / **~ im frühen Kindesalter** pica of infancy and childhood / **~syndrom** *n* pica, parorexia

Picken *n* pecking

Pick| Fieber *n* Pick's fever / **~ Gehirnatrophie** *f* Pick's convolutional atrophy / **~ Krankheit** *f* Pick's disease / **~ Vision** *f* pontine visual hallucinations / **~ Syndrom** *n* Pick's syndrome / **~ Zirrhose** *f* Pick's cirrhosis, Pick's disease

Pickscheibchen *n* manipulandum, key

Pickwickier–Syndrom, Pickwick–Syndrom *n* pickwickian syndrome

Piderit–Zeichnungen *fpl* Piderit drawings

Pigment *n* pigment / **~ablagerung** *f* pigmentation, deposition of pigments / **~bildung** *f* pigment formation, chromogenesis / **dunkle ~bildung** *f* **der Haut** melanism / **~entartung** *f* **der Netzhaut** retinitis pigmentosa / **~farbenmischung** *f* mixture of pigment / **~zelle** *f* chromatophore, pigment cell / **dunkles ~** melanin

Pigmentierung *f* pigmentation

Pikazismus *m* pica, parorexia

Pikro|geusie *f* picrogeusia / **~toxin** *n* picrotoxin, cocculin

pilar pilar, pilary

Pille *f* pill, oral contraceptive

Pillendrehen *n* pill–rolling movement / **~zittern** *n* pill–rolling tremor

Pilo|erektion *f* pilo–erection / **~karpin** *n* pilocarpine

pilomotorisch pilomotor

Pilotstudie *f* pilot study

Piltdown–Mensch *m* Piltdown man

Pimozid *n* pimozide

pineal pineal

Piperazin *n* piperazine

Piper'sches Gesetz *n* Piper's law

Pipradol *n* pipradol

Piracetam *n* piracetam

Pithekanthropus *m* Pithecanthropus, Java man

pithekoid pithecoid

Pithiatismus *m* pithiatism

Placebo *n* placebo / **~effekt** *m* placebo effect, placebo response / **~therapie** *f* placebo therapy / **~versuch** *m* placebo test

Placido–Scheibe *f* Placido's disk

Plagiat *n* plagiarism, plagiary

Plagiator *m* plagiarist

Plan *m* plan, programme, program, scheme / ~ **für eine Paneluntersuchung** panel design / **~spiel** *n* laboratory simulation / **experimenteller** ~ experimental design / **objektiver** ~ objective plan / **subjektiver** ~ subjective plan

Planchette *f* planchette

planen plan, design, schedule

Plani|meter *n* planimeter / **~metrie** *f* planimetry

Plank'sche Strahlung *f* black body radiation

plan|mäßig scheduled, planned / **~voll** systematic, methodical

plantar plantar

Plantarreflex *m* plantar reflex, sole reflex

Planung *f* planning / ~ **einer Stichprobenerhebung** sample design, sampling design / ~ **von Bildungsprogrammen** educational programme planning / **berufliche** ~ vocational planning

Planungsabteilung *f* planning department

Plappern *n* babble

plappern babble

Plapperstadium *n* babble stage, babbling stage

Plasma *n* plasma / **~haut** *f* plasma membrane / **~zelle** *f* plasma cell

Plasmid *n* plasmid, extrachromosomal element

Plasmin *n* plasmin, fibrinolysin

Plasmon *n* plasmon, plasmone

plastisch plastic, three–dimensional

Plastizieren *n* sculpturing

Plastizität *f* plasticity / ~ **der Libido** plasticity of the libido / ~ **der Psyche** psychoplasticity / ~ **des Gehirns** neuroplasticity / **neurale** ~ neural plasticity

Plateau *n* plateau / **~bildung** *f* plateau formation / **~phase** *f* plateau phase / **~test** *m* plateau test

Platoniker *m* Platonist

platonisch platonic

Platonisierung *f* platonisation

Plättchen *n* lamella, platelet

Platte *f* plate / **lichtempfindliche** ~ photosensitive plate, photosensitized plate

Plattentest *m* plate test

Platt|kopf *m* platycephalus / **~köpfigkeit** *f* platycephaly, platycephalia

plattköpfig platycephalic, platycephalous

platy|kurtisch platykurtic / **~zephal** platycephalic, platycephalous

Platy|zephalie *f* platycephaly, platycephalla / **~zephalus** *m* platycephalus

Platz *m* place / **~angst** *f* agoraphobia, dread of open spaces, fear of open spaces

platzen, vor Wut blow up, explode, burst with rage

Plauderdroge *f* truth drug, truth serum

Plausibilität *f* plausibility

Plazebo *n* placebo / **~effekt** *m* placebo effect, placebo response / **~versuch** *m* placebo test

Plazenta *f* placenta / **~–Hormon** *n* placental hormone

Plazierung *f* placement

Pleiotropie *f* pleiotropia, pleiotropism

pleomorph pleomorphic, pleomorphous

Pleomorphismus *m* pleomorphism

Pleonexie *f* pleonexia, avarice

plethorisch plethoric

Plethysmo|gramm *n* plethysmogram / **~graph** *m* plethysmograph / **~graphie** *f* plethysmography / **~metrie** *f* plethysmometry

plethysmographisch plethysmographic

Pleuralspalt *m* pleural space, pleural cavity

Plexus *m* neuroplexus, plexus / ∼ **choroideus** *m* choroid plexus / ∼ **myentericus** *m* myenteric plexus / ∼ **submucosus** *m* submucosus plexus

Pluralismus *m* **der Gefühle** pluralism of feelings

pluralistisch pluralistic

Plutomanie *f* plutomania

P–Marker *m* phrase marker

Pneuma *n* pneuma

pneumatisch pneumatic

Pneumato|gramm *n* pneumatogram, pneumogram / ∼**graph** *m* pneumatograph, pneumograph / ∼**graphie** *f* pneumatography, pneumography / ∼**logie** *f* pneumatology / ∼**meter** *n* pneumatometer, pneumometer / ∼**therapie** *f* pneumatotherapy

Pneum(o)enzephalo|gramm *n* pneumoencephalogram, air encephalogram / ∼**graphie** *f* pneumoencephalography, air encephalography

pneumogastrisch pneumogastric

Pneumo|graph *m* pneumograph / ∼**kardiograph** *m* pneumocardiograph / ∼**nie** *f* pneumonia / ∼**thorax** *m* pneumothorax

Pöbel *m* rabble, mob

Podiumsdiskussion *f* **öffentliche** panel discussion

Poesie *f* poetry / ∼**therapie** *f* poetry therapy

Poetzl–Phänomen *n* Poetzl phenomenon

Poggendorff's sche Täuschung *f* Poggendorff illusion

poikilotherm poikilothermal, poikilothermic

Poisson|–Reihe *f* Poisson series / ∼**–Streuungsindex** *m* Poisson index of dispersion / ∼**–Verteilung** *f* Poisson distribution

Pokal–Profilmuster *n* chalice–profile pattern

Pol *m* pole / ∼**körperchen** *n* polar body, polar cell

polar polar

Polari|meter *n* polarimeter, polariscope / ∼**metrie** *f* polarimetry / ∼**sation** *f* polarization / ∼**sationsbündel** *npl* polarization brushes

polarisieren polarize

Polarität *f* polarity / ∼ **der Gefühle** polarity of emotions / ∼ **der Nervenleitung** polarity of nervous conduction

Polaritäts|profil *n* semantic differential / ∼**wechsel** *m* shift in polarity

Poli|klinik *f* outpatient department, ambulant clinic

Polio|encephalitis haemorrhagica superior Wernicke *f* Wernicke's syndrome, Wernicke's disease / ∼**myelitis** *f* polio, poliomyelitis

Poli|tik *f* politics / ∼**tiker** *m* politician / ∼**tisieren** *n* policy making / ∼**tologie** *f* political science

politisch political

Pollakisurie *f* pollakisuria, pollakiuria, frequent urination

Pollution *f* pollution, seminal emission, wet dream, nocturnal emission

Poltern *n* cluttering

Poly|andrie *f* polyandry / ∼**chromasie** *f* polychromasia / ∼**chromatophilie** *f* polychromatophilia, polychromasia / ∼**cythämie** *f* polycythemia, erythrocythemia / ∼**daktylie** *f* polydactylia, polydactyly / ∼**dipsie** *f* polydipsia, excessive thirst / ∼**gamie** *f* polygamy, plural marriage / ∼**gamist** *m* polygamist / ∼**gene** *npl* polygenes / ∼**glotte** *m,f* polyglot / ∼**gon** *n* polygon / ∼**graph** *m* polygraph / ∼**gynie** *f* polygyny / ∼**ideismus** *m* polyideism / ∼**merie** *f* polymerism / ∼**morphie** *f* polymorphism / ∼**morphismus** *m* pleomorphism / ∼**neuritis** *f* polyneuritis / ∼**opie** *f* polyopia, polyopsia, polyopy / ∼**opsie** *f* polyopsia / ∼**peptid** *n* polypeptide / ∼**phagie** *f* polyphagia / ∼**phänie** *f* polyphaenia, pleiotropia, pleiotropism / ∼**phonie** *f* polyphony / ∼**phrasie** *f* polyphrasia, polylogia, hyperphrasia, lallorrhoea, logomania / ∼**pnoe** *f* polypnoea,

polypnea / ~**pragmasie** *f* polypragmasy / ~**radikuloneuritis** *f* polyradiculoneuritis / ~**saccharid** *n* polysaccharide / ~**theismus** *m* polytheism / ~**toxikomanie** *f* multiple drug dependence, polysubstance dependence, polydrug abuse / ~**urie** *f* polyuria / ~**valenz** *f* polyvalence / ~**zythämie** *f* polycythemia, erythrocythemia

poly|andrisch polyandrous / ~**chromatisch** polychromatic / ~**gam** polygamous / ~**gonal** polygonal / ~**gyn** polygynous / ~**morph** pleomorphic, pleomorphous, polymorphic, polymorphous / ~**morphpervers** polymorphic perverse, polymorphous perverse / ~**neural** polyneural / ~**neuritisch** polyneuritic / ~**synaptisch** polysynaptic / ~**valent** polyvalent, multivalent

Pons *f* pons / ~ **Varoli** *f* pons Varolii

Pooling *n* pooling

Popularität *f* popularity

Populärpsychologie *f* popular psychology

Population *f* population / ~ **für eine Stichprobenauswahl** sampling population / **unbestimmte** ~ infinite population

Porenzephalie *f* porencephaly

Poriomanie *f* poriomania, hysterical fugue, ambulatory automatism

Porno|graphie *f* pornography / ~**graphomanie** *f* pornographomania

pornographisch pornographic

Por|phyrie *f* porphyria / ~**ropsie** *f* porropsia

Porters Gesetz *n* Porter's law, Ferry–Porter law

Porteus|–Labyrinth–Test *m* Porteus maze test / ~**–Test** *m* Porteus test

Pose *f* pose

posieren pose, attitudinize

Position *f* position / ~ **in einer Ordinalskala** ordinal position / **depressive** ~ depressive position / **erworbene** ~ achieved status / **offene** ~ vacancy, job vacancy / **paranoide** ~ paranoid position / **paranoid–schizoide** ~ paranoid–schizoid position / **relative** ~ relative rank / **soziale** ~ social position, socio–economic position / **thematische** ~ focal position / **zugeschriebene** ~ ascribed status

positionell positional

Positions|effekt *m* position factor, position preference, serial position effect / ~**irrtum** *m* space error / ~**segment** *n* positional sector / ~**sektor** *m* positional sector / ~**therapie** *f* position therapy

positiv positive / ~ **zu negativ ambivalent** positive–negative ambivalent

Positiv– und Negativsymptomatik *f* positive and negative symptoms

Positivismus *m* positivism / **logischer** ~ logical positivism, logical empiricism, scientific empirism

Positronenemissionstomographie *f* positron emission tomography, PET

Positur *f* posture

post|enzephalitisch postencephalitic / ~**ganglionär** postganglionic / ~**graduiert** postgraduate / ~**hypnotisch** posthypnotic / ~**natal** postnatal / ~**operativ** postoperative / ~**synaptisch** postsynaptic / ~**tetanisch** posttetanic / ~**traumatisch** posttraumatic, traumatic / ~**universitär** postgraduate

Postaktivationspotential *n* postactivation potential

Postgraduiertenausbildung *f* postgraduate training

Postremität *f* postremity

Postulat *n* postulate, assumption

postulieren postulate, assume

Pota|mophobie *f* potamophobia, morbid fear of rivers / ~**torium** *n* dipsomania

potent potent

Potentia *f* potency, capacity / ~ **coeundi** *f* capacity to have sexual intercourse / ~ **generandi** *f* power to beget children

Potenzial *n* potential / ~**differenz** *f* potential difference / ~**schwankung** *f* potential variation / **auditiv evoziertes** ~ auditory evoked potential / **bioelektrisches** ~ bioelectrical potential / **ereigniskorreliertes** ~ event–related potential / **evoziertes** ~ evoked potential / **inhibitorisch–postsynaptisches** ~ inhibitory postsynaptic potential, IPSP / **kortikal evoziertes** ~ cortical evoked potential / **langsames** ~ slow potential / **olfaktorisch evoziertes** ~ olfactory evoked potential / **postsynaptisches** ~ postsynaptic potential / **somatosensorisch evoziertes** ~ somatosensory evoked potential / **synaptisches** ~ synaptic potential / **visuell evoziertes** ~ visual evoked potential

potenziell potential

Potenz *f* potency, sexual potency, power / **~funktion** *f* power function / **~gesetz** *n* power law, Steven's exponential law / **~störung** *f* disturbance of potency, impaired potency / **geschlechtliche** ~ sexual potency / **orgastische** ~ orgastic potency

Potenzierung *f* potentiation / **tetanische** ~ tetanic potentiation

Potomanie *f* potomania, dipsomania

Power–Test *m* power test

Prä|animismus *m* preanimism / **~delirium tremens** *n* predelirum, incipient delirium / **~dikat** *n* predicate / **~diktor** *m* predictor / **~dilektionsstelle** *f* site of predelication, preferred area / **~disposition** *f* predisposition / **~dormitium** *n* state before falling asleep / **sequenzielle ~ferenz** *f* sequence preference / **sexuelle ~ferenz** *f* **für Kinder** paedophilia / **~formation** *f* preformation / **~formationstheorie** *f* preformation theory

praecox praecox, precox, precocious

Prader–Willi Syndrom *n* Prader–Willi syndrome

Präadoleszente *m, f* preadolescent

prä|dikativ predicative / **~disponieren** predispose / **~disponierend** predisposing / **~disponiert** predisposed / **~epileptisch** preepileptic / **~formiert** preformed / **~frontal** prefrontal / **~ganglionär** preganglionic

Präferenz *f* preference / **~messverfahren** *n* preference measure / **ästhetische** ~ aesthetic preference / **berufliche** ~ occupational preference

prägen imprint

prägenital pregenital

Pragmatagnosie *f* pragmatagnosia, object agnosia

Pragmatamnesie *f* pragmatamnesia

Pragmatik *f* pragmatics

pragmatisch pragmatic, pragmatical

Pragmatismus *m* pragmatism

Prägnanz *f* saliency, precision / **~gesetz** *n* law of Prägnanz, law of precision, law of saliency, precision law / **~stufen** *fpl* degrees of precision / **~theorie** *f* Prägnanz theory, salience theory

Prägung *f* imprinting, imprint

Prägungseffekt *m* stamping–in effect, imprinting effect

prahlen boast, brag, swank (about)

Prahler *m* boaster, braggart, mythomaniac

Prahlerei *f* boast, boasting, self–display, self–exaltation, self–exhibition

prahlerisch ostentatious, boasting, bragging, magniloquent

Prahlsucht *f* mythomania

Prä|kausalität *f* precausality / **~kognition** *f* precognition / **~konditionierung** *f* preconditioning / **~kordialangst** *f* precordial pressure

Praktikant *m* trainee, intern

Praktiker *m* practician

Praktikum *n* traineeship / **studienbegleitendes** ~ practicum

Praktikumsbetreuung *f* practicum supervision

praktisch practical, useful

prä|logisch infralogical, prelogical, phenomenistic / **~menstruell** premenstrual

Prämenstrualsyndrom *n* premenstrual syndrome

Prämiensystem *n* wage–incentive system

Prä|misse *f* premise, premiss / **~morbidität** *f* premorbidity / **~ödipusphase** *f* preoedipal phase / **~paration** *f* preparation / **~psychopathie** *f* prepsychopathic stage / **~pubertät** *f* prepuberty, impuberism

prä|morbid premorbid / **~motorisch** premotor / **~natal** prenatal, antenatal / **~neurotisch** preneurotic / **~ödipal** preoedipal / **~ovulatorisch** preovulatory / **~paralytisch** preparalytic / **~psychopathisch** prepsychopathic / **~psychotisch** prepsychotic / **~pubertär** impuberal, impubic / **~senil** presenile / **~synaptisch** presynaptic

Präsenilität *f* presenility

präsentieren present

Präsenz *f* presence / **psychische ~zeit** *f* psychological present, sensory present / **psychische ~** psychological presence

Präservativ *n* preservative

prä|sidieren preside / **~sumptiv** presumptive / **~synaptisch** presynaptic

Prävalenz *f* prevalence

Prävention *f* prevention, preventive measure(s) / **primäre ~**/, **sekundäre ~**/ , **tertiäre ~** primary, secondary, tertiary prevention

prä|ventiv preventive

Präventiv|medizin *f* preventive medicine / **~mittel** *n* prophylactic

präverbal preverbal

Praxernie *f* praxernia

Praxie *f* praxia

Praxinoskop *n* praxinoscope

Praxis *f* practice / **ärztliche ~** medical practice / **psychiatrische ~** psychiatric practice

Präzision *f* precision

Präzisions|instrument *n* instrument of precision / **~test** *m* accuracy test / **~uhr** *f* chronometer

Predigt *f* predication, sermon

Prednisolon *n* prednisolone

Premack–Prinzip *n* Premack's principle, differential–probability hypothesis

Presby|akusis *f* presbyacusis, presbyacusia / **~ophrenie** *f* presbyophrenia / **~opie** *f* presbyopia, old–age sight

presbyop presbyopic

pressorezeptiv pressoreceptive

Presso|rezeptor *m* pressoreceptor / **~sensor** pressosensor

Prestige *n* prestige / **~bedürfnis** *n* need for prestige / **~suggestion** *f* prestige suggestion

Preyer–Ohrmuschelreflex *m* Preyer's pinna reflex

Priapismus *m* priapism

Prickeln *n* tingling sensation, pins and needles

primär primary, principal, initial

Primär|bedürfnis *n* primary need, biogenic need, innate need / **~bereich** *m* primary zone / **~eigenschaft** *f* primary quality / **~entladung** *f* primary discharge / **schizophrenes ~erlebnis** *n* delusional perception / **~farbe** *f* primary colour, primary hue / **~funktion** *f* primary function / **~gefühl** *n* primary emotion / **~gewinn** *m* primary gain / **~gruppe** *f* primary group / **~interesse** *n* intrinsic interest / **~muskel** *m* agonistic muscle / **~prozess** *m* primary process / **~quelle** *f* primary source / **~reiz** *m* primary stimulus / **~stadium** *n* primary stage / **~symptom** *n* primary symptom, primary sign / **~szene** *f* key scene / **~therapie** *f* primal therapy, primal scream therapy / **~ton** *m* simple tone / **~trieb** *m* primary drive, primary motivation, instinctual drive / **~verdrängung** *f* primary repression / **~vorgang** *m* primary process / **~wahn** *m* primary delusion, autochthonous delusion

Primat *m,n* primacy, law of primacy, primate / **~–Effekt** *m* primacy effect / **~ einer Zone** zone primacy / **~en** *mpl* primates / ~-Rezenz–Effekt *m* primacy–recency effect / ~zone *f* primacy zone / oraler ~ oral primacy

Primeigenschaft *f* primary quality, irreducible characteristic, basic trait

Primidon *n* primidone

primitiv primitive, original, preliterate, non–literate

Primitive *mpl* primitive groups

Primitivierung *f* primitivation, primitivisation

Primitivierungsgesetz *n* law of primitivisation

Primitivismus *m* primitivism

Primitivität *f* primitiveness, primitivity

Primitiv|kulturen *fpl* primitive cultures, preliterate societies / ~kunst *f* primitive art / ~person *f* primitive / ~reaktion *f* unadapted or excessive emotional reaction / ~sprache *f* primitive language / ~verhalten *n* primitive behaviour

Primordialtrieb *m* primary drive, instinctual drive

Printmedium *n* printed communication medium

Prinzip *n* principle, law / ~ der assoziativen Verschiebung principle of associative shifting / ~ der funktionellen Autonomie functional autonomy principle / ~ der geringsten Anstrengung law of least effort, law of least action / ~ der geringsten Bedürfnisabweichung principle of the least possible deviation from the need / ~ der Massenwirkung mass–action principle / ~ der Mehrfachantwort principle of multiple response / ~ der Mehrfachreaktion *f* principle of multiple reaction, principle of varied reaction / ~ der Mehrfachsicherung principle of multiple control / ~ der Neuronenträgheit principle of neuronal inertia / ~ der Reizunterscheidung identifiability principle, stimulus–discrimination principle / ~ der schöpferischen Synthese principle of creative resultants / ~ des hinreichenden Grundes principle of sufficient reason / **dynamisches** ~ dynamic principle, dynamism / **dynamogenetisches** ~ principle of dynamogenesis / **ökonomisches** ~ economic principle / **phylogenetisches** ~ phylogenetic principle / **subtraktives** ~ subtractive principle / **trennendes, dynamisches** ~ disjunctive dynamism / **verbindendes, dynamisches** ~ conjunctive dynamism

Prinzipalfarben *fpl* principal colours, colour primitives

Prinzipienlosigkeit *f* opportunism, unscrupulousness

Priorität *f* priority, primacy

Prisma *n* prism

prismatisch prismatic

Prismen|brille *f* prismatic spectacles / ~spektrum *n* prismatic spectrum / ~stimulation *f* prismatic stimulation

privat private

Privat|heit *f* privacy / ~praxis *f* private practice / ~schulausbildung *f* private school education / ~schulunterricht *m* private education / ~sphäre *f* privacy / ~sprache *f* idiolect / ~unternehmen *n* private enterprise / ~unterricht *m* private education, private teaching

Privileg *n* privilege

proaktiv proactive

Probabilismus *m* probabilism

probabilistisch probabilistic

Proband *m* testee, examinee, test person

Probe *f* test, examination, experiment, testing, trial / ~befragung *f* pretest / ~exzision *f* biopsy / auf die ~ stellen tempt, test

Probenecid *n* probenecid

probieren try

Probierverhalten *n* trial–and–error learning

Problem *n* problem, puzzle, issue / ~bereich *m* problem area / ~ einer Lebensphase problem at a particular stage in life, phase of life problem / ~fragebogen *m* problem check list / ~käfig *m* problem box, puzzle box / ~kasten *m* puzzle box

/ ~kind *n* problem child / ~lösen *n* problem solving / ~lösen *n* in der Gruppe group problem solving / ~löseverhalten *n* problem–solving behaviour / **rationale ~lösung** *f* rational problem solving / ~situation *f* problem situation / ~stellung *f* formulation of a problem / ~trinken *n* problem drinking / ~verfahren *n* problem method / ~verhalten *n* problematic behaviour / ~ zwischen Geschwistern sibling relational problem / andere klinisch relevante ~e *npl* other conditions that may be a focus of clinical attention / psychosoziale und umweltbedingte ~e *npl* psychosocial and environmental problems / religiöses oder spirituelles ~ religious or spiritual problem / soziale ~e *npl* social issues / zwischenmenschliche ~e *npl* relational problems, interpersonal problems

Probleme| *npl* **bestimmter Lebensphasen oder andere Lebensprobleme** phase of life problem or other life circumstance problem / ~ im Beruf occupational problem

problematisch problematic

Procain *n* procaine

Prochlorperazin *n* prochlorperazine

Prodrom *n* prodrome, prodromal symptom, premonitory symptom

prodromal prodromal

Prodromal|erscheinung *f* prodrome / ~stadium *n* prodromal period, prodromal phase, prodromal stage

Produkt *n* product / ~bild *n* product image / ~gestaltung *f* product design / ~gruppenleiter *m* product group manager / ~– Image *n* product image / ~manager *m* product manager, brand manager / ~matrix *f* product matrix / ~moment *n* product moment / ~–Moment–Korrelation *f* Pearson coefficient of correlation, Pearson's correlation, product–moment correlation / ~–Moment–Korrelationskoeffizient *m* product–moment coefficient of correlation

Produktion *f* production

Produktions|kurve *f* production curve / **eingeschränkte ~kurve** *f* restricted production curve / ~prozess *m* production process / ~theorie *f* production theory

produktiv productive

Produktivität *f* productivity, productiveness / ~ in der Gruppe group productivity / industrielle ~ industrial efficiency

profan profane, secular

Professionalismus *m* professionalism

Profil *n* profile, profile chart / ~analyse *f* profile analysis / ~darstellung *f* profile chart / ~ der Eigenschaften trait profile / ~test *m* profile test / ~verfahren *n* profile test / psychologisches ~ psychological profile / psychologisches ~ eines Arbeitsplatzes job psychograph, job profile

Progerie *f* progeria

Progesteron *n* progesterone, luteohormone

prognath prognathous

Prognathie *f* prognathism, prognathy

Prognose *f* prognosis, prediction, forecast / ~ stellen prognosticate, predict / klinische ~ clinical prediction, clinical prognosis / psychologische ~ psychological prognosis / ungünstige ~ bad prognosis

pro|gnostisch prognostic / ~gnostizieren prognosticate

Prognostizierbarkeit *f* predictability

Programm *n* programme, program / ~ablaufplan *m* programme flow chart / ~beurteilung *f* programme evaluation / ~entwicklung *f* programme development / ein ~ erstellen programme, program / ~evaluation *f* programme evaluation / ~sprache *f* computer–programming language / externe ~steuerung *f* extrinsic programming / interne ~steuerung *f* intrinsic programming / ~unterweisung *f* programme instruction / ausführendes ~ executive routine / lineares ~ linear programme / sozialpolitisches ~ social programme / verzweigtes ~ branched programme

pro|grammatisch programmatic / **~grammieren** programme, program

Programmieren *n*, **neurolinguistisches** neurolinguistic programming

Programmierer *m* programmer

Programmiersprache *f* programming language

programmiert programmed

Programmierung *f* programming, programing

Progression *f* progression

Progressionsgesetz *n* law of progression

progressiv progressive

Projekt *n* project, scheme / **~ablauf** *m* course of a project, project follow-through / **~anlauf** *m* project start–up / **~evaluierung** *f* project evaluation / **~gruppe** *f* task force, task group / **~methode** *f* project method

Projektion *f* projection / **~ innerer Konflikte auf die Umwelt** hypergnosis, hypergnosia / **~ nach außen** externalisation, exteriorisation / **~ verleugneter Triebwünsche** disowning projection / **~ von Gefühlen** projection of emotions

Projektions|apparat *m* projectoscope / **~bahn** *f* projection tract / **~faser** *f* projection fiber / **~feld** *n* projection area, projection centre / **~methode** *f* projective technique / **~neuron** *n* projection neuron / **~phase** *f* ejective stage / **~system** *n* projection system, projective system / **thalamoretikuläres ~system** *n* arousal system / **~test** *m* projective test / **~zentrum** *n* projection centre

pro|jektiv projective / **~jizieren** project / **nach außen ~jizieren** externalize

Projizierung *f* projection

Prokain *n* procaine

Prolaktin *n* prolactin, lactogenic hormone

Prolan *n* prolan

Prolepsis *f* prolepsis

Proliferation *f* proliferation

Prolin *n* proline

Promazin *n* promazine

Promethazin *n* promethazine

Promiskuität *f* promiscuity

Pronation *f* pronation

Pronomen *n* pronoun

Propädeutik *f* propaedeutics, preparatory instruction

propädeutisch propaedeutic, propedeutic, propaedeutical, propedeutical

Propaganda *f* propaganda / **~analyse** *f* propaganda analysis / **~machen** propagate / **~treiben** propagandize

propagieren propagate, propagandize

Propanolol *n* propanolol

Prophetenwahn *m* delusion of being a prophet

Prophetie *f* precognition

Prophezeiung *f* prophecy / **selbsterfüllende ~** self–fulfilling prophecy

Prophylaktikum *n* prophylactic

prophylaktisch prophylactic

Prophylaxe *f* prophylaxis, prevention

Proportion *f* proportion / **diathetische ~** diathetic ratio

proportional proportional

Proportionalität *f* proportionality

Proportionalitätskonstante *f* constancy of the proportionality of stimulus and response, Weber's fraction

Proportional|–Differentialsensor *m* proportional–differential sensor, PD sensor / **~sensor** *m* proportional sensor, P sensor

proportioniert proportionate

Proposition *f* proposition

Propranolol *n* propranolol

Proprio|rezeptor *m* proprioceptor / **~zeption** *f* proprioception / **~zeptor** *m* proprioceptor / **~zeptorenfeld** *n* proprioceptive field

proprio|spinal propriospinal / **~zeptiv** proprioceptive

Proprium *n* proprium, selfhood, ipseity

Propulsion *f* propulsion

propulsiv propulsive
Propylalkohol *m* propyl alcohol, propanol
Prosa *f* prose / **~text** *m* prose
Prosenzephalon *n* prosencephalon, forebrain
Prosodie *f* prosody
Prosopagnosie *f* prosopagnosia
Prosopalgie *f* prosopalgia
Prosopospasmus *m* prosopospasm
prospektiv prospective
Prospermie *f* prospermia
Prostaglandine *npl* prostaglandins
Prostata *f* prostate, prostate gland
Prostigmin *n* Prostigmin, neostigmine
Prostituierte *f* prostitute
Prostitution *f* prostitution
Prostitutions|komplex *m* prostitution complex / **~phantasie** *f* prostitution fantasy
Prostration *f* prostration
Protanomale *m*, *f* protan, protanomal
protanop protanope, protanopic
Protanopie *f* protanopia, red–blindness
Protease *f* protease
Protein *n* protein / **~biosynthese** *f* protein biosynthesis / **~hormon** *n* protein hormone / **~kinase** *f* protein kinase / **~mangelerscheinung** *f* protein deficiency disorder / **~stoffwechsel** *m* protein metabolism / **~synthese** *f* protein synthesis
Proteinase *f* proteinase
Protest *m* protest / **~ des Körpers** body protest / **~ einlegen** protest / **männlicher ~** masculine protest / **massiver ~** mass protest / **studentischer ~** student protest
protestieren protest
Prothese *f* prosthesis, artificial limb
prothetisch prosthetic
Prothrombin *n* prothrombin
Proto|koll *n* protocol, record, minutes / **~kollführer** *m* recorder / **~kollsätze** *mpl* protocol sentences / **~n** *n* proton / **~pathie** *f* protopathy / **~plasma** *n* protoplasm, cytoplasm / **~plasmafibrille** *f* protoplasmic fibril / **kernlose ~plasmamasse** *f* cytode / **tierisches ~plasma** *n* sarcode / **~typ** *m* prototype / **~zoenkunde** *f* protozoology / **~zoologie** *f* protozoology / **~zoon** *n* protozoon
proto|kollieren record, take minutes / **~pathisch** protopathic / **~phallisch** protophallic / **~plasmatisch** protoplasmatic, protoplasmic / **~taktisch** prototaxic
protrahiert protracted, prolonged
Protuberanz *f* **des Hinterhauptbeines** inion
Provider *m* provider
provisorisch provisional
Provokation *f* provocation
Proxemik *f* proxemics
proximal proximal / **~–distal** proximal–distal
Proximal|reiz *m* proximal stimulus
Proximität *f* proximity
proximodistal proximodistal
Proximodistalachse *f* proximodistal axis
Prozent *n* percent, percentage / **~diagramm** *n* percentage diagram / **~kurve** *f* percentile curve / **~rang** *m* percentile rank / **~rangkurve** *f* percentile graph, percentile curve / **~rangnorm** *f* percentile norm / **~rangskala** *f* percentile scale, centile scale / **~satz** *m* percentage / **kumulative ~verteilung** *f* cumulative percentage distribution / **~wert** *m* percentile score
Prozess *m* process / **~ der Persönlichkeitsentfaltung** *f* individuation process / **~fähigkeit** *f* capacity to conduct legal proceedings / **~neurose** *f* revendication neurosis / **~psychose** *f* litigious psychosis, process psychosis / **~schizophrenie** *f* process schizophrenia / **~sucht** *f* litigiousness, litigious paranoia / **motorische ~theorie** *f* motor theory / **hypothetische ~variable** *f* hypothetical process variable / **intervenierende ~variable** *f* intervening process variable, mediating process variable / **~wütigkeit** *f* processomania / **assoziativer ~** associative process / **geistiger ~** mental process / **intersensorischer ~** intersensory process /

kognitiver ~ cognitive process / **latenter** ~ latent process / **motorischer** ~ motor process / **paranoider** ~ paranoid process / **physiologischer** ~ physiological process / **politischer** ~ political process / **psychotherapeutischer** ~ psychotherapeutic process / **sekundärer** ~ secondary process / **sensorischer** ~ sensory process / **sensumotorischer** ~ perceptual–motor process / **sozialer** ~ social process / **symbolischer** ~ symbolic process / **therapeutischer** ~ therapeutic process / **unbewusster** ~ unconscious process / **vermittelnder** ~ mediating process / **zentraler** ~ central process / **zwischen Sinnesorganen ablaufender** ~ intersensory process

Prozesse *mpl* processes / **geistige** ~ mentation / **höhere geistige** ~ higher mental processes

prüde prudish, prude

Prüderie *f* prudery, prudishness

prüfbar testable

Prüfbarkeit *f* testability

prüfen test, examine, check / **erneut** ~ re-examine / **kritisch** ~ scrutinize

Prüfer *m* examiner, tester

Prüf|gegenstand *m* subject of an examination / **~ling** *m* testee, examinee / **~liste** *f* check list / **~maschine** *f* verifying machine, verifier / **sinnliche ~methode** *f* organoleptic method

Prüfung *f* examination, test, check / **~ der affektiven Konditionierung** emotional conditioning test / **~ der Arbeitsbeständigkeit** test of work stability / **~ der Augendominanz** sighting test, ocular dominance test / **~ der Eingangsvoraussetzungen** entrance examination / **~ der geistigen Reife** test of mental maturity / **~ der Unabhängigkeit** test of independence / **~ des Geruchssinnes** odorimetry / **~ einer Hypothese** testing of a hypothesis / **biologische** ~ bioassay / **mündliche** ~ oral test

Prüfungs|angst *f* fear of an examination, test anxiety / **~ergebnis** *n* examination result / **~traum** *m* examination dream

Prüfverfahren *n* testing method / **multivariates** ~ multivariate test / **objektives** ~ objective examination / **parametrisches** ~ parametric test / **subjektives** ~ subjective examination

prügeln beat, flog, whip

pruriginös pruriginous

Pruritus *m* pruritus

Psellismus *m* psellism, stammering, stuttering

P–Sensor *m* P sensor, proportional sensor

Pseudo|anämie *f* pseudoanaemia, pseudoanemia / **~ angina pectoris** *f* pseudoangina pectoris / **~ästhesie** *f* pseudaesthesia, pseudesthesia, sensory illusion / **~ataxie** *f* pseudoataxia / **~athetose** *f* pseudoathetosis / **~blepsie** *f* pseudoblepsia, pseudopsia / **~chromästhesie** *f* pseudochromaesthesia, pseudochromesthesia / **~debilität** *f* pseudodebility / **~demenz** *f* pseudodementia, Ganser's syndrome, nonsense syndrome / **~eigenschaft** *f* pseudoquality / **~emotion** *f* pseudoemotion / **~erinnerung** *f* pseudomemory, paramnesia / **~fovea** *f* pseudofovea / **~frigidität** *f* pseudofrigidity / **~geusästhesie** *f* pseudogeusesthesia / **~geusie** *f* pseudogeusia / **~graviditä**t *f* false pregnancy, phantom pregnancy / **~halluzination** *f* pseudohallucination / **~hermaphrodit** *m* pseudohermaphrodite / **~hermaphroditismus** *m* pseudohermaphroditism, spurious hermaphroditism / **weiblicher ~hermaphroditismus** *m* gynandrism, gynandry / **~homosexualität** *f* pseudohomosexuality / **~hypnose** *f* captivation / **~impotenz** *f* pseudoimpotence / **~klonus** *m* pseudoclonus / **~kommunikation** *f* pseudocommunication / **~konditionierung** *f* pseudoconditioning / **~krise** *f* pseudocrisis / **~logia phantastica** *f* pseudologia fantastica / **~logie** *f* pseudologia, mythomania / **~manie** *f* pseudomania / **~masturbation**

f pseudomasturbation, peotillomania / ~**membran** *f* pseudomembrane / ~**meningitis** *f* meningism / ~**mnesie** *f* pseudomnesia, illusion of memory / ~**myopie** *f* pseudomyopia / ~**neurasthenie** *f* pseudoneurasthenia / ~**neurose** *f* pseudoneurosis / **somatogene** ~**neurose** *f* somatogenic pseudoneurosis / ~**nystagmus** *m* pseudonystagmus / ~**paralyse** *f* pseudoparalysis / ~**paraplegie** *f* hysterical paraplegia / ~**phon** *n* pseudophone / ~**podium** *n* pseudopodium, pseudopod, lobopodium / ~**potenz** *f* pseudopotency / ~**psychopathie** *f* pseudopsychopathy / ~**reaktion** *f* pseudoreaction / ~**reflex** *m* pseudoreflex / ~**reliabilität** *f* pseudoreliability / ~**schizophrenie** *f* pseudoschizophrenia / ~**schwindel** *m* psychogenic dizziness / ~**skop** *n* pseudoscope / ~**skopie** *f* pseudoscopy / ~**sprache** *f* pseudolalia, pseudolanguage / ~**stupor** *m* pseudostupor / ~**vaginismus** *m* secondary vaginism / ~**wahrnehmung** *f* pseudoperception / ~**wissenschaft** *f* pseudoscience / ~**wissenschaftler** *m* pseudoscientist / ~**wort** *n* pseudoword

pseudo|hermaphroditisch pseudohermaphroditic / ~**isochromatisch** pseudoisochromatic / ~**logisch** pseudological / ~**skopisch** pseudoscopic / ~**zufällig** pseudorandom

Psi *n* psi / ~**–Funktion** *f* psi process / ~**–System** *n* psi system

Psilocybin *n* psilocybin

Psittazismus *m* psittacism

Psycha|goge *m* psychagogue, psychological counselor, counselling psychologist / ~**gogik** *f* psychagogy, counselling psychology

Psychalgie *f* psychalgia, psychogenic pain

Psychasthenie *f* psychasthenia, psychasthenic reaction

Psychastheniker *m* psychasthenic

psychasthenisch psychasthenic

Psychästhesie *f* psychaesthesia, psychesthesia

psychästhetisch psychaesthetic, psychesthetic

Psyche *f* psyche, mind

Psychedelikum *n* psychedelic, psychodelic

psychedelisch psychedelic

Psychergograph *m* psychergograph, psychergometer

Psychiater *m* psychiatrist, alienist, neuropsychiatrist

Psychiatrie *f* psychiatry, psychiatrics / ~**ausbildung** *f* psychiatric training / **administrative** ~ administrative psychiatry / **beschreibende** ~ descriptive psychiatry / **biologische** ~ biological psychiatry / **dynamische** ~ dynamic psychiatry / **existenzielle** ~ existential psychiatry / **experimentelle** ~ experimental psychiatry / **forensische** ~ forensic psychiatry / **gemeindenahe** ~ community psychiatry / **geriatrische** ~ gerontopsychiatry, geriatric psychiatry / **gerichtliche** ~ forensic psychiatry, legal psychiatry / **kulturunabhängige** ~ transcultural psychiatry / **präventive** ~ prophylactic psychiatry, orthopsychiatry / **psychoanalytische** ~ psychoanalytic psychiatry / **seelsorgerische** ~ pastoral psychiatry / **soziale** ~ social psychiatry, sociopsychiatry / **transkulturelle** ~ transcultural psychiatry, cross–cultural psychiatry / **vorbeugende** ~ prophylactic psychiatry, orthopsychiatry

psychiatrisch psychiatric / ~ **deuten** psychiatrize / **nicht** ~ nonpsychiatric

psychisch psychic, psychical, mental, psychological / ~ **verlangsamt** bradypsychic

Psychismus *m* psychism

Psycho|akustik *f* psychoacoustics / ~**analeptikum** *n* psychoanaleptic, psychoanaleptic drug

Psychoanalyse *f* psychoanalysis, psychoanalytic therapy, Freudianism / **angewandte** ~ applied psychoanalysis / **duale** ~ dual analysis / **existenzielle** ~ existential psychoanalysis / **gezielte** ~ focussed analysis, conflict–centered analysis / **klassische** ~ classical psychoanalysis / **wilde** ~ wild psychoanalysis

Psycho|analytiker *m* psychoanalyst, analyst / **~ästhenie** *f* psychoasthenia / **~biochemie** *f* psychobiochemistry / **~biochemiker** *m* psychobiochemist / **~biogramm** *n* psychobiogram / **~biologe** *m* psychobiologist / **~biologie** *f* psychobiology, biopsychology / **~chemie** *f* psychochemistry / **~chirurgie** *f* psychosurgery / **~chromästhesie** *f* psychochromaesthesia, psychochromesthesia / **~diagnose** *f* psychodiagnosis / **~diagnostik** *f* psychodiagnostics / **~dometer** *n* psychodometer / **~dometrie** *f* psychodometry / **~drama** *n* psychodrama / **~dynamik** *f* psychodynamics / **~dysleptikum** *n* psychodysleptic / **~endokrinologie** *f* psychoendocrinology / **~energetikum** *n* / **~energizer** *m* psychoenergizer / **~galvanometer** *n* psychogalvanometer / **~genese** *f* psychogenesis / **~genie** *f* psychogeny, psychogenesis / **~geriatrie** *f* psychogeriatrics / **~gnostik** *f* psychognosis, psychognostics, psychognosy / **~gramm** *n* psychogram, psychograph / **individuelles ~gramm** *n* individual psychogram / **~graphie** *f* psychography / **~historie** *f* psychohistory / **~historiker** *m* psychohistorian / **~hygiene** *f* mental hygiene, psychoprophylaxis / **~id** *n* psychoid / **~katharsis** *f* psychocatharsis / **~kinese** *f* psychokinesis / **~kym** *n* psychokym / **~lagnie** *f* psycholagny / **~lepsie** *f* psycholepsy, psycholepsis / **~leptika** *npl* psycholeptics / **~linguistik** *f* psycholinguistics

psycho|analeptisch psychoanaleptic / **~analysieren** psychoanalyse / **~analytisch** psychoanalytic / **~analytisch behandeln** psychoanalyse / **~biologisch** psychobiological / **~chemisch** psychochemical / **~diagnostisch** psychodiagnostic / **~dramatisch** psychodramatic / **~dynamisch** psychodynamic / **~dysleptisch** psychodysleptic / **~galvanisch** psychogalvanic / **~gen** psychogenic, psychogenetic, psychogenous / **~genetisch** psychogenic, psychogenetic, psychogenous / **~gnostisch** psychognostic / **~historisch** psychohistorical / **~id** psychoid / **~leptisch** psycholeptic

Psychologe *m* psychologist / **analytischer** ~ analytical psychologist / **beratender** ~ consulting psychologist / **in der Beratung tätiger** ~ consulting psychologist / **klinischer** ~ clinical psychologist / **pädagogischer** ~ educational psychologist / **praktischer** ~ psychotechnologist

Psychologem *n* psychological tenet

Psychologen|einstellung *f* psychologist's attitude / **~–Trugschluss** *m* psychologist's fallacy

Psychologie *f* psychology / **~ausbildung** *f* psychology education / ~ **der Berufswahl** vocational psychology / ~ **der Lebensphasen** life–span psychology / ~ **der Wahrnehmung** psychology of perception / ~ **des Alterns** geriatric psychology / ~ **des Jugendalters** adolescent psychology / ~ **des Kindes** child psychology / ~ **des Kleinkindes** infant psychology / ~ **des Verbrauchers** consumer psychology / ~ **im Gesundheitswesen** health care psychology / ~ **im Rahmen der Personalführung** personnel psychology / **~studium** *n* graduate psychology education / **allgemeine** ~ general psychology / **analytische** ~ analytic psychology / **angewandte** ~ applied psychology, practical psychology / **assoziative** ~ associationism / **ästhetische** ~ aesthetic psychology, esthetic psychology / **atomistische** ~ atomistic psychology, psychological atomism / **behavioristische** ~ behavioristic psychology / **beschreibende** ~ descriptive psychology, idiographic psychology / **biologische** ~ biological psychology / **deskriptive** ~ descriptive psychology / **differenzielle** ~ differential psychology / **dynamische** ~ dynamic psychology / **eklektische** ~ eclectic psychology / **empirische** ~ empirical psychology / **experimentelle** ~ experimental psychology / **forensische** ~ forensic psychology

/ **funktionelle** ~ functionalism / **geisteswissenschaftliche** ~ phenomenological psychology, mental philosophy, social science psychology / **genetische** ~ genetic psychology / **hormische** ~ hormic psychology, purposive psychology, intentional psychology / **humanistische** ~ humanistic psychology / **introspektive** ~ introspective psychology / **klinische** ~ clinical psychology, abnormal psychology / **kognitive** ~ cognitive psychology / **komplexe** ~ complex psychology / **kritische** ~ critical psychology / **kulturvergleichende** ~ cross–cultural psychology / **mathematische** ~ mathematical psychology / **medizinische** ~ medical psychology, medicopsychology / **moderne** ~ new psychology / **molare** ~ molar psychology / **molekulare** ~ molecular psychology / **naturwissenschaftliche** ~ scientific psychology / **nomothetische** ~ nomothetic psychology / **objektive** ~ objective psychology / **ökologische** ~ ecological psychology, environmental psychology / **ontogenetische** ~ ontogenetic psychology / **organismische** ~ holistic psychology, organismic psychology / **pädagogische** ~ educational psychology / **personalistische** ~ personalistic psychology / **phänomenologische** ~ phenomenological psychology / **philosophische** ~ philosophical psychology, academic psychology / **physiologische** ~ physiological psychology, psychophysiology, biological psychology / **politische** ~ political psychology / **praktische** ~ practical psychology / **probabilistische** ~ probabilistic psychology / **reaktivistische** ~ reactivist psychology / **statistische** ~ statistical psychology / **strukturelle** ~ structural psychology / **subjektivierende** ~ subjective psychology, mentalism / **systematische** ~ systematic psychology / **teleologische** ~ purposive psychology, intentional psychology / **topologische** ~ topological psychology / **transpersonale** ~ transpersonal psychology / **vergleichende** ~ comparative psychology / **verstehende** ~ mental philosophy, rational psychology / **wissenschaftliche** ~ nomothetic psychology

psychologisch psychologic, psychological / ~ **erklären** psychologize / **nicht** ~ nonpsychological

psycho|logisieren psychologize / **~lytisch** psycholytic

Psycho|logismus *m* psychologism / **~lyse** *f* psycholysis / **~lytika** *npl* psycholytic drugs / **~lytikum** *n* psycholytic, major tranquilliser, major tranquilizer

Psychom *n* psychic process, psychic state

Psycho|metrie *f* psychometry, psychometrics / **parapsychologische ~metrie** *f* psychometrizing / **~morphismus** *m* psychomorphism / **~motilität** *f* psychomotility / **~motorik** *f* psychomotor activity, psychomotility / **~neuroimmunologie** *f* psychoneuroimmunology / **~neurose** *f* psychoneurosis, psychoneurotic reaction / **~neurotiker** *m* psychoneurotic / **~pädagogik** *f* psychopaedagogics, psychopaedagogy / **~pädie** *f* psychopedics

Psychopath *m* psychopath, psychopathic personality, abnormal personality / **anankastischer** ~ compulsive psychopath, obsessive neurotic / **dysthymer** ~ dysthymic psychopath / **explosibler** ~ explosive psychopath / **fanatischer** ~ fanatic psychopath / **geltungssüchtiger** ~ attention–seeking psychopath / **gemütloser** ~ affectionless psychopath / **paranoider** ~ paranoid psychopath / **schizoider** ~ schizoid psychopath / **selbstunsicherer** ~ insecure psychopath / **stimmungslabiler** ~ labile psychopath

Psycho|pathia sexualis *f* psychopathia sexualis, psychopathy sexualis / **~pathie** *f* psychopathy, psychopathia / **~pathologe** *m* psychopathologist / **~pathologie** *f* psychopathology, mental pathology, pathopsychology, abnormal psychology, pathological psychology / **~pathologie** *f* **des Kindes** psychopathology of children / **~pharmakologie** *f* psychopharmacology, neuropsychopharmacology / **~pharmakon** *n* psychopharmacological agent, psy-

psychometrisch

chotropic drug, psychoactive drug, psychotherapeutic drug / **~physik** *f* psychophysics / **~physiker** *m* psychophysicist / **~physiologe** *m* psychophysiologist / **~physiologie** *f* psychophysiology / **~plegikum** *n* psychoplegic / **~prophylaxe** *f* psychoprophylaxis / **~reaktion** *f* psychoreaction / **~reflex** *m* psychic reflex / **~reflexologie** *f* psychoreflexology

psycho|metrisch psychometric / **~motorisch** psychomotor, ideokinetic, ideomotor / **~neurotisch** psychoneurotic / **~nom** psychonomic / **~organisch** psycho–organic, psychosomatic / **~pathisch** psychopathic / **~pathologisch** psychopathological / **~pharmakologisch** psychopharmacological / **~physiologisch** psychophysiological / **~physisch** psychophysical, psychoneural / **~prophylaktisch** psychoprophylactic / **~reaktiv** psychoreactive

Psychose *f* psychosis, psychotic disease / **~ der Wechseljahre** climacteric psychosis / **affektive** ~ affective psychosis, mood disorder, affective disorder / **akute** ~ acute psychosis / **alternierende** ~ alternating psychosis / **arteriosklerotische** ~ arteriosclerotic psychosis / **atypische** ~ atypical psychosis / **chronische** ~ chronic psychosis, process psychosis / **durch Arzneimittel ausgelöste** ~ pharmacopsychosis / **durch Syphilis hervorgerufene** ~ syphilopsychosis / **durch Schilddrüsenerkrankung bedingte** ~ thyroidomania / **dysthymische** ~ dysthymic psychosis / **eklamptische** ~ eclamptic psychosis / **endogene** ~ endogenous psychosis / **epileptische** ~ epileptic psychosis / **erbliche** ~ hereditary insanity / **exogene** ~ exogenous psychosis / **experimentelle** ~ experimental psychosis, model psychosis / **funktionelle** ~ functional psychosis / **gutartig verlaufende** ~ benign psychosis / **halluzinatorische** ~ hallucinatory psychosis, perceptual insanity / **iatrogene** ~ iatrogenic psychosis / **infantile** ~ infantile psychosis / **intermittierende** ~ intermittent psychosis / **juvenile** ~ juvenile psychosis / **kindliche** ~ childhood psychosis, infantile psychosis / **klimakterische** ~ climacteric psychosis, climacteric paranoia, involutional psychosis / **kurze reaktive** ~ brief reactive psychosis / **manisch–depressive** ~ manic–depressive psychosis, bipolar psychosis, cyclophrenia / **nicht näher bezeichnete nichtorganische** ~ unspecified nonorganic psychosis / **oneiroide** ~ oneiroid psychosis / **organische** ~ organic psychosis, idiophrenic psychosis / **ovarialbedingte** ~ oophoromania / **paranoide** ~ paranoid psychosis, paranoid disorder / **polyneuritische** ~ Korsakoff psychosis, polyneuritc psychosis / **postinfektiöse** ~ postinfectious psychosis / **postoperative** ~ postoperative psychosis / **präsenile** ~ presenile psychosis / **reaktive** ~ reactive psychosis / **rezidivierende** ~ recurrent psychosis / **schizoaffektive** ~ schizoaffective psychosis, schizoaffective schizophrenia, schizoaffective disorder / **senile** ~ senile psychosis / **symbiotische kindliche** ~ symbiotic infantile psychosis / **symptomatische** ~ symptomatic psychosis / **syphilitisch bedingte** ~ syphilopsychosis / **traumatische** ~ traumatic psychosis / **wiederkehrende** ~ recurrent psychosis / **zirkuläre** ~ circular psychosis, alternating psychosis, cyclic psychosis / **zyklische** ~ cyclic psychosis, periodic psychosis, circular psychosis, cyclic insanity, periodic insanity / **zykloide** ~ atypical cycloid psychosis

Psycho|sedativum *n* ataractic, ataractic drug, tranquilliser / **~sexualität** *f* psychosexuality / **~sklerose** *f* psychosclerosis / **~soma** *f* psychosoma, psychosome / **~somatik** *f* psychosomatics, psychosomatic medicine / **~somimetika** *npl* psychotogenic drugs, psychotomimetic drugs / **~somimetikum** *n* psychotonic / **~soziologie** *f* psychosociology / **~stimulans** *n* psychoenergizer, psychostimulant / **~struktur** *f* psychostructure / **~syndrom** *n* psychosyndrome / **akutes hirnorganisches ~syndrom** *n* acute organic brain syndrome / **frühkindliches exogenes ~Syndrom** *n* minimal brain dysfunction in children / **hirnlokales ~syndrom** *n* brain–localised psychosyndrome / **organisches ~syndrom** *n* organic brain syndrome / **organisches ~syndrom** *n* **nach Schädelhirntrauma** postconcussional syndrome / **~synthese** *f* psychosynthesis / **~taxis** *f* psychotaxis / **~technik** *f* psychotechnics / **~techniker** *m* psychotechnician, psychotechnologist / **~technologie** *f* psychotechnology / **~therapeut** *m* psychotherapist / **~therapeut** *m* **in Ausbildung** psychotherapist trainee

Psychotherapeuten|einstellungen *fpl* psychotherapist attitudes / **~gesetz** *n* law on psychotherapists

psycho|sensorisch psychosensory, psychosensorial / **~sexuell** psychosexual / **~somatisch** psychosomatic / **~somimetisch** psychotomimetic / **~sozial** psychosocial / **~technisch** psychotechnical / **~therapeutisch** psychotherapeutic, psychotherapeutical

Psychotherapie *f* psychotherapy / **~ausbildung** *f* psychotherapy training / **~ergebnis** *n* psychotherapeutic outcome / **aktive ~** active psychotherapy / **ambulante ~** out–patient psychotherapy / **analytische ~** analytic psychotherapy / **aufbauende ~** re–constructive psychotherapy / **aufdeckende ~** uncovering psychotherapy / **befreiende ~** release therapy / **bionome ~** bionomic psychotherapy / **direktive ~** directive therapy / **dynamische ~** dynamic therapy / **eklektische ~** eclectic psychotherapy / **existenzielle ~** existential psychotherapy / **experientelle ~** experiential psychotherapy / **expressive ~** expressive psychotherapy / **forensische ~** forensic psychotherapy / **geriatrische ~** geriatric psychotherapy / **interpersonelle ~** interpersonal psychotherapy / **kathartische ~** cathartic therapy, release therapy / **kleine ~** psychological guidance / **klientbezogene ~** client–centered therapy / **kollektive ~** collective psychotherapy / **nicht–direktive ~** nondirective psychotherapy, nondirective therapy, client–centered therapy / **psychoanalytische ~** psychoanalytic psychotherapy, psychoanalysis / **rationale ~** rational therapeutics, rational–emotive therapy / **stützende ~** supportive psychotherapy / **tiefenpsychologisch fundierte ~** psychoanalytically oriented psychotherapy / **unterstützende ~** supportive psychotherapy / **vorbeugende ~** prophylactic psychotherapy / **zudeckende ~** surface therapy, nonanalytical techniques / **zwischenmenschliche ~** interpersonal psychotherapy /

Psycho|tika *npl* psychotomimetic drugs, psychopharmaca / **~tiker** *m* psychotic / **~tizismus** *m* psychoticism / **~togene** *npl* psychotogenic drugs / **~tomimetikum** *n* psychotomimetic, psychosomemetic, psychodysleptic, psychotomimetic drug / **~tonikum** *n* psychotonic drug / **~tropie** *f* psychotropy / **~vitalismus** *m* psychovitalism

psycho|tisch psychotic / **nicht ~tisch** nonpsychotic / **~togen** psychotogenic / **~tomimetisch** psychotomimetic / **~tonisch** psychotonic / **~toxisch** psychotoxic / **~trop** psychotropic / **~vegetativ** psycho-vegetative

Psychro|algie *f* psychroalgia, cold pain / **~ästhesie** *f* psychroaesthesia, psychroesthesia, cold sensation / **~phobie** *f* psychrophobia

P–Technik *f* P technique

Ptosis *f* ptosis

puberal, pubertär puberal, pubertal

Pubertät *f* puberty / **vorzeitige ~** precocious puberty

Pubertäts|alter *n* age of puberty / **~eintritt** *m* pubescence, onset of puberty / **~erscheinung** *f* puberty phenomenon / **~irresein** *n* hebephrenia, adolescent insanity / **~jahre** *npl* period of puberty, age of puberty / **~krise** *f* adolescent crisis / **~magersucht** *f* anorexia nervosa / **~neurose** *f* puberty neurosis / **~riten** *mpl* puberty rites / **~psychose** *f* pubertal psychosis / ~symptom *n* sign of pubescence / ~trauma *n* puberty trauma / ~zeit *f* period of puberty / ~zeremonie *f* puberty rites

pubertierend pubescent

Public Relations *pl* public relations

Publikum *n* public, audience

pueril childish

Puerilismus *m* puerility, childishness

puerperal puerperal

Puerperalpsychose *f* puerperal insanity, postpartum psychosis

Puffer *m* buffer / ~aufgabe *f* buffer item / ~frage *f* buffer item / ~reiz *m* shock absorber

Pulfrich–Effekt *m* Pulfrich effect / ~–Phänomen *n* Pulfrich phenomenon

pulmonal pulmonary

Puls *m* pulse / ~ader *f* artery / ~beschleunigung *f* tachycardia / ~frequenz *f* pulse rate / ~kurve *f* sphygmogram / ~qualität *f* pulse quality / ~schlag *m* pulse, pulsation / regelmäßiger ~schlag *m* regular pulse, eurhythmia / ~schreiber *m* sphygmograph / ~schreibung *f* sphygmography / ~welle *f* pulse wave / ~wellengeschwindigkeit *f* pulse wave velocity / ~zahl *f* heart rate / anakroter ~ anacrotic pulse / arterieller ~ arterial pulse / dikroter ~ dicrotic pulse / doppelschlägiger ~ dicrotic pulse / verlangsamter ~ slow pulse, bradycardia

Pulsation *f* pulsation

pulsierend pulsatile, pulsating

Pulvinar *n* pulvinar

punitiv punitive

Punkt *m* point, score, spot / ~auge *n* ocellus / ~–für–Punkt–Entsprechung *f* point–to–point correspondence / ~–für–Punkt–Projektion *f* point–to–point projection / ~malerei *f* pointillism / ~schätzung *f* point estimation / ~schrift *f* braille / ~sehschärfe *f* minimum separable distance / ~subjektiver Gleichheit point of subjective equality / **kritischer** ~ critical point / **lebenswichtiger** ~ vital point

Punktalglas *n* punktal lens

punkt|biserial point–biserial / ~förmig punctiform

Punkte|bewertung *f* scoring / ~bewertungssystem *n* point–score system / ~diagramm *n* double–frequency table / ~dichte *f* point density / ~figur *f* dot figure / ~skala *f* point scale / ~system *n* point system / ~verteilung *f* punctiform distribution / ~erreichen score / ~deckungsgleiche ~ identical spots of the retina / **kongruente** ~ congruent points

punktieren point, punctuate, tap, prick

punktiert punctate

Punktiertest *m* dotting test

Punktion *f* puncture

Pünktlichkeit *f* punctuality

Punktwert *m* point score, score / **erzielter** ~ obtained score / **gewogener** ~ weighted score / **normalisierter** ~ normalized score / **objektiver** ~ objective score / **reduzierter** ~ reduced score / **transponierter** ~ transmuted score / **ungruppierte** ~e *mpl* ungrouped scores

Punktzahl *f* score, number of points / **wahre** ~ true score

Pupille *f* pupil, pupil of the eye / **enge** ~ contracted pupil / **erweiterte** ~ dilated pupil

Pupillen|athetose *f* pupillary athetosis, hippus / ~differenz *f* anisocoria / ~erweiterung *f* mydriasis, pupil dilation / ~größe *f* pupil size, pupillary size / ~messer *m* pupillometer / ~messung *f* pupillometry / ~reaktion *f* pupillary response / ~reflex *m* pupillary accommodation, pupillary reflex, light reflex / **unwillkürlicher** ~reflex *m* involuntary eye reflex / **reflektorische** ~starre *f* Argyll–Robertson pupil, pupilloplegia / ~verengung *f* contraction of the pupils, miosis, myosis / **ungleiche** ~weite *f* anisocoria

pupillen|erweiternd mydriatic / ~**verengend** miotic, myotic
Pupillo|meter *n* pupillometer / ~**tonie** *f* pupillotonia, pupillotonic pseudotabes
Puppe *f* pupa, larva, doll
Puppenspiel *n* play with dolls
Purkinje|-Aderfigur *f* Purkinje figures / ~**-Effekt** *m* Purkinje effect / ~**-Nachbild** *n* Purkinje afterimage / ~**-Phänomen** *n* Purkinje effect, Purkinje phenomenon / ~**-Sanson–Spiegelbilder** *npl* Purkinje–Sanson mirror images, Sanson images / ~**-Zelle** *f* Purkinje cell, Purkinje corpuscle
Puromyzin *n* puromycin
Purposivismus *m* purposivism, purposive behaviorism
Purpur *n* purple / ~**ring** *m* purple ring
purpurfarben purple
Pursuitmeter *m* pursuit meter
pursuit rotor pursuit rotor
Putamen *n* putamen
Putzverhalten *n* **bei Tieren** animal grooming behaviour
Puzzletest *m* puzzle test, object assembly test
Pygmalion–Effekt *m* pygmalion effect, self-fulfilling prophecy
Pygmalionismus *m* pygmalionism
Pykniker *m* pyknic, pyknic type

pyknisch pyknic
Pykno|lepsie *f* pyknolepsy, pyknoepilepsy / ~**morphie** *f* pyknomorphy
pyknomorph pyknomorphic
Pylorus *m* pylorus
pyramidal pyramidal
Pyramide *f* pyramid
Pyramiden|bahn *f* pyramidal tract, tractus pyramidalis / ~**bahnsystem** *n* pyramidal system / ~**kreuzung** *f* pyramidal decussation, decussation of the pyramids / ~**lappen** *m* pyramidal lobe / ~**seitenstrangbahn** *f* crossed pyramidal tract, lateral pyramidal tract, lateral cerebrospinal tract / ~**system** *n* pyramidal system / ~**vorderstrangbahn** *f* anterior cerebrospinal tract, direct pyramidal tract / ~**zelle** *f* pyramidal cell
pyramidenförmig pyramidal
Pyramidotomie *f* pyramidotomy
Pyrexie *f* pyrexia, pyrexy
Pyrgozephalie *f* turricephaly
pyro|gen pyretogenic, pyretogenetic, pyretogenous / ~**man** pyromaniac
Pyro|gen *n* pyrogen, febrifacient / ~**lagnie** *f* pyrolagnia, erotic pyromania / ~**mane** *m,f* pyromaniac / ~**manie** *f* pyromania, incendiarism / ~**phobie** *f* pyrophobia, irrational fear of fire / ~**sis** *f* pyrosis

Q

Q|–Analyse *f* Q analysis, inverse factor analysis / **~–Daten** *npl* Q data, questionary data, questionnaire data / **~–Fieber–Psychose** *f* Q–fever psychosis / **~–Sort–Verfahren** *n* Q sort testing technique / **~–Technik** *f* Q technique, inverse factor analysis / **~–Wert** *m* Q score

Quack|salber *m* quack, charlatan / **~salberei** *f* quackery, charlatanism

Quadrant *m* quadrant

Quadrat *n* square / **mittlere ~abweichung** *f* mean square deviation / **~maß** *n* square measure / **~summe** *f* square sum / **~täuschung** *f* tilted square illusion / **~wurzel** *f* square root / **mittlere ~wurzel** *f* root–mean square / **lateinisches ~** Latin square / **mittleres ~** mean square

quadratisch quadratic, square

Quadratur *f* quadrature

quadrieren square

Quadriplegie *f* quadriplegia

Qual *f* pain, anguish, distress / **innere ~** mental anguish / **seelische ~** mental agony

quälend agonizing, distressing

Qualifikation *f* qualification

Qualifikations|erwerb *m* qualification / **beruflicher ~erwerb** *m* professional certification / **berufliche ~prüfung** *f* professional examination /

Qualität *f* quality / **~ der Empfindung** modality of sensation / **~ der Leistung** quality of performance / **paläoatavistische ~** paleoatavistic quality / **primäre ~** primary quality / **sekundäre ~** secondary quality

Qualitäts|kontrolle *f* quality control / **~–sicherung** *f* quality assurance, quality management / **~zirkel** *m* quality circle

qualitativ qualitative

Quanten *npl* quanta / **~mechanik** *f* quantum mechanics / **~theorie** *f* quantum theory

Quantifikation *f* quantification

quantifizieren quantify

Quantifizierung *f* quantification

Quantität *f* quantity

quantitativ quantitative

Quantum *n* quantum

Quart *f* quart

Quartal|saufen *n* dipsomania / **~säufer** *m* dipsomaniac / **~säufertum** *n* dipsomania, posiomania / **~trinker** *m* dipsomaniac / **~trunksucht** *f* dipsomania

Quartil *n* quartile / **~abstand** *m* interquartile range / **~abweichung** *f* quartile deviation, interquartile deviation, semi–interquartile range / **mittlere ~abweichung** *f* quartile deviation, interquartile deviation, semi–interquartile range / **~bereich** *m* quartile range / **~intervall** *n* quartile interval, quartile range / **~wert** *m* quartile score

Quartimax|–Methode *f* quartimax rotation / **~–Rotation** *f* quartimax rotation

Quasi|–Bedürfnis *n* quasi need / **~–Experiment** *n* quasi experiment / **~–Messung** *f* quasi measurement / **~–Skala** *f* quasi scale

Quecksilber *n* mercury / **~vergiftung** *f* mercury poisoning

Quelle *f* source

quer cross, transverse / **~laufend** diagonal / **~verlaufend** transverse

Quer|disparation *f* binocular disparity, visual disparity, binocular perspective / **~fortsatz** *m* transverse process / **~korrelation** *f* cross–correlation / **~schnitt** *m* cross–section, transverse section / **~schnittuntersuchung** *f* cross–section study, cross–sectional study

Querschnitts|methode *f* cross–sectional method / **~gelähmte** *m*, *f* paraplegic, paraplectic / **~lähmung** *f* paraplegia

Quer|strich *m* horizontal bar, cross–stroke / **~verbindung** *f* cross–connection / **~welle** *f* transverse wave

Querulant *m* querulous person

Querulanten|tum *n* litigiousness, querulousness, litigation mania / **~wahn** *m* querulous paranoia, litigious paranoia, litigation mania

querulierend querulous

Quetschung *f* bruise, contusion, crushing / **~ der Markscheide** demarcation

Quietiv *n* sedative, tranquilliser

Quincke–Ödem *n* Quincke's oedema, angioneurotic oedema, angioneurotic edema / **~–Schlauch** *m* Quincke's tube / **~–Röhre** *f* Quincke's tube

Quinte *f* quint

Quintessenz *f* quintessence

Quintil *n* quintile

Quiz *n* quiz

Quote *f* quota, rate

Quoten|methode *f* quota sampling / **~stichprobe** *f* quota sample / **~system** *n* quota control, bogey system / **variable ~verstärkung** *f* variable–rate reinforcement / **fester ~verstärkungsplan** *m* fixed–ratio reinforcement / **variabler ~verstärkungsplan** *m* variable–ratio schedule

Quotient *m* quotient / **respiratorischer ~** respiratory quotien

R

Rabeneltern *pl* bad parents, cruel parents
Rabies *f* rabies, lyssa
Rache *f* revenge, vengeance
rächen revenge
Rachen *m* pharynx / **~erkrankung** *f* pharyngeal disorder / **~mandel** *f* pharyngeal tonsil, adenoid tonsil / **~reflex** *m* pharyngeal reflex
Rach|gier *f* revengefulness / **~sucht** *f* revengefulness, vindictiveness
Rachitis *f* rickets, rachitis
rachitisch rickety, rachitic
radial radial
Radialreflex *m* radial reflex
Radian *m* radian
Radikal *n* radical / **freies ~** free radical
radikal radical
Radikalismus *m* radicalism / **politischer ~** political radicalism
Radikulitis *f* radiculitis
Radio *n* radio / **~logie** *f* radiology / **~meter** *n* radiometer / **~metrie** *f* radiometry / **~therapie** *f* radiotherapy
Radius *m* radius
Rahmen *m* frame, scope / **~sucher** *m* frame finder, viewmeter / **auf den familiären ~ beschränkte Störung des Sozialverhaltens** conduct disorder confined to the family context
Ramsey Hunt–Syndrom *n* Ramsey Hunt syndrome, Hunt's neuralgia
Ramus *m* ramus / **~ communicans albus** *m* ramus communicans albus
Rand *m* margin, fringe / **~bewusstsein** *n* marginal consciousness / **~detail** *n* edge detail / **~deutung** *f* edge detail / **~feld** *n* marginal field, surrounding area / **~figur** *f* peripheral figure, fringer / **~gruppe** *f* marginal group, fringe group / **~klasse** *f* marginal category / **~komplex** *m* marginal complex / **~kontrast** *m* marginal contrast, border contrast / **~neurose** *f* marginal neurosis, physiopsychic neurosis / **~person** *f* fringer / **~persönlichkeit** *f* marginal personality / **~psychose** *f* marginal psychosis / **~schicht** *f* marginal layer / **~sehen** *n* peripheral vision, indirect vision
Randomisierung *f* randomization
Rang *m* rank, grade / **~folge** *f* serial position, ranking, rank order / **~korrelation** *f* rank correlation, correlation by ranks, rank–difference correlation, rank–order correlation / **~korrelationskoeffizient** *m* coefficient of rank correlation / **~ordnung** *f* rank order / **berufliche ~ordnung** *f* occupational hierarchy / **soziale ~ordnung** *f* social hierarchy / **~ordnungsprinzip** *n* ranking principle / **~platz** *m* rank / **~reihe** *f* rank order / **in eine ~reihe bringen** rank / **~reihenbilden** *n* ranking / **~reihenbildung** *f* merit ranking, rank–order method / **~reihenmethode** *f* rank–order method / **~varianzanalyse** *f* Friedman test
Ranschburg|'sche Hemmung *f* Ranschburg inhibition / **~'sches Phänomen** *n* Ranschburg phenomenon
Ranvier–Schnürring *m* node of Ranvier, Ranvier's node, Ranvier's constriction
Raphe *f* raphe
Rapport *m* rapport, relation / **~fähigkeit** *f* capacity for rapport / **affektiver ~** affective rapport, emotional rapport
Raptus *m* raptus
rasen rage

rasend raging, mad, frantic
Raserei *f* rage, frenzy, fury / **~ am Ende eines epileptischen Anfalls** epileptic furor
Rasse *f* race, breed
Rassen|bewusstsein *n* race consciousness / **~beziehungen** *fpl* race relations / **~diskriminierung** *f* racial discrimination / **~fanatismus** *m* racialism, racism / **~hass** *m* race hatred, racism, racialism / **~hygiene** *f* racial hygiene, eugenics / **~ideologie** *f* race consciousness / **~kreuzung** *f* racial mixture / **~lehre** *f* race theory / **~merkmal** *n* racial characteristic / **~mischung** *f* racial intercrossing, miscegenation / **~politik** *f* racism, racialism / **~psychologie** *f* racial psychology, race psychology / **~theorie** *f* racialism, racism / **~trennung** *f* apartheid / **~unruhen** *fpl* racial riots / **~unterschied** *m* race difference, racial difference
rassisch racial, ethnic
Rassismus *m* racism, racialism
rastlos restless
Rat *m* advice, counsel / **~geben** advise, counsel / **~losigkeit** *f* helplessness, perplexity / **~schlag** *m* advice, counsel / **~suchender** *m* counselee, advice-seeker
raten *(beraten)* advise, counsel / **~** guess
Raten *n* guessing
Ratespiel *n* guessing game
rational rational
Rationalgleichung *f* rational equation
Rationalisation *f* rationalization
rationalisieren rationalize
Rationalisierung *f* rationalization
Rationalismus *m* rationalism, intellectualism
Rationalist *m* rationalist
Rationalität *f* rationality
Rätsel *n* puzzle
Ratte *f* rat / **weiße ~** white rat
Raub *m* robbery / **~verhalten** *n* **von Tieren** predatory behaviour of animals

Rauchen *n* tobacco smoking
Raucher|entwöhnung *f* smoking cessation / **~gewohnheit** *f* cigarette–smoking habit
rauh rough, coarse, hoarse
Rauheit *f* roughness, coarseness, harshness
Rauhigkeit *f* roughness
Raum *m* space, room / **~angst** *f* cenophobia, fear of empty spaces / **~auffassung** *f* spatial perception / **~begrenzung** *f* space limitation / **~begriff** *m* appreciation of space / **~beziehungen** *fpl* spatial relations, space relations / **~bild** *n* stereoscopic image / **~blindheit** *f* space blindness, spatial blindness / **~empfinden** *n* space feeling / **~erlebnis** *n* experience of space / **~fahrtpsychologie** *f* space psychology / **~faktor** *m* spatial factor / **~farbe** *f* volume colour, bulky colour / **~fehler** *m* space error / **~feld** *n* spatial field / **~gefühl** *n* sense of space / **~inhalt** *m* volume / **~intervall** *m* space interval / **~kontrast** *m* spatial contrast / **~lage** *f* position in space / **~orientierung** *f* spatial orientation, space orientation / **~schwelle** *f* spatial threshold, spatial limen / **~sinn** *m* sense of space / **~sinn** *m* **der Haut** cutaneous spatial sense / **~täuschung** *f* space illusion / **~vorstellung** *f* spatial representation / **~vorstellungsvermögen** *n* spatial ability / **~wahrnehmung** *f* space perception, perception of space, spatial perception / **~–Zeitgefühl** *n* space–time sense / **~ zur Schalllokalisation** sound cage, sound box / **begrifflicher ~** conceptual space / **euklidischer ~** Euclidean space / **faktorieller ~** factor space / **frei zugänglicher ~** space of free movement / **hodologischer ~** hodological space / **n–dimensionaler ~** hyperspace / **persönlicher ~** personal space / **psychologischer ~** psychological space / **schalldichter ~** sound-proof room / **schalltoter ~** anechoic room / **verzerrter ~** distorted room
räumlich spatial
raumzeitlich spatiotemporal

Raupe *f* larva

Rausch *m* intoxication / **~droge** *f* intoxicant, narcotic, drug, dope / **~gift** *n* narcotic, drug, dope / **~geschäft** *n* drug trafficking / **~gifthändler** *m* drug traffiker, drug dealer / **~giftneurose** *f* meconeuropathia / **~giftpsychose** *f* drug–induced psychosis / **~giftsucht** *f* drug addiction, toxicomania / **~giftsüchtiger** *m* drug addict, narcomaniac, opiophile / **~giftzigarette** *f* reefer, joint / **~mittel** *n* intoxicant / **~mittelsucht** *f* drug addiction, narcomania / **~mittelsüchtiger** *m* narcomaniac, drug addict / **~zustand** *m* inebriation, intoxication, drunkenness / **pathologischer ~** pathological (alcohol) intoxication, pathological drunkenness

Rauschen *n* noise / **gefiltertes ~** filtered noise / **neurales ~** neural noise / **visuelles ~** visual noise / **weißes ~** white noise

rausch|giftsüchtig drug–addicted, narcomaniac / **~mittelsüchtig** drug–addicted, narcomaniac

Räuspertic *m* throat clearing tic, laryngeal tic

Rautenhirn *n* rhombencephalon, hindbrain

Rauwolfia *f* Rauwolfia

Rayleigh–Gleichung *f* Rayleigh equation

Raynaud|–Krankheit *f* Raynaud's disease / **~–Syndrom** *n* Raynaud's disease

Reabsorptionsrate *f* reabsorption rate

Read Entbindungsverfahren *n* Read's preparation for labor, Read's delivery method

Reafferenz *f* reafference / **~prinzip** *n* reafference principle

Reagens *n* reagent

Reagibilität *f* responsiveness, reactivity

reagieren react, respond, answer / **übermäßig stark ~** overreact

reagierend responsive, respondent

Reaktanz *f* reactance / **kapazitive ~** capacitance / **psychologische ~** psychological reactance

Reaktion *f* reaction, response, answer / **~ auf die Umwelt** reaction to the environment / **~ auf Frustration** frustration response / **~en** *fpl* **auf schwere Belastungen und Anpassungsstörungen** reaction to severe stress and adjustment disorders / **~en** *fpl* **gegenüber Fremden** reactions to strangers / **abnorme ~** abnormal reaction / **allergische ~** allergy, allergic response / **antagonistische ~** antagonistic response / **antizipatorische ~** anticipatory reaction, anticipatory response, antedating reaction, antedating response / **artspezifische ~** species–specific response / **aufgeschobene ~** delayed reaction, deferred reaction / **ausgelöste ~** elicited response / **autonome ~** autonomic reaction / **bedingte ~** conditioned response, conditioned reaction / **demonstrative ~** demonstrative reaction / **depressive ~** reactive depression, situational depression / **depressiv–neurotische ~** neurotic–depressive reaction / **destruktive ~** destructive reaction / **differenzielle ~** differential reaction / **disergastische ~** disergastic reaction / **disjunktive ~** disjunctive reaction / **distale ~** distal response / **emotionale ~** emotional response / **erlernte ~** learned reaction, acquired response / **expansive paranoide ~** litigious paranoic / **gehäufte ~** mass reaction, mass action / **geprägte ~** following response, imprinting response / **hypochondrische ~** hypochondric reaction / **hysterische ~** hysterical reaction, conversion hysteria, hysterical neurosis / **ideomotorische ~** ideomotor response / **induzierte ~** induced reaction / **katathyme ~** catathymic reaction / **kompensatorische ~** compensatory reaction / **komplexe ~** compound reaction / **konditionierte ~** conditioned reaction / **konditionierte emotionale ~** conditioned emotional response / **konsistente ~** consistency reaction / **manische** ~ hyperergastic reaction, manic reaction / **negative therapeutische** ~ negative therapeutic reaction / **neurotisch–depressive** ~ neurotic–depressive reaction / **neurotische** ~ neurotic reaction / **obsessiv–kompulsive** ~ obsessive–compulsive reaction / **offene** ~ overt response, explicit response / **offen gezeigte** ~ explicit response, overt response / **operante** ~ operant response / **optokinetische** ~ optokinetic reaction / **optomotorische** ~ optomotor response / **paranoide** ~ paranoid reaction / **phobische** ~ phobic reaction / **pilomotorische** ~ pilomotor response / **provozierte** ~ elicited response / **proximale** ~ proximal response / **psychasthenische** ~ psychasthenic reaction / **psychische** ~ emotional reaction / **psychogalvanische** ~ galvanic skin response, galvanic skin reflex, psychogalvanic reflex / **psychotisch–depressive** ~ psychotic depressive reaction / **querulatorische** ~ litigation neurosis / **reizerzeugende** ~ cue–producing response / **schizophrene** ~ reactive schizophrenia / **selektive** ~ selective response, differential response / **situative** ~ situational reaction / **stereotype** ~ stereotyped response / **übermäßig starke emotionale** ~ emotional overreaction / **umfassende** ~ widespread reaction / **unbedingte** ~ unconditioned response / **unkonditionierte** ~ unconditioned reaction / **unreife** ~ immature reaction / **unterscheidende** ~ discriminatory reaction / **unvereinbare** ~ incompatible response / **verdeckte** ~ covert response, implicit response / **vermittelnde** ~ mediating response / **vermittelte** ~ mediated response / **verzögerte** ~ delayed response / **verzögerte konditionierte** ~ retarded conditioned reaction / **visuell–motorische** ~ pursuit reaction / **vorläufige** ~ trial response / **wechselnde** ~ alternating response / **willkürliche** ~ intentional response, intentional reaction, voluntary reaction / **zwangsneurotische** ~ obsessive–compulsive reaction

Reaktions|amplitude f response amplitude / **~äquivalenz** f response equivalence, behavioural equivalence / **~ausfall** m absence of reaction, absence of response

Reaktionsbereitschaft f reactivity, neural set, vigilance / **angespannte** ~ preparatory set / **hohe** ~ neural vigilance / **mangelnde** ~ unresponsiveness / **motorische** ~ motor set

Reaktions|bezug m response reference / **~bildung** f reaction formation, reversal formation / **~dauer** f response duration / **~differenzierung** f response differentiation / **perzeptionelle ~disposition** f perceptual response disposition / **~ebene** f reaction level / **~einheit** f unit of response / **~einstellung** f response attitude

reaktionsfähig responsive, reactive

Reaktions|fähigkeit f reactivity, responsiveness / **konstanter ~fehler** m response bias / **~folge** f serial response / **~generalisation** f response generalisation / **~generalisierung** f reaction generalisation, response generalisation, transfer of response / **~geschwindigkeit** f response speed / **~haltung** f task–set / **~häufigkeit** f response frequency, frequence of responding, R occurrence / **~hierarchie** f response hierarchy / **~intensität** f response intensity / **~kette** f reaction chain, series of reactions, series of responses / **~klasse** f response class / **~kurve** f reaction curve / **~latenz** f reaction latency, reaction time / **~lernen** n response learning / **~messung** f response measurement / **~methode** f reaction–time method / **~muster** n reaction pattern, response pattern, response schema / **~niveau** n reaction level / **~norm** f reaction pattern / **~parameter** n response parameter / **~potential** n reaction evocation, potentiality, reaction potential, excitatory potential, behaviour potential, evoked potential / **durch Gerüche evoziertes ~potential** n olfactory evoked potential / **effektives ~potential** n effective excitatory potential / **~prüfgerät** n

reaktiv

reactiometer / **~psychologie** *f* reaction psychology / **~psychose** *f* reaction psychosis, reactive schizophrenia / **~rate** *f* rate of response, rate of responding / **~reserve** *f* reflex reserve / **~schema** *n* response schema / **~schwelle** *f* reaction threshold, response threshold / **~stärke** *f* strength of response, response amplitude, response intensity, response magnitude / **~summation** *f* reaction summation / **~taste** *f* response key, reaction key, spring grip / **~tendenz** *f* response set / **abweichende ~tendenz** *f* deviant response tendency / **verzögerte ~tendenz** *f* delayed response set / **~trägheit** *f* slowness of reaction / **~typ** *m* reaction type, response type / **~variabilität** *f* response variability / **~variable** *f* reaction variable, response variable, R variable / **~verhalten** *n* response behaviour / **~verhinderung** *f* response prevention / **~verkettung** *f* chaining / **~verlauf** *m* course of reaction / **~verstärkung** *f* reactive reinforcement / **~verzögerung** *f* response lag / **~wahrscheinlichkeit** *f* response probability / **~weise** *f* mode of reaction / **abnorme ~weise** *f* dysergasia / **~zeit** *f* reaction time, response time, response latency, reaction period / **~zeit bei Assoziationen** association reaction time, association time / **~zeitmesser** *m* psychodometer / **~zeitmessung** *f* psychodometry, psychochronometry / **~zerfall** *m* response dispersion, ergic dispersion / **~zyklus** *m* response cycle

reaktiv reactive

reaktivieren reactivate

Reaktivierung *f* reactivation

Reaktivismus *m* reactivist psychology

Reaktivität *f* reactivity / **kardiovaskuläre ~** cardiovascular reactivity

real real, substantial

Real|angst *f* realistic anxiety, fear / **~forderung** *f* requirement of reality / **~ Ich** *n* reality ego / **~zeit** *f* real–time

Realisieren *n* realization

realisieren realize

Realismus *m* realism / **moralischer ~** moral realism / **psychologischer ~** psychological realism

realistisch realistic

Realität *f* reality, reality situation / **äußere ~** external reality, objective reality / **psychische ~** psychic reality, psychological reality, inner reality / **virtuelle ~** virtual reality

Realitäts|absperrung *f* exclusion of reality / **~anpassung** *f* adaptation to reality, reality adaptation / **~bewusstsein** *n* reality awareness / **~beziehung** *f* relation to reality / **~empfinden** *n* feeling of reality / **~flucht** *f* retreat from reality / **~index** *m* coefficient of reality / **~leugnung** *f* denial of reality, shutting off reality / **~niveau** *n* level of reality / **objektives ~niveau** *n* objective reality level / **~prinzip** *n* reality principle / **~prüfung** *m* reality testing, testing for reality / **~sinn** *m* reality sense, sense of reality / **~therapie** *f* reality therapy / **~verleugnung** *f* denial of reality / **~verlust** *m* loss of reality

Reanimation *f* reanimation, resuscitation

Rebell *m* rebel, insurgent

rebellieren rebel, revolt

Rebellion *f* rebellion

rebellisch rebellious, insurgent

Rebound–Phänomen *n* rebound phenomenon

Rechen|anlage *f*, **speicherprogrammierte** stored–programme computer / **~automat** *m* computer / **~brett** *n* abacus / **~code** *m* computer code / **~fähigkeit** *f* arithmetic ability / **~faktor** *m* number factor / **~fehler** *m* miscalculation / **~gewandtheit** *f* numerical ability / **~maschine** *f* calculator / **~schaft** *f* accountability / **~scheibe** *f* rotary calculator / **~schwäche** *f* dyscalculia / **~störung** *f* mathematics disorder, specific disorder of arithmetical skills, acalculia, dyscalculia / **entwicklungsbe-**

zogene ~störung *f* developmental arithmetic disorder / ~system *n* numbering system

rechnerisch arithmetic

Rechnung *f* calculation / **falsche** ~ misreckoning

Recht *n* right, justice, law / ~ **auf Behandlung** right to treatment / ~**eckexperiment** *n* straight–edge experiment / ~**eckgitter** square wave grating / ~**fertigung** *f* justification / ~**mäßigkeit** *f* lawfulness, legitimacy / ~**schaffenheit** *f* honesty, integrity / **isolierte** ~**schreibstörung** *f* specific spelling disorder / ~**schreibung** *f* orthography, spelling / **fehlerhafte** ~**schreibung** *f* dysorthography / ~**sprechung** *f* jurisdiction, case law / ~**winkligkeit** *f* orthogonality

recht right / ~**eckig** rectangular / ~**haberisch** self–assertive, opinionated / ~**mäßig** legitimate / ~**winklig** orthogonal, rectangular, right–angled

rechts right / ~**gerichtet** dextrad / ~**händig** right–handed, dextromanual, dextral / ~**widrig** illegal, illicit / **nach** ~ dextrad / **von** ~ **nach links** dextrosinistral

Rechts|angelegenheiten *fpl* legal matters / ~**asymmetrie** *f* negative skewness / ~**drehung** *f* dextroversion / ~**gültigkeit** *f* lawfulness / ~**händer** *m* right–handed person, right–hander / ~**händigkeit** *f* dextrality, right–handedness, dextromanuality / ~**neurose** *f* litigation mania / ~**psychologie** *f* legal psychology / ~**schiefe** *f* negative skewness / ~**streit** *m* litigation / ~**verfahren** *n* legal process / ~**verlagerung** *f* dextroversion / ~**wissenschaft** *f* jurisprudence

Rectus externus *m* rectilinearity

Rede *f* speech, talk, conversation / ~**drang** *m* overtalkativeness / ~**fluss** *m* flow of speech, polylogia / **abnormer** ~**fluss** *m* hyperlogia, hyperphrasia / ~**kunst** *f* rhetoric, art of speaking / ~**kur** *f* talking cure / ~**sucht** *f* logomania, overtalkativeness / **egozentrische** ~**weise** *f* egocentric speech / ~**zwang** *m* logomania, logorrhea, logorrhoea

reden talk / **mit sich selbst** ~ soliloquize / **unzusammenhängend** ~ ramble

Reden *n* talking, sayings / **obszönes** ~ coprophemia, coprolalia

red|lich loyal / ~**selig** communicative, talkative, loquacious

Redner *m* speaker

Redseligkeit *f* talkativeness, loquaciousness

Reduktion *f* reduction / ~ **eines Auslösereizes** cue reduction

Reduktionismus *m* reductionism

Reduktions|analyse *f* reductive analysis / ~**kapsel** *f* reducing capsula, reducing capsule / ~**schirm** *m* reduction screen, hole screen / ~**sprache** *f* simplified language / ~**teilung** *f* reduction division

reduktiv reductive

redundant redundant

Redundanz *f* redundancy / ~**lernen** redundancy learning / ~**kontrolle** *f* redundancy check / ~**theorie** *f* **des Lernens** redundancy theory of learning

Reduplikation *f* reduplication / **projektive** ~ projective reduplication

reduzieren reduce

Referenz *f* reference

Reflektieren *n* reflecting

reflektieren reflect

reflektierend reflecting, reflective

reflektiert reflected

Reflektor *m* reflector, reflecting mirror

reflektorisch reflex

Reflex *m* reflex, response / ~**anomalie** *f* abnormal reflex / ~**aphasie** *f* aphthongia / ~**ausbreitung** *f* reflex irradiation, irradiation of reflexes / ~**automatik** *f* reflex automatism / ~**automatismus** *m* automatic function of spinal cord / ~**bahn** *f* reflex path, reflex tract / ~**bahnung** *f* reflex facilitation / ~**bewegung** *f* reflex action, reflex movement / ~**bilder** *npl*

reflexauslösend

Purkinje–Sanson images, Sanson images / **~blase** f reflex bladder, automatic bladder / **~bogen** m reflex arc, reflex circuit, nervous arc / **bedingter ~bogen** m conditioned reflex mechanism / **~epilepsie** f reflex epilepsy / **~ermüdung** f reflex fatigue / **~erregbarkeit** f reflex excitability / **~handlung** f reflex action / **~hemmung** f reflex inhibition / **~integration** f reflex integration / **akustischer ~** acoustic reflex / **angeborener ~** inborn reflex / **antagonistischer ~** antagonistic reflex / **autonomer ~** autonomic reflex / **bedingter ~** conditioned reflex, conditional reflex / **direkter ~** direct reflex, homolateral reflex / **disynaptischer ~** disynaptic reflex / **dominanter ~** prepotent reflex / **erlernter ~** learned reflex / **erworbener ~** acquired reflex / **exterozeptiver ~** exteroceptive reflex / **fehlender ~** absent reflex / **gastrokolischer ~** gastrocolic reflex / **gebahnter ~** reinforced reflex / **gekreuzter ~** contralateral reflex, crossed reflex / **gesteigerter ~** increased reflex, hyperactive reflex / **heteronymer ~** heteronymous reflex / **homolateraler ~** homolateral reflex / **homonymer ~** homonymous reflex / **ideomotorischer ~** ideomotor reflex / **intensivierter ~** reinforced reflex / **interozeptiver ~** interoceptive reflex / **komplexer ~** compound reflex / **konditionierter ~** conditioned reflex / **kontralateraler ~** contralateral reflex / **lebhafter ~** brisk reflex / **monosynaptischer ~** monosynaptic reflex / **motorischer ~** motor reflex / **nachwirkender ~** after–discharge reflex / **photomotorischer ~** photomotor reflex / **polysynaptischer ~** polysynaptic reflex, multisynaptic reflex / **propriozeptiver ~** proprioceptive reflex / **psychogalvanischer ~** psychogalvanic reflex, galvanic skin response / **psychomotorischer ~** psychomotor reflex / **renorenaler ~** renorenal reflex / **sakraler ~** sacral reflex / **schwacher ~** weak reflex, feeble reflex / **segmentaler ~** segmental reflex, regional reflex / **sekretorischer ~** secretory reflex / **sekundärer bedingter ~** secondary conditioned reflex / **spinaler ~** spinal reflex m / **statokinetischer ~** statokinetic response / **suprapubischer ~** suprapubic reflex / **tonischer ~** tonic reflex / **träger ~** sluggish reflex / **unbedingter ~** unconditioned reflex, unconditioned response, unconditional reflex / **ungleicher ~** unequal reflex / **unkonditionierter ~** unconditioned reflex, simple reflex / **vasomotorischer ~** vasomotor reflex, vasomotor response / **vegetativer ~** autonomic reflex / **verspäteter bedingter ~** retarded conditioned reflex / **verstärkter ~** reinforced reflex, incremental reflex / **verzögerter ~** delayed reflex / **verzögerter bedingter ~** delayed conditional reflex, retarded conditional reflex, delayed conditioned response / **viszeromotorischer ~** visceromotor reflex / **vorbedinger ~** preconditioned reflex

reflex|auslösend reflexogenic, reflexogenous

Reflexion f reflection, reflexion / **diffuse ~** diffuse reflexion / **direkte ~** direct reflexion

Reflexions|farbe f reflected colour / **~gitter** n diffraction grating / **~lehre** f catoptrics / **~spiegel** m reflecting mirror

Reflexivität f reflexivity

Reflex|kette f reflex chain / **~krampf** m reflex spasm / **~kreis** m reflex circle / **~latenz** f reflex latency, delay of reflex / **~lehre** f reflex doctrine, reflexology / **~leitung** f reflex conduction / **~messung** f reflexometry / **~ nach Entladung** reflex after discharge / **~neurose** f reflex neurosis

Reflexo|graph m reflexograph / **~logie** f reflexology / **~meter** n reflexometer

Reflex|stärke f reflex strength / **~summation** f reflex summation / **~summierung** f reflex summation / **~synergie** f allied reflexes / **~therapie** f reflex therapy, reflexotherapy / **~tonus** m reflex tonus / **~verlust** m loss of a reflex / **~verzögerung** f delay of reflex, reflex latency /

~zeit *f* reflex latency, reflex time / **~zentrum** *n* reflex centre / **~zone** *f* reflexogenous zone

Reform *f* reform / **~ des Ausbildungswesens** educational reform

Reformer *m* reformist

reformieren reform

Reformierung *f* reformation

Reformismus *m* reformism

Reformist *m* reformist

refraktär refractory

Refraktär|periode *f* refractory period / **~phase** *f* refractory phase, refractory period, refractory state / **~stadium** *n* refractory state, refractory phase / **~zeit** *f* refractory period, refractory state / **absolute ~zeit** *f* absolute refractory period

Refraktion *f* / **gleiche ~ beider Augen** isometropia / **ungleiche ~ beider Augen** anisometropia

Refraktions|anomalie *f* error of refraction / **~lehre** *f* dioptrics

Refrakto|meter *n* refractometer / **~metrie** *f* refractometry

Regel *f* rule, canon, menstruation, menses / **~blutung** *f* menstrual bleeding / **~einrichtung** *f* control device / **~größe** *f* output quantity, controlled variable / **~kreis** *m* feed–back control system, feedback system, feedback mechanism, control circuit, regulatory circuit / **~kreislehre** *f* feedback mechanism theory / **~lernen** *n* rule learning / **~mäßigkeit** *f* regularity / **~mechanismus** *m* servomechanism / **~organismus** *m* cybernetic organism / **~schulausbildung** *f* public school education / **~strecke** *f* controlled member, controlled system / **~system** *n* feedback system / **~theorie** *f* theory of control / **die ~ haben** menstruate / **schmerzhafte ~** dysmenorrhea, dysmenorrhoea

regelmäßig regular, ordinary

regeln regulate, regularize

regelnd regulatory

Regelung *f* regulation, control, feedback control

Regelungsvorgang *m* regulatory process

Regenbogen|farben *fpl* spectrum / **~haut** *f* iris *(pl. irides)*

Regeneration *f* regeneration, renewal / **~ von durchtrennten Nerven** neurotisation

Regenerationsvorgang *m* process of regeneration

regenerierend regenerating

regeneriert regenerate

Region *f* region, field, zone / **motorische ~** motor area, motoric region / **motorisch–perzeptive ~** motor–perceptual region / **neutrale ~** neutral region / **postzentrale ~** postcentral area / **präfrontale ~** prefrontal area / **präzentrale ~** precentral area / **verbundene ~** connected region

regional regional

Regionalnorm *f* local norm

Registrier|trommel *f* tambour

registrieren register, record

Registrierung *f* registration, recording / **isotonische ~** isotonic recording

Regler *m* control, controller, regulator

regredieren regress

Regression *f* regression, regressive behaviour / **~ auf die orale Stufe** oral regression / **~ der Libido** libidinal regression, regression of libido / **~ der Nachkommen** filial regression / **lineare ~** linear regression, rectilinear regression / **multiple ~** multiple regression / **nicht–lineare ~** nonlinear regression / **phänomenale ~** phenomenal regression / **statistische ~** statistical regression / **temporäre ~** temporal regression

Regressions|analyse *f* regression analysis / **~fläche** *f* regression surface / **~gesetz** *n* law of regression, law of filial regression / **~gleichung** *f* regression equation / **multiple ~gleichung** *f* multiple–regression equation / **partielle ~gleichung** *f* partial–regression equation / **~koeffizient** *m* coefficient of regression, regression weight, regression coefficient / **partieller ~koeffizient** *m* coefficient of partial regression / **~kurve** *f* regression curve, curve of means, regression surface / **~linie** *f* regression line / **kurvilineare ~linie** *f* curvilinear regression line / **nicht–lineare ~linie** *f* nonlinear regression curve / **~neurose** *f* regression neurosis / **~schätzung** *f* regression estimate / **~zeit** *f* regression time

regressiv regressive, recurrent, retrograde

regulär regular

Regulation *f* regulation / **soziale ~** social control

Regulations|hormon *n* regulatory hormone / **~mechanismus** *m* regulative mechanism / **~störung** *f* disturbance in regulation / **~zentrum** *n* control center

regulativ regulative, regulating

Regulator *m* regulator, modulator

regulieren regulate

Regulierung *f* regulation

Reguliervorrichtung *f* regulator

Regung *f* impulse, emotion / **verdrängte ~** repressed impulse, repressed urge

Regungslosigkeit *f* motionlessness, torpor

Regurgitation *f* regurgitation

Rehabilitation *f* rehabilitation / **berufliche ~** vocational rehabilitation / **kognitive ~** cognitive rehabilitation / **motorische ~** motor rehabilitation / **neuropsychologische ~** neuropsychological rehabilitation / **psychosoziale ~** psychosocial rehabilitation

Rehabilitations|ausbildung *f* rehabilitation education / **~berater** *m* rehabilitation counsellor / **~beratung** *f* rehabilitation counselling / **~zentrum** *n* rehabilitation centre

Reharmonisierung *f* equilibration

Reibung *f* friction

Reich *n* **der bösen Geister** pandemonium

reif mature / **~werden** mature

Reife *f* maturity / **~alter** *n* puberty / **~beurteilung** *f* maturity rating / **~prinzip** *n* principle of maturation / **~prozess** *m* maturation process / **~teilung** *f* meiosis / **~voraussetzung** *f* maturational readiness / **~vorgang** *m* maturing process / **~weihe** *f* initiation ceremony / **emotionale ~** emotional maturity / **geistige ~** mental maturity / **intellektuelle ~** intellectual maturity / **körperliche ~** physical maturity / **physische ~** physical maturity / **psychosexuelle ~** psychosexual maturity / **sexuelle ~** sexual maturity / **soziale ~** social maturity

reifen mature

Reifung *f* maturation / **~ des Gefühlslebens** emotional maturation / **körperliche ~** physical maturation / **physiologische ~** physiological growth / **soziale ~** social growth / **vorweggenommene ~** anticipatory maturation

Reifungs|hemmung *f* maturation arrest / **~hypothese** *f* maturation hypothesis / **~krise** *f* adolescent crisis, puberal crisis / **sexuelle ~krise** *f* sexual maturation crisis / **~prozess** *m* maturation process / **~verzögerung** *f* retardation in maturation / **~vorgang** *m* maturation process

Reihe *f* row, series, progression / **arithmetische ~** arithmetical progression / **der nach** seriatim / **geometrische ~** geometric progression / **gleiche ~** identical series / **lineare ~** linear order / **statistische ~** statistical series

Reihen|assoziation *f* serial association / **~effekt** *m* series effect / **~folge** *f* order, serial order, sequence, seriation / **zeitliche ~folge** *f* chronological order / **zyklische ~folge** *f* cyclic order / **~lernen** *n* serial learning, serial memorization, serial association / **~methode** *f* serial method / **~untersuchung** *f* serial test

Reihung *f* sequence, order

Reimsucht *f* metromania

rein clean, pure, clear, unmixed / **~rassig** pure–bred, homozygous, homozygotic

Reinfektion *f* reinfection

Reinheit *f* purity / **kolorimetrische** ~ colorimetric purity
reinigen clean
Reinigungs|opfer *n* lustration / **~ritus** *m* rite of purification / **~zwang** *m* purification compulsion, ablutomania
Reinlichkeit *f* cleanliness
Reinlichkeits|erziehung *f* toilet training, cleanliness training, sphincter education / **~gewöhnung** *f* toilet training / **~zwang** *m* compulsion for cleanliness, ablutomania
Reintegration *f* reintegration, redintegration
Reisen *n* travelling
Reise|angst *f* hodophobia / **~krankheit** *f* motion sickness, kinetosis / **~krankheit** *f* **beim Autofahren** car–sickness
Reissner|–Faden *m* Reissner's fibre / **~Membran** *f* Reissner's membrane
Reiz *m* stimulus, impulse, excitement / **~abfuhr** *f* stimulus discharge, discharge of excitation / **~abnahme** *f* stimulus attenuation / **~ähnlichkeit** *f* stimulus similarity / **~änderung** *f* stimulus variability / **~antwort** *f* reaction, response / **~äquivalent** *n* stimulus equivalence / **~artefakt** *n* stimulus artefact / **~aufnahmebereitschaft** *f* situational set / **~barkeit** *f* excitability, irritability / **starke ~barkeit** *f* irascibility / **~beantwortung** *f* response to a stimulus / **~bereich** *m* stimulus range / **~dämpfung** *f* stimulus attenuation / **~darbietung** *f* stimulus presentation / **unterschwellige ~darbietung** *f* subliminal stimulation / **~dauer** *f* stimulus duration, stimulus exposure time / **~deprivation** *f* stimulus deprivation / **~differenzierung** *f* stimulus differentiation / **~diskriminierung** *f* stimulus discrimination / **~einbruch** *m* stimulus artefact / **~einfluss** *m* stimulating influence / **~einwirkung** *f* stimulating influence / **~elektrode** *f* stimulator / **~empfindlichkeit** *f* sensitivity to stimulus / **~empfindung** *f* stimulus sensation / **~entladung** *f* stimulus discharge, discharge of excitation / **~entsprechung** *f* stimulus equivalence / **~entzug** *m* stimulus deprivation, sensory deprivation / **~erfolg** *m* result of treatment / **~fehler** *m* stimulus error / **~feld** *n* stimulus field / **~frequenz** *f* frequency of stimulation / **~funktion** *f* stimulus function / **~geber** *m* stimulator / **~generalisation** *f* stimulus generalization, associative generalization / **adäquater** ~ adequate stimulus / **akustischer** ~ acoustic stimulus / **ambivalenter** ~ ambiguous stimulus / **aversiver** ~ aversive stimulus / **bedingter** ~ conditional stimulus, conditioned stimulus / **diskontinuierlicher** ~ discrete stimulus / **diskreter** ~ discriminative stimulus / **distaler** ~ distal stimulus / **dominanter** ~ prepotent stimulus / **einzelner** ~ discrete stimulus / **elektrischer** ~ electric stimulus / **endogener** ~ endogenous stimulus / **erotischer** ~ erotic stimulus / **funktionaler** ~ effective stimulus / **inadäquater** ~ inadequate stimulus / **konditionierender** ~ conditioning stimulus / **konstanter** ~ constant stimulus / **konsummatorischer** ~ consummatory stimulus / **körperlicher** ~ physical stimulus / **körpernaher** ~ proximal stimulus / **maximaler** ~ maximal stimulus / **neuartiger** ~ novel stimulus / **neutraler** ~ neutral stimulus / **propriozeptiver** ~ proprioceptive stimulus / **proximaler** ~ proximal stimulus / **punktförmiger** ~ punctiform stimulus / **schwächender** ~ weakening stimulus / **sensibilisierender** ~ movement–produced stimulus / **sozialer** ~ social stimulus / **stressauslösender** ~ stressor / **strukturierter** ~ structured stimulus / **überschwelliger** ~ supraliminal stimulus / **unangenehmer** ~ annoyer, aversive stimulus / **unangepasster** ~ inadequate stimulus / **unbedingter** ~ unconditioned stimulus / **unkonditionierter** ~ unconditioned stimulus / **unterschwelliger** ~ subliminal stimulus, subthreshold stimulus / **unwirksamer** ~ ineffective stimulus / **variabler** ~ variable stimulus / **wirksamer** ~ effective stimulus / **zentrifugaler** ~ efferent impulse / **zufälliger** ~ incidental stimulus / **zweideutiger** ~ ambiguous stimulus

reiz|bar irritable, excitable / **nicht ~bar** unexcitable / **stark ~bar** irascible, short-tempered / **bedingt ~bar** stimulus-induced, stimulogenous / **~empfänglich** excitable / **~empfindlich** excitable, susceptible to stimuli / **~erregend** irritative / **~frei** interstimulus / **~gebunden** stimulus–bound / **~leitend** stimulus–conducting, impulse–conducting / **~los** nonirritating

reizen stimulate, irritate

reizend irritating, stimulating

Reizgeneralisierung *f* stimulus generalization / **primäre ~** primary stimulus generalization / **vermittelte ~** mediated stimulus generalization

Reiz|grenze *f* terminal threshold / **~größen** *fpl* stimulus parameters / **~haar** *n* stimulus hair, von Frey hairs / **~halluzination** *f* stimulus hallucination / **~häufigkeit** *f* stimulus frequency / **~hemmung** *f* retardation of stimulation / **~höhe** *f* terminus of stimulation / **~hunger** *m* stimulus hunger, sensation–seeking motive / **~intensität** *f* intensity of stimulus / **~intensitätsskala** *f* stimulus scale / **~irrtum** *m* intensity error, object error / **~kolon** *n* irritable bowel, irritable colon syndrome / **~komplex** *m* stimulus compound / **~komplexität** *f* stimulus complexity / **~kontinuum** *n* stimulus continuum / **~kontrolle** *f* stimulus control / **~leitung** stimulus conduction / **~leitungsblock** *m* parabiosis / **~leitungsbündel** *n* conduction bundle / **~leitungsstörung** *f* conduction defect, conductivity disorder / **~leitungssystem** *n* conducting system / **~losigkeit** *f* aridity / **~maximum** *n* terminal stimulus / **~menge** *f* stimulus population / **~mengengesetz** *n* Bunsen–Roscoe law / **~minderung** *f* decay of stimulus / **~mittel** *n* excitatory agent, excitant, irritant / **~modalität** *f* stimulus modality / **~muster** *n* stimulus pattern / **~objekt** *n* stimulus object / **~optimum** *n* optimal stimulation / **~organisation** *f* stimulus organisation / **~parameter** *n* stimulus parameter / **~potential** *n* evoked potential / **~qualität** *f* stimulus quality / **~quelle** *f* source of stimulation / **~–Reaktion** *f* stimulus–response, S–R

Reiz–Reaktions|gerät *n* stimulus–response device / **~gesetz** *n* S–R law / **~korrelation** *f* stimulus–response correlation / **~psychologie** *f* stimulus–response psychology / **~theorie** *f* stimulus–response theory, S–R theory

Reiz|–Reiz *m* stimulus–stimulus, S–S / **~–Reizverbindung** *f* S–S association / **~schutz** *m* protection against stimuli, protective shield, stimulus barrier / **~schutzapparat** *m* censor

Reizschwelle *f* threshold of sensation, sensory threshold, limen / **obere ~** upper stimulus threshold / **untere ~** lower stimulus threshold

Reiz|schwellenbestimmung *f* threshold determination, determination of the absolute threshold / **~serie** *f* series of stimuli, stimulus continuum / **~situation** *f* stimulus situation / **~skala** *f* stimulus scale

Reizspur *f* stimulus trace / **molare ~** molar stimulus trace / **perseverierende ~** perseverative stimulus trace

Reiz|stärkedynamik *f* stimulus–intensity dynamism / **~steuerung** *f* stimulus control / **~stoff** *m* stimulating substance, irritant, stimulant / **~struktur** *f* stimulus structure, structure of a stimulus / **~substitution** *f* stimulus substitution / **~suche** *f* stimulus seeking, appetitive behaviour / **~süchtiger** *m* stimulus addict / **~summation** *f* stimulus summation, sensory summation / **~therapie** *f* excitation therapy, contrastimulism / **~überempfindlichkeit** *f* supersensitivity / **~überflutung** *f* overstimulation, flooding, excessive stimulation / **~übersättigung** *f* stimulus satiation / **~übertragung** *f* transmission of stimuli

Reizung *f* stimulation, irritation, excitation / **~ der Geschlechtsorgane** genital stimulation / **~ des Geruchssinns** olfactory stimulation / **~ des Zentralnervensystems** stimulation of the central system /

adrenergische ~ adrenergic stimulation / **afferente** ~ afferent stimulation, afferentiation / **akustische** ~ auditory stimulation / **aversive** ~ aversive stimulation / **bipolare** ~ bipolar stimulation / **dichotische** ~ dichotic stimulation / **elektrische** ~ electrostimulation / **extrazelluläre** ~ extracellular stimulation / **galvanische** ~ galvanic stimulation / **mechanische** ~ mechanical stimulation, mechanical irritation / **photoptische** ~ photoptic stimulation / **prismatische** ~ prismatic stimulation / **selektive** ~ selective stimulation / **skotopische** ~ scotopic stimulation / **taktile** ~ tactual stimulation / **tetanische** ~ tetanic stimulation / **thermische** ~ thermal stimulation / **übermäßige** ~ excessive stimulation / **unterschwellige** ~ subthreshold stimulation / **visuelle** ~ visual stimulation

Reizherd *m* irritable focus

Reiz|unterscheidung *f* stimulus differentiation, stimulus discrimination / **~verarmung** *f* stimulus deprivation / **~verminderung** *f* stimulation reduction / **~verschmelzung** *f* fusion of stimuli / **~wechsel** *m* stimulus change / **~welle** *f* wave of excitation, excitatory wave / **~wert** *m* incentive value, stimulus value / **~wirkung** *f* stimulating effect / **~wort** *n* stimulus word / **~-Zeit–Spannungskurve** *f* strength–duration curve / **~zufuhr** *f* inflow of stimulus, influx of stimuli, afflux of stimulus / **~zustand** *m* excitatory state, irritation

Rejektions|bereich *m* rejection region / **~linie** *f* rejection line

rekapitulieren recapitulate

Rekapitulation *f* recapitulation

Rekapitulationstheorie *f* recapitulation theory, biogenetic law

Reklame *f* advertising, propaganda, publicity / **~psychologie** *f* advertising psychology / **kostenlose** ~ free publicity

Rekombination *f* recombination / **homologe** ~ homologous recombination, legitimate recombination / **illegitime** ~ illegitimate recombination, nonhomologous recombination

Rekonditionieren *n* reconditioning

rekonditionieren recondition

Rekonstruktion *f* reconstruction

Rekonstruktionsmethode *f* reconstruction method, reconstruction procedure

Rekonvaleszenz *f* convalescence, recuperation

Rekrutierung *f* recruitment

Rektum *n* rectum

rekurrent recurrent

rekursiv recursive

Relation *f* relation

relativ relative

Relativismus *m* relativism

Relativität *f* relativity

Relativitäts|prinzip *n* principle of relativity / **~satz** *m* relativity law / **~theorie** *f* theory of relativity

Relaxans *n* relaxant

Relaxation *f* relaxation / **progressive** ~ progressive relaxation, progressive relaxation therapy

Relaxationstherapie *f* relaxation therapy

Releasinghormon *n* releasing hormone

Relevanz *f* relevance, relevancy / **~therapie** *f* relevance therapy, relevancy therapy

reliabel reliable / **nicht** ~ unreliable

Reliabilität *f* reliability, test reliability / **statistische** ~ statistical reliability

Reliabilitäts|index *m* index of reliability / **~koeffizient** *m* coefficient of reliability, reliability coefficient / **~prüfung** *f* reliability test

Religion *f* religion

Religions|gemeinschaft *f* religious group / **~psychologie** *f* psychology of religion / **~soziologie** *f* sociology of religion / **~unterricht** *m* religious education /

~wahn *m* religious insanity / ~wissenschaft *f* religious science, theology / ~zugehörigkeit *f* religious affiliation

religiös religious

Religiosität *f* religiosity

Reminiszenz *f* reminiscence

Remission *f* remission

Remissionsgrad *m* remission

remittierend remittent

REM|–Schlaf *m* REM sleep, rapid–eye–movement sleep / ~–Traum *m* REM dream / ~–Traum–Deprivation *f* REM dream deprivation

Remuneration *f* remuneration

renal renal

Renifleur *n* renifleur

Renin *n* renin / ~–Angiotensin–Aldosteron–System *n* renin–angiotensin–aldosterone system

renorenal renorenal

Renshaw|–Hemmung *f* Renshaw inhibition / ~–Zelle *f* Renshaw cell

Renten|einstufung *f* disability pension assessment / ~neurose *f* compensation neurosis, pension neurosis, insurance neurosis / ~versicherung *f* pension insurance, social security

Reorganisation *f* reorganisation

Reorganisationsprinzip *n* reorganisation principle

reorganisieren reorganise

Reparation *f* im ZNS reorganization in the central nervous system

Replikation *f* replication / **experimentelle** ~ experimental replication

Replikationstherapie *f* replication therapy

Repolarisation *f* repolarisation

Repolarisationsphase *f* repolarisation phase

Repräsentant *m* representative

Repräsentanz *f*, **psychische** psychological representation

Repräsentation *f* representation / **zentrale** ~ central representation

repräsentativ representative

Repräsentativ|befragung *f* sample inquiry, poll of representative persons / ~erhebung *f* statistical sampling / ~statistik *f* sample statistics

Repräsentativität *f* representativity, representativeness / ~ **des Tests** test representativeness

repräsentieren represent

Repression *f* repression

repressiv repressive

Repressor *m* repressor

Reproduktion *f* reproduction, recall / ~ **eines früheren Erlebnisses** recollection of a past experience / **freie** ~ free recall / **sukzessive** ~ successive reproduction

Reproduktions|fähigkeit *f* reproducibility / ~methode *f* reproduction method, method of adjustment / ~organ *n* genital organs, reproductive organs / ~technologie *f* reproductive technology / ~verfahren *n* reproduction procedure, recall method, recall procedure

reproduktiv reproductive

Reproduzierbarkeit *f* reproducibility, reproductiveness

reproduzieren reproduce

Reproduzieren *n*, **freies** free recall / **serielles** ~ serial recall

Reputation *f* reputation

Reserpin *n* reserpine

Reservat *n* reservation / **psychisches** ~ mental reservation

Reserve *f* reserve / ~kapazität *f* spare capacity

reserviert reserved, unsociable

Reserviertheit *f* closedness, coolness

residual residual

Residual|epilepsie *f* residual epilepsy / **funktionelle** ~kapazität *f* functional residual capacity / ~matrix *f* residual matrix / ~methode *f* residual method / ~syn-

drom *n* residual condition / **~volumen** *n* residual volume, reserve volume / **~wahn** *m* residual delusion / **~zustand** *m* residual condition

Residuum *n* residue, residuum / **schizophrenes ~** residual schizophrenia

Resignation *f* resignation / **dynamische ~** dynamic resignation / **neurotische ~** neurotic resignation

Resignationshaltung *f* resigned attitude

resigniert resigned

Resistance *f* resistance, airway resistance / **exspiratorische ~** expiratory resistance

resistent resistant

Resistenz *f* resistance

Resonanz *f* resonance / **~boden** *m* sound board, sounding board / **~kasten** *m* resonance box / **~körper** *m* resonator / **~methode** *f* intuitive method / **~theorie** *f* resonance theory, resonance place theory, piano theory, piano theory of hearing, place theory, place principle of hearing

Resonator *m* resonator

resorbieren absorb

resorbiert absorbed

Resorption *f* absorption, physiological absorption, resorption

Ressourcenzuweisung *f* resource allocation

Resozialisierung *f* resocialisation, psychosocial resocialisation

Resozialisierungssystem *n* **in Jugendstrafanstalten** borstal system, juvenile reform code

Respekt *m* respect / **~losigkeit** *f* disrespect, irreverence

Respiration *f* respiration, breathing

respiratorisch respiratory

Ressentiment *n* resentment

Rest *m* rest, remainder, residue, residuum / **~matrix** *f* residual matrix / **~varianz** *f* residual variance / **~volumen** *n* reserve volume / **~zustand** *m* **und verzögert auftretende psychotische Störung** *f* residual and late–onset psychotic disorder / **archaischer ~** archaic residue, archaic residuum

Restless–legs–Syndrom *n* restless legs, Wittmaack–Ekbom syndrome

Restitution *f* restitution, restoration

Restriktion *f* restriction

Restriktionsenzym *n* restriction enzyme, restrictive enzyme

restriktiv restrictive

Resultante *f* resultant

Resultat *n* result, outcome, score

resultierend resultant

Resümee *n* summary, résumé

resümieren summarize

Retardation *f* retardation

retardiert retarded, delayed

Retardierte *m,f* retarded person

Retardierung *f* retardation, delay, mental retardation / **~ der Geschlechtsreife** retardation of sexual development / **leichte ~** mild retardation / **mäßige ~** moderate retardation / **psychische ~** retardation, backwardness / **psychosoziale ~** psychosocial mental retardation, cultural mental retardation / **schwere ~** severe retardation, profound retardation

Retention *f* retention

Retentions|fähigkeit *f* retention / **~hysterie** *f* retention hysteria / **anale ~phase** *f* anal–retentive stage / **~verlust** *m* loss of retained material

Retest *m* retest / **~–Konsistenz** *f* retest consistency / **~–Reliabilität** *f* test–retest reliability, stability / **~–Reliabilitätskoeffizient** *m* test–retest coefficient

retikulär reticular, reticulate

Retikulär|formation *f* reticular formation / **~schicht** *f* reticular layer

Retikulum *n* reticulum / **endoplasmatisches ~** endoplasmic reticulum

Retina *f* retina

Retinin *n* retinene

Retinitis *f* retinitis / **~ pigmentosa** *f* retinitis pigmentosa

Retino|pathie *f* retinopathy / **~skopie** *f* retinoscopy

retino|hypothalamisch retinohypothalamic / **~top** retinotopic

Retraktion *f* retraction, withdrawal

retro|aktiv retroactive, backward / **~bulbär** retrobulbar / **~grad** retrograde, backward / **~spektiv** retrospective, ex post facto

Retro|reflexion *f* retroreflexion / **~pulsion** *f* retropulsion, backward progression / **~pulsiv–Petit–mal** *n* retropulsive seizure / **~virus** *n* retrovirus

Rett|–Störung *f* Rett's disorder / **~–Syndrom** *n* Rett's syndrome, cerebroatrophic hyperammonemia

Reue *f* remorse, compunction, penitence

Revanche *f* revenge

Reverenz *f* reverence

reversibel reversible

Reversibilität *f* reversibility

Reversion *f* reversion

revidieren revise, review, update

Revier|markierung *f* animal scent marking / **~verhalten** *n* territoriality, territorial behaviour

Revision *f* revision, updating

Revolution *f* revolution

rezent recent

Rezenz–Effekt *m* recency effect

Rezeptionszentrum *n* receptive centre

rezeptiv receptive

Rezeptivität *f* receptivity, receptiveness, susceptibility / **sexuelle ~** sexual receptivity

Rezeptor *m* receptor, sensory receptor, neural receptor / **~adaptation** *f* receptor adaptation / **~bindung** *f* receptor binding / **~block** *m* receptor blockade / **~einheit** *f* receptor unit / **~feld** *n* receptive field / **visuelles ~feld** *n* visual receptive field / **~potential** *n* receptor potential / **alpha–adrenerger ~** alpha–adrenergic receptor / **beta–adrenerger ~** beta–adrenergic receptor / **cholinerger ~** cholinergic receptor / **mechanosensitiver ~** mechanosensitive receptor, mechanosensor / **muskarinartiger ~** muscarinic receptor / **nikotinerger ~** nicotinic receptor / **sensorischer ~** sensory receptor

Rezeptorensystem *n*, **visuelles** retinal photoreceptors

rezessiv recessive

Rezessivität *f*, **genetische** genetic recessiveness

Rezidiv *n* relapse, recurrence, recidivism

rezi|divieren relapse, recur / **~divierend** relapsing, recidivous / **~prok** reciprocal, mutual

Rezitation *f* recitation

Rezitationsmethode *f* recitation procedure

Rezitativ *n* recitative

Rezitieren *n* recitation

rezitieren recite

RF–Zentrum *n* RF center

Rhabdophobie rhabdophobia

Rheo|base *f* rheobase / **~enzephalographie** *f* rheoencephalography / **~stat** *m* rheostat, series resistance / **~taxis** *f* rheotaxis, rheotropism / **~tropismus** *m* rheotropism

Rhesasthenie *f* rhesasthenia, functional weakness of the voice

Rhesus|affe *m* rhesus monkey, rhesus, rhesus macaque / **~faktor** *m* rhesus factor, Rh factor / **~faktor–Unverträglichkeit** *f* Rh incompatibility / **~–System** *n* rhesus system, Rh system

Rhetorik *f* rhetoric / **~lehrer** *m* rhetoric teacher, elocutionist

Rhetoriker *m* rhetorician

Rhinenzephalon *n* rhinencephalon, smell-brain

Rhinolalie *f* rhinolalia, rhinophonia, rhinism / **~logie** *f* rhinology / **~phonie** *f* rhinophonia / **~skop** *m* rhinoscope / **~skopie** *f* rhinoscopy

rhinoskopisch rhinoscopic
Rhizopod *m* rhizopod
Rhodopsin *n* rhodopsin, visual purple
Rhombenzephalon *n* rhombencephalon, hindbrain
Rhotazismus *m* rhotacism
Rh–Unverträglichkeit *f* Rh incompatibility
Rhypophobie *f* rhypophobia, rupophobia
Rhythmik *f* rhythmics / **endogene** ~ biorhythm
rhythmisch rhythmic, rhythmical / ~ **schlagend** pulsating, pulsatile
Rhythmisierung *f* rhythmization
Rhythmus *m* rhythm, cadence / ~**störung** *f* dysrhythmia, arrhythmia / ~**störung** *f* **der Gehirnwellen** cerebral dysrhythmia / **biologischer** ~ biological rhythm / **normaler** ~ eurhythmia / **subjektiver** ~ subjective rhythm, subjective accent / **tagesperiodischer** ~ diurnal rhythm / **zirkadianer** ~ circadian rhythm
Ribo|nuklease *f* ribonuclease / ~**nukleinsäure** *f* ribonucleic acid, RNA / ~**se** *f* ribose / ~**som** *n* ribosome
Richter *m* judge / **neutraler** ~ unprejudiced judge
richtig right, correct, true, accurate, precise
Richtigkeit *f* correctness, rightness, propriety, accuracy
Richtlinie *f* policy, guideline
Richtung *f* direction, trend
Richtungs|hören *n* determination of sound direction / ~**linie** *f* line of direction / ~**sinn** *m* sense of direction / ~**strahl** *m* ray of direction, line of sight / ~**wahrnehmung** *f* direction perception
Ridgway–Farben *fpl* Ridgway colours
Riech|bahn *f* olfactory tract / ~**bündel** *n* olfactory bundle / ~**epithel** *n* olfactory epithelium / ~**feld** *n* olfactory field / ~**fläche** *f* **der Nase** olfactory area / ~**hirn** *n* rhinencephalon, smellbrain, olfactory cortex / ~**kolben** *m* gustatory bulb(us) / ~**lappen** *m* olfactory lobe, olfactory region / ~**lust** *f* osphresiophilia / ~**nerv** *m* olfactory nerve / ~**organ** *n* organ of smell, olfactory organ / ~**perversion** *f* osphresiophilic perversion / ~**raum** *m* olfactory space / ~**schleimhaut** *f* olfactory membrane, olfactory mucosa / ~**sphäre** *f* olfactory centre / ~**strang** *m* olfactory tract / ~**unfähigkeit** *f* anosmia / ~**vermögen** *n* olfactory sense / ~**wulst** *m* olfactory tubercle / ~**zelle** *f* olfactory cell / ~**zentrum** *n* olfactory centre, smell centre, olfactory area, olfactory region
riechbar smellable
Riechen *n* smelling, olfaction
riechen smell
riechend, bockartig hircine / **schlecht** ~ fetid
Riecher *m* smeller, osphresiophiliac, renifleur
Riesen|molekül *n* macromolecule / ~**synapse** *f* giant synapse / ~**wuchs** *m* gigantism, macrosomia, somatomegaly / ~**wuchs** *m* **der Füße** macropodia, macropody / **akromegaloider** ~**wuchs** *m* acromegalic gigantism
rigid rigid, inflexible
Rigidiät *f* rigidity / **habituelle** ~ disposition rigidity, perseveration / **geistige** ~ mental rigidity / **psychische** ~ psychic rigidity
Rigor *m* rigor, rigidity
Rigorismus *m* rigorism
Riley–Day–Syndrom *n* Riley–Day syndrome
Rinde *f* cortex / **gegenüberliegende** ~ contralateral cortex
Rinden|ataxie *f* cortical ataxia / ~**blindheit** *f* cortical blindness / ~**epilepsie** *f* cortical epilepsy, Jacksonian epilepsy/ ~**feld** *n* cortical field, cortical area / **motorisches** ~**feld** *n* motorium / **primäres sensorisches** ~**feld** *n* primary sensory area / **sensorisches** ~**feld** *n* sensory area, sensory cortex, projection area, projection centre / **sensible** ~**felder** *npl* somatosensory cortex / ~**furche** *f* cerebral sulcus /

~grau *n* cortical gray / ~hormon *n* cortical hormone / ~lähmung *f* cortical paralysis / ~läsion *f* cortical lesion / ~mosaik *n* mosaic of the cortex / ~potenzial *n* cortical potential / **evoziertes** ~**potenzial** *n* evoked cortical potential / ~region *f* cortical field / **motorische** ~**region** *f* motor cortex / ~schicht *f* cortical layer / ~sphäre *f* cortical area / ~substanz *f* cortical matter, cortical part / ~tätigkeit *f* corticalisation / ~taubheit *f* cortical deafness / ~zentrum *n* cortical centre / **motorisches** ~**zentrum** *n* motor cortex / **sensorisches** ~**zentrum** *n* sensory cortex

Ring *m* circle / ~**muskel** *m* orbicular muscle

ringförmig circular

Rinne *f* groove / ~ **Versuch** *m* Rinne test

Rippe *f* rib

Rippenatmung *f* thoracic breathing

Risiko *n* risk, hazard / ~**analyse** *f* risk analysis / ~**bereich** *m* risk level / ~**bereitschaft** *f* risk taking / ~**faktor** *m* risk factor / ~**gruppe** *f* at risk population / ~**management** *n* risk management / ~**schubphänomen** *n* risky shift effect / ~**studien** *fpl* high–risk studies / ~**verhalten** *n* risk–taking behaviour / **sexuelles** ~**verhalten** *n* sexual risk–taking / ~**wahrnehmung** *f* risk perception

Risperidon *n* risperidone

Riten *mpl* rites / **religiöse** ~ religious practices

Ritual *n* ritual, rite / ~**mord** *m* ritual murder / ~**verhalten** *n* ritualistic behaviour

Ritualisierung *f* ritualization

ritualistisch ritualistic

rituell ritual, ritualistic

Ritus *m* rite

Rivalität *f* rivalry / **binokulare** ~ binocular rivalry / **eifersüchtige** ~ jealous rivalry / **geschlechtliche** ~ gender rivalry

Roborans *n* roborant

roborierend roborant

Roboter *m* robot

Robotik *f* robotics

Rockmusik *f* rock music

roh raw, crude, brutal

Roh|daten *npl* raw data, primary data / ~**ergebnisse** *npl* basic data, raw data / ~**material** *n* raw material / ~**stoff** *m* raw material / ~**wert** *m* raw score, crude score, gross score, obtained score / ~**werte** *mpl* raw data, primary data / ~**wert** *m* **eines Schnelligkeitstests** speed raw score / ~**zuwachs** *m* negative increment

Roheit *f* roughness, rudeness, brutality

Röhre *f* tube

Rolando–Furche *f* Roland's sulcus, rolandic fissure, central fissure

Rolle *f* role / ~ **des Therapeuten** therapist role / **auferlegte** ~ imposed role / **geschlechtsspezifische** ~ sex role / **soziale** ~ social role / **vorgeschriebene** ~ prescribed role

Rollen|auffassung *f*, **persönliche** personal role definition / ~**druck** *m* role pressure / ~**erwartung** *f* role expectation / ~**konflikt** *m* conflict of roles, role conflict / ~**merkmal** *n* role trait / ~**modell** *n* role model / ~**spiel** *n* role playing, role play / ~**theorie** *f* role theory / ~**therapie** *f* psychodrama / ~**übernahme** *f* role taking / ~**verhalten** *n* role behaviour / ~**wahrnehmung** *f* role perception / ~**zufriedenheit** *f* role satisfaction / ~**zwang** *m* role strain

Romantizismus *m* romanticism

Romberg|–Versuch *m* Romberg's test / ~ **Zeichen** *n* Romberg's sign, Romberg's symptom

Röntgen|aufnahme *f* X–ray, radiograph, radiogram / ~**aufnahme** *f* **der Gefäße** angiography / ~**bestrahlung** *f* X–ray therapy / ~**bild** *n* radiogram / ~**diagnose** *f* X–ray diagnosis / ~**facharzt** *m* radiologist / ~**fotographie** *f* radiography / ~**gerät** *n* X–ray equipment / ~**ologe** *m* radiologist / **~ologie** *f* radiology / **~ophobie** *f* roentgenophoby / **~therapie** *f* X-ray therapy / **~verfahren** *n* radiography

Rorschach|-Formdeuteversuch *m* Rorschach inkblots test / **~-Kategorie** *f* Rorschach category / **~-Rangreihentest** *m* Rorschach ranking test / **~tafel** *f* Rorschach test card, Rorschach plate / **~test** *m* Rorschach test / **~-Verfahren** *n* Rorschach method

Rosenthal-Effekt *m* self-fulfilling prophecy

Rossolimo-Profil *n* Rossolimo profile / **~-Reflex** *m* Rossolimo's sign, Rossolimo's reflex

rostral rostral

rot red / **~ blind** protanopic / **~empfindlich** photerythrous / **~schwach** protanomalous / **~sichtig** red-sighted / **~werden** blush / **~werdend** erythrogenic, erythrogenetic

Rotation *f* rotation, factor rotation / **~ der Faktorenachse** rotation of factor axes / **mentale ~** mental rotation / **orthogonale ~** orthogonal rotation / **schiefwinklige ~** oblique rotation / **statistische ~** statistical rotation

Rotations|achse *f* axis of rotation / **~bewegung** *f* rotary movement, rotational movement / **~empfinden** *n* whirl sensation / **~methode** *f* rotation method / **~nystagmus** *n* rotatory nystagmus / **~schwelle** *f* threshold of rotation / **~test** *m* rotation test / **~tisch** *m* rotation table / **~wahrnehmung** *f* rotation perception

Rotator *m* rotator

Rot|blinder *m* protanope / **~blindheit** *f* red blindness, protanopia / **~grünblindheit** *f* red-green blindness, xanthocyanopia / **~-Reflexion** *f* red reflex / **~schwäche** *f* protanomaly / **~sehen** *n* red vision, erythropsia / **~sichtigkeit** *f* erythropsia, erythropia

Röte *f* blush, redness

Röteln *fpl* German measles, rubella

rotieren rotate

rotierend rotary, rotatory, rotating

Routine *f* routine

R-R-Gesetz *n* response-response law, R-R law

R-Technik *f* R technique

Rubin|-Becher *m* Rubin's goblet / **~-Figur** *f* Rubin's figure, Rubin's goblet-profile figure, Peter-Paul goblet / **~-Methode** *f* Rubin's test

Rubrik *f* rubric

Rubrospinaltrakt *m* rubrospinal tract

ruckartig saccadic

Rück|besetzung *f* retroactive cathexis / **~bildung** *f* regression, involution / **spontane ~bildung** *f* spotaneous regression / **~blick** *m* retrospective view, retrospect, retrospection

Rückbildungs|alter *n* involutional age, age of physical and psychological deterioration / **~melancholie** *f* involutional melancholia / **~phase** *f* phase of involution / **~psychose** *f* involutional psychosis, climacteric psychosis

rückbildend involutional

Rücken *m* back / **~schmerzen** *mpl* back pain

Rückenmark *n* spinal cord, spinal narrow / **~kleinhirnseitenstrangsystem** *n* spinocerebellar tracts / **~schwindsucht** *f* tabes, tabes dorsalis / **~schwund** *m* spinal atrophy / **~strang** *m* spinal tract / **~thalamusbahn** *f* spinothalamic tract / **~tumor** *m* tumor of the cord, tumor of the medulla / **~wurzel** *f* spinal root / **lumbales ~** lumbar part of spinal cord

Rückenmarks|degeneration *f* spinal degeneration / **~entzündung** *f* myelitis / **~flüssigkeit** *f* spinal fluid / **direkte ~induktion** *f* direct spinal induction, immediate spinal induction / **~nerv** *m* spinal nerve / **~potential** *n* spinal potential / **~reflex** *m* spinal reflex / **~segment** *n* spinal segment / **~tier** *n* spinal animal / **~tonus** *m* spinal tonus / **~verletzung** *f* spinal cord injury / **~zentrum** *n* spinal centre

rückentwickeln retrogress

Rück|entwicklung *f* retrogression / **~erinnerung** *f* reminiscence / **~fall** *m* relapse, recidivism, recurrence, set–back / **~fallprävention** *f* relapse prevention / **einen ~fall erleiden** relapse / **~fällige** *m, f* recidivist, relapser, relapsing patient / **~fälligkeit** *f* recidivism / **~fluss** *m* reflux / **~führung** *f* reduction / **~gang** *m* decrease / **~grat** *n* spine, neural spine, vertebral column / **seitliche ~gratverkrümmung** *f* scoliosis / **~kehr** *f* **des Verdrängten** return of the repressed, breakthrough of the repressed / **~kehr** *f* **ins Berufsleben** reemployment, return to work

rückfällig recidivous / **~ werden** relapse, become recidivous

Rückkopplung *f* feedback / **akustische ~** auditory feedback / **negative ~** negative feedback / **physiologische ~** biofeedback / **sensorische ~** sensory feedback / **verzögerte ~** delayed feedback / **visuelle ~** visual feedback

Rückkopplungs|kreislauf *m* feedback circuit / **~mechanismus** *m* feedback mechanism / **~schleife** *f* feedback loop

Rück|kreuzung *f* backcross / **~meldung** *f* feedback / **auditive ~meldung** *f* auditory feedback / **biologische ~meldung** *f* biofeedback / **sensorische ~meldung** *f* sensory feedback / **sofortige ~meldung** *f* immediate feedback / **verzögerte auditive ~meldung** *f* delayed auditory feedback / **~resorption** *f* reabsorption / **~schau** *f* retrospect, retrospection / **~schlag** *m* set–back, reversion / **~schlaggesetz** *n* law of filial regression, law of regression / **~schritt** *m* regression, retrogression, primitivation / **~sicht** *f* retrogression / **~sicht** *f* **auf Darstellbarkeit** considerations of representability / **~sicht nehmen** show consideration / **~stand** *m* residue, residuum / **~stand** *m* **in der Schule** school backwardness, scholastic retardation / **kultureller ~stand** *m* cultural lag / **soziale ~ständigkeit** *f* social lag / **~stauung** *f* regurgitation / **~stoß** *m* backlash / **~stoßeffekt** *m* rebound phenomenon / **~strahlung** *f* reflection / **~tritt** *m* retirement, resignation / **~verlegungshypothese** *f* projection hypothesis / **~wärtsbeugung** *f* retroversion / **~wärtsdrehung** *f* turning backward / **~wärtsknickung** *f* retroflexion / **~wärtslesen** *n* backward reading, palinlexia / **~wärtsschreiben** *n* backhand writing / **~wirkung** *f* retroaction, repercussion / **~zug** *m* retreat, withdrawal / **erotischer ~zug** *m* erotic retreat / **~zugsreaktion** *f* withdrawing response

rück|läufig recurrent, retrograde, declining / **~resorbieren** reabsorb / **~schauend** retrospective / **~sichtslos** inconsiderate / **~wärts gehen** retrograde / **~wirkend** retroactive, retrospective

Rudiment *n* rudiment, vestige

rudimentär elementary, rudimentary, vestigial

Ruf *m* call, reputation / **~funktion** *f* mand function / **guter ~** good reputation

Rüffel *m* reproof, rebuke

Ruffini|–Körperchen *n* Ruffini body, Ruffini cylinder, Ruffini corpuscle / **~–Nervenendpapillen** *f pl* Ruffini plumes, Ruffini papillary endings

Ruhe *f* rest, calm, quiescence, inactivity / **~aktivität** *f* resting activity, spontaneous activity / **normale ~atmung** *f* eupnea, eupnoea / **~kur** *f* rest cure, rest treatment / **~kurve** *f* curve of rest / **~lage** *f* **der Augen** orthophoria / **~losigkeit** *f* restlessness / **~pause** *f* rest period, rest pause / **~phase** *f* resting stage / **~potenzial** *n* resting potential, maintained potential / **~stand** *m* retirement / **in den ~stand treten** retire / **~strom** *m* steady current / **~tätigkeit** *f* resting activity / **~tonus** *m* resting tone / **~tremor** *m* rest tremor, passive tremor / **~zeit** *f* silent period / **~zustand** *m* dormancy / **in ~** inactive / **seelische ~** peace of mind

ruhelos restless

ruhen rest

ruhend static, resting, stationary

ruhig quiet, calm, silent

Ruhigstellung *f* immobilisation

Ruhmsucht *f* search for fame

Rulon–Konsistenzkoeffizient *m* Rulon test

Rülpsen *n* eructation, belch

Rumination *f* rumination, merycism, merycismus / ~ **im Kleinkindalter** rumination disorder of infancy / **psychische** ~ rumination

Rumpf *m* torso

Rundfunk *m* radio, broadcast / **~sendung** *f* broadcast

Rund|kopf *m* trochocephalus / **~–Panorama** *n* cyclorama / **~sortierer** *m* circular sorter

Ruptur *f* rupture

Rußtrommel *f* smoked drum

Rüstzeug *n*, **geistiges** mental equipment, mental capacity

S

Sabotage *f* sabotage / **masochistische ~** masochistic sabotage

saccadisch saccadic, interrupted

Saccharin *n* saccharin

Sacculus *m* saccule, sacculus, statocyst

Sach|bearbeiter(in) *m,f* clerk / **~erinnerungsbild** *n* memory image of an object / **~gedächtnis** *n* object memory / **~lichkeit** *f* objectivity / **~verständigengutachten** *n* expert opinion / **gerichtliches ~verständigengutachten** *n* expert testimony / **~verständiger** *m* expert / **psychologischer ~verständiger** *m* psychological expert / **~vorstellung** *f* object image, object presentation

Sache *f* thing, object, matter / **unvergleichliche ~** nonpareil

sach|kundig expert, knowledgeable, proficient / **~lich** objective, realistic

Sachs–Krankheit *f* Sachs' disease

sackartig saccular

Säckchen *n* saccule, sacculus

Sackgasse *f* cul–de–sac, blind alley, dead end

Sadismus *m* sadism, sexual sadism, active algolagnia / **analer ~** anal sadism / **oraler ~** oral sadism / **sexueller ~** sexual sadism

Sadist *m* sadist, active algolagnist

sadistisch sadistic / **~–masochistisch** sado–masochistic

Sado|masochismus *m* sadomasochism, sexual sadomasochism / **~ masochist** *m* sadomasochist, algolagnist

sadomasochistisch sadomasochistic

Sage *f* myth, legend, saga, folk–tale

sagenhaft mythological, fantastic

sagittal sagittal

Sagittalebene *f* sagittal axis, sagittal plane

Sakkade *f* saccade

sakkadisch saccadic, interrupted

sakral sacral

Sakralisation *f* sacralisation

Sakralmark *n* sacral spinal cord

Sakrum *n* sacrum

säkular secular

Salaamkrampf *m* salaam spasm, nodding spasm, spasmus nutans

Salivomanie *f* salivomania

Salpêtrière–Schule *f* Salpêtrière school

Salpingektomie *f* salpingectomy

Salpinx *f* salpinx

Salvarsan *n* salvarsan, arsphenamine

Salve *f* volley, volley fire

Salz|geschmack *m* salty taste / **~lösung** *f* saline, salt solution / **~säure** *f* hydrochloric acid

salzig salty

Salzigkeit *f* saltiness, salinity

Samen *m* sperm, sperma, semen / **~bildung** *f* spermatogenesis / **~entleerung** *f* emission of semen

Samenerguss *m* ejaculation, seminal emission, seminal discharge / **fehlender ~** absence of ejaculation / **nächtlicher ~** nocturnal ejaculation, nocturnal emission, wet dream / **verzögerter ~** retarded ejaculation, ejaculatio retarda / **vorzeitiger** ~ premature ejaculation, ejaculatio praecox

Samen|gang *m* vas deferens, seminal duct / **~leiterresektion** *f* vasectomy, vasoresection / **~zelle** *f* spermatozoon, sperm cell, spermatozoid, spermatic cell / **männliche ~zelle** *f* male generative cell

samenführend seminiferous, spermatic

Sammel|leidenschaft *f* passion for collecting, collecting mania / **~linse** *f* focusing lens, convex lens, collecting lens / **~sucht** *f* collecting mania / **~test** *m* omnibus test / **~trieb** *m* collecting instinct, acquisitive instinct / **~wahn** *m* collecting mania / **~wut** *f* collecting mania

Sanatorium *n* sanatorium

de Sanctis–Cacchione Syndrom *n* de Sanctis–Cacchione syndrome

sanft soft, gentle, mild

Sanftmut *f* mildness

Sanguiniker *m* sanguine type, sanguine person

sanguinisch sanguine, sanguineous

Sanktion *f* sanction / **soziale ~** social sanction

Santonin *n* santonin

sapphisch sapphic

Sapphismus *m* sapphism, female homosexuality, lesbianism

Sarkasmus *m* sarcasm

sarkastisch sarcastic

Sarko|lemm *n* sarcolemma, myolemma / **~m** *n* sarcoma / **~mer** *n* sarcomere / **~plasma** *n* sarcoplasm

sarkoplasmatisch sarcoplasmic

Sattelkopf *m* clinocephaly, clinocephalism

sattelköpfig clinocephalic, clinocephalous

Sattheit *f* satiety, satiation

sättigen satiate, sate, saturate

sättigend satiating, saturating

Sättigung *f* satiation, saturation / **kortikale ~** cortical satiation / **psychische ~** satiation effect, psychological fatigue

Sättigungs|gefühl *n* feeling of satiation / **~grad** *m* degree of saturation / **~hypothese** *f* satiation hypothesis / **~punkt** *m* satiation point, saturation point / **~skala** saturation scale / **~spannung** *f* saturation voltage

saturiert saturated

Satyriasis *f* satyriasis, satyromania, excessive sexual impulse

Satyro|manie *f* satyromania, satyriasis, satyrism

Satz|ergänzungstest *m* sentence–completion test, incomplete–sentence test / **~lehre** *f* syntax / **~ordnungstest** *m* disarranged–sentence test, dissected–sentence test / **~rhythmus** *m* prosody / **~struktur** *f* sentence structure / **~teil** *m* clause, phrase / **~verneinung** *f* negative sentence / **~verständnis** *n* sentence comprehension / **~wiederholungstest** *m* sentence–repetition test / **~zeichen** *n* punctuation mark / **kurzer ~** clause, short sentence / **mehrdeutiger ~** ambiguous sentence

sauber clean, tidy, neat

Sauber|keit *f* cleanliness, neatness / **~keitsgewöhnung** *f* toilet training, cleanliness training

säubern clean, clear

sauer sour, acidic

Sauerstoff *m* oxygen / **~bestimmung** *f* **des arteriellen Blutes** oximetry / **~bindungskapazität** *f* oxygen capacity

Sauerstoffmangel *m* anoxia, anoxaemia / **~ des Gehirns** cerebral anoxia / **~ im Blut** hypoxaemia, hypoxemia / **~ in den Körpergeweben** hypoxia

Sauerstoffsättigung *f* oxygenation

Säufer *m* drunkard, dipsomaniac / ~**delirium** *n* delirium tremens / ~**wahn** *m* tromomania, oenomania / ~**wahnsinn** *m* delirium tremens / **notorischer** ~ notorious drunkard / **stiller** ~ solitary drinker

Saug|akt *m* suction, sucking action / ~**bewegung** *f* sucking movement / ~**komplex** *m* nipple complex / ~**kraft** *f* power of absorption / ~**reflex** *m* sucking reflex / ~**vorgang** *m* suckling

Saugen *n* sucking, suction / ~ **ohne Nahrungsaufnahme** nonnutritive sucking

saugen suck

Säugen *n* breast–feeding, nursing, suckling

säugen nurse, breastfeed

saugend sucking

Säugetier *n* mammal, mammalian

Säuge|stufe *f* sucking stage / ~**tier** *n* mammal, mammalian / ~**tiere** *npl* Mammalia / ~**zeit** *f* lactation period

Säugling *m* infant, baby, suckling infant / **ewiger** ~ eternal suckling

Säuglings|alter *n* infancy, babyhood / ~**ernährung** *f* infant feeding / ~**fürsorge** *f* child welfare / ~**heim** *n* nursery / ~**imitation** *f* imitation of a suckling's behaviour / ~**periode** *f* infancy / ~**zeit** *f* infancy

säulen|artig columnar / ~**förmig** columnar

Säulendiagramm *n* bar diagram, column diagram, histogram

Säure *f* acid / ~**geschmack** *m* sourness / ~**grad** *m* acidity

Sausen *n* buzzing, swishing

Savart–Scheibe *f* Savart wheel

scedastisch scedastic

Scedastizität *f* scedasticity

Schablone *f* stencil, template, templet

Schablonen|haftigkeit *f* conventionality, conventionalism / ~**vergleich** *m* template matching

Schachbrettillusion *f* chess–board illusion

Schädel *m* skull, cranium / ~**balken** *m* trabecula cranii / ~**basisbruch** *m* basal skull fracture / ~**bein** *n* cranial bone / ~**bohrer** *m* trephine, trepan / ~**bruch** *m* fractured skull / ~**decke** *f* cranium, vault / **die** ~**decke öffnen** trepan, trephine / ~**eröffnung** *f* trephination, trepanation / ~**–Hirn–Trauma** *n* craniocerebral trauma, head injury / ~**höhle** *f* cranial cavity / ~**hohlraum** *m* cranial sinus / ~**index** *m* cranial index, length–breadth index / ~**innendruck** *m* intracranial pressure / ~**kapazität** *f* intracranial capacity / ~**knochen** *m* cranial bone / ~**länge** *f* cranial length / ~**lehre** *f* craniology, phrenology / **Gall'sche** ~**lehre** *f* Gall's craniology / ~**leiden** *n* craniopathy / ~**messer** *m* craniometer / ~**messgerät** *n* cephalometer / ~**messinstrument** *n* craniometer, cephalometer, craniograph / ~**messung** *f* craniometry, cephalometry, craniography / ~**missbildung** *f* cranial deformation / ~**obduktion** *f* cerebrotomy / ~**operation** *f* cranial operation / ~**region** *f* cranial region / ~**rheographie** *f* rheoencephalography / ~**säge** *f* trepan, trephine, cranial saw / ~**segment** *n* cranial segment / **vertebrale** ~**theorie** *f* vertebral theory of the skull / ~**topographie** *f* craniotopography / ~**trauma** *n* head trauma / ~**umfang** *m* circumference of the skull / ~**volumen** *n* cranial capacity / ~**zertrümmerung** *f* crushing of the skull

Schaden *m* damage, injury, lesion, harm / ~**ersatz** *m* indemnity

schädigen harm, damage, impair

Schädigung *f* damage, impairment, injury, lesion / ~ **eines Gehirnzentrums** focal lesion / **irreversible** ~ irreversible damage / **krankheitserzeugende** ~ noxa / **psychische** ~ psychic trauma / **subkortikale** ~ subcortical lesion

Schädigungsindex *m* impairment index

schädlich harmful, damaging, detrimental, noxious, pernicious

Schädlichkeit *f* harmfulness, detrimentalness, noxiousness

Schaffer–Kollateralen *fpl* Schaffer's collaterals

Schalheit *f* flatness

Schall *m* sound / **~bild** *n* sound image / **~brechung** *f* refraction of sound / **~brett** *n* sounding board / **~dämpfung** *f* acoustic damping / **~dichte** *f* sound density / **dumpfer ~** dull sound / **reflektierter ~** reflected sound / **tympanitischer ~** tympanic resonance / **voller ~** full sound

schall|dicht sound–proof / **~empfindend** sound–perceiving / **~leitend** sound–conducting

Schalldruck *m* sound pressure / **eben hörbarer ~** minimal audible pressure / **unmittelbarer ~** instantaneous sound pressure / **~differenz** *f* binaural ratio / **~niveau** *n* sound pressure level / **~pegel** *m* acoustic pressure level, sound pressure level

Schall|empfindlichkeit *f* sensitivity to sound / **geringe ~empfindlichkeit** *f* hypacusia / **übergroße ~empfindlichkeit** *f* hyperacusia, hyperacusis / **~empfindung** *f* sound perception / **~empfindungsstörung** *f* perceptive hearing loss / **~energiedichte** *f* sound energy density / **~energiefluss** *m* sound energy flux / **~ersatz** *m* sound substitution / **~feld** *n* sound field / **~frequenz** *f* acoustic frequency, sound frequency / **~geber** *m* transducer / **~geschwindigkeit** *f* velocity of sound / **~grenze** *f* sound barrier / **~intensität** *f* sound intensity, intensity of sound / **~interferenz** *f* sound interference / **~lehre** *f* acoustics / **~leitung** *f* sound conduction, sound energy flux / **~leitungsstörung** *f* disorder of sound conduction / **~lokalisation** *f* sound localisation, auditory localisation / **~lokalisierung** *f* sound localisation, sound–ranging, auditory localisation / **~mauer** *f* sound barrier / **~messer** *m* phonometer / **~messung** *f* soundrange / **~mischung** *f* sound mixture / **~pegel** *m* sound level / **~pendel** *n* sound pendulum / **~–photismus** *m* psychochromaesthesia, psychochromesthesia / **~platte** *f* record, disc / **~quelle** *f* sound source / **~reflektion** *f* sound reflection / **~richtung** *f* direction of sound / **~schatten** *m* acoustic shadow / **~schlüssel** *m* voice key / **~schutz** *m* sound protection / **~spektogramm** *n* sound spectogram / **~spektograph** *m* sound spectograph / **~stärke** *f* sound intensity / **~stärkepegel** *m* acoustic intensity level / **~überdruck** *m* excess sound pressure / **~welle** *f* sound wave

schallen sound

schallend sounding

Schalt|brett *n* switchboard / **~brettlernen** *n* switchboard learning / **~neuron** *n* interneuron, interneurone, mediator / **~tafel** *f* switchboard / **~uhr** *f* time–switch, timer

Scham *f* shame, sexual modesty / **~bein** *n* pubic bone, pubis / **~beinkamm** *m* pectineal bone / **~gefühl** *n* sense of shame, modesty / **~gegend** *f* pubes, pudenda, pubic region / **~haare** *npl* pubic hair / **ohne ~haare** impuberal, impubic / **~haftigkeit** *f* sexual modesty, shamefacedness / **~lippe** *f* labium / **~lippen** *fpl* labia / **~losigkeit** *f* shamelessness, indecency / **~ritze** *f* rima, pudendal cleft / **~teile** *npl* genitals, pudenda

Schamane *m* shaman

Schamanismus *m* shamanism

Schande *f* disgrace, shame

schänden rape, ravish, violate, deflower

scharf sharp / **~sinnig** sharp, penetrative, acute

Scharf|blick *m*, **geistiger** perspicacity / **~sinn** *m* perspicuity, acumen, brightness

Schärfe *f* sharpness, keenness, acuteness / **~ der Farbwahrnehmung** acuity of colour perception / **stereoskopische ~** stereoacuity

Scharlatan *m* charlatan

Scharlatanerie *f* quackery

Schatten *m* shadow, shade / **~experiment** *n* Fechner's shadow experiment / **~probe** *f* Cuignet's method, skiascopy / **farbiger ~** coloured shadow / **in den ~ stellen** overshadow

Schattierung *f* shading, tint, shade

Schattierungsdeutung *f* shading response / **perspektivische** ~ vista response

Schätz|differenz *f* estimation difference / ~**fähigkeit** *f* estimative power / ~**fehler** *m* estimation error, error in estimating, estimation difference, approximation error, guessing error / **mittlerer** ~**fehler** *m* average deviation of estimate / ~**korrektur** *f* correction for guessing / ~**methode** *f* estimative method, approximation / ~**skala** *f* rating scale / **sequenzielle** ~**tendenz** *f* guessing sequence / **subjektives** ~**verfahren** *n* subjective estimation method / ~**wert** *m* estimation value

Schätzen *n* guessing

schätzen estimate, guess, assess, rate, value, appreciate

Schätzer *m* estimator, rater, valuer

Schätzung *f* estimation, rating, valuation, computation, appreciation / **erwartungstreue** ~ unbiased estimation / **fehlerfreie** ~ unbiased estimation / **statistische** ~ statistical estimation

Schau|bild *n* diagram / ~**lust** *f* voyeurism, curiosity / ~**spieler** *m* actor, player / ~**trieb** *m* voyeurism, scopophilia

Schauer *m* shudder, shiver

Schaukel *f* swing / ~**illusion** *f* haunted-swing illusion

Schaukeln *n* rocking

schauspielerisch histrionic, acting

Scheibe *f* disc, disk, screen / **einseitig durchsichtige** ~ one-way screen

Scheide *f* sheath, vagina / ~**wand** *f* septum, diaphragm / ~**wandbereich** *m* septal area / **Schwann'sche** ~ neurilemma, Schwann's sheath / **weibliche** ~ cunnus

Scheiden|drüsen *fpl* vaginal glands / ~**gewölbe** *n* vaginal vault, fornix / ~**krampf** *m* vaginal spasm, vaginism, vaginismus, vulvismus / **psychisch bedingter** ~**krampf** *m* psychic vaginism, psychic vaginismus / ~**orgasmus** *m* vaginal orgasm

Scheidung *f* divorce

Schein *m* appearance, illusiveness, lustre, make–belief / ~**anämie** *f* pseudoanaemia, pseudoanemia / ~**fütterung** *f* sham feeding / ~**bewegung** *f* apparent motion, illusory motion, phenomenal motion, apparent movement, illusory movement, phenomenal movement, illusion of motion, delta movement, alpha motion, alpha movement, beta movement, phi movement / ~**bild** *n* fantasm, phantom / ~**blödsinn** *m* Ganser's syndrome, syndrome of approximate relevant answers / ~**denken** *n* pseudo–thinking / ~**füßchen** *n* lobopodium / ~**gelehrsamkeit** *f* bogus erudition / ~**gültigkeit** *f* face validity / ~**korrelation** *f* spurious correlation, illusory correlation, nonsense correlation / ~**krankheit** *f* feigned illness, malingering / ~**lähmung** *f* pseudoparalysis / ~**medikament** *n* placebo / ~**myopie** *f* pseudomyopia / ~**neurose** *f* pseudoneurosis / ~**psychologie** *f* pseudopsychology / ~**reliabilität** *f* pseudoreliability / ~**schwangerschaft** *f* pseudopregnancy, spurious pregnancy, false pregnancy, pseudocyesis / ~**sprache** pseudolalia, pseudolanguage / ~**tod** *m* apparent death, death trance / ~**wahrnehmung** *f* pseudoperception / ~**welt** *f* world of illusion / ~**werfer** *m* reflector, headlight / ~**wut** *f* sham rage / ~**zwitter** *m* pseudohermaphrodite / ~**zwittertum** *n* pseudohermaphroditism, spurious hermaphroditism / **trügerischer** ~ speciousness

schein|bar apparent / ~**zwitterig** pseudohermaphroditic

Scheitel|bein *n* parietal bone / ~**gegend** *f* parietal region / ~**lappen** *m* parietal lobe / ~**wert** *m* **des Schalldrucks** maximum sound pressure

Schema *n* pattern, schema, diagram, scheme / **instinktauslösendes** ~ instinctive releasing pattern / **kognitives** ~ cognitive schema, cognitive set / **konzeptionelles** ~ conceptual model / **kulturelles** ~ cultural pattern / **sensumotorisches** ~ sensorimotor schema

Schematisierung *f* schematisation, schematism

schematisch schematic, diagrammatic / ~ **darstellen** schematize

Schematismus *m* schematism, schematisation

Schenkel *m* thigh, crura *(mpl)*

scherzhaft joking, playful

Scheu *f* shyness, bashfulness, awe

scheu shy, bashful

Scheuermann'sche Krankheit *f* juvenile kyphosis, Scheuermann's disease

Schicht *f* layer, shift, stratum, lamina / ~**arbeit** *f* shift work / ~ **der Ganglienzelle** layer of ganglion cells / ~**en** *fpl* **des Charakters** layers of character / ~**neurose** *f* stratifunctional endogenous neurosis / ~**theorie** *f* theory of psychic strata / **feste** ~ fixed shift / **malpighische** ~ Malpighian layer / **soziale** ~ social category, walk of life, social class

schichten stratify

Schichtenaufbau *m* **der Persönlichkeit** stratification of personality

Schichtung *f* stratification / **soziale** ~ social stratification

Schicksal *n* fate, fortune, destiny / **gemeinsames** ~ common fate

Schicksals|analyse *f* analysis of the past / ~**neurose** *f* fate neurosis, neurosis of destiny

Schiedsgerichtsbarkeit *f* arbitration

schief oblique, skew, skewed, slanting / ~**werden** skew / ~**winklig** oblique

Schiefe *f* skewness, slant, obliquity, asymmetry

Schiefhals *m* torticollis, wryneck / **psychogener** ~ hysterical torticollis

Schielen *n* squint, strabismus, heterotropia, cast / **latentes** ~ heterophoria, latent squint / **nach unten gerichtetes** ~ hypophoria

schielend squinting, strabismal, strabismic / **auswärts** ~ exophoric

Schielwinkelmessung *f* strabometry, heteroscopy

Schilddrüse *f* thyroid, thyroid gland, thyroid body / **die** ~ **entfernen** thyroidectomise

Schilddrüsen|behandlung *f* thyrotherapy / ~**entfernung** *f* thyroidectomy / ~**erkrankung** *f* thyropathy, thyroid disorder / ~**extrakt** *m* thyroid extract / ~**hormon** *n* thyroid hormone, thyroxin, thyroxine / ~**körper** *m* thyroid body / ~**operation** *f* thyroidectomy / ~**störungen** *fpl* thyroid disorders / ~**tätigkeit** *f* thyroid activity / ~**überfunktion** *f* hyperthyroidism / ~**unterfunktion** *f* hypothyroidism, hypothyreosis

Schildknorpel *m* thyroid cartilage

Schimäre *f* chimaere, chimera

Schimpanse *m* chimpanzee

Schirm *m* screen

Schisma *n* schism

schismatisch schismatic

schizo|affektiv schizoaffective / ~**gen** schizogenic, schizogenous / ~**id** schizoid

Schizo|bulie *f* schizobulia / ~**gonie** *f* schizogony, schizogenesis / ~**ide** *m,f* schizoid / ~**idie** *f* schizoidia / ~**idism** schizoidism / ~**manie** *f* schizomania / ~**phasie** *f* schizophasia, schizophrasia / ~**phrene** *m,f* schizophreniac, schizophrenic / ~**phrenia simplex** *f* simple schizophrenia

schizophren schizophrenic

Schizophrene *m, f* schizophrenic

Schizophrenia simplex simple schizophrenia

Schizophrenie *f* schizophrenia / ~**behandlung** *f* treatment of schizophrenia / **akute** ~ acute schizophrenia / **ambulatorische** ~ ambulatory schizophrenia / **autistische** ~ autistic schizophrenia / **beginnende** ~ preschizophrenia / **chronische** ~ process schizophrenia / **einfache** ~ simple schizophrenia / **gemischte** ~ mixed schizophrenia / **hebephrene** ~ hebephrenic schizophrenia / **katatone** ~ catatonic schizophrenia, catatonia, catatony / **kindliche** ~ childhood schizophrenia / **konstitutionelle** ~ constitutional schizophrenia / **latente** ~ latent schizophrenia / **nicht näher bezeichnete** ~ schizophrenia, unspecified / **paranoide** ~ paranoid schizophrenia, paranoid dementia / **periodische** ~ periodic schizophrenia / **pseudoneurotische** ~ pseudoneurotic schizophrenia / **pseudopsychopathische** ~ pseudopsychopathic schizophrenia / **psychoneurotische** ~ psychoneurotic schizophrenia / **sonstige** ~ other schizophrenia / **undifferenzierte** ~ undifferentiated schizophrenia / **zönästhetische** ~ cenesthetic schizophrenia

schizo|phrenieerzeugend schizophrenogenic / ~**phreniform** schizophreniform, schizophrenia–like / ~**phrenogen** schizophrenogenic / ~**thym** schizothymic, schizothymous / ~**typ** schizotypal

Schizo|thymer *m* schizothyme / ~**thymie** *f* schizothymia

Schlaf *m* sleep / ~**anfall** *m* paroxysmal sleep / ~**anwandlung** *f* hypnolepsy / ~–**Apnoe–Syndrom** *n* sleep apnea syndrome / ~**dauer** *f* duration of sleep, sleeping period / ~**deprivation** *f* sleep deprivation / ~**eintritt** *m* sleep onset / **desynchronisierter** ~ desynchronized sleep, REM sleep / **fester** ~ sound sleep, fast sleep / **leichter** ~ light sleep / **künstlich erzeugter** ~ induced sleep / **natürlicher** ~ natural sleep / **orthodoxer** ~ non–REM sleep, slow wave sleep / **paradoxer** ~ REM sleep, paradoxical sleep / **synchronisierter** ~ synchronized sleep, orthodox sleep / **tiefer** ~ sound sleep, deep sleep / **traumloser** ~ non–REM sleep

schlaf|ähnlich hypnoid, hypnoidal, sleep–like / ~**bringend** hypnotic, soporific

schlafen sleep

Schläfen|bein *n* temporal bone / ~**brückentrakt** *m* temporopontine tract / ~**gegend** *f* temporal region / ~**lappen** *m* temporal lobe / ~**lappenepilepsie** *f* temporal lobe epilepsy / ~**lappen–Pick** *m* Pick's disease – temporal lobe form / ~**windung** *f* temporal convolution

schlafend sleeping, dormant

Schlaf|entzug *m* sleep deprivation / ~**epilepsie** *f* sleep epilepsy / ~**erzeugung** *f* hypnogenesis, induction of sleep

schlaferzeugend hypnotic

schlaff flabby, flaccid, languid

Schlaffheit *f* flabbiness, flaccidity, languor, languidness

Schlaf|forschung *f* sleep research / ~**gefühl** *n* hypnaesthesia / ~**krankheit** *f* sleeping sickness / ~**kur** *f* sleeping cure, sleep treatment, hypnotherapy / ~**kurve** *f* sleep curve / ~**losigkeit** *f* sleeplessness, agrypnia, insomnia, pervigilium / **fatale familiäre** ~**losigkeit** *f* fatal familial insomnia / **krankhafte** ~**losigkeit** *f* ahypnia, chronic insomnia / **leichte** ~**losigkeit** *f* mild insomnia, hyposomnia / ~**mittel** *n* soporific, hypnotic, narcotic, sleep–inducing drug / **leichtes** ~**mittel** *n* mild sleeping drug / ~**phase** *f* phase of sleep / ~**reden** *n* somniloquy / ~**spindel** *f* sleep spindle / ~**stadium** *n* phase of sleep

Schlafstörung *f* sleep disorder, sleep disturbance, troubled sleep, disturbed sleep, somnipathy / ~ **aufgrund eines medizinischen Krankheitsfaktors** sleep disorder due to a general medical condition / ~ **mit Alpträumen** nightmare disorder / ~ **mit Schlafwandeln** sleepwalking disorder / ~ **mit Störung des zirkadianen Rhythmus** circadian rhythm sleep disorder / **alkoholinduzierte** ~ alcohol–induced sleep disorder / **amphetamininduzierte** ~ amphetamine–induced sleep disorder / **atmungsgebundene** ~ breathing–related sleep disorder / **nichtorganische** ~ nonorganic sleep disorder / **primäre** ~ primary sleep disorder / **substanzinduzierte** ~ substance–induced sleep disorder

Schlaf|sucht *f* hypersomnia, hypnolepsy, somnolence / ~**therapie** *f* hypnotherapy, sleep treatment, narcotherapy, therapeutical sleep / ~**tiefe** *f* depth of sleep / ~**tiefe** *f* **und –dauer** *f* depth and duration of sleep / ~**trunkenheit** *f* sleep drunkenness, drowsiness / ~**unterbrechung** *f* broken sleep / ~**–Wach–Rhythmus** *m* sleeping–waking rhythm, circadian rhythm, sleep–wake cycle / **tierischer** ~**–Wach–Rhythmus** *m* animal circadian rhythm / ~**–Wach–Störung** *f* disruption of the circadian rhythm / ~**wandeln** *n* somnambulism, sleep–walking, noctambulism, night–walking / ~**wandler** *m* sleep–walker, somnambulist, noctambulist, night–walker / ~**zeit** *f* sleeping period / ~**zentrum** *n* sleep center / ~**zustand** *m* somnolism, dormancy / **hypnotischer** ~**zustand** *m* somnipathy

schlaf|hindernd agrypnotic / ~**los** sleepless / ~**süchtig** somnolent, narcoleptic / ~**verhindernd** antihypnotic / ~**vertreibend** somnifugous / ~**wandeln** somnambulate / ~**wandelnd** somnambulant / ~**wandlerisch** somnambulistic

schläfrig drowsy, sleepy, somnolent

Schläfrigkeit *f* drowsiness, sleepiness, somnolence

Schlag *m* stroke, blow / ~**ader** *f* artery / ~**anfall** *m* apoplexy, stroke, apoplectic seizure, cerebrovascular accident, cerebral stroke, apoplectic stroke / ~**volumen** *n* stroke volume / ~**wort** *m* catch word / **leichter** ~ pat, tap

schlagen strike, hit, knock, spank / **leicht** ~ tap

Schlagen *n* palpitation, beating / **rhythmisches** ~ pulsation

Schlangen|furcht *f* ophidiophobia, fear of snakes, snake phobia / ~**phobie** *f* ophidiophobia, snake phobia

schlank slim, slender

Schlankheit *f* slimness, slenderness

schlauchartig tubular, utricular

Schlauheit *f* cleverness

schlecht bad, poor, evil

Schleim *m* mucus / ~**drüse** *f* mucous gland / ~**haut** *f* mucous membrane, mucosa

schleimig mucous

Schleife *f* loop, ansa, fillet, lemniscus / **akustische** ~ acoustic fillet, acoustic lemniscus / **mediale** ~ medial fillet, medial lemniscus

Schleifenbahn *f,* **seitliche untere** acoustic fillet, lateral lemniscus

Schleuderbewegung *f* ballistic movement / ~ **beim Gehen** ataxic gait / ~**trauma** *n* whiplash / **einseitige** ~**en** *fpl* hemiballism

schleudernd ballistic

Schlichtung *f* arbitration, mediation, settlement

schließen close, shut, conclude, induce, infer

Schließmuskel *m* sphincter, constrictor, catch muscle / ~**reflex** *m* closing reflex

schlimm bad

Schlingbeschwerde *f* difficulty in swallowing, dysphagia

Schlingen *n* swallowing, tachyphagia

schluchzen sob

schluchzend sobbing

Schlucken *n* deglutition, swallowing

Schluck|krampf *m* deglutition spasm, dysphagia spastica / ~**reflex** *m* swallowing reflex / ~**störung** *f* dysphagia, dysphagy / ~**vorgang** *m* deglutition / ~**unfähigkeit** *f* aglutition

Schlummer *m* slumber, light sleep / ~**bild** *n* hypnagogic hallucination

Schlund *m* pharynx, oesophagus, esophagus

Schlüpfrigkeit *f* slipperiness

Schluss *m* conclusion, deduction, inference, consequence / ~**antrieb** *m* endspurt / **scharfsinniges** ~**folgern** *n* shrewd reasoning / ~**folgerung** *f* inference, deduction / **logische** ~**folgerung** *f* logical deduction / **mathematische** ~**folgerung** *f* mathematical induction

Schlüssel *m* key, clue / **~erlebnis** *n* key experience, key event / **~reiz** *m* key stimulus, releasing stimulus / **~-Schloss-Modell** *n* lock–and–key model / **~wort** *n* key word

schmackhaft savoury, tasty, palatable

Schmackhaftigkeit *f* savour, tastiness, palatability

schmal|gipflig leptokurtic / **~köpfig** leptocephalic, leptocephalous, stenocephalous

Schmal|kopf *m* leptocephalus, stenocephalus / **~köpfigkeit** *f* leptocephalia, stenocephaly

Schmarotzer *m* parasite / **~tum** *n* parasitism

Schmatzautomatismus *m* lip–smacking automatism

Schmeck|becher *m* taste bud, taste bulb / **~reiz** *m* taste stimulus / **~sphäre** *f* gustatory taste centre / **~vorgang** *m* degustation, tasting / **~zelle** *f* taste cell

Schmecken *n* degustation, tasting

schmecken taste

Schmecker *m* taster

Schmeichler *m* flatterer, sycophant

Schmerz *m* pain, anguish, ache / **~asymbolie** *f* pain asymbolia / **~auslösung** *f* algogenesis, algogenesis / **~beim Koitus** dyspareunia, algopareunia / **~empfindlichkeit** *f* sensitivity to pain, algesia, algesis / **gesteigerte ~empfindlichkeit** *f* hyperalgesia, hyperalgia / **verminderte ~empfindlichkeit** *f* hypoalgesia, hypalgia / **~empfindung** *f* pain sensation, algesthesia / **~en** *mpl* **aufheben** analgize / **~en** *mpl* **im ganzen Körper** pantalgia / **~en** *mpl* **in den Extremitäten** acroaesthesia, acroesthesia / **~erleben** *n* experience of pain / **~erzeugen** cause pain / **~gefühl** *n* pain, feeling of pain / **~grenze** *f* tolerance for pain / **~haftigkeit** *f* soreness, painfulness / **~hemmung** *f* pain inhibition / **~ in der Herzgegend** cardiodynia, angina pectoris pain / **~intensität** *f* pain intensity / **~kontrollsystem** *n* pain–control system / **~losigkeit** *f* analgia, indolence, painlessness / **~lust** *f* pleasure in pain, algolagnia / **~lustempfindung** *f* algedonia / **~messer** *m* algesimeter, algesiometer / **~messung** *f* pain measurement / **~mittel** *n* analgesic, painkiller, pain reliever / **~prüfer** *m* algesimeter, algesiometer, algometer / **~punkt** *m* pain spot, trigger point, pain point / **~reflex** *m* nociceptive reflex / **~rezeptor** *m* pain receptor, nociceptor / **~schwelle** *f* pain threshold / **~sinn** *m* algaesthesia, algesthesia, algaesthesis, algesthesis, pain sense / **~störung** *f* pain disorder / **~störung** *f* **in Verbindung mit medizinischen Krankheitsfaktoren** pain disorder associated with a general medical condition / **~störung** *f* **in Verbindung mit psychischen Faktoren** pain disorder associated with psychological factors / **~störung** *f* **in Verbindung mit sowohl psychischen Faktoren wie einem medizinischen Krankheitsfaktor** pain disorder associated with both psychological factors and a general medical factor / **anhaltende somatoforme ~störung** *f* persistent somatoform pain disorder / **psychogenes ~syndrom** *n* psychogenic pain disorder / **~therapie** *f* pain therapy / **~tic** *m* tic douloureux / **~toleranz** *f* pain tolerance / **~toleranzschwelle** *f* pain–tolerance threshold / **~überempfindlichkeit** *f* hyperalgesia, hyperalgia / **~unempfindlichkeit** *f* insensitivity to pain, analgesia, anaesthesia / **halbseitige ~unempfindlichkeit** *f* hemianalgesia / **~verhinderung** *f* prevention of pain / **~wahrnehmung** *f* pain perception, nociception / **~wollust** *f* algolagnia / **~zentrum** *n* pain centre / **akuter ~** acute pain / **brennender ~** burning pain, causalgia, thermalgia / **chronischer ~** chronic pain / **funktionelle ~en** *mpl* functional pain / **heftiger ~** severe pain / **hysterischer ~** psychogenic pain, hysteric pain / **klopfender ~** throbbing pain / **myofasziaier ~** myofascial pain / **neuralgischer ~** neuralgic pain, neuralgia / **projizierter ~** projected pain / **psychisch bedingter ~** psychalgia / **psychischer ~** psychic pain / **psycho-**

gener ~ psychogenic pain / **somatischer** ~ somatic pain, somatalgia / **stechender** ~ stabbing pain, pang, twinge / **übertragener** ~ referred pain / **umschriebener** ~ topalgia, topoalgia / **viszeraler** ~ visceral pain / **ziehender** ~ drawing pain, tearing pain

schmerz|auslösend algesogenic, algogenic / **~empfindlich** pain–sensitive, tender

schmerzend painful

schmerz|erzeugend algetic, causing pain / **~haft** tender, dolorous, painful / **~lich** distressing, dolorous / **~los** indolent, painless / **~stillend** anodyne, pain–relieving, analgesic, analgetic / **~unempfindlich** analgesic, analgetic / **~unempfindlich machen** analgize / **~vermittelnd** nociceptive

Schmollen *n* sulkiness, peevishness

Schmutz *m* dirt, filth / **~angst** *f* rhypophobia, mysophobia / **~essen** *n* rhypophagy

schmutzig dirty, foul, unclean

Schnalzen *n* click, clicking of the tongue

Schnarchen *n* snore, stertorous breathing

Schnarcher *m*, **Schnarcherin** *f* snorer

Schnecke *f* snail, gastropod, cochlea

Schnecken|gang *m* cochlear canal, duct of the cochlea, cochlear duct / **~kanal** *m* cochlear canal / **~loch** *n* helicotrema / **~nerv** *m* cochlear nerve

Schnee *m* snow / **~angst** *f* chionophobia / **~blindheit** *f* snow–blindness, niphablepsia / **~weiß** *n* zinc white

schneeblind snow–blind

schneiden cut

schnell quick, rapid, speedy

Schnellentwickler *m* developmental accelerator

Schnelligkeit *f* speed, rapidity, quickness / ~ **bei Büroarbeiten** clerical speed / ~ **des Vergessens** rate of forgetting, speed of forgetting

Schnelligkeits|grenze *f* speed limit / **~messer** *m* tachometer, tachymeter, speedometer / **~test** *m* speed test, rate test

Schnell|reaktion *f* accelerated reaction / **~seher** *m* zoetrope / **~sprechen** *n* rapid speech, agitophasia, agitolalia

Schnitt *m* cut, section / **goldener** ~ golden section / **~punkt** *m* intersection / **~stelle** interface, data transmission interface

Schnitzen *n* carving

Schnüffeln *n* sniffing

schnüffeln sniff

Schnüffelsucht *f* inhalant abuse

Schock *m* shock / **~behandlung** *f* shock therapy, shock treatment / **~behandlung** *f* **mit Pentetrazol** pentetrazol shock therapy / **~reaktion** *f* shock reaction / **~therapie** *f* shock therapy, convulsion therapy, electro–convulsive treatment / **~wirkung** *f* shock effect / **anaphylaktischer** ~ anaphylactic shock, allergic shock / **hypoglykämischer** ~ hypoglycaemic shock, insulin shock / **psychischer** ~ psychic shock, mental shock / **seelischer** ~ psychic shock, emotional shock / **spinaler** ~ spinal shock / **therapeutischer** ~ therapeutic shock / **traumatischer** ~ traumatic shock

schocken shock

scholastisch scholastic

schonend gentle, careful

Schön|geisterei *f* aesthetism / **~heit** *f* beauty / **~heitsempfinden** *n* aesthetic feeling

schöpferisch creative, inventive, productive

Schoß *m* womb, lap / **mütterlicher** ~ maternal womb

schräg sloped, slant, skew, oblique, slanting

Schräge *f* slope, slant, skewness, asymmetry

Schräg|heit *f* obliquity, obliqueness / **~perspektive** *f* oblique perspective / **~schrift** *f* slanted handwriting

Schranke *f* barrier, boundary

Schreck *m* fright, horror / **~aphasie** *f* emotional aphasia / **~lähmung** *f* cataplexia, cataplexy, paralysis from fright / **~neurose** *f* fright neurosis / **~reaktion** *f* startle reflex, startle reaction, startle response, startle pattern / **ungerichtete ~reaktion** *f* phobotaxis / **~reflex** *m* startle reflex / **~reflexhemmung** *f* startle reflex inhibition / **~sekunde** *f* reaction time / **~starre** *f* cataplexia, cataplexy, freezing / **~wirkung** *f* effect of fright

Schrecken *n* fright, horror, terror, panic

Schreckensherrschaft *f* terrorism

schrecklich terrible, dreadful

Schrei *m* cry, scream, squeal / **~krampf** *m* crying fit / **epileptischer ~** epileptic cry / **erster ~** birth cry, primal scream

Schreib|angst *f* graphophobia / **~automatismus** *m* automatic writing

Schreiben *n* writing / **~ auf Schiefertafel** slate–writing / **~ mit dem Mund** mouth–writing / **~ mit den Füßen** foot–writing / **~ mit übermäßig großen Buchstaben** macrographia / **automatisches ~** automatic writing / **kreatives ~** creative writing

Schreib|automatismus *m* automatic writing / **~fähigkeit** *f* writing skill / **~fehler** *m* slip of the pen, spelling error / **~kräfte** *fpl* secretarial personnel / **~krampf** *m* writer's cramp, chirospasm, graphospasm / **~–Lese–Schwäche** *f* writing and reading disability / **~maschinenkrampf** *m* typist's cramp / **~richtung** *f* graphic alignment / **maschinell lesbare ~schrift** *f* optical character recognition / **~schwäche** *f* dysorthographia / **~störung** *f* dysgraphia / **entwicklungsbezogene ~störung** *f* developmental expressive writing disorder / **~sucht** *f* scribomania, graphorrhoea / **~therapie** *f* graphotherapy / **~tischpsychologie** *f* armchair psychology / **~tremor** *m* writing tremor / **~– und Lesetest** *m* literacy test / **~unfähigkeit** *f* logographia, agraphia / **~wut** *f* graphomania / **~zentrum** *n* writing centre, cheirokinaesthetic centre / **~zittern** *n* writing tremor

schreien cry, scream / **gellend ~** yell / **grell ~** squeal

Schreitreflex *m* stepping reflex

Schrift|analytiker *m* graphologist, handwriting analyst / **~beurteilung** *f* graphology / **~blindheit** *f* alexia, typhlolexia, visual aphasia / **~deuter** *m* graphologist / **~deutung** *f* graphology / **~druckmesser** *m* graphodyne / **~merkmal** *n* writing characteristic / **~persönlichkeit** *f* graphic individuality / **~psychologie** *f* graphopsychology / **~sprache** *f* graphic language, written language / **~stellerei** *f* creative writing / **~stellern** *n* creative writing / **~stück** *n* document / **~system** *n* handwriting system / **~tum** *n* literature / **~typologie** *f* graphotypology / **~umerziehung** *f* writing re–education / **~verlust** *m* graphomotor agraphia / **~zeichensystem** *n* written language / **nach links gerichtete ~** sinistrad writing / **nach rechts gerichtete ~** dextrad writing / **stark geneigte ~** slanting handwriting / **ungeordnete ~** ataxic writing

schriftanalytisch graphological

Schrillheit *f* **der Stimme** oxyphonia

Schritt *m* step, pace / **~ für Schritt** step by step / **~macher** *m* pacemaker / **~macherpotential** *n* pacemaker potential / **~macherzelle** *f* pacemaker cell

schrittweise erfolgend sequential, step by step, stepwise

schrumpfen shrink

Schrumpfung *f* shrinking, involution, atrophy

Schub *m* attack, episode / **akuter psychotischer ~** acute psychotic episode

schüchtern shy, bashful, timid

Schüchternheit *f* shyness, bashfulness, timidity

Schul|abbrecher *m* school dropout / **~abgänger** *m* school leaver / **~abschluss** *m* educational degree, school graduation /

~**alter** *n* school age / ~**anfänger** *m* school beginner / ~**anmeldung** *f* school enrollment / ~**angst** *f* school phobia / ~**auswahl** *f* school selection / ~**befreiung** *f* school suspension / ~**behörde** *f* board of education / ~**beratung** *f* school counselling / ~**besuch** *m* school attendance / **höhere** ~**bildung** *f* secondary education / ~**bücherei** *f* school library

Schuld *f* guilt, fault / ~**bewusstsein** *n* consciousness of guilt, feeling of guilt, sense of guilt / ~**fähigkeit** *f* criminal responsibility / **verminderte** ~**fähigkeit** *f* diminished criminal responsibility / ~**gefühl** *n* feeling of guilt, sense of guilt / **unbewusstes** ~**gefühl** *n* unconscious guilt feeling / ~**unfähigkeit** *f* **wegen seelischer Störungen** lack of criminal responsibility due to mental disorder / ~**verschiebung** *f* blame–shifting / ~**wahn** *m* delusion of guilt / **anderen die** ~ **geben** blaming others / **eingebildete** ~ imagined guilt / **existenzielle** ~ existential guilt

Schule *f* school / ~ **der Sekundarstufe** high school / ~ **ohne Klassenaufteilung** nongraded school / **höhere** ~ college, secondary school / **klassenlose** ~ nongraded school / **Neopsychoanalytische** ~ neopsychoanalytic school, neo–Freudian school / **psychoanalytische** ~ psychoanalytic school / **städtische höhere** ~ community college / **technische** ~ technical school

Schul|eignung *f* scholastic aptitude, academic aptitude / ~**eignungstest** *m* scholastic aptitude test / ~**elternbeirat** *m* board of education / ~**entlassungsalter** *n* age at graduation, school–leaving age

Schüler *m* pupil, student / **freiwillige** ~**arbeitsgemeinschaft** *f* extracurricular class / ~**heim** *n* boarding house / **schwacher** ~ weak pupil

Schul|erziehung *f* schooling / ~**fernsehen** *n* televised instruction, educational television / ~**hof** *m* school yard, playground / ~**interessentest** *m* educational interest inventory

schulisch scholastic, academic

Schul|jugendberater *m* school counselor / ~**kind** *n* school age child, child of school age / ~**klasse** *f* **für Sehbehinderte** sight–saving class / ~**klassenstufe** *f* grade level / ~**klassenumgebung** *f* classroom environment / ~**labor** *n* educational laboratory

Schulleistung *f* scholastic achievement, academic achievement, school achievement / **über Erwarten gute** ~ overachievement, academic overachievement / **unter Erwarten schlechte** ~ academic underachievement

Schulleistungs|alter *n* educational age / ~**defizit** *n* academic underachievement / ~**diagnose** *f* educational diagnosis / ~**motivation** *f* academic achievement motivation / ~**profil** *n* educational profile / ~**prognose** *f* academic achievement prediction / ~**leistungsstörung** *f* academic skills disorder / ~**test** *m* scholastic test, instruction test, achievement test

Schul|leiter *m* headmaster, principal / ~**messung** *f* educational measurement / ~**milieu** *n* academic environment, school environment / ~**neurose** *f* school neurosis / ~**note** *f* mark, grade / **allgemeine** ~**pflicht** *f* compulsory education / ~**problem** *n* difficulty in school / ~**psychologe** *m* school psychologist, educational psychologist / ~**psychologie** *f* school psychology / ~**raum** *m* classroom / ~**reform** *f* educational reform / ~**reife** *f* school readiness / ~**schwänzen** *n* school truancy / ~**schwänzer** *m* truant / ~**schwierigkeit** *f* school difficulty, academic problem / ~**stufe** *f* educational level / ~**test** *m* instruction test, educational test, scholastic test / ~**verbleib** *m* school retention / ~**versagen** *n* school failure, academic failure, educational retardation / **~versager** *m* dropout, school dropout, underachiever / **~versuch** *m* experimental education, experimental pedagogy, experimental pedagogics, educational experiment, pedagogic experiment / **~verwaltung** *f* educational administration / **~verweigerung** *f* school refusal / **~verweisung** *f* **auf Zeit** school suspension / **~wechsler** *m* transfer student / **staatliches ~wesen** *n* public teaching, public school system

Schulterblatt *n* scapula, shoulder blade

Schulung *f* training, instruction, education, off–the–job training / **strenge ~** drill

Schüttel|bewegung *f* shaking movement / **~frost** *m* chills, shakes / **~krampf** *m* shaking spasm / **~lähmung** *f* shaking palsy, paralysis agitans, Parkinson's disease

Schütteln *n* shake, agitation

schütteln shake

Schutz *m* protection, safeguard, defence, prophylaxis / **~alter** *n* protected age, minority / **~antwort** *f* protective response / **~bedürfnis** *n* need for protection / **~behauptung** *f* protective response / **~färbung** *f* protective colouring, protective resemblance / **~haus** *n* shelter / **~hemmung** *f* protective inhibition / **~komplex** *m* protection complex / **~losigkeit** *f* defencelessness / **~mechanismus** *m* safety device / **~mittel** *n* preservative, protector / **~reaktion** *f* protective reaction, protective response / **~reflex** *m* protective reflex, defence reflex, defensive response, reflex of self–defence / **~trieb** *m* protective instinct / **~zauber** *m* protective magic / **übermäßiger ~** hyperprotection, overprotection

schützen protect, safeguard

schützend protective

schutzlos defenceless

schwach weak, feeble / **~sichtig** amblyopic, weak–sighted / **~sinnig** feeble-minded, mentally defective, imbecile, moronic, hypophrenic

Schwäche *f* weakness, feebleness, faintness, asthenia, enervation / **~gefühl** *n* weakness sensation / **~reaktion** *f* asthenic reaction / **~ vor Hunger** inanition / **reizbare ~** irritable asthenia

Schwächerwerden *n* weakening, fading, attenuation

schwächlich undergrown, weak, feeble

Schwachsichtige *m,f* asthenope

Schwachsichtigkeit *f* amblyopia, asthenopia, weakness of sight, weaksightedness, low vision

Schwachsinn *m* feeble–mindedness, mental deficiency, hypophrenia, moronism, imbecility, idiotism / **~ aufgrund von Epilepsie** epileptic idiocy / **angeborener ~** primary feeble–mindedness / **erworbener ~** secondary mental deficiency / **hochgradiger ~** idiocy / **mittelgradiger ~** imbecility / **moralischer ~** moral debility, moral insanity, moral imbecility / **völliger ~** absolute idiocy

schwachsinnig feebleminded

Schwachsinnige *m,f* feebleminded person, mentally defected person, imbecile, idiot, moron, mental defective

Schwachstrom *m* low–voltage current

Schwächung *f* impairment, attenuation, debilitation

schwanger pregnant, gravid / **~werden** conceive, become pregnant

Schwangerengymnastik *f* childbirth training

Schwangerschaft *f* pregnancy, gravidity, gestation / **~ im Jugendalter** adolescent pregnancy / **eingebildete ~** pseudopregnancy, false pregnancy / **hysterische ~** hysteric pregnancy, pseudopregnancy / **psychogene ~** nervous pregnancy, hysteric pregnancy

Schwangerschafts|abbruch *m* induced abortion, interruption of pregnancy, voluntary abortion / **~depression** *f* melancholy of pregnancy, gestational depression / **~gelüste** *npl* cravings caused by pregnancy / **~hormon** *n* progestational hormone / ~**phobie** *f* pregnancy phobia / ~**psychose** *f* gestational psychosis / ~**test** *m* pregnancy test / ~**unterbrechung** *f* abortion, induced abortion, interruption of pregnancy / ~**verhütung** *f* contraception, birth control, prevention of pregnancy / ~**vorsorge** *f* prenatal care

schwangerschaftsverhütend contraceptive

Schwängerung *f* fertilisation, impregnation, conception

Schwanken *n* vacillation

schwanken alternate, vacillate, oscillate, fluctuate, range, vary

schwankend vacillating, vacillatory, fluctuating

Schwankung *f* fluctuation, oscillation, variation / ~ **bei statistischen Werten** statistical variability, variation / ~ **der Belegschaft** turnover / ~ **der Stimmung** moodiness / ~ **des Reaktionspotentials** oscillation of the reaction potential / ~**en** *fpl* fluctuations / **jahreszeitliche** ~**en** *fpl* seasonal variations / **saisonale** ~**en** *fpl* seasonal variations

Schwankungs|bereich *m* range of variations / ~**breite** *f* breadth of variation

Schwann|'sche Scheide *f* neurilemma, neural sheath / ~**'sche weiße Substanz** *f* Schwann's white substance / ~**–Tumor** *m* neurilemmoma / ~**–Zelle** *f* Schwann's cell

Schwänzen *n* truancy

schwänzen, die Schule truant, skip school

schwänzend truant

schwanzwärts caudal

Schwärmerei *f* enthusiasm, rapture, infatuation

schwarz black

Schwarzer *m* black

schwatzen chatter, prattle, tattle

Schwätzer *m* chatterer, prattler, verbomaniac

schwatzhaft loquacious, talkative, garrulous

Schwatz|haftigkeit *f* loquacity, loquaciousness, garrulity, verbomania, talkativeness / ~**sucht** *f* glossomania, lalorrhoea, pangolossia / **krankhafte** ~**sucht** *f* panglossia

Schwebe|gefühl *n* sensation of floating / ~**sensation** *f* levitation, sensation of floating / **in der** ~ in suspense, in limbo

schweben float, be suspended

schwebend floating, in suspense

Schwebung *f* beat, beating oscillation

Schwebungs|effekt *m* beat effect / ~**frequenz** *f* beat frequency

Schweifkern *m* caudate nucleus

schweigen be silent

schweigend silent

Schweigepflicht *f* professional secrecy, requirement of confidentiality

schweigsam silent, close–mouthed, close–tongued, taciturn

Schweiß *m* perspiration, sweat / ~**absonderung** *f* sudation, sweating, perspiration / **vermehrte** ~**absonderung** *f* hyperhidrosis / **verminderte** ~**absonderung** *f* hypohidrosis, anhidrosis / ~**drüse** *f* sweat gland, perspiratory gland, sudoriferous gland / ~**geruch** *m* smell of perspiration, hircismus / **übermäßige** ~**produktion** *f* hyperhidrosis, hyperidrosis / ~**sekretion** *f* secretion of sweat, sweating, hidrosis, sudation

schweiß|fördernd sudorific, diaphoretic / ~**produzierend** sudorific, sudoriferous / ~**treibend** sudorific, sudoriferous, diaphoretic

Schwelle *f* limen, threshold / ~ **der Leuchtdichte** luminance threshold / ~ **der Vibrationsempfindung** vibrotactile threshold / ~ **des Bewusstseins** threshold of consciousness / ~ **des Intensitätsunterschieds** intensity difference limen, intensity difference threshold / ~ **zum Bewusstseinsverlust** blackout threshold / **absolute** ~ absolute threshold / **augenblickliche** ~ momentary threshold / **vibrotaktile** ~ vibrotactile threshold

Schwellen|audiometrie *f* threshold audiometry / **~depolarisation** *f* critical depolarisation, firing level / **~empfindlichkeit** *f* liminal sensitivity / **~prüfung** *f* **des Lichtsinns** adaptometry / **~reiz** *m* threshold stimulus, threshold excitation, liminal stimulus / **~senkung** *f* lowered threshold, threshold facilitation / **~unterschied** *m* threshold difference / **~wert** *m* sensory threshold, differential threshold, stimulus threshold, liminal value

Schwellgewebe *n* erectile tissue

Schwellung *f* swelling, tumescence

schwer severe, heavy, serious, difficult / **~behindert** severely handicapped

Schwere *f* heaviness, severity, gravity / **~empfindung** *f* sensation of heaviness / **~losigkeit** *f* weightlessness / **~messer** *m* gravimeter

schwer|erziehbar educationally subnormal, maladjusted, difficult / **~fällig** clumsy, slow

Schwerfälligkeit *f* heaviness, clumsiness

schwerhörig hard–of–hearing, deaf

Schwerhörigkeit *f* impairment of hearing, hypacousia, hypacousis, defective hearing, deafness / **altersbedingte ~** presbyacusis / **erworbene ~** adventitious deafness / **fortschreitende ~** progressive deafness / **nervöse ~** nervous deafness / **organische ~** organic deafness

Schwerkraft *f* gravity, gravitational force

Schwermut *f* melancholia, melancholy

schwermütig depressed, melancholic

Schwer|mütiger *m* melancholiac / **~punkt** *m* centre of gravity, centroid, main focus

schwerste(r) profound

schwer| von Begriff slow–witted / **~wiegend** grave, serious

Schwester *f* sister

schwierig difficult, problematic, tough

Schwierigkeit *f* difficulty, problem / **~en** *fpl* **in Schule oder Studium** academic problem

Schwierigkeits|abstufung *f* difficulty scale / **~grad** *m* degree of difficulty, difficulty level / **~graduierung** *f* difficulty scaling / **~niveau** *n* difficulty level

Schwindel *m* dizziness, giddiness, vertigo / **kurze ~anfälle** *mpl* spells of dizziness, dizzy spell / **~gefühl** *n* sensation of dizziness, vertigo / **~ infolge von Augenerkrankungen** ocular vertigo / **japanische ~krankheit** *f* kubisagari

schwindelig, schwindlig dizzy, giddy, vertiginous

Schwindler *m* charlatan, swindler

Schwindsucht *f* tuberculosis, consumption, phthisis / **~angst** *f* phthisiophobia

schwingen swing, vibrate, oscillate

schwingend swinging, vibratory, oscillatory

Schwingpendel *n* pursuit pendulum

Schwingung *f* oscillation, vibration / **~en** *fpl* **pro Sekunde** cycles per second, hertz(es) / **einfache ~** single vibration / **harmonische ~** harmonic oscillation / **sichtbare ~** visual modulation

Schwingungs|breite *f* amplitude, modulation depth / **~erzeuger** *m* oscillation generator / **~frequenz** *f* oscillation frequency / **~häufigkeit** *f* vibration rate, vibration frequency / **~knoten** *m* vibration node, nodal point / **~messer** *m* oscillometer / **~messung** *f* oscillography, oscillometry / **~schreiber** *m* oscillograph / **~weite** *f* amplitude / **~zahl** *f* frequency, number of cycles

Schwitzen *n* sweating, perspiration, sudation / **übermäßiges ~** hidrosis, hyperephidrosis

schwitzen sweat, perspire

schwul gay, homosexual

Schwund *m* atrophy, attrition, shrinkage / **~quote** *f* attrition / **~–Technik** *f* fading technique

Schwung *m* swing, momentum

Scopolamin *n* scopolamine, hyoscine

Séance *f* séance

Secobarbital *n* secobarbital

Sedativum *n* sedative, tranquilliser, tranquilizer, tranquilizing drug

sedieren tranquillise, tranquilize, calm, sedate

sedierend sedative

Sedierung *f* sedation, tranquillisation, tranquilization

Sedierungsschwelle *f* sedation threshold

Seekrankheit *f* seasickness

Seele *f* soul, psyche, mind

Seelen|anästhesie *f* mental anaesthesia / **~angst** *f* extreme anxiety, deep anxiety / **~arzt** *m* psychiatrist, mental–health specialist / **~behandlung** *f* mental cure, psychotherapy / **~bild** *n* *(männliches)* animus, *(weibliches)* anima / **~bildnis** *n* soul image / **~blindheit** *f* psychic blindness, soul blindness, psychanopsia, visual agnosia / **~forscher** *m* psychologist / **~forschung** *f* psychology / **~heil** *n* salvation / **~heilkunde** *f* psychotherapy / **~kraft** *f* mental power, strength of mind / **~krankheit** *f* mental disease, psychopathy / **~konflikt** *m* mental conflict / **~krise** *f* mental breakdown / **~kunde** *f* psychology / **~lage** *f* mental health situation, emotional status / **~lähmung** *f* motor apraxia, psychic paralysis, psychic palsy / **~lähmung** *f* **des Schauens** Balint's syndrome / **~leben** *n* mental life, inner life / **~lehre** *f* psychology / **~leiden** *n* mental suffering / **~mechanik** *f* psychic mechanics / **~qual** *f* mental anguish / **~ruhe** *f* peace of mind, calmness of mind, ataraxy / **~schmerz** *m* soul pain, mental anguish / **~taubheit** *f* mind deafness, psychic deafness, auditory agnosia, mental deafness / **~theorie** *f* soul theory / **~vermögen** *n* mental faculty, psychic faculty / **~vorgang** *m* mental process / **~wanderung** *f* metempsychosis, transmigration of souls

seelen|artig psychoid / **~krank** mentally ill

seelisch mental, psychic, psychical / **~bedingt** psychogenic, psychogenetic

seelsorgerisch pastoral

Segment *n* segment / **~bereich** *m* segmental area / **~ innervation** *f* segmental innervation / **~täuschung** *f* segment illusion / **~theorie** *f* segmental theory / **distales ~** distal segment / **internodales ~** internodium, internode

segmentär segmental

Segmentation *f*, **psychische** compartmentalization

segmentübergreifend suprasegmental

Segregation *f* segregation

Seh|abstand *m* visual distance, viewing distance / **~achse** *f* optical axis, visual axis, line of sight / **~apparat** *m* visual apparatus / **~bahn** *f* visual pathway, optic pathway / **~behinderte** *m, f* visually disabled / **~behinderung** *f* impairment of vision / **akustisch bedingter ~bewegungsreflex** *m* audito–oculogyric reflex / **~empfindlichkeit** *f* visual sensitivity

seh|behindert visually handicapped

Sehen *n* vision, sight / **~ mit einem Auge** monocular vision, monoblepsia / **alternierendes ~** alternating vision / **beidäugiges ~** binocular vision, binocular perception / **binokulares ~** binocular vision, binocular perception / **dichromatisches ~** dichromatic vision, dichromasy / **direktes ~** direct vision, foveal vision / **dreidimensionales ~** perception of three–dimensional space / **einäugiges ~** monocular vision, monopsia / **einfarbiges ~** monochromatic vision / **eingeschränktes ~** partial vision / **falsches ~** parablepsia, parablepsis / **foveales ~** foveal vision / **geistiges ~** visualisation / **illusionäres ~** pseudopsia / **indirektes ~** indirect vision, peripheral vision / **monochromatisches ~** monochromasia, monochromasy, monochromatism / **monokulares ~** monocular vision / **parazentrales ~** paracentral vision / **peripheres ~** peripheral vision / **photopisches ~** daylight vision / **plastisches ~** perception of three–dimensional space / **räumliches ~** stereoscopic vision, spatial vision / **skotopes** ~ scotopic vision, night vision / **stereoskopisches** ~ stereoscopic vision, stereoscopy / **unterschiedliches** ~ **beider Augen** heterometropia / **verzerrtes** ~ distorted vision, anorthopia / **zweifarbiges** ~ dichromatic vision

sehen see, view, look, watch

sehend sighted, seeing / **eingeschränkt** ~ partially sighted

Seh|farbstoff *m* visual pigment / ~**fehler** *m* defective vision, defect of vision, sight defect, visual anomaly / ~**feld** *n* field of vision, visual field / **zentrales** ~**feld** *n* field of fixation / ~**feldausfall** *m* visual field defect, scotoma / ~**einengung** *f* tunnel vision / ~**feldkurve** *f* cyclogram, graph of the visual field / ~**feldmesser** *m* cycloscope, perimeter / **partiell** ~**geschädigte** *m, f* patially sighted / ~**–Greifreflex** *m* visual grasp reflex / ~**grenze** *f* horopter / ~**größe** *f* apparent size / ~**grube** *f* central fovea of retina, central pit / ~**hilfe** *n* optical aid / ~**hirn** *n* ophthalmencephalon / ~**hügel** *m* thalamus, optic thalamus / ~**kraft** *f* vision, visual power, power of vision, eyesight / ~**lappen** *m* optic lobe, ophthalmencephalon / ~**leistung** *f* visual power, visual performance / ~**–Lese–Methode** *f* sight method, look–say method, whole–word method / ~**linie** *f* visual line, line of vision, line of sight / **primäre** ~**linie** *f* primary line of sight / ~**loch** *n* pupil

Sehne *f* tendon, sinew

Sehnen|empfindung *f* tendinous sensation, tendon sensation, proprioception / ~**reflex** *m* tendon reflex, tendon jerk / ~**spindel** *f* tendon spindle, neurotendinous spindle

Sehnerv *m* optic nerve

Sehnerven|atrophie *f* gray atrophy, optic atrophy / ~**eintritt** *m* optic disc, blind spot, optic papilla / ~**kreuzung** *f* optic chiasm, optic chiasma

Sehnervpapille *f* optic papilla, optic disc, blind spot

sehnig tendinous

Sehnsucht *f* longing, desire, yearning, nostalgia

sehnsüchtig, sehnsuchtsvoll longing, yearning, nostalgic

Seh|organ *n* organ of sight, organ of vision / ~**pigment** *n* opsin, photopigment / ~**probe** *f* testing of vision, vision test, optotype / ~**probe** *f* **mit Stilling–Tafeln** stilling test / ~**probentafel** *f* Snellen's test charts, test card / ~**projektion** *f* visual projection / ~**prüfung** *f* vision test, sight–testing, testing of vision / ~**prüfung** *f* **mit pseudo–isochromatischen Tafeln** test for colour blindness / ~**purpur** *n* visual purple, rhodopsin / ~**raum** *m* visual space / ~**richtung** *f* direction of vision / ~**rinde** *f* visual cortex, visual area, calcarine cortex / **primäre** ~**rinde** *f* primary visual cortex, striate cortex / ~**rot** *n* visual red / ~**schärfe** *f* visual acuity, sharpness of vision / ~**schärfegitter** *n* acuity grating / ~**schärfeneinheit** *f* oxyopter / ~**schärfetest** *m* test for visual acuity / **gleiche** ~**schärfe** *f* **auf beiden Augen** isopia, isometropia / **übernormale** ~**schärfe** *f* oxyopia, hyperacuity

sehschwach weak–sighted, amblyopic

Seh|schwäche *f* weakness of vision, amblyopia / ~**schwelle** *f* visual threshold / ~**schwindel** *m* visual vertigo / ~**sphäre** *f* visual centre, visual area / ~**stellreflex** *m* visual righting reflex / ~**stoff** *m* visual pigment, opsin / ~**störung** *f* dysopia, visual disorder, visual defect, paropsis / **hysterische** ~**störung** *f* hysterical vision disturbance, hysteropia / ~**strahlung** *f* optic radiation / ~**strang** *m* ophthalmic tract, optic tract / ~**tafeln** *fpl* eye charts, Snellen charts, visual acuity chart / ~**theorie** *f* theory of vision, vision theory / **duale** ~**theorie** *f* duplicity theory / ~**tüchtigkeit** *f* visual efficiency / ~**untüchtigkeit** *f* impaired visual efficiency / ~**vermögen** *n* sight, vision, visual faculty / ~**vorgang** *m* visual process, visualisation / ~**weiß** *n* visual white / ~**weite** *f* distant vision, visual range / ~**weitebestimmung** *f* optometry / ~**weitemesser** *m* optometer / ~**winkel** *m* optic angle, visual angle, sight angle / ~**zelle** *f* visual cell / ~**zentrum** *n* visual centre

Sein *n* entity, being, existence

Seinslehre *f* ontology

Seiten|last *m* side branch / ~**bahn** *f* lateral tract / ~**bevorzugung** *f* laterality, sidedness / ~**dominanz** *f* lateral dominance, laterality, sidedness / ~**hemmung** *f* lateral inhibition / ~**horn** *n* lateral horn, lateral cornu / ~**linie** *f* collateral, off–shoot / ~**nystagmus** *m* lateral nystagmus / ~**strang** *m* lateral column, lateral fasciculus / ~**ventrikel** *m* lateral ventricle

seitlich lateral

Sejunktion *f* sejunction

Sekret *n* secretion

Sekretariatstechnik *f* secretarial skill

Sekretärin *f* secretary

Sekretin *n* secretin

Sekretion *f* secretion / ~ **der inneren Drüsen** endocrine gland secretion / **innere** ~ incretion, internal secretion / **mit innerer** ~ endocrine / **psychisch bedingte** ~ psychic secretion / **verminderte** ~ hyposecretion

sekretorisch secretory

Sekte *f* sect

Sektenanhänger *m* sectarian

Sektierer *m* sectarian

sektiererisch sectarian

Sektion *f* autopsy, section, post mortem examination

Sektor *m* sector / ~**isierung** *f* sectorization

sekundär secondary, derived

Sekundär|eigenschaft *f* secondary quality / ~**funktion** *f* subordinate function / ~**gruppe** *f* secondary group / ~**interesse** *n* extrinsic interest / ~**leiden** *n* deuteropathy, parapathy / ~**quelle** *f* secondary source / ~**score** *m* derived score / ~**symptom** *n* secondary symptom /

~**verdrängung** *f* secondary repression, after–expulsion / ~**vorgang** *m* secondary process

Sekundarstufenausbildung *f* secondary education

Sekunde *f* second / **milliardstel** ~ nanosecond / **tausendstel** ~ millisecond

selbständig independent, autonomous, self–employed

Selbständige *m,f* independent, self–employed person

Selbstständigkeit *f* autonomy, independence / **berufliche** ~ self–employment

Selbst *n* self, ego / ~**ablehnung** *f* self–rejection / ~**achtung** *f* self–esteem, self–respect / ~**aktivierung** *f* autoactivation / ~**aktualisierung** *f* self–realisation, self–actualisation / ~**aktualisierungsbedürfnis** *n* need to self–actualise / ~**anklage** *f* self–accusation / ~**analyse** *f* self–analysis, autoanalysis / ~**aufgabe** *f* self abandonment / ~**aufmerksamkeit** *f* self–awareness / ~**aufopferung** *f* self–sacrifice, self–immolation / ~**auswertung** *f* self–scoring / ~**befangenheit** *f* self–confinement / ~**befleckung** *f* self–pollution, self–abuse, onanism / ~**befriedigung** *f* masturbation, onanism, ipsation / ~**befruchtung** *f* self–fertilisation / ~**behandlung** *f* self–treatment, self–administered treatment / ~**behauptung** *f* self–assertion, self assertiveness, self–maintenance / **mangelnde** ~**behauptung** *f* disciplined unassertiveness, bound disciplined ego / **starke** ~**behauptung** *f* unbound assertive ego / ~**behauptungsmotiv** *n* self–assertion motive / ~**behauptungstraining** *n* assertiveness training, assertive training / ~**behauptungstrieb** *m* self–assertive drive / ~**beherrschung** *f* self–control, self–restraint, self–possession, self–command, self–mastery / **mangelnde** ~**beherrschung** *f* lack of self–control, acrasia / **ohne** ~**beherrschung** without self–control / ~**bejahung** *f* self–acceptance / ~**belohnung** *f* self–reward / ~**beobach-**

Selbst

tung *f* self–observation, self–study, introspection, self–monitoring / **~beobachtungsmethode** *f* introspective method / **~bericht** *m* self–report / **~beschränkung** *f* self–restraint / **~beschuldigung** *f* self–accusation, self–reproach / **~beschuldigungswahn** *m* delusion of self–accusation / **~besinnung** *f* self–contemplation / **~bestimmen** *n* **des Lerntempos** self–pacing / **~bestimmung** *f* self–determination, self–direction / **~bestrafung** *f* self–punishment, autopunition / **~bestrafungsmechanismus** *m* self–punishment mechanism / **~betrug** *m* self–deception, self–deceit / **~beurteilung** *f* self–appraisal, self–assessment, self–rating / **~bewegung** *f* self–motion / **~bewertung** *f* self–evaluation, self–rating / **~bewunderung** *f* self–admiration / **~bewusstsein** *n* self–awareness, self–comprehension, self–consciousness / **~bezogenheit** *f* autism, egocentricity / **~bezug** *m* self–reference / **~bild** *n* self–concept, self–image / **~bild – Fremdbild** *n* self–other system / **unrealistisches ~bild** *n* bovarism, bovarysm, unrealistic self–image / **~biographie** *f* autobiography / **~diagnose** *f* autodiagnosis / **~distanzierung** *f* self–detachment / **~disziplin** *n* self–discipline / **~dynamik** *f* self–dynamism / **~einbringung** *f* self–disclosure / **~einschätzung** *f* self–appraisal, self–evaluation, self–assessment / **~einsicht** *f* self–recognition, autognosis / **~entfaltung** *f* self–development / **~entfaltungsmotiv** *n* growth motive / **~entfremdung** *f* self–alienation / **neurotische ~entfremdung** *f* self–extinction / **~enthüllung** *f* self–revelation / **~erfahrung** *f* self–orientation / **~erfahrungsgruppe** *f* encounter group, sensitivity group, T group, consciousness–raising group / **~erfüllung** *f* self–fulfillment / **~erhaltung** *f* self–preservation / **~erhaltungstrieb** *m* instinct of self–preservation / **~erhöhung** *f* self–aggrandizement, self–maximation / **~erkenntnis** *f* autognosis, self–recognition / **~erniedrigung** *f* self–abasement, self–humiliation / **~erniedrigungstrieb** *m*

abasement need / **~erregung** *f* self–excitation, autostimulation / **~findung** *f* self–discovery / **~formung** *f* autoshaping / **~gefälligkeit** *f* self–complacency, complacency, complacence / **~gefühl** *n* self–confidence, self–regard, pride / **narzisstisches ~gefühl** *n* narcissistic self–sentiment / **negatives ~gefühl** *n* negative self–esteem / **positives ~gefühl** *n* positive self–esteem / **~genügsamkeit** *f* self–sufficiency / **~gerechtigkeit** *f* self–righteousness / **~gespräch** *n* soliloquy, self–talk / **~gliederung** *f* self–distribution / **~hass** *m* self–hatred / **~heilung** *f* self–cure / **~hemmung** *f* autogenic inhibition / **~herabsetzung** *f* self–depreciation / **~hilfe** *f* self–help, self–care / **~hilfegruppe** *f* self–help group / **~hilfetechnik** *f* self–help technique / **~hypnose** *f* autohypnosis, autohypnotism, self–induced hypnotism / **~instruktionstraining** *n* self–instructional training / **~kastration** *f* autocastration / **audiovisuelle ~konfrontation** *f* audiovisual self–confrontation / **~kongruenz** *f* self–congruence / **~konsistenz** *f* self–consistency / **~kontrolle** *f* self–control, self–command, self–mastery, self–discipline / **mangelnde ~kontrolle** *f* lack of self–control / **~konzept** *n* self–concept / **unrealistisches ~konzept** *n* bovarism, bovarysm, unrealistic self–concept / **~kritik** *f* self–criticism, autocriticism / **~laut** *m* vowel / **~liebe** *f* self–love, autophilia / **~losigkeit** *f* altruism, unselfishness / **~medikation** *f* self–medication / **~mitleid** *n* self–pity / **aktuelles ~** actual self / **bewusstes ~** conscious self / **eigentliches ~** selfhood, ipseity / **ethisches ~** ethical self / **gespaltenes ~** divided self / **ideales ~** ideal self / **idealisiertes ~** idealised self / **narzisstisches ~** narcissistic self / **personales ~** selfhood, ipseity / **phänomenales ~** phenomenal self / **primitives ~** primitive self / **reales ~** real self / **reflektiertes ~** looking–glass self / **soziales ~** social self / **subliminales ~** subliminal self / **wahrgenommenes ~** perceived self, phenomenal self

selbst|auswertend self–marking / **~beherrscht** self–controlled, self–possessed / **~bestimmt** self–determined, self–directed / **~bewusst** self–assured, self–confident / **~diagnostisch** autodiagnostic / **~direktiv** self–directive / **~eingenommen** self–absorbed / **~entstanden** autogenetic, autogenous / **~erfüllend** self–fulfilling / **~gefällig** self–complacent, complacent / **~genügsam** self–sufficient, autarkic / **~gerecht** self–righteous / **~gesteuert** autonomous, autonomic / **~herrlich** autocratic / **~hypnotisch** autohypnotic / **~identisch** self–same / **~los** altruistic

Selbstmord *m* suicide / **~absicht** *f* suicidal intent / **ständig wiederkehrende ~absicht** *f* thanatomania / **~begehen** commit suicide / **~gedanken** *mpl* suicidal thoughts / **~gefahr** *f* danger of suicide / **~sucht** *f* suicidal mania, thanatomania / **~trieb** *m* autophonomania / **~verhütung** *f* suicide prevention / **~versuch** *m* attempted suicide / **~wahn** *m* suicidal insanity

Selbstmörder(in) *m, f* suicide

selbstmörderisch suicidal

Selbst|prüfung *f* self–examination / **~–Psychologie** *f* self psychology / **~realisierung** *f* self–actualisation, self–realisation / **~rechtfertigung** *f* self–justification / **~regelung** *f* self–regulation / **~reizung** *f* self–stimulation / **~ruhigstellung** *f* self–tranquillisation / **~sabotage** *f* self–sabotage, self–defeating attitude / **~sicherheit** *f* self–confidence, self–assurance, self–sureness, assertiveness / **~sicherheitstraining** *n* assertiveness training

selbst|sicher self–assured, self–confident, self–sure / **~steuernd** self–regulating

Selbst|stimulierung *f* self–stimulation / **~sucht** *f* selfishness, egotism / **krankhafte ~sucht** *f* egomania / **~suggestion** *f* autosuggestion, self–suggestion / **~system** *n* self–system / **~täuschung** *f* self–deception, self–delusion, self–deceit / **~theorie** *f* self–theory / **~tötung** *f* suicide / **~überhebung** *f* self–importance, self–conceit / **~überschätzung** *f* egomania, overestimation of self / **~überwachung** self–monitoring / **~untersuchung** *f* self–examination / **~unterwerfung** *f* self–submission / **~verabreichung** *f* **von Drogen** self–administration of drugs / **~verachtung** *f* self–contempt / **~vergessenheit** *f* self–forgetfulness / **~vergiftung** *f* autointoxication, endogenic toxicosis / **~vergötterung** *f* autodivinization / **~verherrlichung** *f* self–aggrandizement, self–glorification / **~verletzung** *f* self–inflicted wounds / **~verleugnung** *f* self–denial, self–renunciation, self–abnegation / **kulturelle ~verständlichkeiten** *fpl* implicit culture / **~verständnis** *n* self–awareness, self–comprehension / **~verstärkung** *f* self–reinforcement / **~verstümmelung** *f* self–mutilation, self–injury, autolesion / **~versunkenheit** *f* self–absorption / **~verteidigung** *f* self–defence, self–defense / **~vertrauen** *n* self–confidence, self–reliance, self–assurance / **mangelndes ~vertrauen** *n* lack of self–confidence, diffidence, self–distrust / **~verwaltung** *f* self–government / **~verwirklichung** *f* self–realisation, self–actualisation, self–development, self–fulfillment / **~vorwurf** *m* self–reproach / **~wahrnehmung** *f* self–perception / **~wert** *m* self–worth, feeling of one's own value / **~wertgefühl** *n* self–esteem, self–sentiment / **~wertsystem** *n* self–esteem system / **~wirksamkeit** *f* self–efficacy / **~zerstörung** *f* self–destruction / **~zerstörungstrieb** *m* instinct of self–destruction / **~zufriedenheit** *f* self–satisfaction

selbst|süchtig selfish, self–seeking / **~tätig** automatic / **~verständlich** self–evident / **~vertrauend** self–reliant / **~zufrieden** self–satisfied / **~zugefügt** self–inflicted

Selektieren *n* selective filtering

Selektion *f* selection / **natürliche ~** natural selection

Selektions|index *m* selection index / **~merkmale** *npl* selection characteristics / **~rate** *f* selection ratio / **~strategie** *f* selection strategy / **~test** *m* screening test / **~vorgang** *m* selective process

selektiv selective

Selektivität *f* selectivity

Sella turcica *f* sella turcica

seltsam strange, odd, queer

Seltsamkeit *f* strangeness, oddness, peculiarity, queerness

Semantik *f* semantics / **allgemeine ~** general semantics / **angewandte ~** applied semantics / **generative ~** generative semantics / **historische ~** semasiology

semantisch semantic

Semantisierung *f* semantisation

Semasiologie *f* semasiology

semi|logarithmisch semilogarithmic / **~ologisch** semiotic / **~otisch** semiotic

Seminar *n* seminar, institute / **~training** *n* seminar training

Semiologie *f* semiology, semeiology, semantics

Semiotik *f* semiotics, semeiotics, semiology, semeiology

Sender *m* transmitter / **~–Empfänger** *m* transceiver

Sendungsbewusstsein *n* conviction of one's mission, messianism

Seneszenz *f* senescence

senil senile

Senilismus *m* senilism, premature senility

Senilität *f* senility, dotage

Senior *m* aged / **~en** *mpl* senior citizens

Seniorität *f* seniority

Senium *n* senium

senkrecht vertical, perpendicular

Sensation *f* sensation

sensationell sensational

Sensations|bedürfnis *n* need for sensation / **~lust** *f* desire for sensation, sensation–mongering

sensibel sensitive, sensory

Sensibilisator *m* sensitizer

Sensibilisieren *n* sensitizing

sensibilisieren sensitize

Sensibilisierung *f* sensitisation / **~ gegen Verdrängungen** sensitisation against repression / **verdeckte ~** covert sensitisation

Sensibilisierungszeit *f* sensitisation period, sensitisation time

Sensibilität *f* sensitivity, sensitiveness, sensibility / **epikritische ~** epicritic sensibility / **herabgesetzte ~** hyposensitivity, hyposensitiveness, diminished sensibility / **propriozeptive ~** proprioceptive sensibility / **protopathische ~** protopathic sensibility

Sensibilitäts|index *m* index of responsiveness / **~störung** *f* paraesthesia, paresthesia / **dissoziative ~– und Empfindungsstörungen** dissociative anaesthesia and sensory loss / **~verminderung** *f* diminished sensibility

sensitiv sensitive

Sensitivierung *f* sensitisation

Sensitivität *f* sensitivity, sensitiveness / **kulturelle ~** cultural sensitivity

Sensitivitätstraining *n* sensitivity training

senso|motorisch sensomotor, sensorimotor / **~risch** sensory, sensorial, neurosensory

Sensor *m* sensor, receptor, sensory receptor / **~potential** *n* sensor potential

Sensorium *n* sensorium

Sensualismus *m* sensualism, sensationalism

Sensualist *m* sensualist, sensationalist

sensualistisch sensualistic, sensationalistic, sensual

sensumotorisch sensorimotor, sensomotor

Sentiment *n* sentiment, feeling

sentimental sentimental

Sentimentalität *f* sentimentality

Separation–Individuation *f* separation–individuation

Septum *n* septum / ~ **pellucidum** *n* septum pellucidum

sequenziell sequential

Sequenzanalyse *f* sequential analysis

Serie *f* series, set

Serien|fertigung *f* mass production / **~handlung** *f* serial action, serial reaction / **~lernen** *n* serial learning / **~produktion** *f* batch production / **~reaktion** *f* serial response / **~träume** *mpl* serial dreams / **in** ~ serial

serotonerg serotonergic

Serotonin *n* serotonin, 5–hydroxytryptamine, enteramine / **~antagonist** *m* serotonin antagonist / **~metabolit** *m* serotonin metabolite / **~vorläufer** *m* serotonin precursor / **~–Wiederaufnahmehemmer** *m* serotonin reuptake inhibitor / **selektiver ~–Wiederaufnahmehemmer** *m* serotonin selective reuptake inhibitor

Sertralin *n* Sertraline

Serumalbumin *n* serum albumin

Service *m* service

servil servile

Servilität *f* servility

Servo|mechanismus *m* servomechanism, feedback mechanism / **~motor** *m* servomotor

Seufzen *n* sighing, groaning, moaning

seufzen sigh, groan, moan

Seufzer *m* sigh

Sex appeal *m* sex appeal

Sex|–Erg *n* sex erg, sexual motive / **~ismus** *m* sexism / **~sucht** *f* sexual addiction / **~ zu Dritt** triolism

Sexologie *f* sexology

sexologisch sexological

Sexual|delikt *n* sex offence, sex offense / **~drang** *m* sexual desire / **vermindertes ~empfinden** *n* hypaphrodisia / **~empfindung** *f* sexual sensation / **~entwicklung** *f* sexual development / **~erregung** *f* sexual excitement / **~erziehung** *f* sexual education / **~ethik** *f* sexual ethics / **~forschung** *f* sexology / **~funktion** *f* sexual function / **~hormon** *n* sex hormone / **~hygiene** *f* sex hygiene / **~instinkt** *m* sex instinct

sexualisieren sexualise

Sexualisierung *f* sexualisation

Sexualität *f* sexuality / **abnorm gesteigerte** ~ hypersexuality / **frühkindliche** ~ infantile sexuality / **infantile** ~ infantile sexuality / **körperliche** ~ somatosexuality / **prägenitale** ~ pregenital sexuality / **verdrängte** ~ repressed sexuality / **weibliche** ~ female sexuality

Sexual|kunde *f* sex education / **~kundeatlas** *m* handbook of sex education / **~leben** *n* sex life / **~lockstoffe** *mpl* pheromones / **~neurasthenie** *f* sexual neurasthenia / **~neurose** *f* sexual neurosis / **~objekt** *n* sex object, sexual object / **~organ** *n* sexual organ, sex organ / **ich-dystone ~orientierung** *f* egodystonic sexual orientation / **~pathologie** *f* sexual pathology / **~psychologie** *f* psychology of sexual behaviour / **~psychopathologie** *f* sexual psychopathology / **~reflex** *m* sexual reflex / **~reife** *f* sexual maturity / **~störung** *f* sexual disorder, genital disorder / **endokrin bedingte ~störung** *f* endocrine sexual disorder / **~straftat** *f* sexual offence / **~symbol** *n* sexual symbol / **~theorie** *f* theory of sexual behaviour / **~therapie** *f* sex therapy / **~trieb** *m* sex drive, sexual instinct / **gesteigerter ~trieb** *m* aphrodisia / **krankhaft gesteigerter ~trieb** *m* **bei der Frau** nymphomania, clitoromania / **~verbrechen** *n* sex crime, sexual offense, sexual offence / **~verbrecher** *m* sex offender / **~vergehen** *n* **an Kindern** paedophilia, pedophilia / **~verhalten** *n* sexual behaviour, psychosexual behaviour / **abweichendes ~verhalten** *n* sexual deviations / **~verkehr** *m* sexual intercourse / **~verlangen** *n* sexual desire / **fehlendes ~verlangen** *n* sexual inappetence / **~wissenschaft** *f* sexology / **~wissenschaftler** *m* sexologist

sexuell sexual / ~ **aufregend** sexy / ~ **hochaktiv** libidinous / ~ **orientiert auf** sexually attracted to

sexy sexy

sezieren dissect

s–Faktor *m* s factor, specific factor

S–förmig sigmoid

Sheldon–Typen *mpl* Sheldon types

Shuttle–Box *f* shuttle box

Sichelzellerkrankung *f* sickle cell syndrome, sickle cell disease

Sicherheit *f* safety, security / ~ **am Arbeitsplatz** industrial safety, occupational safety / ~ **des Arbeitsplatzes** job security / ~ **in der Industrie** industrial safety / **emotionale** ~ emotional security / **statistische** ~ statistical confidence

Sicherheits|bedürfnis *n* safety need, securing drive / ~**einstellung** *f* safety attitude / ~**faktor** *m* safety factor, safety margin / ~**gefühl** *n* feeling of security / ~**grenze** *f* safety limit / ~**gurt** *m* safety belt / ~**maßnahme** *f* security measure / ~**motiv** *n* security motive / ~**risiko** *n* safety hazard / ~**schwelle** *f* confidence limit / ~**vorrichtung** *f* safety device

Sicherung *f* safeguard, protection / **soziale** ~ social security

Sicherungs|verfahren *n* prompting / ~**verwahrung** *f* preventive detention, protective custody

Sicht *f* view / ~**kontakt** *m* visual contact, eye contact / **auf lange** ~ long–range / **auf weite** ~ long–term

Sichtbarkeit *f* visibility

Sichtbarkeits|koeffizient *m* visibility coefficient / ~**schwelle** *f* minimum visible

sichtbar visible

siderisch sidereal

Siderodromophobie *f* siderodromophobia

Sidman–Vermeidung *f* Sidman avoidance

Siebbein *n* ethmoid bone

Siebtest *m* screening test

Siegesgeschrei *n* triumph call, triumphant shouts

Sigmatismus *m* sigmatism / **seitlicher** ~ lateral sigmatism / **vorderer** ~ frontal sigmatism

Signal *n* signal, cue / ~**detektionstheorie** *f* signal–detection theory, theory of signal detectability / ~**entdeckungstheorie** *f* signal–detection theory, theory of signal detectability / ~**erkennung** *f* cue recognition / ~**funktion** *f* cue function, signalizing act, signalizing activity, signalisation / ~**gerät** *n* siren

Signalisation *f* signalisation

Signal|reiz *m* signalling stimulus, sign stimulus / ~**stärke** *f* signal intensity / ~–**Störspannungsverhältnis** *n* signal/noise ratio / ~**system** *n* signalling system, signal system / **verbales** ~**system** *n* verbal signalling system / **zweites** ~**system** *n* second signalling system / ~**tätigkeit** *f* signalisation / ~**umkehr** *f* cue reversal / ~**umwandlung** *f* signal transformation / ~**verstärkung** *f* signal amplification / **sensorisches** ~ sensory cue / **zufälliges** ~ incidental cue

signifikant significant

Signifikanz *f* significance / ~**grenze** *f* level of significance / ~**niveau** *n* level of significance, risk level / ~**prüfung** *f* statistical test, test of significance / ~**test** *m* test of significance, statistical test / ~**test** *m* **nach Fisher** Fisher's test / **einseitiger** ~**test** *m* one–tailed test of significance / **zweiseitiger** ~**test** *m* two–tailed test of significance / **statistische** ~ statistical significance, statistical stability

Silbe *f* syllable / **sinnlose** ~ nonsense syllable, senseless syllable

Silben|aussprache *f* pronounciation of syllables / ~**schrift** *f* syllabism / ~**stolpern** *n* articulative ataxia, literal ataxia, syllable stumbling, dyssyllabia / ~**verschlucken** *n* haplology, clipped speech

Sildenafil *n* sildenafil

Simmonds–Syndrom *n* Simmonds' disease, cachexia hypophysea

Simplex *n* simplex

Simulant *m* malingerer, simulator

Simulation *f* malingering, simulation, simulation game

Simulationsspiel *n* simulation game

Simulator *m* simulator, training device

Simulieren *n* malingering

simulieren malinger, simulate, feign, sham

simultan simultaneous, concurrent

Simultan|folge *f* concurrent schedule / ~**konditionierung** *f* simultaneous conditioning / ~**kontrast** *m* simultaneous contrast, marginal contrast, simultaneous color contrast / ~**schwelle** *f* simultaneous threshold, threshold of simultaneous sensations / ~**verstärkung** *f* concurrent reinforcement

Singen *n* singing

Sinken *n* subsidence

Sinn *m* sense, meaning / ~**bild** *n* symbol, allegory / ~ **für Humor** sense of humour / ~**lichkeit** *f* sensuality / ~**losigkeit** *f* senselessness, absurdity / ~**spruch** *m* maxim, aphorism / **chemischer** ~ chemical sense / **höhere** ~**e** *mpl* higher senses / **kinetischer** ~ kinaesthesia / **praktischer** ~ practical sense / **spezieller** ~ special sense

sinn|lich sensual, voluptuous, sensuous / ~**lich machen** sensualise / ~**los** senseless, meaningless, absurd

Sinnenmensch *m* sensualist, sensuous person

Sinnes|anpassung *f* sensory adaptation / ~**apparat** *m* sensorium, sensory nerve apparatus / ~**daten** *npl* sensory data / ~**datum** *n* sense datum / ~**eindruck** *m* sensation, sense impression, sensory message, sense datum, sensum / ~**eindrücke** *mpl* sensa, sensory information / ~**einheit** *f* sense unit / ~**empfindung** *f* sensory perception, sensation / ~**empfindungen** *fpl* sensa, sensory inputs / **spezifische** ~**energie** *f* specific energy of senses / ~**funktion** *f* sense / ~**haar** *n* sensory hair / ~**impuls** *m* sensory impulse / ~**kraft** *f* power of sense/ ~**modalität** *f* sense modality, sensory modality / ~**nerv** *m* sensory nerve / ~**nervensystem** *n* sensory system / ~**organ** *n* sense organ / ~**physiologie** *f* aesthesiophysiology, sensory physiology / ~**qualität** *f* sensory quality / ~**reiz** *m* sensory stimulus / ~**reizung** *f* sensory stimulation, sensory excitation / ~**schärfe** *f* sensory acuity / ~**täuschung** *f* illusion, hallucination / ~**wahrnehmung** *f* sensory perception / **verfälschte** ~**wahrnehmung** *f* dysaesthesia, dysesthesia, distorted perception / ~**zelle** *f* sensory cell / **sekundäre** ~**zelle** *f* secondary receptor cell / ~**zentren** *npl* sensorium / ~**zentrum** *n* sensory centre, afferent centre

Sinus *m* sinus / ~**knoten** *m* sinu–atrial bundle, pacemaker / ~**occipitalis** *m* occipital sinus / ~**schwingung** *f* harmonic oscillation, sinusoidal oscillation, sinusoid / ~**welle** *f* sine wave

sinusförmig sinusoidal

Sinusitis *f* sinusitis

Sippe *f* kin, kinship, clan

Sippenstruktur *f* kinship structure

Sirene *f* siren

Sito|manie *f* sitomania, excessive hunger / ~**phobie** *f* sitophobia, dread of eating

Sitte *f* custom

Sitten|gesetz *n* moral code / ~**kodex** *m* moral code / **gesellschaftlicher** ~**kodex** *m* social mores / ~**lehre** *f* ethics, moral philosophy / ~**losigkeit** *f* immorality / ~**ordnung** *f* moral order / ~**prediger** *m* moralist

sitt|lich moral, ethical, ethic / ~**sam** demure, well–behaved

Sittlichkeit *f* morality

Sittlichkeits|delikt *n* sexual offence / ~**empfinden** *n* moral faculty / ~**gefühl** *n* moral sense / ~**verbrechen** *n* sex crime / ~**verbrecher** *m* sexual offender / ~**vergehen** *n* sexual offence

Sittsamkeit f decency, modesty

Situation f situation, circumstances / **analytische** ~ analytic situation / **belastende** ~ stress–inducing situation / **objektive** ~ reality situation

Situationalismus m situationalism

Situations|analyse f situational analysis, situation analysis / **~angst** f situational anxiety / **~beurteilung** f definition of the situation / **~faktor** m situational factor / **~neurose** f situation neurosis / **~test** m situational test, situation test / **~verlauf** m situation process

Sitz|angst f acathisia, akathisia / **~ der Seele** seat of the soul / **~ des Bewusstseins** seat of consciousness

Sitzung f session, meeting / **spiritistische** ~ séance / **stürmische** ~ stormy meeting

Sjögren–Larssen–Syndrom n Sjögren–Larssen syndrome

Skaggs–Robinson–Hypothese f Skaggs–Robinson hypothesis, Skaggs–Robinson phenomenon, similarity paradox

Skala f scale / **~ der Spektralfarben** spectral chroma scale / **abgeleitete** ~ derived scale / **diskontinuierliche** ~ discontinuous scale / **eindimensionale** ~ unidimensional scale / **kombinierte** ~ joint scale / **kontinuierliche** ~ continuous scale / **kumulative** ~ cumulative scale, scalogram / **logarithmische** ~ logarithmic scale / **psychologische** ~ psychological scale, mental scale / **qualitative** ~ qualitative scale / **subjektive** ~ subjective scale / **typologische** ~ temperament scale

Skalen|analyse f scale analysis / **~beschreibung** f scale caption / **~intervall** n scale interval / **~niveau** n scale level / **~punkte** mpl scale points / **~scheibe** f dial / **~typus** m type of scale / **~wert** m scale value

skalierbar scalable

Skalierbarkeit f scalability / **~ der Aufgaben** item scaling

Skalierung f scaling / **~ nach Jahren** year scaling / **direkte** ~ direct measurement / **indirekte** ~ indirect measurement / **multidimensionale** ~ multidimensional scaling

Skalogramm n scalogram / **~analyse** f scalogram analysis

Skandieren n scansion

skandierend scanning

skandiert staccato

Skapula f scapula

skedastisch scedastic

Skedastizität f scedasticity

Skelett n skeleton / **~form** f skeleton form / **~muskel** m skeletal muscle / **~muskelerkrankung** f skeletomuscular disorder / **~wachstum** n skeletal growth

Skepsis f skepticism, scepticism, skepsis

Skeptiker m sceptic, skeptic

skeptisch sceptical, skeptical

Skeptizismus m scepticism, skepticism

Skia|skop n skiascope, sciascope, retinoscope / **~skopie** f skiascopy, retinoscopy

Skinner|–Box f Skinner box

Skizze f drawing, sketch

skizzieren sketch, outline, trace

Sklave m slave

Sklaverei f slavery

Sklera f sclera / **~schicht** f sclera layer

Sklerodermie f sclerodermia, scleroderma

Sklerose f sclerosis / **Multiple** ~ multiple sclerosis, disseminated sclerosis, focal sclerosis / **Tuberöse** ~ Bourneville's disease, tuberous sclerosis

sklerotisch sclerotic

Skoliose f scoliosis

Skopo|lamin n scopolamine, scopolamine hydrobromide, hyoscine / **~philie** f scopophilia, scopolagnia / **~phobie** f scopophobia, skopophobia

Skotom n scotoma

Skoto|meter *n* scotometer, scotomograph / **~metrie** *f* scotometry / **~misation** *f* scotomisation, denial of reality / **~phobie** *f* scotophobia, skotophobia

skoto|phobisch scotophobic / **~pisch** scotopic

Skrupel *m* scruple, qualm

skrupulös scrupulous

S–Kurve *f* S curve

Slang *m* slang

Slogan *m* slogan, catchword

Slum *m* slum, ghetto

Snellen|–Sehtafeln *fpl* Snellen's test types / **~'sche Sehprobe** *f* Snellen's test / **~'sche Tabelle** *f* Snellen's chart, Snellen's letters

Sodbrennen *n* heartburn, pyrosis

Sodomie *f* sodomy, bestiality, zooerasty

Sodomit *m* sodomite, sodomist

sodomitisch sodomitic

soeben just

Sofort|behandlung *f* acute treatment / **~maßnahme** *f* immediate measure

Software *f* software, computer software

Sohlen|gänger *m* plantigrade

Solar plexus *m* solar plexus

Solidarität *f* solidarity

Solidität *f* solidity

Solipsismus *m* solipsism

solipsistisch solipsistic

Soll|–Haben–Technik *f* assets–liabilities technique / **~wert** *m* set point, reference signal / **~wertverstellung** *f* set point adjustment

Solo *n* solo

Soma *n* soma

Somästhesie *f* somaesthesia, somesthesia, body sensibility

somästhetisch somaesthetic, somesthetic

Somatiker *m* somatist

Somatisation *f* somatisation

somatisch somatic, somal, organic

Somatisierung *f* conversion, somatization

Somatisierungs|störung *f* somatization disorder / **undifferenzierte ~störung** *f* undifferentiated somatoform disorder / **~syndrom** *n* somatization

Somato|agnosie *f* somatagnosia, body image agnosia / **~liberin** *n* somatoliberin, somatotropin releasing hormone / **~logie** *f* somatology / **~medin** *n* somatomedin / **~neurose** *f* somatoneurosis / **~psyche** *f* somatopsyche / **~psychose** *f* somatopsychosis / **~sensorik** *f* somatosensory system / **~statin** *n* somatostatin, growth hormone inhibiting hormone / **~therapie** *f* somatotherapy / **~tonie** *f* somatotonia / **~topie** somatotopy / **~tropin** *n* somatotropin, growth hormone / **~typ** *m* somatotype / **~typologie** *f* somatotypology, body typing

somato|form somatoform / **~gen** somatogenic, somagenic / **~genetisch** somatogenetic / **~logisch** somatological / **~psychisch** somatopsychic, psychosomatic / **~sensorisch** somatosensory / **~sexuell** somatosexual / **~viszeral** somatovisceral, somaticovisceral

somnambul somnambulistic

Somnambule *m,f* somnambulist, sleep–walker

Somnambulismus *m* somnambulism, sleepwalking, noctambulism, noctambulation

Somnifera *npl* soporifics, narcotics

Somniloquie *f* somniloquy, somniloquism

somnolent somnolent, sleepy, drowsy

Somnolenz *f* somnolence, sleepiness, drowsiness

sonderbar strange, odd, queer

Sonder|begabung *f* special ability, specific ability, special aptitude / **~erziehung** *f* special education / **~fall** *m* special case / **~klasse** *f* special class / **~komplex** *m* particular complex / **~ling** *m* eccentric, queer person / **~pädagogik** *f* special pedagogics, special pedagogy, special education / **~schulausbildung** *f* special education / **~schüler** *m* special education student / ~schullehrer *m* special education teacher / ~unterricht *m* remedial instruction

Sonnen|geflecht *n* solar plexus, coeliac plexus / ~spektrum *n* solar spectrum

Sonntagsneurose *f* sunday neurosis

Sonometer *n* sonometer

Sophismus *m* sophism

Sophist *m* sophist

Sophisterei *f* sophistry / **pathologische ~** pathological fallacy

Sophistik *f* sophistry

sophistisch sophistic

Sophomanie *f* sophomania

Sophrologie *f* sophrologia

Sopor *m* sopor

soporös soporous, soporose

Sorge *f* worry, care, trouble / ~recht *n* custody / **gemeinsames ~recht** *n* joint custody

Sorgenliste *f* worry inventory

Sorg|falt *f* carefulness, accuracy / **übermäßige ~falt** *f* overcarefulness / ~losigkeit *f* carelessness

sorg|fältig careful, painstaking, accurate / ~los careless

Sortieren *n* sorting

Sortierer *m* sorter

Sortier|maschine *f* sorter, sorting machine / ~methode *f* sorting method / ~system *n* sorting system / ~test *m* sorting test

Sosein *n* modus of being, specific quality of being

Sotos–Syndrom *n* Sotos' syndrome, cerebral gigantism

Souffliermethode *f* prompting method

Souque–Phänomen *n* Souque's phenomenon

Soziabilität *f* sociability

sozial social / ~orientiert social–minded / ~psychologisch sociopsychological / ~und wirtschaftlich socioeconomic

Sozial|alter *n* social age / ~anthropologie *f* social anthropology / ~arbeit *f* social work, social casework, welfare work / ~arbeiter *m* social worker / ~arbeiter *m* **in der Psychiatrie** psychiatric social worker / ~arbeiterausbildung *f* social work education / ~bewusstsein *n* social consciousness / ~beziehung *f* social relationship, social relation / ~darwinismus *m* social Darwinism / ~einrichtungen *fpl* social services / ~ethik *f* social ethics / ~fürsorge *f* social welfare / ~fürsorger *m* social worker / ~gefühl *n* social feeling / ~gruppe *f* social group / ~hilfe *f* public assistance, social welfare, social benefit / ~hilfeempfänger *m* recipient of social welfare / ~hygiene *f* social hygiene

Sozialisation *f* socialisation / **politische ~** political socialisation

sozialisieren socialize

Sozialisierung *f* socialisation

Sozialismus *m* socialism

Sozial|klima *n* social climate / ~kompetenz *f* social competence / ~kunde *f* social studies, sociology / ~leistung *f* fringe benefit, employee benefit / ~medizin *f* social medicine / ~ökologie *f* social ecology / ~ordnung *f* social order / ~pädagogik *f* social education / ~pathologie *f* social pathology / ~politik *f* social policy / ~psychiatrie *f* sociopsychiatry, social psychiatry / ~psychologe *m* social psychologist / ~psychologie *f* social psychology / ~quotient *m* social quotient / ~reform *f* social reform / **therapeutische ~station** *f* therapeutic social group / ~struktur *f* social structure / ~system *n* social system / ~theorie *f* social theory / ~therapie *f* sociotherapy, social therapy / ~trieb *m* social drive / ~umfrage *f* social issue poll

Sozialverhalten *n* social behaviour / **angemessenes ~** social functioning / **konformes ~** social conformance / **tierisches ~** animal social behaviour / **typisches ~** standard interpersonal behaviour

Sozial|versicherung *f* social insurance, social security / **~wissenschaft** *f* social sciences

Soziatrie *f* sociatry

Sozio|biologie *f* sociobiology / **~drama** *n* sociodrama / **~genese** *f* sociogenesis / **~gramm** *n* sociogram / **~graphie** *f* sociography / **~lekt** *m* sociolect / **~linguistik** *f* sociolinguistics / **~loge** *m* sociologist / **~logie** *f* sociology / **psychologische ~logie** *f* psychological sociology / **~metrie** *f* sociometry / **~nomie** *f* socionomics / **~path** *m* sociopath / **~pathie** *f* sociopathy, sociopathic personality disturbance / **~pathologie** *f* sociopathology / **~philie** *f* sociophilia / **~phobie** *f* sociophobia / **~therapie** *f* sociotherapy, social therapy

sozio|genetisch sociogenetic / **~logisch** sociological / **~metrisch** sociometric / **~ökonomisch** socioeconomic / **~pathisch** sociopathic

Sozius *m* partner, pillion rider

Spalt *m* fissure / **~barkeit** *f* fissility

spaltbar fissible, fissile

Spalte *f* cleft, fissure, interstice

spalten bifurcate, split

Spaltenhäufigkeit *f* marginal frequency

Spaltung *f* split, splitting, dissociation, division, disruption / **~ der Persönlichkeit** split personality, dual personality / **~ des Bewusstseins** dissociation of consciousness, splitting of consciousness / **~ des Ichs** splitting of the ego

Spaltungs|gesetz *n* law of segregation / **~irresein** *n* schizophrenia / **~reaktion** *f* dissociation reaction

Spanne *f* span, range

Spannkraft *f* elasticity, resilience

Spannung *f* tension, stress, strain, tenseness / **~verursachend** tensive / **ausgeglichene ~** eutony / **emotionale ~** emotional tension, affective tension / **psychische ~** psychic tension / **sexuelle ~** sexual tension / **soziale ~** social tension

Spannungs|balance *f* balance of tension, eutony / **~gefühl** *n* feeling of tension, tenseness / **~gesetz** *n* law of tension / **~irresein** *n* catatonia, catatonic disease / **~klemme** *f* voltage clamp / **~kopfschmerz** *m* tension headache / **psychisch bedingter ~kopfschmerz** *m* psychogenic headache, nervous headache / **~losigkeit** *f* atory, lack of energy / **~lösung** *f* tension release, tension reduction / **~quelle** *f* electric source / **~reduktion** *f* tension reduction, leakage / **~system** *n* tension system / **gestörtes ~verhältnis** *n* dystonia / **~verminderung** *f* tension reduction / **~zustand** *m* state of tension, tonicity

spannungslos relaxed, without tension

sparen spare

sparsam economical, sparing

Sparsamkeit *f* economy, sparingness

Sparsamkeitsprinzip *n* Occam's razor, principle of economy, principle of parsimony, simplicity canon

Spasmo|logie *f* spasmology / **~lyse** *f* spasmolysis / **~lytikum** *n* spasmolysant, antispasmodic drug / **~philie** *f* spasmophilia, spasmophilic diathesis

spasmo|disch convulsive, spastic, spasmodic / **~gen** convulsant, spasmogenic / **~lytisch** spasmolytic, antispasmodil / **~phil** spasmophilic, spasmophile

Spasmus *m* spasm, convulsion, cramp / **~ nictitans** nictitating spasm, winking spasm / **~ nutans** *m* spasmus nutans, nodding spasm

Spaß *m* fun

spaßig funny, jocular, humorous, facetious

Spastik *f* spasticity

spastisch spastic

Spät|entwickler *m* retardate, retarded child, slowly developing person / **~entwicklung** *f* late development, retarded development / **~epilepsie** *f* tardive epilepsy / **~eunuchoidismus** *m* late infantilism / **~folge** *f* late sequelae / **~geburt** *f* retarded birth / **~pubertät** *f* late puberty / **~reaktion** *f* delayed reaction / **~reflex** *m* delayed reflex / ~schock *m* delayed shock / ~wirkung *f* delayed effect, after–effect

Spazierengehen *n* walk, walking

Spearman|–Brown–Formel *f* Spearman–Brown formula, Spearman–Brown prophecy formula / ~'s–Korrelation *f* footrule correlation / ~'s R–Korrelation *f* footrule correlation / ~–Rangkorrelation *f* Spearman footrule, Spearman rank correlation

Speichel *m* saliva / ~absonderung *f* salivation, salivary secretion / ~drüse *f* salivary gland / ~gang *m* salivary duct / ~reflex *m* salivary reflex / ~sekretion *f* salivary secretion

speichel|bildend sialogenous / ~treibend salivant

Speichennerv *m* radial nerve

Speicher *m* storage / ~element *n* storage cell / **binäres** ~**element** *n* binary cell / ~kapazität *f* storage capacity / ~vorrichtung *f* storage device / ~zeitraum *m* storage period / ~zelle *f* storage cell / **digitaler** ~ digital storage

Speichern *n* storing

speichern store

Speicherung *f* storage, storing

Speicherungszeit *f* storage time

Speiseröhre *f* oesophagus, esophagus

spektral spectral

Spektral|bereich *m* spectral range / ~energie *f* spectral energy / ~farbe *f* spectral colour / ~farbenband *n* spectral chromascale, spectral chromatic scale / ~linie *f* spectral line, spectrum line / ~–Skala *f* spectral scale / ~strahlen *mpl* luminous rays

Spektro|graph *m* spectrograph / ~meter *n* spectrometer / ~metrie *f* spectrometry / ~photometer *n* spectrophotometer / ~photometrie *f* spectrophotometry / ~skop *n* spectroscope / ~skopie *f* spectroscopy

spektro|photometrisch spectrophotometric / ~skopisch spectroscopic

Spektrum *n* spectrum / **akustisches** ~ acoustic spectrum / **breites** ~ broad spectrum / **elektromagnetisches** ~ electromagnetic spectrum / **sichtbares** ~ visible spectrum

Spekulation *f* speculation / **zwanghafte** ~ obsessive speculation

spekulativ speculative, theoretical

Spende *f* donation

Sperma *n* sperm, semen

Spermato|genese *f* spermatogenesis / ~phobie *f* spermatophobia, irrational fear of loss of semen / ~zoon *n* spermatozoon

sperren block, shut out

Sperrung *f* blocking, blockage / **emotionelle** ~ emotional blockage

Spezial|begabung *f* special ability, specific ability, special aptitude / ~gedächtnis *n* memory for specific data / ~typ *m* special type

spezialisiert specialized

Spezialisierung *f* specialisation / **berufliche** ~ professional specialization

Spezialist *m* specialist / ~ **für Suchtkrankheiten** addictologist

speziell special, specific, particular

Spezies *f* species

Spezifikationsgleichung *f* specification equation

spezifisch specific

spezifizieren specify

Spezifizität *f* specificity

Sphäre *f* sphere

sphärisch spherical, spheric

Sphinkter *m* sphincter / ~kontrolle *f* sphincter control

Sphygmo|gramm *n* sphygniogram / ~graph *m* sphygmograph / ~graphie *f* sphygmography / ~manometer *n* sphygmomanometer

sphygmographisch sphygmographic

Spiegel *m* mirror / ~**bild** *n* reflected image, mirror image / ~**deutung** *f* reflection response / ~**farbe** *f* mirrored colour / ~**fechterei** *f* make–belief, make–believe / ~**lesen** *n* mirror reading / ~**schrift** *f* mirror writing, retrography / ~**stufe** *f* mirror stage / ~**test** *m* mirror test / ~**zeichen** *n* mirror sign / ~**zeichnen** *n* mirror drawing / ~**zeichnung** *f* mirror drawing, mirror tracing

Spiegeln *n* mirroring

spiegelnd reflecting, specular

Spiegelung *f* reflection, reflexion

Spiel *n* play, game / ~**analyse** *f* play analysis / ~**bedürfnis** *n* play need / **freies** ~ free play / **geleitetes** ~ organized play / **geregeltes** ~ organized play / **paralleles** ~ parallel play / **symbolisches** ~ symbolic play

Spielen *n* playing, gambling, performing

spielen play, perform

spielend ludic, playing

Spiel|gefährte *m* playmate, companion / ~**geld** *n* token, play money / ~**gruppe** *f* play group / ~**leidenschaft** *f* gambling addiction, zest for gambling / ~**platz** *m* playground / ~**raum** *m* play–room, latitude, leeway / ~**sucht** *f* pathological gambling / ~**technik** *f* play technique / ~**theorie** *f* game theory, theory of games / ~**therapie** *f* play therapy, play technique / ~**trieb** *m* instinct of play, play instinct / ~**verhalten** *n* **von Kindern** play behaviour in children / ~**zeug** *n* toy / **pädagogisches** ~**zeug** *n* educational toy / ~**zeugwahl** *f* toy selection / ~**zimmer** *n* play–room

Spike *m* spike, nerve impulse

Spina *f* spina, spine / ~ **bifida** *f* spina bifida, cleft vertebra

spinal spinal

Spinal|anästhesie *f* spinal anaesthesia / ~**ganglion** *n* spinal ganglion / ~**motorik** *f* spinal motor system / **spastische** ~**paralyse** *f* spastic spinal paralysis

Spindel *f* spindle

Spinnentier *n* arachnid

spinnwebartig arachnoid

Spinnwebenhaut *f* arachnoid

spinös spinous, spinose

spiralförmig spiral

Spiral|test *m* spiral test

Spiritismus *m* spiritism, spiritualism

Spiritist *m* spiritist, spiritualist

Spiritualismus *m* spiritualism

Spiritualist *m* spiritualist

Spiritualität *f* spirituality

spirituell spiritual

Spiro|chaeta pallida *f* Spirochaeta pallida, Treponema pallidum / ~**gramm** *n* spirogram / ~**graph** *m* spirograph / ~**meter** *n* spirometer, pneumatometer, pneumometer / ~**metrie** *f* spirometry

spirometrisch spirometric

spitz sharp, pointed, acute / ~**findig** sophistic / ~**köpfig** oxycephalous

Spitze *f* point, top, peak

Spitzen|entladung *f* spike discharge / ~**potenzial** *n* paroxysmal potential, spike

Spitz|findigkeit *f* sophistry / ~**köpfigkeit** *f* acrocephaly, acrocephalia / ~**schädel** *m* oxycephaly

Split–|brain split brain / ~**half–Korrelation** *f* split–half correlation

spontan spontaneous

Spontan|aktivität *f* spontaneous activity / ~**entladung** *f* spontaneous discharge / ~**entscheidung** *f* spontaneous decision, impulsive decision / ~**erholung** *f* spontaneous restoration, spontaneous recovery / ~**heilung** *f* spontaneous healing / ~**nystagmus** *m* spontaneous nystagmus / ~**remission** *f* spontaneous remission / ~**rhythmus** *m* spontaneous rhythm / ~**verhalten** *n* spontaneous behaviour

Spontaneität *f* spontaneity, impulsivity / **eingeschränkte** ~ restricted spontaneity

Spontaneitäts|training *n* spontaneity training

spornförmig calcarine

Sport *m* sport, physical education / **~ler(in)** *m(f)* athlete / **~psychologie** *f* sport psychology / **~training** *n* athletic training / **~unterricht** *m* physical education / **~zuschauer** *m* sports spectator

Spott *m* mockery / **bitterer ~** sarcasm

Sprach|anomalie *f* defective speech / **gestörte ~artikulation** *f* anarthria / **~audiometrie** *f* speech audiometry / **~ausbildung** *f* language education / **~barriere** *f* language barrier / **~begabung** *f* talent for languages / **~beherrschung** *f* verbal ability, language ability, language command / **~behinderte** *m* speech disabled / **~charakteristik** *f* speech characteristic

sprach|begabt good at languages, liguistically talented / **~behindert** speech handicapped

Sprache *f* language, speech / **aktive ~** active language / **algorithmische ~** algorithmic language / **artikulierte ~** articulate speech / **ataktische ~** ataxic speech / **bildhafte ~** figurative language / **desorganisierte ~** disorganized speech / **erfundene ~** idiolalia / **gefilterte ~** filtered speech / **gegenständliche ~** representative language / **gehemmte ~** bradylogia, bradylogy / **gepresste ~** compressed speech / **gutturale ~** gutterophonia / **hastige ~** agitolalia, agitophasia / **innere ~** implicit speech, covert speech, subvocalisation / **komprimierte ~** compressed speech / **langsame ~** bradyarthria, bradyphrasia / **menschliche ~** human language, tongue / **passive ~** passive language / **schnelle ~** accelerated speech / **sichtbare ~** visible speech / **skandierende ~** scanning speech / **spastische ~** spastic speech / **sprunghafte ~** tangential speech / **synthetische ~** synthetic speech / **unverständliche ~** idioglossia / **unzusammenhängende ~** incoherent speech, divagation / **verlangsamte ~** bradylalia / **verwirrte ~** incoherent speech / **wahnhafte ~** delusional speech

Spracheigentümlichkeit *f* idiom

Sprachenausbildung *f* foreign language education

Sprach|entgleisung *f* speech derailment / **~entwicklung** *f* language development, speech development / **~entwicklungsstörung** *f* disorder of speech development, retarded speech development / **automatisierte ~erkennung** *f* automated speech recognition / **~erwerb** *m* language acquisition / **~erziehung** *f* language education / **~fehler** *m* speech defect, impairment of speech, impediment of speech / **~fertigkeit** *f* readiness of speech / **~funktion** *f* language function / **~gebrauch** *m* language usage / **im allgemeinen ~gebrauch** in common parlance / **autistischer ~gebrauch** *m* autistic language / **~gewandtheit** *f* verbal fluency, readiness of speech / **~heilbehandlung** *f* speech therapy / **~heilkunde** *f* logopaedia, logopedia, logopaedics, logopedics, speech therapy / **~heilkundler** *m* logopaedist, logopedist, speech therapist / **~hemmung** *f* speech block, dysphrasia / **~kontamination** *f* contamination of speech / **~labor** *n* language laboratory / **~lähmung** *f* laloplegia / **~losigkeit** *f* alalia / **~neurose** *f* logoneurosis, oral neurosis / **~philosophie** *f* philosophy of language / **~psychologie** *f* psychology of speech, psychology of language / **vergleichend–genetische ~psychologie** *f* comparative–genetic psychology of speech / **~rhythmus** *m* speech rhythm / **~schwäche** *f* language disorder / **~schwierigkeit** *f* speech difficulty, language difficulty / **~stereotypien** *fpl* stereotypy of language / **~störung** *f* speech disorder, defective speech, speech defect, language disorder, logopathy / **artikulatorische ~störung** *f* disorder of articulation / **expressive ~störung** *f* expressive language disorder / **kombinierte rezeptiv–expressive ~störung** *f* mixed receptive–expressive language disorder / **nervöse ~störung** *f* laloneurosis / **rezeptive ~störung** *f* receptive language disorder / **~taubheit** *f* speech deafness, sensory aphasia, Wernicke's aphasia / ~therapeut *m* speech therapist / ~therapie *f* speech therapy / ~training *n* speech training / ~tüchtigkeit *f* language proficiency / ~typen *mpl* speech types / ~– und Sprechstörungen *fpl* language and speech disorders / ~unterricht *m* language instruction / ~unterscheidung *f* speech discrimination / mechanische ~verarbeitung *f* mechanical speech processing / ~verarmung *f* poverty of speech / ~verlust *m* aphasia, loss of speech / ~verhalten *n* language behaviour, verbal behaviour / ~vermögen *n* faculty of speech / ~verständnis *n* verbal comprehension / ~verzögerung *f* language delay / ~wahrnehmung *f* speech perception, speech discrimination / ~werkzeug *n* organ of speech / ~werkzeuge *npl* vocal organs / ~wissenschaft *f* linguistics, philology / vergleichende ~wissenschaft *f* ethnolinguistics

sprach|frei culture–free, culture–fair, nonverbal / ~gestört dysarthric, aphasic / ~los mute, speechless / ~motorisch verbomotor, vocomotor / ~wissenschaftlich linguistic

Sprachzentrum *n* language centre, speech centre / ~ des Gehirns language centre of the brain / auditives ~ auditory speech area, auditory speech centre / motorisches ~ motor centre, motor speech centre, Broca's area / optisches ~ visual speech centre / sensorisches ~ sensory speech centre, Wernicke's area

Sprachzerfall *m* scattered speech

Sprech|alter *n* talking age / ~angst *f* speech anxiety, logophobia, glossophobia, lalophobia / ~anomalie *f* defective speech / ~charakteristika *npl* speech characteristics

Sprechen *n* speech, speaking, talking / ~ im Schlaf somniloquence, somniloquism, sonmiloquy, sleep–talking / ~ in hypnotischem Zustand somniloquism, somniloquy, somniloquence / ~ vor Publikum public speaking / aufgeregtes ~ agitophasia, agitolalia / automatisches ~ automatic speaking / egozentrisches ~ egocentric language / erschwertes ~ mogilalia / inneres ~ internal speech, inner speech, endophasia / krampfhaftes ~ logospasm, spasmoarthria / langsames ~ bradyphrasia / lautloses ~ subvocal speech, subvocalisation, subvocal talking / nasales ~ rhinotalia, rhinophonia / subvokales ~ subvocalisation / übermäßig schnelles ~ tachylogia, tachylalia / unartikuliertes ~ dysarthria / unzusammenhängendes ~ allophasia, allophasis / verlangsamtes ~ bradyphasia, bradylogia / verzögertes ~ delayed speech

sprechen speak, talk / deutlich ~ articulate

Sprecher *m* spokesman, speaker

Sprecherzieher *m* elocutionist

Sprech|entwicklung *f* speech development / ~fähigkeit *f* faculty of speech / stark verminderte ~fähigkeit *f* hypologia / verminderte ~fähigkeit *f* hypophonia / ~funktion *f* speech function / ~furcht *f* phonophobia / dramatischer ~gesang *m* recitative / ~gewohnheit *f* laryngeal habit / ~hemmung *f* speech block / ~höhe *f* speech pitch / ~krampf *m* aphthongia / unbeherrschbare ~lust *f* verbomania / ~pause *f* speech pause / ~rhythmus *m* speech rhythm, prosody / ~scheu *f* lalophobia / ~schwierigkeit *f* speech difficulty / ~stimmlage *f* speech pitch / ~störung *f* speech disorder, dysarthria, dysphasia / ~tempo *n* rate of speech, speech rate / hastiges ~tempo *n* tachyphrasia, tachylalia / ~therapie *f* speech therapy, speech correction / ~und Hörtest *m* speech and hearing measure / ~unterricht *m* für Stumme demutisation / ~unvermögen *n* alogia / ~verlangsamung *f* bradyarthria, bradylalia / ~verwirrung *f* allophasia / ~vorgang *m* speech processing / skandierende ~weise *f* syllabism

Sprichwort *n* proverb, saying / ~–Test *m* proverbs test

Springen *n* jumping
springend saltatory, saltatorial
Spritze *f* injection
Spritzentausch *m* needle sharing
spröde coy, prudish
Sprödigkeit *f* coyness, demureness, prudery, prudishness
Spross *m* offspring
Sprung|apparat *m* jumping apparatus / **~kasten** *m* jumping box / **~reaktion** *f* hopping reaction / **~verhalten** *n* skipping behaviour / **~weg** *m* delay–path
sprunghaft erratic, volatile
Spuk *m* haunting, apparition, ghosts
Spüldrüse *f* rinsing gland
Spur *f* trace, track / **~halten** *n* tracking
Spuren|element *n* trace element / **~feld** *n* field of memory traces / **~reflex** *m* trace reflex
Spurt *m* spurt, sprint
staatsbürgerlich civil, civic
Staats|angehörigkeit *f* citizenship / **~beamter** *m* civil servant / **~bürgersinn** *m* civism
Stab *m* bar / **~diagramm** *n* bar diagram, bar graph, bar chart, histogram / **~sichtigkeit** *f* astigmatism
Stäbchen *n* rod, retinal rod / **~schicht** *f* layer of rods / **~- und Zapfenschicht** *f* layer of rods and cones / **~- und Zapfen–Sehen** *n* rod and cone vision / **~zelle** *f* rod cell, staff cell
stabil stable / **nicht ganz ~** metastabile
Stabilimeter *n* stabilimeter
Stabilisierungsbehandlung *f* maintenance therapy
Stabilität *f* stability / **~ eines Tests** test constancy / **berufliche ~** occupational stability / **emotionale ~** emotional stability / **statistische ~** statistical stability
Stabilitäts|koeffizient *m* coefficient of stability, coefficient of equivalence / **~prinzip** *n* principle of stability

Stabs|funktion *f* staff function / **~personal** *n* staff
stabsichtig astigmatic
staccato staccato
Stachanow–Arbeiter *m* Stakhanovite, rate buster
Stacheldrahtkrankheit *f* war neurosis, prison psychosis
Stadium *n* phase, stage / **~ der Mechanisierung** *f* stage of mechanization / **~ der Urhorde** primal–horde stage / **phallisches ~** phallic phase / **sensumotorisches ~** sensorimotor stage
Städtebau *m* town planning
städtisch municipal, town, urban
Stadt|krankenhaus *n* municipal hospital / **~planung** *f* town planning
Stagnation *f* stagnation, stagnancy
Stamm *m* trunk, stem, tribe / **~baum** *m* family tree, lineage, pedigree / **~belegschaft** *f* skeleton staff / **~hirn** *n* paleencephalon, brain stem / **~hirnsyndrom** *n* brain stem syndrome / **~länge** *f* stem length / **~lappen** *m* central lobe / **~zelle** *f* primordial cell, elementary cell
Stammeln *n* stammer, stammering, balbuties, lingual titubation, traulism, dyslalia
stammeln stammer
Stammes|bewusstsein *n* clan spirit / **~biologie** *f* phylobiology / **~entwicklung** *f* phylogenesis / **~gefühl** *n* tribalism / **~geschichte** *f* philogenesis, philogeny, phylobiology / **~häuptling** *m* head of a tribe
stammesgeschichtlich phylogenetic, phylogenic
Stammler *m* stammerer
stammverwandt cognate, congenous
Stand *m* position, level, station / **sozialer ~** social position, socioeconomic position, social rank
Standard *m* standard / **~ableitung** *f* nach Einthoven standard after Einthoven's triangle / **~abweichung** *f* standard deviation / **prozentuale ~abweichung** *f* per-

centage standard deviation / **~einheiten** *fpl* normative units / **~fehler** *m* standard error, mean error / **~form** *f* standard form / **~gruppe** *f* standard group / **berufliche ~s** *mpl* professional standards

standardisieren standardize

Standardisierung *f* standardization

Standardisierungsmethode *f* method of standardization

Standard|maß *n* criterion measure, criterion measure / **~messfehler** *m* standard error of measurement / **~messwert** *m* z score, sigma score / **Psychiatrische ~–Nomenklatur** *f* standard psychiatric nomenclature / **~programmierung** *f* criterion programming / **~punktwert** *m* criterion score, standard score / **~reiz** *m* standard stimulus / **~schätzfehler** *m* standard error of estimate, partial sigma / **~unterschied** *m* standard difference / **~verhalten** *n* criterion behaviour / **~wert** *m* standard score, standard value, criterion measure, z score, sigma value

Standes|ethik *f* professional ethics / **~sprache** *f* professional jargon / **~unterschied** *m* class difference, social difference

Standpunkt *m* view, viewpoint, standpoint

Stanford|–Binet–Test *m* Stanford–Binet test, Stanford–Binet scale / **~–Leistungstest** *m* Stanford achievement test

Stanine *n* stanine / **~–Skala** *f* stanine scale / **~–Wert** *m* stanine score

Stapediusreflex *m* stapedius reflex, stapedial reflex

Stapes *m* stapes

Star *m* star / **grauer ~** cataract / **grüner ~** glaucoma

stark strong

Stärke *f* strength, intensity, stoutness, power / **~ einer Empfindung** intensity of a sensation / **~ einer Reaktion** strength of response / **~grad** *m* intensity / **körperliche ~** physical strength / **physische ~** physical strength

stärken strengthen, fortify

stärkend strengthening, tonic, roborant

Stärkungsmittel *n* tonic, roborant

starr rigid, inflexible, stiff / **~köpfig** obstinate, headstrong / **~sinnig** stubborn, obstinate, closed–minded

Starre *f* rigidity, stiffness, fixedness / **epileptische ~** epileptic stupor / **hypnotische ~** hypnotic rigidity, hypnotic catalepsy / **kataleptische ~** cataleptic rigidity

Starr|heit *f* rigidity, stiffness, inflexibility / **angespannte ~heit** *f* tense inflexibility / **~krampf** *m* tetanic convulsion, tetanic contraction / **~sinn** *m* stubbornness, obstinacy, closed–mindedness / **~sucht** *f* catalepsy

Staso|basophobie *f* stasibasiphobia / **~phobie** *f* stasiphobia

Station *f* ward / **psychiatrische ~ eines Allgemeinkrankenhauses** general hospital psychiatric unit

stationär stationary

statisch static

Statistik *f* statistics / **beschreibende ~** descriptive statistics / **deskriptive ~** descriptive statistics / **multivariate ~** multivariate statistics / **nichtparametrische ~** nonparametric statistics / **parametrische ~** parametric statistics / **psychologische ~** psychostatistics / **verteilungsfreie ~** nonparametric statistics

statistisch statistical

statokinetisch statokinetic

Stato|lith *m* statolith, otolith / **~meter** *n* statometer

Statur *f* stature

Status *m* status, socio–economic level, position / **~diskrepanz** *f* status discrepancy / **~ eines Leiters** leader status / **~ epilepticus** *m* status epilepticus, epileptic state / **~gradient** *m* status gradient, social ladder / **~ hystericus** *m* hysterical state / **~ psychicus** *m* mental state / **~streben** *n* status need, status striving / **~symbol** *n* status symbol, sign of status / **~thymico–lymphaticus** *m* thymic state / **~wert**

status value / ~zeichen n status mark / beruflicher ~ occupational status / erreichter ~ achieved status / psychomotorischer ~ psychomotor state / sozialer ~ social status, social rank / sozioökonomischer ~ socioeconomic status / sozioökonomischer ~ der Familie family socioeconomic level

Stauung f stasis

Stauungsödem n stasis oedema, stasis edema

Steady state n steady state

stechen prick

S–Technik f S technique

Steckbrett n pegboard

Steckenpferd n hobbyhorse

Stehen n stasis

Stehlen n stealing / pathologisches ~ pathological stealing, kleptomania

stehlen steal

Stehlsucht f cleptomania, kleptomania / ~ mit sexueller Erregung kleptolagnia

steif rigid, stiff

Steifheit f stiffness

Steigbügel m stirrup, stapes / ~platte f base of stapes

Steigerung f increase, augmentation, growth, enhancement / krankhafte ~ des sexuellen Begehrens beim Mann satyromania / qualitative ~ qualitative increase, supervalent

Steil|heit f einer Verteilung kurtosis / ~heitsgrad m einer Verteilung kurtosis excess

Stein m stone / ~haufentest m block counting test / ~–Leventhal–Syndrom n Stein–Leventhal syndrome / ~zeitalter n stone age

Steißbein n coccyx

steißwärts caudal

Stellen|beschreibung f job description / ~bewerber m job applicant / ~bewertung f job evaluation / ~hierarchie f occupational hierarchy / ~inhaber m job holder / ~markt m employment market / ~suche f job search / ~vermittlungsbüro n placement office, employment agency / ~wechsel m job rotation, change of job / häufiger ~wechsel m job hopping, vocational mobility

Stell|glied n controlling element / ~größe f controlling signal, correcting variable / ~reflex m posture reflex, postural reflex, righting reflex / ~vertreter m substitute, deputy

Stellung f position, positure / erreichte ~ achieved status / soziale ~ status

Stellungs|empfindung f feeling of body posture / ~reflex m attitudinal reflex / ~sinn m sense of posture / ~wechsel m change of position

stellvertretend vicarious, substitute, representative

Stellwag–Zeichen n Stellwag's sign

Stempel m stamp, impress

Stenose f stenosis, narrowing, stricture

stenotherm stenothermal

Stentor m stentor

Sterbehilfe f euthanasia, mercy killing / ~vorbereitung f death education

Sterben n dying

sterben die, decease, pass away

sterbend dying

Sterblichkeit f mortality

Sterblichkeits|tabelle f lifetable / ~ziffer f death rate, mortality, mortality rate

Stereo|agnosie f stereoagnosis / ~anästhesie f stereoanaesthesia, stereoanesthesia / ~gnostik f stereognosis / ~gramm n stereogram / ~kinese f stereokinesis / ~phonie f stereophony / ~psie f stereopsis / ~skop n stereoscope / ~skopie f stereoscopy / ~taxis f stereotaxis, stereotropism / ~typ m stereotype / ~typie f stereotypy, stereotyped attitude / ~zilie f stereocilium

stereo|gnostisch stereognostic / **~phonisch** stereophonic / **~skopisch** stereoscopic / **~taktisch** stereotactic, stereotaxic / **~typ** stereotyped, stereotype

steril sterile, infertile

Sterilisation *f* sterilization

sterilisieren sterilize

Sterilität *f* sterility, infertility

Stern|deutung *f* astrology / **~ganglion** *n* stellate ganglion / **~'scher Tonvariator** *m* Stern's variator / **~zelle** *f* astrocyte

Steroid *n* steroid / **~hormon** *n* steroid hormone, steroid

Stetho|graph *m* stethograph / **~skop** *n* stethoscope

Stetigkeit *f* steadiness

Steuer|glied *n* control device / **~programm** *n* executive programme

Steuerung *f* steering, control / **humorale ~** humoral control

Stevens–Potenzfunktion *f* Stevens' power function

Sthenie *f* sthenia, strength

sthenisch sthenic

Stichelei *f* teasing

Stichprobe *f* sample, sample group / **abhängige ~** dependent sample / **ausgewählte ~** selected sample / **breitgefächerte ~** extensive sampling / **geschichtete ~** stratified sample / **hinreichend große ~** adequate sample / **intensive ~** intensive sampling / **kontrollierte ~** controlled sample, purposive sampling / **nicht–repräsentative ~** biased sample / **repräsentative ~** representative sample, representative sampling, proportional sampling, statistical sample / **statistische ~** statistical sample / **stratifizierte ~** stratified sample / **systematische ~** systematic sample / **unabhängige ~** independent sample / **unausgelesene ~** random sample / **zufällige ~** random sample / **zugeordnete ~** matched sample

Stichproben|abweichung *f* moment of a sample / **~auswahl** *f* sampling / **~auswahl** *f* **nach Quoten** quota sampling, quota control / **~auswahl** *f* **ohne Ersatz** sampling without replacement / **kontrollierte ~auswahl** *f* controlled sampling, direct sampling / **zufällige ~auswahl** *f* accidental sampling, random sampling / **~bereich** *m* sample space / **~erheben** sample

Stichprobenerhebung *f* sample census, sampling / **disproportionale ~** disproportional sampling / **doppelte ~** double sampling

Stichproben|fehler *m* sampling error, sample bias, sample error / **systematischer ~fehler** *m* biased sampling / **~gewinnung** *f* sampling / **~größe** *f* sample size / **~interview** *n* sample interview / **~methode** *f* sampling method / **~mittel** *n* sample mean / **~parameter** *n* sample parameter / **~schätzung** *f* sample estimate / **~schwankung** *f* sampling fluctuation, fluctuation of sample, fluctuation of sampling / **~schwankungen** *fpl* sampling variability / **~schwund** *m* experimental attrition / **~überlappung** *f* sample overlap / **~validität** *f* sampling validity / **~varianz** *f* variance of a sample / **~verfahren** *n* sampling method

Stick|oxid *n* nitrogen monoxide, nitric oxide / **~stoff** *m* nitrogen / **~stoffmonoxid** *n* nitrogen monoxide

Stick–Test *m* stick test

Stiefbruder *m* stepbrother

Stiefelfetischismus *m* boot fetishism

Stief|eltern *pl* stepparents / **~familie** *f* stepfamily / **~kind** *n* stepchild / **~mutter** *f* stepmother / **~schwester** *f* stepsister / **~vater** *m* stepfather

Stiel *m* stem, shaft, peduncle, handle

stielförmig pedunculate

Stift *m* pin, stylus, pen

Stigma *n* stigma / **~ta hysterica** *npl* hysterical stigmata / **äußerliches ~** external stigma / **degeneratives ~** degenerative stigma

Stigmatisation *f* stigmatisation

stigmatisieren stigmatise

Stil *m* style / **~test** *m* stylistic test / **kognitiver ~** cognitive style / **persönlicher ~** personal culture, personal idiom, personal style

Stilb *n* stilb

Stiles–Crawford–Effekt *m* Stiles–Crawford effect

Stilistik *f* stylistics

stilistisch stylistic

still quiet, silent, calm / **~schweigend** tacit

Stille *f* silence, quietness, calm

Stillen *n* breast–feeding, nursing, lactation

stillen nurse, suckle, breast–feed

Stilling–Tafeln *fpl* Stilling's colour tables

Stillstand *m* standstill, stagnation, cessation

Stimm|apparat *m* vocal apparatus / **~band** *n* vocal cord / **~bandlähmung** *f* phonetic paralysis / **~bereich** *m* vocal register / **~bildung** *f* vocalization, phonation / **~bruch** *m* breaking of the voice, change of voice

Stimme *f* voice / **~ als Auslöser** vocal releaser / **dünne, metallische ~** tanyphonia / **heisere ~** husky voice / **innere ~** endophasia / **näselnde ~** nasal voice / **rauhe ~** rough voice / **schluchzende ~** sobbing voice / **schwache ~** microphonia, microphony / **tiefe, schwere ~** baryphonia, baryphony / **weiche ~** smooth voice / **wohlklingende ~** euphony

stimmen tune

Stimmen|hören *n* hearing voices / **~zählung** *f* poll

Stimm|entwicklung *f* **des Kleinkindes** development of infant vocalization / **~gabel** *f* tuning fork / **~haftigkeit** *f* sonance, voicedness, voice vocality / **~heilkunde** *f* phoniatrics, speech therapy / **~krampf** *m* phonic spasm / **~lippe** *f* vocal cord, vocal fold / **~losigkeit** *f* aphonia, voicelessness / **hysterische ~losigkeit** *f* hysterical aphonia / **~organ** *n* vocal organ / **~ritze** *f* glottis / **~schwäche** *f* weakness of the voice, phonasthenia / **~störung** *f* paraphonia, phonopathy, voice disorder / **~umfang** *m* range of voice / **~verlust** *m* aphonia, aphony, voicelessness

stimm|haft sonant, voiced / **~los** voiceless, aphonic

Stimmigkeit *f* consistency, consistence

Stimmung *f* mood, humour, humor, state of mind / **ausgeglichene, einheitliche ~** syntonic mood / **gedrückte ~** low spirits / **gehobene ~** high spirits, elation / **in gehobener ~** elated / **temperierte ~** tempered mood

Stimmungs|änderung *f* change of mood, moodswing / **~labilität** *f* lability of mood

Stimmungslage *f* affectivity, emotional condition / **frohe ~** euthymia / **gedrückte ~** dysphoria / **krankhaft heitere ~** amoenomania

Stimmungs|schwankung *f* variation of humour, mood swing / **~wechsel** *m* change of mood, mood swing

Stimulans *n* stimulant, excitant, activator

Stimulation *f* stimulation / **~ der Genitalien** genital stimulation / **afferente ~** afferent stimulation / **auditive ~** auditory stimulation / **aversive ~** aversive stimulation / **dichoptische ~** dichoptic stimulation / **dichotische ~** dichotic stimulation / **elektrische ~** electrical stimulation / **gustatorische ~** taste stimulation / **perzeptive ~** perceptual stimulation / **photische ~** photopic stimulation / **sensorische ~** sensory stimulation / **sexuelle ~** sexual stimulation / **skotopische ~** scotopic stimulation / **somästhetische ~** somaesthetic stimulation / **taktile ~** tactual stimulation / **visuelle ~** visual stimulation

Stimulator *m* stimulator

stimulieren stimulate, instigate, animate

stimulierend stimulating, stimulant

Stimulierung *f* stimulation, instigation, animation

Stimulus *m* stimulus / **~beginn** *m* stimulus onset / **~dauer** *f* stimulus duration / **~deprivation** *f* stimulus deprivation / **~diskrimination** *f* stimulus discrimination / **~eigenschaften** *fpl* stimulus characteristics / **~ende** *n* stimulus offset / **~frequenz** *f* stimulus frequency / **~generalisation** *f* stimulus generalisation / **~intensität** *f* stimulus intensity / **~intervall** *n* stimulus interval / **~komplexität** *f* stimulus complexity / **~kontrolle** *f* stimulus control / **~parameter** *m* stimulus parameter / **~–Response–Theorie** *f* stimulus–response theory / **~veränderung** *f* stimulus change / **bedingter ~** conditioned stimulus / **unbedingter ~** unconditioned stimulus / **verbaler ~** verbal stimulus

stinkend fetid, smelly, stinking

Stipendiat *m* scholar, scholarship holder, stipendiary, fellow

Stipendium *n* scholarship, stipend, fellowship

Stirn|bein *n* frontal bone / **~gegend** *f* frontal region

Stirnhirn *n* frontal lobe of the brain / **~ataxie** *f* frontal ataxia, frontal ataxy / **~–Pick** *m* Pick's atrophy of the frontal lobe / **~syndrom** *n* frontal lobe syndrome / **~windung** *f* frontal convolution

Stirn|höhle *f* frontal sinus / **~lappen** *m* frontal lobe

stochastisch stochastic, random

Stock–Spielmeyer–Vogt Syndrom *n* Spielmeyer–Vogt disease, Batten–Mayou disease

stocktaub stone–deaf

Stockung *f* stagnation, congestion, stasis

Stoff *m* substance, matter, material, stuff / **allergieerzeugender ~** allergen / **einzuprägender ~** memorandum / **gesundheitsgefährdender ~** hazardous material / **krebserzeugender ~** carcinogen / **psychotroper ~** psychotropic drug

stofflich material

Stoffwechsel *m* metabolism / **~energie** *f* metabolic energy / **~gradient** *m* physiological gradient / **~hormon** *n* metabolic hormone / **~produkt** *n* metabolite, catabolite / **~regulation** *f* metabolic regulation / **~störung** *f* disordered metabolism, disturbed metabolism, metabolic disturbance, metabolic disorder / **~umsatz** *m* metabolic rate

Stöhnen *n* groan, moan

stöhnen groan, moan

Stoiker *m* stoic

stoisch stoic

Stoizismus *m* stoicism

Stolz *m* pride, conceit / **neurotischer ~** neurotic pride

stolz proud

Stoppuhr *f* stopwatch, timer

stören disturb, bother, interfere

störend annoying, disturbing, irritating

Störenfried *m* troublemaker

Stör|faktor *m* disturbing factor / **~geräusch** *n* background noise / **~größe** *f* disturbance variable / **~variable** *f* disturbance variable

Störrigkeit *f* stubbornness, obstinacy, intractability

Störung *f* disorder, disturbance, trouble, derangement, interference / **~ der Ausscheidung** elimination disorder / **~ der Aussprache** pararthria / **~ der Gebärdensprache** dysmimia / **~ der Geistesfunktion** mental disease / **~ der Geschlechtsidentität (in der Kindheit)** gender identity disorder (of childhood) / **~ der Geschlechtslust** anaphrodisia / **~ der Impulskontrolle** impulse–control disorder / **~ der Krankheitsabwehr** immunologic disorder / **~ der Menstruation** dysmenorrhoea, dysmenorrhea / **~ der motorischen Fertigkeiten** motor skills disorder / ~ **der Persönlichkeitsstruktur** personality pattern disturbance / ~ **der Schmerzempfindung** paralgesia / ~ **der Sensibilität in den Akren** acroanaesthesia, acroanesthesia / **~en** *fpl* **der Sexualpräferenz** disorders of sexual preference / ~ **der sexuellen Erregung bei der Frau** female sexual arousal disorder / ~ **der Sinnesempfindung** sensory disorder / ~ **der Urteilskraft** judgement disturbance / ~ **des Geruchssinns** dysosphresia / ~ **des Ichgefühls** autopsychosis / ~ **des Knorpelwachstums** achondroplasia, achondroplasty / ~ **des Körpergefühls** coenaesthesiopathy / ~ **des Lesens** dyslexia / ~ **des Lipoidstoffwechsels** lipoidosis / ~ **des Muskeltonus** myodystony / ~ **des Nahsehens** asthenopsia / ~ **des Nervensystems** nervous system disorder / ~ **des schriftlichen Ausdrucks** disorder of written expression / ~ **des Sozialverhaltens** conduct disorder, disturbance of conduct / ~ **des Sozialverhaltens bei fehlenden sozialen Bindungen** unsocialized conduct disorder / ~ **des Sozialverhaltens bei vorhandenen sozialen Bindungen** socialized conduct disorder / ~ **des Sozialverhaltens mit depressiver Störung** depressive conduct disorder / ~ **des Sozialverhaltens mit oppositionellem, aufsässigen Verhalten** oppositional defiant disorder / ~ **des Tastsinns** dysaphia, apselaphesia / **~en** *fpl*, **die gewöhnlich zuerst im Kleinkindesalter, in der Kindheit oder Adoleszenz diagnostiziert werden** disorders usually first diagnosed in infancy, childhood, or adolescence / **~en** *fpl* **durch Alkohol** mental and behavioural disorders due to use of alcohol / **~en** *fpl* **durch psychotrope Substanzen** substance use disorders / **~en** *fpl* **durch Substanzkonsum** substance use disorders / ~ **im geordneten Bewegungsablauf** dyskinesia, dysdiadochokinesia / ~ **im Sexualempfinden** erotopathy / ~ **im Zusammenhang mit Phencyclidin (oder phencyclidinähnlichen Substanzen)** phencyclidine (or phencyclidine–like)–related disorder /

~en *fpl* **im Zusammenhang mit anderen Substanzen** other substance–related disorders / ~ **im Zusammenhang mit multiplen Substanzen** polysubstance–related disorder / ~ **im Zusammenhang mit psychotropen Substanzen** substance–related disorder / **~en** *fpl* **im Zusammenhang mit unbekannten Substanzen** unknown substance–related disorders / ~ **in der Schreibbewegung** dysgrammataxis / ~ **mit Aufmerksamkeitsdefizit** attention deficit disorder / ~ **mit Aufmerksamkeitsdefizit bei Hyperaktivität** attention deficit disorder with hyperactivity / ~ **mit Aufmerksamkeitsdefizit ohne Hyperaktivität** attention deficit disorder without hyperactivity / ~ **mit Aufmerksamkeitsdefizit, Residualtyp** attention deficit disorder, residual type / **~en** *fpl* **mit exzessiver Schläfrigkeit** disorders of excessive somnolence / ~ **mit intermittierend auftretender Reizbarkeit** intermittent explosive (behavior) disorder / ~ **mit oppositionellem Trotzverhalten** oppositional defiant disorder / ~ **mit Rumination** rumination disorder / ~ **mit sexueller Aversion** sexual aversion disorder / ~ **mit sozialer Ängstlichkeit des Kindesalters** social anxiety disorder of childhood / ~ **mit Trennungsangst** separation anxiety disorder / ~ **mit Überängstlichkeit in der Kindheit** overanxious disorder of childood / ~ **mit verminderter sexueller Appetenz** hypoactive sexual desire disorder / ~ **sozialer Funktionen mit Beginn in der Kindheit** childhood disorder of social functioning / **~en** *fpl* **sozialer Funktionen mit Beginn in der Kindheit und Jugend** disorders of social functioning with onset specific to childhood and adolescence / ~ **von Mimik und Gestik** dysmimia / **affektive** ~ affective disorder, mood disorder / **affektive** ~ **aufgrund eines medizinischen Krankheitsfaktors** mood disorder due to a general medical condition / **agnostische** ~ agnosia / **akute paranoide** ~ acute paranoid disorder / **akute polymorphe psychotische** ~ **ohne (mit) Symptome(n) einer**

Schizophrenie acute polymorphic psychotic disorder without (with) symptoms of schizophrenia / **akute schizophreniforme psychotische** ~ acute schizophrenia–like psychotic disorder / **akute vorübergehende psychotische** ~ acute and transient psychotic disorder / **alkoholinduzierte affektive** ~ alcohol–induced mood disorder / **alkoholinduzierte psychotische** ~ alcohol–induced psychotic disorder / **amnestische** ~ **aufgrund eines medizinischen Krankheitsfaktors** amnestic disorder due to a general medical condition / **amphetamininduzierte affektive** ~ amphetamine–induced mood disorder / **amphetamininduzierte psychotische** ~ amphetamine–induced psychotic disorder / **andere spezifische affektive** ~ other specific affective disorder / **anfallsartig auftretende** ~ paroxysmal disorder / **anhaltende affektive** ~en *fpl* persistent mood disorders, persistent affective disorders / **anhaltende wahnhafte** ~en *fpl* persistent delusional disorders / **artifizielle** ~ **(absichtliches Erzeugen oder Vortäuschen von körperlichen oder psychischen Symptomen oder Behinderungen)** intentional production or feigning of symptoms or disabilities, either physical or psychological (factitious disorder) / **atypische** ~ **der Geschlechtsidentität** atypical gender identity disorder / **atypische affektive** ~ atypical affective disorder / **atypische dissoziative** ~ atypical dissociative disorder / **atypische somatoforme** ~ atypical somatoform disorder / **atypische vorgetäuschte** ~ **mit körperlichen Symptomen** atypical factitious disorder with physical symptoms / **autistische** ~ autistic disorder / **bipolar I** ~ bipolar I disorder / **bipolar II** ~ bipolar II disorder / **bipolare** ~ bipolar disorder / **bipolare affektive** ~ bipolar affective disorder / **bipolare affektive** ~**, gegenwärtig manische Episode mit psychotischen Symptomen** bipolar affective disorder, current episode manic with psychotic symptoms / **bipolare affektive** ~**, gegenwärtig remittiert** bipolar affective disorder, currently in remission / **bipolare affektive** ~**, gegenwärtig schwere depressive Episode mit psychotischen Symptomen** bipolar affective disorder, current episode severe depression with psychotic symptoms / **depressive** ~ depressive disorder / **desintegrative** ~ **im Kindesalter** childhood disintegrative disorder / **dissoziative** ~ dissociative disorder / **dissoziative** ~ **(Konversionsstörung)** dissociative (conversion) disorder / **dissoziative** ~**en** *fpl* **der Bewegung und der Sinnesempfindung** dissociative disorders of movement and sensation / **dysthyme** ~ dysthymic disorder / **emotionale** ~ emotional disorder, emotional disturbance / **emotionale** ~ **des Kindesalters** emotional disorder with onset specific to childhood, childhood emotional disorder / **emotionale** ~ **mit Geschwisterrivalität** sibling rivalry disorder / **emotionale** ~ **mit Trennungsangst des Kindesalters** separation anxiety disorder of childhood / **endokrine** ~ endocrine disorder / **entwicklungsbezogene** ~ **der Koordination** developmental coordination disorder / **frühe** ~ early disturbance / **funktionelle** ~ functional defect, dysfunction / **gastrointestinale** ~ gastrointestinal disorder / **gemeinsame psychotische** ~ shared psychotic disorder / **gemischte schizoaffektive** ~ schizoaffective disorder, mixed type / **genetische** ~ genetic disorder, hereditary disorder / **genitale** ~ **bei Männern** male genital disorder / **gynäkologische** ~ gynaecological disorder / **halluzinogeninduzierte affektive** ~ hallucinogen–induced mood disorder / **halluzinogeninduzierte organisch–bedingte psychische** ~ hallucinogen–induced organic mental disorder / **halluzinogeninduzierte psychotische** ~ hallucinogen–induced psychotic disorder / **hyperkinetische** ~ hyperkinetic disorder / **hyperkinetische** ~ **des Sozialverhaltens** hyperkinetic conduct disorder / **hypochondrische** ~ hypochondriacal disorder / **immunologische** ~ immunologic disorder / **indu-**

zierte paranoide ~ induced paranoid disorder / **induzierte wahnhafte** ~ induced delusional disorder / **intermittierende explosible** ~ intermittent explosive disorder / **isolierte explosive** ~ isolated explosive disorder / **katatone** ~ catatonic disorder / **klinische** ~ clinical disorder / **koffeininduzierte** ~ caffeine–induced disorder / **kombinierte ~ des Sozialverhaltens und der Emotionen** mixed disorder of conduct and emotions / **kombinierte ~ schulischer Fertigkeiten** mixed disorder of scholastic skills / **körperdysmorphe** ~ body dysmorphic disorder / **kurze psychotische** ~ brief psychotic disorder / **leichte kognitive** ~ mild cognitive disorder / **medikamenteninduzierte** ~ medication–induced disorder / **nervös bedingte** ~ functional nervous disorder / **nervöse** ~ nervous disturbance / **neurologische** ~ neurological disorder / **neuromuskuläre** ~ neuromuscular disorder / **neurotische** ~ neurotic disorder / **neurotische, Belastungs– und somatoforme** ~en *fpl* neurotic, stress–related and somatoform disorders / **nicht–affektive psychotische** ~ non–mood psychotic disorder / **nicht näher bezeichnete affektive** ~ unspecified mood disorder, unspecified affective disorder / **nicht näher bezeichnete akute vorübergehende psychotische** ~ acute and transient psychotic disorder, unspecified / **nicht näher bezeichnete amnestische** ~ amnestic disorder not otherwise specified / **nicht näher bezeichnete anhaltende affektive** ~ persistent mood disorder, unspecified / **nicht näher bezeichnete kognitive** ~ cognitive disorder not otherwise specified / **nicht näher bezeichnete organische oder symptomatische psychische** ~ unspecified organic or symptomatic mental disorder / **nicht näher bezeichnete organische psychische ~ aufgrund einer Schädigung oder Funktionsstörung des Gehirns oder einer körperlichen Krankheit** unspecified mental disorders due to brain damage and dysfunction and to physical disease / **nicht näher bezeichnete psychische** ~ mental disorder not otherwise specified / **nicht näher bezeichnete psychische ~ im Wochenbett** puerperal mental disorder, unspecified / **nicht näher bezeichnete rezidivierende depressive** ~ recurrent depressive disorder, unspecified / **nicht näher bezeichnete schizoaffektive** ~ schizoaffective disorder, unspecified / **nichtorganische ~ des Schlaf–Wach–Rhythmus** nonorganic disorder of the sleep – wake schedule / **organische affektive** ~en *fpl* organic mood disorders, organic affective disorders / **organisch bedingte psychische** ~ organic mental disorder / **organische bipolare** ~ organic bipolar affective disorder / **organische depressive** ~ organic depressive disorder / **organische dissoziative** ~ organic dissociative disorder / **organische emotional labile (asthenische)** ~ organic emotionally labile (asthenic) disorder / **organische gemischte affektive** ~ organic mixed affective disorder / **organische katatone** ~ organic catatonic disorder / **organische manische** ~ organic manic disorder / **organische wahnhafte (schizophreniforme)** ~ organic delusional (schizophrenia–like) disorder / **persistierende alkoholinduzierte amnestische** ~ alcohol–induced persisting amnestic disorder / **persistierende substanzinduzierte amnestische** ~ substance–induced persisting amnestic disorder / **phobische** ~ phobic disorder, phobic anxiety disorder / **phobische ~ des Kindesalters** phobic anxiety disorder of childhood / **phonologische** ~ phonological disorder / **primäre psychische** ~ primary mental disorder / **psychische** ~ mental disorder, mental disturbance, psychic disturbance, mental impairment / **psychogene** ~ psychogenic disorder / **psychomotorische** ~ psychomotor disturbance / **psychoneurotische** ~ psychoneurotic disorder / **psychosomatische** ~ psychosomatic disorder, psychosomatic disturbance / **psychotische** ~ psychotic disorder / **psychotische** ~ **aufgrund** eines medizinischen Krankheitsfaktors psychotic disorder due to a general medical condition / **rezidivierende depressive ~** recurrent depressive disorder / **rezidivierende depressive ~, gegenwärtig remittiert** recurrent depressive disorder, currently in remission / **rezidivierende depressive ~, gegenwärtig schwere Episode mit psychotischen Symptomen** recurrent depressive disorder, current episode severe with psychotic symptoms / **saisonabhängige affektive ~** seasonal affective disorder / **schizoaffektive ~** schizoaffective disorder / **schizoaffektive ~, gegenwärtig depressiv** schizoaffective disorder, depressive type / **schizoaffektive ~, gegenwärtig manisch** schizoaffective disorder, manic type / **schizoide ~ im Kindesalter** schizoid disorder of childhood / **schizophrene ~** schizophrenic disorder / **schizophreniforme ~** schizophreniform disorder / **schizotype ~** schizotypal disorder / **sensorische ~** sensory disturbance / **somatoforme ~** somatoform disorder / **somatogene ~** somatogenic disorder / **sonstige affektive ~en** *fpl* other mood disorders, other affective disorders / **sonstige akute vorübergehende psychotische ~en** *fpl* other acute transient psychotic disorders / **sonstige akute vorwiegend wahnhafte psychotische ~en** *fpl* other acute predominantly delusional psychotic disorders / **sonstige bipolare affektive ~en** *fpl* other bipolar affective disorders / **sonstige einzelne affektive ~en** *fpl* other single mood disorder, other single affective disorder / **sonstige kombinierte ~ des Sozialverhaltens und der Emotionen** other mixed disorder of conduct and emotions / **sonstige näher bezeichnete affektive ~en** *fpl* other specified mood disorders, other specified affective disorders / **sonstige näher bezeichnete organische psychische ~en** *fpl* aufgrund einer Schädigung oder Funktionsstörung des Gehirns oder einer körperlichen Krankheit other specified mental disorders due to brain damage and dysfunction and to physical disease / **sonstige nichtorganische psychotische ~en** *fpl* other nonorganic psychotic disorders / **sonstige psychische ~en** *fpl* aufgrund einer Schädigung oder Funktionsstörung des Gehirns oder einer körperlichen Krankheit other mental disorders due to brain damage and dysfunction and to physical disease / **sonstige rezidivierende affektive ~en** *fpl* other recurrent mood disorders, other recurrent affective disorders / **sonstige rezidivierende depressive ~en** *fpl* other recurrent depressive disorders / **sonstige schizoaffektive ~en** *fpl* other schizoaffective disorders / **substanzinduzierte affektive ~** substance–induced mood disorder / **substanzinduzierte organisch bedingte psychische ~en** *fpl* substance use disorders / **substanzinduzierte psychotische ~** substance–induced psychotic disorder / **tabakinduzierte organisch bedingte psychische ~** tobacco organic mental disorder / **therapieresistente ~** treatment–resistant disorder / **typische affektive ~** major affective disorder / **überaktive ~ mit Intelligenzminderung und Bewegungsstereotypien** overactive disorder with mental retardation and stereotyped movements / **undifferenzierte somatoforme ~** undifferentiated somatoform disorder / **unspezifische psychische ~ (nicht–psychotisch)** unspecified mental disorder (non–psychotic) / **urogenitale ~** urogenital disorder / **vegetative ~** vegetative disorder, autonomic nervous disorder / **vermeidende ~ in der Kindheit und Jugend** avoidant disorder of childhood or adolescence / **verzögerte depressive ~** retarded depression / **vorgetäuschte ~** factitious disorder / **vorgetäuschte ~ mit sowohl psychischen wie körperlichen Zeichen und Symptomen** factitious disorder with combined psychological and physical signs and symptoms / **vorgetäuschte ~ mit vorwiegend psychischen (körperlichen) Zeichen und Symptomen** factitious disorder with predominantly psychological (physical) signs and symptoms / **vorübergehende, rückbildungsfähige** ~ temporary fully remitting episode / **wahnhafte** ~ delusional disorder / **wahnhafte ~, Typus mit Eifersuchtswahn** delusional disorder, jealous type / **wahnhafte ~, Typus mit Größenwahn** delusional disorder, grandiose type / **wahnhafte ~, Typus mit körperbezogenem Wahn** delusional disorder, somatic type / **wahnhafte ~, Typus mit Liebeswahn** delusional disorder, erotomanic type / **wahnhafte ~, Typus mit Verfolgungswahn** delusional disorder, persecutory type / **zerebellare** ~ cerebellar dysfunction / **zerebrale** ~ cerebral disorder / **zyklothyme** ~ cyclothymic disorder

Störungs|beseitigung f trouble–shooting / **~schwelle** f threshold of disturbance / **~zeichen** n clutter

Stotterer m stutterer, stammerer

Stottern n stuttering, stammering, traulism, psellism, balbuties, spasmophemia

stottern stutter, stammer

Strabismus m squint, strabismus, strabism / **~ convergens** m convergent strabism, esotropia / **~ divergens** m exotropia, divergent strabismus, external strabismus

Strabo|meter n strabometer, strabismometer / **~metrie** f strabometry

Straf|anstalt f correctional institution, jail, penitentiary, prison / **~aussetzung** f suspension of sentence / **~barkeit** f punishability / **~bedürfnis** n need for punishment

strafbar punishable, liable to punishment

Strafe f punishment, penalty, withdrawal of reward, negative incentive, chastisement / **bedingte** ~ contingent punishment / **körperliche** ~ corporal punishment / **mit ~ belegen** penalize, impose a penalty on someone / **natürliche** ~ natural punishment

strafend punitive, penal

straff tense, tight

Straf|fälliger m offender, delinquent / **~fälligkeit** f punishability

straffrei unpunished, impunitive

Straffheit f tenseness, tightness

Straf|gefangene m,f prison inmate, prisoner, convict / **~gesetz** n criminal law

Sträfling m prisoner / **auf Bewährung freigelassener** ~ probationer

Straf|maßnahme f sanction, punitive measure / **~phantasie** f punishment fantasy / **~recht** n penal law, criminal law

strafrechtlich penal, criminal

Straf|reiz m punisher / **~tat** f criminal offence, penal act

Straftäter m offender, criminal / **jugendlicher** ~ juvenile delinquent / **potenzieller** ~ predelinquent / **psychisch kranker** ~ mentally ill offender /

Straf|traum m punishment dream, punishment fantasy, dream of being punished / **~vollzug** m execution of a sentence / **~vollzugseinrichtung** f penal institution, correctional institution

Strahl m ray

strahlen radiate

Strahlenbrechung f refraction

strahlend radiant, luminous, lucent, bright, brilliant

Strahlen|empfindlichkeit f radiosensitivity / **~energie** f radiant energy

strahlenförmig radial, radiate

Strahlen|kunde f radiology / **~messung** f radiometry / **~sensibilität** f radiosensitivity / **~therapie** f radiotherapy, radiation therapy

Strahlung f radiation, irradiation / **elektromagnetische** ~ electromagnetic radiation / **Plank'sche** ~ black–body radiation

Strahlungs|intensität f radiation intensity / **~koeffizient** m luminosity coefficient / **~messer** m radiometer, radiation detector, Geiger counter

Strang m cord, funicle, funis / **Goll'scher** ~ fasciculus gracilis

Strangulation *f* strangulation
strangulieren strangulate
Strangurie *f* strangury, stranguria, vesical tenesmus, painful urination
Straßen|angst *f* agyrophobia / **~phobie** *f* street phobia / **~sinn** *m* road sense / **~verkehrsordnung** *f* Road Traffic Regulations, Motor Vehicles Regulations / **~verkehrsunfall** *m* motor traffic accident
Strategie *f* strategy / **~ des langsamen Abtastens** scanning strategy / **sequenzielle ~** sequential strategy
strategisch strategic
stratifizieren stratify
stratifiziert stratified
Stratton'scher Versuch *m* Stratton's experiment
Stratum *n* stratum, layer / **~ einer Stichprobe** stratum of a sample
Sträuben *n* resistance, reluctance / **~ der Haare** horripilation
Streben *n* aspiration, appetence, appetency, striving, quest, pursuit / **~ nach Besitz** acquisitive want / **~ nach Leistung** achievement striving / **~ nach Meisterschaft** mastery motive / **~ nach Perfektion** mastery motive, mastery need / **~ nach Überlegenheit** dominance need, need for dominance / **~ nach Unabhängigkeit** autonomy drive, autonomy need / **selbstloses ~** altruistic want / **zielgerichtetes ~** conation
streben strive, aspire, aim, trend, seek
strebend conative
Streber *m* swot, pushy person
Strebung *f* striving, trend, aspiration / **~en** *fpl* **der Seele** psychic tendencies / **infantile ~en** *fpl* infantile trends
strecken extend, stretch
Strecker *m* extensor, extensor muscle
Streck|muskel *m* extensor, extensor muscle / **~muskelreflex** *m* extensor thrust / **~reflex** *m* stretch reflex, extensor reflex / **gekreuzter ~reflex** *m* crossed extensor reflex

Streckung *f* extension, stretching
Streckungstendenz *f* extension tendency
streicheln caress, stroke, pet, fondle
Streichung *f* cancellation
Streifen *m* stripe / **~hügel** *m* striate body, corpus striatum
Streik *m* strike, labour dispute, industrial dispute / **~posten** *m* picket
Streit *m* quarrel, dispute, controversy, arguments / **politische ~frage** *f* political issue / **~sucht** *f* quarrelsomeness, pugnacity, litigiousness / **~süchtiger** *m* quarreller, quarreler
streiten quarrel, argue, dispute / **sich ~** quarrel, argue
streit|lustig combative / **~süchtig** quarrelsome, pugnacious, disputatious, contentious
Strenge *f* severity, severeness, rigor
Strepho|graphie *f* strephographia, mirror writing / **~symbolie** *f* strephosymbolia
Stress *m* stress / **~auslöser** *m* stressor / **~auswirkung** *f* stress reaction / **~faktor** *m* stressor / **~interview** *n* stress interview / **~reaktion** *f* stress reaction, reaction to stress / **körperliche ~reaktion** *f* stress–related physiological response / **posttraumatische ~reaktion** *f* posttraumatic stress disorder / **~relaxation** *f* stress relaxation / **~schaden** *m* stress damage / **~situation** *f* stress situation, situation under stress / **~situationstest** *m* situational stress test / **~syndrom** *n* stress syndrome / **~test** *m* stress test, situational stress test / **~toleranz** *f* stress tolerance / **~verarbeitung** *f* stress management, stress processing / **allgemeiner, körperlicher ~** systemic stress / **beruflicher ~** occupational stress / **physiologischer ~** physiological stress / **psychischer ~** psychological stress / **sozialer ~** social stress
Streu|bereich *m* range of scatter, dispersion area / **~diagramm** *n* scatter diagram, scattergram, scatterplot, correlation diagram, correlation graph / **~plan** *m* media plan

Streuung *f* dispersion, distribution, scatter, scattering, variability / **~ der Variablen in einer bivariaten Matrix** scedasticity / **~ individueller Unterschiede** variability of individual differences / **~ zwischen den Individuen** interindividual variability / **normale ~** normal dispersion

Streuungs|analyse *f* analysis of variance, scatter analysis / **~gesetz** *n* distributive law / **~index** *m* index of dispersion / **~koeffizient** *m* dispersion coefficient, coefficient of variability / **~komponente** *f* component of variation / **~messung** *f* variability measurement / **~phänomen** *n* spread phenomenon

Streuwert *m* score of scatter

Strich|junge *m* male prostitute / **~mädchen** *n* female prostitute

Strickleiternervensystem *n* ventral cord

Stridor dentium *n* grinding of the teeth, bruxism

Striosom *n* striosome

strittig controversial, disputable, contentious

Strobo|skop *n* stroboscope / **~skopie** *f* stroboscopy / **~skop–Scheibe** *f* stroboscopic disc, stroboscopic disk

stroboskopisch stroboscopic

Strom *m* current, stream, flow / **~ des Bewusstseins** stream of consciousness / **~messer** *m* ammeter / **galvanischer ~** galvanic current

Strömchentheorie *f* local circuit theory

Strömungsgeschwindigkeit *f* velocity of flow

Struktur *f* structure, pattern / **~analyse** *f* structural analysis, relational analysis / **~ähnlichkeit** *f* pattern similarity / **~änderung** *f* structural change / **~ der Eingeweide** visceral organization / **~deutung** *f* texture response / **~erhaltungszeit** *f* resuscitation limit / **~gleichheit** *f* isomorphism / **~gleichungsmodell** *n* structural equation modeling / **~gradient** *m* texture gradient / **~konzept** *n* relational concept / **~lehre** *f* tectology / **~psychologie** *f* structural psychology / **~veränderungen** *fpl* structural alterations / **~verwandtschaft** *f* similarity of structures / **~wahrnehmung** *f* pattern recognition / **~wandel** *m* structural change / **assoziative ~** associative structure / **biologische ~** biological structure / **einfache ~** simple structure / **emotionelle ~** emotional structure / **geistige ~** mental structure / **hierarchische ~ der Persönlichkeit** personality hierarchy / **kognitive ~** cognitive structure / **psychische ~** mental structure, psychological structure, mental mechanism / **psychometrische ~** psychometric structure / **rudimentäre ~** vestigial structure / **soziale ~** social organization / **soziale ~ einer Situation** structure of a social situation

Strukturalismus *m* structuralism, structural psychology

Strukturalist *m* structuralist

struktur|artig textural / **~gesetzlich** structuronomic / **~los** structureless

strukturell structural

Strukturieren *n* patterning, structuring

strukturiert structured

Strukturiertheit *f* patternedness

Strukturierung *f* structuralisation, structuration, structuring / **~ nach übergeordneten Begriffen** conceptualisation / **kognitive ~** cognitive structuring, cognitive mediation / **räumliche ~** spatial organization

Struma *n* struma, goitre, goiter

Strychnin *n* strychnine

Strychninismus *m* strychninism

Strychnin|psychose *f* strychninomania / **~vergiftung** *f* strychninism

Student *m* (male) student, undergraduate

Studentenverbindung *f* fraternity

Studentin *f* (female) student, undergraduate

Studentinnenverbindung *f* sorority

Student|–Test *m* Student's test, *t* test / **~–Verteilung** *f* Student's distribution / **ausländischer ~** foreign student

Studie *f* study / **prospektive** ~ prospective study / **retrospektive** ~ retrospective study

Studien|abbrecher *m* dropout, college drop–out / **~bedingungen** *fpl* college conditions / **~beihilfe** *f* educational financial assistance / **~betreuer** *m* tutor / **~betreuerin** *f* tutoress / **~betreuung** *f* tutoring / **~betreuung** *f* **durch Studenten** peer tutoring / **zentrale ~fächer** *npl* core curriculum / **~gruppe** *f* study group / **~leistung** *f* academic achievement / **~leiter** *m* tutor / **~leiterin** *f* tutoress / **~wechsler** *m* transfer student / **~weg** *m* curriculum

studieren study

Studierende *m,f* student

Studiergewohnheit *f* study habit

Studium *n* study, college major

Stufe *f* step, stage, level, grade / **anale** ~ anal phase / **geistige** ~ mental level / **genitale** ~ genital stage, genital level / **orale** ~ oral stage

stufenartig gradual, gradational

Stufen|folge *f* gradation, sequence of stages / **~intervall** *n* class interval / **~leiter** *f* scale / **~leiter** *f* **der psychomotorischen Entwicklung** scale of psychomotor development / **soziale ~leiter** *f* social scale / **~methode** *f* gradation method / **~phänomen** *n* stepwise phenomenon

stufenweise gradual, gradational, stepwise

Stuhl|drang *m* rectal tenesmus / **~entleerung** *f* discharge of the bowels / **unwillkürliche ~entleerung** *f* incontinence / **~gang** *m* defaecation, defecation, bowel movement / **~gang haben** defaecate, defecate / **normaler ~gang** *m* regular bowels, regularity / **~zwang** *m* tenesmus

stumm dumb, mute

Stumme *m,f* mute

Stummheit *f* dumbness, muteness / ~ **trotz intakter Sprechwerkzeuge** mutism

stumpf dull, apathetic, lethargic, torpid / **~sinnig** dull, apathetic, anoetic, stupid, hebetudinous

Stumpf|heit *f* dullness, torpidity, stolidness, torpidness / **geistige ~heit** *f* mental dullness, intellectual torpidity, intellectual torpidness, mental torpidness, acedia, apathy / **~sinn** *m* mental dullness, stupidity, stupor, emotional dullness / **~sinnigkeit** *f* hebetude, obtusion / **~täuschung** *f* phantom limb

stupide stupid, dull

Stupidität *f* stupidity, dullness

Stupor *m* stupor / **depressiver** ~ depressive stupor / **dissoziativer** ~ dissociative stupor / **gutartiger** ~ benign stupor / **katatoner** ~ catatonic stupor / **manischer** ~ manic stupor / **postepileptischer** ~ postepileptic stupor, postconvulsive stupor / **schizophrener** ~ schizophrenic stupor

Sturheit *f* stubbornness, obstinacy

Sturm–und–Drangzeit *f* storm–and–stress period, Sturm und Drang period

stützen, seelisch fortify

Stütz|motorik *f* postural motor system / **~zelle** *f* supporting cell

S–Typ *m* synthetic type

subakut subacute

subdepressiv subdepressive

Subdural|blutung *f* subdural bleeding / **~raum** *m* subdural space

Subjekt *n* subject / **~libido** *f* narcissistic libido / **~–Objekt–Polarität** *f* ego–object polarity

subjektiv subjective

subjektivieren subjectify

Subjektivismus *m* subjectivism

Subjektivität *f* subjectivity

Subkortex *m* subcortex

subkortikal subcortical, infracortical

Subkultur *f* subculture

subkutan subcutaneous, hypodermic

sublim sublime

Sublimation *f* sublimation, platonisation

Sublimierung *f* sublimation

subliminal subliminal, subthreshold

sublingual sublingual, hypoglossal
subnormal subnormal
Subnormalität *f* subnormality
Substantialität *f* **der Seele** substantiality of the soul
Substantiation *f* substantiation
substantiell substantial, material
Substantiv *n* noun, substantive
Substanz *f* substance, matter / **~abhängigkeit** *f* substance dependence / **~entzug** *m* substance withdrawal / **~entzugsdelir** *n* substance withdrawal delirium / **~intoxikation** *f* substance intoxication / **~intoxikationsdelir** *n* substance intoxication delirium / **~missbrauch** *m* substance abuse / **atmungsanregende ~** respiration stimulating drug / **cholinerge ~** cholinergic drug / **durch andere (oder unbekannte) ~induzierte persistierende Demenz** other (or unknown) substance–induced persisting dementia / **durch andere (oder unbekannte) ~induzierte psychotische Störung** other (or unknown) substance–induced psychotic disorder / **durch andere (oder unbekannte) ~induzierte sexuelle Funktionsstörung** other (or unknown) substance–induced sexual dysfunction / **graue ~** grey matter, gray matter / **lichtempfindliche ~** photosensitive substance / **neurohumorale ~** neurohumoral substance / **seelische ~** psychic substance, mental substance / **tuberkulosehemmende ~** antitubercular drug / **ZNS–beeinflussende ~** CNS–affecting drug / **ZNS–dämpfende ~** CNS–depressant drug / **ZNS–stimulierende ~** CNS–stimulating drug
substanzinduziert substance–induced
substituierend substitutive
Substitution *f* substitution, replacement
Substitutions|methode *f* substitution method / **~neurose** *f* substitution neurosis / **~test** *m* substitution test / **~therapie** *f* substitution therapy, replacement therapy
Substratum *n* substratum, substrate

subsumieren subsume
subsynaptisch subsynaptic
Subtest *m* subtest
Subthalamus *m* subthalamus
Subtraktion *f* subtraction
Subtraktionsmethode *f* subtraction method
Subversion *f* subversion
subversiv subversive
subvokal subvocal
Succinylcholin *n* succinylcholine
Succubus *m* succubus
Such|bild *n* hidden figure, searching image / **~maschine** *f* search engine / **visueller ~prozess** *m* visual search process / **~verhalten** *n* exploratory behaviour / **freies ~verhalten** *n* free exploration
Suche *f* search / **~ nach neuen Reizen** novelty seeking
suchen search / **tastend ~** grope
Sucht *f* addiction, mania / **~ alles anzufassen** touching mania / **~ die Haare mit den Fingernägeln abzuknipsen** trichorrhexomania, trichokryptomania / **~entstehung** *f* habit formation / **~erzeugend** habit–forming / **~gefahr** *f* danger of habit formation / **krankhafte ~ Haschisch zu genießen** cannabism / **~ in einer Klinik zu liegen** clinomania / **~kranke** *m,f* addict / **~mittel** *n* addictive drug / **~ nach Reichtum** plutomania / **~ nach roten Gegenständen** erythromania / **~ obszöne Dinge zu verfassen** pornographomania / **~potenzial** *n* drug abuse liability / **~prävention** *f* drug abuse prevention / **~psychose** *f* drug psychosis / **~reaktion** *f* addiction reaction / **~ sich die eigenen Haare auszureißen** trichomania, trichoclasmania, trichotillomania / **~stoffabhängigkeit** *f* drug dependence / **~verhalten** *n* addictive behaviour / **~ zu vagabundieren** drapetomania
süchtig addicted / **~machend** habit–forming, addiction–producing / **~sein** suffer from addiction
Süchtige *m,f* addict

Süchtigkeit *f* addiction

Sudo|motorik *f* sudomotor function / **~motorsystem** *n* sudomotor system

suggerierbar suggestible

suggerieren suggest

suggestibel suggestible

Suggestibilität *f* suggestibility

Suggestion *f* suggestion / **mentale** ~ telepathy / **negative** ~ negative suggestion / **posthypnotische** ~ posthypnotic suggestion / **therapeutische** ~ therapeutic suggestion / **~ von außen** ectosuggestion

Suggestions|behandlung *f* suggestive therapy, pithiatism / **~kraft** *f* power of suggestion / **~therapie** *f* suggestion therapy, suggestive treatment, pithiatism / **~therapie** *f* **unter Narkose** narcosuggestion

suggestiv suggestive, pithiatric

Suggestiv|behandlung *f* suggestive treatment, suggestion therapy / **~frage** *f* leading question, suggestive question / **~kraft** *f* suggestive power / **~mittel** *n* placebo / **~werbung** *f* suggestive advertising

Sühne *f* atonement, expiation / **~idee** *f* expiatory idea

Suizid *m* suicide / **~gedanke** *m* suicidal ideation / **~gefährdung** *f* danger of suicide / **~neigung** *f* suicidal tendency / **~prävention** *f* suicide prevention / **~versuch** *m* attempted suicide / **gemeinsamer** ~ collective suicide / **unterstützter** ~ assisted suicide

suizidal suicidal

Suizidalität *f* suicidal tendency, suicidal potential

Suizidologie *f* suicidology

Sukzession *f* type of succession, type of sequence

Sukzessionsschwelle *f* successive threshold, difference threshold

sukzessiv successive

Sukzessiv|kontrast *m* successive contrast / **~vergleich** *m* successive comparison

Sulcus *m* sulcus, fissure, groove, furrow / **~ calcarinus** *m* calcarine sulcus, calcarine fissure / **~ centralis** *m* central sulcus, sulcus centralis / **~ centralis Rolandi** *m* central fissure, fissure of Rolando / **~ lateralis** *m* Sylvian fissure, cerebral fissure, Sylvius fissure, Sylvius sulcus

Sulpirid *n* sulpiride

summarisch summary

Summation *f* summation / **~ der Reize** summation of stimuli / **räumliche** ~ spatial summation / **zeitliche** ~ temporal summation

Summations|effekt *m* summation effect, mass effect / **~frequenzpolygon** *n* summation potential / **~methode** *f* summation method / **~ton** *m* summation tone, compound tone / **~wirkung** *f* summation effect, cumulative effect / **~zeit** *f* temporal summation, summation time

Summe *f* sum, total, amount, total score / **algebraische** ~ algebraic sum / **kumulierte** ~ cumulative total, progressive total

Summen|aktionspotential *n* compound action potential, mass response / **~entladung** *f* mass discharge / **~erregung** *f* mass reflex, mass response / **~kurve** *f* summation curve / **~wert** *m* sum score

Summer *m* buzzer, vibrator

Summierung *f* summation, cumulation / **~ der Wirkung** cumulation effect

Sumpffieber *n* malaria

Sünde *f* sin / **eine ~ begehen** sin

Sündenbock *m* scapegoat

sündig sinful

sündigen sin

Superioritätskomplex *m* superiority complex

Super|naturalismus *m* supernaturalism / **~oxiddismutase** *f* superoxide dismutase / **~position** *f* superposition / **~sensitivitätspsychose** *f* neuroleptic–induced supersensitivity psychosis / **~struktur** *f* superstructure / **~vision** *f* Supervision *f*

Supination *f* supination

Suppressor *m* suppressor / **~feld** *n* suppression area / **~variable** *f* suppressor variable

supraliminal supraliminal

Suprarenin *n* Suprarenin, epinephrine, adrenaline

Surrogat *n* surrogate

Suspension *f* suspension

süß sweet

Süße *f* sweetness

Sussex-Mensch *m* Piltdown man

Süßstoff *m* sweetener, sweetening agent

Suxamethonium *n* succinylcholine

S-Variable *f* S variable

Sydenham-Chorea *f* Sydenham's chorea, chorea minor

Syllogismus *m* syllogism

Sylvius-Furche *f* Sylvian fissure, cerebral fissure, Sylvius fissure, Sylvius sulcus

Symbiose *f* symbiosis, mutualism / **biologische ~** biological symbiosis / **in ~ lebend** symbiotic / **tierische ~** anaimal symbiosis

symbiotisch symbiotic, symbionic

Symbol *n* symbol / **~besetzung** *f* symbol cathexis, cathexis of a symbol / **~charakter** *m* symbolic character / **~denken** *n* symbolic thinking / **~ der Fruchtbarkeit** symbol of fertility / **~erotik** *f* symbol erotism / **~funktion** *f* symbolic function / **~handlung** *f* symbolic act / **~sprache** *f* symbolic language / **~test** *m* symbol-substitution test / **antizipatorisches ~** anticipatory symbol / **phallisches ~** phallic symbol / **religiöses ~** religious symbol / **sexuelles ~** sexual symbol / **universelles ~** universal symbol

Sym|bolik *f* symbolism / **~bolisation** *f* symbolisation / **das ~bolische** *n* symbolic

sym|bolisch symbolic / **~bolisieren** symbolize

Sym|bolisierung *f* symbolisation / **~bolismus** *m* symbolism / **phonetischer ~bolismus** *m* phonetic symbolism / **~bolophobie** *f* symbolophobia

Symmetrie *f* symmetry / **~losigkeit** *f* asymmetry / **~täuschung** *f* symmetry illusion

symmetrisch symmetrical

Sympathie *f* sympathy / **~-Induktion** *f* sympathetic induction / **gegenseitige ~** recipathy

Sympathiko|lytikum *n* sympathicolytic agent, sympatholytic drug / **~mimetikum** *n* sympathomimetic, adrenergic drug / **~tonie** *f* sympathicotonia

sympathiko|adrenal sympathicoadrenal / **~lytisch** sympathicolytic, sympatholytic / **~mimetisch** sympathomimetic / **~ton** sympathicotonic

Sympathikus *m* sympathicus, sympathetic nerve / **~durchtrennung** *f* sympathectomy / **~faser** *f* sympathetic fiber / **~ganglion** *n* sympathetic ganglion / **~schmerz** *m* sympathetic pain / **~system** *n* sympathetic nervous system, sympathetic system

Sympathin *n* sympathin

sym|pathisch sympathetic *(physiol.)*, pleasant, likable, nice, friendly, congenial / **~pathisieren** sympathize

Sympatho|lytikum *n* sympatholytic drug / **~mimetikum** *n* sympathomimetic drug

Symposion *n* symposium

Symptom *n* symptom, sign / **~ 1. Ranges** first-order symptom / **~ 2. Ranges** second-order symptom / **~analyse** *f* symptom analysis / **~beseitigung** *f* symptom removal / **~bildung** *f* formation of symptoms, symptom formation / **~ersatz** *m* symptom substitute / **~handlung** *f* symptomatic act, symptomatic action / **~liste** *f* symptom checklist / **~provokation** *f* symptom provocation / **~remission** *f* symptom remission / **~substitution** *f* symptom substitution / **~verschiebung** *f* symptom displacement, symptom substitution / **~verstärkung** *f* exaggeration of a symptom / **~wahl** *f* symptom choice, choice of a neurosis / **~wert** *m* symptom value / **dissoziatives** ~ dissociative symptom / **extrapyramidales** ~ extrapyramidal symptom / **negatives** ~ negative symptom / **neurologisches** ~ neurological symptom, neurological manifestation / **neurotische** **~e** *npl* neurotic symptoms / **ohne** **~e** asymptomatic / **positives** ~ positive symptom / **psychiatrisches** ~ psychiatric symptom / **subjektives** ~ subjective symptom

symptomatisch symptomatic

Symptomatologie *f* semiology, semeiology, semeiotics, symptomatology

Symptomen|ersatz *m* substitute for a symptom / **~komplex** *m* symptom complex, symptom cluster, syndrome / **amyostatischer** **~komplex** *m* amyostasia / **striopallidärer** **~komplex** *m* extrapyramidal syndrome / **~lehre** *f* pathognomy

symptomlos asymptomatic

Synapse *f* synapse, synapsis, synaptic junction / **axoaxonale** ~ axoaxonic synapse / **axoaxonische** ~ axoaxonic synapse / **axodentritische** ~ axodendritic synapse / **axosomatische** ~ axosomatic synapse / **chemische** ~ chemical synapse / **dendrodentritische** ~ dendrodendritic synapse / **elektrische** ~ electrotonic synapse, gap junction / **exzitatorische** ~ excitatory synapse / **hemmende** ~ inhibitory synapse / **myoneuronale** ~ myoneural synapse / **neuromuskuläre** ~ neuromuscular synapse, neuromuscular junction, myoneural junction / **neuroneuronale** ~ neuroneuronal synapse / **somatodendritische** ~ somatodendritic synapse / **somatosomatische** ~ somatosomatic synapse

Synapsen|gegend *f* synaptic region / **~leitung** *f* synaptic conduction / **~potenzial** *n* synaptic potential / **~widerstand** *m* synaptic resistance

synaptisch synaptic

Synaptologie *f* synaptology

Synästhesie *f* synaesthesia, synesthesia, synesthesis / **akustische** ~ phonism / **optische** ~ photism / **visuelle** ~ phonopsia, phonopsy

Synästhetiker *m* synaesthetic type

synchron synchronous

Syn|chronisation *f* synchronisation / **~chronisator** *m* synchronisator / **~chronisierung** *f* synchronizing / **~chronismus** *m* synchronism, synchrony / **~chronizität** *f* synchronicity, simultaneousness, simultaneity / **~daktylie** *f* syndactylism, syndactylia, syndactyly

Syndrom *n* syndrome, symptom complex, symptom cluster / ~ **des Frontallappens** frontal lobe syndrome / ~ **einer Allgemeinneurose** syndrome of general neurosis / **affektives** ~ mood syndrome / **amentielles** ~ amentia / **amnestisches** ~ amnesic syndrome / **anankastisches** ~ anancastic syndrome / **apallisches** ~ apallic syndrome / **ballistisches** ~ ballism / **choreatisch–athetotisches** ~ choreic–athetotic syndrome / **kulturspezifisches** ~ culture–specific syndrome / **depressives** ~ depressive syndrome / **depressiv–zyklothymes** ~ depressive cyclothymic syndrome / **dysglanduläre** **~e** *npl* dysglandular syndromes / **dysmnestisches** ~ dysmnesic syndrome / **erethisches** ~ hyperkinetic syndrome / **expansives** ~ expansive syndrome / **hepatozerebrales** ~ hepatocerebral syndrome, hyperammonemic encephalopathy / **katason–schizophrenes** ~ catatonic schizophrenia / **lakunäres** ~ lacunar state / **malignes neuroleptisches** ~ neuroleptic malignant syndrome / **organisch bedingtes affektives** ~ organic mood syndrome / **organisch bedingtes psychisches** ~ organic mental syndrome / **organisches amnestisches** ~, **nicht durch Alkohol oder sonstige psychotrope Substanzen bedingt** organic amnesic syndrome, not induced by alcohol and other psychoactive substances / **paranoides** ~ paranoic syndrome / **postenzephalitisches** ~ postencephalitic syndrome / **postkommotionelles** ~ postconcussional syndrome / **prämenstruelles** ~ premenstrual syndrome, premenstrual tension / **präsuizidales** ~ presuicidal syndrome / **psychoorganisches** ~ psycho–organic syndrome, anergastic reaction

syndromogenetisch syndromogenetic

Syn|ektik f synectics / **~ergie** f synergia, synergy, synergism / **~ergismus** m synergia, synergy, synergism / **~ergismus** m **von Medikamenten** drug synergism / **~ergist** m synergist, agonist, synergistic muscle / **~kinese** f synkinesia, synkinesis / **~kope** f syncope / **~kretismus** m syncretism / **~onymie** f synonymy / **~opse** f synopsis / **~opsie** f synopsia, photism / **~opsis** f synopsia, synopsy / **~talität** f syntality, group syntality / **~tax** f syntax, syntactic structure

syn|ergetisch synergetic, synergistic / **~kretisch** syncretic, syncretistic / **~taktisch** syntactic

Synthese f synthesis / **amorphe** ~ amorphosynthesis / **morphologische** ~ morphological synthesis / **neue** ~ resynthesis / **schöpferische** ~ creative synthesis

syn|thetisch synthetic / **~ton** syntonic

Syn|tonie f syntony, syntonia, syntonic state / **~zytium** n syncytium / **funktionelles ~zytium** n functional syncytium

Syphilis f syphilis, lues

syphilitisch syphilitic, luetic

Syphilo|manie f syphilomania / **~phobie** f syphilophobia / **~psychose** f syphilopsychosis

syphilophob syphilophobic

Syringo|myelie f syringomyelia, spinal gliosis / **~myelitis** f syringomyelitis

System n system / **~analyse** f systems analysis / **~analytiker** m systems analyst / **~ der Lichtbrechung** refracting optical system / **~ des neurotischen Stolzes** neurotic pride system / **~eigenschaft** f system quality / **~forschung** f systems research / **~gleichung** f system equation / **~leistung** f system performance / **~spezifizierungen** fpl system specifications / **allgemeine ~theorie** f general systems theory / **~therapie** f network therapy, systemic therapy / **~trennung** f system segregation / **~ vorbedingter Bewegungszeiten** dimensional motion system / **~ vorbedingter Zeiten** work factor system / **anatomisches ~** anatomical system / **autonomes ~** autonomic system / **autonomes ~ der schmerzleitenden Hautfasern** nocifensor system / **chronisches psychoorganisches ~** chronic brain syndrome, chronic neuropsychologic disorder / **dynamisches ~** dynamic system / **endokrines ~** endocrine system / **extrapyramidales ~** extrapyramidal system / **funktionsspezifisches ~** function–specific system / **gastrointestinales ~** gastrointestinal system / **geschlossenes ~** closed system / **hierarchisches ~** hierarchical system / **hypothalamisch–hypophysäres ~** hypothalamo–hypophyseal system / **inneres ~** internal system, interosystem / **kardiovaskuläres ~** cardiovascular system / **lemniskales ~** lemniscal system / **limbisches ~** limbic system / **lineares ~** linear system / **lymphatisches ~** lymphatic system / **manuelles ~** manual system / **mechanisches ~** mechanical system / **metrisches ~** metric system / **mnemonisches ~** mnemonic system / **monochromatisches ~** monochromatic system / **motorisches ~** motor system / **neurohumorales ~** neurohumoral system / **neurovegetatives ~** neuroautonomic system / **offenes ~** open system / **offenes ~ von Meinungen** open–mindedness / **optisches ~** optical system / **parasympathetisches ~** parasympathetic system / **photoptisches ~** photoptic system / **retikuläres ~ des Thalamus** thalamic reticular system / **statistisches ~** statistical system

Systematik f systematics, taxonomy

Systematiker m systematist / **klassifizierender ~** taxonomist

systematisch systematic, methodic
systematisieren systematize, classify, methodize
Systematisierung f systematisation
systemimmanent immanent in a system, autochthonous
Systole f systole

systolisch systolic

Szene f scene

Szintigraphie f scanning, scintigraphy

Szondi|-Bilderserie f Szondi table / ~ **Test** m Szondi test

T

Tabakabusus *m* abuse of tobacco / **~entzug** *m* tobacco withdrawal

Tabelle *f* table, chart / **~ der Erwartungswerte** expectancy table, expectancy chart / **~ der Intelligenzaltersstufen** mental–age grade table / **~ mit zwei Dimensionen** double–entry table / **bivariate ~** double–entry table / **statistische ~** statistical table

Tabellierung *f* tabulation

Tabes *f* tabes, tabes dorsalis / **~ dorsalis** *f* tabes dorsalis, locomotor ataxia

Taboparalyse *f* taboparesis

Tabu *n* taboo, tabu / **~verletzung** *f* breaking of a taboo / **selbstgesetztes ~** self–set taboo / **soziales ~** social taboo

tabu taboo, tabu

Tabula rasa *f* tabula rasa, clean slate

Tachistoskop *n* tachistoscope

Tachometer *n* speedometer, tachometer

Tachy|kardie *f* tachycardia, tachyrhythmia / **~kinin** *n* tachykinin / **~lalie** *f* tachylalia, tachyphrasia / **~logie** *f* tachylogia / **~phagie** *f* tachyphagia / **~phasie** *f* tachyphasia / **~phemie** *f* tachyphemia / **~phrasie** *f* tachyphrasia, tachylalia / **~pnoe** *f* tachypnea, tachypnoea

Tadel *m* reproach, rebuke, reproof

tadeln criticize, reproach, rebuke, disapprove

tadelnd reproachful, reproving, fault–finding

Taenia *f* tenia, taenia

Tafel *f* chart, plate / **~ für die Lokalisierung** location chart / **~ zur Prüfung der Sehschärfe** E–chart, acuity chart / **farbige ~n** *fpl* coloured plates / **hierarchische ~** hierarchical table / **isochromatische ~n** *fpl* Ishihara colour plates / **pseudoisochromatische ~n** *fpl* pseudoisochromatic charts, pseudoisochromatic plates, pseudoisochromatic tables / **umgekehrte ~** inverted plate

Tag *m* day / **~angst** *f* pavor diurnus, day terrors / **~blinde** *m,f* hemerope, nyctalope / **~blindheit** *f* day blindness, hemeralopia, hemeralopsia, hemeranopia, hemeranopsia, nyctalopia / **~sichtigkeit** *f* hesperanopia, hemeralopia / **~traum** *m* daydream / **~träumer** *m* daydreamer / **~träumerei** *f* daydreaming, fantasy thinking / **~– und Nachtzyklus** *m* day and night cycle, nycthemeron / **am ~** diurnal

tagblind nyctalopic, hemeralopic

Tage|buch *n* diary, journal / **~löhner** *m* day man, day labourer

Tages|betreuung *f* **für Erwachsene** adult day care / **~klinik** *f* day hospital, day unit / **~pflegestätte** *f* day–care centre / **~reste** *mpl* day residues, dream instigators / **~rhythmus** *m* daily rhythm, circadian rhythm / **~schule** *f* day school / **~schwankung** *f* daily variation, daily fluctuation, diurnal variation / **~sehen** *n* daylight vision, photopic vision / **~sehsystem** *n* photoptic system / **~stätte** *f* day–care centre

tageszyklisch circadian, diurnal

täglich daily, quotidian, diurnal / **mehrmals ~** polydiurnal

Tagung *f* congress, meeting, conference, convention / **wissenschaftliche ~** symposium, professional meeting

Takt *m* tact / **~funktion** *f* tact function / **~gefühl** *n* tact / **~messer** *m* metronome / **unterbrochener ~schlag** *m* interruption beat / **~schlagmethode** *f* method of beats

taktil tactile

taktisch tactic

Taktlosigkeit *f* tactlessness, lack of tact

Taktometer *m* tactometer

Talbot|–Plateau'sches Gesetz *n* Talbot–Plateau law, Talbot's law / **~'sches Gesetz** *n* Talbot's law, Talbot–Plateau law

Talent *n* talent, gift / **spezielles ~** special ability

talentiert talented, gifted / **sehr ~** highly talented

Talgdrüse *f* sebaceous gland

Talionsprinzip *n* talionic principle, principle of retaliation, lex talionis

Talisman *m* talisman, charm, amulet

Tambour *m* drum

Tandem|folge *f* tandem schedule / **~plan** *m* tandem reinforcement / **~verstärkung** *f* tandem reinforcement

Tangorezeptor *m* tangoreceptor

Tanz *m* dance / **~krankheit** *f* tarantism / **~sucht** *f* choreomania, dinomania / **~therapie** *f* dance therapy / **~wut** *f* dancing mania, dinomania, tarantism

tapfer brave, courageous, valiant

Tapferkeit *f* bravery, braveness, courage, valiancy

Tapho|philie *f* taphophilia / **~phobie** *f* taphophobia, irrational fear of being buried alive

Tapping–Test *m* tapping test

Taraxein *n* taraxein

Tarchanoff|–Effekt *m* Tarchanoff phenomenon / **~–Methode** *f* endosomatic method

tarnen camouflage, disguise

Tarnung *f* camouflage, disguise / **~ der Tiere** theriomimikry, theriomimicry / **biologische ~** mimesis, mimicry

Tarnverhalten *n* mimetism

Tasikinesie *f* tasikinesia

Tastatur *f* keyboard

tastbar tactile, tactual, palpable

Tast|bereich *m* field of touch / **~blindheit** *f* tactile agnosia, stereoagnosis, stereoanaesthesia, stereoanesthesia

Taste *f* key, lever

Tast|empfindung *f* touch sensation, thigmaesthesia, thigmesthesia / **~empfindungsmesser** *m* tactometer

tasten grope, touch

Tasterkennen *n* stereognosis, stereognostic perception

Tasterzirkel *m* aesthesiometer, esthesiometer

Tast|funktion *f* tactile function / **~gefühl** *n* sense of touch / **herabgesetztes ~gefühl** *n* hypoaesthesia, hypoesthesia / **~halluzination** *f* tactile hallucination / **~körperchen** *n* tactile cell, touch corpuscle / **~lähmung** *f* stereoagnosis, astereognosis, apselaphesia / **~organ** *n* organ of touch / **~punkt** *m* touch spot / **~pyramide** *f* touch pyramid / **~raum** *m* haptic space / **~reiz** *m* contact stimulus / **~schärfe** *f* tactile acuity, tactual acuity

Tastsinn *m* tactile sense, sense of touch, pselaphesia, thigmaesthesia, thigmesthesia / **~messer** *m* aesthesiometer, esthesiometer / **~messung** *f* aesthesiometry, esthesiometry / **~verlust** *m* anaphia / **herabgesetzter ~** hypaesthesia, hypesthesis

Tast|sinnesorgan *n* tactile receptor, tangoreceptor / **~täuschung** *f* tactual illusion / **~unterscheidung** *f* tactile discrimination, tactual discrimination / **~vermögen** *n* tactile sense / **~wahrnehmung** *f* tactile perception, tactual perception / **~zelle** *f* tactile cell / **~zentrum** *n* tactile centre, tactile center

Tat|bestandsdiagnostik *f* diagnosis of the facts, collection of evidence / **~sache** *f* fact / **~sächlichkeit** *f* factuality

Täter *m* delinquent, perpetrator

Tätigkeit *f* activity / **autonome rhythmische** ~ autorhythmic action / **lebensnotwendige** ~ vital activity / **manuelle** ~ manual work / **übermäßige geistige** ~ excessive mental activity

Tätigkeits|analyse *f* activity analysis, occupational analysis / **~bereich** *m* field of activity, occupational field / **~bewertung** *f* activity rating / **~drang** *m* activity drive, activity need / **~einstufung** *f* job level / **~empfindung** *f* sensation of action / **~inhalt** *m* job content / **~sucht** *f* activity mania

tätowieren tattoo

Tätowierung *f* tattoo

tatsächlich factual, virtual, real, actual / **~ negativ** valid negative / **~ positiv** valid positive

taub deaf / **~blind** deaf blind / **~stumm** deaf and dumb, surdimute, deaf–mute

Taube *m, f* deaf

Taubheit *f* deafness, numbness / **~ eines Gliedes** obdormition / **angeborene ~** congenital deafness / **einseitige ~** hemianacusia / **funktionelle ~** functional deafness / **hysterische ~** hysterical deafness / **partielle ~** bradyecoia / **psychogene ~** psychogenic deafness, psychogenic hearing loss / **völlige ~** total deafness, anacousia, anacusia, anacusis / **zentral bedingte ~** cerebral deafness

Taub|stummblindheit *f* deaf–and–dumb blindness / **~stummenalphabet** *n* deaf–and–dumb alphabet / **~stummensprache** *f* deaf–and–dumb language, dactylology / **~stumme** *m,f* deaf–mute, surdimute / **~stummheit** *f* deaf–mutism, deaf–muteness

tauglich competent, qualified, apt, fit

Tauglichkeit *f* qualification, competence, fitness, aptitude

Taumeln *n* titubation, staggering gait

taumelnd staggering

Tau–Phänomen *n* tau effect

Taurin *n* taurine

täuschen delude, mislead, deceive

täuschend delusive, misleading, deceptive

Täuschung *f* illusion, delusion, deception / **akustische ~** acoustic illusion / **geometrische ~** geometric illusion / **geometrisch–optische ~** geometric–optical illusion / **haptische ~** haptic illusion / **kinästhetische ~** kinaesthetic illusion, kinaesthetic delusion, illusion of movement / **kinehaptische ~** kinehaptic illusion / **optische ~** optical illusion / **stroboskopische ~** stroboscopic illusion / **verabredete rechtswidrige ~** collusion

Tauto|logie *f* tautology / **~phon** *n* tautophone / **~phonie** *f* tautophony

tautologisch tautological

Taxis *f* taxis, tropism

Taxonomie *f* taxonomy / **numerische ~** numerical taxonomy

Taylorismus *m* efficiency engineering, Taylorism, Taylor system

Taylor|–Russel–Tabellen *fpl* Taylor–Russel tables / **~–System** *n* Taylor system

Tay–Sachs|–Idiotie *f* Tay–Sachs disease / **~–Krankheit** *f* Tay–Sachs disease, amaurotic family idiocy / **~–Syndrom** *n* Tay–Sachs syndrome

T–Daten *npl* T data, test data

Team *n* team / **~arbeit** *f* teamwork / **~geist** *m* team spirit / **~leiter** *m* team leader / **~unterricht** *m* team teaching method

Technik *f* technique / **~ der Benutzung von Gedächtnishilfsmitteln** mnemotechnics / **~ der freien Assoziation** free association technique / **~ des "advocatus diaboli"** negative attack, play devil's advocate / **~ des Behaltens** memorizing technique / **aktive ~** active technique / **kognitive ~** cognitive technique / **paradoxe ~** paradoxical technique / **psychotherapeutische ~** psychotherapeutic technique / **soziale ~** social technique / **therapeutische ~** therapeutic technique

technisch technical

Techno|loge *m* technologist / **~logie** *f* technology / **~psychologie** *f* technopsychology

technologisch technological

Teenager *m* teenager, teen / **junger** ~ teeny-hopper

Teichopsie *f* teichopsia

Teil *m,n* part / **~abschwächung** *f* partial extinction / **~abstoßung** *f* partial repulsion, partial rejection / **~aktivität** *f* partial activity / **~anlage** *f* subsystem / **~barkeit** *f* divisibility / **~blindheit** *f* meropia / **~ einer Kultur** subculture / **~ einer Schicht** substrate, substratum / **~funktion** *f* partial function / **~ganze** *n* sub-whole, part-whole / **~genesung** *f* partial recovery / **~grund** *m* partial cause / **~korrelation** *f* partial correlation / **~lähmung** *f* partial paralysis / **~nahme** *f* participation / **~nehmer** *m* participant / **~nehmer-Beobachtungsliste** *f* participant's observation schedule / **~objekt** *n* part-object / **~stichprobe** *f* subsample / **~stichprobenerhebung** *f* subsampling / **~system** *n* subsystem / **~theorie** *f* subtheory / **~ton** *m* partial tone / **unterer ~ton** *m* lower partial tone / **~ziel** *n* partial aim, subgoal / **lebenswichtiger ~** vital part / **mittlerer ~** middle part / **vom ~ zum Ganzen** part-whole

Teilen *n* sharing

teilnahmslos apathetic, listless, indifferent

Teilnahmslosigkeit *f* indifference, listlessness, apathy

teilremittiert in partial remission

Teilung *f* division, bifurcation, fission

teilungsfähig fissible, fissile, divisible

Teilungsmethode *f* oddity method

teilweise partial

Tektonik *f* tectonics / **~ des Charakters** hierarchic structuration of character

tektopsychisch tectopsychic

Telästhesie *f* telaesthesia, telesthesia

telästhetisch telesthetic

Telefon *n* telephone / **~angst** *f* telephonophobia / **~seelsorge** *f* telephone support service, telephone helpline, crisis phoneline / **~system** *n* telephone system / **~theorie** *f* telephone theory / **~theorien** *fpl* **des Hörens** frequency theories of hearing

Tele|gonie *f* telegony / **~grammstil** *m* telegram style / **~kinese** *f* telekinesis, telecinesis / **~kolleg** *n* educational television / **~kommunikation** *f* telecommunication / **~kommunikationsmedien** *npl* telecommunication media / **~konferenz** *f* teleconferencing / **~metrie** *f* telemetry, range-finding / **~ologie** *f* teleology, finalism / **~path** *m* telepathist, percipient / **~pathie** *f* telepathy, thought transference / **durch ~pathie beeinflussen** telepathise / **~plasma** *n* teleplasm / **~rezeptor** *m* teleceptor, teleoceptor, teleoreceptor / **~stereoskop** *n* telestereoscope, teleostereoscope / **~taktor** *m* teletactor

tele|kinetisch telekinetic / **~ologisch** teleological / **~pathisch** telepathic, telegnostic

telenzephal telencephalic

Telenzephalon *n* telencephalon, endbrain

Telodendron *n* telodendron / **~taxis** *f* telotaxis

Temperament *n* temperament / **cholerisches ~** choleric temperament / **heiteres ~** sanguineness / **hitziges ~** hot temper / **melancholisches ~** melancholic temperament

Temperaments|ausbruch *m* tantrum, outrage / **~dimensionen** *fpl* temperament traits / **~unterschied** *m* difference in temperament

Temperatur *f* temperature / **~empfindung** *f* sensation of temperature / **~empfindlichkeit** *f* thermal sensitivity, temperature sensitivity / **~kurve** *f* temperature curve / **~punkt** *m* temperature spot / **~regler** *m* thermoregulator / **~regelung** *f* thermoregulation / **~schwankung** *f* change in temperature / **~sinn** *m* temperature sense / **~täuschung** *f* temperature illusion /

Blix'scher ~versuch *m* Blix's temperature experiment / **~wahrnehmung** *f* temperature perception / **~wirkung** *f* temperature effect

Temperenz *f* temperance / **~bewegung** *f* temperance movement / **~gesellschaft** *f* temperance society

Tempo *n* tempo, pace / **~geber** *m* metronome / **konzeptuelles ~** conceptual tempo / **persönliches ~** individual speed, personal tempo / **psychomotorisches ~** psychomotor tempo / **ruckartiges ~** saccadic time

temporal temporal

Temporallappen *m* temporal lobe / **~epilepsie** *f* temporal lobe epilepsy

temporär temporary

temporoparietal parietotemporal

Tenazität *f* tenacity

Tendenz *f* tendency, trend, set / **~ Worte und Sätze zu wiederholen** catalexia / **~ zum Festhalten** possessiveness, possessivity / **~ zu positiver Stimmungslage** euthymia / **~ zur Gruppenbildung** clustering / **~ zur Selbstzüchtigung** intragression / **angeborene ~** inherited tendency, native tendency / **ästhetische ~** aesthetic drive, esthetic drive / **chronische ~** chronid trend / **determinierende ~** determining tendency, determining set, directive tendency / **erworbene ~** acquired tendency / **explikative ~** exposition tendency / **finale ~** final tendency / **introversive ~** introversion / **neurotische ~** neurotic tendency, neurotic trend, neuroticism / **proximodistale ~** proximodistal trend / **psychotische ~** psychotic tendency / **unbewusste ~** unconscious set / **zentrale ~** central tendency, core tendency

tendenziös tendentious, tendencious

Tenesmus *m* tenesmus

Tension *f* tension

Tensor *m* tensor

Teratogen *n* teratogen

teratogen teratogenic

Terato|logie *f* teratology / **~phobie** *f* teratophobia

terminal terminal

Terminal|krampf *m* terminal convulsion / **~schlaf** *m* post–ictal sleep / **~zisternen** *pl* terminal cisterns

Termineingebung *f* posthypnotic time suggestion

Terminologie *f* terminology, nomenclature / **psychologische ~** psychological terminology / **veraltete ~** obsolete terminology

terminologisch terminological

ternär ternary

Territorial|gruppe *f* territorial group / **~verhalten** *n* territoriality

Terrorismus *m* terrorism

tertär tertiary

Test *m* test, examination / **~abnahme** *f* testing / **~alter** *n* test age / **~analyse** *f* test analysis / **~angst** *f* test anxiety / **~anweisung** *f* instruction manual / **~aufgabe** *f* test item / **unlösbare ~aufgabe** *f* unsolvable test item, entrapment game / **~auswertung** *f* evaluation of a test, scoring / **differenzielle ~auswertung** *f* differential test scoring / **maschinelle ~auswertung** *f* automated scoring, machine scoring / **~auswertungsschlüssel** *m* strip key, scoring key / **~batterie** *f* test battery, composite test, omnibus test / **~batterie** *f* **mit Leistungstests** achievement test battery / **~blatt** *n* test blank, test sheet / **~darbietung** *f* administration of a test, test administration / **~daten** *npl* test data, T data / **~ der Aufmerksamkeitsstreuung** test of diffused attention / **~ der Daueraufmerksamkeit** test of unremitting attention / **~ der formellen Vorgehensweise** formal process test / **~ der manifesten Angst** manifest anxiety scale / **~ der schöpferischen Phantasie** imaginal productivity test / **~ der Spontaneität** spontaneity test / **~ der Sprachflüssigkeit** language fluency test / **~ der technischen Begabung** mechanical aptitude test, engineering aptitude test / ~ **der technischen Sehschärfe** mechanic's visual keenness test / ~ **des Auffassungsumfangs** apprehension span test / ~ **des logischen Denkens** reasoning test / ~ **des unmittelbaren Behaltens von Silben** syllable–span test / ~ **des unmittelbaren Wortgedächtnisses** word–span test / ~ **des visuellen Behaltens** visual retention test / ~ **des Vorgesetztenverhaltens** supervisory practices test / **~durchführung** *f* test administration, administration of a test / **~eichung** *f* test standardization, test normalisation / **~form** *f* test form / **~formular** *n* test blank, test form / ~ **für Dreher** turner's test / ~ **für Sonderbegabung** special aptitude test / ~ **gegensätzlicher Begriffe** opposites test / ~ **gleicher und gegensätzlicher Begriffe** synonym–antonym test / **~gruppe** *f* test panel, panel / **~gruppe** *f* **von Verbrauchern** consumer panel / **~gültigkeit** *f* test validity / **~halbierungsmethode** *f* split–half method / **~interpretation** *f* test interpretation / **~item** *n* test item / **~kampagne** *f* test campaign / **~konstruktion** *f* test construction / **~leistung** *f* test performance / **~leiter** *m* tester, examiner / **~markt** *m* test market / **~methode** *f* testing method / **projektive ~methode** *f* projective testing technique / ~ **mit Antwortvorgabe "gleich–entgegengesetzt"** same–opposite test / ~ **mit Antwortvorgabe "richtig–falsch"** right–and–wrong test / ~ **mit automatischer Selbstauswertung** self–marking test / ~ **mit freier Aufgabenbeantwortung** essay testing, essay examination, old–style examination / ~ **mit gebundener Aufgabenbeantwortung** short–answer test, new–style examination / ~ **mit gruppierten Punkten** spot–pattern test / ~ **mit mehrdeutigen Wörtern** multimeaning words testing / ~ **mit mehreren richtigen Antwortmöglichkeiten** multiple response test / ~ **mit Mehrfachwahlantworten** multiple–choice test / ~ **mit Mehrfachwortbedeutungen** metenym test / ~ **mit Wahlantworten** selective–answer test / ~ **mit Wahlantworten "richtig–falsch"** true–false test / ~ **mit Zeitbegrenzung** timed test, speed test / ~ **mit zunehmend schwieriger werdenden Aufgaben der gleichen Aufgabenart** spiral test / **probabilistisches ~modell** *n* probabilistic testing model / ~ **nach Anweisung** *f* direction test / **~norm** *f* test norm / **~normierung** *f* test standardization / ~ **ohne Zeitbegrenzung** untimed test, open–end test / **~person** *f* testee / **~profil** *n* test profile, psychological profile / **~psychologe** *m* psychometrician, psychometrist / **~punktwert** *m* test score / **~raum** *m* testing chamber / **~reihe** *f* test battery / **~reliabilität** *f* test reliability / **~serie** *f* omnibus test, test series / **~skala** *f* test scale / **~skalierung** *f* test scaling / **~standardisierung** *f* test standardization, test normalisation / **statistische ~stärke** *f* statistical test power / **~tafel** *f* test chart, test card / **~theorie** *f* test theory / **~ton** *m* test tone / **~training** *n* test coaching / **~validierung** *f* test validation / **~validität** *f* test validity / **~vektor** *m* test vector / **~verfahren** *n* testing method, test procedure / **~verlängerung** *f* lengthening of a test / **kulturelle ~verzerrung** *f* cultural test bias / **~werbung** *f* advertising test / **~wert** *m* test score, test value / **~wertangleichung** *f* score adjustment, score equating / **~wertvergabe** *f* test scoring / **~wiederholung** *f* retest / **~wiederholungsreliabilität** *f* retest reliability / ~ **zur Erfassung der kaufmännischen Urteilsfähigkeit** business judgment test / ~ **zur Erfassung mechanischer Beziehungen** mechanical relations test / ~ **zur Feststellung der Alkoholsucht** alcoholic addiction test, alcadd test / ~ **zur Feststellung von Koordinationsstörungen** incoordination test / ~ **zur Grobauslese** screening test / ~ **zur Prüfung der Farbenblindheit** test for colour blindness / ~ **zur Prüfung der Verkaufseignung** sales aptitude test / ~ **zur Prüfung des abstrakten Denkens** concept mastery test / ~ **zur Prüfung des Verkaufswissens** sales comprehension test / ~ **zur**

Prüfung von Lernfortschritten instructional test / **~ zur Selbstdurchführung** self–administering test / **~zuverlässigkeit** *f* reliability of a test / **adaptiv–antwortabhängiger ~** response contingent test / **analytischer ~** analytic test / **diagnostischer ~** diagnostic scale, analytical scale / **einseitiger ~** one–sided test, one–tailed test, asymmetric test / **empirischer ~** empirical test / **entfaltender ~** projective test / **geeichter ~** scaled test / **gerichteter ~** one–tailed test / **informeller ~** informal test / **kriteriumsorientierter ~** criterion–referenced test / **kulturunabhängiger ~** class–free test, culture–free test / **motorischer ~** motor test / **nichtparametrischer statistischer ~** nonparametric statistical test / **nichtverbaler ~** nonlanguage test, nonverbal test / **normierter ~** normed test / **objektiver ~** objective test, objective examination / **parametrischer statistischer ~** parametric statistical test / **prognostischer ~** prognostic test / **projektiver ~** projective test, projective technique / **psychologischer ~** psychological test / **psychometrischer ~** psychometric test / **psychomotorischer ~** psychomotor test / **psychophysiologischer ~** psychophysiological test / **schriftlicher ~** paper–and–pencil test, pencil–and–paper test / **sensumotorischer ~** sensorimotor measure / **sequenzieller ~** sequential test / **skalierter ~** scaled test / **soziometrischer ~** sociometric test / **sprachfreier ~** nonverbal test, culture–free test, nonlanguage test, cross–culture test / **sprachlicher ~** verbal test / **standardisierter ~** standard test, standardized test / **statistischer ~** statistical test / **stilistischer ~** stylistic test / **subjektiver ~** subjective test, subjective examination / **verbaler ~** verbal test / **von einem Lehrer entwickelter ~** teacher–made test / **zeitlich begrenzter ~** work–limit test / **zeitlich limitierter ~** timed test, speed test / **zusammengesetzter ~** composite test / **zweiseitiger ~** two–sided test, two–tailed test

Testen *n* testing / **~ der Nullhypothese** null hypothesis testing / **~ der Werbung zur Vorausschätzung des Werbeerfolges** copy testing / **~ des Grenzbereichs** testing the limits / **~ mittels Testbatterien** battery procedure / **~ von Vorschulkindern** pre–school testing / **adaptives ~** adaptive testing / **computerunterstütztes ~** computer–assisted testing, computer–aided testing / **sukzessives ~** sequential testing

testen test, examine / **erneut ~** retest

testerfahren test–wise

Testerfahrung *f* test–wiseness

Testes *mpl* testes

Testierfähigkeit *f* testamentary capacity, capacity to make a will

Testikel *mpl* testicles, testes

Testosteron *n* testosterone

Tetanie *f* tetany

tetanisch tetanic

tetanisieren tetamse

tetanoid tetanoid

Tetanophobie *f* tetanophobia

Tetanus *m* tetanus, tetany / **~toxin** *n* tetanus toxin

tetanusbedingt tetanic

Tetra|äthylammonium *n* tetraethylammonium / **~äthylthiuramdisulfid** *n* disulfiram, tetraethylthiuram disulfide / **~benazin** *n* tetrabenazine / **~cain** *n* tetracaine / **~chlorkohlenstoff** *m* carbon tetrachloride

tetrachorisch tetrachoric

Tetrade *f* tetrad

Tetraden|differenz *f* tetrad difference / **~gleichung** *f* tetrad equation / **~kriterium** *n* tetrad criterion

Tetra|eder *n* tetrahedon / **~hydrocannabinol** *n* tetrahydrocannabinol / **~jodthyronin** *n* thyroxine, tetraiodothyronine / **~plegie** *f* tetraplegia, quadriplegia / **~tanopie** *f* tetratanopia, tetratanopsia

Tetrodotoxin *n* Tetrodotoxin *n*

Teufelei *f* devilry

Teufels|kreis *m* vicious circle / **~verehrung** *f* diabolism

teuflisch diabolic, satanic

Text *m* text / **~fehler** *m* text error / **~kritik** *f* textual criticism / **~struktur** *f* text structure / **~verarbeitung** *f* word processing / **~verständlichkeit** *f* readability, comprehensibility

textlich textual

T–förmiges Labyrinth *n* T maze

T–Funktion *f* T function

t–Funktion *f* t function

T–Gruppe *f* encounter group

Thalamenzephalon *n* thalamencephalon

thalamisch thalamic

Thalamotomie *f* thalamotomy

Thalamus *m* thalamus / **~funktion** *f* thalamic function / **~–Gefühlstheorie** *f* thalamic theory of emotion / **~kern** *m* thalamic nucleus / **~operation** *f* thalamotomy / **~schmerz** *m* thalamic pain / **~stiel** *m* thalamic radiation / **~syndrom** *n* thalamic syndrome / **~–Theorie** *f* thalamic theory of the emotions / **extrinsischer ~** extrinsic thalamus / **intrinsischer ~** intrinsic thalamus

Thalassophobie *f* thalassophoby

Thalidomid *n* thalidomide

Thanato|logie *f* thanatology / **~manie** *f* thanatomania, suicidal mania / **~phobie** *f* thanatophobia, dread of death

Thanatos *m* Thanatos, death / **~trieb** *m* Thanatos instinct, death instinct, nirvana principle / **~tropismus** *m* unconscious attraction to death

Thanatose *f* thanatosis

Thaumatrop *n* thaumatrope

Theater *n* theatre / **~spiel** *n* stage play

theatralisch theatrical, histrionic

Theelin *n* Theelin

Theismus *m* theism

T–Helfer–Zelle *f* helper cell, T helper cell

Thema *n* theme, issue, thema, topic / **dominantes ~** dominant theme / **politisches ~** political issue

thematisch thematic

Theo|kratie *f* theocracy / **~manie** *f* theomania, religious insanity / **~mantie** *f* theomancy / **~phobie** *f* theophobia / **~phyllin** *n* theophylline / **~psie** *f* vision of God / **~rem** *n* theorem / **~retiker** *m* theoretician, theorist

theoretisch theoretical, abstract

Theorie *f* theory / **~ der antagonistischen Prozesse** opponent–process theory / **~ der beseelten Materie** mind–dust theory, mind–stuff theory / **~ der bewussten Täuschung** conscious illusion theory / **~ der Erregung** theory of excitation / **~ der Erregungshemmung** excitation–inhibition theory / **chemische ~ der Erregungsübertragung** hypothesis of neurohumoral transmission / **~ der formalen Bildung** formal discipline theory / **~ der Gefühlsaktivation** affective arousal theory / **~ der Gestaltqualität** quality–of–form theory / **~ der großen Persönlichkeiten** great–man theory / **~ der guten Gestalt** good–figure theory / **~ der Ich–Du–Beziehung** alterego theory / **~ der immanenten Evolution** emergentism / **~ der kleinen Stichprobe** small–sample theory / **~ der kognitiven Dissonanz** theory of cognitive dissonance / **ökonomische ~ der Libido** economic theory of the libido / **~ der Massenwirkung** mass–action theory / **~ der Membranleitung** membrane theory of conduction / **chemische ~ der Nervenerregung** concept of chemical nervous excitation / **~ der Phasenfolge** phase–sequence theory / **~ der Spiele** theory of games / **~ der Stichprobenauswahl** sampling theory / **~ der vermittelnden Prozesse** mediation theory / **~ des Bewegungsprimats** motor–primacy theory / **~ des diskontinuierlichen Lernens** discontinuity theory of learning, noncontinuity theory of learning / **~ des Doppelblindversuchs** double–blind theory / **~ des Farbensehens** theory of colour vision / **~ des geistigen Vermögens** mental–faculty theory / **~ des gemeinsamen Inhalts** community of content theory / **~ des Gleichgewichts kognitiver Systeme** balance theory, consonance theory / **~ des Lernens durch Versuch und Irrtum** trial–and–error theory / **~ des Lustprinzips** theory of hedonism / **~n** *fpl* **des sozialen Austausches** social–exchange theory / **~ des Vergessens** theory of forgetting / **~ vom besonderen Schöpfungsakt Gottes** creationism / **~ von der Entstehung der Worte durch Lautmalerei** onomatopoetic theory, onomatopoeic theory, ding–dong theory / **~ von der erblichen Veranlagung negativer Eigenschaften** heredity–predisposition theory / **~ von der Signalwahrnehmung** signal–detection theory, fluctuation theory / **animistische ~** ghost theory, animatism / **dynamische ~** psychic dynamism theory/ **genetische ~** genetic theory / **holistische ~** holistic theory, holism / **ideomotorische ~** ideomotor theory / **intellektualistische ~** intellectualist theory / **mechanische ~** mechanomorphism, mechanistic theory / **motorische ~** motor theory / **nativistische ~** nativistic theory / **onomatopoetische ~** onomatopoetic theory, onomatopoeic theory, ding–dong theory / **organismische ~** organismic theory / **pädagogische ~** theory of education / **photochemische ~** photochemical theory / **photoelektrische ~** photoelectric theory / **physiologische ~** physiological theory / **psychoanalytische ~** psychoanalytic theory, analytic theory / **subjektive ~** subjective theory / **unbewiesene ~** speculation

Theorienbildung *f* theory formulation

Therapeut *m* therapist, therapeutist / **~ in Ausbildung** therapeutist trainee, therapist trainee

Therapeuten|eigenschaften *fpl* therapist characteristics / **~einstellung** *f* therapist attitude / **~erfahrung** *f* therapist experience / **~erfolg** *m* therapist effectiveness / **~merkmal** *n* therapist characteristic / **~rolle** *f* therapist role / **~wahl** *f* therapist selection

Therapeutik *f* therapeutics

therapeutisch therapeutic

Therapie *f* therapy, treatment / **~abbrecher** *m* treatment dropout / **integrativer ~ansatz** *m* integrative therapy approach / **~beendigung** *f* treatment termination / **~ der Partnerbeziehung** couples therapy / **~ der Wahl** treatment of choice / **~erfolgskontrolle** *f* treatment effectiveness evaluation / **~ergebnis** *n* treatment outcome / **~ mit leichten Schocks** subshock therapy / **~ mittels Theaterspiel** theatrotherapy / **klinisches ~programm** *n* hospital programme / **~resistenz** *f* resistance to therapy / **~verlauf** *m* therapeutic process, course of therapy / **~ von Nervenleiden** neurotherapy / **~ziel** *n* ultimate goal of treatment / **aktive ~** active therapy / **ambulante ~** out–patient therapy / **analytische ~** analytic therapy / **auf Einsicht beruhende ~** insight therapy / **bei agonistischer ~** on agonist therapy / **direktive ~** directive therapy / **existenzielle ~** existential therapy / **feministische ~** feminist therapy / **gelenkte ~** directive therapy / **gemeinsame ~** conjoint therapy / **individualpsychologische ~** Adlerian psychotherapy, individual therapy, differential therapy / **kathartische ~** cathartic therapy / **kognitive ~** cognitive therapy / **kreative ~** creative arts therapy / **medikamentöse ~** drug therapy / **patientenzentrierte ~** client–centered therapy, nondirective therapy / **psychoanalytische ~** psychoanalytic therapy, psychoanalysis / **rational–emotive ~** rational emotive therapy, rational psychotherapy / **symptomatische ~** symptomatic therapy / **tiefenpsychologische ~** analytic therapy / **tierunterstützte ~** animal–assisted therapy / **unterstützende ~** supportive therapy

therapieresistent resistant to treatment

Therblig *m* therblig

theriomorph theriomorphic
thermal thermal
Thermalgie *f* thermalgia
Thermanästhesie *f* thermoanaesthesia, thermohypoaesthesia
Thermästhesie *f* thermalgesia, thermaesthesia, thermesthesia
thermisch thermic, caloric
Thermistor *m* thermistor
Thermo|penetration *f* thermopenetration, diathermy / ∼**perzeption** *f* heat perception, thermoperception / ∼**phobie** *f* thermophobia / ∼**regulation** *f* thermoregulation / ∼**rezeption** thermaesthesia, thermesthesia / ∼**rezeptor** *m* thermoreceptor / ∼**sensor** *m* thermosensor / ∼**stat** *n* thermoregulator, thermostat, heat–regulator / ∼**taxis** *f* thermotaxis, thermotropism / ∼**therapie** *f* heat–treatment, thermotherapy / ∼**tropismus** *m* thermotropism, thermotaxis
thermo|taktisch thermotactic, thermotaxic / ∼**trop** thermotropic, thermotactic
Thesaurus *m* thesaurus
These *f* thesis
Theta|–Rhythmus *m* theta rhythm / ∼ **Welle** *f* theta wave
Thiamin *n* thiamine, aneurme
Thigmotaxis *f* thigmotaxis, haptotaxis, haptotropism
thigmotrop thigmotropic
Thio|pental *n* thiopental, pentothal / ∼**ridazin** *n* thioridazine / ∼**tixen** *n* thiotixene / ∼**urazil** *n* thiouracil
thorakal thoracal, thoracic
thorakolumbal thoracolumbar
Thorax *m* thorax, chest
Thorndike|'s Handschriftenskala *f* Thorndike handwriting scale / ∼ **Reaktion** *f* Thorndikian response / ∼**'s Versuch–und–Irrtum–Lernen** *n* Thorndike's trial–and–error learning
Thrombin thrombin, thrombosin

Thrombokinase *f*, **Thromboplastin** *n* thrombokinase, thromboplastin, prothrombin activator
Thrombose *f* thrombosis
thrombotisch thrombotic
Thrombozyt *m* blood platelet, thrombocyte
Thurstone|–Skala *f* Thurstone scale / ∼**'s Theorie** *f* **der Primärfaktoren der Intelligenz** Thurstone's theory of primary mental abilities
Thymektomie *f* thymectomy
Thymergasie *f* thymergasia
thymergastisch thymergastic
Thymin *n* thymine, 5–methyluracil
thymogen thymogenic
Thymo|leptikum *n* thymoleptic drug, thymoleptic / ∼**lytikum** *n* thymolytic drug / ∼**pathie** *f* thymopathy / ∼**psyche** *f* thymopsyche / ∼**se** *f* irritability
Thymus *m* thymus / ∼**drüse** *f* thymus, thymus gland / ∼**entfernung** *f* thymectomy
Thyreo|globulin *n* thyroglobulin, thyroprotein / ∼**idea** *f* thyroid gland, thyroid body, thyroid / ∼**idektomie** *f* thyroidectomy / ∼**toxikose** *f* thyrotoxicosis / ∼**tropin** *n* thyrotropin, thyrotrophin, thyroid–stimulating hormone
thyro|gen thyrogenic, thyrogenous / ∼**id** thyroid
Thyroxin *n* thyroxine
Tic *m* tic / ∼ **convulsif** *m* facial tic, convulsive tic / ∼ **douloureux** *m* trigeminal paroxysmal neuralgia / ∼ **facial** *m* facial spasm, facial tic / ∼ **impulsif** *m* Gilles de la Tourette disease, maladie des tics / ∼ **nerveux** *m* nervous tic / ∼**störungen** *fpl* tic disorders / **chronische motorische oder vokale** ∼**störung** *f* chronic motor or vocal tic disorder / **kombinierte vokale und multiple motorische** ∼**s** *mpl* **(Tourette–Syndrom)** combined vocal and multiple motor tic disorder (de la Tourette's syndrome) / **vokale** ∼**störung** *f* vocal tic disorder / **vorübergehende**

~störung *f* transient tic disorder / **organischer ~** organic tic / **psychogener ~** psychic tic

Tick *m* tic / **allgemeine ~krankheit** *f* Gilles de la Tourette disorder, Gilles de la Tourette disease

Tiefe *f* depth, deepness / **~ der Gefühle** depth of emotions

Tiefen|analyse *f* depth analysis / **~anästhesie** *f* bathyanaesthesia, lack of deep sensibility / **~angst** *f* bathophobia / **~empfindlichkeit** *f* bathyaesthesia, bathyesthesis, depth sensibility / **~empfindung** *f* perception of depth / **~interview** *n* depth interview / **~psychologie** *f* depth psychology, bathypsychology / **~rausch** *m* rapture of the deep / **~reflex** *m* deep reflex / **~schicht** *f* deep sphere / **~schmerz** *m* deep pain / **~sehen** *n* stereoscopic perception, stereopsis / **~sensibilität** *f* deep sensibility, bathyaesthesia, bathyesthesia / **~sinn** *m* depth perception / **~täuschung** *f* depth illusion

Tiefenwahrnehmung *f* depth perception, stereoscopic perception / **binokulare ~** binocular depth perception / **monokulare ~** monocular depth perception / **visuelle ~** visual depth perception

tiefgreifend pervasive

Tiefschlaf *m* deep sleep / **hypnotischer ~** narcohypnosis, trance

Tier *n* animal / **~ahn** *m* totem / **~angst** *f* fear of animals / **~beobachtung** *f* zooscopy, observation of animal behaviour / **~detail** *n* animal detail / **~deutung** *f* animal content / **~ethologie** *f* animal ethology / **~figur** *f* animal figure / **~form** *f* animal figure / **~halluzination** *f* zooscopy, zoopsia / **~heit** *f* animality / **~kunde** *f* zoology / **~liebe** *f* zoophilia, zoophily, zoophilism / **krankhafte ~liebe** *f* zoomania / **~liebhaber** *m* zoophilist / **~modell** *n* animal model / **~natur** *f* animality / **~pathologie** *f* zoopathology / **~psychologie** *f* animal psychology, zoopsychology / **~quälerei** *f* zoosadism / **~schutz** *m* animal welfare / **~soziologie** *f* animal sociology / **~sprache** *f* animal communication / **~symbolik** *f* zoomorphism, theriomorphism / **~totemismus** *m* animal totemism / **~–Typus** *m* animal type / **~umwelt** *f* animal environment / **~verhalten** *n* animal behaviour / **~versuch** *m* animal experiment / **~zucht** *f* animal breeding, animal husbandry / **wechselwarmes ~** poikilotherm / **wirbelloses ~** invertebrate

Tieresehen *n* zoopsia, zooscopy

tier|gestaltig theriomorphic / **~psychologisch** zoopsychological / **~symbolisch** theriomorphic

tierisch animal, bestial

Timbre *n* tone colour, timbre, clang colour, clang tint

Tinnitus *m* tinnitus, ringing in the ears

Tinten|fisch *m* octopus / **~klecks–Test** *m* inkblot test, Rorschach test

Tisch *m* table / **~klopfen** *n* table–rapping / **~rücken** *n* table–turning

Titillomanie *f* titillomania

T–Labyrinth *n* T maze

T–Lymphozyt *m* T lymphocyte, T cell

Toben *n* raving madness, frenzy

toben rage, storm, riot

tobend frantic, furious, enraged

Tobsucht *f* maniacal fury, raving madness / **~anfall** *m* attack of acute mania, raving fit

Tochter *f* daughter / **~chromosom** *n* chromatid / **~geschwulst** *f* metastasis

Tod *m* death, decease / **~ und Sterben** *n* death and dying / **biologischer ~** somatic death / **gewaltsamer ~** violent death / **plötzlicher ~ bei Säuglingen** sudden infant death / **psychogener ~** psychogenic death / **schmerzloser ~** painless death, euthanasia / **simulierter ~** death feint

Todd Paralyse, Todd Lähmung *f* Todd's paralysis, Todd's postepileptic paralysis

Todes|ahnung *f* presentiment of death, feeling of impending death / **~angst** *f* death anxiety, fear of death / **~fall** *m* fatality / **~furcht** *f* fear of death, thanatophobia / **~gedanke** *m* thought of death / **~kampf** *m* agony, death struggle / **~riten** *mpl* death rites / **~strafe** *f* death penalty, capital punishment / **~trieb** *m* death instinct, Thanatos instinct, mortido nirvana principle / **~wunsch** *m* destrudo, death wish

tödlich fatal, mortal, lethal

Tofranil *n* imipramine hydrochloride

Tokopherol *n* tocopherol

Tolbutamid *n* tolbutamide

tolerant tolerant, broad–minded, permissive, liberal

Toleranz *f* tolerance, toleration, broad–mindedness, permissiveness, liberal attitude / **~adaptation** *f* tolerance adaptation / **~grenze** *f* limit of tolerance, threshold of tolerance

toll mad, crazy, frantic, furious / **~wütig** rabid

Toll|haus *n* madhouse, lunatic asylum / **~heit** *f* madness, fury, frenzy / **~kühnheit** *f* temerity, recklessness / **~wut** *f* rabies, hydrophobia, lyssa

Tölpel *m* saphead, gannet

Toluen *n* toluene

Tomo|graphie *f* tomography / **~manie** *f* tomomania

Ton *m* tone, sound, note / **~abstand** *m* tone interval / **die ~art wechseln** modulate / **~band** *n* audiotape / **~bandgerät** *n* tape recorder / **~bild** *n* sound image / **~breite** *f* audio–frequency / **~charakter** *m* tonality, tone character / **~eigenschaft** *f* tone quality / **~empfindung** *f* tonal sensation / **~fall** *m* cadence, intonation / **~farbe** *f* tone colour, tone tint, timbre, tone quality / **~flimmern** *n* auditory flicker / **~frequenz** *f* audio–frequency / **~gemisch** *n* compound sound / **~gestalt** *f* sound Gestalt / **~grenze** *f* tone limit / **~helligkeit** *f* tone brightness, tonal brightness, pitch brightness / **~höhe** *f* pitch / **~höhenunterscheidung** *f* pitch discrimination / **~höhenwahrnehmung** *f* pitch perception / **~insel** *f* tonal island / **~lage** *f* register, pitch / **~leiter** *f* tonal scale / **chromatische ~leiter** *f* chromatic tonal scale / **diatonische ~leiter** *f* diatonic scale / **~losigkeit** *f* tonelessness / **~lücke** *f* tonal gap, tonal lacuna / **~messer** *m* tonometer / **~nadel** *f* tone spindle / **~perimeter** *m* sound perimeter / **~perimetrie** *f* sound perimetry / **~schatten** *m* sound shadow / **~schwelle** *f* sound threshold / **~schwingung** *f* tone pulse / **~skala** *f* scale of tones, pitch scale, tonal scale / **~spur** *f* sound track / **~taubheit** *f* asonia, tone deafness, auditory amnesia, sensory amusia / **~umfang** *m* sound perimeter, tonal volume / **~variator** *m* tone variator, variator / **~verschmelzung** *f* tonal fusion / **~vibration** *f* auditory flicker, sound flutter, auditory flutter / **~wahrnehmung** *f* sound perception / **subjektive ~wahrnehmung** *f* subjective tone perception / **~zeichen** *n* tone pip / **durchdringender ~** sharp tone / **einfacher ~** simple tone, pure tone / **höchster hörbarer ~** highest audible tone / **reiner ~** pure tone, simple tone / **tiefster hörbarer ~** lowest audible tone / **unregelmäßiger ~** aperiodic sound / **unterbrochener ~** intermittence tone / **zusammengesetzter ~** compound tone / **siebter ~ der Tonskala** leading tone

tonal tonal

Tonalität *f* tonality

tönen sound

tönend sounding, sonorous

tonisch tonic / **~ und klonisch** tonoclonic, tonicoclonic

Tonizität *f* tonicity

tonlos toneless

Tono|graph *m* tonograph / **~meter** *n* tonometer / **aufzeichnendes ~meter** *n* tonograph, recording tonometer / **~metric** *f* tonometry / **~skop** *n* tonoscope / **~skopie** *f* tonoscopy

Tonsille *f* tonsil

Tönung *f* tint, tone, nuance, tinge

Tonus *m* tonus, tonicity, tone / **~mangel** *m* atonicity, lack of tone, hypotonia / **~störung** *f* dystonia / **affektiver ~verlust** *m* cataplexia / **~verminderung** *f* hypotonicity / **fehlerhafter ~ von Muskeln und Geweben** dystonia / **induzierter ~** induced tonus / **neurovegetativer ~** neurocirculatory tonus / **plastischer ~** plastic tonus / **psychischer ~** psychic tonus / **überhöhter ~** hypersthenia / **verminderter ~** hypotonia

tonuslos atonic

Topalgie *f* topalgia, topoalgia

Topektomie *f* topectomy

Topik *f* topics, topography

topisch topical, topographic, topographical

Top–Manager *m* senior executive, top–level manager

Topo|agnosie *f* topoagnosia / **~algie** *f* topoalgia, topalgia / **~gnosie** *f* topognosis, topaesthesia / **~graphie** *f* topography / **~logie** *f* topology / **~neurose** *f* toponeurosis / **~phobie** *f* topophobia

topo|graphisch topographic, topographical / **~logisch** topological

Torheit *f* silliness, foolishness

töricht silly, stupid, foolish

torpide torpid

Torpidität *f* torpidity

Torpor *m* torpor, torpidity

Torsion *f* torsion, twisting, torsional movement

Torsions|dystonie *f* torsion dystonia / **~krampf** *m* torsion spasm / **~neurose** *f* torsion neurosis, Ziehen–Oppenheim disease / **~spasmus** *m* torsion spasm

Torso *n* torso

Torstrom *m* gating current

Torticollis, Tortikollis *m* torticollis, wryneck

total total

totalitär totalitarian

Totalitarismus *m* totalitarianism

Totem *n* totem / **~gruppe** *f* totem group / **~pfahl** *m* totem pole, totem post / **~tier** *n* totem animal

Totemismus *m* totemism

Toten|opfer *n* sacrifice offered for the dead / **~orakel** *n* necromancy / **~starre** *f* rigor mortis

Tot|geburt *f* stillbirth, dead birth / **anatomischer ~raum** *m* anatomical dead space / **funktioneller ~raum** *m* functional dead space / **physiologischer ~raum** *m* physiological dead space, functional dead space / **~schlag** *m* homicide, manslaughter / **~stellen** *n* death feigning, tonic immobility / **~stellreflex** *m* thanatosis

Tötung *f* homicide, murder / **~ auf Verlangen (des Getöteten)** mercy killing upon request (of the person killed) / **~ des eigenen Willens** menticide / **~ Neugeborener** infanticide / **fahrlässige ~** involuntary manslaughter / **versuchte ~** attempted homicide / **vorsätzliche ~** wilful homicide

Tötungsdelikt *n* homicide, unlawful homicide, manslaughter, homicide offence

Tourette|–Störung *f* Tourette's disorder / **~–Syndrom** *n* Gilles de la Tourette's syndrome, Tourette's disorder

Tourismus *m* tourism

Toxamie *f* toxaemia, toxemia

Toxiko|logie *f* toxicology / **~manie** *f* toxicomania / **~phobie** *f* toxicophobia, toxiphobia / **~se** *f* toxicosis

toximisch toxaemic, toxemic

Toxin *n* toxin

Toxiphobie *f* toxiphobia, toxicophobia

toxisch toxic, toxical, poisonous

Toxizität *f* toxicity

Toxo|plasma *n* toxoplasma / **~plasmose** *f* toxoplasmosis

Trachea *f* trachea

Trachom *n* trachoma

Trachyphonie *f* trachyphonia

Tractus| olfactorius *m* olfactory tract / **~ rubrospinalis** *m* rubrospinal tract

Tradition *f* tradition
Traditionalismus *m* traditionalism
traditionell traditional, conventional
traditionsgeleitet tradition–directed
träge lazy, indolent, sluggish, inert
Trägermolekül *n* carrier molecule
Trägheit *f* laziness, indolence, sluggishness, inaction, torpidity, torpidness, inertia, inactivity / **geistige** ~ sluggishness of the mind / **pathologische** ~ dysergia
Trägheitsprinzip *n* principle of inertia, principle of neuronal inertia
Trainee *m, f* trainee
Trainer *m* trainer
trainierbar trainable
trainieren train
Training *n* training / ~ **physiologischer Regelmechanismen** biofeedback training / ~ **sozialer Fertigkeiten** social skills training / **autogenes** ~ autogenic training, autopsychotherapy / **gruppendynamisches** ~ human relations training / **mentales** ~ mental training / **psychosomatisches** ~ psychosomatic training
Trainings|gruppe *f* T group, training group, encounter group / **~methode** *f* training method / **~zustand** *m* state of training
Trakt *m* tractus
Traktotomie *f* tractotomy
Trance *f* trance / **in** ~ **fallen** fall into a trance / **in** ~ **versetzen** put into a trance / ~ **und Besessenheitszustand** *m* trance and possession disorder / **~zustand** *m* trance state / **überflächlicher ~zustand** *m* semitrance / **religiöse** ~ religious trance
Träne *f* tear
Tränen|drüse *f* lacrimal gland / **~träufeln** *n* dacryorrhoea
tränenerzeugend dacryogenic
Tranquilizer *m* tranquilizer, tranquilizing drug, psychosedative, minor tranquilizer
Transaktion *f* transaction
Transaktionalismus *m* transactionalism

Transaktions|analyse *f* transactional analysis, transactional psychoanalysis / **~theorie** *f* **der Wahrnehmung** transactional theory of perception
Transaminase *f* transaminase
Transduktion *f* transduction
Transfektion *f* transfection
Transfer *m* transfer, carry–over / ~ **auf die Praxis** applicational transfer / ~ **durch Generalisierung** transfer by generalization / **~wirkung** *f* carry–over effect / **bilateraler** ~ bilateral transfer / **interokularer** ~ interocular transfer / **negativer** ~ negative transfer / **positiver** ~ positive transfer
Transferase *f* transferase
Transformation *f* transformation / **lineare** ~ linear transformation
Transformations|grammatik *f*, **generative** generative transformational grammar / **~marker** *m* transformation marker / **~theorie** *f* transformist theory, transformism
Transformator *m* transformer
transformieren transform, transmute
transitiv transitive
Transitivismus *m* transitivism
Transitivität *f* transitivity, transitiveness
transitorisch transitory
transkortikal transcortical
Transkription *f* transcription
Translation *f* translation
Translationsbeschleunigung *f* translational acceleration
Translokation *f* translocation, displacement / ~ **von Chromosomen** chromosome translocation
Transmission *f* transmission
Transmitter *m* transmitter / **~substanz** *f* transmitter substance
transparent transparent, diaphanous
Transparenz *f* transparency / **~messer** *m* diaphanometer / **~messung** *f* diaphanometry

Transpiration *f* sweating

Transpirieren *n* perspiration

transpirieren perspire, sweat

Transplantation *f* transplantation, transplant / **neurale** ~ neural transplantation

Transponierbarkeit *f* transposability / **~ von Gestalten** transposability of configurations

transponieren transpose

Transponierung *f* transposition

Transport *m* transport, transportation / **~protein** *n* transport protein / **~prozess** *m* transport process / **~-Spiel** *n* trucking game / **aktiver** ~ active transport / **axonaler** ~ axonal transport / **passiver** ~ passive transport / **retrograder** ~ retrograde transport

Transposition *f* transposition

Transpositions|methode *f* transposition method / **~verhalten** *n* transposition behaviour

Transsexualismus *m* transsexualism

Transsexualität *f* transsexualism

transsexuell transsexual

Transsexuelle *m,f* transsexual

Transsudation *f* transudation

transversal transverse, transversal

Transversal|schwingung *f* transverse vibration, transversal oscillation / **~welle** *f* transverse wave

Transvestismus, Transvestitismus *m* transvestism, transvestitism / **~ unter Beibehaltung beider Geschlechtsrollen** dual–role transvestism / **fetischistischer** ~ fetishistic transvestism

Transvestit *m* transvestite

trans|zendent transcendent, transcendental / **~zendental** transcendental, metempirical

Transzendentalphilosophie *f* transcendental philosophy, transcendentalism

Transzendenz *f* transcendence / **~ der Erfahrung** transcendence of experience

Tranylcypromin *n* tranylcypromine

trapezförmig trapezoid

trapezoid trapezoid

Traube–Hering–Wellen *fpl* Traube–Hering waves

Traubenzucker *m* glucose

trauen trust / **nicht** ~ mistrust

Trauer *f* mourning, grief / **~arbeit** *f* working through bereavement / **abnorme** ~ abnormal grief / **einfache** ~ bereavement, uncomplicated bereavement

Traum *m* dream / **~analyse** *f* dream analysis, oneiroanalysis / **~anlass** *m* cause of dream / **~arbeit** *f* dream work, elaboration of dreams / **~ausdeuten** *n* interpretation of dreams / **~auslegung** *f* interpretation of dreams, oneirocritics / **~bearbeitung** *f* elaboration of dreams / **~bild** *n* oneiric image / **zusammengesetztes ~bild** *n* composite dream figure / **~bildung** *f* dream formation / **~denken** *n* dream thinking / **~determinante** *f* dream determinant / **~deuter** *m* dream interpreter, oneirocritic / **~deutung** *f* dream interpretation, interpretation of dreams, oneiroanalysis, oneiroscopy / **~deutungslehre** *f* oneirology / **~elemente** *npl* dream elements, elements in the dream / **~empfinden** *n* dream sensation / **~entstellung** *f* dream distortion, distortion of dreams, distortion in dreams / **~entzug** *n* **während der REM–Phase** REM dream deprivation / **~erinnerung** *f* dream recall / **~gedanke** *m* dream thought, latent dream thought / **~gesicht** *n* vision, oneirism / **~hintergrund** *m* dream screen / **~-Ich** *n* dream ego / **~inhalt** *m* dream content / **erinnerter ~inhalt** *m* manifest dream content / **latenter ~inhalt** *m* latent dream thought / **manifester ~inhalt** *m* manifest dream content / **~interpretation** *f* interpretation of dreams / **~leben** *n* dream–life / **~lehre** *f* theory of dreams, dream theory, oneirology / **~material** *n* material of dreams / **~motiv** *n* dream motive / **~parallele** *f* parallel dream / **~psychose** *f* dream psychosis / **~schlaf** *m* dreaming sleep, REM sleep / **~stoff** *m* dream material / **~struktur** *f* dream structure / **~symbol** *n* dream symbol / **~symbolik** *f* dream symbolism / **~theorie** *f* dream theory, theory of dreams / **egoistische ~theorie** *f* egoistic theory of dreams / **gelenkte ~therapie** *f* directed revery therapy / **~verdichtung** *f* dream condensation / **~verdrängung** *f* dream repression / **~verschiebung** *f* dream displacement / **~ vor dem Erwachen** hypnopompic dream / **~weissagung** *f* oneiromancy / **~wunsch** *m* dream wish / **~zensor** *m* dream censor / **~zensur** *f* dream censorship / **~zustand** *m* dream state, dreaminess, oneirism, oneirodynia / **absurder ~** absurd dream / **biographischer ~** biographic dream / **hermaphroditischer ~** hermaphroditic dream / **künstlicher ~** artificial dream / **manifester ~** manifest dream / **schwerer ~** oneirodynia / **sich wiederholender ~** recurrent dream / **typischer ~** typical dream / **wie im ~** dreamlike

Trauma *n* trauma, injury / **emotionales ~** emotional trauma / **psychisches ~** psychic trauma / **sexuelles ~** sexual shock, sexual trauma

traumartig dreamlike, oneiric

traumatisch traumatic

Traumato|logie *f* traumatology / **~philie** *f* traumatophilia

traumdeutend oneirocritic

Träumen *n* dreaming / **ängstliches ~** oneirodynia

träumen dream

Träumer *m* dreamer

Träumerei *f* daydream, reverie, revery, mind–wandering

träumerisch dreamy

traumhaft phantasmagorial, marvelous

traurig sad, melancholy, melancholic

Traurigkeit *f* sadness / **vitale ~** vital sadness

Travestie *f* travesty

Trazodon *n* trazodone

Treffen *n* meeting / **geselliges ~** social meeting / **zufälliges ~** chance meeting

treffen meet, encounter

Treffermethode *f* right associates procedure, retained members method, method of correct associates

Treffpunkt *m* meeting place / **gesellschaftlicher ~** club

Tremo|graph *m* tremograph / **~lo** *n* tremolo / **~meter** *m* tremometer, steadiness tester, steadiness apparatus

Tremor *m* tremor, trembling, trepidation / **feinschlägiger ~** fine tremor / **grobschlägiger ~** flapping tremor, coarse tremor / **seniler ~** senile tremor

Tremulation *f* tremulation

Trend *m* trend / **~abweichung** *f* deviation from trend / **~analyse** *f* trend analysis / **linearer ~** linear trend / **neurotischer ~** neurotic trend

Trenn|bereich *m* discriminating range / **~fläche** *f* separating plane / **~gerät** *n* separation device / **~kategorie** *f* disjunctive class / **~linie** *f* separating line / **~schärfe** *f* selectivity / **~schärfe** *f* **eines Tests** discriminative power of a test

trennen separate, divide, disconnect

trennend separating, separative, disjunctive

Trennung *f* separation, division, segregation, disconnection, dissociation, social fission / **~ der Ehepartner** marital separation / **~ von Tisch und Bett** legal separation, judicial separation / **~ von Wahrnehmungsfeldern** perceptual segregation

Trennungsangst *f* separation anxiety / **~reaktion** *f* separation reaction

Trepan *m* trephine, trepan

Trepanation *f* trepanation, trephination

trepanieren trephine, trepan

Treponema pallidum *f* Treponema pallidum

Treppe *f* staircase, stairs, scala / **mittlere ~** scala media

Treppen|angst *f* climacophobia, morbid fear of stairs / **~illusion** *f* staircase illusion / **~phänomen** *n* staircase phenomenon / **~täuschung** *f* staircase illusion
treu loyal, faithful
Treue *f* loyalty, fidelity, faithfulness
TRH–Test *m* TRH test, TRH stimulation test
Triade *f* triad
Triaden|hypothese *f* triadic hypothesis / **~methode** *f* method of triads
triadisch triadic
Trias *f* triad / **anale ~** anal triad
Triazolam *n* triazolam
Tribade *f* tribade, lesbian, fututrix
Triba|die *f* tribadism / **~dismus** *m* tribadism, tribady
tribadisch tribadic
Trichinenangst *f* trichinophobia
Trichinophobie *f* trichinophobia
Trichloräthylen–Sucht *f* glue sniffing
Tricho|phagie *f* hair eating, trichophagy, trichophagia / **~phobie** *f* trichophobia / **~rrhexomanie** *f* trichorrhexomania / **~tillomanie** *f* trichotillomania, trichomania, hair pulling, trichoclasmania
Trichro|masie *f* trichromatism, trichromatopsia / **anomale ~masie** *f* anomalous trichromatism / **~mat** *m* trichromat / **~matismus** *m* trichromatism, trichromatopsia / **~matopsie** *f* trichromatopsia, normal colour vision
trichromatisch trichromatic
Trieb *m* instinct, drive, motive, urge / **~abkömmling** *m* derivate of an instinct, instinctual derivate / **~affekt** *m* drive affect / **~angst** *f* instinctual anxiety / **~anspruch** *m* instinctual demand / **~ausrichtung** *f* coenotrope, cenotrope / **~befriedigung** *f* gratification of instinct, satisfaction of instinct / **~beherrschung** *f* control of drive, control of instincts / **~besetzung** *f* cathexis by instinct, instinctual cathexis / **~durchbruch** *m* breakthrough of instinct, breakthrough of drive / **~entladung** *f* impulse discharge / **~entmischung** *f* defusion of instincts, instinctual defusion / **~erregung** *f* drive arousal / **~feder** *f* motivation, motive / **~haftigkeit** *f* instinctiveness / **~handlung** *f* instinctive act, impulsive action / **unwiderstehliche ~handlung** *f* imperious act / **~komponente** *f* component of a drive, part instinct / **~konflikt** *m* instinctual conflict, conflict between drives / **~kraft** *f* driving force, motive, impulse / **~leben** *n* instinctual life / **~lehre** *f* theory of the instincts, instinctual theory, drive theory / **~mangel** *m* inhibited sexual desire / **~minderung** *f* drive reduction / **~mischung** *f* fusion of instincts / **~niveau** *n* drive level / **~quelle** *f* source of the instinct / **~reduktion** *f* drive reduction / **~reduktionstheorie** *f* drive–reduction theory, drive–stimulus reduction theory / **~regression** *f* drive regression / **~regung** *f* instinctive impulse, instinctual impulse / **~reiz** *m* drive stimulus, instinctive stimulus / **~repräsentant** *m* representative of an instinct, instinctual representative / **~schicksale** *npl* instinctual vicissitudes, destinies of drive / **nicht abgeführte ~spannung** *f* ergic tension / **~spezifizierung** *f* drive specificity / **~sphäre** *f* instinctual sphere / **~spiegel** *m* drive level / **~stärke** *f* drive strength / **~störung** *f* instinct disturbance / **~tendenz** *f* instinctive tendency / **~theorie** *f* theory of the instincts, instinctual theory / **~transformation** *f* transformation of instincts / **~umwandlung** *f* drive conversion, transformation of instincts / **~unterscheidung** *f* drive discrimination / **~verbrechen** *n* sex crime / **~verbrecher** *m* sex offender / **~verhalten** *n* unlearned behaviour / **~verlangen** *n* appetitive drive / **~verschiebung** *f* drive conversion, drive displacement / **~verschmelzung** *f* intrication of drives, instinctual fusion / **~verzicht** *m* renunciation of an instinct, instinctual renunciation / **~vorstellung** *f* impulse presentation / **~wunsch** *m* instinctual wish / **~ziel** *n* instinctual aim, instinctual goal / **angebo-**

renes ~ziel *n* primary goal / **sexuelles ~ziel** *n* sex object / **~zustand** *m* drive condition, drive state / **affektiver ~** affectional drive / **angeborener ~** primary drive / **durchgehender ~** carrying drive / **erlernbarer ~** learnable drive / **erworbener ~** acquired drive, learned drive, secondary drive, secondary motivation / **irrelevanter ~** irrelevant drive, alien drive / **krankhafter ~** morbid impulse / **mütterlicher ~** mother instinct / **oraler ~** oral drive / **passiver ~** passive instinct / **physiologischer ~** instinctual drive, organic motive, physiological motive, primary motivation, internal motivation / **psychosexueller ~** psychosexual impulse / **religiöser ~** religious drive / **sexueller ~** sexual drive / **sinnlicher ~** sensory drive / **sozial akzeptabler ~** socialized drive / **sozialer ~** social instinct / **stimulierter ~** stimulated drive / **unbefriedigte ~e** *mpl* unsatisfied instincts / **unbewusster ~** unconscious motive, unconscious motivation / **zielgehemmter ~** goal–inhibited drive

trieb|artig instinctive, instinctual / **~bestimmt** drive–determined / **~haft** impulsive, instinctual / **~mäßig** instinctual, impulsive / **~unabhängig** aconative

Trifluperazin *n* trifluoperazine

Triflupromazin *n* triflupromazine

Trigeminus *m* trigeminus, trigeminal nerve, fifth cranial nerve / **~kern** *m* trigeminal nucleus / **~neuralgie** *f* trigeminal neuralgia

Triglycerid *n*, **Triglyzerid** *n* triglyceride, triacylglycerol

Trigramm *n* trigram, trigraph

Trihexyphenidyl *n* trihexyphenidyl

Trijodthyronin *n* triiodothyronine

Triller|grenze *f* trill threshold / **~ton** *m* warble tone

Trinken *n* drinking / **soziales ~** social drinking

Trinker *m* heavy drinker, alcoholic, dipsomaniac / **~delirium** *n* delirium tremens / **~demenz** *f* alcoholic dementia / **~halluzinose** *f* alcoholic hallucinosis / **~heilanstalt** *f* institution for the cure of alcoholics / **~heilstätte** *f* asylum for alcoholics, drying–out center, detoxification center / **~psychose** *f* alcoholic psychosis / **epileptoider ~** epileptoid alcoholic / **exzessiver ~** excessive alcoholic

Trink|gewohnheit *f* alcohol drinking pattern / **~sucht** *f* dipsomania / **~verhalten** *n* drinking behaviour

Triolismus *m* triolism

Triplopie *f* triplopia

Trippelgang *m* brachybasia, festination

Tripper *m* gonorrhoea, gonorrhea

Triskaidekaphobie *f* triskaidekaphobia

Trismus *m* trismus

Trisomie *f* trisomy

Tritanomalie *f* tritanomaly

tritanop tritanopic, tritanope

Tritanopie *f* tritanopia, tritanopsia, violet blindness

Triumphschrei *m* triumph call

Trizepsreflex *m* triceps reflex

Trizyklika *npl* tricyclic antidepressants

trochlear trochlear

Trochlearis *m* trochlear nerve, nervus trochlearis

Trödeln *n* dawdling

Trödler *m* dawdler

Troland *m* troland

Trommel *f* drum / **~fell** *n* ear drum, tympanic membrane

Tromophonie *f* tromophonia

Tropen|fieber *n* tropical fever, malignant tertian malaria / **~koller** *m* tropical frenzy

trophisch trophic

Tropho|neurose *f* trophoneurosis / **~tropismus** *m* trophotropism

trophoneurotisch trophoneurotic

tropisch tropic

Tropismus *m* tropism, taxis / **negativer ~** negative tropism / **positiver ~** positive tropism

Tropo|myosin *n* tropomyosin / **~stereoskop** *n* tropostereoscope / **~taxis** *f* tropotaxis

Trost *m* consolation / **~losigkeit** *f* desolateness, hopelessness / **~traum** *m* consolation dream

tröstlich comforting, consolatory

Trotz *m* defiance / **~alter** *n* phase of defiance, stubborn age / **~phase** *f* phase of defiance, phase of obstinacy / **~verhalten** *n* oppositional disorder

trotzig defiant, obstinate, stubborn

trüb opaque

Trübsal *f* misery, sorrow

Trübung *f* clouding, opacity

Trübungs|wirkung *f* clouding effect / **~zustand** *m* obnubilation

Trug *m* delusion, simulation, malingering / **~bild** *n* phantom, illusion, phantasm, fantasm, hallucination / **~empfindung** *f* referred sensation

trügerisch delusive, illusive, fallacious

Trugschluss *m* fallacy, paralogism, sophism / **biologischer ~** biological fallacy / **historischer ~** historical fallacy / **psychologischer ~** psychologist's fallacy / **typologischer ~** type fallacy

Trugwahrnehmung *f* delusion, misperception, false vision / **subjektiv unwahre ~** pseudohallucination

trunken drunk, inebriated, intoxicated

Trunken|bold *m* drunkard, inebriate / **~heit** *f* drunkenness, inebriety, intoxication / **~heitsdelikt** drink–driving offence

Trunksucht *f* dipsomania, drunkenness, intemperance, potomania, alcoholomania / **chronische ~** inebriety, chronic drunkenness / **krankhafte ~** oenomania, enomania / **periodische ~** posiomania

trunksüchtig dipsomaniac, addicted to alcohol

Trypsin *n* trypsin

Tryptamin *n* tryptamine

Tryptophan *n* tryptophan

T–Skala *f* T scale

T–System *n* transverse system, T system

T–Test *m* t test

T–Typ *m* T type

Tube *f* salpinx, fallopian tube, oviduct

Tuben|ligatur *f* tubal ligation / **~resektion** *f* salpingectomy, tubectomy

Tuber cinereum *n* tuber cinereum

Tuberkulosemittel *n* antitubercular drug

Tubocuranin *n* tubocuranine

Tubulin *n* tubulin

tüchtig capable, competent, efficient

Tüchtigkeit *f* capability, competence, proficiency

Tugend *f* virtue / **~wächtertum** *n* moralistic attitude

tugendhaft virtuous

Tumeszenz *f* tumescence, swelling

Tumor *m* tumor, tumour, neoplasm / **~zelle** *f* tumor cell, cancer cell / **bösartiger ~** malignant tumor, malignant neoplasm, carcinoma / **gutartiger ~** benign tumor

Tunnel *m* tunnel / **~effekt** *m* tunnel effect

Türkensattel *m* sella turcica, pituitary fossa

Turmschädel *m* turricephaly, tower head / **komplexer ~** Crouzon's craniofacial dysostosis

Turner–Syndrom *n* Turner's syndrome

Tutor *m* tutor

Tutorenunterricht *m* tutoring

Tutorin *f* tutoress

T–Wert *mt* score

Tympanie *f* tympanites, tympanitic resonance

Typ *m* type / **~–I–Fehler** *m* error of the first kind, type I error, rejection error / **~–II–Fehler** *m* error of the second kind, type II error / **~abweichung** *f* abmodality / **~bestimmung** *f* typing / **ambiäqualer ~** ambiequal type / **asthenischer ~** asthenic type / **athletischer** ~ athletic type, athletosome / **auditiver** ~ acoustic type / **breitwüchsiger** ~ brachytype / **cholerischer** ~ choleric type / **depressiver** ~ depressive type / **dysplastischer** ~ dysplastic type / **epileptoider** ~ epileptoid personality / **extrovertierter** ~ extrovert type, extroverted type / **introvertierter** ~ introvert type, introverted type / **irrationaler** ~ irrational type / **klinischer** ~ clinic type / **koartierter** ~ coartated type, coarctated type / **kortikaler** ~ cortical type / **kurzwüchsiger** ~ brevitype / **langwüchsiger** ~ longitype / **leptosomer** ~ leptosome, leptosome type / **misstrauischer** ~ suspicious type / **motorischer** ~ motor type / **muskulärer** ~ muscular type, sthenic type / **objektiver** ~ objective type / **optischer** ~ visual type / **paranoider** ~ paranoid personality / **politischer** ~ political type / **pyknischer** ~ pyknic type / **rationaler** ~ rational type / **residualer** ~ residual type / **sozialer** ~ social type / **überaktiver** ~ overactive type / **verschlossener** ~ seclusive type / **visueller** ~ visual type, visualizer / **zerebraler** ~ cerebral type / **zyklothymer** ~ cyclothymic type, cyclothymic personality

Typen|determination *f* determination of typing / **~einteilung** *f* **nach dem Erscheinungsbild** anthroposcopy / **~lehre** *f* typology / **~psychologie** *f* typology, psychology of types, constitutional psychology / **hippokratische** ~ hippocratic types / **psychologische** ~ psychological types

typengleich isotypical

Typho|lexie *f* visual aphasia / **~manie** *f* typhomania

Typhusdelirium *n* typhomania

typisch typical, characteristic

Typische *n* typicality, characteristics, typical features

Typologie *f* typology / ~ **nach Körperbau und Konstitution** somatotypology, body–build typology / **dichotome** ~ dichotomic type theory / **psychodiagnostische** ~ psychodiagnostic typology

typologisch typological

Typus *m* type / **~abweichung** *f* ectypia / ~ **mit Beginn in der Adoleszenz** adolescent–onset type / ~ **mit Beginn in der Kindheit** childhood–onset type / **allotroper** ~ allotropic type / **anästhetischer** ~ anaesthetic type / **apathischer** ~ apathetic type / **asthenischer** ~ asthenic type / **athletischer** ~ athletosome / **auditiver** ~ audile, acoustic type, audile type / **barykinetischer** ~ barykinetic type / **desintegrierter** ~ disintegrated type / **desorganisierter** ~ disorganized type / **dysthymer** ~ dysthymic type / **ektomorpher** ~ ectomorphic type / **endomorpher** ~ endomorph, endomorphic type / **expansiver** ~ expanded personality, expansive type / **hebephrener** ~ hebephrenic type / **impulsiver** ~ impulsive type / **introversiver** ~ introverted type / **intuitiver** ~ intuitive type / **katatoner** ~ catatonic type / **kurzwüchsiger** ~ brevitype / **melancholischer** ~ melancholic type / **motorischer** ~ motile, motor type / **paranoider** ~ paranoid type / **reiner** ~ biotype / **residualer** ~ residual type / **restriktiver** ~ restricting type / **schizothymer** ~ schizothyme / **situativer** ~ situational type / **sozialer** ~ sociotype, social type / **undifferenzierter** ~ undifferentiated type / **vom gleichen** ~ isotypical / **zerebrotoner** ~ cerebrotonic type

Tyramin *n* tyramine

Tyrann *m* tyrant, despot

Tyrannei *f* tyranny, despotism

tyrannisieren tyrannize, domineer

Tyrosin *n* tyrosine

T–Zelle *f* T cell, T lymphocyte

U

Übel|keit *f* nausea / **~tat** *f* misdeed, malfeasance

übelriechend evil–smelling, malodorous, fetid

Üben *n* practise, practising

üben practise, practice, exercise, train

überaktiv overactive / **pathologisch ~** hyperergastic

Überaktivität *f* overactivity, hyperactivity, psychomotor overactivity / **pathologische ~** hyperergasia

überängstlich overanxious

Überängstlichkeit *f* overanxiousness

überanstrengen overexert, overstrain

Überanstrengung *f* overexertion, extreme fatigue, defatigation, overstrain, strain / **geistige ~** mental fatigue, brain–fag / **nervöse ~** nerve strain, nervous strain

überarbeitet overworked, overwrought

Überarbeitung *f* defatigation, overstrain

Überbau *m* superstructure / **psychischer ~** psychic superstructure, psychological superstructure / **seelischer ~** mental superstructure

Überbeanspruchung *f* overtaxing, overworking

überbelasten overload

überbelastet overloaded, overcharged

Überbelastung *f* overstrain, strain / **nervliche ~** nervous strain

überbesetzt overcathected, hypercathected

Überbesetzung *f* hypercathexis, overcathexis

überbesorgt overprotective

Überbesorgtheit *f* overprotection, overprotectiveness, hyperprotection

überbestimmt overdetermined

Überbetonung *f* overemphasis

Überbevölkerung *f* overpopulation

überbewerten overrate, overestimate

Überbewertung *f* overestimation

Überbrückungsverhalten *n* mediating behaviour

überdenken reconsider

Überdetermination *f* overdetermination, multiple determination

überdeterminiert overdetermined

Überdeutung *f* overinterpretation

Überdosis *f* overdose / **~ von Medikamenten** drug overdose

Überdruss *m* satiety, tiredness

übereilt precipitate, premature

Übereilung *f* precipitation

Übereinkunft *f* agreement, convention

übereinstimmen agree, conform, correspond / **nicht ~** disagree, dissent

übereinstimmend corresponding, congruent, identical, homologous / **erfahrungsgemäß ~** syntaxic / **nicht ~** incongruent, incongruous, discordant

Übereinstimmung *f* agreement, concordance, correspondence, congruence, concurrence / **~ der Ergebnisse** correspondence of outcomes / **~ der Ideen** ideational consonance / **erbliche ~** hereditary coordination / **fehlende ~** incongruence, incongruity, nonconformity / **innere ~** consistence, consistency, rapport / **intuitive ~** consentience / **kognitive ~** cognitive consonance

Übereinstimmungs|prinzip *n* principle of concurrency / **~validität** *f* concurrent validity

überempfindlich oversensitive, hypersensitive, supersensitive, hyperaesthetic, hypersusceptible, abnormally sensitive

Überempfindlichkeit *f* hypersensitivity, oversensitivity, hypersensitiveness, supersensitivity, hyperaesthesia, hyperesthesia, hypergia / **~ gegen Bewegungsreize** hyperkinaesthesia, hyperkinesthesia / **~ der Haut** aesthesiodermia, esthesiodermia / **~ des Gehörs** acouaesthesia / **~ gegen Kälte** hypercryaesthesia / **~ gegen Schmerzen** hyperalgesia / **~ gegenüber Kitzeln** gargalhyperaesthesia / **~ gegen Wärme** hyperthermalgesia / **psychische ~** psychic anaphylaxis

Überempfindlichkeitsreaktion *f* hypersensitivity reaction, allergy

überentwickelt overdeveloped, hypermature, hypertrophic

Überentwicklung *f* overdevelopment, hypergenesis

übererregbar hyperexcitable, overexcitable, erethic

Übererregbarkeit *f* overexcitability, hyperexcitability / **~ der Muskulatur** tetanism / **~ des Parasympathikus** vagotonia

übererregen overexcite, superexcite

Übererregung *f* overexcitation, superexcitation

Überessen *n* overeating, hyperphagia / **zwanghaftes ~** compulsive overeating

Überfluss *m* overflow

überflüssig superfluous, redundant, spare

überfluten overflow

Überflutungstherapie *f* flooding therapy, implosive therapy, flooding procedures, implosive procedure, implosion therapy

Überfressen *n* overeating, hyperphagia

Überfunktion *f* overactivity, hyperactivity, hyperfunction / **~ der Geschlechtsdrüsen** hypergonadism / **~ der Nebenschilddrüsen** hyperparathyroidism

überfürsorglich overprotective

Überfütterung *f* hyperalimentation, superalimentation

Übergang *m* transition, change–over

Übergangs|bereich *m* transitional zone / **~einrichtung** *f* halfway house / **~farben** *fpl* intermediate colours / **~form** *f* intermediate form, transitional form / **~objekt** *n* transitional object / **~phase** *f* transitional phase, transitional stage / **~punkt** *m* transition point / **~rituale** *mpl* rites of passage / **~zeit** *f* transition period, transitional period / **~zustand** *m* state of transition

übergeben (sich) vomit

Übergehorsam overconforming

übergenau meticulous, scrupulous, hypercritical

übergeordnet superordinate

Übergewicht *n* overweight, obesity, preponderance, predominance

übergewissenhaft overconscientious

überheblich complacent, arrogant, self–important

Überheblichkeit *f* presumption, complacency, arrogance

Über–Ich *n* superego / **~bildung** *f* formation of the superego / **~integration** *f* superego integration / **~konflikt** *m* superego conflict

überindividuell overindividual

Überinterpretation *f* overinterpretation

Überkompensation *f* overcompensation

Überkonditionieren *n* overconditioning

Überkonstanz *f* superconstancy

überkritisch hypercritical, overcritical

überkultiviert oversophisticated

überladen overload

überlagern overlap, superimpose, disguise / **sich ~** interfere

Überlagerung *f* superimposed psychic cause, psychic overtone, overlapping, masking / **akustische ~** auditory masking

Überlagerungs|effekt *m* **eines Tones** masking effect of a sound / **~theorie** *f* theory of interference, theory of masking / **~verfahren** *n* masking method

überlasten overstrain, overload

Überlastung *f* overload, overstrain, overstress

überlaufen overflow

Überleben *n* survival / **~ der Tauglichsten** survival of the fittest

Überlebende *m,f* survivor

Überlebendensyndrom *n* survivor syndrome, concentration camp syndrome

Überlebenswert *m* survival value, adaptive value

Überlegenheit *f* superiority / **emotionale ~** emotional superiority

Überlegenheits|gefühl *n* superiority feeling / **~komplex** *m* superiority complex / **~-Unterlegenheits–Beziehung** *f* ascendance–submission relation / **~–Unterlegenheits–Fragebogen** *m* A–S reaction questionnaire

Überlegung *f* deliberation, consideration / **nochmalige ~** reconsideration

Überleitungs|verzögerung *f* delayed conduction, conduction latency / **~zeit** *f* synapse time, synapsis time, conduction time

Überlernen *n* overlearning

überlernen overlearn

Überlieferung *f* tradition, social transmission

Übermaß *n* excess

übermäßig excessive

Übermensch *m* superman, superhuman

übermenschlich superhuman

Übermittlung *f* transmission / **genetische ~** transduction / **soziale ~** social heredity

übermüden overtire, overfatigue

Übermüdung *f* overfatigue, overstrain

übernatürlich supernatural, supranatural, transcendental

übernormal hypernormal, supernormal

Überordnung *f* superordination

Überorganisation *f* overorganization

überpersönlich superpersonal

Überproduktion *f* overproduction

überprüfen check, inspect, review, reconsider, re–examine / **nochmals ~** recheck

Überprüfung *f* review, examination, check, survey, scrutiny / **~ einer Theorie** theory verification

überraschend surprising, unexpected

Überraschung *f* surprise

überreagieren overreact

Überreaktion *f* overreaction

überreden persuade

überredend persuasive

Überredung *f* persuasion

überreichen present, hand over

überreif overmature, hypermature, overripe

überreizen overexcite, overstimulate

überreizt overexcited, overwrought

Überreizung *f* overstimulation, overexcitation, superexcitation, excessive irritation / **nervöse ~** nerve strain

übersättigen supersaturate

übersättigt sated, satiated, replete

Übersättigung *f* supersaturation, oversaturation, satiety

Übersättigungstherapie *f* saturation therapy

Übersäuerung *f* hyperacidity

überschallschnell supersonic

überschatten overshadow

Überschätzung *f* overestimation / **krankhafte ~ der Größenverhältnisse** macromania

überschnappen become crazy, go mad, go crazy

überschnappen *n* **der Stimme** paraphonia

überschneiden overlap

Überschneidung *f* overlap, intersection, collision

Überschneidungssituation *f* overlapping situation

überschwellig supraliminal, suprathreshold

überschwenglich exalted, effusive, exuberant

Überschwenglichkeit *f* effusion, effusiveness, exuberance

Übersetzerprogramm *n* compiler, translation programme

Übersetzung *f* translation / **fremdsprachliche** ~ foreign–language translation

Übersicht *f* summary, résumé / **vergleichende** ~ synopsis

übersichtig far–sighted, hypermetropic, hyperopic

Übersichtige *m,f* hypermetrope

Übersichtigkeit *f* hypermetropia, hyperopia, farsightedness

übersinnlich supersensible, psychic, transcendental

überspannt extravagant, overexcited, hypertensive

Überspanntheit *f* eccentricity, extravagance / **krankhafte** ~ expansive delirium

Überspitzung *f* exaggeration

Überspringen *n* skipping / ~ **von Schulklassen** grade skipping, grade acceleration, educational acceleration, scholastic acceleration

überspringen jump, skip, miss

Übersprunghandlung *f* displacement activity, substitute activity, irrelevant activity

überstark excessive

überstehen get over, survive

übersteigert excessive, overreacting

Überstunde *f* overtime / ~**n** *fpl* **machen** work overtime

überstürzt percipitate, overhasty

Überstürzung *f* percipitation

Übertrag *m* carry–over, transfer / ~**barkeit** *f* communicability, contagiousness, transmissibility

übertragbar transferable, transmissible

Übertragen *n* **des Kindes** retarded birth, post–term birth

Überträger|substanz *f* transmitter substance, carrier substance / **aktiver** ~ active transducer / **passiver** ~ passive transducer

Übertragung *f* transfer, transference, transmission, carry–over / ~ **auf eine gegengeschlechtliche Person** countersexual transference / ~ **von Prinzipien** transfer of principles / **beiderseitige** ~ bilateral transfer / **humorale** ~ humoral transmission / **negative** ~ negative transfer, negative transference / **neuromuskuläre** ~ neuromuscular transmission / **positive** ~ positive transference / **psychotherapeutische** ~ psychotherapeutic transference / **synaptische** ~ synaptic transmission

Übertragungs|analyse *f* analysis of transference / ~**dynamik** *f* dynamics of transference / ~**einheit** *f* transmission unit / ~**fläche** *f* transfer surface / ~**mittel** *n* vehicle / ~**neurose** *f* transference neurosis / ~**psychose** *f* transmission psychosis / ~**substanz** *f* transmitter / ~**theorie** *f* transmission theory / ~**widerstand** *m* transference resistance

Übertreibung *f* exaggeration

Übertretung *f* contravention, infraction, transgression / **geringfügige** ~ minor infraction

übertrieben exaggerated, excessive

übervölkert overpopulated

Übervölkerung *f* overpopulation, crowding

Übervorteilung *f* cheating, defraudation

Überwachen *n* monitoring

überwachen monitor

überwacht controlled

Überwachung *f* supervision, monitoring, surveillance

Überwachungsgerät *n* monitoring equipment

überwältigen overpower, overwhelm

Überwanderung *f* transmigration

Überwärmung *f* hyperthermia, hyperthermy

Überweisung | *f* **von Klienten** client transfer / ~ **zur Fachbehandlung** professional referral

Überwiegen *n* preponderance, predominance / ~ **der rechten Seite** right–preponderance / ~ **einer Blickrichtung** directional preponderance

überzeugen convince, persuade

überzeugend convincing, persuasive

Überzeugung *f* conviction, persuasion, belief, certitude / **feste** ~ certainty, strong conviction / **irrationale** ~ irrational belief / **religiöse** ~ religious belief

Überzeugungs|matrix *f* value system / ~**system** *n* belief system / ~**wertmatrix** *f* belief–value matrix

Überzug *m* coat, coating

ubiquitär ubiquitous

Ubiquität *f* ubiquity

üblich usual, ordinary, customary, traditional

Übung *f* exercise, practice, training / **formale** ~ formal exercise / **gedrängte** ~ unspaced practice, massed practice, massed trials / **kognitive** ~ cognitive rehearsal / **massierte** ~ massed practice / **negative** ~ negative practice / **verteilte** ~ spaced practice, distributed practice, spaced trials

Übungs|effekt *m* practice effect / ~**gerät** *n* training equipment, simulator / ~**gesetz** *n* law of exercise, law of use / ~**grenze** *f* practice limit / ~**kurs** *m* practical course / ~**kurve** *f* practice curve / ~**leiter** *m* training supervisor, trainer, coach / ~**material** *n* practice material / ~**phase** *f* practice phase / ~**plateau** *n* practice plateau, learning plateau / ~**reaktion** *f* exercise response / ~**theorie** *f* practice theory / ~**therapie** *f* therapeutic exercises, exercise therapy, recreation therapy / ~**übertragung** *f* transfer of training / ~**wirkung** *f* practice effect / ~**zeitraum** *m* practice period

U–Fasern *fpl* U fibres

Ufo–Psychose *f* UFO psychosis

U–förmig U–shaped

U–förmige Verteilung *f* U–shaped distribution

Uhr *f* clock / **biologische** ~ biological clock, chemical clock / **gegen den** ~**zeigersinn** counter clockwise / **im** ~**zeigersinn** clockwise / **innere** ~ internal clock / **physiologische** ~ biological clock / **zirkadiane** ~ circadian rhythm

Uhrentest *m* watch test

U–Hypothese *f* U hypothesis

U–Kurve *f* U–shaped curve

Ulcus, Ulkus *m* ulcer, ulcus

ulnar ulnar

Ulrich–Turner–Syndrom *n* Turner's syndrome

ultra|dian ultradian / ~**modern** ultramodern / ~**rot** infrared, ultrared / ~**violett** ultraviolet

Ultra|schall *m* ultrasound, ultrasonics / ~**schalluntersuchung** *f* ultrasound examination / ~**schallwelle** *f* supersonic sound / ~**violett–Strahlen** *mpl* ultraviolet rays

Umadressierung *f* redirection

umerziehen re–educate

Umerziehung *f* re–education, remedial training / **geistige** ~ brain–washing

Umfang *m* extent, span, volume, circumference / ~ **des benutzten Wortschatzes** vocabulary burden, vocabulary load / ~ **des Bewusstseins** scope of consciousness

umfassend comprehensive, extensive

Umfeld *n* surrounding field, environment, context / ~ **der Klasse** class environment / ~ **der Schule** school environment / ~**hemmung** *f* lateral inhibition / **psychologisches** ~ psychological environment

umformen transform, remold

Umformer *m* converter, transformer

Umformung *f* transformation

Umfrage *f* survey, poll, opinion poll / **eine ~ durchführen** carry out an opinion poll, survey / **öffentliche ~** public opinion poll, public survey / **schriftliche ~** mail survey / **telefonische ~** telephone survey

Umfunktionierung *f* remodeling

umgänglich sociable / **nicht ~** insociable

Umgangs|englisch *n* nonstandard English / **~sprache** *f* colloquial language, slang

umgebend ambient, surrounding

Umgebung *f* environment, surroundings, milieu / **äußere ~** external environment / **beschützende ~** protected environment / **in geschützter ~** in a protected environment / **unmittelbare ~** surrounding, direct environment

Umgebungs|einfluss *m* environmental influence, effect of surroundings / **~faktoren** *mpl* environmental factors

umgehen (mit) handle, deal with

umgekehrt reverse, inverted, inverse, vice versa

umgestalten alter, modify, transform

Umgestaltung *f* alteration, modification, reform, transformation

Umgewöhnung *f* retraining, rehabilitation / **aktive ~** active rehabilitation

umgruppieren regroup

Umherwandern *n* wandering behaviour

Umkehr *f* reversal, reversion / **~barkeit** *f* reversibility / **~beziehung** *f* inverse relationship / **~bildung** *f* reversal formation / **~denken** *n* regressive deliberation / **~ durch Umdrehung** reversibility by reciprocity / **~effekt** in reversal effect / **~figur** *f* inverted figure / **~lernen** *n* reversal learning / **~methode** *f* reversal design / **~perspektive** *f* reversible perspective / **~potential** *n* reversal potential / **~reaktion** *f* backlash / **~verschiebung** *f* reversal shift / **~wechsel** *m* reversal shift

umkehrbar reversible

umkehren invert, reverse

Umkehrung *f* inversion, reversal / **~ der Gefühle** inversion of affects / **~ der Vorzeichen** factor reflection, reversal of sign / **~ ins Gegenteil** reversal into the opposite

Umklammerungs|reaktion *f* starting reflex, starting response / **~reflex** *m* clasping reflex, Moro reflex, embrace reflex

Umkodierung *f* recoding

Umleitung *f* redirection

Umlernen *n* unlearning / **außerdimensionales ~** non–reversal shift learning / **innerdimensionales ~** reversal shift learning

Umnachtung *f*, **geistige** obnubilation, mental derangement, mental aberration / **plötzliche geistige ~** sudden mental derangement

Umordnung *f* rearrangement

Umorientierung *f* **der Persönlichkeit** personality reorganization

Umpolarisierung *f* change of polarity

Umrechnungs|faktor *m* conversion factor / **~tabelle** *f* conversion of scores, conversion table

Umriss *m* contour, outline

Umschaltung, vegetative *f* changes in autonomic nervous activity

Umschlagfigur *f* reversion figure, reversion picture

umschmeicheln flatter

umschreibend periphrastic

umschrieben, eng circumscribed

Umschulung *f* re–education, retraining, rehabilitation / **berufliche ~** occupational retraining

Umsetzung *f* transposition, transplantation

Umsetzungsexperiment *n* transplantation experiment

umsorgt, übermäßig overprotected

Umspringbild *n* reversion figure

Umstände *mpl* circumstances

umständlich circumstantial

Umständlichkeit *f* circumstantiality

umstellen transpose, change

Umstellung *f* change–over, transposition, transformation

Umstellungsfähigkeit *f* mental flexibility, suppleness, malleability

Umstimmungstherapie *f* stimulation therapy, irritation therapy

umstrukturieren restructure

Umstrukturierung *f* restructuring, reorganisation / **kognitive** ~ cognitive restructuring

Umsturz *m* revolution, subversion / **politischer** ~ political revolution

umstürzlerisch subversive

umwandeln transform, transmute, convert

Umwandlung *f* transformation, transmutation, conversion, metamorphosis, assimilation / ~ **der Messwerte** transmutation of measures / ~ **von Rohwerten** conversion of raw scores / ~ **von Wechselstrom in Gleichstrom** rectification

Umweg *m* detour / ~**handlung** *f* detour action / ~**lernen** *n* detour learning / ~**problem** *n* detour problem

Umwelt *f* environment, surroundings, milieu, external environment / ~**anpassung** *f* environmental adaptation / ~**bedingungen** *fpl* environmental conditions / ~**belastung** *f* environmental load / ~**effekt** *m* environmental effect / ~**einfluss** *m* environmental influence, environmental effect / **entwicklungsfördernde** ~**einflüsse** *mpl* nurturing environmental influences / ~**erziehung** *f* environmental education / ~**faktor** *m* ecological factor, environmental factor / ~**forscher** *m* ecologist / ~**lehre** *f* ecology, mesology / ~**planung** *f* environmental planning / ~**psychologie** *f* environmental psychology / ~**schutz** *m* environmental protection / ~**stress** *m* environmental stress / ~**-Typus** *m* natural environment type / ~**veränderung** *f* environmental change / ~**verschmutzung** *f* environmental pollution / ~**wahrnehmung** *f* environmental perception / ~**wirkung** *f* environmental effect / **gesellschaftliche** ~ social environment / **häusliche** ~ home environment / **institutionelle** ~ facility environment / **ländliche** ~ rural environment / **natürliche** ~ natural environment / **psychologische** ~ psychological environment, behavioural environment / **soziale** ~ social environment / **städtische** ~ urban environment

umwelt|bedingt peristatic, ecologically determined / ~**bezogen** environment–related / ~**stabil** resistant to environmental influences

umwerben court

Umwertung *f* revaluation, transvaluation / ~ **aller Werte** transvaluation of all values

Umzentrierung *f* recentring, recentering

Umzugsdepression *f* relocation depression

unabdingbar indispensable, obligate

unabhängig independent / ~ **von** non–contingent upon, independent of

Unabhängige *m,f* independent

Unabhängigkeit *f* independence, autonomy / ~ **der Willensbildung** Promethean will

unabsichtlich involuntary, unintentional

Unabsichtlichkeit *f* indeliberateness, involuntariness

unabwendbar unavoidable, inevitable

unachtsam inattentive, unattentive, careless

Unachtsamkeit *f* carelessness, inattentiveness, inattention

unangemessen inadequate, disproportionate

Unangemessenheit *f* inadequacy, disproportionateness

unangenehm unpleasant

unangepasst maladjusted, unadapted

Unangepasstheit *f* maladjustment

Unannehmlichkeit *f* inconvenience, trouble

unanständig indecent

Unanständigkeit *f* indecency

unartig naughty

unartikuliert inarticulate

unaufdringlich unobtrusive, discrete
unaufmerksam inattentive, unattentive
Unaufmerksamkeit *f* inattention, inattentiveness
Unaufrichtigkeit *f* insincerity, uncandidness, falseness
unausgeglichen unbalanced, unstable
Unausgeglichenheit *f* instability, imbalance, disharmony / **geistige** ~ mental disequilibrium
unausgewählt unselected
unausgewogen unbalanced
unaussprechlich inexpressible, ineffable, unspeakable
unausstehlich intolerable, unsupportable
unbarmherzig merciless
unbeabsichtigt unintentional
unbedacht thoughtless, inconsiderate / **~sam** inconsiderate
unbedeutend insignificant, unimportant, minor
unbedingt unconditional, unconditioned
unbeeinflusst unbiassed, uninfluenced
unbefangen unaffected, frank, naive
unbefriedigend unsatisfactory
unbefriedigt unsatisfied
unbegreiflich inconceivable, incomprehensible
Unbehagen *n* uneasiness, unpleasure, discomfort / ~ **verursachen** discomfort / **allgemeines** ~ diffuse discomfort
unbehaglich uneasy, uncomfortable
Unbehaglichkeitsgefühl *n* feeling of discomfort, sensation of discomfort
unbeherrschbar uncontrollable
unbeherrscht uncontrolled, lacking self-control
Unbeherrschtheit *f* lack of self-control, unrestrainedness, acrasia
unbeholfen awkward, clumsy, unpractical
Unbeholfenheit *f* awkwardness, clumsiness, impracticality
unbekümmert carefree, unconcerned

Unbekümmertheit *f* carefreeness, unconcern
unberechenbar unpredictable, erratic, capricious
unberührbar taboo, tabu, untouchable
unbeschädigt intact, undamaged
unbeschränkt unrestricted, unlimited
unbeseelt inanimate
unbesetzt uncathected
unbesonnen reckless, thoughtless, imprudent
Unbesonnenheit *f* recklessness, thoughtlessness, imprudence
Unbesorgtheit *f* unconcern
unbeständig changeable, unstable, labile
Unbeständigkeit *f* lability, instability, unstableness
unbestimmbar indeterminable / **quantitativ** ~ unquantifiable
unbestimmt indefinite, undetermined, indeterminate
Unbestimmtheit *f* indetermination, vagueness, indefiniteness
Unbestimmtheitsmaß *n* coefficient of non–determination
unbeweglich immobile, inflexible, rigid
Unbeweglichkeit *f* immobility, inflexibility, rigidity / **geistige** ~ mental inertia / **katatone** ~ catatonic immobility
unbewusst unaware, unconscious, nonconscious, subconscious
Unbewusste *n* unconscious, unconscious mind, unconsciousness / **absolutes** ~ absolute unconscious / **dynamisches** ~ dynamic unconscious / **familiäres** ~ familial unconscious / **kollektives** ~ racial unconscious, collective unconscious / **persönliches** ~ personal unconscious
unbezähmbar uncontrollable, unrestrainable
Uncinatusanfall *m* uncinate fit
Uncus gyri parahippocampalis *m* uncinate gyrus

undankbar ungrateful, unrewarding
Undankbarkeit *f* ingratitude, thanklessness
undenkbar inconceivable, unthinkable
undeutlich blurred, vague, indistinct, inarticulate, unclear
Undeutlichkeit *f* indistinctness, vagueness, inarticulateness / ~ **des peripheren Sehens** fuzziness of peripheral vision
undifferenziert undifferentiated
unduldsam intolerant, impatient
Undurch|dringlichkeit *f* impermeability, imperviousness, impenetrability / **~sichtigkeit** *f* opacity
undurchsichtig opaque, nontransparent
uneben uneven, rough
unecht artificial, spurious
Unechtheit *f* spuriousness, artificiality / ~ **des Charakters** spuriousness of character
unehelich illegitimate
Unehelichkeit *f* illegitimacy
Unehrenhaftigkeit *f* dishonorableness, disreputability
unehrerbietig unrespectful
unehrlich dishonest, insincere
Unehrlichkeit *f* dishonesty, insincerity
Uneigennützigkeit *f* unselfishness, selflessness, altruism
uneingeschränkt unrestricted, unlimited
Uneinigkeit *f* disagreement, discordance, difference
Uneinsichtigkeit *f* anosognosia
unempfänglich insusceptible, irresponsive
Unempfänglichkeit *f* insusceptibility
unempfindlich insensitive, insusceptible, anaesthetized
Unempfindlichkeit *f* insensitivity, insusceptibility, insensibility, anaesthesia, anesthesia / ~ **gegen Kälte** cryanaesthesia, cryanesthesia / ~ **gegen Wärme** thermoanalgesia / ~ **gegenüber Kitzeln** gargalanaesthesia
unendlich infinite
Unendlichkeit *f* infinity

Unenthaltsamkeit *f* incontinence
unentschieden undecided, indecisive
unentschlossen undecided, irresolute, indecisive
Unentschlossenheit *f* indecision, irresoluteness, undecidedness / **krankhafte** ~ folie du doute, pathological indecisiveness
unentwickelt undeveloped, immature
unerfahren inexperienced
unerfreulich unpleasant
unergiebig unproductive
unerheblich irrelevant, insignificant, immaterial
unerkennbar unrecognizable
unerlaubt illicit
unerotisch non–erotic, frigid
Unersättliche *m,f* glutton
Unersättlichkeit *f* morbid appetite, insatiability, acoria
Unerschütterlichkeit *f* imperturbability, steadfastness
unerträglich unbearable, intolerable, insufferable
unerwartet unexpected, sudden
unerwünscht undesirable, unwanted
unerziehbar uneducable, ineducable, unteachable
Unerziehbarkeit *f* ineducability, unteachability
unerzogen uneducated, ill–bred
unfachmännisch unprofessional, amateurish
unfähig incapable, inefficient, incompetent
Unfähigkeit *f* incapability, inability, incompetence, unfitness, incapacity / ~ **Bewegungen zu koordinieren** ataxia / ~ **bestimmte Bewegungen auszuführen** apraxia / ~ **das "l" auszusprechen** paralambdacism / ~ **das "r" korrekt auszusprechen** pararhotacism / ~ **den Koitus zu vollziehen** apareunia / ~ **deutlich zu sprechen** alalia / ~ **die Aufmerksamkeit aufrechtzuerhalten** aprosexia / ~ **eine Bewegung zu beschleunigen** bradykin-

esis / ~ eine menschliche Beziehung herzustellen unassociability / ~ einen Beschluss zu fassen abulla / ~ Gefühle zu äußern alexithymia / ~ Geschlechtsverkehr zu haben apareunia / ~ Ideen zu formulieren acataphasia / ~ in abstrakten Begriffen zu denken concretism / ~ Klänge zu behalten und zu erinnern acousmatamnesia / ~ Klänge zu erkennen acousmatognosis / ~ mehrdeutige Situationen zu ertragen intolerance of ambiguity / ~ mit Gefühlen zu reagieren apothymosis / ~ Sätze zu bilden ataxiaphasia / ~ sich an Namen zu erinnern autonomasia / ~ sich gesellschaftlich einzuordnen asociality / ~ Sprache zu verstehen acatamathesia / ~ Symbole zu verstehen asymbolia, asenia / ~ Wörter zu Sätzen zu ordnen ataxaphasia, ataxiaphasia / ~ Zischlaute richtig auszusprechen parasigmatism / ~ zu begreifen acatalepsia, acatalepsy / ~ zu essen alimentary apraxia / ~ zu geistiger Anstrengung aprosexia / ~ zu riechen anosmia / ~ zu schlafen insomnia, asomnia, egregorsis / ~ zu sprechen anepia / ~ zu zählen anarithmia / ~ zu zeugen sterility, infertility / hysterische ~ zu gehen stasibasiphobia / krankhafte ~ grammatikalisch richtig zu sprechen agrammatism / krankhafte ~ zu lesen alexia / krankhafte ~ zu rechnen acalculia / krankhafte ~ zu reden aphrasia, aphasia / krankhafte ~ zu schreiben agraphia

unfair unfair, unjust

Unfall *m* accident / **~anfälligkeit** *f* accident proneness / **~chirurgie** *f* accident surgery / **~delirium** *n* traumatic delirium / **~disposition** *f* accident proneness / **~erinnerung** *f* traumatic memory, traumatic trace / **~fieber** *n* traumatic fever / **~folge** *f* traumatic lesion / **~gefahr** *f* safety hazard / **~gefahr am Arbeitsplatz** occupational hazard / **~neigung** *f* accident proneness / **~neurose** *f* traumatic neurosis, accident neurosis / **~psychose** *f* traumatic psychosis / **~schock** *m* traumatic shock / **~sucht** *f* traumatomania, traumatophilia / **~tendenz** *f* accident proneness / **~verhütung** *f* accident prevention / **~versicherung** *f* accident insurance / **berufsgenossenschaftliche ~versicherung** *f* workmen's compensation insurance / **tödlicher ~** fatality, fatal accident

Unfäller *m* accident–prone person

unfall|geneigt accident–prone / **~süchtig** traumatophilic

Unfallsleiden *n* traumatopathy, traumatosis

unfassbar inconceivable, incomprehensible

unfertig unfinished, unformed

unförmig monstrous, deformed

unfreiwillig involuntary

Unfreiwilligkeit *f* involuntariness

unfruchtbar infertile, sterile

Unfruchtbar|keit *f* infertility, barrenness, sterility, infecundity

ungebildet uneducated, illiterate

ungebräuchlich uncommon, unusual, uncustomary

ungebunden unattached, free

ungeduldig impatient

ungeeignet inapt, unsuitable, inappropriate, unfit

ungefähr approximately, roughly, about

ungegliedert unstructured

ungehemmt uninhibited, disinhibited, unrestrained

ungehörig impertinent, indecent, improper

Ungehorsam *m* disobedience, insubordination / **ziviler ~** civil disobedience

ungekünstelt unaffected

Ungelenkigkeit *f* stiffness, angularity

ungelenkt nondirective

ungelernt unskilled

ungeliebt unloved

ungelöst unresolved

ungemischt unmixed

Ungenauigkeit *f* inaccuracy

ungepaart unpaired, unmatched

ungerade odd, uneven

ungerecht unjust, unfair / **~fertigt** unjustified

Ungerechtigkeit f injustice, inequity

ungerichtet nondirective

ungeschehen machen undo

Ungeschehenmachen n undoing, undoing mechanism, retroactive annulment

Ungeschicklichkeit f clumsiness, maladroitness, awkwardness / **ausgeprägte manuelle ~** dyschiria

ungeschickt clumsy, maladroit, awkward

Ungeschicktheit f impracticalness, maladroitness

ungeschlechtlich asexual, agamic, parthogenetic

Ungeschliffenheit f roughness, crudeness

ungesellig unsociable, insociable

Ungeselligkeit f unsociability

ungestaltet unshaped, shapeless

ungestört undisturbed

ungestreift unstriated, unstriped

ungestüm impetuous, passionate

ungesund unhealthy, unsound

ungeteilt undivided

ungetrübt undisturbed, clear, unmixed

ungewichtet unweighted

Ungewissheit f uncertainty, uncertainness, suspense

ungewöhnlich unusual, uncommon, exceptional

ungezogen naughty, ill-bred

Ungezwungenheit f case, naturalness, unaffectedness

ungiftig nontoxic, nonpoisonous

Unglaube m unbelief, disbelief

ungleich unequal, dissimilar, different, disparate / **~erbig** heterozygote

Ungleich|erbigkeit f heterozygousness / **~förmigkeit** f asymmetry / **~gewicht** n imbalance / **physiologisches ~gewicht** n dyscrasia / **~heit** f inequality, dissimilarity / **~mäßigkeit** f irregularity

Unglück n misfortune, disaster, mischief, calamity

unglücklich unhappy, unfortunate, miserable

ungültig invalid / **für ~ erklären** annul, declare nul and void

Ungültig|keit f invalidity / **~machung** f invalidation

unharmonisch disharmonious, disharmonic, unharmonious

Unheil n mischief, calamity, disaster

unheilbar incurable

unheilvoll disastrous, sinister

unhygienisch unhygienic, insanitary

uni|dimensional unidimensional, one-dimensional / **~form** uniform / **~lateral** unilateral / **~modal** unimodal / **~polar** unipolar, monopolar / **~variat** univariate / **~versal** universal

Uniformierung f uniformization

unintelligent unintelligent

Universal|genie n universal genius / **~index** m universal index

Universalismus m universalism

Universalität f universality / **~ der Gefühle** universality of feelings

Universität f university, college

Universitäts|ausbildung f university education / **~grad** m university degree / **~institut** n university institute / **~studium** n university studies / **~unterricht** m academic teaching, university teaching

unklar unclear, indefinite, confused

Unklarheit f unclarity, unclearness, confusion

unklug unwise, imprudent

unkompliziert uncomplicated, simple

Unkompliziertheit f simplicity

unkonditioniert unconditioned, unconditional

unkontrollierbar uncontrollable

unkontrolliert uncontrolled

unkoordiniert uncoordinated, ataxic, asynchronous, asynergic
unkörperlich incorporeal, immaterial, asomatous
Unkörperlichkeit *f* immateriality, incorporeity
unkorreliert noncorrelated
unkultiviert uncultivated, uncivilized
unlenksam intractable, ungovernable, indocile
unliebsam disagreeable, unpleasant
unlogisch illogical, irrational, unreasonable
Unlust *f* displeasure, unpleasure / **~affekt** *m* unpleasant affect / **~empfinden** *n* cacaesthesia, cacesthesia / **~erlebnis** *n* experience of unpleasure / **~gefühl** *n* feeling of unpleasure / **~prinzip** *n* unpleasure principle, pain principle
unmännlich unmanly, effeminate
Unmännlichkeit *f* anandria, effeminacy, unmanliness
unmäßig excessive, immoderate
Unmäßigkeit *f* immoderation, unreasonableness, intemperance / **sexuelle ~** sexual incontinence, sexual excess
unmelodisch unmelodious
unmenschlich inhuman, brutal
unmerklich imperceptible
unmittelbar immediate, direct / **~ bevorstehend** imminent
Unmittelbarkeit *f* immediacy, directness
unmoralisch immoral, amoral
unmündig minor, under age
Unmündigkeit *f* minority, underage, nonage
unmusikalisch unmusical
unnachsichtig strict, severe, intolerant
unnahbar inaccessible, unapproachable, aloof
unnatürlich unnatural, abnormal, artificial
unorthodox unorthodox
unparteiisch impartial, neutral, unbiased
Unpässlichkeit *f* indisposition
unpersönlich impersonal

unpoliert unpolished
unproduktiv unproductive
unrational nonrational
Unrecht *n* injustice, wrong
unrechtmäßig illegitimate, illegal, unlawful
Unredlichkeit *f* dishonesty
unreduzierbar irreducible
unregelmäßig irregular, uneven, erratic
Unregelmäßigkeit *f* irregularity, unevenness
unreif immature, undeveloped, unripe
Unreife *f* immaturity, underdevelopment, greenness, prematurity / **emotionale ~** emotional immaturity / **jugendliche ~** juvenility
unrhythmisch arrhythmic
Unruhe *f* restlessness, disquiet, unrest, agitation / **~stifter** *m* troublemaker / **geistige ~** mental restlessness / **innere ~** subjective feeling of unrest, uneasiness / **motorische ~** superactivity, tasikinesia / **nervöse ~** nervous restlessness, dysphoria, fidgetiness / **psychomotorische ~** psychomotor restlessness / **seelische ~** psychic agitation
unruhig restless, agitated, uneasy, disquieted, dysphoric
unsagbar inexpressible, ineffable
unsauber unclean, untidy
unschädlich harmless, innocuous
unschicklich improper, indecent
Unschicklichkeit *f* impropriety, indecency
unschlüssig irresolute, undecided, hesitant
Unschlüssigkeit *f* irresoluteness, indecision, hesitation, hesitancy, hesitance
unschuldig innocent
Unschuldswahn *m* delusion of innocence
unselbstständig dependent on others, lacking independence
Unselbstständigkeit *f* lack of independence, dependency
unsicher unsafe, insecure, uncertain, unsure, unsteady

Unsicherheit *f* unsafeness, insecurity, uncertainty / ~ **beim Stehen** dysstasia, unsteadiness / **emotionale** ~ emotional insecurity / **gefühlsmäßige** ~ emotional insecurity
Unsicherheits|bereich *m* uncertainty interval / **~intervall** *n* uncertainty interval
Unsinn *m* nonsense
unsittlich immoral
Unsittlichkeit *f* immorality
unsozial asocial, antisocial
unspezifisch nonspecific
unstatthaft inadmissable
Unsterblichkeit *f* immortality
Unsterblichkeits|glaube *m* belief in immortality / **~wahn** *m* delusion of immortality
unstet unsteady, restless, erratic
unstetig discontinuous, unsteady, discrete
Unstetigkeit *f* unsteadiness, restlessness, discontinuity / **flatterhafte** ~ unstable restlessness
Unstimmigkeit *f* disagreement, discrepancy, difference
unstrukturiert unstructured
unsymmetrisch unsymmetrical, asymmetrical
unsystematisch unsystematic
untätig inactive, passive, inert
Untätigkeit *f* inactivity, passivity, inertia, inertness, inaction
untauglich unfit, unsuitable, inappropriate, incompetent
Untauglichkeit *f* unfitness, unsuitability, incompetence
Unterabteilung *f* subdivision, subsection
Unterbau *m* substructure, foundation, basis
Unterbewertung *f* underestimation
unterbewusst subconscious
Unterbewusste *n* subconscious
Unterbewusstsein *n* subconscious mind, subconsciousness
Unterbinden *n* ligation
unterbrechen interrupt

Unterbrechung *f* interruption, break, discontinuation, pause / ~ **des Gedankenzuflusses** mental block
Unterbringung *f* institutionalization / ~ **in einem Krankenhaus** hospitalization / ~ **in einer Nervenklinik** psychiatric hospitalization
unterbrochen interrupted, discontinuous
unterdrücken oppress, suppress
unterdrückend suppressive
Unterdrückung *f* suppression / **einäugige** ~ **der Wahrnehmungsreize** monocular suppression / ~ **einzelner Wörter oder Wortgruppen** ellipsis / **gesellschaftliche** ~ social suppression
Unterdrückungsneurose *f* suppression neurosis
untere(r,s) lower
unterempfindlich hyposensitive
unterentwickelt underdeveloped, retarded
Unterentwicklung *f* underdevelopment, retardation, hypotrophy / ~ **der Geschlechtsmerkmale** hypogenitalism
unterernährt undernourished, underfed
Unterernährung *f* malnutrition, undernourishment
Unterfunktion *f* weak function, hypofunction, hypoactivity / ~ **der Epithelkörperchen** hypoparathyroidism / ~ **der Geschlechtsdrüsen** hypogonadism / ~ **der Hypophyse** hypopituitarism / ~ **der Nebenschilddrüsen** hypoparathyroidism / **hormonale** ~ hypohormonism / **psycho-biologische** ~ hypoergasia
Untergang *m* decline, destruction, collapse / ~ **des Ödipuskomplexes** passing of the Oedipus complex
Untergebene *m,f* subordinate
untergeordnet subordinate, inferior, secondary
Untergewicht *n* underweight
untergrabend subversive
Untergrund *m* ground, underground, background / **~reaktion** *f* background reaction

Untergruppe *f* subgroup / **spezifizierte** ~ specified subgroup

Unterhaltspflicht *f* **für ein Kind** child support, maintenance obligation in respect to a child

Unterhaltung *f* conversation, talk, discourse

Unterhaut *f* hypodermis, subcutis / **~gewebe** *n* hypodermis, subcutaneous tissue

unterjochen subjugate, enslave

Unterkiefer *m* mandible, lower jaw, submaxilla / **~drüse** *f* submandibular gland, mandibular gland / **~reflex** *m* mandibular reflex

Unterkühlung *f*, **passive** hypothermia

unterlassen refrain from, stop, omit

Unterlassung *f* omission

Unterlassungs|angst *f* paralipophobia / **~training** *n* omission training

Unterlegenheit *f* inferiority

Unterleibsbeschwerden *fpl* abdominal trouble, abdominal pains

Untermauerung *f* **einer Theorie** support for a theory, corroborative evidence

Unternehmen *n* enterprise, business

Unternehmens|forschung *f* operations research / **ergebnisorientierte ~führung** *f* management by results / **~leitung** *f* management, business management / **oberste ~leitung** *f* top management / **~planspiele** *npl* management games / **~planung** *f* business planning

Unternehmertum *n* entrepreneurship

Unterordnung *f* subordination, subsidiarity / **dynamische** ~ dynamic subsidiarity

unterprivilegiert underprivileged

Unterproduktion *f* underproduction

Unterprogramm *n* subroutine

Unterredung *f* discussion, interview

Unterricht *m* instruction, teaching / **~ durch Tutoren** tutoring / **~ in Blindenschrift** Braille instruction / **~ mit Lehrtonfilmen** audio–visual instruction / **~ mit Videobändern** video–tape instruction / **audiovisueller** ~ audio–visual instruction / **computerunterstützter** ~ computer–assisted instruction / **fernsehunterstützter** ~ televised instruction / **individualisierter** ~ individualized instruction / **naturwissenschaftlicher** ~ science education / **offener** ~ open classroom method / **programmierter** ~ programmed instruction, programmed teaching, programmed learning / **technischer** ~ technological instruction / **videounterstützter** ~ videotape instruction

unterrichten teach, instruct

Unterrichts|disziplin *f* classroom discipline / **~erfolg** *m* teaching success / **~evaluation** *f* course evaluation / **~fach** *n* discipline / **~film** *m* educational film / **~hilfen** *fpl* instructional aids / **~hilfsmittel** *npl* teaching aids / **~lehre** *f* didactics / **~medien** *npl* educational media, instructional media / **audiovisuelle ~medien** *npl* educational audiovisual aids / **~methode** *f* teaching method / **~plan** *m* curriculum / **~planung** *f* lesson plans / **~stunde** *f* lesson / **~ziel** *n* teaching objective

untersagt forbidden

Untersagung *f* interdiction

unterschätzen underestimate

Unterschätzung *f* underestimate, underestimation

unterscheidbar discernible, discernable, discriminable, distinguishable

Unterscheidbarkeit *f* discriminability

unterscheiden discriminate, distinguish, differentiate, differ, discern

unterscheidend discriminating, distinguishing, distinctive

Unterscheidung *f* discrimination, differentiation, distinction / **~ des Flimmerns** flicker discrimination / **~ von Entfernungen** distance discrimination / **kinästhetische** ~ kinaesthetic discrimination / **multiple** ~ differential discrimination / **nicht–reizgebundene** ~ operant discrimination / **qualitative** ~ qualitative distinction / **spontane** ~ spontane diskrimination

Unterscheidungs|analyse *f* differential analysis / **~aufgabe** *f* discriminatory task / **~empfindlichkeit** *f* discriminating power, discriminatory power, differential sensibility / **~fähigkeit** *f* discrimination, discriminability, discernment / **räumliche ~fähigkeit** *f* spatial discrimination / **~funktion** *f* discriminant function / **~hemmung** *f* differential inhibition / **~kriterium** *n* qualifier

Unterscheidungslernen *n* discrimination learning, discriminative learning / **fehlerloses** ~ errorless discrimination learning / **gleichzeitiges** ~ simultaneous discrimination learning / **sukzessives** ~ successive discrimination learning

Unterscheidungs|merkmal *n* criterion, discriminandum / **~prozess** *m* discriminating process / **~reaktion** *f* discrimination response / **~reiz** *m* discriminative stimulus / **multiple ~technik** *f* multiple discriminant technique / **~übung** *f* discrimination training / **~vermögen** *n* discrimination / **sensorisches ~vermögen** *n* sense discrimination / **~versuch** *m* discrimination experiment / **~wahrscheinlichkeit** *f* **eines Tests** discriminating probability of a test

Unterschicht *f* lower class, substratum, lower stratum / **~einstellung** *f* lower class attitude / **obere** ~ upper lower class

Unterschied *m* difference/ **deutlich wahrnehmbarer** ~ supraliminal difference / **eben merklicher** ~ just noticeable difference, liminal difference / **eben nicht merklicher** ~ just not noticeable difference / **eben wahrnehmbarer** ~ threshold difference, liminal difference, least–perceptible difference, least–noticeable difference / **merklicher** ~ marked difference / **signifikanter** ~ significant difference / **unmerklicher** ~ imperceptible difference / **zufälliger** ~ chance difference

Unterschiede *mpl*, **ethnische und nationale** racial and ethnic differences / **gleich wahrnehmbare** ~ equally noticeable differences/ **individuelle** ~ individual differences / **interkulturelle** ~ cross–cultural differences / **kulturelle** ~ cultural differences / **merkliche** ~ differences of sensation / **regionale** ~ regional differences

Unterschieds|empfindlichkeit *f* differential sensitivity, differential sensitiveness / **spektrale ~empfindlichkeit** *f* spectral sensitivity / **~regel** *f* canon of differences, method of differences / **~schwelle** *f* differential threshold, differential limen, threshold of distinction, difference threshold / **relative ~schwelle** *f* relative difference threshold, relative differential threshold / **~urteil** *n* difference judgment

Unterschrift *f* signature

unterschwellig subliminal, subthreshold

Unterschwingung *f* subharmonic

untersetzt stocky, pyknic

unterstützen support, assist

unterstützend supportive

Unterstützung *f* support, aid, assistance

Unterstützungs|bedürfnis *n* succorance need / **verdrängtes ~bedürfnis** *n* repressed succorance need / **~empfänger** *m* beneficiary of public relief / **~kontraktion** *f* afterloaded contraction / **~maßnahmen** *fpl* supporting measures, supporting treatment / **~reaktion** *f* positive supporting reaction, positive supporting reflex / **~sitzung** *f* booster session / **~therapie** *f* adjuvant therapy

untersuchen investigate, inquire, examine, check, explore, study, test / **genau** ~ analyze, scrutinize, examine exactly

untersuchend exploring, investigating, researching

Untersucher *m* examiner, investigator

Untersuchung *f* investigation, examination, research, inquiry, study / ~ **der Wertvorstellungen** study of values / ~ **des Schädels** cranioscopy / ~ **eines geographi-**

schen Gebiets study of a geographical area / ~ mit bloßem Auge macroscopy / ~ mittels Nasenspiegel rhinoscopy / ~ von Exkrementen scatology / ~ zur charakterlichen Erziehung character–education inquiry / experimentelle ~ experimental research, experimentation, experimental investigation, laboratory investigation / genaue ~ scrutiny / gezielte ~ controlled investigation / klinische ~ clinical analysis / körperliche ~ physical examination / kulturvergleichende ~ cross–cultural study / medizinisch–psychologische ~ medico–psychological examination / neurologische ~ neurological examination / ophthalmologische ~ ophthalmologic examination / parapsychologische ~ psychical research / psychiatrische ~ psychiatric examination / psychologische ~ psychological examination, psychological study / tierexperimentelle ~ animal testing / wissenschaftliche ~ scientific research

Untersuchungs|befund *m* examination findings, examination report / ~drang *m* manipulative drive / ~ergebnis *n* examination result / ~feld *n* area of examination / ~gefängnis *n* remand prison / ~gruppe *f* test panel / ~haft *f* legal detention, remand / ~methode *f* investigation method, examination method / ~plan *m* research design / ~reaktion *f* investigatory response, orienting response, investigatory reflex, orienting reflex

untertänig submissive, servile, tributary

Unterteilung *f* subdivision, classification

Untertest *m* subtest

Unterton *m* subharmonic, intermediate tone, undertone

Untertreibung *f* understatement

Unterwanderung *f* infiltration, subversion

Unterwasserwirkung *f* underwater effect

unterweisen instruct, teach

Unterweiser *m* instructor

Unterweisung *f* instruction, teaching / allgemeine ~ general teaching / audiovisuelle ~ audiovisual instruction / computerunterstützte ~ computer–assisted instruction / private ~ private coaching / programmierte ~ programmed instruction, programmed teaching

unterwerfen subdue, subject

Unterwerfung *f* subjugation, submission, subjection

unterwürfig submissive, subservient, overconforming

Unterwürfigkeit *f* subservience, servility, submissiveness / neurotische ~ neurotic compliance

Unterzungendrüse *f* sublingual gland

untragbar unbearable, intolerable

untreu unfaithful

Untreue *f* unfaithfulness, infidelity / ~wahn *m* delusion of infidelity

Untüchtigkeit *f* incompetence, incapability, inaptitude

Untugend *f* vice

unüberlegt inconsiderate, thoughtless

unüberwindbar insurmountable

ununterbrochen uninterrupted, continuous

unveränderlich unchangeable, invariable, constant

Unveränderlichkeit *f* unchangeability, invariability, constancy / ~ der Faktoren factor invariance

unverändert unchanged

unverarbeitet unfinished, rough

unverbesserlich incorrigible

unvereinbar incompatible, irreconcilable, incongruous

Unvereinbarkeit *f* incompatibility, irreconcilability, incongruity, contradiction / ~ von Rollen incompatibility of roles

unvergleichbar incomparable

unvergleichlich incomparable, unparalleled

unverhältnismäßig disproportionate

unverheiratet unmarried, single

unvermeidlich unavoidable

Unvermögen *n* inability, incapacity, impotence, impotency / **~ Berührungsreize zu lokalisieren** atopognosia, atopognosis / **~ ganze Sätze zu sprechen** aphrasia / **~ in Gegenwart anderer Personen zu urinieren** psychic dysuria / **~ Silben zu bilden** asyllabia / **~ zu gehen und zu stehen** astasia–abasia / **psychisches ~** psychic impotence, psychic impotency

unvernünftig unreasonable, irrational

Unverricht'sche Krankheit *f* Unverricht's disease, myoclonic epilepsy

unverschämt impudent, impertinent

Unverschämtheit *f* impudence, insolence, impertinence

Unversehrtheit *f* integrity, intactness

Unverstand *m* unreason, anoesia, ignorance

unverständlich unintelligible

Unverständlichkeit *f* unintelligibility

Unverständnis *n* lack of understanding / **~ von Zeichen und Symbolen** asymbolia

unverträglich incompatible

Unverträglichkeit *f* incompatibility, intolerance / **~ von Rollen** role incompatibility

unvoll|endet unfinished / **~kommen** imperfect, incomplete / **~ständig** incomplete

Unvollkommenheit *f* imperfection, incompleteness

unvoreingenommen unprejudiced, unbiased, open–minded

Unvoreingenommenheit *f* unprejudiceness, open–mindedness

unvorstellbar unthinkable, inconceivable

unwahrscheinlich improbable, unlikely

unweiblich unfeminine, unwomanly

unwichtig unimportant, insignificant, immaterial, irrelevant

unwiderstehlich irresistible

Unwiderstehlichkeit *f* irresistibility

Unwille *m* anger, reluctance, indignation, displeasure

unwillkürlich involuntary, spontaneous, unintentional, consensual

Unwillkürlichkeit *f* involuntariness

unwirklich unreal, fictitious, phantasmal

Unwirklichkeit *f* unreality, fictitiousness

Unwirklichkeits|depression *f* unreality depression / **~gefühl** *n* feeling of unreality

unwirksam ineffective, inefficient

Unwirksamkeit *f* ineffectiveness, inefficacy, inefficiency

Unwissen *n*, **Unwissenheit** *f* ignorance

unwissend ignorant, uninformed

unwohl indisposed, unwell

Unwohlsein *n* indisposition, unwellness

unwürdig unworthy, dishonourable

unzerlegbar irreducible

unzivilisiert uncivilized

Unzucht *f* indecency, lewdness, illicit sexual relations, illicit sexual practices / **~ mit Abhängigen** illicit sexual relations with dependants, indecency with dependents / **~ mit Kindern** indecency with minors, paederasty / **~ mit Tieren** bestiality, sodomy / **~treiben** fornicate, carry on illicit sexual practices / **gewerbsmäßige ~** prostitution / **gewerbsmäßige ~treiben** prostitute / **widernatürliche ~** unnatural sexual acts, unnatural offence / **zur ~ missbrauchen** abuse for sexual purposes

unzüchtig obscene, lewd

Unzüchtigkeit *f* obscenity, lewdness

unzufrieden discontent, dissatisfied / **~machen** discontent

Unzufriedene *m,f* discontent

Unzufriedenheit *f* dissatisfaction, discontent

Unzufriedenheits–Zufriedenheitsquotient *m* discomfort–relief quotient

unzugänglich inaccessible, inapproachable

Unzugänglichkeit *f* inaccessibility, inapproachability

unzulänglich insufficient, incompetent, inadequate

Unzulänglichkeit *f* insufficiency, inadequacy, incompetence / **begriffliche** ~ apperceptive insufficiency / **intellektuelle** ~ intellectual inadequacy / **körperliche** ~**en** *fpl* morphological inferiority / **persönliche** ~ personal inadequacy

Unzulänglichkeitsgefühl *n* feeling of inadequacy, feeling of insufficiency

unzulässig inadmissible

unzurechnungsfähig irresponsible, non compos mentis

Unzurechnungsfähigkeit *f* mental incapacity, unsoundness of mind / **altersbedingte** ~ senile incapacity / **moralische** ~ moral debility

unzusammenhängend inconsequent, incoherent, disconnected, uncorrelated / ~ **sprechen** talk incoherently

Unzuständigkeit *f* incompetence

unzuverlässig unreliable

unzweideutig unambiguous, unequivocal, unambivalent

Uracil *n* uracil

Urämie *f* uremia, urinaemia

Urangst *f* basic anxiety, primitive fear

Uranismus *m* male homosexuality, uranism

Uranist *m* uranist

Urbanisierung *f* urbanization

Urbans| konstantes Verfahren *n* Urban's constant process / ~ **Tafeln** *fpl* Urban's tables

Urbild *n* archetype, prototype, imago

urbildlich archetypical, archetypal

Ureinwohner *m* aboriginal

Urerlebnis *n* primal

Ureter *m* ureter

Urethra *f* urethra

urethral urethral

Urethral|erotik *f* urethral erotism / ~**stadium** *n* urethral phase

Urfarbe *f* primal colour

Urform *f* primitive form, prototype

Urgefühl *n* primary emotion

Urgroßeltern *pl* great-grandparents

Urheber *m* originator, author

Urhirn *n* archencephalon, primitive brain

Urhorde *f* primal horde

Uridin *n* uridine

Urin *n* urine / ~**analyse** *f* urinary analysis / ~**ausscheidung** *f* micturition, urination

Urinieren *n* urination

urinieren urinate, micturate

Urlaub *m* vacation, holiday

Urlaubsverhalten *n* vacation behaviour

Urmensch *m* primitive man, primal man

Uro|bilinogen *n* urobilinogen / ~**genitalsystem** *n* urogenital system / ~**lagnie** *f* urolagnia / ~**philie** *f* urophilia / ~**phobie** *f* urophobia

urogenital urogenital

U–Rohr *n* U tube

Urphantasie *f* primal fantasy

Urqualität *f* primary quality

Ursache *f* cause / ~ **und Wirkung** *f* cause and effect / **frühere** ~ *n fpl* historical causation / **konkurrierende** ~ secondary cause / **prädisponierende** ~ predisposing cause / **schädigende** ~**n** *fpl* noxa / **strukturelle** ~ structural cause / **unbekannte** ~ unknown cause / **zufällige** ~ random cause / **zweifelhafte** ~ doubtful cause

Ursachen|lehre *f* aetiology, etiology / ~**untersuchung** *f* interpretative survey / ~**zuschreibung** *f* attribution of causes

ursächlich causal, causative

Urschmerz *m* primal pain / ~**fundus** *m* primal pool of pain

Urschrei *m* primal scream / ~**therapie** *f* primal scream therapy, primal therapy

Ursegment *n* primitive segment, somit

Ursprung *m* origin, source, commencement / **unbekannten** ~**s** cryptogenetic, cryptogenic

ursprünglich initial, original, primary

Ursprünglichkeit *f* originality

Urszene f primal scene

Urteil n judgement, judgment / ~ **über das Vorhandenseins eines Dinges** existential judgement / ~ **über die Gleichheit** equality judgement / **absolutes** ~ absolute judgement / **klinisches** ~ clinical judgement / **moralisches** ~ moral judgement / **unsicheres** ~ doubtful judgement / **vergleichendes** ~ comparative judgement

Urteilen n reasoning

urteilen judge, reason

Urteils|abgabe f, **absolute** absolute judgement / **~kraft** f discernment, power of judgement / **~schwäche** f deficient judgement / **~störung** f impaired judgement, disturbance in judgement

Urtierchen n protozoon

Urtikaria f urticaria

Urtrauma n primal trauma

Urtrieb m primal instinct, primary drive

Urtyp m archetype

Urvater m primal father, forefather

Urwirbel m provertebra, primitive vertebra

Urwort n primal word

Urzelle f elementary cell, primordial cell

Urzeugung f abiogenesis, spontaneous generation

Urziel n primary goal

Urzone f, **erogene** primary zone

uterin uterine

Uterus m uterus, womb / **~krampf** m hysterospasm

U–Test m U test

Utilitarismus m utilitarianism

utopisch utopian

Utopist m Utopian

Utrikulus m utricle, utriculus

Uvea f uvea

uvulär uvular

V

Vagabundieren *n* vagabondage
vagabundierend vagabond, stray
vagal vagal
Vagina *f* vagina
vaginal vaginal
Vaginal|drüsen *fpl* vaginal glands / **~schleimhaut** *f* vaginal mucosa
Vaginismus *m* vaginism, vaginismus, vulvismus / **nichtorganischer ~** nonorganic vaginismus / **physiologisch bedingter ~** secondary vaginism / **primärer ~** primary vaginism / **psychisch bedingter ~** psychic vaginism / **psychogener ~** primary vaginism
Vagotomie *f* vagotomy
vagoton vagotonic
Vagotonie *f* vagotonia
Vagus *m* vagus nerve, vagus / **~durchtrennung** *f* vagotomy / **~hemmung** *f* vagus inhibition / **~nerv** *m* vagus nerve / **~zentrum** *n* vagus centre
Vakzinebehandlung *f* vaccinotherapy
Valenz *f* valence, valency / **affektive ~** affective valence / **diagnostische ~** diagnostic valence / **negative ~** negative valence / **positive ~** positive valence
valid valid / **nicht ~** invalid
validieren validate
Validierung *f* validation / **~ durch Übereinstimmung** consensual validation / **externe ~** external validation / **interne ~** internal validation / **kriteriumsbezogene ~** criterion–related validation, external validation, empirical validation
Validität *f* validity / **~ einer Aufgabe** item validity / **~ eines Tests** test validity / **äußere ~** external validity / **empirische ~** empirical validity, criterion–oriented validity / **faktorielle ~** factorial validity / **fehlende ~** invalidity / **inhaltliche ~** content validity / **interne ~** internal validity / **konzeptionelle ~** definitional validity / **kriteriumsbezogene ~** criterion–oriented validity / **kurrikulare ~** curricular validity / **logische ~** logical validity, common–sense validity, a priori validity / **prädikative ~** predictive validity / **statistische ~** statistical validity
Validitäts|koeffizient *m* coefficient of validity, validity coefficient / **~kriterium** *n* validity criterion / **~prüfung** *f* test of validity, validation
Valium *n* Valium, diazepam
Valproinsäure *f* valproic acid
Vampirismus *m* vampirism
Vandalismus *m* vandalism
variabel variable
Variabilität *f* variability / **~ der Eigenschaften** trait variability / **absolute ~** absolute variability / **mittlere ~** average variability / **relative ~** relative variability
Variabilitäts|koeffizient *m* coefficient of variability, variability coefficient / **~messung** *f* variability measurement
Variable *f* variable / **abhängige ~** dependent variable, criterion variable / **autochthone ~** autochthonous variable / **binäre ~** binary variable / **diskrete ~** discrete variable, distal variable / **distale ~** distal variable / **empirische ~** empirical variable / **experimentelle ~** experimental variable / **im System befindliche ~** autochthonous variable / **intervenierende ~** intervening variable / **kontinuierliche ~** continuous variable / **kontrollierte ~** controlled variable / **modifizierende ~** modifier / **operational definierte ~** opera-

tional variable / **organische** ~ organismic variable, O variable / **statistische** ~ statistical variable / **unabhängige** ~ independent variable, controlled variable / **vermittelnde** ~ mediating variable, intervening variable

Variante *f* variant

Varianz *f* variance / **~analyse** *f* analysis of variance / **~heterogenität** *f* heterogeneity of variance / **~homogenität** *f* homogeneity of variance / **~ innerhalb** within–group variance / **~komponente** *f* variance component / **~ zwischen Gruppen** between–groups variance / **relative** ~ relative variance / **spezifische** ~ specificity / **wahre** ~ true variance

Variation *f* variation / **mittlere** ~ mean variation / **ununterbrochene** ~ continuous variation

Variations|breite *f* range / **~fähigkeit** variability / **~koeffizient** *m* coefficient of variation, variation coefficient

Varietät *f* variety

variieren vary

Varimax|–Methode *f* varimax rotation / **~–Rotation** *f* varimax rotation

Varolsbrücke *f* pons Varolii, bridge of Varolius

Vasektomie *f* vasectomy

vaskulär vascular

Vaso|dilatation *f* vasodilatation, vasodilation / **~dilator** *m* vasidilator, vasodilator nerve / **~dilatorenzentrum** *n* vasodilator centre / **~graphie** *f* angiography, vasography / **~kongestion** *f* vasocongestion / **~konstriktion** *f* vasoconstriction / **~konstriktor** *m* vasoconstrictor, vasoconstrictor nerve / **~konstriktorenzentrum** *n* vasoconstrictor centre / **~motorenlähmung** *f* vasomotor paralysis / **~neurose** *f* vasoneurosis, angioneurosis / **~pressin** *n* vasopressin

vasomotorisch vasomotor

Vater *m* father / **~autorität** *f* paternal authority / **~bild** *n* father imago / **~bindung** *f* father fixation, attachment to the father / **~ersatz** *m* father substitute, father surrogate / **~fixierung** *f* father fixation / **~herrschaft** *f* patriarchy, patriarchate / **~imago** *n* father figure, father imago, paternal imago / **~–Kind–Beziehung** *f* father–child relation / **~–Kind–Kommunikation** *f* father–child communication / **~komplex** *m* father complex / **~landsliebe** *f* patriotism / **~losigkeit** *f* father absence / **~mord** *m* parricide / **~mörder** *m* parricide / **~recht** *n* patriarchy, patriarchate / **~schaft** *f* fatherhood, paternity / **~verhalten** *n* **bei Tieren** animal paternal behaviour / **alleinerziehender** ~ single father / **jugendlicher** ~ adolescent father / **werdender** ~ expectant father

väterlich paternal

väterlicherseits paternal

Vater–Pacini–Körperchen *npl* Vater's corpuscles, Vater–Pacinian corpuscles

vaterrechtlich patrilineal

Vegetarier *m* vegetarian

vegetarisch vegetarian

Vegetarismus *m* vegetarianism

vegetativ vegetative, autonomic

Veitstanz *m* Vitus's dance, chorea, Sydenham's chorea

veitstanzartig choreiform, choreoid

Vektor *m* vector / **~analyse** *f* vector analysis / **~feld** *n* vector field / **~psychologie** *f* vector psychology, topological psychology

vektoriell vectorial

Velleität *f* velleity

Vene *f* vein

venerisch venereal

Venerophobie *f* venereophobia

Venn–Diagramm *n* Venn diagram

Venole *f* venule, veinule

venös venous

Ventilation *f* ventilation

ventral ventral

Ventrikel *m* ventricle / **~höhle** *f* ventricular cavity

ventrolateral ventrolateral

Verabredung *f* date, dating, appointment, arrangement

verabscheuen detest, loath

verabscheuungswürdig detestable, loathsome

verachten despise

verächtlich despicable, contemptible

Verachtung *f* contempt, disdain

verallgemeinern generalize

Verallgemeinerung *f* generalization / **~ von Bedeutungen** semantic generalization

Veralten *n* obsolescence

veraltend obsolescent

veraltet archaic, obsolete

veränderlich changeable, variable, alterable

Veränderlichkeit *f* variability / **impulsive ~** impulsive variability

verändern change, alter, transform / **sich ~** change, alter

Veränderung *f* change, alteration, modification, transformation, shift / **durchgreifende ~** dramatic change / **gesellschaftliche ~en** *fpl* social changes / **kontinuierliche ~** continuous variation / **krankhafte ~** morbid change, pathological change / **prozentuale ~** rate of change / **psychische ~** mental change / **soziale ~en** *fpl* social evolution / **ständige ~** continuous variability / **stufenweise ~** gradual variation / **tägliche ~** daily fluctuation

Veränderungsmessung *f* measurement of change

verankert, konstitutionell constitutionally bound

Verankerung *f* anchoring, anchorage

veranlagt prone, predisposed

Veranlagung *f* predisposition, disposition, constitutional tendency, proneness / **~ zu allergischen Krankheiten** atopy / **angeborene ~** innate disposition, native endowment / **cholerische ~** choleric temperament / **erbliche ~** hereditary predisposition, genetic predisposition / **gefühlsmäßige ~** emotionality / **geistige ~** mental disposition / **hysterische ~** hystericism / **krankhafte ~** pathological predisposition / **kriminelle ~** potential delinquency / **mechanisch–technische ~** mechanical aptitude / **melancholische ~** melancholic temperament / **motorische ~** motor aptitude / **nervöse ~** nervous disposition, disposition to neurosis / **phlegmatische ~** phlegmatic temperament / **sanguinische ~** sanguine temperament / **sinnliche ~** sensualism / **zykloide ~** cycloid disposition

veranlagungsgemäß constitutional

veranlassen cause, arrange, induce

Veranlassung *f* cause, occasion / **unmittelbare ~** direct cause

Veranlassungskausalität *f* intentional causality

veranschaulichen visualize, illustrate, demonstrate

Veranschaulichung *f* illustration, demonstration

veranstalten organize

verantwortlich responsible, accountable

Verantwortlichkeit *f* responsibility, accountability / **strafrechtliche ~** criminal responsibility

Verantwortung *f* responsibility / **moralische ~** moral responsibility

Verantwortungs|bewusstsein *n* sense of responsibility / **~gefühl** *n* feeling of responsibility / **~übernahme** *f* empowerment

verantwortungs|los irresponsible / **~voll** responsible

Verapamil *n* verapamil

Verarbeitung *f* processing, assimilation / **akustische ~** acoustic transformation / **psychische ~** psychical working–over, psychical working–out / **sprachliche ~** speech processing

Verarbeitungs|geschwindigkeit *f*, **kognitive** cognitive processing speed / **~mechanismus** *m* coping mechanism / **~schwäche** *f* inability to modify, weakness of modification / **~strategie** *f* coping strategy / **~weg** *m* pathway

Verarmung *f* impoverishment / **affektive ~** affective flattening

Verarmungswahn *m* delusion of poverty, delusion of impoverishment, peniaphobia

verästelt branched, dendriform, ramified

Verästelung *f* ramification, branching

Veräußerlichung *f* externalization, exteriorisation

verbal verbal

verbalisierbar describable

Verbalisierung *f* verbalisation, verbalizing

Verbal|suggestion *f* verbal suggestion / **~verhalten** *n* verbal behaviour

verbannt banished, relegated, exiled

verbergen hide, mask, conceal

verbessern improve, better, ameliorate, reform

verbessert improved

Verbesserung *f* improvement, amelioration, correction, reformation

Verbigeration *f* verbigeration, palilalia, paliphrasia

verbinden connect, link, join, associate, combine

verbindend connecting

verbindlich obligatory, binding, mandatory

Verbindung *f* link, connection, conjunction, communication, compound, joint, junction, bond / **assoziative ~** association path, association tract / **assoziative ~en** *fpl* lines of association / **mental linking** / **neuromuskuläre ~** neuromuscular junction / **seelische ~** emotional bond / **selektive ~** selective synthesis / **zeitweilige ~** temporal connection

Verbindungs|ast *m* communicating branch / **weißer ~ast** *m* ramus communicans albus / **~bahnen** *fpl* lines of connection, pathways of associations, pathways of connections / **~element** *n* connector / **~faser** *f* connective fiber, association fiber / **~koeffizient** *m* coefficient of colligation / **~reflex** *m* connection reflex

verbittern envenom, embitter, exacerbate

Verblödung *f* idiocy, dementia / **~ bei Paralyse** paralytic idiocy / **~ nach Schädelverletzungen** traumatic idiocy / **affektive ~** affect disharmony / **epileptische ~** epileptic idiocy / **schizophrene ~** schizophrenic dementia

Verbomanie *f* verbomania

verborgen hidden, latent, covert, masked, cryptic, occult

Verbot *n* interdiction, prohibition / **kulturell–religiöses ~** taboo, tabu

verboten forbidden, prohibited, illicit

Verbotsreaktion *f* reaction to restrain

verbrannt burnt

Verbrauch *m* consumption

Verbraucher *m* consumer / **~befragung** *f* consumer inquiry, consumer survey / **~einstellung** *f* consumer attitude / **~forschung** *f* consumer research / **~gewohnheiten** *fpl* consumer habits / **~interesse** *n* consumer interest / **~markt** *m* consumer market / **~nachfrage** *f* consumer demand / **~psychologie** *f* consumer psychology / **~schicht** *f* class of consumers / **~schutz** *m* consumer protection / **~umfrage** *f* consumer survey / **~verhalten** *n* consumer behaviour / **~werbung** *f* consumer advertising / **~wunsch** *m* consumer desire, consumer demand / **~zufriedenheit** *f* consumer satisfaction

Verbrauchsgewohnheiten *fpl* consumption pattern, consuming habits

Verbrechen *n* crime

Verbrechens|bekämpfung *f* fighting of crime, combatting of crime, suppression of crime / **~entstehung** *f* criminogenesis / **~verhütung** *f* crime prevention

Verbrecher *m* criminal, male criminal, delinquent, male delinquent / **gemeingefährlicher** ~ dangerous criminal / **rückfälliger** ~ recidivist

Verbrecherin *f* female criminal, female delinquent

verbrecherisch criminal

verbreiten spread, diffuse, propagate, disseminate

verbreitet common, prevalent / **weit** ~ wide–spread

Verbreitung *f* spread, dispersion, dissemination, propagation

verbunden connected, linked, combined, joint / **miteinander** ~ interconnected

Verbundenheitsgefühl *n* feeling of attachment

Verbündete *m,f* confederate

Verbund|kategorie *f* conjunctive class / ~**messung** *f* conjoint measurement / ~**system** *n* **psychosozialer Betreuung** integrated mental health services

Verdacht *m* suspicion

verdächtig suspicious

verdächtigen suspect

Vedauung *f* digestion / **schlechte** ~ dyspepsia

Verdauungs|drüse *f* digestive gland / ~**kanal** *m* alimentary canal, digestive canal, digestive tube / ~**störung** *f* dyspepsia, indigestion / ~**system** *n* digestive system, gastrointestinal system / ~**trakt** *m* alimentary canal, digestive canal, gastrointestinal canal, digestive tract / ~**wege** *mpl* gastrointestinal canal

verdecken cover (up), mask, hide, conceal

verdeckt covert, masked

verderben|, moralisch deprave, debase / **sittlich** ~ debauch, pervert

verderblich pernicious, noxious, perishable

Verdeutlichung *f* explanation, explication

verdichten condense

Verdichtung *f* condensation, compression

verdienen deserve, merit

Verdienst *m* merit

verdinglichen hypostatize, materialize, reify

Verdinglichung *f* hypostatization, materialization, reification

verdoppeln double

Verdopplung *f* duplication / ~ **der Persönlichkeit** duplicated ego

verdorben depraved, vicious

verdrängen repress

verdrängend repressive

verdrängt repressed

Verdrängte *n* repressed

Verdrängung *f* repression, suppression / ~ **eigener Triebe** self–repression / **erfolgreiche** ~ successful repression / **missglückte** ~ unsuccessful repression, miscarried repression / **organische** ~ organic repression

Verdrängungs|aufwand *m* energy for repression / ~**bedürfnis** *n* need for repression / ~**dynamik** *f* dynamics of repression / ~**fähigkeit** *f* ability to repress / ~**versuch** *m* attempted repression / ~**vorgang** *m* repression process / ~**widerstand** *m* repression resistance

Verdrehung *f* distortion

verdrießlich crabbed, grumpy, annoyed

Verdrießlichkeit *f* peevishness, grumpiness, annoyance

verdrucken misprint

Verdruss *m* displeasure

Verdummung *f* stupefaction, stultification

Verehrung *f* veneration, reverence, worship / **kultische** ~ cultism

Verein *m* club, society, association / **gemeinnütziger** ~ nonprofit society / **wohltätiger** ~ charitable society

vereinbar compatible, consistent

Vereinbarkeit *f* compatibility, reconcilability

Vereinfachung *f* simplification

vereinigt united, combined

Vereinigung *f* union, association, conjugation / **geschlechtliche** ~ copulation, intercourse

vereinsamen become lonely, become isolated / **allmählich** ~ gradually become isolated

vereinsamt isolated

Vereinsamung *f* isolation, loneliness

vereint combined, joint, united

vereiteln thwart

verengt narrowed, contracted, strictured

Verengung, Verengerung *f* narrowing, tightening, constriction, stenosis / ~ **der Blutgefäße** vasomotor constriction / ~ **der Harnröhre** stricture of the urethra / ~ **der Pupille** contraction of the pupils

vererbbar hereditary, heritable, transmissible

Vererbbarkeit *f* heritability, hereditability

vererbt inherited

Vererbung *f* inheritance, heredity, hereditary, transmission / ~ **erworbener Eigenschaften** hornotropic inheritance / ~ **nach den Mendel'schen Gesetzen** Mendelian inheritance / **~–Umwelt–Kontroverse** *f* heredity–environment controversy, nature–nurture controversy / ~ **von beiden Elternteilen** biparental inheritance / ~ **von Gewohnheiten** use–inheritance / **alternierende** ~ alternating inheritance / **artspezifische** ~ species heredity / **biologische** ~ biological heredity / **einfache** ~ simplex inheritance / **geschlechtsgebundene** ~ sex–linked heredity / **kollaterale** ~ collateral inheritance / **multifaktorielle** ~ multiple–factor inheritance / **soziale** ~ social heredity, transmission

Vererbungs|faktor *m* transmission factor / **~forschung** *f* genetic research / **~gesetze** *npl* laws of heredity, Mendelian laws / **stärkere ~kraft** *f* prepotency / **~lehre** *f* genetics / **~theorie** *f* theory of heredity / **~– und Entwicklungstheorie** *f* **von Weismann** Weismannism

Verfahren *n* method, procedure, process, technique / ~ **zur Kinder–Verhaltensdiagnostik** child–behaviour diagnostic inventory / ~ **zur systematischen Untersuchung des Image** image–rater system / **analoges** ~ analogue process / **bildgebendes** ~ imaging method / **experimentelles** ~ experimental treatment / **larviertes** ~ disguised technique / **multifaktorielles** ~ multifactorial method / **neues** ~ new method / **optokinetisches** ~ optokinetic method / **projektives** ~ projective technique, projective method, projection test / **psychotherapeutisches** ~ psychotherapeutic technique, psychotherapeutic approach / **schreibmotorisches** ~ graphomotor technique / **spezielles therapeutisches** ~ special therapy / **wissenschaftliches** ~ scientific instrument, scientific method

verfahren to proceed

Verfahrens|fehler *m* procedural error / **~lehre** *f* methodology / **~weise** *f* method, procedure

Verfall *m* decline, degradation, deterioration, marasmus / **geistiger** ~ mental degeneration, mental deterioration / **psychischer** ~ psychic deterioration

verfallen decline, deteriorate

Verfälschung *f* falsification / **rückschauende** ~ retrospective falsification / **unbewusste** ~ unconscious distortion

Verfassung *f* condition, state, frame / **geistige** ~ mental condition, frame of mind, habit of mind

verfehlen miss

verfeinert refined

Verfeinerung *f* refinement, sophistication

Verfestigung *f* **von Handlungsabläufen** automatisation

Verflachung *f* flattening

Verflechtung *f* complexity, interrelation, interdependence

Verflüchtigung *f* rarefaction, volatilisation

verfolgen persecute, prosecute, pursue, follow up

Verfolgen *n* **von bewegten Objekten** rotary pursuit

verfolgend persecutory, pursuant, tracing

Verfolger *m* persecutor

verfolgt persecuted, prosecuted, traced / **sich ~ fühlen** feel persecuted

Verfolgung *f* persecution, prosecution, pursuit, trace, tracing

Verfolgungs|gefühl *n* feeling of persecution / **~idee** *f* delusion of persecution, idea of persecution / **~phase** *f* persecutory phase / **~wahn** *m* delusion of persecution, persecution mania, persecution complex

verfrüht premature, precipitate, preterm, untimely

Verfügbarkeit *f* availability, disposability

Verfügung *f* disposal

verführen seduce, debauch, tempt

Verführer *m* seducer

Verführerin *f* seductress

verführerisch seductive

Verführte *m,f* seduced person, seducee

Verführung *f* seduction, debauchment, temptation

Verführungs|phantasie *f* seduction fantasy / **~szene** *f* scene of seduction / **~theorie** *f* theory of seduction

vergangen past

Vergangenheit *f* past

Vergärung *f* fermentation

vergegenständlichen hypostatize, objectify, reify

Vergegenständlichung *f* hypostatization, reification

Vergegenwärtigung *f* realization, visualization

Vergehen *n* offence, offense, misdemeanour, misdemeanor / **strafbares ~** punishable offence

vergehen (sich) offend against, violate

Vergeltung *f* retaliation

Vergeltungs|angst *f* fear of retaliation / **~prinzip** *n* principle of retaliation / **~recht** *n* right of retaliation

Vergenz *f* vergence, vergency

vergesellschaften socialise, associate, nationalize

Vergesellschaftung *f* socialisation, nationalization, association

Vergessen *n* forgetting / **~ durch Verdrängen** intentional forgetting

vergessen forget, disremember

Vergessenskurve *f* forgetting curve, curve of forgetting, retention curve

vergesslich forgetful

Vergesslichkeit *f* forgetfulness

Vergeudung *f* dissipation, waste

vergewaltigen rape, violate

Vergewaltigung *f* rape, violation, assault / **~ durch Bekannte** acquaintance rape / **anale ~** anal rape

Vergewaltigungs|phantasie *f* rape fantasy, fantasy of being raped / **~syndrom** *n* rape trauma syndrome / **~versuch** *m* attempted rape

vergiften poison

Vergiftung *f* poisoning, intoxication / **~ durch äußere Einwirkung** exogenic toxicosis / **beruflich bedingte ~** occupational poisoning

Vergiftungs|delir *n* toxic delirium / **~erscheinung** *f* symptom of poisoning / **~fall** *m* poisoning case

Vergleich *m* comparison / **paarweiser ~** comparison by pairs / **sozialer ~** social comparison / **sukzessiver ~** successive comparison

vergleichbar comparable

Vergleichbare *n* analogue

Vergleichbarkeit *f* comparability

vergleichend comparative

Vergleichs|analyse *f* comparative analysis / **~beurteilung** *f* order–of–merit rating / **~experiment** *n* comparative experiment / **~gruppe** *f* comparison group, compar-

Vergnügen

able group / ~gruppen *fpl* matched groups / ~kontrolle *f* check reading / ~kriterium *n* criterion for comparison / ~maßstab *m* standard of comparison / ~niveau *n* comparison level / ~paare *npl* matched pairs / sozialer ~prozess *m* social comparison process / ~reiz *m* comparison stimulus / ~skala *f* product scale / ~ton *m* tonal standard / ~untersuchung *f* comparative test

Vergnügen *n* pleasure, enjoyment, delight

vergnügungssüchtig pleasure–seeking

Vergötterung *f* deification

Vergreisung *f* senescence / ~ im Kindesalter progeria

Vergrößerung *f* enlargement, hypertrophy / ~ des Oberkiefers macrognathia

Vergütung *f* remuneration

Vergütungsprogramm *n* compensation programme

Verhalten *n* behaviour, behavior, conduct / ~ in der Klasse classroom behaviour / ~ in freier Wildbahn open–field behaviour / abergläubisches ~ superstitious behaviour / abnormes ~ abnormal behaviour / abstraktes ~ abstract behaviour / abweichendes ~ aberrant behaviour, deviant behaviour, disorganized behaviour / adaptives ~ adaptive behaviour / affektives ~ emotional behaviour / aggressives ~ aggressive behaviour / aggressiv–paranoides ~ hostile paranoid behaviour / allelomimetisches ~ allelomimetic behaviour / allochthones ~ allochthonous behaviour / altruistisches ~ unselfish behaviour, altruistic behaviour / ambivalentes ~ ambivalent behaviour / anales ~ anal behaviour / angeborenes ~ innate behaviour, inborn behaviour, unlearned behaviour / angeeignetes ~ acquired behaviour / ansteckendes ~ contagious behaviour / antisoziales ~ antisocial behaviour / artspezifisches ~ species–specific behaviour / asoziales ~ asocial behaviour, antisocial behaviour / ausgelöstes ~ elicited behaviour / autistisches ~ autistic behaviour / autochthones ~ autochthonous behaviour / beabsichtigtes ~ intentional behaviour / demonstratives ~ demonstrative behaviour, exaggerated behaviour, ostentatious behaviour / desorganisiertes ~ disorganized behaviour / diktatorisches ~ authoritativeness / dissoziales ~ antisocial behaviour / drohendes ~ threat behaviour / ehrliches ~ fair play / elterliches ~ parental behaviour / emotionales ~ emotional behaviour / epistemisches ~ epistemic behaviour / erlerntes ~ learned behaviour / explizites ~ explicit behaviour / exzentrisches ~ eccentric behaviour / exzessives ~ excessive behaviour / fehlangepasstes ~ maladaptive behaviour / forschendes ~ exploratory behaviour / frühkindliches ~ infant behaviour / gefordertes ~ required behaviour / genotypisches ~ genotypic behaviour / geplantes ~ planned behaviour / geschlechtlich indifferentes ~ asexual behaviour / gesundheitsgefährdendes ~ health endangering behaviour / herrisches ~ authoritative behaviour / hilfesuchendes ~ help–seeking behaviour / ichfremdes ~ egodystonic behaviour / implizites ~ implicit behaviour / impulsives ~ impulsivity, impulsiveness / inkompatibles ~ incompatible reaction / instinktives ~ instinctive behaviour / interindividuelles ~ interaction, interbehaviour, intercomportment / irrationales ~ irrationalism / kindisches ~ puerilism / kognitives ~ cognitive behaviour / kollektives ~ group behaviour / konformes ~ conformity behaviour / konformistisches ~ conformist behaviour / konkretes ~ concrete behaviour / konstruktives ~ constructive behaviour / koronargefährdendes ~ coronary–prone behaviour / manifestes ~ overt behaviour, explicit behaviour / menschliches ~ human behaviour / molares ~ molar behaviour / molekulares ~ molecular behaviour / motorisches ~ motor behaviour / mütterliches ~ maternal behaviour / nachahmendes

~ mimetic response / **nach außen nicht erkennbares** ~ covert behaviour / **objektiviertes** ~ externalized behaviour / **offenkundiges** ~ explicit behaviour / **operantes** ~ operant behaviour / **passiv-aggressives** ~ passive–aggressive reaction / **pathetisches** ~ pathetic behaviour / **pathologisch–affektives** ~ thymergastic reaction, thymergastic behaviour / **pathologisches** ~ abnormal behaviour / **pluralistisches** ~ pluralistic behaviour / **pränatales** ~ prenatal behaviour / **primitives** ~ primitive behaviour / **projektives** ~ projectivity / **prosoziales** ~ prosocial behaviour / **psychosexuelles** ~ psychosexual behaviour / **rationales** ~ rational behaviour, rational conduct / **reaktives** ~ respondent behaviour / **regressives** ~ regressive behaviour / **rituelles** ~ ritualistic behaviour / **rollenkonformes** ~ role behaviour / **schulisches** ~ classroom behaviour / **selbstbewusstes** ~ assertiveness / **selbstblockierendes** ~ self–defeating behaviour / **selbstzerstörerisches** ~ self–destructive behaviour / **sittliches** ~ moral behaviour, morality / **soziales** ~ social behaviour / **sprachfreies** ~ nonverbal behaviour / **stereotypes** ~ stereotyped behaviour / **strafbares** ~ criminal conduct / **symbolisches** ~ symbolic behaviour / **tierisches** ~ **in Freiheit** animal open field behaviour / **triebbedingtes** ~ instinctive behaviour / **typisches** ~ standard behaviour event / **übersteigertes** ~ exaggerated behaviour / **unangepasstes** ~ maladjusted behaviour, non–adjustive behaviour / **unbeständiges** ~ erratic behaviour, protean behaviour / **unorganisiertes** ~ disorganised behaviour / **unterwürfiges** ~ deference behaviour / **veränderliches** ~ protean behaviour / **verbales** ~ verbal behaviour / **verdecktes** ~ covert response / **vernünftiges** ~ rational behaviour / **vorgeburtliches** ~ prenatal behaviour / **vorgeschriebenes** ~ required behaviour / **widersprüchliches** ~ conflicting behaviour / **zielgerichtetes** ~ goal–directed behaviour, goal–oriented behaviour, purposive behaviour, aimful behaviour, aimed behaviour / **zielorientiertes** ~ purposive behaviour / **zielstrebiges** ~ purposive behaviour, goal–seeking behaviour / **zweckgerichtetes** ~ purposive behaviour / **zwischenmenschliches** ~ interpersonal behaviour

verhalten suppressed, restrained

verhalten (sich) behave, conduct

verhaltend retentive

Verhaltens|analyse *f* behaviour assessment, behaviour analysis / **~änderung** *f* behaviour modification, behaviour change / **~anordnung** *f* behaviour setting / **~anpassung** *f* behaviour adjustment / **~ansteckung** *f* behavioural contagion / **~äquivalenz** *f* behavioural equivalence / **~aspekt** *m* aspect of behaviour / **~auffälligkeit** *f* abnormity in behaviour, abnormality / **~auffälligkeiten** *fpl* **bei körperlichen Störungen und Faktoren** behavioural syndromes associated with physiological disturbances and physical factors / **~aufzeichnung** *f* behaviour record / **~bereich** *m* behaviour space / **~beurteilung** *f* behaviour rating, appraisal of behaviour / **~biologie** *f* ethology / **~checkliste** *f* behaviour check list / **~defizit** *n* behaviour deficit / **~determinante** *f* behaviour determinant / **~diagnostik** *f* behavioural assessment / **~disposition** *f* behavioural disposition / **~dynamik** *f* behaviour dynamics, behavioural dynamics / **~ebene** *f* level of behaviour / **~eigenschaft** *f* behaviour trait / **~einheit** *f* behaviour segment, behaviour unit / **elementare ~einheit** *f* elementary behavioural unit / **~entsprechung** *f* behavioural homology / **~feld** *n* field of behaviour, behaviour field, behavioural environment, life space, total situation / **~folge** *f* behaviour sequence / **~formel** *f* behavioural equation / **~formung** *f* behaviour formation, behaviour shaping / **~forscher** *m* behaviourist, behaviorist / **~forschung** *f* behaviorism, investigation of behaviour / **vergleichende ~forschung** *f* comparative behaviour research

/ ~**funktion** *f* behaviour function / ~**gefüge** *n* behaviour pattern, pattern of behaviour, behavioural pattern / ~**gedächtnis** *n* behavioral memory / ~**generalisation** *f* behaviour generalization / ~**genetik** *f* behavioural genetics / ~**hemmsystem** *n* behavioural inhibition system / ~**integration** *f* behaviour integration / ~**kartographie** *f* behavioural mapping / ~**kette** *f* chained responses, reflex chain / ~**komponente** *f* behaviour component / ~**konstellation** *f* behaviour set, behavioural pattern / ~**kontrast** *m* behavioural contrast / ~**kontrolle** *f* behavioural control / ~**kriterium** *n* behavioural criterion / ~**lehre** *f* behaviorism / ~**lernen** *n* acquisition of behaviour / ~**medizin** *f* behavioural medicine / ~**modell** *n* behavioural model / ~**modifikation** *f* behaviour modification / ~**muster** *n* pattern of behaviour, behaviour pattern / **transgenerationale** ~**muster** *n* transgenerational behaviour pattern / ~**norm** *f* behavioural norm, rule of conduct / ~**objekt** *n* behaviour object / ~**ökologie** *f* behavioural ecology / ~**physiologie** *f* neuroethology / ~**problem** *n* behaviour problem / ~**psychologe** *m* behaviourist, behaviorist / ~**psychologie** *f* behaviorism, behaviourism, behaviour psychology, stimulus–response psychology / ~**psychologien** *fpl* response–oriented psychology theories / ~**repertoire** *n* behavioural repertoire / ~**rigidität** *f* behavioural rigidity, social ossification / ~**schwankung** *f* behavioural oscillation / ~**segment** *n* behaviour segment / **institutionalisierte** ~**situation** *f* institutionalized behaviour setting / ~**steuerung** *f* **durch Vermeiden** aversive behaviour control / ~**störung** *f* behaviour disorder, abnormal behaviour, behavioural disturbance / **expansive** ~**störung** *f* disruptive behaviour disorder / **hirnorganisch bedingte** ~**störung** *f* organic brain conditioned behaviour disorder / **nicht näher bezeichnete psychische und** ~**störung** *f* unspecified mental and behavioural disorder / **nicht näher bezeichnete** ~**auffälligkeiten** *fpl* **bei körperlichen Störungen und Faktoren** unspecified behavioural syndromes associated with physiological disturbances and physical factors / **psychische und** ~**störungen** *fpl* **durch psychotrope Substanzen** mental and behavioural disorders due to psychoactive substance use / **psychische und** ~**störungen** *fpl* **im Wochenbett, nicht anderorts klassifizierbar** mental and behavioural disorders associated with the puerperium, not elsewhere classified / **psychische und** ~**störungen** *fpl* **in Verbindung mit der sexuellen Entwicklung und Orientierung** psychological and behavioural disorders associated with sexual development and orientation / ~**tendenz** *f* behavioural tendency / **kognitive** ~**tendenz** *f* cognitive–behavioural trend / ~**theorie** *f* behaviour theory / ~**theorie** *f* **im sozialen Feld** ecology of social behaviour / ~**therapie** *f* behaviour therapy, behavioural therapy / ~**therapie** *f* **durch reziproke Hemmung** reciprocal inhibition therapy / **kognitive** ~**therapie** *f* cognitive behaviour therapy, cognitive therapy / ~**übertragung** *f* contagion / ~**übung** *f* behaviour rehearsal / ~ **und emotionale Störungen** *fpl* **mit Beginn in der Kindheit und Jugend** behavioural and emotional disorders with onset usually occurring in childhood and adolescence / ~**unterstützung** *f* behaviour support / ~**verträge** *mpl* behaviour contracting / ~**wahrscheinlichkeit** *f* probability of response / ~**weise** *f* behaviour pattern, mode of behaviour, manner of behaviour, pattern of behaviour / **angeborene** ~**weisen** *fpl* innate behaviour repertoire / **neurotische** ~**weise** *f* neurotic behaviour pattern / ~**wissenschaften** *fpl* behavioural sciences, behaviouristics, behavioristics / ~**ziel** *n* behavioural objective / ~**zug** *m* behaviour trait

verhaltens|bestimmt behavioral, behavioural / ~**gestört** disturbed, abnormal / ~**psychologisch** behaviouristic, behavioristic

Verhältnis *n* ratio, proportion, relation, relationship / **feste ~ folge** *f* fixed–ratio schedule, fixed–ratio reinforcement / **gleiche ~folge** *f* fixed–ratio schedule / **veränderliche ~folge** *f* variable–ratio schedule / **~mäßigkeit** *f* proportionality / **~schätzung** *f* ratio estimation / **~skala** *f* ratio scale, absolute scale / **~verstärkung** *f* ratio reinforcement / **~ von Einatmungsdauer zu Ausatmungsdauer** inspiration–expiration ratio / **~wert** *m* rate score / **~ zu Kollegen** peer relations / **gleiches ~** fixed ratio / **umgekehrtes ~** inverse ratio / **variables ~** variable ratio

verhältnismäßig proportional, proportionate, relative

Verhältnisse *npl* circumstances, conditions / **soziale ~** social conditions

Verhandeln *n* bargaining, negotiation

Verhandlung *f* negotiation

Verhandlungs|fähigkeit *f* fitness to plead, capacity to proceed in court / **~unfähigkeit** *f* unfitness to plead, inability to follow court proceedings

verhängnisvoll fatal, disastrous

Verharren *n* persistence, perseverance

verhasst hated, detestful, odious

Verheimlichung *f* dissimulation, concealment

verherrlichen glorify, glamorize, exalt

Verhinderung *f* prevention, prohibition, frustration / **~ einer Triebbefriedigung** frustration of a need

Verhör *n* examination, legal interrogation

Verhungern *n* starvation

verhüten prevent

Verhütung *f* prevention / **~ von Unfällen** accident prevention

verhütungs– preventive, prophylactic

Verhütungsmittel *n* contraceptive, prophylactic

Verifikation *f* verification / **~ von Theorien** theory verification

verifizierbar verifiable

verifizieren verify

Verifizierung *f* verification

Verinnerlichen *n* interiorization, internalization

verinnerlichen interiorize, internalize, introject

Verinnerlichung *f* interiorization, internalization, introception

Verirrung *f* aberration

verjüngen rejuvenate, make younger / **sich ~** rejuvenate

Verjüngung *f* rejuvenation

verkalken calcify / **geistig ~** become senile

verkalkt arteriosclerotic, senile, demented

Verkalkung *f* calcification

Verkaufs|förderer *m* sales promotor / **~förderung** *f* sales promotion, merchandising / **~gewandtheit** *f* salesmanship / **~leitung** *f* sales management / **~personal** *n* sales personnel / **~psychologie** *f* advertising psychology / **~tüchtigkeit** *f* salesmanship

Verkehr *m* traffic / **außerehelicher ~** extramarital intercourse / **geschlechtlicher ~** sexual intercourse

verkehren, geschlechtlich have sexual intercourse

Verkehrs|erziehung *f* traffic instruction, traffic education / **~sicherheit** *f* traffic safety, road safety / **~unfall** *m* road accident, traffic accident / **~verhalten** *n* traffic behaviour

Verkehrung *f* **ins Gegenteil** transformation into the opposite, reversal into the opposite

verketten chain, link

verkettet linked

Verkettung *f* chaining, connection, linkage

Verkettungsplan *m* chained schedule

Verkleidungstrieb *m* transvestism

verkleinernd diminutive

Verkleinerung *f* diminution, reduction

Verkleinerungswahn *m* micromania

verknöchern ossify
verknüpfen link, connect, combine
verknüpft connected, associated / **untereinander** ~ interconnected
Verknüpfung *f* connection, linkage, nexus, link / **wechselseitige** ~ interconnection
Verknüpfungshypothese *f* bond hypothesis
verkörpern personify
Verkörperung *f* personification, impersonation
Verkostung *f* tasting
verkrampfen, sich cramp
Verkrampfung *f* spasm, cramp, spastic contraction, spasmodic state
verkrüppelt crippled
verkümmert atrophied / **psychisch** ~ neglected, emotionally disturbed
Verkümmerung *f* atrophy / **seelische** ~ inanition
Verlagerung *f* ejection, exteriorization, displacement, transference
Verlangen *n* desire, urge, appetency, compulsion, wish / ~ **nach ungewöhnlichen Speisen** heterorexia / **fühlbares** ~ sense appetite / **gesteigertes sexuelles** ~ excessive sexual drive / **heftiges** ~ craving, strong desire / **starkes** ~ lust
verlangen demand, ask / **sehnlichst** ~ crave
verlängert prolonged, extended
Verlängerung *f* lengthening, extension
Verlängerungsreaktion *f* lengthening reaction
verlangsamt retarded, reduced, slowed down
Verlangsamung *f* retardation, slowing down / ~ **aller psychischen Abläufe** bradyphrenia / ~ **der Entwicklung** retardation / ~ **des Herzrhythmus** bradycardia
Verlassen *n* abandonment, dereliction / ~ **der gewohnten Umgebung im Dämmerzustand** fugue
verlassen abandoned, derelict
Verlassenheit *f* abandonment, desolation

Verlassenheits|komplex *m* abandonment complex / ~**neurose** *f* neurosis of abandonment
verlässlich reliable
Verlauf *m* course / **chronischer** ~ chronicity / **natürlicher** ~ **der Dinge** course of nature
Verlaufs|beurteilung *f* **einer Krankheit** assessment of the course of a disease / ~**dynamik** *f* dynamic course / ~**kurve** *f* historigram / ~**überwachung** *f* case control
verlegen embarrassed, shy / **nach außen** ~ to externalize
Verlegenheit *f* embarrassment, shyness
verleiden spoil
verleiten persuade, mislead, seduce, entice
Verlernen *n* unlearning, forgetting
verlernen unlearn, forget
Verlesen *n* misreading
verlesen misread
Verletzbarkeit *f* vulnerability, sensitiveness
verletzen hurt, injure, traumatise, violate, offend
Verletzung *f* lesion, injury, trauma, offence, violation / ~ **durch elektrischen Strom** electrical injury
Verletzungsstrom *m* current of injury
verleugnen deny
Verleugnung *f* denial, disavowal / ~ **der Realität** denial of reality / ~ **des Ich** negation of the ego / ~ **von Angst** denial of anxiety
Verlockung *f* temptation, seduction
verlogen mendacious, lying
Verlogenheit *f* mendacity
Verlust *m* loss / ~ **der eigenen Kultur** deculturation / ~ **der Kommunikationsfähigkeit** asemia / ~ **der Männlichkeit** eviration / ~ **der Körperorientierung** autotopagnosia / ~ **der Schreibfähigkeit** agraphia, graphomotor aphasia / ~ **der Sensibilität** desensitisation / ~ **der sprachlichen Ausdrucksfähigkeit** acata-

phasia / ~ der Stimme obmutescence, aphony / ~ der Tiefensensibilität bathyanaesthesia / ~ der Zeugungsfähigkeit sterility / ~ des Bewegungsgedächtnisses apraxia / ~ der Fähigkeit, Gegenstände wiederzuerkennen und zu benennen pragmatamnesia / ~ des Tastsinns astereognosy, astereognosis / ~ des Gewichtssinns abarognosis, baragnosis / ~ des Kältegefühls cryanaesthesia, cryanesthesia / ~ des Körpergefühls body image agnosia / ~ des Körpergefühls bei der Einnahme von Rauschgiften somatoagnosia / ~ des Kurzzeitgedächtnisses ecmnesia / ~ des Menschseins dehumanisation / ~ des Mienenspiels amimia / ~ des Muskelsinns akinaesthesia, akinesthesia / ~ des Persönlichkeitsbewusstseins depersonalization / ~ des Sehvermögens in einem Sehfeldquadranten quadrantanopsia / ~ des Sprachverständnisses aphasia / ~ des Wärmesinns thermoanaesthesia / ~ von Bindung loss of attachment / schmerzlicher ~ bereavement

vermännlichen masculinize

Vermännlichung *f* masculinization / abnorme ~ hypermasculinization

vermehren, sich reproduce

Vermehrung *f* reproduction, procreation / ~ durch Spaltung schizogony, schizogenesis / krankhafte ~ der Harnmenge polyuria / krankhafte ~ der Lymphozyten lymphocytosis

vermeiden avoid

Vermeidung *f* avoidance / kontinuierliche ~ free operant avoidance, Sidman avoidance

Vermeidungs|gradient *m* avoidance gradient / ~konditionieren *n* avoidance conditioning / ~lernen *n* avoidance learning, avoidance training

Vermeidungsreaktion *f* avoidance reaction, avoidance response, abient response / aktive ~ active avoidance / konditionierte ~ conditioned avoidance / passive ~ passive avoidance

Vermeidungs|trieb *m* avoidance motive, abient motive / ~verhalten *n* avoidance behaviour, abient behaviour, aversive behaviour

vermengen mix, confound

Vermengung *f* amalgamation

Vermenschlichung *f* humanization, anthropomorphism

vermessen presumptuous, presuming

vermindern reduce, diminish, decrease

vermindernd diminishing, decreasing

Verminderung *f* diminution, reduction, decrease

vermischen mix, blend, mingle

Vermischung *f* durch Heirat intermarriage / ~ von Kulturen hybridism

vermitteln mediate

vermittelnd intervening, mediating, intermediate, intermediary

Vermittler *m* mediator

Vermittlung *f* mediation

Vermittlungs|prozess *m*, vorstellungsmäßiger representational mediation process / ~theorie *f* mediation theory, mediation hypothesis / ~– und Integrationsmodell *n* mediation–integration model

Vermögen *n* faculty, power / geistiges ~ mental faculty

Vermögenspsychologie *f* faculty psychology

Vermuten *n* guessing

vermutet presumable, assumed, probable

Vermutung *f* presumption, speculation, guess

vernachlässigen neglect

Vernachlässigung *f* abandonment, neglect, dereliction / ~ eines Kindes neglect of child

Vernarrtheit *f* infatuation

Vernehmbarkeit *f* audibility, perceptibility
vernehmlich audible
verneinen deny, negate
Verneinung *f* denial, negation / ~ **des Ich** negation of the ego / **förderliche** ~ conducive negation
Verneinungswahn *m* delusion of negation, délire de negation, Cotard's syndrome
Vernetzung, Vernetztheit *f* cross–linking, cross–linkage, networking, integration
Vernichtungsgefühl *n* feeling of impeding doom, sensation of impeding doom
Vernunft *f* reason / ~**ehe** *f* marriage of convenience / ~**glaube** *m* rationalism / ~**gründe** *mpl* rational arguments / ~**mäßigkeit** *f* rationality / ~**mensch** *m* rationalist / ~**motiv** *n* rational motive / ~**schluss** *m* syllogism / ~**widrigkeit** *f* irrationality
vernunft|gemäß reasonable / ~**los** unreasoning, irrational / ~**widrig** unreasoning, irrational
vernünftig sensible, reasonable, sober
Verödung *f*, **affektive** emotional blunting, anhedonia
Veröffentlichung *f* publication
verordnen order, prescribe
Verordnung *f* prescription
verpassen miss
Verpflanzung *f* transplantation, transplant, graft
verpflichtend obligatory, binding
Verpflichtung *f* obligation, commitment
verpuppen, sich pupate
Verquickung *f* amalgamation / **fehlerhafte** ~ **von Theorie und Empirie** theory begging
Verrichtung *f* performance, execution
verriegelt locked, blocked
Verringerung *f* reduction, decrease, diminution
verrückt insane, mad, mentally deranged, mentally disturbed, maniac, crazy

Verrückte *m* madman, maniac, lunatic
Verrücktenanstalt *f* madhouse, lunatic asylum, loony bin
Verrücktheit *f* insanity, madness, mental derangement, craziness
Versagen *n* failure / ~ **genitaler Reaktionen** failure of genital response / ~ **in der Hochschule** academic failure
versagen fail, malfunction
Versager *m* failure, flop, inadequate personality / ~**analyse** *f* failure analysis, analysis of a breakdown / **potenzieller** ~ potential dropout
Versammlung *f* assembly, meeting, gathering
Versandung *f* psychotic surrender
versäumen miss, neglect
Verschachtelung *f* interlocking, interconnection
Verschachtelungsplan *m* interlocked schedule
verschämt bashful
Verschämtheit *f* bashfulness
verschieben shift, defer, postpone, delay
Verschiebung *f* shift, move, displacement / **negative** ~ negative transference / **prismatische** ~ visual displacement / **visuelle** ~ visual displacement
Verschiebungsprozess *m* process of displacement
verschieden different, various / ~**artig** different, heterogeneous, disparate / ~**geschlechtlich** heterosexual / ~**gestaltig** heteromorphic, heteromorphous
Verschiedenartigkeit *f* variety, diversity, heterogeneity / ~ **der Raumwahrnehmung** anisotropy
Verschiedenes *n* miscellaneous
Verschiedenheit *f* inequality, variety, dissimilarity, disparity / ~ **beider Augen** allophthalmia, heterophthalmia, anisometropia
verschlechtern aggravate, deteriorate, worsen

Verschlechterung *f* deterioration, aggravation, worsening

verschließen shut, lock, close

verschlimmern aggravate, deteriorate, make worse, impair

Verschlimmerung *f* aggravation, deterioration, worsening

verschlossen inaccessible, uncommunicative, taciturn, closed, secretive

Verschlossenheit *f* inaccessibility, reservedness

Verschlucken *n* **von Silben** clipping

Verschluss *m* occlusion / ~ **des Präputiums bzw. der Schamlippen** infibulation / **~laut** *m* plosive, occlusive / **~mechanismus** *m* lock mechanism, ratchet mechanism

verschlüsseln encode, encrypt, scramble

verschlüsselt encoded, encrypted, scrambled

Verschlüsselung *f* encoding, encryption, scrambling

Verschmelzen *n* coalescence, amalgamation, fusing, blending

verschmelzen merge, blend, fuse

Verschmelzung *f* fusion, merger / **~–Entmischung** *f* fusion–defusion / ~ **von Kriterium und Messvariablen** criterion contamination / ~ **von Wörtern und Sätzen** merging of words and sentences / **binokulare** ~ binocular fusion, binocular integration

Verschmelzungsfrequenz *f* fusion frequency, critical flicker frequency

verschoben displaced, delayed, postponed

verschonen spare

Verschreiben *n* slip of the pen, lapsus calami / ~ **von Medikamenten** prescribing of drugs

verschwägert related by marriage

Verschwendung *f* wastage, dissipation

verschwiegen discrete, secret, incommunicative

Verschwiegenheit *f* reticence, discretion, secrecy

Verschwinden *n* **des sexuellen Bedürfnisses** aphanisis

verschwommen blurred

Verschwommen|heit *f* blurredness, haziness

Versehen *n* mistake, lapse, slip

versehentlich inadvertently, by mistake

Versehrte *m,f* disabled person

Versenkung *f* meditation, contemplation

Versicherung *f* insurance, assurance, assertion / **erneute** ~ reassurance

versicherungsmathematisch actuarial

Versinnbildlichung *f* symbolization, representation

Verslehre *f* metrics

Versöhnung *f* conciliation, reconciliation

Versorgung *f* care / ~ **in einer Pflegefamilie** foster care / **palliative** ~ palliative care / **pränatale** ~ prenatal care

Versorgungsqualität *f* quality of care

Verspannung *f* **willkürlicher Muskeln** paratonia

verspätet delayed, late

Verspeisen *n* **von Leichenteilen** necrophagia

Versprechen *n*, **Versprecher** *m* slip of the tongue, slip of speech, Freudian slip, lapsus linguae, parapraxis, heterophemy

Verstädterung *f* urbanization

Verstand *m* mind, intellect, wit, reason, rationality / **ohne** ~ anoetic / **passiver** ~ passive intellect, possible intellect

Verstandes|entwicklung *f* development of intellect / **~kraft** *f* intellectual power / **~leben** *n* intellectual life / **~schwäche** *f* mental weakness

verstandesmäßig intellectual, rational, noetic

verständig sensible, reasonable, understanding, intelligent

Verständigung *f* communication, understanding, compromise / **wechselseitige ~** intercommunication

Verständigungs|unfähigkeit *f* asemia, asemasia

verständlich comprehensible, intelligible, audible

Verständlichkeit *f* comprehensibility, understandibility, intelligibility, readability, audibility

Verständlichkeitsformel *f* readability formula

Verständnis *n* comprehension, understanding, appreciation / **~test** *m* comprehension test / **mechanisch–technischer ~test** *m* mechanical comprehension test / **akustisches ~** listening comprehension / **mechanisches ~** mechanical comprehension / **verbales ~** verbal comprehension

verstärken reinforce, strengthen, intensify

Verstärken *n* **der Prägnanz** gestalting

verstärkend reinforcing

Verstärker *m* reinforcer, reinforcing stimulus, reinforcement agent / **~entzug** *m* response cost / **gleichzeitiger ~plan** *m* concurrent reinforcement schedule, pay–off schedule / **bedingter ~** conditioned reinforcer / **generalisierter ~** generalized reinforcer / **innerer ~** intrinsic reinforcer / **negativer ~** negative reinforcer / **positiver ~** positive reinforcer / **primärer ~** primary reinforcer / **sekundärer ~** secondary reinforcer / **sozialer ~** social reinforcer

verstärkt reinforced, consolidated

Verstärkung *f* reinforcement, intensification / **~ in festgelegtem Verhältnis** fixed–ratio reinforcement / **~ in festgelegten Intervallen** fixed–interval reinforcement / **~ in variablem Verhältnis** variable–ratio reinforcement / **~ in variablen Intervallen** variable–interval reinforcement / **~ in zufälligen Intervallen** random reinforcement / **~ mit Zwischenverzögerung** pre–delay reinforcement / **alternierende ~** alternating reinforcement / **aperiodische ~** aperiodic reinforcement / **äußere ~** external reinforcement, extrinsic reinforcement / **autogene ~** autogenic reinforcement / **bedingte ~** conditioned reinforcement / **bedingt negative ~** conditioned negative reinforcement / **differenzielle ~** differential reinforcement / **differenzielle ~ anderen Verhaltens** differential reinforcement of behaviours / **differenzielle ~ geringer Häufigkeit** differential reinforcement of low rates / **differenzielle ~ großer Häufigkeit** differential reinforcement of high rates / **differenzielle ~ unterschiedlicher Häufigkeit** differential rate reinforcement / **direkte ~** immediate reinforcement / **diskriminierende ~** discriminative reinforcement / **episodische ~** episodic reinforcement / **gelegentliche ~** intermittent reinforcement, partial reinforcement, episodic reinforcement / **heterogene ~** heterogeneous reinforcement / **homogene ~** homogeneous reinforcement / **innere ~** internal reinforcement, intrinsic reinforcement / **intermittierende ~** intermittent reinforcement, partial reinforcement / **interpolierte ~** interpolated reinforcement / **irrelevante ~** irrelevant reinforcement / **konditionierte ~** conditioned reinforcement / **kontinuierliche ~** continuous reinforcement / **negative ~** negative reinforcement / **neurale ~** neural reinforcement / **nicht–kontingente ~** free reinforcement, noncontingent reinforcement / **nichtverbale ~** nonverbal reinforcement / **partielle ~** partial reinforcement, intermittent reinforcement / **periodische ~** periodic reinforcement / **positive ~** positive reinforcement / **primäre ~** primary reinforcement, primary reward / **prozentuale ~** percentage reinforcement / **reproduktive ~** reproductive reinforcement / **reziproke ~** reciprocal reinforcement / **sekundäre ~** secondary reinforcement, secondary reward / **sequenzielle ~** sequential reinforcement / **soziale ~** social reinforcement / **stellvertretende ~** vicarious reinforcement / **unbeabsichtig-**

te, versehentliche ~ inadvertent reinforcement / **unmittelbare** ~ immediate reinforcement / **unterschiedliche** ~ differential reinforcement / **verbale** ~ verbal reinforcement / **verdeckte** ~ covert reinforcement / **verzögerte** ~ delayed reinforcement / **zufällige** ~ accidental reinforcement, incidental reinforcement

Verstärkungs|betrag *m* reinforcement amount / **~gradient** *m* gradient of reinforcement, reinforcement gradient / **~hypothese** *f* reinforcement hypothesis / **~mittel** *n* reinforcement agent, reinforcer / **~plan** *m* schedule of reinforcement, reinforcement schedule, reward schedule, pattern of reinforcement / **~reiz** *m* positive reinforcer / **~verzögerung** *f* delay of reinforcement / **~wert** *m* reinforcement value

versteckt covert, hidden

Verstehen *n* understanding, comprehension / **sprachliches** ~ verbal comprehension / **unmittelbares** ~ immediate understanding

verstehen understand, comprehend, grasp, apprehend

verstehend understanding, comprehending

Versteifung *f* stiffening

Versteinerung *f* petrifaction, petrification

verstellen, sich dissimulate, simulate

Verstellung *f* dissimulation, simulation

verstimmt depressed, down-hearted, displeased

Verstimmtheit *f* parathymic condition

Verstimmung *f* depression, disthymia, moodiness / **depressive** ~ lowness of spirit, depressive mood, depressive psychosis / **krankhafte** ~ dysthymia / **subdepressive** ~ subdepressive mood

Verstimmungszustand *m* parathymic condition

Verstopfung *f* constipation / **psychisch bedingte** ~ psychologically caused constipation, anal impotence

verstorben deceased

verstört distracted, distraught, distressed

verstoßen repudiate / **~ gegen** contravene, offend against

verstreut scattered

Versuch *m* experiment, test, trial, try, attempt / **~-Irrtums-Lernen** *n* trial-and-error learning / **~ und Irrtum** *m* trial and error / **erfolgloser** ~ unsuccessful attempt / **getrennte** ~**e** *mpl* discrete trials / **postexperimenteller** ~ endtest, posttest / **vorläufiger** ~ provisional try, preliminary trial

Versuchen *n* experimentation

versuchen try, experiment, attempt

Versuchs|anordnung *f* experimental set-up, experimental setting, trial design, experimental arrangement / **~anweisung** *f* experimental instruction / **~apparat** *m* experimental device / **~auswertung** *f* evaluation of tests / **~bedingungen** *fpl* experimental conditions, test conditions / **~ergebnisse** *npl* test results, laboratory findings, experimental data / **~fehler** *m* experimental error / **~gruppe** *f* experimental group / **zusammengestellte ~gruppe** *f* contrived experimental group / **~instruktion** *f* test instruction / **~käfig** *m* performance box / **~kaninchen** *n* guinea pig / **~kontrolle** *f* experimental control, scientific control / **~labor** *n* experimental laboratory

Versuchsleiter *m* experimenter, examiner, tester / **~effekt** *m* experimenter effect / **~erwartung** *f* experimenter expectation / **~fehler** *m* experimenter bias

Versuchs|modell *n* test model / **~person** *f* examinee, test subject, subject, experimental subject / **freiwillige ~person** *f* experiment volunteer / **kooperierende ~person** *f* stooge, confederate

Versuchsplan *m* experimental design, experimental study design, design / **~ mit Nachtest** posttest design / **auf Zufallsauswahl basierender** ~ randomized design / **faktorieller** ~ factorial design / **quasi-experimenteller** ~ quasi-experimental design

Versuchs|raum *m* laboratory, test room, experimental laboratory / **~reihe** *f* series of experiments, experimental series / **~serie** *f* experimental series / **~situation** *f* experimental situation / **~stadium** *n* experimental stage / **~tier** *n* test animal, laboratory animal / **~– und Irrtumslernen** *n* trial–and–error learning / **symbolisches ~– und Irrtumsverhalten** *n* vicarious trial–and–error behaviour

versuchsweise tentative, on trial

versucht tempted

Versuchung *f* temptation

Versuchungsangst *f* fear of temptation

versündigen sin against

Versündigungswahn *m* delusion of culpability

versunken absorbed / **in sich ~** self–absorbed

Versunkensein *n* absorption

vertauschen exchange, interchange

Vertauschung *f* exchange, interchange

Vertebra *f* vertebra

vertebral vertebral

Vertebralkanal *m* neural canal

Vertebraten *npl* vertebrates

verteidigen defend

Verteidigungs|haltung *f* defensiveness / **~verhalten** *n* **von Tieren** animal defensive behaviour

Verteilen *n* distribution, spread

verteilen distribute, spread

verteilt distributed, spaced

Verteilung *f* distribution / **abgeflachte ~** platykurtic distribution / **anomale ~** abnormal curve / **asymmetrische ~** asymmetrical distribution, skewed distribution / **asymptotische ~** asymptotic distribution / **bimodale ~** bimodal distribution / **bivariate ~** bivariate distribution / **eingipflige ~** unimodal distribution / **flachgipflige ~** platykurtic distribution / **Gauß'sche ~** Gaussian distribution / **hypergeometrische ~** hypergeometric distribution / **klassifizierte ~** grouped distribution / **lineare ~** rectilinear distribution / **mehrgipflige ~** multimodal distribution / **normalgipflige ~** mesokurtic distribution / **schiefe ~** skewed distribution / **steilgipflige ~** leptokurtic distribution / **symmetrische ~** symmetrical distribution / **unimodale ~** unimodal distribution / **verkürzte ~** truncated distribution / **vorgegebene ~** forced distribution / **zweigipflige ~** bimodal distribution

verteilungsfrei distribution–free, nonparametric

Verteilungs|funktion *f* cumulative frequency function / **~kurve** *f* distribution curve / **zweigipflige ~kurve** *f* bimodal curve / **geglättete ~kurve** *f* graduation curve

vertieft absorbed, immersed, preoccupied

Vertieftsein *n* absorption, immersion, preoccupation

Vertiefung| *f* **in einem Schulleistungsfach** academic specialization / **fachliche ~** specialization

Vertigo *m* vertigo, dizziness, giddiness

vertikal vertical

Vertikalen–Täuschung *f* horizontal–vertical illusion

Vertikalnystagmus *m* vertical nystagmus

Vertrag *m* contract, agreement

Verträglichkeit *f* agreeableness, compatibility / **interpersonale ~** interpersonal compatibility

Vertrauen *n* confidence, trust, faith

Vertrauens|bereich *m* confidence interval / **~grenze** *f* confidence limit / **obere ~grenze** *f* upper confidence limit / **untere ~grenze** *f* lower confidence limit / **~intervall** *n* confidence interval, fiducial interval / **~niveau** *n* level of confidence / **~seligkeit** *f* overtrustfulness / **~würdigkeit** *f* trustworthiness, trustiness

vertrauenswürdig trustworthy, trusty

vertraulich confidential

Vertraulichkeit *f* confidentiality

verträumt dreamy
Vertrauter *m* des Versuchsleiters confederate, stooge
Vertrautheit *f* intimacy, familiarity, closeness
Vertreter *m* representative, agent
Vertrieb *m* marketing, sales
Vertriebsleiter *m* marketing executive, sales manager
Verunglimpfung *f* denigration, disparagement, slander
verunreinigen contaminate, pollute
Verunstaltung *f* disfigurement, deformation
verursachen cause
verursachend causative
verursacht caused / **geistig** ~ mentally caused, noegenetic
Verursachung *f* causation / **historische** ~ historical causation / **multiple** ~ multiple causation / ~ **von Krankheiten aufgrund psychischer Ereignisse** psychogenia
Verurteilung *f* condemnation, disapproval, conviction / **gerichtliche** ~ criminal conviction / ~ **wegen einer Straftat** criminal conviction
Vervielfältigung *f* multiplication, reproduction, copy
Vervollkommnung *f* perfection
vervollständigen complete
Vervollständigung *f* completion
Verwahrlosung *f* neglect / **charakterliche** ~ character deterioration
Verwaltung *f* administration / **schlechte** ~ mismanagement
Verwandlung *f* change, transformation, alteration, metamorphosis
Verwandlungsdelirium *n* delusion of metamorphosis
verwandt related, cognate
Verwandte *m,f* relative / ~ **einer Nebenlinie** collateral / **nächste** ~ next of kin
Verwandten|ehe *f* endogamy, inmarriage / ~**heirat** *f* endogamous marriage

Verwandtschaft *f* relationship, relation, affinity / **angeheiratete** ~ inlaws / **nahe** ~ kinship, propinquity, consanguinity
Verwandtschafts|erkennung *f* kinship recognition / ~**grad** *m* degree of relationship / ~**struktur** *f* kinship structure / ~**system** *n* kinship system, relationship system / ~**verhältnis** *n* relationship, kinship
Verwechslungswahrscheinlichkeit *f* probability of confusion
Verweiblichung *f* feminisation, feminism / **übertriebene** ~ hyperfeminisation
verweichlichen emasculate, make effeminate
verweichlicht effeminate, mollycoddled
Verweichlichung *f* effeminacy, emasculation
Verweigerung *f* denial, refusal
Verweis *m* reproof, rebuke, reprimand, reference, link
verweisen refer
Verweisung *f* referral / ~ **von der Schule** school expulsion
verwendbar usable, suitable, applicable
verwenden use, apply, employ
verwerfen reject, disapprove
Verwerfung *f* rejection, dismissal
verwirklichen realize, materialize
Verwirklichung *f* realization, materialization
verwirren upset, confuse, discomfit
verwirrt confused, perplexed, embarrassed, bewildered
Verwirrtheit *f* confusion, distraction, bewilderment, state of disorientation / ~ **in der zeitlichen Orientierung** chronotaraxis
Verwirrtheits|psychose *f* excited and inhibited confusional psychosis / ~**zustand** *m* state of confusion, confusional state
Verwirrung *f* confusion, bewilderment / **akustische** ~ acoustic confusion / **geistige** ~ mental confusion
verwöhnen spoil, pamper, coddle, cosset
verwöhnt spoiled, pampered, overprotected

Verwöhnung f overprotection, pampering
Verworfenheit f abjection
verworren confused
Verworrenheit f confusion
verwunden wound, hurt, injure
Verwunderung f surprise, wonderment
Verwundung f wound, hurt, injury
Verwüstung f ravage, destruction
verzagt despondent
Verzagtheit f despondency
Verzahnung f interlocking
Verzeichnis n list, catalog, register, table
Verzeihung n forgiveness
verzerrt distorted, biased, skewed
Verzerrtsehen n metamorphopsia, distorted vision
Verzerrung f distortion, bias / **~ durch Interviewereinfluss** interviewer bias / **~ zwischenmenschlicher Beziehungen** parataxis / **elektrotonische ~** electrotonic distortion / **parataktische ~** parataxic distortion / **räumliche ~** spatial distortion / **systematische ~** systematic distortion
Verzerrungseffekt m bias
Verzicht m renunciation, resignation / **altruistischer ~** altruistic surrender / **dynamischer ~** dynamic resignation / **neurotischer ~** neurotic resignation / **religiös bedingter ~** religious resignation
verzichten renounce, resign, surrender
verzogen spoiled, pampered
verzögern delay, protract
verzögernd auftretend late–onset
verzögert delayed, protracted
Verzögerung f delay, retardation, deceleration, lag / **gewohnheitsmäßige ~** procrastination / **kulturelle ~** cultural lag
Verzögerungs|gradient m gradient of delay / **~hemmung** f delay inhibition, inhibition of delay
verzückt ecstatic, enraptured

Verzückung f ecstasy, rapture / **in ~ geraten** go into ecstasy / **orgiastische ~** orgiastic rapture / **religiöse ~** religious ecstasy
Verzückungsdelir n expansive delirium
verzweifeln despair
verzweifelt distraught, despairing, desparate
Verzweiflung f despair, desperation
Verzweigen n **von Programmen** branching
verzweigend, sich branching, bifurcating
verzweigt branched, branching, ramous
Verzweigung f branching, ramification, arborisation, bifurcation / **~ einer Nervenzelle** arborisation / **weiterführende ~ von Programmen** forward branching / **zurückverweisende ~ von Programmen** backward branching
Vesania f vesania
vesikal vesical
Vesikel n vesicle
vesikulär vesicular
Vestibular|apparat m vestibular organ, vestibular apparatus / **~empfindung** f vestibular sensation / **~schwindel** m true vertigo, inner ear dizziness
Vestibulariskern m vestibular nucleus, nucleus of acoustic nerve
vestibulospinal vestibulospinal
Vestibulum n vestibule, vestibulum / **~–Reizung** f vestibular stimulation
Vetter m cousin
Vexier|bild n embedded figure, hidden figure, picture puzzle / **~figur** f reversion figure / **~halluzination** f visual hallucination / **~kasten** m puzzle box
Vibration f vibration
Vibrations|empfinden n vibratory sensibility, pallaesthetic sensibility / **~empfindung** f vibration sensation, vibratory sensation, pallaesthesia, pallesthesia / **~gefühl** n vibratory sensation, pallaesthesia, pallesthesia / **~schwingung** f vibration

cycle / ~**sensor** *m* vibration sensor / ~**sinn** *m* vibration sense, pallaesthesia, pallesthesia

Vibrato *n* vibrato

Vibrator *m* vibrator

Vibrieren *n* vibration

vibrierend vibratory

Video|aufzeichnung *f* video recording / ~**band** *n* video tape / ~**rekorder** *m* video recorder

Viel|eck *n* polygon / ~**ehe** *f* polygamy / ~**fältigkeit** *f* multiplicity, manifoldness / ~**fraß** *m* glutton / ~**fresserei** *f* adephagia, hyperphagia, bulimia, greediness / ~**geschäftigkeit** *f* ergasiomania, polypragmasy / ~**gestaltigkeit** *f* polymorphism, pleomorphism, multiformity / ~**götterei** *f* polytheism / ~**männerei** *f* polyandry / ~**rederei** *f* drivelling, talkativeness / ~**schichtigkeit** *f* complexity / ~**seitigkeit** *f* versatility / ~**stimmigkeit** *f* polyphony / ~**weiberei** *f* polygyny / ~**wertigkeit** *f* polyvalence / ~**zahl** *f* multitude, plurality, great number

viel|fach multiple / ~**farbig** polychrome, multicoloured / ~**gestaltig** multiform, diversiform, polymorph, polymorphous / ~**seitig** versatile / ~**sprachig** polyglot / ~**wertig** multivalent, polyvalent / ~**zellig** multicellular

Vier|bildertest *m* four–picture test / ~**eck** *n* quadrangle, square / **das** ~**eckige** *n* squareness / ~**farbentheorie** *f* four–colour theory / ~**felder–Tafel** *f* fourfold table / ~**füßer** *m* quadruped, tetrapod / ~**händer** *m* quadrumane / ~**hügel** *mpl* quadrigeminal bodies, corpora quadrigemina / ~**hügelplatte** *f* lamina quadrigemina / ~**ling** *m* quadruplet / ~–**Rezeptoren–Theorie** *f* tetraceptor theory

vier|eckig quadrangular, square / ~**fach** fourfold / ~**füßig** quadrupedal, tetrapus / ~**händig** quadrumanous, quadrumanal / ~**seitig** quadrilateral / ~**silbig** quadrisyllabic / ~**teilig** fourfold

Vierordt'sches Gesetz *n* Vierordt's law

Viertel *n* quarter / ~**kreis** *m* quadrant

Vieth–Müller–Kreis *m* Vieth–Müller circle

Vigilambulismus *m* vigilambulism

Vigilanz *f* vigilance, alertness, watchfulness / ~**grad** *m* degree of vigilance

Vigilität *f* vigilance

vikariierend vicarious

Viktimisierung *f* victimization

Viktimologie *f* victimology

Vincent|–Kurve Vincent curve / ~–**Lernkurve** *f* Vincent learning curve / ~–**Methode** *f* Vincent method

violett violet

Violettblindheit *f* anianthinopsy, tritanopsia, violet blindness

Viraginität *f* viraginity

Virago *f* virago, gynander

Virginität *f* virginity, maidenhood

viril virile, masculine

Virilisierung *f* virilisation, masculinisation

virilisieren masculinise

Virilismus *m* virilism

Virilität *f* virility

virtuell virtual

virulent virulent

Virulenz *f* virulence

Virus|erkrankung *f* viral disorder / ~**infektion** *f* virus infection / ~**meningitis** *f* viral meningitis

Visibilitäts|koeffizient *m* visibility coefficient / ~**kurve** *f* visibility curve

Visierlinie *f* line of sight, visual line, line of vision

Vision *f* vision, visual hallucination / **ekstatische** ~**en** *fpl* ecstatic vision / **hypnopompische** ~**en** *fpl* hypnopompic hallucinations

visionär Utopian, visionary

viskös viscous, viscose

Viskose *f* viscose

Viskosi|meter *n* viscosimeter / **~metrie** *f* viscosimetry / **~tät** *f* viscosity / **~tätsmesser** *m* viscosimeter

Visualität *f* visuality, totality of visual perception

visuell visual / **~–motorisch** visuo–motor / **~–sensorisch** visuo–sensory / **~veranlagt** eidetic

visumotorisch visuo–motor

Visus *m* sight, vision

viszeral visceral

viszero|gen viscerogenic / **~sensorisch** viscerosensory / **~tonisch** viscerotonic

Viszero|tonie *f* viscerotonia / **~toniker** *m* vescerotonic type / **~zeptor** *m* visceroceptor, visceroreceptor

vital vital

Vital|bedürfnis *n* vital need / **~energie** *f* vital force / **~gefühl** *n* vital sense / **~grund** *m* vital ground, basis of life / **~kapazität** *f* vital capacity / **~potenzial** *n* vital potential / **~schwäche** *f* lack of biological vigour

Vitalismus *m* vitalism / **~ mit der Annahme eines Schöpfungsglaubens** creationist vitalism

vitalistisch vitalistic

Vitalität *f* vitality, vigour, stamina

Vitalitätsverlust *m* abiotrophy, abiotrophia

Vitamin *n* vitamin / **~ A** oxerophtol / **~ B1** thiamine, aneurin, aneurine / **~ B2** riboflavine / **~ B6** pyridoxine / **~ B12** cyanocobolamine / **~ C** ascorbic acid / **~ D2** calciferol / **~ E** alpha–tocopherol / **~ H** biotin / **~behandlung** *f* vitamin therapy / **~mangelkrankheit** *f* avitaminosis, vitamin deficiency disease, vitamin deficiency disorder / **~therapie** *f* vitamin therapy

Vivisektion *f* vivisection / **eine ~ durchführen** vivisect

Vokabular *n* vocabulary / **passives ~** passive vocabulary, recognition vocabulary

Vokal *m* vowel / **~dreieck** *n* vowel triangle

vokal vocal

Vokalisation *f* vocalisation

vokalisieren vocalize

Vokation *f* vocation, calling

volar volar

Volarreflex *m* palmar reflex

Volk *n* people, nation

Völker|beschreibung *f* ethnography / **~gruppe** *f* ethnic group / **~hass** *m* hatred among nations / **~kunde** *f* ethnology, ethnography / **~kundler** *m* ethnologist / **~psychologie** *f* ethnopsychology, ethnic psychology / **moderne ~wanderung** *f* neo–nomadism

Volks|aberglaube *m* popular superstition / **~brauch** *m* customary habit, popular custom / **~erzählung** *f* folktale / **~erziehung** *f* national education / **~geist** *m* national spirit, common mind / **~glaube** *m* popular belief / **~held** *m* national hero / **~krankheit** *f* ethnic disorder, ethnospecific disorder / **~kunde** *f* folklore / **~kundler** *m* folklorist / **~medizin** *f* folk medicine / **~norm** *f* national norm / **~psychologie** *f* folk psychology / **~schicht** *f* social stratum, social class / **~schulbildung** *f* elementary education, primary education / **~schule** *f* primary school / **~schüler** *m* primary school student / **~schulwesen** *n* primary education system / **~seele** *f* collective mind / **~sprache** *f* vernacular, popular speech / **~stamm** *m* tribe / **patrilinearer ~stamm** *m* gens / **~tumskunde** *f* folklore / **~unterschiede** *mpl* ethnic differences / **~wirtschaft** *f* national economy, economics / **~zählung** *f* census

volkskundlich folkloric, folkloristic

Voll|belastung *f* full load / **~beschäftigung** *f* full employment / **~endung** *f* completion / **~jährigkeit** *f* full age / **~kommenheit** *f* perfection / **~kommenheitswahn** *m* perfectionism / **~ständigkeit** *f* completeness, integrity / **~zug** *m* **des Beischlafs** consummation of the sexual act / **~zugsgewalt** *f* executive power / **~zugshandlung** *f* consummatory response

voll|blütig full–blooded, plethoric / **~entwickelt** fully developed, mature / **~jährig** of age, major / **~remittiert** in full remission / **~ständig** complete, full, integral, whole / **~trunken** inebriated, intoxicated / **den Eheakt ~ziehen** consummate

Völlerei f gluttony, adephagia

völlig complete, full

Volt n volt / **~meter** n voltmeter

Volumen n volume / **~mangelschock** m hypovolemic shock, hematogenic shock / **~messung** f plethysmometry / **~pulskurve** f plethysmogram / **~pulskurvenschreiber** m plethysmograph / **~sensor** m volume sensor

Voluntarismus m voluntarism

Vomitophobie f vomitophobia

Vomitus m vomiting

Voodoo–Tod m voodoo death

Vorahnung f premonition, presentiment / **~ aufgrund von Träumen** oneiromancy / **falsche ~** pseudopresentiment

vorambivalent pre–ambivalent

vorangehend preceding, anterior

Vorarbeiter m foreman, first–line supervisor

Voraus|bildung f preparatory training, preformation / **~sage** f prediction, prognosis / **~setzung** f assumption, presumption, supposition, precondition / **~sicht** f prevision / **~wahl** f screening / **psychologisches ~wahlverfahren** n psychological screening

vorausgegangen previous, antecedent

vorausgehend precedent, prodromal

vorausschicken premise

voraussetzen premise, presuppose, postulate

voraussichtlich prospective, probable, expected, anticipated

Vorbedacht m premeditation, forethought

Vorbedeutung f omen, portent

Vorbedingung f precondition, prerequisite

Vorbegriff m preconception, preliminary notion

vorbegrifflich preconceptual

Vorbehalt m reservation / **unter ~** with qualification

Vorbehandlung f pretreatment, premedication

Vorbei|reden n paralogia / **~reden n am Thema** thematic paralogia / **~zeigen** n past–pointing

vorbeireden talk past the point, fail to speak to the point

Vorbemerkung f prolegomena, preliminary remark

vorbereitend preparatory

Vorbereitung f preparation, warming–up

Vorbereitungs|klasse f preparatory class / **~reaktion** f preparatory response / **~übung** f propaedeutics / **~zeitspanne** f preparatory interval

vorbesetzt precathected

vorbeugend preventive, prophylactic

Vorbeugung f prevention, prophylaxis

Vorbeugungs|mittel n prophylactic / **~therapie** f prophylactic treatment

vorbewusst preconscious, foreconscious

Vorbewusste n preconscious, foreconscious

Vorbewusstsein n preconsciousness, foreconsciousness

Vorbild n model, prototype, ideal

Vordehnung f prestretching

Vorder|hirn n forebrain, prosencephalon / **mediales ~hirnbündel** n medial forebrain bundle, medial prosencephalic fasciculus, medial telencephalic fasciculus / **~horn** n anterior horn, ventral cornu / **~hornzelle** f anterior horn cell / **motorische ~hornzelle** f motoneuron, motoneurone / **~seitenstrang** m anterolateral column, anterior cerebellar tract / **~strang** m ventral column, ventral funiculus / **~stranggrundbündel** n anterior basis bundle, anterior ground bundle / **~wurzel** f **der Spinalnerven** anterior root of spinal nerves

Vordiplomausbildung f undergraduate education

vorehelich premarital

voreingenommen biased, biassed, prejudiced

Voreingenommenheit *f* bias, prejudice, prepossession, closedmindedness / **~ des Interviewers** interviewer bias

Vorexamen *n* propaedeutic examination, intermediate examination, pretest

Vorfahr *m* ancestor

Vorfall *m* incident, event

Vorführung *f* demonstration, display, show

Vorgang *m* process, activity, operation / **grundlegender ~** founding process / **hypothetischer ~** hypothetical process / **neurotischer ~** neurotic process / **orektischer ~** orectic process / **physiologischer ~** vital action / **sozialer ~** social process / **triebauslösender ~** drive–inducing operation

vorgeben pretend

vorgebildet preformed

vorgeburtlich prenatal, antenatal

Vorgeburtsperiode *f* prenatal period

vorgefasst preconceived

Vorgefühl *n* presentiment, premonitory sensation, premonition / **banges ~** foreboding, misgiving

Vorgehensweise *f* approach, procedure / **empirische ~** empirical approach / **funktionale ~** functional approach / **geplante ~** strategy / **historische ~** historical approach / **konzeptionelle ~** conceptual approach / **parataxische ~** parataxic mode / **rationale ~** rational approach / **sequenzielle ~** sequential processing / **stereotaktische ~** stereotactic approach

vorgenital pregenital

Vorgeschichte *f* case history, anamnesis / **in der ~** prior history

Vorgesetzten|schulung *f* supervisor training / **~–Untergebenen–Interaktion** *f* supervisor–employee interaction

Vorgesetzte *m,f* supervisor, principal

Vorgestalt *f* premanifestation

vorgestellt imaginal, imagined

vorgreifend anticipatory

Vorhaben *n* plan, intention, intent

vorhanden existing, existant

Vorhandensein *n* existence, presence / **~ übermäßiger weiblicher Charakteristika** hyperfeminisation / **tatsächliches ~** factuality / **zweifaches ~** duplicity

Vorhaut *f* prepuce, foreskin / **~drüse** *f* preputial gland

vorher ausgedacht preconceived

vorherbestimmen predetermine

Vorherbestimmung *f* predetermination, predestination

vorhergehend previous

Vorherrschaft *f* predominance, domination, prepotency / **~ des Unbewussten** predominance of the unconscious

Vorherrschen *n* predominance, prepotence

vorherrschend predominant, prevalent, dominant, prevailing

Vorhersagbarkeit *f* predictability

Vorhersage *f* forecast, prediction, prognosis / **~ der Schulleistung** prediction of academic achievement / **~ des Berufserfolgs** prediction of occupational success / **~fehler** *m* prediction error / **~formel** *f* prediction formula / **~genauigkeit** *f* predictive accuracy, predictive efficiency / **~instrument** *n* predictor, prognostic instrument / **~leistung** *f* predictive efficiency / **~test** *m* prognostic test / **~validität** *f* predictive validity / **~variable** *f* predictor, **differenzielle ~** differential prediction / **psychologische ~** psychological prediction / **statistische ~** statistical prediction

vorhersagen predict, prognosticate

Vorhersehen *n* foresight, prevision

Vorhirn *n* forebrain, prosencephalon

Vorhof *m* atrium, vestibule / **~fenster** *n* oval window, vestibular window, fenestra ovalis / **~flimmern** *n* auricular fibrillation

/ ~**kontraktion** *f* atrial contraction / ~**ohr** *n* heart–auricle / ~**treppe** *f* scala vestibuli, vestibular canal

Vorkammer *f* **des Herzens** atrium, auricle

Vorkausalität *f* precausality

Vorkeil *m* precuneus

Vorkodierung *f* precoding

Vorkommen *n* occurrence, incidence, appearance

Vorkonditionieren *n* preconditioning / **sensorisches** ~ sensory preconditioning

Vorläufer *m* forerunner

vorläufig provisional, temporary

Vorlesung *f* lecture

Vorliebe *f* predilection, preference / **übertriebene** ~ affectation

vorlogisch prelogical

Vorlust *f* forepleasure

Vormacht *f* prepotency

vormanisch premaniacal

Vormund *m* guardian / ~**schaft** *f* guardianship, tutelage

vorneliegend anterior

Vorphase *f* foreperiod

Vorpubertät *f* prepuberty

Vorpubertätsjahre *npl* prepuberty years

Vorrang *m* precedence, priority, primacy

Vorrecht *n* privilege

Vorreifezeit *f* preadolescence

Vorrichtung *f* device, apparatus, equipment / ~ **zur Ermüdungsmessung** statometer / **einfache, stroboskopische** ~ daedalum

Vorsatz *m* intention, intent, purpose

vorsätzlich intentional, wilful, willful, deliberate

Vorschaltwiderstand *m* series resistor

Vorschlag *m* suggestion, proposal, proposition

vorschlagen suggest, propose

Vorschlagswesen *n* suggestion scheme, employee suggestions

Vorschrift *f* rule, regulation, instruction, direction

Vorschul|alter *n* preschool age / ~**erziehung** *f* preschool education / ~**kind** *n* preschool child, nursery–school student

vorsexuell presexual

Vorsicht *f* care, caution, precaution

vorsichtig careful

Vorsichtsmaßnahme *f* precautionary measure, preventive measure

Vorsorge *f* precaution / ~**medizin** *f* preventive medicine / ~**untersuchung** *f* medical check–up

Vorspiegelung *f* pretence, pretense / **unter** ~ **falscher Tatsachen** under false pretences

Vorspiel *n* foreplay

vorsprachlich prelingual, prelinguistic, preverbal

Vorstadtmilieu *n* suburban environment

Vorsteherdrüse *f* prostate

vorstellbar imaginable

Vorstellen *n* imagination

vorstellen imagine, visualize

Vorstellung *f* idea, notion, imagination, representation / **abstrakte** ~ abstract idea / **allgemeine** ~ general image / **angeborene** ~ innate idea / **assoziative** ~ tied image / **auditive** ~ auditory image / **begriffliche** ~ conceptual imagery / **bildhafte** ~ imagery / **eidetische** ~ eidetic image / **freisteigende** ~ free associations / **geistige** ~ mental imagery, visualisation / **hypothetische** ~ hypothetical construct / **idealisierte** ~ idealized image / **ideomotorische** ~ ideomotor idea / **konstruktive** ~ constructive imagination / **mangelnde** ~ lack of imagination / **ohne bildliche** ~ imageless / **räumliche** ~ spatial image / **schlaffördernde** ~ hypnagogic image / **schöpferische** ~ creative imagination / **symbolische** ~ symbolic image / **taktile** ~ tactile image / **tatsächliche** ~ virtual image / **virtuelle** ~ virtual image / **visuelle** ~ visual image

Vorstellungsbesetzung *f* cathexis of an image

Vorstellungsbild *n* ideational image, imaginary picture, image, representation / **doppeltes** ~ double representation / **eidetisches** ~ eidetic image / **konkretes** ~ concrete image / **optisches** ~ visual image / **persönliches** ~ personal image / **sich ständig wiederholendes** ~ recurrent image / **zusammengesetztes** ~ composite image, generic image

Vorstellungs|fähigkeit *f* imaginative faculty / **~gespräch** *n* job interview / **~inhalt** *m* ideational content, representational content / **~kraft** *f* power of imagination / **~repräsentant** *m* ideational representative / **~repräsentanz** *f* ideational representative / **~sequenz** *f* imagery sequence

vorstellungslos imageless

vorstellungsmäßig iconic, eidetic

Vorstellungstypus *m* imagery, imaginal type, type of imagery / **akustischer** ~ auditive imagery, acoustic type / **eidetischer** ~ eidetic imagery / **kinästhetischer** ~ kinaesthetic imagery / **optischer** ~ visual imagery, optic type / **visueller** ~ visual imagery, visualizer

Vorstellungs|vermögen *n* faculty of imagination, imaginative faculty / **räumliches ~vermögen** *n* spatial ability / **~welt** *f* world of ideas, mind

vorsymbolisch presymbolic

Vortäuschen *n* simulation, faking / **~ des Todes** feigning death/ **~ eines Leidens** malingering

vortäuschen simulate, sham, feign, pretend

Vortäuschung *f* simulation, feigning / **~ einer Krankheit** pathomimia, pathomimesis

Vorteil *m* advantage, benefit

vorteilhaft favourable, advantageous, beneficial

Vortest *m* pretest

Vortesten *n* pretesting

Vortrag *m* lecture, talk

Vortragen *n* recitation, lecturing

vortragen lecture, recite

Vortragstechnik *f* lecture method

vorüber past, over

vorübergehend transient, temporary, transitory, momentary

Vorübung *f* fore–exercise, preparatory exercise

Voruntersuchung *f* preliminary experiment, preliminary investigation, exploratory experiment, pilot experiment, preliminary examination, preliminary study

Vorurteil *n* prejudice, bias, prepossession, prejudgment, prejudgement / **emotionelles** ~ emotional bias / **rassisches** ~ racial prejudice, race prejudice / **religiöses** ~ religious prejudice / **soziales** ~ social prejudice

vorurteilsfrei unbiased, unbiased, unprejudiced, impartial

vorurteilslos unprejudiced, objective, unbiased

Vorurteilslosigkeit *f* broad–mindedness, freedom from prejudice

Vorversuch *m* preliminary experiment, preliminary investigation, exploratory experiment, pilot experiment, pilot study

Vorverzögerung *f* predelay

Vorwand *m* pretence, pretext, pretense

Vorwärts|planung *f* forward planning / **~regelung** *f* feedforward / **~steuerung** *f* feedforward control

Vorwegnahme *f* anticipation

vorwegnehmend anticipatory, anticipative

vorwiegend predominantly

vorwissenschaftlich prescientific

vorwitzig cheeky

Vorwurf *m* reproach, rebuke, inculpation

Vorzeichen *n* prodromal sign, prodromal syndrome, antecedent sign / **~ eines Anfalls** aura / **~test** *m* sign test

vorzeitig premature

Vorzeitraum *m* foreperiod

vorziehen prefer, choose
Vorzug *m* preference
Vorzugs|folge *f* alternative schedule / **~methode** *f* preference method, preference procedure
Voyeur *m* voyeur / **~ismus** *m* voyeurism / **~tum** *n* voyeurism, scopophilia, repressed cognizance need, mixoscopia
voyeurhaft voyeuristic
V–Schlüssel *m* **für Zustände, die nicht einer psychischen Störung zuzuschreiben sind, aber Anlass zur Beobachtung oder Behandlung geben** V–codes for conditions not attributable to a mental disorder that are a focus of attention or treatment
vulgär vulgar
Vulgär|antwort *f* popular response, vulgar response / **~sprache** *f* vulgar language
Vulnerabilität *f* vulnerability / **primäre ~** primary vulnerability / **sekundäre ~** secondary vulnerability
Vulnerabilitätskonzept *n* concept of vulnerability
Vulva *f* vulva

W

wach awake, alert / **~bleiben** stay (a)wake / **~sam** wakeful, alert / **~sein** be awake, watch / **~werden** wake up

Wach|anfälle *mpl* sleep paralysis, matutinal cataplexy / **~denken** *n* thinking in the waking state / **~haltemittel** *n* agrypnotic / **~heit** *f* alertness / **kortikale ~heit** *f* cortical alertness / **~heitsgrad** *m* level of awareness / **~samkeit** *f* wakefulness, alertness / **~sein** *n* waking, wakefulness / **~stunden** *fpl* waking hours / **~suggestion** *f* waking suggestion / **~traum** *m* daydream, waking dream / **~zentrum** *n* waking center / **~zustand** *m* waking state

Wachen *n* vigil

wachen wake, be awake, waken, watch

wachsartig waxy, waxlike

wachsend growing, increasing

wächsern waxy

Wachstum *n* growth / **anatomisches ~** anatomical growth / **neues ~** new growth, regrowth / **sprunghaftes ~** saltatory growth / **ungleiches ~** split growth, uneven growth / **unterschiedliches ~** differential growth, split growth

Wachstums|anomalie *f* abnormality of growth, abnormity of growth / **~beschleunigung** *f* growth acceleration / **~deformität** *f* growth deformity / **~differential** *n* growth differential / **~fuge** *f* growth plate, growth disk / **~gradient** *m* growth gradient / **~hemmung** *f* defective growth, arrest of growth / **~hormon** *n* growth hormone, somatotrophic hormone / **~kurve** *f* growth curve / **~motivation** *f* growth motivation / **~rate** *f* rate of growth / **~schmerz** *m* growing pains / **~schub** *m* growth spurt / **~störung** *f* disturbance of growth, lack of growth, failure to thrive / **~verzögerung** *f* growth retardation / **~vorgang** *m* process of growth

wägbar ponderable

Wagner's sches Körperchen *npl* Wagner's corpuscles, Meissner's corpuscles

Wahl *f* choice, option, selection / **gebundene ~antwort** *f* forced choice / **~handlung** *f* choice reaction / **~methode** *f* preference method / **~möglichkeit** *f* option / **~reaktion** *f* choice reaction, selected reaction / **~reaktionsexperiment** *n* choice reaction experiment / **~reiz** *m* discriminative stimulus / **~verfahren** *n* preference procedure / **~verhalten** *n* choice behaviour, voting behaviour / **~verwandtschaft** *f* elective affinity / **erzwungene ~** forced choice / **soziometrische ~** sociometric choice

Wähler *m* voter, elector / **~verhalten** *n* voting behaviour

wahllos random

Wahn *m* delusion, madness, mania, illusion / **~bild** *n* delusional image, hallucination / **~ dass nichts wirklich ist** nihilistic delusion / **~einfall** *m* autochthonous idea / **~gebilde** *n* phantasm, phantom, fantom / **~idee** *f* delusional idea, delusion, fixed idea / **depressive ~idee** *f* depressive delusion / **primäre ~idee** *f* primordial delusion / **~inhalt** *m* content of delusion / **~komplex** *m* delusional syndrome / **depressiver ~** depressive delusion / **hypochondrischer ~** hypochondriac delusion / **induzierter ~** induced delusion / **inkohärenter ~** incoherent delusion, unsystematised delusion / **katathymer ~** catathymic delusion, catathymia / **konformer ~** psychosis of association / **körperbezogener ~** delusional disorder –

somatic type / **nihilistischer** ~ delusion of negation, nihilistic delusion / **religiöser** ~ religious mania, theomania
wahnhaft delusional / **~-halluzinatorisch** delusional–hallucinatory
Wahnsinn *m* lunacy, insanity, madness, frenzy, mania
wahnsinnig mad, insane, lunatic
Wahn|sinnige *m* lunatic, madman, maniac / **~stimmung** *f* delusional mood / **~system** *n* systematized delusions / **organisch bedingtes ~syndrom** *n* organic delusional syndrome / **~system** *n* delusional system / **~ vergiftet zu werden** delusion of poisoning / **~vorstellung** *f* delusional idea, delusion / **~welt** *f* delusional world
Wahrhaftigkeit *f* truthfulness, frankness
Wahrheit *f* truth, verity
Wahrheits|beweis *m* evidence of the truth / **~droge** *f* truth serum, truth drug / **~fanatiker** *m* truth fanatic / **~serum** *n* truth serum, truth drug
wahrnehmbar perceptible, noticeable / **gerade ~** just noticeable / **nicht ~** imperceptible / **sinnlich ~** organoleptic
Wahrnehmbarkeit *f* perceptibility, noticeability
wahrnehmen perceive, notice
Wahrnehmen| *n* **eines Nachbildes** aftervision, perception of afterimage / **~ kaum wahrnehmbarer Eindrücke** cryptaesthesia, crypthesthesia
wahrnehmend perceptive, perceptual
Wahrnehmende *m,f* percipient, perceiver
Wahrnehmung *f* perception, apperception, cognition / **~ audiovisueller Signale** audio–visual detection / **~ der Oberflächenstruktur** *f* texture perception / **~ der Tonhöhe** pitch perception / **~schädigender Reize** nociception / **unmittelbare ~ vergangener Ereignisse** retrocognition / **seitenverkehrte ~ von Gedrucktem** strephosymbolia / **spiegelverkehrte ~ von Gedrucktem** mirror perception / **auditive ~** auditory perception / **ausgeschmückte ~** enriched perception /

äußere ~ sensory perception / **außersinnliche ~** extrasensory perception, paranormal cognition, telegnosis / **automorphe ~** automorphic perception / **bewusste ~** conscious perception, apperception / **egozentrische ~** egocentric perception / **fehlerhafte ~** misperception / **innere ~** internal perception, intrapsychic perception, introspection / **interpersonale ~** interpersonal perception / **kinästhetische ~** kinaesthetic perception / **künstlich reizarme ~** impoverished perception / **objektive ~** objective perception / **paranormale ~** paranormal cognition / **physiognomische ~** physiognomic perception / **propriozeptive ~** proprioceptive perception / **räumliche ~** spatial perception, stereoscopic perception / **reduzierte ~** reduced perception / **selektive ~** selective perception / **somästhetische ~** somaesthetic perception / **soziale ~** social perception / **subliminale ~** subliminal perception, subconscious perception / **taktile ~** tactual perception / **taktil–motorische ~** tactile–motor perception / **unbemerkte ~** implicit apprehension / **unbewusste ~** unconscious perception / **undifferenzierte ~** indissociation / **unterschwellige ~** subliminal perception, subconscious perception, subception / **visuelle ~** visual perception / **wahrheitsgetreue ~** literal perception

Wahrnehmungs|abwehr *f* perceptual defence / **~aktivität** *f* perceptual activity / **~anomalie** *f* **mit Verkleinerung der Objekte** porropsia / **~bewusstsein** *n* perceptual awareness, perceptual consciousness / **~bild** *n* perceptual image / **~einheit** *f* perceptual wholeness / **~einstellung** *f* perception set, perceptual set / **~empfindlichkeit** *f* perceptual sensibility / **~entwicklung** *f* perceptual development / **~fähigkeit** *f* perceptual aptitude, perceptivity, perceptiveness / **mangelnde ~fähigkeit** *f* imperception / **~fehler** *m* perceptual error / **~feld** *n* audito–psychic centre, perceptual field, sensory field / **~gegenstand** *m* object of perception /

~generalisierung *f* perceptual generalisation / ~geschwindigkeit *f* speed of perception, perceptual speed / ~grenze *f* limit of perception / ~größe *f* sensory quantum / ~gruppierung *f* perceptual grouping / ~identität *f* perceptual identity / ~inhalt *m* content of perception, perceptual content / ~konstanz *f* perceptual constancy, object constancy / ~konstellation *f* perceptual pattern / ~lernen *n* perceptual learning / ~maß *n* perceptual measure / ~messverfahren *n* perceptual measures / ~organe *npl* perceptive organs / ~organisation *f* perceptual organization / ~prozess *m* perceptual process, sensory process / ~psychologie *f* psychology of perception, perceptual psychology / ~regression *f* phenomenal regression / ~schema *n* perceptual schema / ~schwelle *f* perceptual threshold / ~stil *m* perceptual style / ~störung *f* perception disorder, perceptual distortion, perceptual defect, perceptual disturbance / **persistierende ~störung im Zusammenhang mit Halluzinogenen** hallucinogen persisting perception disorder / ~struktur *f* perceptual structure / ~strukturierung *f* perceptualization / ~system *n* perceptual schema / ~taubheit *f* perception deafness / ~täuschung *f* perceptual illusion / ~tendenz *f* perceptual set / **abstrakte ~tendenz** *f* abstract set / ~test *m* projective test, perception test / ~theorie *f* theory of perception / ~transformation *f* perceptual transformation / ~umfang *m* span of perception / ~umstrukturierung *f* perceptual restructuring / ~unterscheidung *f* perceptual discrimination / ~unterschiede *mpl* perceptual differences / ~vermögen *n* perceptiveness / ~verzerrung *f* perceptual distortion / ~vorgang *m* perceptual process, sensory process / ~zeit *f* perception time / ~zentrum *n* centre of perception

Wahrsagen *n* fortune–telling / **~ mit einer Kristallkugel** catoptromancy

Wahrsager *m* fortune–teller, chiromancer

wahrscheinlich probable, likely, presumably

Wahrscheinlichkeit *f* probability, likelihood / **bedingte ~** conditional probability, contingent probability / **empirische ~** empirical probability, a posteriori probability / **gemeinsame ~** joint probability, compound probability / **maximale ~** maximum likelihood / **normale ~** normal probability / **statistische ~** statistical probability / **subjektive ~** subjective probability

Wahrscheinlichkeits|angleichung *f* probability matching / ~dichtefunktion *f* probability density function / ~element *n* probability element / ~faktor *m* probability factor / ~funktion *f* likelihood function, probability function / ~gesetz *n* law of probability / ~grad *m* degree of probability / ~hypothese *f* probabilistic hypothesis / ~integral *n* probability integral / ~kurve *f* probability curve / ~lernen *n* probability learning / ~maß *n* probability measure / ~quotient *m* likelihood ratio / ~raum *m* probability space / ~rechnung *f* probability calculus / ~schluss *m* probability judgment / ~stichprobe *f* probability sample / ~tafel *f* probability table, probability chart / ~theorie *f* probability theory, theory of probabilities / ~urteil *n* probability judgment / ~verhalten *n* probability behaviour / ~verteilung *f* probability distribution

wahrscheinlichkeitsstatistisch stochastic

Wahrtraum *m* prophetic dream

Waise *f* orphan

Waisenhaus *n* orphanage, orphans' home

Waldmensch *m* wild man, feral child

Wallpapille *f* vallate papilla

Wandel *m* change / **~ der Einstellung** attitude change / **gesellschaftlicher ~** social change / **technologischer ~** technological change / **sozialer ~** social change

wandelbar changeable, alterable

Wander|arbeitnehmer *m* migration worker / **~ödem** *n* wandering edema / **~trieb** *m* ecdemomania, dromomania, hysterical fugue, wandering impulsion, vagabondage, ambulatory automatism / **pathologischer ~trieb** *m* drapetomania, planomania, poriomania / **menschliches ~verhalten** *n* human migratory behaviour / **~verhalten bei Tieren** animal migratory behaviour / **~welle** *f* traveling wave

wandernd migratory

Wanderung *f* migration

Wanderungsverhalten *n* migratory behaviour

Wandkritzelei *f* graffiti

Wandler *m* converter, transducer

Wange *f* cheek

Wangen|bereich *m*, **schmerzfreier** painless cheek–area / **~schleimhaut** *f* buccal mucous membrane

Warburg–Atmungsferment *n* Warburg's respiratory enzyme, cytochrome oxidase

Warenausstellung *f* display

Wärme *f* warmth, heat / **~abgabe** *f* heat loss / **evaporative ~abgabe** evaporative heat loss / **~akklimatisierung** *f* thermal acclimatisation / **~behandlung** *f* heat treatment / **~belastung** *f* heat stress / **~bett** *n* incubator / **~bildung** *f* thermogenesis / **~empfindlichkeit** *f* thermoaesthesia, thermoesthesia, thermesthesia, thermaesthesia, thermal sensitivity / **übermäßige ~empfindlichkeit** *f* thermalgesia / **~empfindlichkeitsmesser** *m* thermoaesthesiometer, thermoesthesiometer, thermaesthesiometer / **~empfindung** *f* warm sensation, heat sensation / **paradoxe ~empfindung** *f* paradoxical warmth sensation / **~erzeugend** heat-generating / **~rauschen** *n* thermal noise / **~regulation** *f* thermoregulation / **~regulator** *m* heat regulator / **~reiz** *m* thermal stimulus, heat stimulus / **~sensibilität** *f* temperature sensitivity / **~sinn** *m* temperature sense, thermaesthesia, thermesthesia / **~stauung** *f* hyperthermia, hyperthermy / **~strahlen** *mpl* caloric rays, heat rays / **~strahlung** *f* heat radiation / **~überempfindlichkeit** *f* thermohyperalgesia / **~wirkung** *f* heat effect / **~zentrum** *n* heat centre

wärmen warm

Warm|punkt *m* hot point, heat spot, hot spot, warm spot / **~sensor** *m* warm sensor

Warn|hinweis *m* warning label / **~reiz** *m* warning stimulus / **~ruf** *m* warning shout, alarm / **~signal** *n* warning signal / **~zeichen** *n* warning signal

warnend warning

Warnung *f* warning, premonition

Warten *n* waiting

Wärter *m* attendant, warder

Wartezeit *f* waiting period

Warze *f* wart, verruca

warzenartig warty, verrucous

Waschen *n* washing

Wasch|manie *f* ablutomania / **~zwang** *m* obsessional washing, compulsive washing, washing compulsion, cleanliness compulsion, ablutomania

Wasser|aufnahme *f* water intake / **~falleffekt** *m* waterfall illusion / **~haushalt** *m* water balance / **~heilkunde** *f* hydrotherapeutics, hydrotherapy / **~intoxikation** *f* water intoxication / **~kopf** *m* hydrencephalus, hydrocephalus, hydrocephaly / **~lassen** *n* urination, micturition / **~lassen** micturate / **~scheu** *f* hydrophobia, fear of water / **~stoff** *m* hydrogen / **~sucht** *f* anasarca, dropsy, hydrops / **~falltäuschung** *f* waterfall illusion

wasser|köpfig hydrocephalic / **~scheu** hydrophobic

Wassermann–Reaktion *f* Wassermann test, Wassermann reaction

wässrig aqueous, watery

Wat *n* wat

Watt *n* watt

Weber|–Fechner–Gesetz *n* Weber–Fechner law / **~–Formel** *f* Weber fraction / **~–Gesetz** *n* Weber's law / **~scher Kreis** *m* Weber's circle / **~–Syndrom** *n* Weber's syndrome / **~–Versuch** *m* Weber's test

Wechsel *m* change, alternation, mutation / **~beziehung** *f* correlation, covariation / **in ~beziehung stehen** correlate / **in ~beziehung stehend** correlative / **in ~beziehung treten** interrelate / **formelles ~gespräch** *n* colloquium / **~jahre** *npl* climacteric, climacterium, change of life, turn of life / **~jahre** *npl* **des Mannes** male climacterium, climacterium virile / **~jahrmelancholie** *f* climacteric melancholia, climacteric melancholy / **~schicht** *f* rotating shifts / **~seitigkeit** *f* reciprocity / **~strom** *m* alternating current / **~stromwiderstand** *m* impedance / **~wirkung** *f* reciprocity, interaction, correlation / **in ~wirkung bringen** correlate / **~wirkungslehre** *f* interactionism / **~zyklus** *m* alternation phase, alternation cycle / **autonomer ~** autonomous change / **spontaner ~** spontaneous alternation / **verzögerter ~** delayed alternation

wechseln change

wechsel|seitig mutual, reciprocal / **~warm** poikilothermic, polkilothermal / **~wirkend** reciprocal

Wechsler|–Bellevue–Test *m* Wechsler–Bellevue Scale / **~–Gedächtnistest** *m* Wechsler Memory Scale / **~–Intelligenztest** *m* **für Erwachsene** Wechsler Adult Intelligence Scale / **~–Intelligenztest** *m* **für Kinder** Wechsler Intelligence Scale for Children

Weckamin *n* sympathomimetic amine, cerebral stimulant / **~sucht** *f* amphetamine addiction

Weck|mittel *n* cerebral stimulant, analeptic / **~reaktion** *f* arousal reaction / **~reiz** *m* arousing stimulus / **~schwelle** *f* waking threshold

Wedensky|–Effekt *m* Wedensky effect / **~–Hemmung** *f* Wedensky inhibition, Wedensky effect, Wedensky phenomenon

Weg *m* way, path / **~bereiter** *m* pioneer, forerunner / **~ des geringsten Widerstandes** line of least resistance / **~ durch ein Labyrinth** enclosed–alley maze / **~ zum Erfolg** ladder of success

Weg|konditionieren *n* deconditioning, unconditioning / **~lassen** *n* omission, elimination / **~laufen** *n* runaway behaviour / **~nahme** *f* deprivation, taking away

Wehklagen *n*, **notorisches** complaint habit

Wehr|geist *m* spirit of defence / **~losigkeit** *f* defencelessness / **~psychologie** *f* military psychology / **~psychiatrie** military psychiatry

wehrlos defenceless, defenseless

weibisch effeminate

weiblich female, feminine

Weiblich|keit *f* femininity, feminity / **~keitskomplex** *m* femininity complex, feminity complex

weich soft / **~herzig** soft–hearted / **~lich** soft, effeminate

Weich|heit *f* softness / **~lichkeit** *f* effeminacy, softness / **~tier** *n* mollusc, mollusk

Weigerung *f* refusal

Weinen *n* weeping, crying

Weinkrampf *m* crying fit, weeping spasm

Weise *f* manner, way

Weisheit *f* wisdom

Weismannismus *m* Weismannism

Weissagung *f* prophecy, divination / **~ aus göttlicher Eingebung** theomancy / **~ mit Zauberstäben** rhabdomancy

weit broad, wide / **~herzig** broad–minded / **~schweifig** verbose, redundant / **~sichtig** long–sighted, far–sighted, hyperopic

Weiterbildung *f* development, continuing education / **~ des Personals** personnel training / **~ für Lehrer** in–service teacher education / **~ für psychosoziale Berufe** mental health in–service training / **~ im Beruf** in–service training, professional training / **~ von Führungskräften** executive development / **eigene** ~ self–development / **selbständige** ~ self–improvement / **ständige** ~ continuous education

Weiter|entwicklung *f* **von Gewohnheiten** habit progression / **wesentliche** ~**entwicklung** *f* essential evolution / ~**führung** *f* continuation / **soziale** ~**gabe** *f* social transmission

weiter|leiten pass, transmit / ~**machen** continue

Weit|herzigkeit *f* broad–mindedness / ~**schweifigkeit** *f* verbosity, prolixity, redundancy / ~**sichtigkeit** *f* far sight, far–sightedness, long–sightedness, hyperopia, hypermetropia

Welle *f* wave / **quadratische** ~ square wave / **rechteckige** ~ rectangular wave / **schnelle** ~**n** *fpl* fast waves / **sich frei fortpflanzende** ~ free progressive wave / **stationäre** ~ stationary wave

Wellen|amplitude *f* wave amplitude, wave breadth / ~**bewegung** *f* wave–motion, undulation / ~**dispersionstheorie** *f* resonance–volley theory, volley theory / ~**erzeuger** *m* wave generator, oscillator / ~**frequenz** *f* wave frequency / ~**kammtheorie** *f* wavecrest theory / ~**länge** *f* wavelength / **farbtongleiche** ~**länge** *f* wavelength of equal hue, dominant wavelength / **komplementäre** ~**länge** *f* complementary wave length / ~**tal** *n* wave–hollow, wave–trough / ~**widerstand** *m* impedance

wellenförmig undulatory, undulating

Welt *f* world, universe, cosmos / ~**all** *n* macrocosm / ~**anschauung** *f* world view / ~**bild** *n* world view / ~**entstehung** *f* cosmogony / ~**hilfssprache** *f* international auxiliary language, universal language / ~**ordnung** *f* cosmos / ~**raum** *m* space, universal space / ~**test** *m* world test / ~**verbesserungsideen** *fpl* world–reconstruction ideas, Utopian ideas / ~**zerstörungsideen** *fpl* world–destruction ideas / **erlebte** ~ inner world /

kognitive ~ cognitive world / **physikalische** ~ physical world, outer world / **unprofilierte** ~ unstructured world

weltlich secular

wendig agile, flexible

Wendigkeit *f* agility, flexibility / **geistige** ~ cleverness, wit

Wendung *f* turning, version, phrase / ~ **gegen die eigene Person** turning round upon the subject's own self, autoaggression / **stereotype** ~ cliché

Werbe|abteilung *f* advertising department / ~**agentur** *f* advertising agency / ~**aktion** *f* advertising activity / ~**argument** *n* advertising point / ~**aspekt** *m* advertising approach / ~**auslage** *f* display, visual display / ~**aussage** *f* advertising message / ~**berater** *m* advertising consultant / ~**bereich** *m* advertising area / ~**botschaft** *f* advertising message / ~**brauch** *m* advertising practice / ~**durchsage** *f* commercial, auditory display / ~**effekt** *m* advertising effect / ~**einblendung** *f* advertising break, commercial / ~**entwurf** *m* advertising design / ~**erfolg** *m* advertising result / ~**erfolgskontrolle** *f* advertising control, advertising effectiveness study / ~**etat** *m* account / ~**feldzug** *m* advertising campaign / **überregionaler** ~**feldzug** *m* national advertising campaign / ~**fernsehen** *n* commercial television / ~**figur** *f* advertising character, advertising figure / ~**forschung** *f* advertising research / ~**idee** *f* advertising idea / ~**kampagne** *f* advertising campaign / **nationale** ~**kampagne** *f* national campaign / ~**konzeption** *f* advertising conception / ~**leiter** *m* advertising manager / ~**maßnahmen** *fpl* advertising measures / ~**medium** *n* publicity medium / ~**mittel** *n* advertising medium / ~**möglichkeiten** *fpl* advertising horizons

Werben *n* advertising, courtship, courting

werben advertise

Werbe|plan *m* advertising schedule / ~**planer** *m* media man / ~**psychologie** *f* advertising psychology / ~**ritual** *n* bei

werblich

Tieren animal courtship display / **~sendung** *f* commercial / **kurze ~sendung** *f* short commercial / **~slogan** *m* advertising slogan / **~spot** *m* commercial spot / **~spruch** *m* slogan, catch phrase / **~thema** *n* advertising topic / **~träger** *m* advertising medium, publicity medium / **~trägeranalyse** *f* media analysis / **~trägerforschung** *f* media research, media survey / **~unterstützung** *f* advertising support / **~wert** *m* advertising value / **~wirksamkeit** *f* advertising effectiveness, advertising efficiency / **~wirkung** *f* advertising effect, impact / **~ziele** *npl* advertising objectives / **~zweck** *m* advertising purpose

werblich advertising

Werbung *f* advertising, publicity / **akustische ~** acoustic advertising / **audiovisuelle ~** audio–visual advertising / **belehrende ~** educational advertising / **unterschwellige ~** subliminal advertising / **vergleichende ~** comparative advertising / **zugkräftige ~** attractive advertising / **zusätzliche ~** accessory advertising

Werdegang *m* development, history, background / **beruflicher ~** employment history / **persönlicher ~** personal background

Werk *n* work, factory / **~führer** *m* first–line supervisor / **~statt** *f* workshop / **~statt** *f* **für Behinderte** sheltered workshop / **beschützende ~statt** *f* sheltered workshop / **~therapie** *f* work therapy, ergotherapy / **~unfall** *m* industrial accident / **~zeug** *n* tool, instrument / **~zeuggebrauch** *m* tool use

Wernicke|–Aphasie *f* Wernicke's aphasia, cortical sensory aphasia, temporoparietal aphasia / **~–Krankheit** *f* Wernicke's disease, Wernicke's encephalopathy / **~–Sprachzentrum** *n* sensory speech centre / **~–Syndrom** *n* Wernicke's syndrome / **~–Zentrum** *n* Wernicke's centre, Wernicke's area, Wernicke's field, Wernicke's zone

Wert *m* value / **~analyse** *f* value analysis / **~ausrichtung** *f* set of values / **~lehre** *f* axiology / **~orientierung** *f* belief–value matrix / **~schätzung** *f* esteem, appreciation / **~skala** *f* merit scale / **~system** *n* belief system, value system / **kulturelles ~system** *n* cultural belief system, cultural value system / **~urteil** *n* value judgment / **absoluter ~** absolute value / **algebraischer ~** algebraic value / **arterhaltender ~** survival value, adaptive value / **beobachteter ~** observed value / **diagnostischer ~** diagnostic value / **ethischer ~** ethical value / **ethnische ~e** *mpl* ethnic values / **geschätzter ~** estimated value / **gesellschaftlicher ~** social value / **häufigster ~** mode / **höchster ~** maximum value / **ipsative ~e** *mpl* ipsative units / **kritischer ~** critical value, critical level, critical score, cutting–off score / **niedrigster ~** minimum value / **numerischer ~** numerical value / **persönliche ~e** *mpl* personal values / **prognostischer ~** prognostic value / **relativer ~** relative value / **repräsentativer ~** representative measure, representative score / **selektiver ~** selective value / **sozialer ~** social value / **soziometrischer ~** sociometric score / **wahrer ~** true value, true score

Werte|konflikt *m* conflict of values / **~matrix** *f* belief–value matrix

werten appreciate, judge

wertfrei nonmoral, value–free

Wertigkeit *f* valence

Wertung *f* judgment, evaluation, assessment

Wesen *n* being, entity / **~ einer Sache** essence of a matter / **~heit** *f* entity / **eigentliches ~** nature / **herrisches ~** bossiness / **höchstes ~** supreme being / **ruhiges ~** quiet manner / **soziales ~** social nature / **unbeholfenes ~** awkwardness, clumsiness / **unkultiviertes ~** boorishness / **unmännliches ~** effeminacy / **verschlossenes ~** closedness

Wesens|änderung *f* change of personality, personality change / **~art** *f* nature, character / **~eigenschaft** *f* characteristic / **~zug** *m* trait / **~zug** *m* **des Verhaltens** behaviour trait

wesens|eigen peculiar, characteristic / **~fremd** foreign to one's own nature / **~gegensätzlich** opposite in character / **~gleich** identical in character

wesentlich essential, important, substantial, vital

Wesentliche *n* essence

Wettbewerb *m* competition / **~ mit sich selbst** autocompetition, autorivalry / **auf ~ eingestellt** competitive / **wirtschaftlicher ~** economic competition

Wettbewerber *m* competitor, rival

Wettbewerbs|fähigkeit *f* competitiveness / **~teilnehmer** *m* competitor

Wette *f* bet

Wetteifer *m* rivalry, competition, emulation

wett|eifern compete, contest / **~eifernd** competitive

wetterfühlig meteorosensitive, sensitive to changes in the weather conditions

Wetterfühlige *m,f* meteorosensitive person

Wetterfühligkeit *f* sensitivity to changes in the weather, meteorosensitivity / **~ bei anrückendem Tiefdruckgebiet** cyclonopathy

Wettstreit *m* contest, competition, rivalry / **~ der Sehfelder** retinal rivalry, binocular rivalry / **in ~ treten** compete / **~ von Nervenimpulsen** neural rivalry / **neidischer ~** envious rivalry

Wetzel–Tafel *f* Wetzel grid

Wever–Bray–Phänomen *n* Wever–Bray phenomenon, Wever–Bray effect

W–Faktor *m* w factor, will factor

Wheatstone–Brücke *f* Wheatstone bridge

Wherry–Doolittle–Verfahren *n* Wherry–Doolittle method

Whorf–Hypothese *f* Whorf's hypothesis

wichtig important, essential / **~tuerisch** self–important, pompous

Wichtig|keit *f* importance, relevance / **~tuerei** *f* self–importance, pompousness

Wider|hall *m* echo, reverberation, resonance / **~hallpeilung** *f* echolocation / **~legung** *f* rebuttal, refutation / **~natürlichkeit** *f* perversivity, pervertedness / **~sacher** *m* antagonist, opponent / **~spenstige** *m,f* recalcitrant, refractory person / **~spenstigkeit** *f* recalcitrancy, refractoriness, rebelliousness / **~spiegelung** *f* **von Gefühlen** reflection of feelings / **~spiegelungstheorie** *f* copy theory / **~spruch** *m* contradiction / **~spruch** *m* **in sich** antinomy, contradiction in terms / **in ~spruch stehen** conflict, be in contradiction / **innerer ~spruch** *m* inconsistency, intrinsic contradiction / **~spruchsfreiheit** *f* consistency, consistence

wider|hallen reverberate, resound / **~hallend** echoing, repercussive, resonant / **~legbar** refutable, disprovable / **~legen** refute, disprove / **~lich** repulsive, revolting, nauseous / **~natürlich** perverse, perverted / **sich ~setzen** oppose, resist / **~spenstig** recalcitrant, refractory / **~spiegeln** reflect / **sich ~sprechend** contradictory, inconsistent / **sich selbst ~sprechend** self–contradictory / **~sprüchlich** conflicting, contradictory / **~spruchsvoll** contradictory, inconsistent

Widerstand *m* resistance, opposition, antagonism, blockage / **~ bei der Traumdeutung** resistance in dream interpretation / **~ des Unbewussten** resistance of the unconscious, resistance by the unconscious / **bewusster ~** conscious resistance / **innerer ~** internal resistance / **neurotischer ~** neurotic rebelliousness / **passiver ~** passive resistance / **psychotherapeutischer ~** psychotherapeutic resistance / **unbewusster ~** unconscious resistance

wider|standsfähig resistant, robust / **~standsfähig gegenüber Milieueinflüssen** resistant to environmental influences

Widerstandsfähigkeit 508

/ ~**strebend** unwilling, reluctant, opposing / ~**streitend** conflicting, contradictory, antagonistic / ~**wärtig** objectionable, nasty / ~**willig** unwilling, reluctant

Widerstands|fähigkeit *f* resistance / ~**gefühl** *n* resistance sensation / ~**kraft** *f* power of resistance, stamina / ~**phase** *f* resistance phase / ~**reaktion** *f* rebellious reaction

Widerwille *m* aversion, distaste, dislike, loathing, repulsion, disgust, reluctance, aversiveness

Wieder|ansteckung *f* reinfection / **psychosoziale** ~**anpassung** *f* psychosocial readjustment / ~**aufleben** *n* revival / ~**aufnahme** *f* resumption / ~**aufnahme** *f* **in einem Krankenhaus** hospital readmission / ~**aufnahme** *f* **von unterbrochenen Handlungen** resumption of interrupted actions / ~**auftreten** *n* recurrence / ~**beginn** *m* recommencement, restart / ~**belebung** *f* revival, resuscitation, reanimation / ~**belebungszeit** *f* resuscitation limit / ~**eingewöhnung** *f* readaptation, readjustment / ~**eingliederung** *f* rehabilitation, reintegration, resettlement / **psychosoziale** ~**eingliederung** *f* psychosocial resocialisation / ~**einsetzung** *f* reinstatement / ~**einstieg** *m* reentry / ~**erinnerung** *f* ecphoria, ecphory, reminiscence / ~**erkennen** *n* recognition, recall / **fehlendes** ~**erkennen** *n* ideational agnosia / ~**erkennungsmethode** *f* recognition method, recognition procedure / ~**erkennungstäuschung** *f* illusion of déja–vu / ~**erkennungsverfahren** *n* recall method, recall procedure / ~**erlernen** *n* relearning / ~**gabe** *f* playback, reproduction / ~**gabegenauigkeit** *f* fidelity / ~**geburt** *f* reincarnation, rebirth / ~**geburtsphantasie** *f* rebirth fantasy / ~**gutmachung** *f* reparation, restitution / ~**gutmachung** *f* **durch Sühne** atonement / ~**herstellen** *n* **des Gleichgewichts** correction of imbalance

wieder|auftreten recur, reappear / ~**auftretend** recurrent / ~**beginnen** restart / ~**beleben** revive, reanimate, resuscitate / ~**erkennbar** recognizable / ~**erkennen** recognize / ~**erlangen** regain / ~**geben** reproduce / ~**gewinnen** regain / ~**gewöhnen an** reaccustom to / ~**herstellen** renew, restore, re–establish, recover, reconstruct

Wiederherstellung *f* restoration, restitution, reconstruction, recovery / ~ **der Arbeitsfähigkeit** restoration of working capacity / ~ **des Membranpotentials** repolarisation / **völlige** ~ complete recovery

Wieder|holbarkeit *f* repeatability / **sinnloses** ~**holen** *n* **von Wörtern und Sätzen** echolalia, echophrasia / **stereotypes** ~**holen** *n* **von Wörtern** verbigeration

wieder|holen repeat, reiterate / **kurz** ~**holen** recapitulate / **sich** ~**holen** repeat, recur/ **sich** ~**holend** repetitive, iterative, repetitious

Wiederholung *f* repetition, reiteration, replication / ~ **der Auswertung** re–evaluation / ~ **des gleichen Lautes** tautophony / **stille** ~ **einer Melodie** endomusia / **stereotype** ~ **einzelner Wörter** autoecholalia / ~ **in Abständen** spaced repetition, distributed repetition, distributed practice / **unaufhörliche** ~ **stereotyper Handlungen** autoechopraxia / **krankhafte** ~ **von Antworten** catalogia, cataphasia / **krankhafte** ~ **von Wortendsilben** logoclonia / **kurze** ~ recapitulation / **massierte** ~ unspaced repetition / **verteilte** ~ spaced repetition

Wiederholungs|gesetz *n* frequency law, law of repetition, law of frequency / ~**kurs** *m* refresher course / ~**labyrinth** *n* temporal maze / ~**prinzip** *n* recapitulation principle, biogenetic law / ~**prüfung** *f* reexamination, retest / ~**strecke** *f* review passage / **subjektive** ~**tendenzen** *fpl* perseveration / ~**traum** *m* recurrent dream / ~**untersuchung** *f* repeat–study / ~**zwang** *m* repetition compulsion, compulsion to repeat, compulsive repetition

Wieder|kehr *f* return, recurrence / ~**kehr** *f* **des Verdrängten** breakthrough of the repressed, return of the repressed / **unfreiwillige** ~**kehr von Melodien oder Phra-**

sen involuntary recurrence of tunes or phrases / **~vereinigung** *f* reunion, resynthesis / **~verheiratung** *f* re-marriage / **~verstärkung** *f* reinforcement

wieder|kehren return, recur / **~kehrend** recurrent, recurring / **ständig ~kehrend** perseverative / **~testen** retest

wiegen weigh

Wiener| Kreis *m* Vienna Circle / **~ Schule** *f* Vienna Circle, Viennese School

wild wild, savage

Wilders Ausgangswertgesetz *n* Wilder's law of initial value, Wilder's law

Wildniserleben *n* wilderness experience

Wille *m* will, volition / **~ zur Macht** will to have power / **allgemeiner ~** general will / **böser ~** malevolence / **freier ~** free will / **sozialer ~** social will

willenlos abulic, apathic

Willen|losigkeit *f* aboulia, abulia, folie du doute / **gegen den eigenen ~** contravolitional

Willens|akt *m* act of volition / **~änderung** *f* change of mind / **~bestimmung** *f* determination of one's intent / **~entscheidung** *f* voluntary decision, volition / **~faktor** *m* will factor, w factor / **~freiheit** *f* freedom of will, free will / **~handlung** *f* act of will, voluntary activity, intentional behaviour / **~hemmung** *f* dysbulia / **~impuls** *m* will impulsion, voluntary impulsion / **~kraft** *f* will–power, volition / **gestörte ~kraft** *f* dysbulia / **herabgesetzte ~kraft** *f* hypobutia / **übersteigerte ~kraft** *f* hyperbulia / **~profil** *n* will profile / **krankhafte ~richtung** *f* parabulia / **~schwäche** *f* aboulia, abulia, lack of will power, dysboulia, loss of will power / **~spaltung** *f* schizobulia / **~sperrung** *f* avolition / **~sphäre** *f* volitional sphere / **~stärke** *f* strength of will, will power / **krankhafte ~stärke** *f* insane wilfulness, insane willfulness / **~stil** *m* volitional style / **~trieb** *m* conation / **~– und Temperamenttest** *m* will–temperament test / **totaler ~verlust** *m* abulomania

willens|gestört dysbulic / **~mäßig** volitional / **nicht ~mäßig** involuntary / **~schwach** abulic, dysbulic / **~unabhängig** aconative, automatic

will|fährig yielding / **~kürlich** arbitrary, voluntary

Willfährigkeit *f* compliance

Willkür|bewegung *f* voluntary movement / **~handlung** *f* idiosyncratic act / **~motorik** *f* voluntary motor response / **~muskulatur** *f* voluntary muscular system / **~reaktion** *f* arbitrary response

Wilson–Krankheit *f* Wilson's disease

Wimper *f* cilium, eyelash

Wind|messer *m* anemometer / **~mühlentäuschung** *f* windmill illusion

Windigo–Psychose *f* windigo psychosis

Windung *f* convolution, gyrus

Wink *m* hint, prompt

Winkel *m* angle / **~messer** *m* goniometer / **~perspektive** *f* angular perspective / **~täuschung** *f* angle illusion

winklig angular

Winter|depression *f* winter depression / **~schlaf** *m* hibernation

Wippe *f* teeterboard, seesaw

Wir|–Bewusstsein *n* collective consciousness, group consciousness / **~–Gefühl** *n* we–feeling / **~–Gruppe** *f* we–group, in–group

Wirbel *m* vertebra / **~abschnitt** *m* vertebral segment / **~kanal** *m* spinal canal, vertebral canal / **~körper** *m* vertebral body / **~säule** *f* vertebral column, spinal column, spine, backbone / **~säulengegend** *f* vertebral region / **~säulenverkrümmung** *f* scoliosis / **~spalt** *m* spina bifida, cleft spine / **~tiere** *npl* vertebrates

wirkend acting, efficient, effective / **reizentgegengesetzt ~** contrastimulant / **von außen ~** extrinsic / **von innen ~** intrinsic

wirklich real, true, genuine

Wirklichkeit *f* reality / **soziale ~** social reality

Wirklichkeits|bewusstsein *n* objective consciousness / **~erlebnis** *n* reality experience / **~gefühl** *n* feeling of reality, reality feeling / **~sinn** *m* reality sense, sense of reality / **~verlust** *m* derealization

wirklichkeits|fremd unrealistic / **~getreu** true, veridical / **~nah** realistic

Wirk|mechanismus *m* mechanism of action / **~reaktion** *f* operant reaction / **unterscheidende ~reaktion** *f* pseudoreflex / **~samkeit** *f* effectiveness, efficacy, efficiency / **~stoff** *m* active substance / **~verhalten** *n* emitted behaviour

wirksam effective, efficient, efficacious

Wirkung *f* effect, impact / **~ der Schwerkraft** gravitational effect / **~ der Übung** practice effect / **~ des Unterrichts** teaching effectiveness / **beruhigende ~** tranquilizing effect / **cholinergische ~** cholinergic action / **chronotrope ~** chronotropism / **dämpfende ~** sedative effect / **entspannende ~** relaxing effect / **gegensätzliche ~** bipolar effect / **hemmende ~** inhibitory effect / **kumulative ~** cumulative effect / **kurzfristige ~** short–range effect / **proaktive ~** proactive effect / **sedierende ~** sedative effect / **ungünstige ~ en** *fpl* **einer Medikation** adverse effects of medication / **verzögerte ~** delayed effect

Wirkungs|analyse *f* **bei Projekten** project evaluation / **~ausbreitung** *f* spreading of effect / **~bereich** *m* range of action / **~dauer** *f* duration of effect / **~eintritt** *m* onset / **~gefüge** *n* causal texture / **~grad** *m* degree of efficiency, efficacy, efficiency / **~gradient** *m* gradient of effect / **~losigkeit** *f* inefficiency, inefficacy / **~phase** *f* effective phase / **~prüfung** *f* **einer Werbeanzeige** copy test / **~stärke** *f* intensity of action / **~test** *m* impact test / **~weise** *f* mechanism of action, mode of action, operating method

wirkungs|fähig effective / **~intensiv** highly active / **~los** ineffective / **~voll** effective

Wirr–warr *m* mess, muddle, chaos

Wirtschaft *f* economy / **~lichkeit** *f* economy / **freie ~** free market economy

wirtschaftlich economic

Wirtschafts|psychologie *f* industrial psychology, business psychology, economic psychology / **~wissenschaft** *f* economics

wirtschaftswissenschaftlich economic

Wischreflex *m* cleaning reflex

Wissbegierde *f* curiosity need, intellectual curiosity

Wissen *n* knowledge, know–how / **berufsbezogenes ~** job knowledge / **deklaratives ~** declarative knowledge / **funktionelles ~** functional knowledge / **prozedurales ~** procedural knowledge

wissen know

Wissens|bereich *m* field of knowledge, discipline / **~drang** *m* acquisition motive / **~durst** *m* thirst for knowledge / **~erwerb** *m* acquisition of knowledge / **~gedächtnis** *n* knowledge memory / **~stand** *m* knowledge level

Wissenschaft *f* science / **empirische ~** empirical science / **nomothetische ~** nomothetic science / **normative ~** normative science / **politische ~** political science

Wissenschaftler *m* scientist, research scientist

wissenschaftlich scientific

Wissenschafts|lehre *f* theory of science / **~theorie** *f* theory of science, philosophy of science

Witte–König–Effekt *m* Witte–König paradoxical fusion effect

Wittmaack–Ekbom Syndrom *n* Wittmaack–Ekbom syndrome, restless legs

Witwe *f* widow

Witwer *m* widower

Witz *m* joke

Witzelsucht *f* moria

witzig witty, funny

Wochenbett|depression *f* puerperal melancholy, post–partum depression / **~psychose** *f* puerperal psychosis, tocomania

Wodu–Tod *m* voodoo death

Wohl|befinden *n* well–being, euphoria / **~behagen** *n* feeling of comfort, relish, joie de vivre / **~ergehen** *n* well–being / **~fahrt** *f* welfare, welfare services / **öffentliche ~fahrtseinrichtungen** *fpl* community welfare services / **~gefälligkeitsproportion** *f* pleasing proportion / **~geruch** *m* scent, fragrance / **~klang** *m* melodiousness, euphony / **~tätigkeit** *f* benevolence, charity, charitable behaviour / **~tätigkeitsverhalten** *n* charitable behaviour / **~wollen** *n* benevolence, good will

wohl|durchdacht well–thought–out / **~erzogen** well–mannered, well–behaved / **~klingend** melodious, euphonic / **~riechend** odoriferous, odorous, fragrant / **~tätig** charitable / **~wollend** benevolent

Wohn|einrichtung *f* für Pflegebedürftige residential care institution / **~gemeinschaft** *f* commune / **~ort** *m* place of residence / **natürlicher ~ort** *m* habitat

wohnen live, dwell, reside

Wohnung *f* apartment, flat, dwelling

Wohnungsloser *m* homeless person

Wolfs|hunger *m* wolfish hunger, lycorexia, cynorexia / **~kind** *n* wolf child

Wolken|experiment *n* cloud experiment / **Fechners ~experiment** *n* Fechner's cloud experiment / **~versuch** *m* cloud experiment

Wollen *n* volition / **passives ~** passive volition / **unbewusstes ~** unconscious intention / **zögerndes ~** velleity

Wollfadenprobe *f* colour sorting test

Wollust *f* sensual pleasure, lust, voluptuousness / **~körperchen** *n* genital corpuscle, genital corpuscule

wollüstig lustful, sensual, voluptuous, lecherous, libidinous / **krankhaft ~** tentiginous

Wonne *f*, **höchste** bliss, delight

Wort *n* word / **~agglutination** *f* word agglutination / **~angst** *f* onomatophobia / **~assoziation** *f* word association, verbal association / **~assoziationstest** *m* word association test / **~aussprechen** *n* word calling / **~bedeutung** *f* verbal meaning, word meaning / **~bedeutungslehre** *f* semantics / **~bedeutungstest** *m* homograph test / **~bild** *n* verbal image / **~bildung** *f* word formation / **~bildungstest** *m* word–formation test / **~blindheit** *f* word–blindness, alexia, logagnosia, visual aphasia / **~blindheit** *f* **und ~Worttaubheit** *f* aphemaesthesia / **~erkennen** *n* word recognition / **~familie** *f* word family / **~feld** *n* semantic field / **~findung** *f* word finding / **~flüssigkeit** *f* word fluency, verbal fluency / **~ für Wort** verbatim, word for word / **~ für–Wort–Lernen** *n* rote learning / **~gedächtnis** *n* verbal memory / **~generalisation** *f* verbal generalisation / **~gestalt** *f* word configuration / **~gewandtheit** *f* word fluency / **~häufigkeit** *f* word frequency / **~klangbild** *n* auditory image / **~klauberei** *f* hair–splitting, word–splitting / **~labyrinth** *n* verbal maze / **~laut** *m* wording, text / **~malerei** *f* onomatopoeia, onomatopoeisis / **~ mit Mehrfachbedeutung** homograph / **~nennung** *f* word calling / **~neubildung** *f* neologism / **~salat** *m* word salad, word hash, schizophasia / **~satz** *m* word sentence / **gleichnamiges ~** homonym / **verwandtes ~** cognate word

wort|blind word–blind / **~getreu** word–for–word, verbatim / **~reich** verbose, wordy / **~taub** word–deaf

Wörterbuch *n* dictionary, lexicon

wörtlich literal, verbatim, word–for–word, verbal

Wortschatz *m* vocabulary / **~test** *m* vocabulary test / **aktiver ~** active vocabulary / **passiver ~** passive vocabulary, potential vocabulary

Wort|schwall *m* verbosity, verboseness, flood of words / **~spiel** *n* wordplay / **~strukturklasse** *f* form class / **~stummheit** *f* ataxic aphasia, aphemia / **~taubheit** *f* word deafness, auditory aphasia, sensory aphasia / **~test** *m* vocabulary test / **krankhafte ~– und Silbenauslassungen** *fpl* anacoluthia / **~vergessen** *n* logasthenia / **~verwechslung** *f* paraphasia / **~verwechslung** *f* **beim Lesen** paralexia / **~vorstellung** *f* word presentation / **~vorstellungstypen** *mpl* types of word imagination / **unzusammenhängender ~wirrwarr** *m* hyperphasia / **~zauber** *m* word magic / **~zeichen** *n* logogram, logograph / **~zwang** *m* onomatomania

Wrack *n*, **menschliches** human wreck

Wucherung *f* proliferation

Wuchs *m* growth, stature

Wunde *f* wound, injury, trauma

Wunder *n* miracle, wonder, prodigy / **~behandlung** *f* hierotherapy / **~doktor** *m* wonder doctor, quack / **~droge** *f* miracle drug / **~glaube** *m* belief in miracles / **~heiler** *m* wonder doctor, quack, miracle healer / **~heilung** *f* miracle cure, wonder cure / **~kind** child prodigy, infant prodigy / **~mittel** miracle drug, panacea / **~scheibe** *f* thaumatrope / **~trommel** *f* daedalum

wunderlich queer, strange, peculiar

wundern, sich wonder, be surprised

Wund|schmerz *m* traumatic pain / **~schock** *m* traumatic shock / **~starrkrampf** *m* tetanus

Wundt'sche Serviettenringfigur *f* Wundt illusion

Wunsch *m* wish / **~bild** *n* ideal / **~denken** *n* wishful thinking / **kindliches ~denken** *n* infantile omnipotence / **~erfüllung** *f* wish fulfilment / **~erfüllung** *f* **im Traum** dream as wish fulfilment / **symbolische ~erfüllung** *f* symbolic realisation / **~erfüllungsdenken** *n* magic thinking, autistic thinking / **~kind** *n* wanted child / **~konzentration** *f* desire concentration / **~phantasie** *f* wish fantasy / **~richtung** *f* appetition / **~traum** *m* wish dream, wish fulfilment dream / **schwacher ~** velleity / **sexueller ~** sexual desire / **unbewusster ~** unconscious wish / **verdrängter ~** repressed wish

Wünschel|rute *f* divining rod, dowsing rod / **~rutengänger** *m* diviner, dowser, rhabdomancer / **~rutengehen** *n* dowsing, rhabdomancy

würdigen appreciate, acknowledge

Würdigung *f* appreciation

Würfel|analyse *f* block counting test / **~täuschung** *f* illusion of Necker's cube / **~test** *m* cube test, block design test, block situation test

Würg|bewegung *f* regurgitation / **~reflex** *m* vomiting reflex, retching reflex

Würgen *n* retching, vomituration, regurgitation

Würzburger Schule *f* Würzburg school

Wurzel *f* root, radical / **~eigenschaft** *f* source trait, personal trait / **anlagebedingte ~eigenschaft** *f* ergic trait / **erworbene psychische ~eigenschaft** *f* metanerg / **konstitutionelle ~eigenschaft** *f* constitutional source trait / **umweltgeprägte ~eigenschaft** *f* metanergic trait / **~entzündung** *f* radiculitis / **~füßler** *m* rhizopod / **hintere ~** dorsal root, posterior root / **motorische ~** motor root / **sensible ~** sensory root / **ventrale ~** ventral root / **vordere ~** anterior root, ventral root

würzig aromatic, spicy

Wüstling *m* libertine

Wut *f* rage, fury, anger, mania / **~anfall** *m* fit of rage, fit of anger, fury crisis, tantrum / **psychotischer ~anfall** *m* agriothymia / **~anfall** *m* **kleiner Kinder** temper tantrum / **~schrei** *m* anger call, cry of fury / **unangepasste ~** non–adjustive rage / **unechte ~** sham rage

wüten rage

wütend furious, enraged

X Y Z

X|–Abstand *m* x distance / **~–Achse** *f* x axis, x coordinate, abscissa

Xanthom *n* xanthoma

Xantholpie *f* xanthopsia, yellow–sightedness / **~zyanopie** *f* xanthocyanopsia, xanthocyanopsy, red–green blindness

X–Chromosom *n* x chromosome

Xeno|glossie *f* xenoglossia, xenoglossy / **~glossophilie** *f* xenoglossophilia / **~manie** *f* xenomania / **~philie** *f* xenophilia / **~phobie** *f* xenophobia, zenophobia / **~transplantation** *f* xenotransplantation, heterologous transplantation

Xerographie *f* xerography

Xi *n* xi

X|–Koordinate *f* x–coordinate, abscissa / **~–Strahlen** *mpl* x–rays / **~–Wert** *m* x–value

Xylocitin *n* lidocaine

Y|–Abstand *m* y distance / **~–Achse** *f* y–axis, y coordinate / **~–Chromosom** *n* y chromosome

Yerkes–Dodson–Gesetz *n* Yerkes–Dodson law

Y–Koordinate *f* y coordinate

Yoga *n* yoga

Yohimbin *n* yohimbine

Young–Helmholtz| Dreikomponententheorie *f* Young–Helmholtz theory, three–component theory / **~–Theorie** *f* Young–Helmholtz theory

Y|–Theorie *f* theory Y / **~–Wert** *m* y value

zäh viscous / **~flüssig** viscous

Zähigkeit *f* tenacity, toughness

Zahl *f* number, figure, digit / **~begriff** *m* number concept / **~ der betreuten Fälle** case load / **~ der richtigen Antworten** number of correct answers, accuracy score / **binäre ~** binary number / **diskrete ~** discrete number / **einstellige ~** digit number / **ganze ~** integer number / **imaginäre ~** imaginary quantity / **irrationale ~** irrational number / **komplexe ~** complex number / **rationale ~** rational number / **signifikante ~** significant figure

Zähl|apparat *m* counter / **~unvermögen** *n* anarithmia, inability to count / **~zwang** *m* arithmomania

Zahlen|blindheit *f* number blindness / **~diagramm** *n* number form / **~ergänzungstest** *m* number completion test / **~gedächtnistest** *m* digit–span test / **~kombination** *f* number combination / **~material** *n* data / **~reihe** *f* number sequence, number series / **~spanne** *f* digit span / **~symbolik** *f* number symbolism / **~symboltest** *m* digit symbol test, symbol–digit test / **~system** *n* numerical system, number system / **~tafel** *f* numerical table / **~umwandlung** *f* digit transformation / **~verhältnis** *n* numerical proportion / **~verständnis** *n* number comprehension

zahlenmäßig numeric, numerical

Zähler *m* counter, numerator

zahlreich numerous, a great number

Zählung *f* count / **~ der Worthäufigkeit** word count

zahm tame, docile, tractable

zähmen tame, domesticate

Zähmung *f* domestication, taming

Zahn *m* tooth / **~alter** *n* dental age / **~arzt** *m* dentist / **~behandlung** *f* dental treatment / **~bildung** *f* formation of teeth, odontogeny / **~entwicklung** *f* odontogeny / **~laut** *m* dental sound / **~medizin**

zahnärztlich *f* dentistry / **~radphänomen** *n* cogwheel phenomenon / **~schlüssel** *m* tooth key / **~schmerz** *m* toothache, dentalgia

zahnärztlich dental

Zähne *mpl* teeth

Zähneknirschen *n* grinding of teeth, gnashing of teeth, bruxism / **nächtliches ~** nocturnal teeth grinding / **nervöses ~** bruxomania

Zahnen *n* teething, dentition

Zahnung *f* dentition

Zangengeburt *f* forceps delivery, child delivered by forceps

Zank *m* quarrel / **~hahn** *m* quarreller, quarreler / **~sucht** *f* quarrelsomeness

zanken (sich) quarrel

zänkisch quarrelsome

Zänogenese *f* caenogenesis

Zäpfchen *n* uvula, suppository

Zapfen *m* cone / **~adaptation** *f* cone adaptation / **~schicht** *f* layer of cones / **~zelle** *f* cone cell

zappelig fidgety, restless

Zappeligkeit *f* fidgetiness

zart tender, delicate

Zart|gefühl *n* delicacy of feeling / **~heit** *f* tenderness, delicacy

zärtlich loving, tender, fond

Zärtlichkeit *f* lovingness, tenderness, fondness

Zärtlichkeitsbedürfnis *n* need for affection

Zauber *m* witchcraft, magic, charm / **~formel** *f* spell, magic formula / **~glaube** *m* belief in sorcery / **~kraft** *f* witchcraft, magic power / **~kult** *m* voodooism / **~milch** *f* witch's milk / **~trank** *m* magic potion, philter

Zauberei *f* magic, sorcery, witchcraft

Zauberer *m* wizard, magician, sorcerer

Z–Diagramm *n* Z chart

Zebozephalie *f* cebocephalia

Zehe *f* toe

Zehenreflex *m* Rossolimo's reflex, toe reflex

Zeichen *n* sign, signal, symbol / **~brett** *n* drawing board / **~ergänzungstest** *m* drawing completion test / **~erklärung** *f* legend / **~funktion** *f* semiotic function / **~–Gestalt** *f* sign–gestalt, sign object / **~–Gestalt–Theorie** *f* sign gestalt theory / **~heft** *n* drawing book / **allgemeine ~lehre** *f* semiotics / **~lernen** *n* sign learning / **~papier** *n* drawing paper / **~skala** *f* drawing scale / **~sprache** *f* sign language, dactylophasia, maniloquism / **~symboltest** *m* symbol–substitution test / **~test** *m* drawing test / **~vorrat** *m* character set / **mit vorwiegend psychischen (körperlichen) ~** *n npl* **und Symptomen** *npl* with predominantly psychological (physical) signs and symptoms / **pathognomisches ~** pathognomic sign / **pathologisches ~** pathological sign

Zeichnen *n* drawing / **~ menschlicher Figuren** human figure drawing / **~ mit den Füßen** foot–drawing

zeichnen draw

zeichnerisch graphical

Zeichnung *f* drawing / **darstellende ~** representative drawing / **perspektivische ~** diagraphy

Zeigarnik–Effekt *m* Zeigarnik effect, Zeigarnik phenomenon

Zeige|lust *f* exhibitionism / **~versuch** *m* pointing test

Zeilenhäufigkeit *f* marginal frequency

Zeit *f* time, period / **~abschnitt** *m* period / **~begrenzung** *f* time limit / **~–Bewegungsstudie** *f* time–and–motion study / **~bewusstsein** *n* consciousness of time / **~ bis zur Unterscheidung dargebotener Reize** discrimination time / **gelebte ~** filled time / **leere ~** unfilled time, empty time / **nützliche ~** effective time / **paarungsungünstige ~** anoestrum, anoestrus, anoestrus period / **psychische ~** psychological time

Zeitdauer *f* length of time, period, duration / **bestimmte** ~ spell / **natürliche** ~ natural period / **über dem Durchschnitt liegende** ~ supernormal period

Zeit|desorientiertheit *f* chronotaraxis / **~differenz** *f* time difference / **~dimension** *f* time dimension / **~einheit** *f* unit of time / **~empfinden** *n* time sense / **~erleben** *n* psychological time / **~fehler** *m* time error / **~feld** *n* time field / **~geber** *m* time indicator, entraining agent / **~gefühl** *n* sense of time / **~geist** *m* spirit of the times, zeitgeist / ~ **Gestalt** *f* temporal Gestalt / **~intervall** *n* time interval / **~konstante** *f* time constant / **~lichkeit** *f* temporality / **~linie** *f* time line, isochrone / **~losigkeit** *f* timelessness / **~lupe** *f* slow motion / **~management** *n* time management

zeitlich temporal / **~begrenzt** limited in time / **~festgelegt** timed

Zeitmesser *m* chronometer, timer / **elektrischer** ~ electrochronograph

Zeit|messung *f* chronometry, time–keeping / **~nehmer** *m* timer, time–keeper / **~parameter** *m* temporal parameter / **~perspektive** *f* temporal perspective, time perspective / **~plan** *m* time schedule, time table / **~probe** *f* time sample / **~probentechnik** *f* time sampling / **~punkt** *m* point in time, time / **~raffer** *m* time–lapse / **~raum** *m* period / **~reihe** *f* time series / **~reihentest** *m* time–series test / **~schaltung** *f* time–switch / **~schätzung** *f* estimation of time / **~schrift** *f* periodical, magazine / **~schwelle** *f* time threshold / **~sinn** *m* time sense / **~sinnapparat** *m* time–sense apparatus

zeit|raubend time–consuming / **~sparend** time–saving / **~stereoskopisch** chronostereoscopic / **~weilig** temporary, provisional

Zeitspanne *f* time–span, space of time / **gleiche** ~ fixed interval / **veränderliche** ~ variable interval

Zeit|spannenfolge *f*, **veränderliche** variable–interval schedule, VI schedule / **~stichprobe** *f* time sample / **~studie** *f* time–and–motion study, time study / **~tabelle** *f* time table / **~tafel** *f* chronological table / **~unterschiedsschwelle** *f* relative time threshold / **~verlust** *m* loss of time / **~verschiebung** *f* time shift, time change / **~verzögerung** *f* time lag / **konstante ~verzögerung** *f* constant time delay / **~wahrnehmung** *f* time perception / **~zeichen** *n* time signal, temporal sign, tone pip / ~ **zwischen Reiz und Reaktion** latency period / ~ **zwischen zwei Krampfanfällen** latent time / ~ **zwischen zwei Reizen** inter–stimulus interval

Zeitung *f* newspaper

Zell|anhäufung *f* cell nest / **~architektur** *f* cytoarchitecture / **~aufbau** *m* cytoarchitecture / **~bildung** *f* cytogenesis, cell formation / **~biologie** *f* cytobiology

zellbildend cytogenous, cytogenic / ~ **physiologisch** cytophysiological

Zellchen *n* cellule, cellula, small cell

Zelle *f* cell, cellule / **amakrine** ~ amacrine cell / **bipolare** ~ bipolar cell / **chromaffine** ~ chromaffin cell / **Corti'sche ~n** *fpl* fibers of Corti / **erregbare** ~ excitable cell / **kernlose** ~ non–nucleated cell / **kleine** ~ cellule, cellula, small cell / **multipolare** ~ multipolar cell / **periglomeruläre** ~ periglomerular cell / **photoelektrische** ~ photoelectric cell / **undifferenzierte** ~ undifferentiated cell

Zellenförmigkeit *f* cellularity / **~häufigkeit** *f* cell frequency / **~lehre** *f* cytology / **~schicht** *f* cell layer / **~schwund** *m* cell atrophy

Zell|entwicklung *f* cytogenesis, development of cells / **~haut** *f* cell membrane / **~kern** *m* cytoblast, nucleus / **offener ~kontakt** *m* gap junction / **~körper** *m* cell body / **~kunde** *f* cytology / **~membran** *f* cell membrane, plasma membrane / **~organ** *n* organelle / **funktionelle ~organisation** *f* cell assembly / **~physiologie** *f* cytophysiology / **~plasma** *n* cytoplasm / ~schicht *f* cell layer / ~stoffwechsel *m* cell metabolism / ~struktur *f* cell structure / ~substanz *f* cell substance / ~tätigkeit *f* cell activity / ~teilung *f* cell division, cellular fission / direkte ~teilung *f* amitosis / indirekte ~teilung *f* karyokinesis, mitosis / mitotische ~teilung *f* karyokinesis, mitosis / ~tod *m* cell death / ~verband *m* syncytium / ~verbund *m* cell assembly / ~verschmelzung *f* cell fusion

zellig cellular

zellulär cellular

Zen|-Buddhismus *m* Zen Buddhism / ~ Lehre *f* Zen Buddhism

Zeno-Pfeil *m* Zeno's arrow

Zensieren *n* selective filtering, censure

Zensur *f* censorship / ~ durch die Gesellschaft social censorship

zentesimal centesimal

Zentil *n* centile, percentile / ~kurve *f* centile curve / ~norm *f* percentile norm / ~rang *m* centile rank, percentile rank / ~wert *m* centile score

Zentner *m* centner

zentral central

Zentral|eigenschaft *f* central trait / ~einheit *f* central processing unit / ~funktion *f* central function / ~furche *f* central sulcus, sulcus centralis, Rolando's sulcus, Rolandic fissure / ~kanal *m* central canal / ~kanal *m* im Rückenmark canalis centralis, central canal of the spinal cord / ~nervensystem *n* central nervous system / ~skotom *n* central scotoma / ~wert *m* median, central value / ~wertabweichung *f* median deviation / ~windung *f* central convolution

Zentralismus *m* centralism

Zentralität *f* centrality

Zentren *npl* centres / ~lehre *f* doctrine of centres

Zentrierung *f* centering

Zentrierungs|effekt *m* centering effect / ~experiment *n* centering experiment

zentri|fugal centrifugal / ~petal centripetal

Zentrifugalität *f* centrifugality

Zentrifugalkraft *f* centrifugal force

Zentripetalbewegung *f* centripetal motion

Zentripetalität *f* centripetality

Zentripetal|kraft *f* centripetal force / ~nerven *mpl* afferent nerves

Zentroid *n* centroid / ~faktoren *mpl* centroid factors / ~methode *f* centroid method, centre of gravity method

Zentro|sphäre *f* centrosphere, attraction sphere / ~version *f* centroversion

zentro|tonisch centrotonic / ~vertiert self-centered

Zentrum *n* centre, center / ~ der Ideomotorik ideomotor center / ~ des Farbensinns colour center / motorisches ~ motor center / psychomotorisches ~ psychomotor center / sensorisches ~ sensory center / sensumotorisches ~ sensory-motor cortex / subkortikales ~ subcortical center / sympathisches ~ sympathetic center / vegetatives ~ autonomic center / vom ~ zur Peripherie verlaufend centrifugal / zum ~ verlaufend centripetal

zentrumnah paracentral

zerebellar cerebellar

Zerebellum *n* cerebellum

zerebral cerebral

Zerebral|ganglion *n* cerebral ganglion / ~lähmung *f* cerebral palsy / ~neurasthenie *f* cerebrasthenia / ~parese *f* cerebral palsy / ~sklerose *f* cerebral sclerosis, cerebral arteriosclerosis / ~syndrom *n* brain syndrome

Zerebration *f* cerebration, cephalisation

zerebroid cerebroid

Zerebro|pathie *f* cerebropathy / ~penie *f* cerebropenia

zerebro|spinal cerebrospinal, cerebromedullary / ~tonisch cerebrotonic / ~vaskulär cerebrovascular

Zerebrospinal|achse f cerebrospinal axis / **~flüssigkeit** f cerebrospinal fluid / **~system** n cerebrospinal system / **~zelle** f axo–neuron

Zerebro|tone m,f cerebrotonic type / **~tonie** f cerebrotonia

Zerebrum n cerebrum, brain

Zeremonie f ceremony

Zeremoniell n ceremonial

zeremoniell ceremonial, ritualistic

zerfahren confused, incoherent, absent–minded, scatterbrained

Zerfahrenheit f confusion, incoherence, absentmindedness

Zerfall m decay, disintegration / **~gesetz** n degradation law / **geistiger ~** mental disorganisation, dementia / **psychischer ~** mental disintegration, psychic disintegration / **psychotischer ~** psychotic disintegration

zerfallen decay, disintegrate

Zerlegbarkeit f decomposability, factorability

zerlegen factorize, resolve, analyse

Zerlegung f **in Faktoren** factorization

zerplatzen burst

Zerreißung f disruption, rupture

Zerrüttung f **der Ehe** breakdown of marriage

Zersetzung f decomposition, disintegration, dissolution / **~ durch Licht** photolysis

Zersplitterung f fragmentation / **gedankliche ~** fragmentation of the thinking process

zerspringen burst

zerstören destroy, ruin

zerstörend destructive

Zerstörung f destruction, ruin, ruination / **völlige ~** annihilation

Zerstörungs|drang m urge to destroy / **~geist** m destructive spirit / **~kraft** f destructive force / **~lust** f destructiveness, vandalism / **~phantasie** f phantasy of destruction / **~tendenz** f destructive tendency / **~trieb** m destructive instinct, death instinct / **~wut** f destructive mania, vandalism

zerstreut absentminded, distracted, preoccupied / **~liegend** scattered

Zerstreutheit f absentmindedness, distractedness

Zerstreuung f distraction, diversion, absentmindedness

Zerstreuungs|koeffizient m coefficient of dispersion / **~linse** f negative lens, concave lens / **~sucht** f mania for amusements

Zerteilung f fragmentation

zervikal cervical

Zervikalkanal m cervical canal

Zeta n zeta

Zeuge m witness

Zeugen|aussage f evidence, testimony, statement made by a witness / **~stand** m witness stand / **~vernehmung** f hearing of a witness, examination of a witness

Zeugin f witness

Zeugnis n testimony, witness, report / **~ablegen** testify

Zeugung f procreation, reproduction, generation, propagation

Zeugungs|akt m progenitive act / **~fähigkeit** f procreative capacity, generative power, reproductiveness / **~kraft** f generative power, virile power / **~organe** npl reproductive organs, genital organs / **~unfähgkeit** f impotence, impotency, sexual impotence, sexual impotency, sterility

zeugungsfähg procreative, potent

Zidovudin n zidovudine

Ziege f goat

Ziehen–Oppenheim–Krankheit f Ziehen–Oppenheim disease

Ziel n goal, aim, objective, end, purpose, intent, target / **~änderung** f aim transference, shift of goal / **~antizipation** f goal set / **~bereich** m target area / **~besetzung** f aim cathexis / **~bewegung** f goal–directed movement, aiming / **~bewegungskoordination** *f* aiming / **~bewegungstest** *m* aiming test / **~bewusstheit** *f* purposefulness / **~diskrepanz** *f* goal discrepancy / **~distanz** *f* goal distance / **~einstellung** *f* goal set / **~gerichtetheit** *f* goal–directedness, goal orientation, purposiveness / **~gradient** *m* goal gradient / **~gruppe** *f* target group / **~handlung** *f* consummatory response / **~hemmung** *f* aim inhibition / **~motivation** *f* goal–directed motivation / **~motorik** *f* goal–directed motion / **~objekt** *n* goal object, behaviour object / **~orientierung** *f* goal orientation / **gerichteter ~prozess** *m* directional goal process / **~symptom** *n* target symptom / **~verhalten** *n* target behaviour / **~vorstellung** *f* purposive idea, objective / **äußeres ~** external aim / **erreichtes ~** achieved goal / **gemeinsames ~** common goal, collective goal / **persönliches ~** ego goal, personal objective / **sekundäres ~** secondary goal, learned goal

ziel|besetzt aim–cathected, purposively cathected / **~bewusst** purposeful, purposive, single–minded / **~gehemmt** aim–inhibited / **~gerichtet** goal–directed, purposive / **~gesetzlich** teleonomic / **~orientiert** telic / **~sicher** determined, sure / **~strebig** single–minded, determined, purposeful

Zielreaktion *f* goal reaction, goal response / **antizipatorische ~** anticipatory goal reaction, anticipatory goal response, antedating goal reaction, antedating goal response / **fraktionelle antizipatorische ~** fractional anticipatory goal response, fractional antedating goal response

Ziel|reiz *m* goal stimulus, consummatory stimulus / **~scheibe** *f* target / **bewusste ~setzung** *f* conscious goal setting / **~sicherheit** *f* fixity of purpose / **~spannung** *f* goal tension / **~strebigkeit** *f* purposiveness, singleness of purpose, single–mindedness, intentness of purpose / **~test** *m* target test / **~– und Markenverfolgungsapparat** *m* pursuit rotor / **~verhalten** *n* goal–directed behaviour / **~verschmelzung** *f* confluence of aims / **~vorstellung** *f* goal image, anticipatory imagination, purposive idea / **berufliche ~vorstellung** *f* vocational aspiration, occupational aspiration, career aspiration

zierlich delicate

Zierlichkeit *f* delicacy, delicateness

Ziffer *f* figure, digit, number / **~blatt** *n* dial

Zigarettenrauchen *n* cigarette smoking

ziliär ciliary

Ziliar|fortsatz *m* ciliary process / **~körper** *m* ciliary body / **~muskel** *m* ciliary muscle / **~neuralgie** *f* ciliary neuralgia

Zilien *fpl* cilia

Zimelidin *n* zimelidine

Zimmergenosse *m* room–mate

Zingu|lektomie *f* cingulectomy, cingulectomia / **~otomie** *f* cingulotomy

Zinkweiß *n* zinc white

Zirbel|drüse *f* pineal body, pineal gland, epiphysis cerebri, epiphysis / **~drüsenresektion** *f* pinealectomy

zirkadian circadian

Zirkel|definition *f* circular definition / **~schluss** *m* circular argument, circular statement

zirkulär circular

Zirkularität *f* circularity

zirkumskript circumscribed

zirkumventrikulär circumventricular

Zischen *n* hissing, hisses / **~ beim Sprechen** sibilation

zischend sprechen sibilate

Zitter|bewegung *f*, **feinschlägige** tremulation / **~krampf** *m* palmospasm, shaking spasm, convulsive tremor / **~lähmung** *f* shaking palsy, paralysis agitans

Zittern *n* trembling, shaking, tremor, trepidation / **feinschlägiges ~** fine tremor / **grobschlägiges ~** coarse tremor / **hysterisches ~** hysterical tremor / **morgendliches ~** morning tremor

zittern tremble, shake

zitternd tremulous, trembling
Zitze *f* teat, nipple
Zivilisation *f* civilisation / **westliche ~** Occidentalism
Zoetrop *n* zoetrope
Zögern *n* hesitation
zögern hesitate
zögernd hesitant, hesitating
Zölibat *n,m* celibacy
Zonästhesie *f* zonesthesia, girdle sensation
zönästhetisch cenesthetic
Zone *f* zone / **~ der Zustimmung** latitude of acceptance / **erogene ~** erogenous zone, erotogenic zone / **hysterogene ~n** *fpl* hysterogenic zones, Charcot zones / **reflexogene ~** reflexogenous zone / **reizempfindliche ~** sensitive zone / **stille ~** latent zone / **überempfindliche ~** hyperaesthetic zone
Zönose *f* gregariousness, need for companionship
Zonula| ciliaris *f* ciliary zonule / **~faser** *f* zonule
Zoo|anthropie *f* zooanthropy / **~erastie** *f* zooerastia, zooerasty / **~logie** *f* zoology / **~manie** *f* zoomania / **~philie** *f* zoophilia, zoophilism / **~phobie** *f* zoophobia / **~psie** *f* zoopsia / **~psychologie** *f* zoopsychology, animal psychology
Zorn *m* anger, rage, wrath
Zornesausbruch *m* fit of anger, outburst of temper, fit of rage
zornig angry, furious
Zote *f* obscenity, smutty joke
zotig smutty, dirty, obscene
z–Test *m* z test
Züchten *n* breeding
züchten breed
Züchter *m* breeder
Züchtigung *f* chastisement, punishment / **körperliche ~** corporal punishment
Züchtung *f* breed, breeding

Zuchthausstrafe *f* imprisonment, prison sentence
Zuchtselektion *f* selective breeding
Zuchtwahl *f* selection / **künstliche ~** artificial selection / **natürliche ~** natural selection
Zucken *n* twitching, jerk, convulsion, tic / **nervöses ~** nervous twitching, tic, nervous jerk
zucken twitch, jerk
Zucker|krankheit *f* diabetes, diabetes mellitus / **~stoffwechsel** *m* glycometabolism, sugar metabolism
Zuckkrampf *m*, **rhythmischer** clonus
Zuckung *f* jerk, convulsion, twitch, twitching / **fibrilläre ~** myokymia, fibrillary contraction / **rasche, blitzartige ~en** *fpl* in einzelnen Muskeln myoclonia / **ticartige ~en** *fpl* habit contraction
Zufall *m* chance, accident
zufällig coincidental, accidental, fortuitous, random, at random / **~ auswählen** randomize
Zufälligkeit *f* randomness, incidentalness, accidentality
Zufalls|abweichung *f* chance variation, random variation / **~apparat** *m* quincunx, Gaiton's board / **~auswahl** *f* random selection, random sampling / **ereignisbezogene ~auswahl** *f* event sampling / **~begegnung** *f* chance meeting / **~beobachtung** *f* random observation / **~bewegung** *f* random movement, random activity / **~ereignis** *n* chance occurrence / **~ergebnis** *n* chance result / **~erwartung** *f* chance expectancy / **~fehler** *m* chance error, accidental error, random error, fortuitous error, variable error / **reiner ~fehler** *m* unbiased error / **~formen** *fpl* chance forms / **~gedächtnis** *n* unintentional memory, incidental memory / **~generator** *m* randomizer / **~gruppe** *f* random group / **~handlung** *f* accidental action / **~korrektur** *f* correction for chance / **~kurve** *f* Galtonian curve / **~schwankung** *f* chance variation /

~stichprobe f random sample / ~stichprobenauswahl f random sampling / ~streubereich m random range / ~streuung f random dispersion, random variation / ~treffer m chance hit / ~verfahren n random processing / ~verhalten n random behaviour, haphazard behaviour / ~verteilung f random distribution / ~wahrscheinlichkeit f random probability / ~zahl f random number / ~zahlengenerator m randomizer

Zufluss m influx, afflux

zufrieden satisfied, content / ~stellen satisfy, please

Zufriedenheit f satisfaction / partnerschaftliche ~ marital satisfaction

Zufuhr f afflux, influx, supply, intake / ~ neuer Reize influx of additional stimuli

zugänglich accessible, approachable, open

Zugänglichkeit f accessibility, approachability, openness

Zugangseinheit f gate–frame

Zug|effekt m traction effect / ~kraft f attention value / ~verhalten n migratory behaviour

Zugehörigkeit f affiliation, belonging, belongingness

Zugehörigkeits|gefühl n feeling of belongingness, sense of belonging / ~gesetz n principle of belongingness / ~gruppe f membership group / ~koeffizient m coefficient of belongingness, B coefficient, belongingness coefficient / ~– und Liebesbedürfnis n need for belongingness and love

zügellos undisciplined, licentious, libertine

Zügellosigkeit f licentiousness, libertinism, lack of discipline, unrestrainedness

zugeordnet matched

Zugeständnis n concession, admission

zugestehen grant, concede

zugetan attached, fond of

Zugriffszeit f access time

Zuhören n listening / ~ mit beiden Ohren binaural listening

zuhören listen

Zuhörer m listener / ~effekt m audience effect / ~schaft f audience

Zukunft f future

zukünftig future

Zukunfts|deuten n crystal–gazing / ~forscher m futurologist / ~forschung f futurology / ~perspektive f future perspective

Zulage f bonus, extra pay

zulänglich adequate, sufficient

Zulänglichkeit f adequacy, sufficiency

zulässig admissible, permissible, allowable

Zulassung f admission, registration

Zulassungsprüfung f, obligatorische compulsory certification / staatliche ~ legal certification

Zunahme f increase, growth, gain, increment / ~ der Reizstärke increment of stimulus strength / ~ des Körpervolumens corporeal growth / durchschnittliche ~ average increase

zunehmend increasing

Zuneigung f affection, attachment, love / plötzliche intensive ~ crush / vorgegebene ~ masked affection

Zunge f tongue / vergrößerte ~ macroglossia

Zungen|bändchen n frenulum of tongue, lingual frenulum, sublingual ridge, lingual frenum / ~bändchenverkürzung f ankyloglossia, tongue tie / ~bein n hyoid / ~beinknochen m hyoid bone / ~biss m bite on the tongue / ~delirium n hyperlogia, logorrhoea / ~drüse f lingual gland / ~fehler m speech defect, lapsus linguae / ~kuss m French kiss / ~lähmung f glossoplegia, paralysis of the tongue / ~laut m lingual / ~nerv m lingual nerve / ~papille f lingual papilla, papilla of the tongue / blätterförmige ~papille f foliate papilla / pilzförmige ~papille f fungiform papilla / ~rand m edge of the tongue / ~reden n glossolalia / ~schlag m stammer / ~**schlundkopfnerv** *m* glossopharyngeal nerve / ~**spitze** *f* tip of the tongue / ~**wurzel** *f* root of the tongue

Zuordnen *n* matching / ~ **von Assoziationen** associative matching

Zuordnung *f* pairing

Zuordnungs|leistung *f* matching to sample / ~**methode** *f* matching method, matching technique / ~**test** *m* matching test, matching to sample test

zurechnungsfähig compos mentis, sound of mind, responsible, mentally competent

Zurechnungsfähigkeit *f* responsibility, soundness of mind, mental capacity / **strafrechtliche** ~ criminal responsiblity / **verminderte** ~ diminished responsibility

Zurechnungsunfähigkeit *f* **wegen seelischer Störungen** lack of criminal capacity due to mental disorder

zurechtweisen rebuke, reprimand, reprehend

Züricher Schule *f* Zurich School

Zurück|behaltung *f* retention / **schulisches** ~**bleiben** *n* educational retardation / ~**gebliebene** *m,f* retardate, retarded

zurück|bilden (sich) regress / ~**blickend** retrospective / ~**führend** reductive

zurückgeblieben backward, retarded, underdeveloped / **geistig** ~ mentally retarded / **geistig stark** ~ severely mentally retarded

Zurückgebliebensein *n* backwardness, retardation / **affektives** ~ affective backwardness / **geistiges** ~ mental retardation, mental defectiveness, mental deficiency, feeble-mindedness / **geistig-seelisches** ~ mental backwardness

zurück|gehend retrogressive / ~**gewiesen** rejected / ~**haltend** reserved, distant, coy, reticent, retentive, shy, aloof / ~**kehren** return / ~**strahlen** reflect / ~**wirken** retroact, react / ~**ziehen** retire

Zurück|gezogenheit *f* seclusion, privacy / ~**haltung** *f* retention, reserve, restraint, retinence / ~**nahme** *f* **der Libido** withdrawal of the libido / ~**strahlung** *f* reflection, reflexion / ~**weisung** *f* rejection, repudiation / ~**ziehen** *n* withdrawal, retraction

Zusammen|arbeit *f* cooperation, collaboration / ~**arbeit** *f* **zwischen Gruppen** intergroup cooperation / ~**bau** *m* assembly / ~**bruch** *m* breakdown, collapse, exhaustion / **seelischer** ~**bruch** *m* nervous breakdown / ~**fassung** *f* summary, summarizing, précis / ~**fassung** *f* **in einem Brennpunkt** focussing, focalisation / ~**fluss** *m* confluence / ~**fügen** *n* synthesis, assembly / ~**gehörigkeitsgefühl** *n* solidarity / ~**halt** *m* cohesiveness, coherence

zusammen|arbeiten cooperate, collaborate / ~**arbeitend** cooperative, coacting / ~**brechen** break down, collapse / ~**fassen** summarize / ~**fassend** summary / ~**fassen unter** subsume, class / ~**fließend** confluent / **eng** ~**gehörig** associate / ~**gesetzt** composite, compound

Zusammenhang *m* connection, context, nexus, correlation, coherence / **funktioneller** ~ functional connection / **gedanklicher** ~ coherence of ideas, universe of discourse / **im** ~ **mit** related to / **in** ~ **bringen** associate / **logischer** ~ coherence, connectedness / **wechselseitiger** ~ interrelatedness / ~**losigkeit** *f* incoherence

zusammen|hängend, untereinander be connected, interrelate / **innerlich** ~**hängend** congruous, organic / **logisch** ~**hängend** coherent / ~**hanglos** incoherent / ~**laufen** converge / ~**laufend** convergent / ~**passen** harmonize / ~**schrumpfen** shrink / ~**teilhabend** shared / ~**wirken** cooperate, combine / ~**wirkend** synergetic, synergic / ~**zählen** add / ~**ziehen** contract

Zusammen|klang *m* harmony, accord / ~**kunft** *f* meeting, gathering, conference / ~**laufen** *n* convergence / ~**leben** *n* cohabitation / ~**schau** *f* synopsis / **organisatorischer** ~**schluss** *m* organizational merger / ~**schrecken** *n* startle reaction / ~**setzprobe** *f* picture arrangement test / ~**setzung** *f* composition, compound / **atomistische** ~**setzung** *f* atomistic composition / ~**spiel** *n* interaction, coordination / ~**spiel** *n* **der Klänge** tonal interaction / **mangelndes** ~**spiel** *n* incoordination / ~**treffen** *n* encounter, meeting / ~**treffen** *n* **von Ereignissen** intersection of events / **zufälliges** ~**treffen** *n* coincidence / ~**wachsen** *n* coalescence / ~**wirken** *n* cooperation, collaboration, interaction, synergism, synergy / ~**wirken** *n* **von Arzneimitteln** drug synergism / **krampfhaftes** ~**ziehen** *n* convulsion, cramping / ~**ziehung** *f* contraction / ~**ziehungsvermögen** *n* contractility, contractibility

zusätzlich additional, extra, supplementary

Zusatzcodierung *f* specifier / ~ **des Langzeitverlaufs (mit und ohne Vollremission im Intervall)** longitudinal course specifiers (with and without full interepisode recovery) / ~ **für "mit saisonalem Muster"** seasonal pattern specifier / ~ **für mit "rapid cycling"** rapid cycling specifier

Zusatz|reiz *m* extra stimulus / ~**wert** *m* additional score

Zuschauer *m* spectator, observer / ~**verhalten** *n* bystander behaviour

Zuschreibung *f*, **ursächliche** attribution

Zustand *m* condition, state / ~ **der Balance** equipoise / ~ **der Schizophrenie** schizophrenic condition / ~ **der Verstimmung** parathymic condition / ~ **der Verzückung** exaltation state / ~ **des Aufwachens** hypnopompic state / ~ **im Grenzbereich** borderline state / ~ **tiefer Bewusstlosigkeit** coma / ~ **zwischen Introversion und Extraversion** ambiversion / **asthenischer** ~ asthenia / **ataxieähnlicher** ~ pseudo–ataxia / **atonischer** ~ atony, atonicity / **befriedigender** ~ satisfying state of affairs / **chronischer** ~ chronicity / **deliranter** ~ delirious state / **emotionaler** ~ emotional state / **euphorischer** ~ euphoric state / **gefährlicher** ~ dangerous state / **geistiger** ~ mental condition / **hypnagoger** ~ hypnagogic state / **hypnoider** ~ hypnoidal state / **hypnopomper** ~ hypnopompic state / **hysterischer** ~ hysteric trance / **kataleptoider** ~ cataleptoid state / **krankhafter** ~ morbidness / **neurotischer** ~ neurotic state / **oneiroider** ~ dream–like state / **paradoxer** ~ paradoxia / **physiologischer** ~ physiological state / **schlafähnlicher** ~ sleep–like state / **spastischer** ~ spasticity / **stationärer** ~ stationary state / **träumerischer** ~ dreaminess / **zwischengeschlechtlicher** ~ intersexuality / **zyklothymer** ~ cyclothymic state

Zustands|bewusstsein *n* awareness of the self / ~**bild** *n* state, clinical picture / **affektives (Rest–)** ~**bild** *n* residual affective disorder / ~**faktor** *m* state factor / **hypothetische** ~**variable** *f* hypothetical state variable

zustimmen agree, consent, approve / **nicht** ~ disagree

zustimmend affirmative, consenting

Zustimmung *f* consent, assent, approval / **erzwungene** ~ forced compliance

Zustimmungstendenz *f* acquiescence, agreement tendency

Zustrom *m* afflux, influx, inflow

zutagetreten manifest

zuverlässig reliable, dependable, trustworthy

Zuverlässigkeit *f* reliability, test reliability, trustworthiness / **statistische** ~ statistical reliability

Zuverlässigkeits|koeffizient *m* stability coefficient, reliability coefficient / ~**prüfung** *f* reliability test

Zuversicht *f* confidence, trust, assurance / ~**lichkeit** *f* optimism, sanguineness

zuversichtlich optimistic, confident

Zuwachs *m* increment, increase

Zuwahl *f* **durch die Gruppe** co–optation

Zuweisung *f* assignment / ~ **einer Arbeitsstelle** job placement

Zuwiderhandlung *f* contravention

Z–Verteilung *f* Z distribution, normal distribution

Zwang *m* compulsion, coercion, constraint, obsessive state / **~haftigkeit** *f* compulsiveness, compulsivity / **~ zur Genauigkeit** accuracy compulsion / **~ zur Vollständigkeit** completeness compulsion / **hysterischer ~** hysterical compulsion / **innerer ~** compulsion, inner compulsion, internal compulsion / **ohne ~** non-restraint

Zwänge *mpl*, **soziale** social constraints

zwanghaft compulsive, obsessive, obsessional, anancastic

Zwangs|antrieb *m* compulsion, impulsive obsession / **~arbeit** *f* forced labour / **~befürchtung** *f* phobia / **~behandlung** *f* involuntary treatment / **ambulante ~behandlung** *f* out–patient commitment / **~beruhigung** *f* **von Geisteskranken mit Medikamenten** chemical restraint / **~bewegung** *f* compulsive movement, constraint of movement / **~charakter** *m* compulsive personality, obsessive–compulsive personality / **~denken** *n* compulsive thinking, obsessive thinking / **psychiatrische ~einweisung** *f* compulsory hospitalization, compulsory admission, psychiatric commitment / **~erbrechen** *n* recurrent involuntary vomiting, psychogenic vomiting / **~ernährung** *f* forced feeding, forced alimentation / **~ernährung** *f* **mittels Magensonde** gavage / **~erscheinung** *f* obsessional phenomenon, compulsive phenomenon / **~essen** *n* compulsive overeating / **~gedanke** *m* obsessive thought, obsessive idea, compulsive thought, obsession / **vorwiegend ~gedanken** *mpl* **oder Grübelzwang** predominantly obsessional thoughts or ruminations / **~geschehen** *n* compulsive happening / **~gewohnheit** *f* obsessional habit / **~grübeln** *n* obsessive rumination / **~handlung** *f* obsessional act, compulsive act / **vorwiegend ~handlungen (Zwangsrituale)** predominantly compulsive acts (obsessional rituals) / **~idee** *f* compulsive idea, obsessive idea, imperative idea, idée fixe / **~impuls** *m* compelling impulse / **~isolierung** *f* compulsory isolation / **~jacke** *f* strait jacket, straight jacket / **~krankheit** *f* obsessive–compulsive neurosis, obsessional illness / **~lachen** *n* compulsive laughter, obsessive laughter, convulsive laughter / **~lage** *f* difficult situation / **~maßnahmen** *fpl* coercive measure, restraint / **körperliche ~maßnahmen** *fpl* physical restraint / **~mittel** *npl* coercive means / **~neurose** *f* compulsion neurosis, obsessive–compulsive neurosis, obsessional neurosis / **~neurotiker** *m* obsessional neurotic, compulsive personality, compulsive type / **~onanie** *f* compulsive masturbation / **~psychopath** *m* anankast, anancast / **~psychose** *f* compulsive insanity / **~psychotiker** *m* obsessive patient / **~reaktion** *f* compulsive reaction, obsessive reaction / **~ritual** *n* obsessional ritual / **~ritus** *m* compulsory ceremonial / **~störung** *f* obsessive–compulsive disorder / **~system** *n* compulsive system / **~syndrom** *n* obsessive–compulsive disorder / **~tendenz** *f* compulsiveness, compulsivity / **~vorstellung** *f* obsession, compulsive idea, fixed idea / **larvierte ~vorstellung** *f* masked obsession / **~wahlmethode** *f* forced–choice method

zwangs|läufig necessary, inevitable / **~mäßig** compulsive / **~neurotisch** obsessive–compulsive, compulsive–neurotic, anancastic / **~weise** compulsory

Zweck *m* purpose, goal, aim / **~begriff** *m* concept of purposiveness / **~bestimmtheit** *f* finalism / **~gerichtetheit** *f* finality, purposefulness / **~neurose** *f* compensation neurosis / **~psychose** *f* nonsense syndrome, Ganser's syndrome / **geschlechtlicher ~** sex aim / **innerer ~** internal aim

zweck|bestimmt teleological, tendentious / **~gerichtet** purposive / **~los** useless, purposeless, aimless / **~mäßig** purposeful / **~voll** suitable, appropriate

zwei two / **~deutig** ambiguous, equivocal / **~dimensional** two–dimensional / **~eiig** clizygotic / **~fach** double, dual, twofold / **~farbig** two–colour, bicolotired, dichromatic / **~füßig** biped / **~geschlechtig** bisexual, hermaphroditic / **~geteilt** dichotomous, dichotomic / **~gipflig** bimodal / **~händig** bimanual, two–handed / **~keimig** bigeminal / **~phasig** diphasic, two–phase / **~polig** bipolar, dipolar, double pole / **~seitig** bilateral, two–sided, two–tailed / **~sprachig** bilingual, diglot, biglottal / **~teilen** divide

Zweideutigkeit f ambiguity, ambiguousness, equivocality

Zweier|gruppe f social dyad / **~–Verbindung** f dyad

Zweifaktoren|methode f two–factor method, bifactor method / **~modell** n bifactor model / **~theorie** f two–factor theory / **~theorie f des Konditionierens** bifactorial theory of conditioning / **~verteilung** f two–factor division

Zwei|farbenblindheit f dichromatopsia / **~farbigkeit** f dichromatism

Zweifel m doubt, query, disbelief / **~sucht** f doubting mania / **in ~ ziehen** query, doubt, question / **zwanghafte ~** obsessive doubts

zweifelhaft doubtful, questionable, dubious

zweifeln doubt, question

zweifelnd doubting, doubtful, skeptical

Zwei|fingerigkeit f bidactyly / **~füßler** m biped

Zweifler m skeptic

Zweig m branch, ramus

Zwei|geschlechtlichkeit f bisexuality / **~gestaltigkeit** f dimorphism / **~handprüfer** m hand coordination test / **~punktschwelle** f two–point threshold / **~seitigkeit** f bilaterality, bilateralism / **~sprachigkeit** f bilingualism, biglottism / **~teilung** f dichotomy, bisection, bifurcation / **abgestufte ~teilung** f graded dichotomy

Zweites–Gesicht–Sehen n deuteroscopy

Zwei|wörtersatz m two–word sentence / **~zeilenkorrelation** f biserial correlation / **~zügelabhängigkeit** f dependence on both stimulants and sedatives

Zwerchfell n diaphragm / **~atmung** f abdominal breathing

Zwerg m dwarf, midget / **~wuchs** m nanism, dwarfism / **hypophysärer ~wuchs** m hypophyseal dwarfism, pituitary dwarfism

zwerg|artig dwarfish

zwergenhaft nanoid, dwarfish

zwerg|haft dwarfish, nanous / **~wüchsig** dwarfish, stunted in growth

z–Wert m z score, standard score

Zwiebel f bulb, bulbus

Zwie|gespräch n dialogue / **~spalt** m conflict / **~tracht** f discord

Zwilling m twin / **eineiige ~e** mpl monozygotic twins, enzygotic twins, identical twins / **monozygote ~e** mpl monozygotic twins / **siamesische ~e** mpl conjointed twins, Siamese twins / **zweieiige ~e** mpl dizygotic twins, binovular twins, fraternal twins

Zwillings|bruder m twin brother / **~forschung** f twin research / **~geschwister** pl twins / **~kontrollmethode** f method of co–twin control / **~methode** f twin method, matched pairs method / **~schwester** f twin sister

zwingen force, constrain, compel

Zwinkern n, **unwillkürliches** involuntary blinking

zwinkern blink

Zwischen|fall m incident / **~farbe** f intermediate colour / **~ferment** n apoenzyme / **~figur–Deutung** f white space response / **~form** f intermediate form, intergrade / **~hirn** n diencephalon, interbrain / **zum ~hirn gehörend** diencephalic / **~hirnreizung** f diencephalic stimulation / **~hirnsyndrom** n diencephalic syndrome / **~–Ich** n inter–ego / **~klassenkorrelation** f interclass correlation / ~**lappenhormon** *n* intermedin

zwischenmenschlich interpersonal, interhuman

Zwischen|neuron *n* interneuron, interneurone / ~**raum** *m* interspace, interstice, interval space / ~**station** *f* half-way house / ~**stellung** *f* intermediate position / ~**ton** *m* intertone, intermediate tone / ~**variable** *f* intervening variable / ~**zeit** *f* time interval / ~**ziel** *n* intermediate goal

Zwitter *m* hermaphrodite, androgyne / ~**bildung** *f* hermaphroditism, hermaphrodism / ~**tum** *n* hermaphroditism, hermaphrodism, androgyny, ambisexuality

zwitterig hermaphroditic, hermaphrodite, bisexual

Zwölf|fingerdarm *m* duodenum / ~**fingerdarmgeschwür** *n* duodenal ulcer / ~**tonmusik** *f* serial music

Zyan|opsie *f* cyanopsia, cyanopia / ~**ose** *f* cyanosis

Zygote *f* zygote, zygocyte

zygotisch zygotic

zyklisch cyclic, cyclical

Zyklo|gramm *n* cyclogram / ~**ide** *m,f* cycloid / ~**nopath** *m* meteorosensitive person, cyclonopathic person / ~**path** *m* cyclothymiac / ~**phrenie** *f* cyclophrenia / ~**plegie** *f* cycloplegia / ~**propan** *n* cyclopropane, trimethylene / ~**thyme** *m*, *f* cyclothymiac, cyclothyme / ~**thymie** *f* cyclothymia, cyclothymic disorder, cyclophrenia

zyklo|id cycloid / ~**nopathisch** cyclonopathic, biotropic / ~**thym** cyclothymic

Zyklopenauge *n* cyclopean eye

Zyklus *m* cycle / **manisch–depressiver** ~ manic–depressive cycle

Zylinder *m* cylinder / ~**glas** *n* cylinder, cylindric lens / **stroboskopischer** ~ zoetrope

zylinderförmig cylindric, cylindrical, cylindriform

zylindrisch cylindric, cylindrical

Zyniker *m* cynic

zynisch cynical, cynic

Zynismus *m* cynicism / ~**–Komplex** *m* cynical complex

Zystein *n* cysteine

Zyto|architektonik *f*, **Zytoarchitektur** *f* cytoarchitecture / ~**chromoxydase** *f* cytochrome oxidase

Zytode *f* cytode

zyto|gen cytogenic, cytogenetic / ~**logisch** cytologic, cytological

Zyto|genese *f* cytogenesis / ~**kin** *n* cytokine / ~**logie** *f* cytology / ~**plasma** *n* cytoplasm / ~**plasma** *n* **des Achsenzylinders** axoplasm / **äußere** ~**plasmaschicht** *f* extoplasm / ~**sin** *n* cytosine / ~**skelett** *n* cytoskeleton / ~**sol** *n* cytosol / ~**tropismus** *m* cytotropism

ABKÜRZUNGSVERZEICHNIS

LIST OF ABBREVIATIONS

A = Akkommodation *f* accommodation

AA = Arbeitsamt *n* labour office, employment office

A. A. = Anonyme Alkoholiker *mpl* Alcoholics Anonymous

AAM = angeborener Auslösemechanismus *m* innate release mechanism

AAK = Antigen–Antikörper–Komplex *m* antigen–antibody complex

AAR = Antigen–Antikörper–Reaktion *f* antigen–antibody reaction

A. A. S. = allgemeines Adaptationssyndrom *n* general adaptation syndrome

Abb. = Abbildung *f* figure

ABM = Arbeitsbeschaffungsmaßnahme *f* job creation programme

Ach = Acetylcholin *n* acetylcholine

ACTH = adrenokortikotropes Hormon *n* adrenocorticotropic hormone, corticotrophin, corticotropin

ADH = Alkoholdehydrogenase *f* alcohol dehydrogenase / = antidiuretisches Hormon *n* antidiuretic hormone

ADP = Adenosindiphosphorsäure *f* adenosine diphosphoric acid

ADS = Aufmersamkeitsdefizit–Syndrom *n* attention–deficit syndrome

Å = Angströmeinheit *f* angstrom unit

AER = abnorme Erlebnisreaktion *f* reactive psychosis

a. G. = absolutes Gehör *n* absolute pitch

am. = amerikanisch American

AMG = Arzneimittelgesetz *n* German Drug Law

AMDP = Arbeitsgemeinschaft *f* für Methodik und Dokumentation in der Psychiatrie Association for the Documentation of Psychiatric Terminology

AN = Anspruchsniveau *n* level of aspiration

An. = Analyse *f* analysis / = Anode *f* anode

Anat = Anatomie *f* (Rorschach) anatomy

ANF = atrialer natriuretischer Faktor *m* atrial natriuretic factor

AnOZ *od.* **AOZ** = Anodenöffnungszuckung *f n* anodal opening contraction, AOC

ANP = atriales natriuretisches Peptid atrial natriuretic peptide

ANS = autonomes Nervensystem *n* autonomic nervous system

AnSZ *od.* **ASZ** = Anodenschließungszuckung *f* anodal closure contraction, ACC

Äquiv. = Äquivalent *n* equivalent

ARAS = aufsteigendes retikuläres Aktivierungssystem *n* ascending reticular activating system

ärztl. = ärztlich medical

AS = Arteriosklerose *f* arteriosclerosis

ASR = Achillessehnenreflex *m* Achilles jerk

ASW = außersinnliche Wahrnehmung *f* extrasensory perception

asym. = asymmetrisch asymmetrical

ATP = Aktivtherapie *f* active therapy / = Adenosintriphosphat *n* adenosine triphosphate

AU = Arbeitsunfähigkeit *f* inability to work, disability

aut. = **autogen** autogenous, autogenic / = **automatisch** automatic / = **autonom** autonomous / = **autoritär** authoritarian

AV = **abhängige Variable** *f* dependent variable / = **audiovisuell** audio–visual / = **atrioventrikulär** atrioventricular / = **Atemvolumen** *n* respiratory volume

AVM = **Arbeitsgemeinschaft Verhaltensmodifikation** *f* Working Group of Behavior Modification

AWG = **Ausgangswertgesetz** *n* law of initial values, Wilder's law

AZ = **Allgemeinzustand** *m* general condition

Azubi = **Auszubildende** *m,f* apprentice, trainee

B = **Bewegungsantwort** *f* (*Rorschach*) movement response, kinaesthetic response, M

BAföG = **Bundesausbildungsförderungsgesetz** *n* Federal Student Aid Act

BAK = **Blutalkoholkonzentration** *f* blood alcohol concentration

BBG = **Berufsbildungsgesetz** *n* Vocational Training Act

BDP = **Berufsverband** *m* **Deutscher Psychologinnen und Psychologen** Association of German Professional Psychologists

BDR = **Bauchdeckenreflex** *m* abdominal reflex

BF = **Biofeedback** *n* biofeedback, feedback

BHR = **Bauchhautreflex** *m* abdominal skin reflex, abdominal reflex

BKE = **Brechkrafteinheit** *f* dioptre, diopter

BKS = **Blutkörperchensenkungsgeschwindigkeit** *f* erythrocyte sedimentation rate, E.S.R.

BMG = **Bundesministerium** *n* **für Gesundheit** Federal Ministry of Health

BNS = **Blitz–Nick–Salaam–(Krämpfe)** *mpl* salaam convulsions, nodding spasms

BÖP = **Berufsverband** *m* **Österreichischer Psychologinnen und Psychologen** The Austrian Professional Association of Psychologists

BSG = **Blutkörperchensenkungsgeschwindigkeit** *f* blood sedimentation rate

BSR = **Bizepssehnenreflex** *m* biceps reflex

BtMG = **Betäubungsmittelgesetz** *n* Dangerous Drugs Act, D.D.A.

Btx = **Bidschirmtext** *m* interactive videotext

BU = **Berufsunfähigkeit** *f* vocational disability, disablement

bvvp = **Bundesverband** *m* **der Vertragspsychotherapeuten** Federal Association of Registered Contract Psychotherapists

Bw = **Bewusstsein** *n* consciousness, CS

BWS = **Brustwirbelsäule** *f* thoracic vertebral column

C = **Celsius** *n* Celsius, centigrade

Ca = **Karzinom** *n*, **Krebs** *m* carcinoma / = **Calcium** *n*, **Kalzium** *n* calcium

cAMP = **zyklisches Adenosin–3',5'–Phosphat** *n* cyclic adenosine monophosphate

CCK = **Cholezystokinin** *n* cholecystokinin

CGL = **Corpus geniculatum laterale** *n* lateral geniculate body

cGMP = **zyklisches Guanosin–3',5'–Phosphat** *n* cyclic guanosine monophosphate

CJK = **Creutzfeldt–Jakob–Krankheit** *f* Creutzfeldt–Jacob disease, CJD

COMT = **Catecholamin–*O*–Methyltransferase** *f* catecholamine–*O*–methyltransferase

cos = **Kosinus** *m* cosine

cot = **Kotangens** *m*, **Kotangente** *f* cotangent

CR *od.* **CrR** = **Kremasterreflex** *m* cremasteric reflex

CP = **Zerebralparese** *f* cerebral paralysis, cerebral palsy

CT = **Computertomographie** *f* computed tomography

CVC = **Konsonant–Vokal–Konsonant** *m* consonant–vowel–consonant

D = **Dioptrie** *f* dioptre, diopter / = **Detailantwort** *f (Rohrschach)* detail response

3–D = **dreidimensional** three–dimensional

d = **Kleindetailantwort** *f (Rorschach)* small detail response

D = **Differential–** differential

dB = **Dezibel** *n* decibel

DBT = **Dialektische–Behaviorale Psychotherapie** *f* dialectic–behavioral therapy

DD = **Differentialdiagnose** *f* differential diagnosis

Dd = **Kleindetail** *n (Rorschach)* small detail

DdZw = **Kleinzwischenfigurdeutung** *f (Rorschach)* rare white space detail, DrS

DE–NIC = **Deutsches Network Information Center** *n* German Network Information Center

de.sci.psychologie = **deutschsprachige wissenschaftliche Newsgroup** *f* **Psychologie** German–Language Scientific Newsgroup

Det = **Determinator** *m* determiner

DET = **Diäthyltryptamin** *n* diethyltryptamine

DFG = **Deutsche Forschungsgemeinschaft** *f* central public funding organization for academic research in Germany [GB: Research Council; US: Research Foundation]

DFN = **Deutsches Forschungsnetz** *n* German scientific research net

DFÜ = **Datenfernübertragung** *f* remote data transmission

DG = **kombinatorische Ganzantwort** *f (Rorschach)* combinatory whole, DW

DGH = **Deutsche Gesellschaft** *f* **für Hypnose** German Society for Hypnosis

DGPPN = **Deutsche Gesellschaft** *f* **für Psychiatrie, Psychotherapie und Nervenheilkunde** German Society for Psychiatry, Psychotherapy, and Neurology

DGPs = **Deutsche Gesellschaft** *f* **für Psychologie** German Psychological Association

DGVT = **Deutsche Gesellschaft** *f* **für Verhaltenstherapie** German Society for Behavior Therapy

DHE = **Dihydroergotamin** *n* dihydroergotamine

DHEA = **Dehydroepiandrosteron** *n* dehydroepiandrosterone

DHS = **Deutsche Hauptstelle** *f* **gegen die Suchtgefahren** German Centre to Fight Addiction

DIN = **Deutsches Institut** *n* **für Normung** German Institute for Standardization

Dipl.–Psych. = **Diplompsychologe** *m*, **Diplompsychologin** *f* M. A. in Psychology

DL = **Differenzlimen** *n* differential limen

DMT = **Dimethyltryptamin** *n* demethyltryptamine

DNS = **Desoxyribonukleinsäure** *f* de(s)oxyribonucleic acid, DANN

Do = **oligophrenes Kleindetail** *n (Rorschach)* oligophrenic detail

DOM = **2,5–Dimethoxy–4–methylamphetamin** *n* 2,5–dimethoxy–4–methylamphetamine

Dos. = **Dosierung** *f* dosage / = **Dosis** *f* dose

DPG = **Deutsche Psychoanalytische Gesellschaft** *f* German Psychoanalytical Association

DPTV = **Deutscher Psychotherapeutenverband** *m* German Association of Psychotherapists

Dr. med. = **Doctor medicinae** Doctor of Medicine, M. D.

Dr. phil. = **Doctor philosophiae** Doctor of Philosophy, Ph. D.

Dr. rer. nat. = **Doctor rerum naturalium** Doctor of Science, D. Sc.

DSM = **Diagnostisches und Statistisches Manual** *n* **Psychischer Störungen (I, II, III, III–R, IV, IV–TR)** Diagnostic and Statistical Manual of Mental Disorders

DST = **Dexamethason–Suppressionstest** *m* dexamethasone suppression test

DT = **Delirium tremens** *n* delirium tremens

DVT = **Deutscher Fachverband** *m* **für Verhaltenstherapie** German Professional Association for Behavior Therapy

DZ = **Depressionszustand** *m* depressive state

DZw = **Zwischenformdeutung** *f* (Rorschach) white space response

EA = **Entwicklungsalter** *n* developmental age

EAAM = **durch Erfahrung ergänzter angeborener Auslösemechanismus** *m* innate releasing mechanism modified by experience

EAM = **erworbener Auslösemechanismus** *m* acquired releasing mechanism

EcoG = **Elektrokortikogramm** *n* electrocorticogram

EDG = **Elektrodermatogramm** *n* electrodermogram

EDR = **elektrodermale Reaktion** *f* electrodermal response

EDS = **Einschlaf- und Durchschlafstörungen** *fpl* disorders of initiating or maintaining sleep, DIMS

EDV = **elektronische Datenverarbeitung** *f* electronic data processing

EEG = **Elektroenzephalogramm** *n* electroencephalogram

EKB = **künstliche Befruchtung** *f* **mit Samen des Ehemannes** homologous insemination, A. I. H.

EKB = **Elektrokrampfbehandlung** *f* electric convulsive therapy

EKG = **Elektrokardiogramm** *n* electrocardiogram, ECG

EKP = **ereigniskorreliertes Potential** *n* event–related potential

EKT = **elektrokonvulsiver Schock** *m* electroshock / = **Elektrokrampftherapie** *f* electroconvulsive therapy, ECT

EMG = **Elektromyogramm** *n* electromyogram

E. M. K. = **elektromotorische Kraft** *f* electromotive force, E. M. F.

EOG = **Elektrookulographie** *f* electrooculography / = **Elektroolfaktogramm** *n* electro–olfactogram

EP = **evoziertes Potential** *n* evoked potential

EPMS = **extrapyramidale Symptomatik** *f* extrapyramidal symptoms

EQ = **Entwicklungsquotient** *m* developmental quotient

ERG = **Elektroretinographie** *f* electroretinography / = **Elektroretinogramm** *n* electroretmogram

ESP = **extrasensorische Perzeption** *f* extrasensory perception

E. S. T. = **Elektroschocktherapie** *f* electroshock therapy, electroshock treatment

ETB = **Encephalopathia traumatica** *f* **der Boxer** boxer's encephalopathy

EZ = **eineiige Zwillinge** *mpl* monozygotic twins

E. Z. = **Ernährungszustand** *m* nutritional state

F = **Form** *f* form / = **Filialgeneration** *f* filial generation

f = **weiblich, feminin** female

F_1, F_2 = **erste und zweite Tochtergeneration** *f* first and second filial generation

FA = **Familienanamnese** *f* family case history

Fam. = **Familie** *f* family

Fb, FbF, FFb = **Farbantwort** *f* (Rorschach) colour response, color response

F(Fb) = **Schattierungsdeutung** *f* (Rorschach) shading response, texture response

FG = **Freiheitsgrad** *m* degree of freedom, df

F–G = **Figur–Grund** *m* figure–ground

FH = **Follikelhormon** *n* follicular hormone / = **Fachhochschule** *f* college

FHd, HdF, Hd = **Helldunkeldeutung** *f* (Rorschach) chiaroscuro response

FNV = **Finger–Nase–Versuch** *m* finger–nose test

FORFA = **Forschungsinstitut** *n* **für Arbeitspsychologie und Personalwesen** Research Institute for Industrial Psychology and Personnel Management

FSH = **follikelstimulierendes Hormon** *n* follicle–stimulating hormone

G = **Ganzantwort** *f* *(Rorschach)* the whole blot, W

g = **gemeinsamer Faktor** *m* general factor, g

GABA = **Gamma–Aminobuttersäure** *f* gamma–aminobutyric acid

GDN = **Gesellschaft** *f* **Deutscher Neurologen** German Neurological Association

GEG = **Gamma–Enzephalographie** *f* gamma encephalography

Geo = **Kartendeutung** *f* *(Rorschach)* geography

gesch. = **geschieden** divorced

GFR = **glomeruläre Filtrationsrate** *f* glomerular filtration rate

GHR = **galvanischer Hautreflex** *m* galvanic skin response, psychogalvanic reflex

GKH = **Gelbkörperhormon** *n* corpus luteum hormone

GM = **Grand mal** *n* grand mal

GNP = **Gesellschaft** *f* **für Neuropsychologie** Society for Neuropsychology

GT = **Gesprächspsychotherapie** *f* client–centered therapy

GwG = **Gesellschaft** *f* **für wissenschaftliche Gesprächspsychotherapie** Society for Scientific Client–Centered Psychotherapy

H = **Entropie** *f* entropy

HGR = **hautgalvanische Reaktion** *f* galvanic skin response

HHL = **Hypophysenhinterlappen** *m* posterior lobe of the pituitary gland

HNO = **Halsnasenohren–** ear, nose, throat, ENT

HVL = **Hypophysenvorderlappen** *m* anterior lobe of the pituitary gland

hwG = **häufig wechselnde Geschlechtspartner** *pl* frequently changing sexual partners

HWS = **Halswirbelsäule** *f* cervical spine

Hy = **Hysterie** *f* hysteria

I = **Intervall** *n* interval

i = **imaginäre Einheit** *f* imaginary unit

IA = **Intelligenzalter** *n* mental age

IGAP = **Internationale Gesellschaft** *f* **für ärztliche Psychotherapie** International Federation of Medical Psychotherapy

IGSP = **Internationale Gesellschaft** *f* **für Schriftpsychologie** International Graphological Society

I.–I.–D. = **Ich–Ideal–Diskrepanz** *f* discrepancy between ego and ideal

i. m. = **intramuskulär** intramuscular

IPK = **intensive psychodynamische Kurztherapie** *f* intensive short–term dynamic psychotherapy

IQ = **Intelligenzquotient** *m* intelligence quotient

IR = **infrarot** infra–red

ISDN = **digitales Telekommunikationsnetz** *n* **der Telekom** integrated services digital network

ISR = **individualspezifisches Reaktionsmuster** *n* individual response pattern

i. v. = **intravenös** intravenous

k = **Kraft** *f* force

KaÖZ = **Kathodenöffnungszuckung** *f* cathodal opening contraction, CaOC

KaSZ = **Kathodenschließungszuckung** *f* cathodal closure contraction, CaCC

KB = **künstliche Besamung** *f* artificial insemination

KBV = **Kassenärztliche Bundesvereinigung** *f* National Association of Statutory Health Insurance Physicians, NASHIP

KG = **Körpergewicht** *n* body weight

kg = **Kilogramm** *n* kilogram

KV = **Kassenärztliche Vereinigung** *f* Association of Statutory Health Insurance Physicians, ASHIP

KVK = **Konsonant–Vokal–Konsonant** *m* consonant–vowel–consonant, CVC
KZG = **Kurzzeitgedächtnis** *n* short–term memory, STM
L = **Leuchtdichte** *f* luminous intensity, luminance
L. = **Lues** *f* syphilis
LA = **Lebensalter** *n* age, chronological age / = **Leistungsalter** *n* achievement age
led. = **ledig** single
LH = **Luteinisierungshormon** *n n* luteinising hormone
LH–RH = **Luteinisierendes Hormon — Releasing Hormon** luteinising hormone — releasing hormone
log = **Logarithmus** *m* logarithm
LRS = **Lese–Rechtschreibe–Schwäche** *f* legasthenia
LSD = **Lysergsäurediäthylamid** *n* lysergic acid diethylamide, LSD
LZG = **Langzeitgedächtnis** *n* long–term memory, LTM
M = **Mittelwert** *m* mean / = **Mensch** *m* (*Rorschach*) human being
M. = **Morbus** *m* morbus, disease / = **Musculus** *m* musculus, muscle
m = **männlich, maskulin** male
MAK = **maximale Arbeitsplatzkonzentration** *f* threshold limit, lower toxic limit, maximum allowable concentration
MAO = **Monoaminooxydase** *f* mono–aminooxidase
MAOH = **Monoaminooxydase–Hemmer** *m* MAO inhibitor
MCD = **minimale cerebrale Dysfunktion** *f* minimal cerebral dysfunction
Md = **Median** *m* median / = **menschlicher Körperteil** *m* (*Rorschach*) human detail
MDK = **manisch–depressive Krankheit** *f* manic–depressive psychosis
MDMA = **Methylendioxymethamphetamin** *n* methylenedioxy–methamphetamine
MDS = **multidimensionale Skalierung** *f* multidimensional scaling

MEG = **Magnetoenzephalographie** *f* magnetoencephalography
M. E. G. = **Milton Erickson Gesellschaft** *f* **für Klinische Hypnose** Milton Erickson Society for Clinical Hypnosis
MF = **Motivforschung** *f* motivation research
MHPG = **Methoxy–Hydroxy–Phenyl–Glykol** *n* methoxy hydroxylphenylglycol
MID = **Multiinfarkt–Demenz** *f* multi–infarct dementia
Mm. = **Musculi** *mpl* muscles
mm = **Millimeter** *m* millimeter
Mµ = **Millimikron** *n* millimicron
MPU = **medizinisch–psychologische Untersuchung** *f* medico–psychological examination
MRF = **mesenzephale Retikulärformation** *f* formatio reticularis mesencephali
mRNA = **Boten–RNA** *f* messenger RNA
mRNS = **Boten–RNS** *f* messenger RNA
MRT = **Magnetresonanztomographie** *f* magnet resonance imaging
M. S. = **multiple Sklerose** *f* multiple sclerosis
µ = **Mikron** *n* micron
µg = **Mikrogramm** *n* microgramme
µV. = **Mikrovolt** *n* microvolt
N = **Nerv** *m* nerve / = **Zahl** *f* **der Fälle in einer Grundgesamtheit** number of instances in a total population / = **Landschaft** *f* (*Rorschach*) nature
n = **Zahl** *f* **der Fälle** number of cases / = **Neutrum** *n* neuter / = **normal** normal
N I = **erster Hirnnerv** *m*, **Olfaktorius** *m*, **Riechnerven** *mpl* first nerve, olfactory nerve
N II = **zweiter Hirnnerv** *m*, **Optikus** *m*, **Sehnerv** *m* second nerve, optic nerve
N III = **dritter Hirnnerv** *m*, **Okulomotorius** *m* third nerve, oculomotor nerve
N IV = **vierter Hirnnerv** *m*, **Trochlearis** *m* fourth nerve, trochlear nerve
N V = **fünfter Hirnnerv** *m*, **Trigeminus** *m* fifth nerve, trigeminal nerve, trigeminus

N VI = **sechster Hirnnerv** *m*, **Abduzens** *m* sixth nerve, abducens

N VII = **siebter Hirnnerv** *m*, **Gesichtsnerv** *m*, **Fazialis** *m* seventh nerve, facial nerve

N VIII = **achter Hirnnerv** *m* **Hörnerv** *m*, **Nervus statoacusticus** *m* eighth nerve, acoustic nerve

N IX = **neunter Hirnnerv** *m*, **Zungenschlundnerv** *m*, **Glossopharyngeus** *m* ninth nerve, glossopharyngeal nerve

N X = **zehnter Hirnnerv** *m*, **Vagus** *m* tenth nerve, vagus nerve

N XI = **elfter Hirnnerv** *m*, **Beinerv** *m*, **Nervus accessorius** *m* eleventh nerve, accessory nerve

N XII = **zwölfter Hirnnerv** *m*, **Nervus hypoglossus** *m* twelfth nerve, hypoglossal nerve

Neurol. = **Neurologe** *m* neurologist / = **Neurologie** *f* neurology

NL = **Neuroleptika** *npl* neuroleptic drugs

NLP = **neurolinguistisches Programmieren** *n* neurolinguistic programming

Nn. = **Nerven** *mpl* nerves

NNB = **nicht näher bezeichnet** not otherwise specified

NNM = **Nebennierenmark** *n* adrenal medulla

NNR = **Nebennierenrinde** *f* adrenal cortex

O = **Organismusvariable** *f* organismic variable, personal variable

oAS = **operatives Abbildsystem** *n* representational action system

o. B. = **ohne Befund** N. A. D., no appreciable disease, negative

o. b. B. = **ohne besonderen Befund** no appreciable disease, N. A. D.

Obj = **lebloses Objekt** *n* (*Rorschach*) man-made object

OP = **Operationssaal** *m* operating theatre

Op. = **Operation** *f* operation, surgery

OR = **Orientierungsreaktion** *f*, **Orientierungsreflex** *m* orienting response, orientation reflex

Orig = **Originalantwort** *f* (*Rorschach*) original response

P = **Person** *f* person / = **Parentalgeneration** *f* parental generation

PA = **paarweises Assoziieren** *n* paired associate learning / = **Personalabteilung** *f* personnel department

Päd. = **Pädagoge** *m* paedagogue, pedagog / = **Pädagogik** *f* pedagogics

PAL = **Paar–Assoziationen–Lernen** *n* paired associate learning

Pb = **Proband** *m* testee, examinee, test person

PEG = **Pneumenzephalographie** *f* pneumoencephalography

PET = **Positronenemissionstomographie** *f* positron emission tomography

Pfl = **Pflanze** *f* (*Rorschach*) plant

PGR = **psychogalvanische Reaktion** *f* psychogalvanic reaction

PK = **Psychokinese** *f* psychokinesis

PKU = **Phenylketonurie** *f* phenylketonuria

PL = **Programmiertes Lernen** *n* programmed learning

PNS = **peripheres Nervensystem** *n* peripheral nervous system

PSG = **Phasenstruktur–Grammatik** *f* phase structure grammar

PSK = **Psychologische Kampfführung** *f* psychological warfare

PSR = **Patellarsehnenreflex** *m* patellar reflex, knee jerk

Psych. = **Psychologe** *m*, **Psychologin** *f* psychologist / = **Psychologie** *f* psychology / = **Psychiater** *m* psychiatrist / = **Psychiatrie** *f* psychiatry

psych. = **psychisch** psychic, mental / = **psychologisch** psychological / = **psychiatrisch** psychiatric / = **psychogen** psychogenic, psychogenetic

Psychol. = **Psychologe** *m*, **Psychologin** *f* psychologist / = **Psychologie** *f* psychology

psychol. = **psychologisch** psychological

psychosom. = **psychosomatisch** psychosomatic

PTG = **Psychotherapeutengesetz** n Psychotherapists' Act

PTH = **Parathormon** n parathormone

PU = **programmierte Unterweisung** f programmed instruction

Q = **Assoziationskoeffizient** m coefficient of association / = **Quartil** n quartile / = **Quartilabweichung** f quartile deviation

Q_1 = **erstes Quartil** n first quartile

Q_2 = **zweites Quartil** n, **Median** m second quartile, median

Q_3 = **drittes Quartil** n third quartile

QS = **Qualitätssicherung** f quality assurance, quality management

R = **Reiz** m stimulus / = **Antwortenzahl** f *(Rorschach)* total number of responses

r = **Korrelationskoeffizient** m correlation coefficient

R_t = **Reaktionszeit** f reaction time

RAS = **retikuläres aktivierendes System** n reticular arousal system / = **Renin–Angiotensin–System** n renin–angiotensin system

RES = **retikuloendotheliales System** n reticuloendothelial system

RET = **rational–emotive Therapie** f rational–emotive therapy

RG = **Reaktionsgeschwindigkeit** f response speed

Rh = **Rhesusfaktor** m rhesus factor

RIA = **Radioimmunoassay** m radioimmunoassay

RNS = **Ribonukleinsäure** f ribonucleic acid, RNA

RPR = **Radiusperiostreflex** m radial reflex

RR = **Blutdruck** m **nach Riva–Rocci** blood pressure according to Riva–Rocci, BP

S = **Signal** n signal / = **Sehschärfe** f visual acuity

SAE = **subkortikale arteriosklerotische Enzephalopathie** f subcortical arteriosclerotic encephalopathy

SAP = **spezifisches Aktionspotential** n specific action potential

SAS = **Schlaf–Apnoe–Syndrom** n sleep apnea syndrome

sc. = **subkutan** subcutaneous, hypodermic

SD = **Signaldetektion** f signal detection / = **Standardeviation** f standard deviation

SDAT = **Senile Demenz** f **vom Alzheimer Typ** dementia of the Alzheimer's type

SES = **Störungen** fpl **mit exzessiver Schläfrigkeit** disorders of excessive somnolence

sex. = **sexuell** sexual

SHT = **Schädel–Hirn–Trauma** n craniocerebral trauma

Σ = **Summe** f summation

σ = **Standardabweichung Sigma** f standard deviation sigma

SIS = **sensorischer Informationsspeicher** m sensory information storage

SMV = **Selbstmordversuch** m attempted suicide

SQ = **Sozialquotient** m social quotient

SSRI = **selektiver Serotonin–Wiederaufnahmehemmer** m serotonin selective reuptake inhibitor

STH = **somatotropes Hormon** n somatotropic hormone

T = **Tier** n *(Rorschach)* animal

TAT = **Thematischer Apperzeptionstest** m thematic apperception test

Tbl. = **Tablette** f tablet

Td = **Tierdetail** n *(Rorschach)* animal detail

T. E. = **Tonsillektomie** f tonsillectomy

TENS = **transkutane elektrische Nervenstimulation** f transcutaneous electrical nerve stimulation, TENS

THC = **Tetrahydrocannabinol** n tetrahydrocannabinol

TL = **Testleiter** m tester, examiner

TM = **transzendentale Meditation** f transcendental meditation

TTX = **Tetrododoxin** n tetrododoxin

Ubw = **Unbewusste** *n* unconsciousness

UE = **Unterschiedsempfindlichkeit** *f* differential sensitivity

U. I. = **Universalindex** *m* universal index

UKZG = **Ultrakurzzeitgedächtnis** *n* ultra short–term memory

Uni–Kl. = **Universitätsklinik** *f* university hospital

UV = **ultraviolett** ultraviolet / = **unabhängige Variable** *f* independent variable, controlled variable

UVV = **Unfallverhütungsvorschriften** *fpl* safety regulations

V = **Vulgärantwort** *f* *(Rorschach)* popular response / = **Verhalten** *n f* behaviour

Va = **Valenz** *f* valence

VAR = **verzögerte akustische Rückmeldung** *f* delayed auditory feedback

vbw = **vorbewusst** preconscious

verh. = **verheiratet** married

verw. = **verwitwet** widowed

V. K. = **Vitalkapazität** *f* vital capacity

VL = **Versuchsleiter** *m* experimenter, examiner, tester

Vp = **Versuchsperson** *f* examinee, test subject, subject

Vpn = **Versuchspersonen** *fpl* examinees, subjects, test subjects

VPP = **Verband** *m* **Psychologischer PsychotherapeutInnen** Association of Psychological Psychotherapists

VT = **Verhaltenstherapie** *f* behaviour therapy

Vv = **Venen** *fpl* veins

XTC = **Ecstasy** *n* ecstasy

W = **Wille** *m* will, will factor

w = **Watt** *n* watt

WiN = **Wissenschaftsnetz** *n* German research network

z. B. = **zum Beispiel** for example / = **zur Beobachtung** for observation

ZNS = **Zentralnervensystem** *n* central nervous system, C. N. S.

ZT = **Reaktionszeit** *f* *(Rorschach)* reaction time, response time

ZZ = **zweieiige Zwillinge** *pl* dizygotic twins